A. Pommer, H. Zirngibl, T. Hasenberg (Hrsg.)

Klinikleitfaden Allgemeinchirurgie Viszeralchirurgie

Klinikleitfaden

Allgemeinchirurgie Viszeralchirurgie

8. Auflage

Begründet und bis zur 5. Auflage mitherausgegeben von Dr. med. Hartmut-Richard Nürnberger und Dr. med. Frank-Michael Hasse. Prof. Dr. med. Dr. h. c. Guido Schumacher war als Mitherausgeber an der 6. Auflage beteiligt.

Herausgeber:

PD Dr. med. Axel Pommer, Wuppertal; Prof. Dr. med. Hubert Zirngibl, Wuppertal; Prof. Dr. med. Till Hasenberg, Remscheid

Unter Mitarbeit von:

PD Pier Francesco Alesina, Essen; Dr. med. Natalie Baldes, Essen; Prof. Dr. med. Servet Bölükbas, Essen; Prof. Dr. med. Ahmet Bozkurt, Wuppertal; Prof. Dr. med. Jörg Braun, Großhansdorf; Prof. Dr. med. Roland Croner, Magdeburg; Leendert Develing, Wuppertal; Prof. Dr. med. Arno J. Dormann, Köln; Dr. med. Naim Farhat, Hamm; Prof. Dr. med. Florian Gebauer, Wuppertal; Dr. med. Elmar Halbach, Lüdenscheid; Prof. Dr. med. Till Hasenberg, Oberhausen; Dr. med. Claudius Jürgens, Dortmund; PD Dr. med. habil. Hinrich Köhler, Braunschweig; Prof. Dr.med. Dr. h. c. med. Hans Lippert, Magdeburg; PD Dr. med. Andreas Minh Luu, Krefeld; Dr. med. Christoph Mallmann, Wuppertal; Dr. med. Konstantinos Meletiadis, Duisburg; Dr. med. Siad Odeh, Velbert; Dr. med. Franziska Peters, Schwerin; PD Dr. med. Robert Pfitzmann, Berlin; Dr. med. Karsten Philipp, Borna; PD Dr. med. Axel Pommer, Wuppertal; PD Dr. med. Jens Richter, Wuppertal; Prof. Dr. med. Jörg-Peter Ritz, Schwerin; Dr. med. Oliver Schmalz, Wuppertal; Prof. Dr. med. Wenzel Schöning, Berlin; Dr. med. Susanne Stehr-Zirngibl, Wuppertal; PD Dr. med. habil. Christoph Sucker, Berlin; Dr. med. Christian Theis, Hildesheim; Dr. med. Jan Lino Toomes, Schwerte; Dr. med. Heike Treckmann, Castrop-Rauxel; PD. Dr. med. Christoph Wullstein, Krefeld; Dr. David Varga-Szabó, PhD, Wuppertal; Dr. med. Christel Vockelmann, Coesfeld

ELSEVIER

Elsevier GmbH, Bernhard-Wicki-Str. 5, 80636 München, Deutschland
Wir freuen uns über Ihr Feedback und Ihre Anregungen an kundendienst@elsevier.com

ISBN 978-3-437-21149-2 eISBN 978-3-437-05671-0

Aus Gründen der Barrierefreiheit sind die Bilder in elektronischen Ausgaben dieses Buches mit Alt-Text-Beschreibungen (Alternativ-Text) versehen, die von Elsevier bereitgestellt werden. Mehr Informationen erhalten Sie unter https://www.elsevier.com/about/accessibility.

Bücher und Zeitschriften, die von Elsevier veröffentlicht werden, entsprechen den geltenden Produktsicherheitsanforderungen. Für etwaige Bedenken oder Fragen zur Produktsicherheit wenden Sie sich bitte an unseren autorisierten Vertreter, Elsevier B.V., productsafety@elsevier.com.

Wichtiger Hinweis: Die medizinischen Wissenschaften unterliegen einem sehr schnellen Wissenszuwachs. Der stetige Wandel von Methoden, Wirkstoffen und Erkenntnissen ist allen an diesem Werk Beteiligten bewusst. Sowohl der Verlag als auch die Autorinnen und Autoren und alle, die an der Entstehung dieses Werkes beteiligt waren, haben große Sorgfalt darauf verwandt, dass die Angaben zu Methoden, Anweisungen, Produkten, Anwendungen oder Konzepten dem aktuellen Wissensstand zum Zeitpunkt der Fertigstellung des Werkes entsprechen.
Der Verlag kann jedoch keine Gewähr für Angaben zu Dosierung und Applikationsformen übernehmen. Es sollte stets eine unabhängige und sorgfältige Überprüfung von Diagnosen und Arzneimitteldosierungen sowie möglicher Kontraindikationen erfolgen. Jede Dosierung oder Applikation liegt in der Verantwortung der Anwenderin oder des Anwenders. Die Elsevier GmbH, die Autorinnen und Autoren und alle, die an der Entstehung des Werkes mitgewirkt haben, können keinerlei Haftung in Bezug auf jegliche Verletzung und/oder Schäden an Personen oder Eigentum, im Rahmen von Produkthaftung, Fahrlässigkeit oder anderweitig übernehmen.
Obwohl alle Werbemittel mit ethischen (medizinischen) Standards übereinstimmen, stellt die Erwähnung in dieser Publikation keine Garantie oder Anerkennung der Qualität oder des Wertes dieses Produkts oder der Aussagen der Herstellerfirmen dar.

Für die Vollständigkeit und Auswahl der aufgeführten Medikamente übernimmt der Verlag keine Gewähr.
Geschützte Warennamen (Warenzeichen) werden in der Regel besonders kenntlich gemacht (®). Aus dem Fehlen eines solchen Hinweises kann jedoch nicht automatisch geschlossen werden, dass es sich um einen freien Warennamen handelt.

Bibliografische Information der Deutschen Nationalbibliothek
Die Deutsche Nationalbibliothek verzeichnet diese Publikation in der Deutschen Nationalbibliografie; detaillierte bibliografische Daten sind im Internet über https://www.dnb.de abrufbar.

26 27 28 29 30   5 4 3 2 1

In ihren Veröffentlichungen verfolgt die Elsevier GmbH das Ziel, genderneutrale Formulierungen für Personengruppen zu verwenden. Um jedoch den Textfluss nicht zu stören sowie die gestalterische Freiheit nicht einzuschränken, wurden bisweilen Kompromisse eingegangen. Selbstverständlich sind **immer alle Geschlechter** gemeint.

Planung: Dr. Barbara Schweighofer; Projektmanagement: Sophie Eckart
Redaktion: Susanne C. Bogner, Dachau
Bildrechteklärung: Lisa Neulinger
Herstellung: Der Buchmacher, Arthur Lenner, Windach
Satz: Thomson Digital, Noida/Indien
Druck und Bindung: CPI books GmbH, Leck
Umschlaggestaltung: SpieszDesign, Neu-Ulm
Titelfotografie: ©Валерия Стоганенко - stock.adobe.com

Aktuelle Informationen finden Sie im Internet unter **www.elsevier.de**

Vorwort

Die Entwicklung der Chirurgie war nie frei von Brüchen, wurde jedoch stets maßgeblich von uns Chirurginnen und Chirurgen geprägt – von den klassischen chirurgischen Schulen bis hin zu modernen evidenzbasierten Konzepten, stets geleitet von dem Anspruch, die bestmögliche Versorgung unserer Patientinnen und Patienten sicherzustellen. Dieses kontinuierliche Engagement hat wesentlich zur zunehmenden Spezialisierung und Differenzierung der chirurgischen Teilgebiete beigetragen. Gleichzeitig zeigen aktuelle gesundheitspolitische Weichenstellungen – insbesondere die bundes- und landesweite Neuausrichtung der Krankenhausstruktur –, wie stark unser Fach externen Einflüssen unterliegt. Sie betreffen nicht nur die Versorgung, sondern verändern auch Weiterbildung und fachliche Organisation tiefgreifend.
So rückt die Allgemeinchirurgie durch die Bildung breit angelegter Leistungsgruppen wieder stärker ins Zentrum – insbesondere zur Sicherung der Basisversorgung in ländlichen Regionen. Die Viszeralchirurgie wird hingegen zunehmend durch planerische Vorgaben strukturiert. In Nordrhein-Westfalen wurden beispielhaft fünf spezialisierte Leistungsgruppen – Adipositas-, Leber-, Ösophagus-, Pankreas- und tiefe Rektumeingriffe – verbindlich festgelegt, um eine fokussierte, zentralisierte Versorgung zu gewährleisten. Hinzu kommen die fortschreitende Ambulantisierung allgemeinchirurgischer Eingriffe sowie neue Mindestmengenregelungen, etwa in der kolorektalen Chirurgie. All dies wird unser Fach nachhaltig verändern.
Vor diesem Hintergrund war es uns besonders wichtig, den Klinikleitfaden Allgemeinchirurgie Viszeralchirurgie als praxisorientiertes, verlässliches Nachschlagewerk weiterzuentwickeln – für den Einsatz auf Station, im OP und im Dienst. Junge Kolleginnen und Kollegen benötigen Orientierung in einer zunehmend komplexen Ausbildungsrealität, während erfahrene Fachärztinnen und -ärzte gezielte Informationen für den klinischen Alltag erwarten.
Für die 8. Auflage wurden alle Kapitel umfassend überarbeitet, aktualisiert oder neu verfasst. Neue Autorinnen und Autoren bereichern das Werk mit fachlicher Kompetenz und klinischer Erfahrung.
Unser Dank gilt allen Leserinnen und Lesern, die uns mit konstruktivem Feedback unterstützt haben. Wir freuen uns über weitere Rückmeldungen, um den Leitfaden auch künftig praxisnah weiterzuentwickeln.

Wuppertal, Remscheid, Düsseldorf, September 2025
PD Dr. med. Axel Pommer
Prof. Dr. med. Till Hasenberg
Prof. Dr. med. Hubert Zirngibl

Danksagung

Wir bedanken uns herzlich bei allen Autorinnen und Autoren für ihre engagierte Mitarbeit, die sorgfältige Durchsicht der Manuskripte sowie für viele hilfreiche Anregungen. Zahlreiche Kapitel wurden vollständig neu verfasst oder grundlegend überarbeitet. Besonders danken wir den neuen Autorinnen und Autoren, die mit ihrem Fachwissen und ihrer klinischen Erfahrung wesentlich zur Weiterentwicklung dieser 8. Auflage des Klinikleitfadens Allgemeinchirurgie Viszeralchirurgie beigetragen haben.

Auch unseren Leserinnen und Lesern danken wir für ihre konstruktiven Rückmeldungen, die erneut wertvolle Impulse für die inhaltliche und praktische Ausrichtung des Buchs geliefert haben.

Ein besonderer Dank gilt dem Team der Elsevier GmbH, Urban & Fischer Verlag, für die erneut sehr gute Zusammenarbeit. Verlagsseitig begleiteten insbesondere Frau Sophie Eckart und Frau Barbara Schweighofer das Projekt mit großem Engagement. Für die redaktionelle Unterstützung danken wir Frau Susanne Bogner, für das gelungene Layout Herrn Arthur Lenner und für die professionellen Neuzeichnungen Herrn Stefan Elsberger.

Ihr Einsatz, Ihre Sorgfalt und Ihre Verlässlichkeit haben maßgeblich zur erfolgreichen Umsetzung dieser Neuauflage beigetragen.

Wuppertal, Remscheid, Düsseldorf, September 2025
PD Dr. med. Axel Pommer
Prof. Dr. med. Hubert Zirngibl
Prof. Dr. med. Till Hasenberg

Abbildungsnachweis

Der Verweis auf die jeweilige Abbildungsquelle befindet sich bei allen Abbildungen im Werk am Ende des Legendentexts in eckigen Klammern. Alle nicht besonders gekennzeichneten Grafiken und Abbildungen © Elsevier GmbH, München.

A300	Reihe Klinik- und Praxisleitfaden, Elsevier/Urban & Fischer
F210-010	Teasdale G, Jennett B. Assessment of coma and impaired consciousness. A practical scale. Lancet. 1974;2(7872):81-84. doi:10.1016/s0140-6736(74)91639-0
F743-001	Solano-González, Julio et al. "Model-based spectral estimation of Doppler signals using parallel genetic algorithms." Artif. Intell. Medicine 19 (2000): 75-89.
F800-002	Arning C. et al.: Ultraschallkriterien zur Graduierung von Stenosen der A. carotis interna – Revision der DEGUM-Kriterien und Transfer in NASCET-Stenosierungsgrade, Ultraschall in der Medizin - European Journal of Ultrasound, 2010, 31(3), © Georg Thieme Verlag KG
F898-001	Wells PS, Anderson DR, Rodger M, et al. Derivation of a simple clinical model to categorize patients probability of pulmonary embolism: increasing the models utility with the SimpliRED D-dimer. Thromb Haemost. 2000;83(3):416-420.
F1061-001	Jacquet, P., Sugarbaker, P.H. (1996). Clinical research methodologies in diagnosis and staging of patients with peritoneal carcinomatosis. In: Sugarbaker, P.H. (eds) Peritoneal Carcinomatosis: Principles of Management. Cancer Treatment and Research, vol 82. Springer, Boston, MA. https://doi.org/10.1007/978-1-4613-1247-5_23
G990	Ordemann, J./et al.: Adipositas- und metabolische Chirurgie. Springer Nature, 1. Aufl. 2017.
G1031	Bischof, G./ Orend, K.-H.:Thorakale und thorakoabdominale Aortenprozesse. Springer Nature, 1. Aufl. 2011
H109-004	Noll M. Kim MV. akutes Abdomen: Kritisch kranke Patienten frühzeitig erkennen! MMW - Fortschritte der Medizin 165, 40–43 (2023) https://doi.org/10.1007/s15006-022-2241-9
H140-004	Moore EE, Cogbill TH, Jurkovich GJ, Shackford SR, Malangoni MA, Champion HR. Organ injury scaling: spleen and liver (1994 revision). J Trauma. 1995;38(3):323-324. doi:10.1097/00005373-199503000-00001
H140-005	Moore EE, Cogbill TH, Malangoni MA, et al. Organ injury scaling, II: Pancreas, duodenum, small bowel, colon, and rectum. J Trauma. 1990;30(11):1427-1429.
L106	Henriette Rintelen, Velbert
L126	Dr. med. Katja Dalkowski, Erlangen
L141	Stefan Elsberger, Planegg
L157	Susanne Adler, Lübeck
L190	Gerda Raichle
M247	Dr. S. Nöldeke, Stuttgart
M538	Prof. Dr. med. Arno J. Dormann, Kliniken der Stadt Köln gGmbH, Krankenhaus Holweide, Medizinische Klinik, Köln,

M1073	Dr. med. Christel Vockelmann, Coesfeld
W188	Bundesdruckerei, Berlin
W867	Bundesärztekammer Berlin
W888-004	Linnemann, B. et al.: Diagnostik und Therapie der tiefen Venenthrombose und Lungenembolie – AWMF-S2k-Leitlinie. Stand: 11.01.2023. Deutsche Gesellschaft für Angiologie - Gesellschaft für Gefäßmedizin e.V. (DGA) Verfügbar unter: https:/register.awmf.org/de/leitlinien/detail/065-002. Zugriff am: 12.06.2025

Adressen

Herausgeber

Prof. Dr. med. Till Hasenberg, Sana-Klinikum Remscheid GmbH, Klinik für Adipositas und Metabolische Chirurgie, Remscheid

PD Dr. med. Axel Pommer, Helios Kliniken GmbH, Helios Wirbelsäulenzentrum West, Wuppertal

Prof. Dr. med. Hubert Zirngibl, Helios Universitätsklinikum Wuppertal – Universität Witten/Herdecke, Chirurgisches Zentrum, Wuppertal

Weitere Autoren

PD Pier Francesco Alesina, KEM Evang. Kliniken Essen Mitte, FEBS Endokrine Chirurgie, Klinik für Chirurgie & Zentrum für Minimal Invasive Chirurgie, Essen

Dr. med. Natalie Baldes, Universitätsmedizin Essen – Ruhrlandklinik, Klinik für Thoraxchirurgie, Essen

Prof. Dr. med. Servet Bölükbas, MHBA, FETCS, FEBTS, FCCP, Universitätsmedizin Essen – Ruhrlandklinik, Klinik für Thoraxchirurgie und thorakale Endoskopie, Essen

PD Dr. med. Lars Bönicke, Helios Universitätsklinikum Wuppertal, Onkologische Chirurgie, Wuppertal

Prof. Dr. med. Ahmet Bozkurt, Helios Universitätsklinikum Wuppertal – Universität Witten/Herdecke, Klinik für Plastische und Ästhetische Chirurgie, Hand- und Verbrennungschirurgie, Wuppertal

Prof. Dr. med. Jörg Braun, Großhansdorf

Prof. Dr. med. Roland Croner, Hans Lippert, Otto-von-Guericke-Universität Magdeburg, Medizinische Fakultät, Magdeburg

Leendert Develing, Helios Universitätsklinikum Wuppertal – Universität Witten/Herdecke, Klinik für Allgemein-, Viszeral- und Onkologische Chirurgie, Wuppertal

Prof. Dr. med. Arno J. Dormann, Kliniken der Stadt Köln GmbH, Medizinische Klinik, Standort Holweide – Gastroenterologie, Köln

Dr. med. Naim Farhat, Klinik für Kinder- und Jugendchirurgie, Spezielle Kinder- und Jugendurologie, Zentrum für Schwerbrandverletzte Kinder, Johanniter Kliniken Hamm, Hamm

Prof. Dr. med. Florian Gebauer, Helios Universitätsklinikum Wuppertal – Universität Witten/Herdecke, Chirurgisches Zentrum, Wuppertal

Dr. med. Elmar Halbach, Lüdenscheid

Dr. med. Claudius Jürgens, Klinikum Dortmund gGmbH, Klinikzentrum Mitte, Chirurgische Klinik, Dortmund

PD Dr. med. habil. Hinrich Köhler, Chirurgische Klinik HEH Braunschweig, Braunschweig

Prof. Dr. med. Dr. h. c. med. Hans Lippert, Otto-von-Guericke-Universität Magdeburg, Medizinische Fakultät, Magdeburg

PD Dr. med. Andreas Minh Luu, Helios Klinikum Krefeld, Klinik für Allgemein-, Viszeral- und Minimalinvasive Chirurgie, Krefeld

Dr. med. Christoph Mallmann, Helios Universitätsklinikum Wuppertal – Universität Witten/Herdecke, Klinik für Allgemein-, Viszeral- und onkologische Chirurgie, Wuppertal

Dr. med. Konstantinos Meletiadis, Helios St. Anna Klinik, Klinik für Gefäßchirurgie, Phlebologie und endovaskuläre Chirurgie, Duisburg

Dr. med. Siad Odeh, Helios Klinikum Niederberg, Klinik für Allgemein- und Viszeralchirurgie, Velbert

Dr. med. Franziska Peters, Helios Kliniken Schwerin, Allgemein- und Viszeralchirurgie, Zentrum für Bauch- und Thoraxchirurgie, Schwerin

PD Dr. med. Robert Pfitzmann, Jüdisches Krankenhaus Berlin, Klinik für Allgemein-, Viszeral-, und Minimalinvasive Chirurgie, Berlin

Dr. med. Karsten Philipp, Sana Kliniken Leipziger Land, Klinik für Allgemein-, Visceral-, MIC- und Gefäßchirurgie, Borna

PD Dr. med. Jens Richter, Helios Universitätsklinikum Wuppertal – Universität Witten/Herdecke, Klinik für Unfallchirurgie, Orthopädie und Sportmedizin, Wuppertal

Prof. Dr. med. Jörg-Peter Ritz, Helios Kliniken Schwerin, Allgemein- und Viszeralchirurgie, Zentrum für Bauch- und Thoraxchirurgie, Schwerin

Dr. med. Oliver Schmalz, Helios Universitätsklinikum Wuppertal – Universität Witten/Herdecke, Klinik für Hämatologie, Onkologie und Palliativmedizin, Wuppertal

Dr. med. Cord Schneuzer, Nephrologisches Zentrum Stade und Bremervörde

Prof. Dr. med. Wenzel Schöning, Charité - Universitätsmedizin, Chirurgische Klinik, Campus Charité Mitte, Campus Virchow-Klinikum, Berlin

Dr. med. Susanne Stehr-Zirngibl, Wuppertal

PD Dr. med. habil. Christoph Sucker, COAGUMED Gerinnungszentrum GmbH, Medizinisches Versorgungszentrum (MVZ), Berlin

Dr. med. Christian Theis, MHBA, Helios Klinikum Hildesheim GmbH, Zentrum für Anästhesiologie, Hildesheim

Dr. med. Jan Lino Toomes, Klinik für Plastische-, Ästhetische Chirurgie, Gefäß- und Handchirurgie, Marienkrankenhaus Schwerte, Schwerte

Dr. med. Heike Treckmann, Deutsche Rentenversicherung, Knappschaft Bahn See, Sozialmedizinischer Dienst, Castrop-Rauxel

PD Dr. med. Christoph Wullstein, Helios Klinikum Krefeld, Klinik für Allgemein-, Viszeral- und Minimalinvasive Chirurgie, Krefeld

Dr. med. David Varga-Szabó, PhD, Helios Universitätsklinikum Wuppertal – Universität Witten/Herdecke, Klinik für Allgemein-, Viszeral- und onkologische Chirurgie, Wuppertal

Dr. med. Christel Vockelmann, Christophorus-Kliniken Coesfeld, Radiologische Klinik Coesfeld

Nach der 7. Auflage ausgeschieden

PD Dr. med. Daniel Drücke, Kiel (Kapitel: Thermische, elektrische und chemische Verletzungen)

Dr. med. Gabriel Hundeshagen, Ludwigshafen (Kapitel: Medikamentöse Schmerztherapie)

Dr. med. Erdmute Knop-Braun, Großhansdorf (Kapitel: Praktische Onkologie)

Dr. med. Maxim Kochergin, Wiesbaden (Kapitel: Medikamentöse Schmerztherapie)

Dr. med. Bernd Kroes, Dortmund (Kapitel: Chirurgische Arbeitstechniken)

Prof. Dr. med. Thomas Lehnert, Heidelberg (Kapitel Darmerkrankungen, Kapitel Pankreas)

Dr. med. Hans Lemke, Dortmund (Kapitel: Wundversorgung, Kapitel: Allgemeine Traumatologie)

Dr. med. Stefan Nöldeke, Garmisch-Partenkirchen (Kapitel Chirurgische Arbeitstechniken);

Dr. med. Josef Obermeier, Dortmund (Kapitel: Milz und lymphatisches System)

Dr. med. Marios Papadakis, Düsseldorf (Kapitel: Chirurgie der Haut und Hautanhangsgebilde, Kapitel: Ösophagus, Kapitel: Magen und Duodenum)
PD Dr. med. Silke Schüle, Erlangen (Kapitel: Pankreas)
Dr. med. Frank-Wolfram Starp, Delmenhorst (Kapitel Pankreas, Kapitel: Darmerkrankungen)
Prof. Dr. med. Udo Bernd Sulkowski, Münster (Kapitel: Gallenblase und Gallenwege, Kapitel: Magen und Duodenum, Kapitel Proktologie)
Dr. med. Kai-Michael Wess, Wuppertal (Kapitel: Chirurgische Arbeitstechniken)

Nach der 6. Auflage ausgeschieden

Prof. Dr. med. Arno J. Dormann, Köln (Kapitel: Referenzbereiche und Differenzialdiagnosen pathologischer Laborparameter)
Dr. med. Johannes Frömke, Dortmund (Kapitel: Gefäßchirurgie, Thoraxchirurgie)
Dr. med. Frank-Michael Hasse, Hannover (Kapitel: Chirurgie der Haut und der Hautanhangsgebilde, Hernien)
Dr. med. Christoph Jarmolowitz, Braunschweig (Kapitel: Kinderchirurgie)
Dr. med. Stefan Nöldeke, Garmisch-Partenkirchen (Kapitel: Chirurgische Arbeitstechniken, Apparative Diagnostik und interventionelle Radiologie)
Prof. Dr. med. Dr. h. c. Guido Schumacher, Braunschweig (Kapitel: Grundlagen der chirurgischen Notfalltherapie, Ösophagus, Magen und Duodenum, Hernien, Problemfälle der Arzneimitteltherapie)

Benutzerhinweise

Der Klinikleitfaden ist ein Kitteltaschenbuch. Das Motto lautet: Kurz, präzise und praxisnah. Medizinisches Wissen wird komprimiert dargestellt. Im Zentrum stehen die Probleme des klinischen Alltags. Auf theoretische Grundlagen wie Pathophysiologie oder allgemeine Pharmakologie wird daher weitgehend verzichtet.

- Vorangestellt: Tipps für die tägliche Arbeit und Arbeitstechniken.
- Im Zentrum: Fachwissen nach Krankheitsbildern bzw. Organsystemen geordnet – wie es dem klinischen Alltag entspricht.
- Zum Schluss: Praktische Zusatzinformationen.

Wie in einem medizinischen Lexikon werden gebräuchliche Abkürzungen verwendet, die im Abkürzungsverzeichnis erklärt werden. Um Wiederholungen zu vermeiden, wurden viele Querverweise eingefügt. Sie sind mit einem Pfeil ▶ gekennzeichnet.

KLF-Punkt: Wichtige Zusatzinformationen sowie Tipps

Blitz: Notfälle und Notfallmaßnahmen

Ausrufezeichen: Warnhinweise

Internetadressen: Alle Websites wurden vor Redaktionsschluss im Juni 2025 geprüft. Das Internet unterliegt einem stetigen Wandel – sollte eine Adresse nicht mehr aktuell sein, empfiehlt sich der Versuch über eine übergeordnete Adresse (Anhänge nach dem „/“ weglassen) oder eine Suchmaschine. Der Verlag übernimmt für Aktualität und Inhalt der angegebenen Websites keine Gewähr. Die angegebenen Arbeitsanweisungen ersetzen weder Anleitung noch Supervision durch erfahrene Kollegen. Insbesondere sollten Arzneimitteldosierungen und andere Therapierichtlinien überprüft werden – klinische Erfahrung kann durch keine noch so sorgfältig verfasste Publikation ersetzt werden.

Fehler gefunden?

An unsere Inhalte haben wir sehr hohe Ansprüche. Trotz aller Sorgfalt kann es jedoch passieren, dass sich ein Fehler einschleicht oder fachlich-inhaltliche Aktualisierungen notwendig geworden sind.

Sobald ein relevanter Fehler entdeckt wird, stellen wir eine Korrektur zur Verfügung. Mit diesem QR-Code gelingt der schnelle Zugriff.

https://else4.de/9783437211492

Wir sind dankbar für jeden Hinweis, der uns hilft, dieses Werk zu verbessern. Bitte richten Sie Ihre Anregungen, Lob und Kritik an folgende E-Mail-Adresse: kundendienst@elsevier.com

Abkürzungen

Symbole

®	Handelsname
↔	normal (im Normbereich)
↑	hoch, erhöht
↓	tief, erniedrigt
→	vgl. mit, daraus folgt
▶	siehe (Verweis)
Ø	durchschnittlich; Durchmesser

A

AAA	abdominales Aortenaortenaneurysma
A(a).	Arterie(n)
abdom.	abdominal(is)
Abd.	Abduktion
ABI	Arm-Bein-Index, Ankle Brachial Index
abs.	absolut
ABT	Aminopyrin-Atemtest
AC	akromioklavikular; Amsterdam-Kriterien
ACE	Angiotensin Converting Enzyme
ACS	akutes Koronarsyndrom
ACTH	adrenokortikotropes Hormon
ACVB	aortokoronarer Venenbypass
Add.	Adduktion
ADH	antidiuretisches Hormon
AGD	A. gastroduodenalis
AGS	adrenogenitales Syndrom
AH	A. hepatica
AHC	A. hepatica communis
AHD	A. hepatica dextra
AHP	A. hepatica propria
AHS	A. hepatica sinistra
AIC	A. iliaca communis
AK	Antikörper
AMBRI	atraumatisch, multidirectional, bilateral („zweiseitig"), Rehabilitation, wenn operative Therapie, dann inferiorer (unterer) Kapselshift
AMI	A. mesenterica inferior
AMS	A. mesenterica superior
ant.	anterior
AP	Anus praeter
AR	A. renalis
ARD	A. renalis dextra
Ätiol.	Ätiologie
AHB	Anschlussheilbehandlung
AFP	Alpha-Fetoprotein
AGS	adrenogenitales Syndrom
AIDS	Acquired Immuno-Deficiency Syndrome
allg.	allgemein
ALPPS	Associating Liver Partition and Portal Vein Ligation for Staged Hepatectomy
AK	Antikörper
AMA	antimitochondrialer Antikörper
Amp.	Ampulle
ant.	anterior
ANV	akutes Nierenversagen
AO	Arbeitsgemeinschaft Osteosynthese
a.p.	anterior-posterior
AP	alkalische Phosphatase
aPTT	Activated Partial Thromboplastin Time
ARDS	Adult Respiratory Distress Syndrome
Aro.	Außenrotation
art.	arteriell
AS	Aminosäure
ASS	Acetylsalicylsäure
AT III	Antithrombin III
ATS	American Thoracic Society
AU	Arbeitsunfähigkeit
AUG	Ausscheidungsurografie
a.-v.	arteriovenös
AVK	arterielle Verschlusskrankheit
AZ	Allgemeinzustand

B

BAA	Bauchaortenaneurysma
BÄK	Bundesärztekammer
BAL	bronchoalveoläre Lavage
bakt.	bakteriell
BB	Blutbild
BCLC	Barcelona Clinic Liver Cancer
BD	Bauchdecke
BDA	biliodigestive Anastomose
BDK	Blasendauerkatheter
bds.	beidseits, bilateral
BE	Broteinheit, Base Excess
bes.	besonders
b-TEVAR	branched thoracic endovascular aneurysm repair
BGA	Blutgasanalyse
Bili	Bilirubin
BITE	bispecific T-cell engager
BMS	Bare-Metal Stent
BSG	Blutkörperchensenkungsgeschwindigkeit
Bsp.	Beispiel(e)
BT	Botulinumtoxin
BU	Berufsunfähigkeit
BÜ	Röntgen-Beckenübersichtsaufnahme
BÜS	Beckenübersicht
BV	Bildverstärker
BWK	Brustwirbelkörper
BWS	Brustwirbelsäule
BZ	Blutzucker
bzgl.	bezüglich
bzw.	beziehungsweise

C

C1–C8	Zervikalsegment 1–8
ca.	circa
Ca^{2+}	Kalzium
Ca	Karzinom
CAH	chronisch aggressive Hepatitis
CAS	endovaskuläre Therapie (carotid angioplasty and stenting)
CASH	chemotherapieassoziierte Steatohepatitis
CCD-Winkel	Centrum-Corpus-Diaphysen-Winkel
CCP	zerebraler Perfusionsdruck
CCR	kontinuierliche komplette Remission
CCT	kraniales Computertomogramm
CDD	Klassifikation der Divertikelkrankheit (Classification of Diverticular Disease)
CEA	karzinoembryonales Antigen, Karotisendarterektomie
CED	chronisch-entzündliche Darmerkrankungen
CEEA	Carotiseversionsendarterektomie
CERAB	Covered Endovascular Reconstruction of the Aortic Bifurcation
CEUS	kontrastverstärkte Sonografie
CgA	Chromogranin A
CHE	Cholinesterase
chron.	chronisch
CINV	chemotherapy-induced nausea and vomiting
CK	Kreatinkinase
Cl^-	Chlorid
CMI	cell mediates immunity
COLD	Chronic Obstructive Lung Disease
CO_2	Kohlendioxid
com.	communis
comp.	compositum
c. P.	chronische Polyarthritis
CPM	Continous Passive Motion
CR	komplette Remission
CRP	C-reaktives Protein
CRT	kardiale Resynchronisationstherapie
CT	Computertomogramm, Computertomografie
CTCAE	Common Terminology Criteria for Adverse Events

CTEPH	chronisch- thromboembolische pulmonalarterielle Hypertonie
CTx	Chemotherapie
CVI	chronisch venöse Insuffizienz

D

d	dies (Tag)
D.	Ductus
DALM	Dysplasia-associated Lesion or Mass
DAPT	duale Plättchenfunktionshemmung
DCP	Dynamic Compression Plate
DCS	dynamische Kondylenschraube
DD	Differenzialdiagnose
DDAVP	Desmopressin
DEB	medikamentenbeschichtete Ballonangioplastie
Def.	Definition
DES	Drug-Eluting Stent
desc.	descendens
d. F.	der Fälle
DFS	diabetisches Fußsyndrom
d. h.	das heißt
DHC	Ductus hepaticus communis
DHS	dynamische Hüftschraube (Dynamic Hip Screw)
Diab. mell.	Diabetes mellitus
diagn.	diagnostisch
Diagn.	Diagnostik
diast.	diastolisch
DIC	disseminierte intravasale Koagulopathie
Diff-BB	Differenzialblutbild
DIP	distales Interphalangealgelenk; diastolic invers pulse
dist.	distal
DLCO	Diffusionskapazität
D,M,S	Durchblutung, Motorik, Sensibilität
DMSO	Dimethylsulfoxid
Drg.	Dragee/s
DRU	digital-rektale Untersuchung
DS	Druckschmerz
DSA	digitale Subtraktionsangiografie
DSO	Deutsche Stiftung Organtransplantation
DTI	direkter oraler Thrombininhibitor
DVSA	digital-venöse Subtraktionsangiografie

E

ECOC	Eastern Cooperative Oncology Group
E. coli	Escherichia coli
ED	Einzeldosis/-dosen
EEA	Eversionsendarterektomie
EK	Erythrozytenkonzentrat/e
EKG	Elektrokardiogramm
EL	Esslöffel
ELA	endovaskuläre Laserablation
ELISA	Enzyme-Linked-Immunosorbent-Assay
E'lyte	Elektrolyte
EMD	elektromechanische Entkoppelung
EMG	Elektromyografie
EMP	Ethambutol
EMR	endoskopische Mukosaresektion
E'phorese	Elektrophorese
EPT	endoskopische Papillotomie
ERC, ERCP, ERP	endoskopische retrograde Cholangiopankreatografie
Erkr.	Erkrankung
Erw.	Erwachsener
Ery/s	Erythrozyt/en
ESBL	Extended-Spectrum-Betalaktamase
ESD	endoskopische Submukosadissektion

ESIN	elastische stabile intramedulläre Nägel
EU	Erwerbsunfähigkeit
EVAR	Endovascular Aneurysm Repair
evtl.	eventuell
ext.	externus/externa
EZ	Ernährungszustand

F

F	Frauen; Faktor
FA	Facharzt
FAP	familiäre adenomatöse Polypose
FEV_1	exspiratorische Einsekundenkapazität
FFP	Fresh Frozen Plasma
FKDS	farbcodierte Duplexsonografie
FKJ	Feinnadelkatheterjejunostomie
FNAC	Feinnadelaspirationszytologie
FNH	fokale noduläre Hypoplasie
For.	Foramen
FRC	Functional Residual Capacity
FSH	follikelstimulierendes Hormon
FSP	Fibrinogenspaltprodukte
f-TEVAR	fenestrated thoracic endovascular aneurysm repair
fT_3, fT_4	freies Thyroxin (drei- bzw. vierfach jodiert)
FT-UMP	follikulärer Tumor unklaren malignen Potenzials
FUP	Fieber unklarer Genese (Fever of Unknown Origin [FUO])

G

G1–3	Grading (Einteilung der histol. Tumordifferenzierung)
GB	Gallenblase
GCS	Glasgow Coma Scale, Glasgow-Koma-Skala
G-CSF	Granulocyte-Colony-Stimulating Factor
GdB	Grad der Behinderung
GdS	Grad der Schädigungsfolgen
GEP-NEN	gastroenteropankreatische neuroendokrine Neoplasie/n
Gew.	Gewicht
GFR	glomeruläre Filtrationsrate
GG	Gallengang
ggf.	gegebenenfalls
GIST	gastrointestinale Stromatumoren
GIT	Gastrointestinaltrakt
GN	Glomerulonephritis
GNB	Gefäß-Nerven-Bündel
GOT	Glutamat-Oxalacetat-Transaminase
GÖÜ	gastroösophagealer Übergang
GPT	Glutamat- Pyruvat-Transaminase
GRV	Gesetzliche Rentenversicherung
GUV	Gesetzliche Unfallversicherung
GvHR	Graft versus Host-Reaktion
Gy	Gray
γ-GT	γ-Glutamyl-Transferase

H

h	hora (Stunde)
Haem. infl.	Haemophilus influenzae
HAES	Hydroxyäthylstärke
HAH	Hämagglutinationshemmtest
HAT	Heparin-assoziierte Thrombozytopenie
Hb	Hämoglobin
HBs-Ag	HBs-Antigen
HCC	hepatozelluläres Karzinom
HCG	humanes Choriongonadotropin
HDM	Herzdruckmassage
HF	Hochfrequenz
HG	Handgelenk

HGIN	High-grade-intraepitheliale-Neoplasie
HIPEC	hypertherme intraperitoneale Chemoperfusion
HIT	Heparin-induzierte Thrombozytopenie
HIV	Human Immunodeficiency Virus
HKB	hinteres Kreuzband
Hkt.	Hämatokrit
HLM	Herz-Lungen-Maschine
HP	Helicobacter pylori
HPS	Hyperperfusionssyndrom
HPT	Hyperparathyreoidismus
HPVG	hepatovenöser Druckgradient
HRM	High-Resolution-Manometrie
HRST	Herzrhythmusstörungen
HRT	Hormon[ersatz]-Therapie
HT	Herzton
HTIG	humanes Tetanus-Immunoglobulin
HTK	Histidin-Tryptophan-Ketoglutarat-Lösung
HU	Houndsfield-Einheiten
HWI	Harnwegsinfektion
HWK	Halswirbelkörper
HWS	Halswirbelsäule
HWZ	Halbwertszeit
Hz	Hertz
HZV	Herzzeitvolumen

I

i. a.	intraarteriell
i. c.	intrakutan
iCCA	intrahepatisches cholangiozelluläres Karzinom
ICG	Indocyaningrün
ICP	intrakranieller Druck
ICR	Interkostalraum
i. d. R.	in der Regel
IE	Internationale Einheit
IEN	intraepitheliale Neoplasie
IFCC	Internationale Vereinigung für Klinische Chemie und Labormedizin
IfSG	Infektionsschutzgesetz
IFT	Immunfluoreszenztest
IgA, IgG, IgM	Immunglobulin A, G, M
IHT	Inhalationstrauma
i. m.	intramuskulär
IMD	Intima-Media-Dicke
IMK	Intima-Media-Komplex
Ind.	Indikation/en
Inf.	Infektion
inf.	inferior
iKG	ideales Körpergewicht
ING	Isotopennephrogramm
INH	Isoniazid
INR	International Normalized Ratio
insbes.	insbesondere
Insuff.	Insuffizienz
int.	internus/interna
Intox.	Intoxikation
intraop.	intraoperativ
IOUS	intraoperative Sonografie
IPMN	intraduktale papillär-muzinöse Neoplasie
Iro.	Innenrotation
i. S.	im Serum
ISG	Iliosakralgelenk
ISGPS	International Study Group in Pancreatic Surgery
ISI	International Sensitivity Index
i. t.	intertrochantär
ITN	Intubationsnarkose
i. v.	intravenös

J

J	Joule
J.	Jahre
jährl.	jährlich
5-JÜR	Fünf-Jahres-Überlebensrate

K

K^+	Kalium
KD	Kirschner-Draht
KE	klinische Einheiten, Kontrasteinlauf
KG	Krankengymnastik, Körpergewicht
/kg KG	pro Kilogramm Körpergewicht (Dosierungen)

KBR	Komplementbindungsreaktion
KH	Kohlenhydrate
KHK	koronare Herzkrankheit
KI	Kontraindikation/en
KIE	Kalikrein-Inaktivator-Einheiten
kindl.	kindlich
KKE	Kolon-Kontrasteinlauf
klin.	klinisch
KM	Knochenmark, Kontrastmittel
KMT	Knochenmarktransplantation
KO	Komplikation/en
KOF	Körperoberfläche
Komb.	Kombination
kons.	konservativ
kontralat.	kontralateral
Konz.	Konzentration
körperl.	körperlich
KPE	komplexe physikalische Entstauungstherapie
Kps.	Kapsel/n
Krea	Kreatinin
KRK	Kolon-/Retumkarzinom
KS	Knochenszintigrafie
KTS	Karpaltunnelsyndrom

L

L1–L5	Lumbalsegment 1–5
LA	Lokalanästhesie, Lokalanästhetika
LAD	Lymphadenektomie
lat.	lateral
LE	Lupus erythematodes
Leuko(s)	Leukozyten
LDH	Laktatdehydrogenase
LGIN	Low-grade-intraepitheliale-Neoplasie
LH-RH	luteinisierendes Hormon-Releasing-Hormon
li	links
Lig.	Ligamentum
LI-RADS	Liver Imaging Reporting and Data System
LiMax	maximum liver function capacity
LITT	laserinduzierte Thermotherapie
Lj.	Lebensjahr
Ljz.	Lebensjahrzehnt
LK	Lymphknoten
LMon.	Lebensmonat
LR	Leistenring
Lsg.	Lösung
LSL	lumbale Sympathikolyse
LTx	Lebertransplantation
Lufu	Lungenfunktion(sdiagnostik)
LWS	Lendenwirbelsäule
LWK	Lendenwirbelkörper

M

M	Männer
M., Mm.	Musculus, Musculi
MAD (o. MAP)	mittlerer arterieller Druck
MAFLD	metabolisch assoziierte Fettlebererkrankung
MALT	Mucosa-associated Lymphoid Tissue
MASLD	durch metabolische-Dysfunktion assoziierte steatotische Lebererkrankung
max.	maximal
MCH	mittleres korpuskuläres Hämoglobin
MCL	Medioklavikularlinie
MCN	muzinös-zystische Neoplasie
MCP	Metakarpophalangealgelenk
MCT	mittelkettige Triglyzeride
MCV	mittleres korpuskuläres Volumen
MDCT	Multidetektor-Spiral-Computertomografie
MdE	Minderung der Erwerbsfähigkeit
MDP	Magen-Darm-Passage
ME	Metallentfernung
MEA	multiple endokrine Adenomatose
med.	medial
MELD	Model for End-Stage Liver Disease
MEN	multiple endokrine Neoplasie/n

MF	Mittelfuß
MFK	Mittelfußknochen
Mg^{2+}	Magnesium
MG	Molekulargewicht
MHK	minimale Hemmkonzentration
min.	minimal
min	Minute/n
mind.	mindestens
Mio.	Millionen
MIVAT	minimalinvasive videoassistierte Thyreoidektomie
ml	Milliliter
mm	Millimeter
MM	Muttermilch
Mon.	Monat(e)
MOV	Multiorganversagen
MRCP	MR-Cholangiopankreatikografie
MRI	Kernspintomografie (Magnetic Resonance Imaging)
MRSA	Methicillin-resistenter Staphylococcus aureus
MRT	Magnetresonanztomografie
ms	Millisekunde(n)
MSH	Hyperpigmentierung
MSU	Mittelstrahlurin
MVM	Multivitamin-Mineralstoff-Präparat

N

n	nano
N., Nn.	Nervus, Nervi
Na^+	Natrium
NA	Nierenarterie(n)
NaCl	Natriumchlorid, Kochsalz
$NaHCO_3$	Natriumhydrogenkarbonat, Natriumbikarbonat
NASH	nichtalkoholische Fettlebererkrankung
NB	notabene
NC	kein Ansprechen (No Change)
NEC	neuroendokrine/s Karzinom/e
neg.	negativ
NEN	neuroendokrine Neoplasie/n
NET	neoendokrine/r Tumor/en
neurol.	neurologisch
NG	Neugeborene(s)
NH_3	Ammoniak
NHL	Non-Hodgkin-Lymphom
NIFTP	nicht-invasive follikuläre Neoplasie mit papillären Kernmerkmalen
NLG	Nervenleitgeschwindigkeit
NMH	niedermolekulare/s Heparin/e
NN	Nebenniere
NNH	Nasennebenhöhlen
NNM	Nebennierenmark
NNR	Nebennierenrinde
NOAK	nicht Vitamin-K-abhängige orale Antikoagulanzien
NOTES	Natural Orifice Transluminal Endoscopic Surgery
NRS	numerische Ratingskala
NSAR	nichtsteroidale Antiphlogistika
NSD	Nebenschilddrüse
NSE	neuronenspezifische Enolase
NSTEMI	Non-ST-Segment Elevation Myocardial Infarction (Nicht-ST-Hebungsinfarkt)
NV	Nierenvene(n)
NW	Nebenwirkung/en

O

O_2	Sauerstoff
o.	oder
o. B.	ohne Besonderheit/Befund
oberfl.	oberflächlich
ÖGD	Ösophago-Gastro-Duodenoskopie
OM	Osteomyelitis

OÖS	oberer Ösophagussphinkter
OP, op.	Operation, operativ
OPSI	overwhelming postsplenectomy infection
OR	offen operativ (open repair)
Orthop.	Orthopädie, orthopädisch
Ös.	Ösophagus
OS	Osteosynthese
OSG	oberes Sprunggelenk

P

p.-a.	posterior-anterior
Pat.	Patient
PAT	perkutane Aspirationsthrombembolektomie; Plättchenaggregationstest
path.	pathologisch
PAU	penetrierendes Aortenulkus
PAVK	periphere arterielle Verschlusskrankheit
PBC	primäre biliäre Zirrhose
PBS	primäre biliäre Sklerose
PCA	patientenkontrollierte Analgesie (Patient Controlled Analgesia)
PCI	Peritonealkarzinose-Index
PCN	zystische Neoplasien des Pankreas
pCO_2	Kohlendioxidpartialdruck
PD	Progression
PDA	Periduralanästhesie
PDK	Periduralkatheter
PCR	Polymerase-Kettenreaktion
PDS	Polydioxanon (Nahtmaterial)
PDT	fotodynamische Therapie
PE	Probenentnahme, Probeexzision, Biopsie
PECH	Pause, Eis, Compression, Hochlagerung
PEEP	Positive End-Expiratory Pressure
PEG	perkutane endoskopische Gastrostomie
PEI	perkutane Ethanolinjektion
PEG	Plattenepithelkarzinom
PET	Positronenemissionstomografie
PFH	orale Plättchenfunktionshemmer
PFN	pertrochantärer Femurnagel
pHPT	primärer Hyperparathyreoidismus
PHS	Periarthropathia humero-scapularis
phys.	physikalisch
physiol.	physiologisch
p. i.	post infectionem
PICC	Peripherally Inserted Central venous Catheter, peripher eingeführter zentralvenöser Katheter
PIP	proximales Interphalangealgelenk
PLG	laparoskopische Gastrostomie
P. m.	Punctum maximum (Herzauskultation)
Pneu	Pneumothorax
Pneumok.	Pneumokokken
PNF	propriozeptive neuromuskuläre Faszilitation
pO_2	Sauerstoffpartialdruck
p. o.	per os
POEM	perorale endoskopische Myotomie
POPF	postoperative Pankreasfistel
pos.	positiv
post.	posterior
postop.	postoperativ
pp	per primam (komplikationslose Wundheilung)
PP	pankreatisches Polypeptid
PPI	Protonenpumpeninhibitoren
PPSB	Prothrombinkomplexpräparat/e

PR	partielle Remission
präop.	präoperativ
PRIND	prolongiertes reversibles ischämisches neurologisches Defizit (Prolonged Reversible Ischaemic Neurolgical Deficit)
Proc.	Prozedere
prox.	proximal
PRRT	Peptidrezeptor-basierte Radiotherapie
PSARP	posteriore sagittale Anorektoplastik
PSC	primär sklerosierende Cholangitis
PSM	Patient Self-Management
PSR	Patellarsehnenreflex
PSV	systolischer Spitzenfluss, Peak Systolic Velocity
PTA	perkutane transluminale Angioplastie
PTC	perkutane transhepatische Cholangiografie, papilläres Schilddrüsenkarzinom
PTCA	perkutane transluminale koronare Angioplastie
PTCD	perkutane transhepatische Cholangiodrainage
PTFE	Polytetrafluorethylen
PTH	Parathormon
PTHrP	Parathyroid Hormone related Peptide
PTS	postthrombotisches Syndrom
PTT	partielle Trombinzeit
PUV	Private Unfallversicherung
PV	V. portae
PVE	portalvenöse Embolisation, Portalvenenembolisation
PVL	Panton-Valentine-Leukozidin
PZA	Pyrazinamid

Q

QF	Querfinger

R

RA	Regionalanästhesie
RATs	roboterassistierte Thorakoskopie
RCT	Radiochemotherapie
re	rechts
REBOA	Resuscitative Endovascular Balloon Occlusion of the Aorta
Reha	Rehabilitation
RES	retikuloendotheliales System
respir.	respiratorisch
rezid.	rezidivierend
RF	Rheumafaktor
RFA	Radiofrequenzablation
rFVIIa	rekombinanter Faktor VII
RG	Rasselgeräusch
Rh	Rhesus
RI	Retikulozytenindex
RLR	Relative-level Resistance
RMP	Rifampicin
Rö	Röntgen
ROI	Region of Interest
r-PA	Reteplase
RPI	Retikulozytenproduktionsindex
RR	Blutdruck nach Riva-Rocci
rt-PA	Alteplase
RSTL	relaxed skin tension lines
RV	Residualvolumen

S

s.	siehe
s. a.	siehe auch
SAAG	Serum-Aszites-Albumin-Gradient
SaO_2	periphere arterielle Sauerstoffsättigung
SAV	Schwerstverletzungsartenverfahren
s. c.	subkutan
SchwbG	Schwerbehindertengesetz
SCN	serös-zystische Neoplasie
SD	Schilddrüse
S1–S5	Sakralsegment 1–5

sec Sekunde(n)
seitl. seitlich
SEP sensorisch-evozierte Potenziale
serol. serologisch
Sgl. Säugling
sHPT sekundärer Hyperparathyreoidismus
SHF Schenkelhalsfraktur
SHT Schädel-Hirn-Trauma
SILES Single Incision Laparoscopic Surgery
SIRS Systemic Inflammatory Response Syndrome
SIRT selektive interne Radiotherapie
SM (Herz)Schrittmacher, Streptomycin
s. o. siehe oben
sog. sogenannte(r)
Sono Sonografie
SPA Spinalanästhesie
SSTR Somatostatin-Rezeptor
SSW Schwangerschaftswoche/n
Staph. aur. Staphylococcus aureus
STEMI ST-Segment Elevation Myocardial Infarction (ST-Hebungsinfarkt)
StGB Strafgesetzbuch
STH somatotropes Hormon
s. u. siehe unten
sup. superior
Supp. Suppositorium/en
SVR peripherer Gesamtwiderstand
Sy. Syndrom
syn. Synonym/a
syst. systolisch
Szinti Szintigrafie

T

T_3, T_4 Thyroxin (dreifach, vierfach jodiert)
TACE transarterielle Chemoembolisation, Chemoperfusion Leber
tägl. täglich
TAPP transabdominale Peritoneumplastik
TAR tief anteriore Resektion
Tbc Tuberkulose
TBG thyroxinbindendes Globulin
Tbl. Tablette/n
Tc Technetium
TC Truncus coeliacus; Totalkapazität
TD Tumordicke
TEA Thrombendarteriektomie
TEE transösophageale Echokardiografie
TENS transkutane elektrische Nervenstimulation
TEP Totalendoprothese, total extraperitoneale Plastik (bei Hernien)
TEPP total extraperitoneale Hernioplastik
TEVAR thorakale endovaskuläre Aortenreparatur
Ther., ther. Therapie, therapeutisch
Thrombo/s Thrombozyt/en
TIA transiente/transitorisch ischämische Attacke
TIPS transjugulärer intrahepatischer portosystemischer Shunt
TI-RADS Thyroid Imaging Reporting and Data System
TL Teelöffel
TK Thrombozytenkonzentrat/e
TKI Tyrosinkinaseinhibitor/en
TME totale mesorektale Exzision
TNF-α Tumornekrosefaktor α
TNK-t-PA Tenecteplase
TOF Time of Flight
TPG Transplantationsgesetz
TPHA Treponema-pallidum-Hämagglutinationstest
Tr. Tropfen
TR Tranfusionsreaktion/en
TRAK Thyreotropin-Rezeptor-Autoantikörper

TRH	Thyreotropin Releasing Hormone
TSH	Thyreoidea Stimulating Hormone, Hyperthyreose
TSR	Trizepssehnenreflex
TU	Tumor(en)
TUBS	traumatisch unidirectional ("nur eine Richtung"), Bankart-Läsion, Surgical treatment (operative Versorgung)
TZ	Thrombinzeit

U

u.	und
u. a.	und andere
UFH	unfraktionierte/s Heparin/e
UHSK	ultrahoch dosierte Streptokinase
U/l	Units/Liter
UÖS	unterer Ösophagussphinkter
US	Ultraschall
USG	unteres Sprunggelenk
usw.	und so weiter
u. U.	unter Umständen

V

V(v).	Vene(n)
v. a.	vor allem
V. a.	Verdacht auf
VAC	Vacuum assisted closure, Vakuumversiegelung
VARD	videoassistiertes retroperitoneales Débridement
VATS	videoassistierte Thorakoskopie
VAV	Verletzungsartenverfahren
VBI	vertebrobasiläre Insuffizienz
VC	Vitalkapazität
VCI	V. cava inferior
VersMedV	Versorgungsmedizin-Verordnung
VES	ventrikuläre Extrasystole
vgl.	vergleiche
VIP	vasoaktives intestinales Polypeptid
Vit.	Vitamin
VK	Vitalkapazität
VKA	Vitamin-K-Antagonist/en
VKB	vorderes Kreuzband
VKOF	verbrannte Körperoberfläche
VKORC	Vitamin-K-Epoxidreduktase
VMI	V. mesenterica inferior
VMS	V. mesenterica superior
VRS	V. renalis sinistra
VSD	Ventrikelseptumdefekt

W

Wdh.	Wiederholung
WDT-UMP	gut differnzierter Tumor unklaren malignen Potenzials
weibl.	weiblich/e/er
WLK	Wächterlymphknoten
Wo.	Woche(n)
WS	Wirbelsäule
WW	Wechselwirkung (von Arzneimitteln)

Z

z. A.	zum Ausschluss
z. B.	zum Beispiel
Z. n.	Zustand nach
ZNS	zentrales Nervensystem, Zentralnervensystem
z. T.	zum Teil
zzt.	zurzeit
ZVD	zentralvenöser Druck
ZVK	zentraler Venenkatheter

Inhaltsverzeichnis

1 Tipps für die Stationsarbeit

Jörg Braun, Axel Pommer

1

1.1 Patientenaufnahme

Jörg Braun

Die meist sehr umfassende präop. Diagn. mit Blutabnahme, Abführmaßnahmen, Rö etc. in Verbindung mit der Angst vor der bevorstehenden OP stellt eine erhebliche psychische Belastung des Pat. dar. Gefragt ist hier neben der medikamentösen Ther. (Sedativa, Psychopharmaka) v. a. die Zuwendung durch das Personal sowie eine umfassende und für den Laien verständliche Aufklärung bzgl. der bevorstehenden präop. Maßnahmen inkl. der OP.

Nach der Aufnahmeuntersuchung entscheiden

- **Bettruhe?**
  - **Absolute Bettruhe,** z. B. indiziert bei Lungenembolie, frischen Wirbelfrakturen (Thromboseprophylaxe! ▶ Kap. 25).
  - **Relative Ind.:** alle schweren Infektionskrankheiten, Synkopen in der Anamnese, Gleichgewichtsstörungen, schwere Herzinsuff.
  - **Keine Ind.** sind: Thrombophlebitis, tiefe Beinvenenthrombose ohne Lungenembolie, Pneumonie, entgleister Diab. mell.
- **Nahrungskarenz?** Absolute Nahrungskarenz, bis dringende op. oder diagn. Eingriffe ausgeschlossen sind; darüber hinaus z. B. bei akuter Pankreatitis, Ileus.
- **Diät?** Eine besondere Diät ist indiziert bei Pankreatitis (während der akuten Phase Nulldiät), Dialysepat. (K^+-arm).
- **Parenterale Ernährung?**
- **Thromboseprophylaxe?** ▶ Kap. 25.
- **Schmerzmittel** und Schmerztherapie? ▶ Kap. 24.
- **Schlafmittel?** Behandlung auf wenige Tage beschränken. Keine Kombinationspräparate! Barbiturate wegen langer HWZ und hohem Abhängigkeitspotenzial meiden. Kurz wirksame Benzodiazepine (z. B. Oxazepam, ½ Tbl. 1 h vor dem Zubettgehen) sind Mittel der Wahl.
- **Psychopharmaka?**
- **Abführmittel?**
  - Laktulose (10–20 g bzw. 3 × 1–2 EL/d; Wirkungseintritt nach 8–10 h, Vorsicht bei Diab. mell.).
  - Natriumpicosulfat (Laxoberal® 1–2 Tbl. bzw. 10–20 Tr., Wirkungseintritt nach 2–4 h).
- Ist der Pat. **blind oder schwerhörig?** → Personal mitteilen.
- Tetanus- und Tollwutschutz.

1.1.1 Geplante Aufnahme des vorgemerkten Patienten

Die stationäre Aufnahme in eine chirurgische Klinik oder Abteilung erfolgt mit **meist gesicherter Diagnose** zur **operativen** oder **kons. Ther.,** zu einer **Spezialdiagnostik** oder **einer Komb.** dieser Möglichkeiten. I. d. R. wurde in der Praxis des niedergelassenen Kollegen und der Klinikambulanz eine Beratung bzgl. der einzuschlagenden Diagn. und Ther. durchgeführt.

Ablauf einer Patientenaufnahme

- **Planung, Vorbereitung:** Bei geplanten (Wieder-)Aufnahmen noch am Vortag Unterlagen, alte Rö-Bilder, Ambulanzkarten besorgen lassen. Überblick über bisher vorhandene wesentliche Pat.-Daten verschaffen. **Wichtig:** Ist die Kostenübernahme der Behandlung geklärt?

- **Begrüßung und Vorstellung:** Der erste Eindruck ist auch hier oft entscheidend, z. B. für das Vertrauensverhältnis zwischen Arzt und Pat.
- **Anamnese, Untersuchung:** Konsequentes Einhalten eines (individuell zurechtgelegten) Untersuchungsschemas; Befunde dokumentieren.
- **Synopse aller technischen Befunde:** Rö-, CT-, MRT-Bilder, vorhandene Unterlagen über apparative Diagn., Laborwerte etc. **vollständig** sichten.
- **Erläuterung, Information:** Diagnose und Ther.-Strategie **vollständig** erläutern. Ein schlecht informierter Pat. bittet meist **wiederholt** um Gesprächstermine zur Klärung offener Fragen.
- **OP-Aufklärung, Einwilligungserklärung:** die OP-Ind. zunächst kritisch überprüfen (evtl. Rücksprache Chef, Oberarzt). Bei zu diesem Zeitpunkt eindeutiger OP-Ind. und OP-Verfahren Aufklärung und Einwilligungserklärung unterschreiben lassen. Den OP-Termin nicht als unumstößlich darstellen.
- **Anordnungen treffen:** DD abwägen, Anordnungen treffen und **schriftlich fixieren.**
- Bei Unklarheiten evtl. Rückruf beim behandelnden Arzt, Hausarzt.
- **Rücksprache mit Personal:** bei Besonderheiten verantwortliches Stationsschwester/-pfleger selbst über Pat. informieren (z. B. über Allergien, dringliche Diagn., rasche OP-Vorbereitung).
- **Chef-, Oberarztvorstellung:** Es empfiehlt sich, neu aufgenommene Pat. dem zuständigen Oberarzt, danach in einer allgemeinen Besprechung dem Chefarzt vorzustellen (Eigenkontrolle, Lerneffekt, eigene Absicherung).

1.1.2 Notfallaufnahme

Im Vordergrund stehen die schnelle Diagn. und die Klärung einer evtl. OP-Ind. und des OP-Zeitpunkts.

Checkliste OP am Aufnahmetag (Notfall-OP):

- Falls erforderlich, **Angehörige** verständigen.
- Stationspersonal informieren.
- Sofortige klin. und röntgenologische Untersuchung, weitere **Diagn.,** EKG, Rö Thorax; Bettruhe (▶ Kap. 1.1)?
- **Labor:** Blutgruppe, Hb, Hkt., Gerinnung, BSG, Kreuzblut, E'lyte, Glukose, Harnstoff, Krea.
- Bei Bedarf **Blutkonserven** anfordern (▶ Kap. 2.1).
- Entscheidung über **OP-Zeitpunkt** (Risikofaktoren beachten, z. B. Hypertonie, Allergien, Diab. mell., KO bei früherer OP).
- Auf schnellen **Informationsfluss** achten. Reihenfolge meist: OA → evtl. Chefarzt → Anästhesist → OP-/Stationspersonal.
- Pat. nüchtern lassen, möglichst 6-stündige **Nahrungskarenz** beachten.
- Venösen **Zugang** legen.
- Aufklärung, **Einverständniserklärung.**

1

1.2 Die Versorgung Arbeitsunfallverletzter

Axel Pommer

Ein **Arbeitsunfall** liegt vor, wenn eine **versicherte Person** (z. B. alle Arbeitnehmer, bestimmte Gruppen von Selbstständigen, Kindergartenkinder, Schüler und Studenten, Teilnehmer an Rehabilitationsmaßnahmen) bei einer versicherten Tätigkeit (z. B. betriebliche Tätigkeit, Besuch von Kindergarten, Schule und Hochschule, Weg nach und vom Ort der Tätigkeit) einen Unfall (zeitlich begrenztes, plötzlich von außen auf den Körper einwirkendes Ereignis, z. B. Sturz, Schlag) mit einem Körperschaden (z. B. Prellung, Quetschung, Zerrung von Gelenken oder Extremitäten) erleidet.
Nicht versichert sind z. B. Beamte und ihnen gleichgestellte Personen im Rahmen ihrer dienstlichen Tätigkeit.
Cave: Wenn eine der zuvor genannten Voraussetzungen fehlt, liegt kein Arbeitsunfall vor!

1.2.1 Durchgangsarztverfahren (D-Arzt-Verfahren)

Nach einem Arbeitsunfall/Wegeunfall muss der Verletzte einen Durchgangsarzt (D-Arzt) aufsuchen, wenn folgende Bedingungen erfüllt sind:
- Arbeitsunfähigkeit (AU) über den Unfalltag hinaus
- Bei notwendiger ärztlicher Behandlung von voraussichtlich > 1 Wo.
- Verordnung von Heil- und Hilfsmitteln
- Generell bei Wiedererkrankung an Unfallfolgen

Definitionen
- **Durchgangsärzte** sind Fachärzte für Chirurgie oder Orthopädie mit besonderen Kenntnissen und Erfahrungen auf dem Gebiet der Traumatologie. Sie werden von den Unfallversicherungsträgern bestellt. Neben der entsprechenden Qualifikation, d. h. einer abgeschlossenen Facharztweiterbildung zum Chirurgen oder Orthopäden sowie der erforderlichen personellen und räumlichen Praxisausstattung, muss der Arzt, der sich um eine Bestellung zum D-Arzt bewirbt, eine ständige unfallärztliche Bereitschaft gewährleisten. Der D-Arzt entscheidet nach einer von ihm selbst durchgeführten Untersuchung, ob eine allgemeine, besondere oder eventuell auch stationäre Heilbehandlung notwendig ist. Das Ergebnis dieser Untersuchung hält er in einem Bericht (D-Bericht) fest. Die hier fixierte Entscheidung, in welcher Form nach dem Arbeitsunfall die Heilbehandlung des Verletzten erbracht werden soll und von wem sie durchgeführt wird, ist für den Unfallversicherungsträger bindend.
- **Allgemeine Heilbehandlung** erfordert weder einen besonderen personellen und apparativ-technischen Aufwand noch bedarf sie einer speziellen unfallchirurgischen Qualifikation des Arztes. Sie wird nach Entscheid des D-Arztes vom Hausarzt (H-Arzt) erbracht. Die **besondere Heilbehandlung** beinhaltet die fachärztliche Behandlung einer Unfallverletzung.

Die Landesverbände der gewerblichen Berufsgenossenschaften haben bundesweit über 3.600 niedergelassene sowie an Krankenhäusern und Kliniken tätige Ärzte in dieses Verfahren vertraglich eingebunden. Jährlich werden ca. 3.000.000 Versicherte der gesetzlichen Unfallversicherungsträger im D-Arzt-Verfahren versorgt.

Neben dem D-Arzt-Verfahren gibt es im Rahmen der besonderen berufsgenossenschaftlichen Heilbehandlung auch das Verletzungsartenverfahren und ein besonderes Verfahren bei Augen- sowie bei Hals-, Nasen- und Ohrenverletzungen. Nach dem **Verletzungsartenverfahren** (▶ Kap. 1.2.3) müssen Versicherte mit bes. schweren Verletzungen, die stationärer Behandlung bedürfen, in ausgewählten und zugelassenen Krankenhäusern oder in speziellen berufsgenossenschaftlichen Einrichtungen behandelt werden. Versicherte mit Augen- oder HNO-Verletzungen müssen schnellstmöglich dem jeweiligen Facharzt vorgestellt werden. Dieser entscheidet dann, ob eine allgemeine Behandlung ausreicht oder eine besondere Heilbehandlung angezeigt ist (▶ Abb. 1.1).

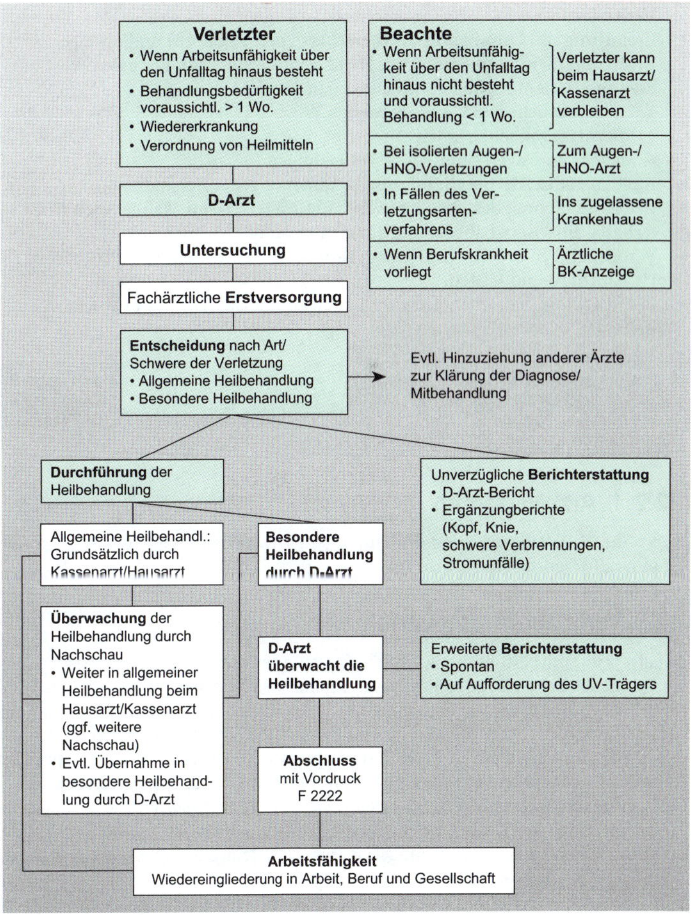

Abb. 1.1 Ablaufdiagramm D-Arzt-Verfahren [L106]

Aufgaben des D-Arztes

- Untersuchung und fachärztliche Erstversorgung.
- Ggf. Hinzuziehung anderer Ärzte zur Klärung der Diagnose/zur Mitbehandlung.
- Entscheidung, ob wegen Art oder Schwere der Verletzung eine **besondere unfallmedizinische Versorgung notwendig ist** (ambulante oder stationäre besondere Heilbehandlung) oder ob Maßnahmen der allgemeinen Heilbehandlung ausreichend sind.
- Durchführung etwaiger besonderer Heilbehandlung (allgemeine Heilbehandlung findet grundsätzlich beim Haus-/Kassenarzt statt! Ausnahme sog. „suasorische Fälle", d. h. der Pat. wünscht die Behandlung beim D-Arzt).
- Überwachung des Heilverfahrens, ggf. durch gesonderte Einbestellung des Verletzten.
- **Erstattung des Durchgangsarztberichts** (Vordruck D 13) und etwaiger Ergänzungsberichte (Knie, Kopf, Hand, elektrischer Strom, schwere Verbrennung). Kein Ausfüllen des Durchgangsberichts bei
  - nicht versicherten Unternehmern,
  - Berufskrankheiten sowie
  - isolierten Augen- und HNO-Verletzungen.
- Ausstellen der **AU-Bescheinigung** in Fällen „eigener Behandlung".
- Benachrichtigung des Unfallversicherungsträgers, wenn Maßnahmen der **Arbeits- und Berufsförderung** einzuleiten sind.
- Verordnung einer **Krankenbeförderung,** von **Heilmitteln** und **Prothesen, Hilfsmitteln** und **Hilfen.**
- Bei Abschluss der Behandlung Berichterstattung ab BG mit Vordruck K (D) 10.

Seit dem 1. Januar 1991 ist bei Arbeitsunfällen mit leichteren Verletzungen die Durchführung ausschließlich kassenärztlicher Behandlungen nicht mehr möglich.

1.2.2 H-Arzt-Verfahren

Durch die Neustrukturierung des Durchgangsarztverfahrens ist der H-Arzt seit 1. Januar 2016 entfallen.

1.2.3 Verletzungsartenverfahren

Unfallverletzte mit bestimmten schweren Verletzungen, die einer sofortigen besonderen medizinischen Behandlung bedürfen, müssen in einem von den Landesverbänden der gewerblichen Berufsgenossenschaften beteiligten Krankenhaus der Akutversorgung vorgestellt werden. Diese müssen im Hinblick auf die Schwere der Verletzungen im personellen und apparativen Bereich sowie hinsichtlich ihrer Einrichtung spezielle Anforderungen erfüllen und zur Übernahme bestimmter Pflichten bereit sein.
Die Landesverbände haben bundesweit über 750 Krankenhäuser und Kliniken in dieses Verfahren vertraglich eingebunden. Jährlich werden ca. 74.000 Versicherte der gesetzlichen Unfallversicherungsträger im Verletzungsartenverfahren versorgt. Zum 1.1.2014 wurde das Verletzungsartenverfahren neu strukturiert. Neben dem **Verletzungsartenverfahren** (VAV) wurde das **Schwerstverletzungsartenverfahren** (SAV) eingeführt. Zu diesem sind nur Krankenhäuser mit besonderer Ausstattung zugelassen. Eine Liste der SAV-Kliniken findet sich unter: https://www.dguv.de/landesverbaende.

Die Zuordnung des Verletzten zu dem jeweiligen Verfahren wird in den „Erläuterungen zum Verletzungsartenverzeichnis" festgelegt (www.dguv.de/medien/landesverbaende/de/med_reha/documents/verletz3.pdf).
Verletzte, die in diese Kategorien fallen, dürfen nur in den entsprechend gelisteten Kliniken behandelt werden bzw. müssen dorthin verlegt werden.
Darüber hinaus verfügen die Unfallversicherungsträger für eine hoch spezialisierte, umfassende medizinische Rehabilitation über eigene Berufsgenossenschaftliche Unfallkliniken und Sonderstationen für Schwerunfallverletzte, in denen spezielle Verletzungen wie Querschnittslähmungen, schwere Schädel-Hirn-Verletzungen oder Brandverletzungen sämtlicher Schweregrade behandelt werden.
Für die Behandlung von handchirurgischen Verletzungen des Verletzungsartenkatalogs können darüber hinaus Handchirurgen beteiligt werden, die die hierfür geforderten personellen, apparativen und räumlichen Voraussetzungen erfüllen.

1.3 Ambulantes Operieren

Axel Pommer

Stationsersetzende Eingriffe aus dem Katalog gemäß § 155b SGB V sollten i. d. R. nur dann stationär durchgeführt werden, wenn nach Beurteilung aller Kriterien eine ambulante OP nicht durchführbar ist:

- Wegen **Morbidität:** ASA-Kategorie 3 (▶ Tab. 1.1) oder höher
- Wegen mangelnder häuslicher **Versorgung** (z. B. Angehörige/Pflegedienste) oder ungeeigneter Wohnsituation (z. B. Hygiene)
- Wegen mangelnder Kooperation und Einsichtsfähigkeit des Pat. (**Compliance**)
- Wegen erhöhtem postop. Behandlungsaufwand (**Cave:** Keine Betreuungslücke!)

Grundsatz Der Operateur ist nicht an den Auftrag des ein-/überweisenden Kollegen gebunden, sondern muss selbst entscheiden und verantworten, ob die Leistungsnachfrage indiziert ist und ob er sie nach den Regeln der ärztlichen Kunst erbringen kann.

! Durch die Überlappung der Zuständigkeiten insbes. bei ambulanten OP nehmen die **„Kooperationsrisiken"** zwischen den verschiedenen Bereichen deutlich zu. Dies führt mittlerweile dazu, dass solche Schnittstellenprobleme zur zweithäufigsten Anspruchsgrundlage (weit vor einer Aufklärungspflichtverletzung) bei Schadensersatzprozessen geworden sind.

Tab. 1.1 ASA-Kategorien

ASA-Kategorie	Beschreibung
1	Weitgehend symptomfreier Pat., guter AZ
2	Pat. mit leichter Allgemeinerkrankung bzw. erhöhtem OP-Risiko durch Begleiterkrankung
3	Pat. mit einer Allgemeinerkrankung mit Leistungsminderung, immobilisierenden Frakturen oder erheblichen Schmerzen
4	Schwere Gesundheitsstörung mit Einschränkung von Organfunktion(en), die dauerhafte, schwere Einschränkung der Aktivität bedeutet
5	Moribunder Pat.

1.3.1 Sicherung der Strukturqualität

Facharztstandard Ambulante OP sind nur von Fachärzten, unter Assistenz von Fachärzten oder unter deren unmittelbarer Aufsicht und Weisung mit der Möglichkeit des unverzüglichen Eingreifens zu erbringen (§ 155 b, 1 SGB V).

Personelle Besetzung Doppelverantwortung Operateur → Eingriff und Narkose ist nicht mit dem fachanästhesiologischen Standard vereinbar. Zusätzliche spezielle Fachkräfte sind unverzichtbar und müssen jederzeit verfügbar sein (insbes. auch in der postop. Versorgung)

> **!** Wer eine Tätigkeit übernimmt, der er mangels eigener persönlicher Fähigkeiten oder Sachkunde erkennbar nicht gewachsen ist, haftet aus dem Gesichtspunkt des Übernahmeverschuldens.

Voraussetzungen
- Hohes Verantwortungsbewusstsein, sichere Beherrschung der OP-Methode.
- Perfekte **Organisation:** z. B. Terminsicherheit und Ressourcenabklärung.
- **Behandlungsprozesse:** Sollten als Patientenpfade unter Berücksichtigung der relevanten Leitlinien definiert sein. Pfade zur Sicherstellung eines koordinierten Behandlungsablaufs und reibungslosen Übergangs zu anderen Leistungserbringern (z. B. Hausärzten, Physiotherapeuten).
- **Befunde:** Im Rahmen des arbeitsteiligen Zusammenwirkens sollen Vorbefunde nach dem „Vertrauensgrundsatz" bewertet werden. Bei Zweifeln oder unvollständigen Befunden können sie selbst erhoben werden, Abrechnung nach Einzelleistungen des EBM.
- **Zwischenfälle:** spezielle Erfahrungen bei intra- und postop. KO erforderlich. Effektive Notfall-Ther. muss durch Vorhalten der erforderlichen Geräte und Medikamente gesichert sein; ggf. muss ein Rückgriff auf die medizinische Infrastruktur eines Krankenhauses möglich sein!

Apparative Ausstattung Keine niedrigeren Sicherheitsanforderungen, d. h. ausreichender, allgemein anerkannter Sicherheitsstandard muss gewährleistet werden.

Dokumentation/Informationsfluss Durchgängige (am besten EDV-gestützte) Dokumentation stellt Informationen aller medizinisch und organisatorisch relevanten Fakten über Schnittstellen hinweg zeitnah und umfassend zur Verfügung. An allen wichtigen Schnittstellen sollte der Informationsfluss durch besondere Maßnahmen, z. B. persönliche Kommunikation oder spezielle Medien, sichergestellt werden.

1.3.2 Risiko-/Eingriffsaufklärung

Es gelten in gleicher Weise die von der Rechtsprechung entwickelten Grundsätze. Besondere Akzentuierung und Modifikationen:
- **Eingriffsspezifische Risiken** der Methode darlegen.
- **Intra- und postop. Risiken,** die mit einer möglicherweise unterschiedlich zu wählenden Anlage des Eingriffs einhergehen können.
- **Weiterbehandlung:** Bei ambulanten OP ergibt sich evtl. intraop. die Notwendigkeit zur stationären Weiterbehandlung. Für sich evtl. ergebende Erweiterungseingriffe oder weitergehende ther. Schritte bei speziellen Eingriffen genügt oftmals die mutmaßliche Einwilligung nicht!

- **Ressourcen:** In fachlich-personeller, apparativ-technischer und anästhesiologischer Hinsicht.
- **Höhere Risiken:** vor allem in der postop. Phase wegen der geringeren ärztlichen bzw. pflegerischen Kontrolldichte.
- **Zeitpunkt:** Grundsätzlich gilt: Der Pat. muss die erforderliche Bedenkzeit haben, um in Ruhe hinreichend das Für und Wider des Eingriffs abwägen zu können. Allein bei unkomplizierten kleinen Eingriffen ist dies wohl noch am OP-Tag möglich.

1.3.3 Sicherungs-/Fürsorgeaufklärung

Pat. Hinweise, Anweisungen, Empfehlungen und Verhaltensmaßregeln für die postop. Phase geben. Begleit- und/oder Betreuungspersonen zur Verbesserung der Abläufe einbeziehen.

- **Vorstellungstermine:** Vereinbarung und Einhaltung. Möglichkeit der ambulanten Nachversorgung operierter Pat. bis zu 14 d.
- **Auffälligkeiten:** Selbstbeobachtung erklären. Bei Auftreten von KO Absprache von Hausbesuchen, Einschaltung von Pflege- und Hilfspersonen, Notfalltelefonnummer.
- **Häusliche Versorgung:** muss auch unter dem Aspekt einer mehrtägigen Betreuung zu Hause gewährleistet sein.
- **Mobilisation:** Erklärung der Belastungsstufen und Zeitabläufe, Empfehlungen zur Thromboseprophylaxe, Aufklärung über die Folgen der Unterlassung.
- **Arznei, Heil- und Hilfsmittel:** ausreichende Versorgung organisieren. Umfang und zeitliche Dauer richten sich nach dem durchzuführenden Eingriff.
- **Hygiene:** Empfehlungen zur Einhaltung und spezielle Hinweise.
- **Heimfahrt:** sichere Organisation. Aufklärung über mangelnde Verkehrstüchtigkeit infolge der Nachwirkungen der Narkose bzw. Sedierung (evtl. Krankentransport).
- **Diäthinweise:** z. B. Bedeutung der Nahrungs- und Flüssigkeitskarenz, Diab. mell.
- **AU-Bescheinigung:** Krankenhausarzt bis zu 5 d, ggf. erforderliche weitere Krankschreibung durch den weiterbehandelnden Arzt.

1.4 Tipps für den Stationsalltag

Jörg Braun

Ziele Verbesserung der Zusammenarbeit (Teamwork) und Kommunikation im Klinikalltag → reibungslosere klin. Arbeit. **Zeitersparnis:** effektiveres Arbeiten durch bessere Organisation, Koordination und Planung. Erwerb von **Vertrauen** bei Pat. und Personal durch korrektes ärztliches Verhalten.

1.4.1 Stationsmanagement

Stationsvisite

- **Allgemeines:** Die tägliche Stationsvisite ist Hauptkontaktmöglichkeit zwischen Pat. und Arzt. Daher sehr aufmerksam sein.
- **Gespräch:** „Patientenzentrierte Visitenführung“, damit der Pat. bei Visiten zu Wort kommt. Das Informationsbedürfnis des Pat. (und des Personals) ist zu

berücksichtigen. Wichtige zeitintensive und persönliche Gespräche sowie eingehende Untersuchungen gehören nicht zur Visite.
- **Pat.:** Subjektives Befinden, Mobilisation. Medikamente, **aktueller Status,** Änderung eingetreten, Hb, KO, Fieber, Wunde, Verband, Drainagen, Infusions-Ther., Wasserlassen, Stuhlgang o. B., Nachsorge?
- **Personal:** Einbeziehung in die Visite. Auf seine Beobachtungen Wert legen.
- **Anordnungen:** Neue Rö-Bilder (postop. Bild bei allen Osteosynthesen, Implantaten)? Absetzen oder Ansetzen von Medikamenten? Weitere Diagn.? Anweisungen für Pat.? Verhaltensmaßregeln? Organisatorische Hinweise? Entlassung?
- **Verhalten:** keine Zurechtweisung von Mitarbeitern vor Pat. Kein Herumkommandieren. Selbstkontrolle bewahren. Auf angemessenen Ton achten. Vermeiden von medizinischen Diskussionen am Krankenbett.
- **Dokumentation:** Bei KO oder Besonderheiten exakte und ausführliche Dokumentation sehr wichtig.
- **Verbände:** Verbandswechsel. Als Stationsarzt und Operateur, wenn möglich, ersten Verbandswechsel selbst machen.
- **„Kurvenvisite"** 1 × tägl. zu empfehlen.
- Rechtzeitig **Weiterversorgung** ansprechen (z. B. AHB, Heimplatz, häusliche Versorgung).

Chefarzt-, Oberarztvisite

- Gute Vorbereitung (Rö-Bilder, Pat.-Daten, Verlauf, Prozedere). Wichtige Befunde muss man im Kopf haben. Evtl. Notizen auf kleinen Zettel.
- Vorstellen eines Pat.: Beschränkung auf das Wesentliche. Angaben sachlich, exakt und klar.
- Gezielte Fragen stellen zum weiteren Prozedere bei Unklarheiten.

1.4.2 Rezepte

Ein Rezept umfasst (▶ Abb. 1.2):
- Name, Anschrift, Berufsbezeichnung des Verschreibenden (Stempel), Datum.
- Kürzel „Rp" (lat. recipe = verschreibe) ist üblich, jedoch nicht vorgeschrieben.
- Name des Arzneimittels, Arzneiform (z. B. Tbl., Supp., Drg., Tr., Salbe).
- Menge: (z. B. 1 mg) pro abgeteilter Arzneiform und Stückzahl.
  - **N1:** kleinste Packung, für Behandlung von Erkr. mit kurzer Dauer. Im Rahmen des Entlass-Managements nur Verordnung von N1 möglich.
  - **N2:** mittlere Verlaufsdauer.
  - **N3:** für Dauertherapie.
  - Zusätzliche Angaben:
    - **A** (Überschreitung der Höchstmenge).
    - **N** (Notfall).
    - **S** (Substitutionsbehandlung).
- Anweisungen zur Einnahme, z. B. 3 × tägl. 1 Tbl.
- Name, Vorname, Geburtsdatum und Adresse des Pat. (Versicherten).
- Vorgedruckte Formulare: Nur für Krankenkassen- und BtM-Rezepte Vorschrift. BtM dürfen in Notfällen unter Berücksichtigung auf die zur Behebung des Notfalls erforderliche Menge ohne Verwendung eines BtM-Formulars als zu kennzeichnende „Notfallverschreibung" verordnet werden. Der Arzt ist jedoch verpflichtet, die Verschreibung unter Verwendung von N unverzüglich auf einem BtM-Rezept nachzureichen.

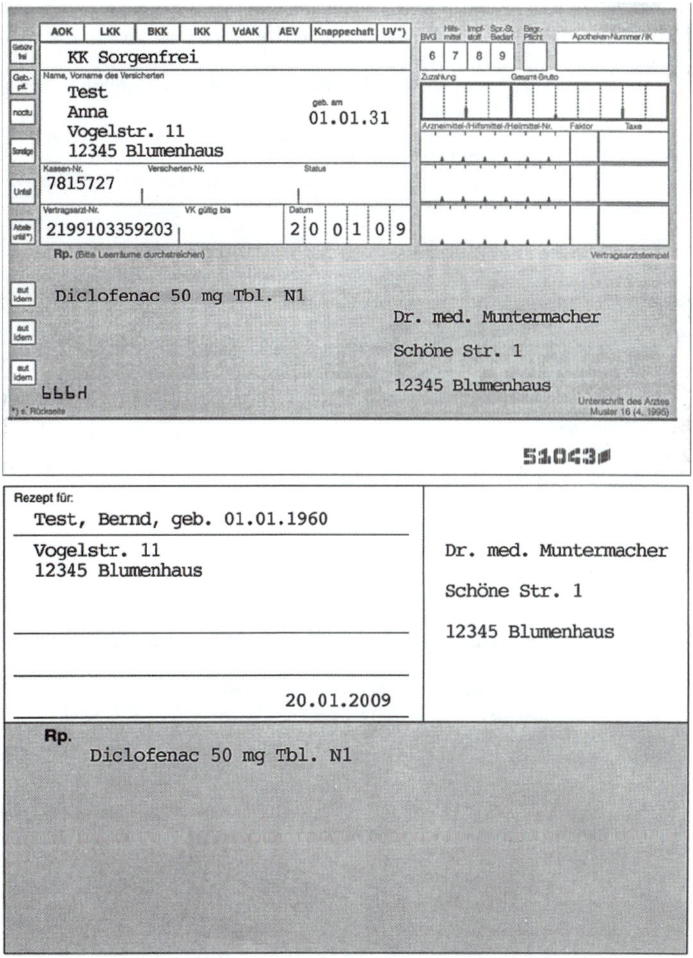
AOK | LKK | BKK | IKK | VdAK | AEV | Knappschaft | UV*)
KK Sorgenfrei
Name, Vorname des Versicherten
Test
Anna
Vogelstr. 11
12345 Blumenhaus
geb. am 01.01.31
Kassen-Nr. 7815727
Versicherten-Nr.
Status
Vertragsarzt-Nr. 2199103359203
VK gültig bis
Datum 2 0 0 1 0 9
BVG | Hilfsmittel | Impfstoff | Spr.-St. Bedarf | Begr.-Pflicht | Apotheken-Nummer/IK
6 7 8 9
Zuzahlung
Gesamt-Brutto
Arzneimittel-/Hilfsmittel-/Heilmittel-Nr.
Faktor
Taxe
Rp. (Bitte Leerräume durchstreichen)
Vertragsarztstempel
aut idem
Diclofenac 50 mg Tbl. N1
Dr. med. Muntermacher
Schöne Str. 1
12345 Blumenhaus
Unterschrift des Arztes
Muster 16 (4. 1995)
*) s. Rückseite

Rezept für:
Test, Bernd, geb. 01.01.1960
Vogelstr. 11
12345 Blumenhaus
20.01.2009
Dr. med. Muntermacher
Schöne Str. 1
12345 Blumenhaus
Rp.
Diclofenac 50 mg Tbl. N1

Abb. 1.2 Rezept der gesetzlichen Krankenkassen (oben); Privatrezept (unten) [W188]

Betäubungsmittel (BtM)

Nur bei zwingender Ind. verschreiben. **Aber:** „Verordnungsschwelle BtMVV-Rezept“ (BtMVV = Betäubungsmittel-Verschreibungsverordnung) darf nicht von der Verordnung starker Schmerzmittel z. B. bei Tumorschmerzen abhalten!

- **Liste** der BtMVV-pflichtigen Medikamente z. B. in den violetten Seiten der „Roten Liste“.
- Verschrieben werden kann die in der Roten Liste angegebene Höchstmenge, max. jedoch der Bedarf für 30 d (Ausnahme möglich).

1

- Der Verbleib des BtM ist auf Karteikarten nach amtlichem Formblatt („Giftbuch") nachzuweisen. Dies muss vom Arzt (z. B. Stationsarzt) mind. 1 ×/Mon. überprüft werden. Die Unterlagen sind 3 J. aufzubewahren.
- Anforderung des 3-teiligen amtlichen **Formulars** (bei Erstanforderung Approbationsurkunde beilegen): Bundesopiumstelle im Bundesinstitut für Arzneimittel und Medizinprodukte, Kurt-Georg-Kiesinger-Allee 3, 53175 Bonn, Tel. 0228/993070, www.bfarm.de/DE/Bundesopiumstelle/_node.html.
- Für den Stationsbedarf werden BtM meist durch BtM-Anforderungsschein rezeptiert. Ausfüllen wie BtM-Rezept.

Hilfsmittelverordnung

Hilfsmittel sind Sach- und medizinische Leistungen in Bezug auf die Grunderkrankung wie Orthesen, Prothesen, Einlagen, Rollstühle, Gehhilfen, Stützkorsett und andere (z. B. Unterarmgehstützen nach OP an der unteren Extremität).

- Das Rezept muss beinhalten: Anzahl, Bezeichnung, Art der Herstellung des Hilfsmittels (nach Maß, Gipsabdruck oder Fertigartikel) und Diagnose.
- Bei sehr teurem Hilfsmittel (z. B. Rollstuhl) evtl. telefonische Rücksprache mit Kostenträgern.

1.4.3 „Kleine Notfälle" auf Station

Nadelstichverletzung

https://www.bgw-online.de → Themen → Gesund im Betrieb → Infektionsschutz, Hygiene, Biostoffe → Risiko Nadelstich.

Vorgehen nach Verletzung mit Hepatitis- oder HIV-kontaminierter Nadel

- Chirurgische Wundversorgung, großzügige Desinfektion (z. B. Fingerbad in alkoholischer Lsg.), Nadel ggf. für mikrobiologische. Untersuchung asservieren. Bei Kontakt mit Haut oder Schleimhäuten (Auge, Mund) sorgfältig spülen. Immer D-Arzt-Bericht.
- Infektionsdosis (blutgefüllte Nadel > Lanzette > Spritzverletzung) erfragen, Krankheitsstadium des Pat. dokumentieren (höheres Übertragungsrisiko bei aktiver Hepatitis B/C bzw. fortgeschrittenem AIDS-Vollbild).
- Bei Inokulation (d. h. „penetrierendem Kontakt") HIV-pos. Materials möglichst schnell mit prophylaktischer antiretroviraler Ther. beginnen: Standardprophylaxe mit Truvada® 1 × 1 plus Isentress® 2 × 1 oder Truvada® 1 × 1 plus Kaletra® 1 × 4 oder 2 × 2. Bei Schwangerschaft Combivir® 2 × 1 statt Truvada®.
- Die Kontagiosität des HIV ist zum Glück gering: Die Ansteckungsrate nach direkter Inokulation wird auf < 0,5 % geschätzt, die Kontagiosität von Hepatitis B und C ist ca. 25-mal höher.
- HIV-Testung des Verletzten (mit Einverständnis) an den Tagen 0, 45, 90, 180, 365.
- Hepatitis-B-Impfstatus erfragen, ggf. Anti-HBs, Anti-HBc-AK abnehmen. Bei fehlendem Schutz gegen Hepatitis B ggf. simultane Aktiv-/Passivimpfung.

Prophylaxe

- Konsequentes Tragen virusdichter Handschuhe bei jedem möglichen Kontakt mit Körpersekreten.
- Mundschutz und ggf. Schutzbrille bei möglicher Entstehung von Spritzern.
- Kein Zurückstecken gebrauchter Nadeln in die Schutzkappe, sondern sofortiges Abwerfen in geeignete Container, kein Biegen oder Brechen gebrauchter Nadeln oder Skalpelle.
- Auch wenn Speichel nicht zu einer HIV-Übertragung führen dürfte, sollte die Notwendigkeit zur „Mund-zu-Mund-Beatmung" z. B. durch immer vorhandene Gesichtsmasken, Ambu-Beutel minimiert werden.

Nasenbluten (Epistaxis)

Das Ausmaß des Blutverlusts wird meist überschätzt.

Ätiologie

- Meist lokal („habituell") durch Zerreißen kleiner Venen v. a. im **Locus Kiesselbachii.** Selten Septumpolypen, Trauma, Schädelbasisfraktur
- Als Symptom einer Allgemeinerkrankung: Hypertonie, Arteriosklerose, hämorrhagische Diathese (v. a. Pat. unter Marcumar®-Ther., Thrombopenie), perniziöse Anämie, Leukämie, Infektionen (z. B. Typhus), Urämie

Vorgehen

- Oberkörper hochlagern. Blut zunächst in eine Nierenschale tropfen lassen: Verschlucktes Blut ist ein starkes Emetikum!
- RR und Puls messen. Wenn möglich Lokalisation der Blutung mit dem Otoskop (vorderer/hinterer Nasenabschnitt).
- Eisbeutel in Nacken und auf Stirn. Fast immer sistiert die Blutung nach 10–15 min.
- Wenn nicht, mit abschwellenden Nasentropfen (alternativ auch mit 1 Tr. Adrenalin) getränkte Watte fest ins Nasenloch stopfen, Nasenflügel zusammendrücken. Entfernen der Tamponade nach ca. 24 h.
- Bei Marcumar®-Pat. evtl. 1 Amp. Vit. K (10 mg) i. v.
- Ggf. Tamponade durch HNO-Arzt (notfalls Blasenkatheter in Nase einführen und blocken → Tamponade).

Akutes Glaukom

Definition Meist einseitige, anfallsartige Erhöhung des Augeninnendrucks auf 50–80 mmHg (normal < 22 mmHg) durch Abflusssperre des Kammerwassers. Prädisposition: Hyperopie, höheres Alter, Stress. Sekundäres Glaukom, z. B. durch Trauma (z. B. Linsenluxation), Blutung (z. B. bei Diab. mell.) und intraokuläre TU.

Klinik Kopfschmerzen, Trigeminusschmerz, Übelkeit, Erbrechen, Visus stark reduziert. Druckmydriasis (Pupille einseitig weit und lichtstarr), Hyperämie der Bindehaut, steinharter Bulbus.

Therapie Pupillenverengung durch 1-prozentige Pilocarpin-Augentropfen (1 Tr. alle 10–15 min), ggf. hyperosmolare Lsg. i. v. (z. B. Mannitol 0,3–2,5 g/kg in 30–60 min i. v.). Danach sofortige Überweisung in fachärztliche Behandlung!

1

Akuter idiopathischer Hörsturz

Definition Plötzliche, meist einseitige Hörminderung oder Taubheit vom Innenohrtyp unklarer Ätiologie. Oft geht ein Druck- oder Geräuschgefühl voraus. In 30 % Schwindel (Morbus Menière), ggf. mit Nystagmus.

Therapie
- Überweisung in HNO-ärztliche Betreuung! Bis dahin Bettruhe.
- Evtl. Sedierung, Glukokortikoide.

1.5 Der Problempatient

Jörg Braun

1.5.1 Alkoholabhängigkeit und Entzugsdelir

Definition Alkoholiker ist, wer länger als 1 J. große Mengen Alkohol konsumiert, die Kontrolle über den Alkoholkonsum verloren hat und dadurch körperlich, psychisch und in seiner sozialen Stellung geschädigt ist. Das Erkennen der Richtigkeit dieser Diagnose durch den Pat. ist Voraussetzung für eine erfolgreiche Behandlung. Daher ist bei gesicherter Diagnose eine offene Aussprache notwendig. Auch dem Arzt muss dabei klar sein: „Weniger trinken" kann nicht funktionieren!

Alkoholassoziierte Erkrankungen

- **GIT:** chron. Gastroduodenitis, chron.-rezid. Pankreatitis, Alkoholhepatitis (Fieber, Ikterus, Erbrechen), Fettleber, Leberzirrhose.
- **ZNS:** hirnorganisches Psychosy., akute Psychose, Korsakow-Sy. (Störung des Kurzzeitgedächtnisses, Desorientiertheit, Konfabulation), Wernicke-Enzephalopathie (zerebelläre Ataxie, Augenmuskellähmung, Areflexie, Bewusstseinsstörungen), zerebrale Krampfanfälle (v. a. im Alkoholentzug), Polyneuropathie.
- **Blut:** makrozytäre Anämie (MCV oft > 100 fl). γ-GT ist bei chron. Alkoholabusus meist erhöht: Empfindlichster Laborparameter!
- **Herz:** dilatative Kardiomyopathie („Münchener Bierfahrerherz"), Arrhythmien.
- **Stoffwechsel:** Diab. mell., Neigung zu Hypoglykämien.
- **Immunsystem:** erhöhtes Risiko z. B. für Tbc, Pneumonie, Meningitis.

Alkoholentzugsdelir

- **Prädelir** (Dauer: Tage bis Wochen): Pat. zeitlich und örtlich meist orientiert, keine illusionären Verkennungen, Tremor der Hände v. a. morgens, quälende Unruhe, zunehmende Reizbarkeit, Schweißausbrüche, evtl. Erbrechen (Gastritis)
- **Delir** (Dauer: Tage; Beginn: akut, meist nachts)
  - **Psychotische Symptome:** örtliche und zeitliche Desorientierung, szenenhafte visuelle Halluzinationen („kleine Tiere"), hochgradige psychomotorische Unruhe, nestelnde, fahrige Bewegungen, grobschlägiger Tremor, Schlaflosigkeit, erhaltene autopsychische Orientiertheit, Mischung von Angst und Euphorie
  - **Körperl. Befund:** Körpertemperatur ↑, profuse Schweißausbrüche, Exsikkose, Erbrechen, Diarrhö, Tachypnoe, Tachykardie, Hypotonie, epileptiforme Anfälle mit Zungenbiss, Ataxie, Gleichgewichtsstörungen

Differenzialdiagnose Akute Alkoholvergiftung, Drogen-Intox., SHT, zerebrale Blutung, Apoplex, Meningoenzephalitis, thyreotoxische Krise, diabetisches Koma, akute oder chron. Leberinsuff.

Therapie

- I. d. R. Intensivtherapie.
- Benzodiazepin, z. B. Clorazepat 2–5 × 100 mg/d i. v., intensive Überwachung.
- Alternativ: Clomethiazol initial 4–6 × 1–2 Kps./d bzw. 4–6 × 5–10 ml/d. **NW:** Atemdepression, Bronchospasmus, gesteigerte Bronchialsekretion. Intensive Überwachung erforderlich. Dosierung so, dass motorische Unruhe verschwindet. Pat. sollte jederzeit erweckbar sein. **KI:** Pneumonie, Thoraxverletzung, respir. Insuff. Clomethiazol über 10–14 d ausschleichen.
- Bei Unruhe oder Angstzuständen: Haloperidol 10–15 mg/d p. o. **NW:** Dyskinesie, seltener Hypotonie, Krampfanfall. Bei gleichzeitiger Antikoagulation erhöhte Blutungsgefahr.
- Bei Tachykardie/Hypertonie Clonidin, initial 0,15 mg i. v. oder p. o., max. 1,2 mg/d.
- Ernährung, Flüssigkeits- und E'lyt-Substitution 2.500–4.500 ml/d (häufig Hypokaliämie). Thiamin (Vit. B_1) 100 mg/d i. v. bis zum Abklingen des Delirs.
- **Bei Hyperthermie:** Eisbeutel, Wadenwickel, evtl. Kühlzelt.
- **Krämpfe:** Diazepam 10 mg i. v. oder Clonazepam.
- **Bei NH_3 ↑:** Laktulose, 3–5 EL = 25–40 g/d.
- **Tachykardie:** Betablocker (z. B. Metoprolol ½–1 Amp.) unter Monitorkontrolle i. v., ggf. wiederholen. **KI:** Asthma bronchiale, dekompensierte Herzinsuff.

1.5.2 Der verwirrte Patient

Mögliche Ursachen

- Plötzliche Änderung der Umgebung (Krankenhauseinweisung!).
- Medikamentenüberdosierung, chron. Medikamentenabusus (z. B. Benzodiazepine oder Neuroleptika).
- Durchgangssy. nach OP, Narkose, Suizidversuch, E'lyt-Entgleisung.
- Exsikkose, Fieber, Herzinsuff., Hypoglykämie, Meningoenzephalitis.

Vorgehen

- **Psychiatrische Basisuntersuchung:** Orientierung zu Ort, Raum und Zeit, Kurzzeitgedächtnis, „Lebensgefühl", Wünsche an Gegenwart und Zukunft.
- **Körperl. Untersuchung:** Exsikkose? Tremor? Nackensteifigkeit?
- **Diagn.:** BB (Anämie, Leukozytose, Exsikkose?), E'lyte (Hyponatriämie?), ggf. TSH basal. Bei rascher Progredienz CCT (z. B. subdurales Hämatom, Tumor). Ggf. Toxikologie.
- **Gespräch** mit Angehörigen und Hausarzt: Hat sich der Pat. geändert? Besteht Medikamenten- und/oder Alkoholabusus?
- **Absetzen** offenbar ungeeigneter Neuroleptika und Hypnotika.
- Nur wenn unbedingt nötig, Sedierung. Besser ist oft die vorsichtige Regulierung des **Tag-Nacht-Rhythmus** durch niedrig dosierte Neuroleptika abends und Aktivierung am Tag – im Akutkrankenhaus am besten durch Krankengymnastik.

1.6 Entlassung und Verlegung

Jörg Braun

- **Entlassungsuntersuchung** durchführen.
- **Entlassungspapiere** (Kurzbrief) am Tag vor der Entlassung schreiben.
- **Abschlussgespräch:** Arbeitsfähigkeit, Verhaltensmaßregeln (Schule, Sport, Beruf, Privatleben). Evtl. Umschulung, Berufswahl? Wiedervorstellung (prinzipiell in Ambulanz), Reha-Maßnahmen, AHB.
- **Soziale Situation** (Angehörige) und Weiterversorgung klären. Transport, Fahrtüchtigkeit, Medikamente, Sozialstation, Gemeindeschwester, Hausarztkontakt, Krankmeldung. Rezept ausschreiben?
- **Entlassung gegen ärztlichen Rat:** Pat. aufklären. Unterschreiben lassen.
- **Behandlung erfolglos:** offenes Gespräch. Tipp: auch andere Meinungen hören.
- **Verlegung:** wichtige Unterlagen, evtl. Rö-Bilder (Kopie) mitgeben. Verlegungsbericht mit Prozedere. Telefonische Rücksprache mit Ober- oder Stationsarzt.

1.6.1 Arztbrief

- **Aufgabe:** Information des Empfängers. Dokumentation. Epikrise für Krankenblatt.
- **Knappe und präzise Darstellung** des Wesentlichen im Interesse der Zeit aller Beteiligten. Bemühen um guten Stil, Klarheit, Logik.
- **Übermittlungsdauer** Arztbrief: Goldene Regel → Arztbrief am Entlassungstag diktieren. Hier ist die Erinnerung noch frisch.

Der Arztbrief

Aufbau (Ziel: Umfang max. 1 Seite)

- **Anschrift, Absender,** Telefon, Datum. **Anschrift Empfänger** (einweisender Kollege, mitbehandelnde Kollegen).
- **Bezug:** Pat.-Daten, Untersuchungsdatum, Dauer des stationären Aufenthalts.
- **Anrede.**
- **Diagnose:** ausführlich, evtl. mit Angabe von Ätiologie und Ausmaß.
- **Therapie,** OP am …
- **Anamnese,** klin. **Befund** (objektive Befunddarstellungen, keine Wertungen, Telegrammstil).
- **Apparative Diagnostik** und Konsiliaruntersuchungen zusammenfassend beurteilen, nicht wörtlich zitieren.
- **Beurteilung, Wertung** und Auswahl der Daten. Begründung der Diagnose oder Verdachtsdiagnose und Ind. zur OP.
- **Therapie und Verlauf, Therapieerfolg.**
- **Therapievorschlag,** evtl. vorsichtige Aussage über Prognose, insbes. wenn mit Pat. besprochen. Medikamente? Aufklärung? Wiedervorstellung? Arbeitsfähigkeit? Weitere geplante Maßnahmen?
- **Grußformel, Unterschrift.**

Beispiel für einen Arztbriefs
Sehr geehrte(r) Frau Kollegin, Herr Kollege,
wir berichten über oben genannten Patienten, der sich vom … bis … in unserer stationären Behandlung befand.
Diagnose: Akute Appendizitis ICD …
Therapie: Appendektomie am …
Anamnese und Befund: Der Patient wurde am … wegen rechtsseitiger Unterbauchbeschwerden in Verbindung mit Übelkeit, Erbrechen und febrilen Temperaturen stationär aufgenommen. Die klin. Untersuchung ergab eine Druckdolenz über dem McBurney-Punkt, einen charakteristischen Loslassschmerz, eine Differenz zwischen axillärer Temperatur (38,3 °C) und rektaler Temperatur (39,8 °C) sowie eine Leukozytose von 16.000/µl.
Therapie: Aufgrund der Verdachtsdiagnose einer akuten Appendizitis, die sich intraoperativ bestätigte, wurde der Patient am … appendektomiert. Der postoperative Verlauf gestaltete sich komplikationslos, sodass wir Herrn XYZ am … in Ihre Weiterbehandlung entlassen konnten.
Prozedere: Wir bitten Sie, die Hautfäden am 7. Tag postop. zu entfernen.
Mit freundlichen kollegialen Grüßen
Chefarzt Oberarzt Stationsarzt
Prof. Dr. H. Ernie PD Dr. L. Aser Dr. U.N. Fall

1.7 Sterben und Tod eines Patienten

Jörg Braun

Organspende ▶ Kap. 17.

1.7.1 Der sterbende Patient

Der Tod eines Pat. darf nicht mit ärztlichem Versagen gleichgesetzt werden. Liegt ein Pat. im Sterben, sollte der Arzt folgende Fragen prüfen:

- Können Sorgen des Pat. erleichtert werden (z. B. der Wunsch, ein Testament zu schreiben, seine Kinder noch einmal zu sehen, zu Hause zu sterben)?
- Ist der Pat. schmerzfrei?
- Können für den Pat. quälende Diagn. und Ther.-Formen (Bestrahlung, CTx, parenterale Ernährung, Blutentnahmen) abgesetzt werden?
- Ist ggf. dafür gesorgt, dass keine Reanimation vorgenommen wird (Hinweis an diensthabenden Arzt, ggf. schriftliche Festlegung in der Krankenakte)?
- Sind die Angehörigen und ggf. der Hausarzt informiert?
- Hat der Pat. noch Fragen? Wünscht er Beistand durch einen Seelsorger?
- Ist alles getan, dass der Pat. in Ruhe (Einzelzimmer) und würdevoll sterben kann?

Diagnosekriterien des klinischen Tods
Pulslosigkeit, Atemstillstand, Bewusstlosigkeit, weite reaktionslose Pupillen.
Sichere Todeszeichen: Totenflecken (nach 0–4 h, rotviolette Flecken, v. a. in abhängigen Körperpartien, die nach spätestens 24 h nicht mehr wegdrückbar sind), Leichenstarre (nach 2–6 h, schreitet vom Kopf zur Peripherie hin fort und löst sich nach 2–3 d).

1.7.2 Todesbescheinigung (Leichenschauschein)

Landesrechtliches Dokument. Es wird von dem Arzt, der die Leichenschau (möglichst innerhalb von 24 h nach dem Tod) vornimmt, ausgefüllt. Es besteht meist aus einem offenen Teil für amtliche Zwecke und einem vertraulichen Teil mit medizinischen Angaben zur Todesursache (Grundlage der amtlichen Todesursachenstatistik).

- Personalien des Toten, Todesfeststellung, Todeszeitpunkt.
- Todesart (erfordert Kenntnis der Vorgeschichte).
- Lag eine übertragbare Krankheit im Sinne des Infektionsschutzgesetzes (IfSG) vor? Wenn ja, Amtsarzt im örtlichen Gesundheitsamt benachrichtigen.
- Todesursache: Ist diese unklar oder haben Gewalt, Verletzungen, Suizid, Alkohol, Vergiftung, Vernachlässigung, OP oder Anästhesie eine Rolle gespielt (v. a. unnatürliche Todesursache), ist der Staatsanwalt zu informieren.

! Totenschein nur unterschreiben, wenn mind. ein sicheres Todeszeichen vorhanden ist und eine Untersuchung am unbekleideten Körper möglich war!

1.7.3 Obduktion

Eine Obduktion erfolgt nur nach Einwilligung der Angehörigen, evtl. auch nach Ablauf einer 24-h-Frist, innerhalb der die Angehörigen Einspruch erheben können. Näheres regelt der **Krankenhausbehandlungsvertrag** zwischen Pat. und Krankenhausträger. Erzwingbar ist die Obduktion bei **Seuchenverdacht** (nach amtsärztlichem Gutachten!) und vor einer Feuerbestattung, sofern die Todesursache nicht anders geklärt werden kann. Die **gerichtliche Sektion** wird vom Staatsanwalt beantragt.

Berufsgenossenschaften können zur Klärung eines Kausalzusammenhangs zwischen Arbeitsunfall und Tod eines Versicherten eine Obduktion verlangen. Eine „versorgungsrechtlich" begründete Obduktion kann auch vom Stationsarzt im Einverständnis mit den Angehörigen angeordnet werden, um die spätere Beweislage der Hinterbliebenen zu verbessern.

2 Chirurgische Arbeitstechniken

Elmar Halbach, Christoph Mallmann, Axel Pommer, Christian Theis, Lino Toomes

2.1 Hämotherapie

Christian Theis

2.1.1 Allgemeine Bestimmungen

Transfusionsverantwortlicher

Qualifikation FA für Transfusionsmedizin **oder** FA mit Zusatzbezeichnung „Bluttransfusionswesen“ **oder** FA eines transfundierenden Fachgebiets mit theoretischer Fortbildung (16 h) einer Landesärztekammer und Hospitation.

Aufgaben Überwachung der Einhaltung einschlägiger Gesetze, Verordnungen, Richtlinien, Leitlinien und Empfehlungen; Organisation bei Vorbereitung und Durchführung von hämotherapeutischen Maßnahmen; Organisation eines Qualitätssicherungssystems.

Transfusionsbeauftragter

Mindestqualifikation Für jede klin. Abteilung ist ein approbierter Arzt zu bestellen, der in der Krankenversorgung tätig ist. Theoretische Fortbildung (16 h) einer Landesärztekammer.

Aufgaben Beratung in Fragen der Ind., Qualitätssicherung, Organisation und Dokumentation, Überwachung des ordnungsgemäßen Umgangs mit Blutprodukten.

2.1.2 Autologe Hämotherapie

Eigenblutspende
Bei elektiven Eingriffen Eigenblutspende bevorzugen (z. B. TEP Hüfte). Pat. muss – soweit medizinisch nicht kontraindiziert – grundsätzlich auf die Möglichkeit der Eigenblutspende hingewiesen werden!

Indikation Rechtzeitig vor planbarem Eingriff mit einer Transfusionswahrscheinlichkeit von mind. 10 % auf der Grundlage krankenhauseigener Bedarfslisten! Feste Altersgrenzen sind nicht vorgegeben, allerdings Kinder < 20 kg, bei Schwangeren und bei TU-Pat. unter strenger Risikoabwägung.

Kontraindikationen Akute Infektionen, frischer Herzinfarkt (< 3 Mon.), instabile Angina pectoris, Hauptstammstenose der Koronararterien, klin. wirksame Aortenstenose, dekompensierte Herzinsuff., Synkopen unklarer Genese.

Qualitätssicherung Die Eigenblutentnahme gilt als Arzneimittelherstellung und unterliegt den Vorschriften des Arzneimittel- und Transfusionsgesetzes.

Präoperative Eigenbluthertellung

- Erste Eigenblutspende ca. 4 Wo. vor der geplanten OP. Wöchentliche Spende bis zu 3 d präop. empfohlen (**cave:** Hkt. nicht < 34 %). Erfolgreicher Einsatz der Eigenblutspende auch bei Risikopat. (KHK, Schwangerschaft, hohes Alter).
- Vor jeder Eigenblutspende: RR messen, orientierende Laboruntersuchungen, EKG, in einzelnen Fällen Rö-Thorax. Hb < 11 g/dl relative KI zur Spende von Eigenblut (ggf. Verschiebung der Eigenblutspende).
- Aufbewahrung der Vollblutkonserve 5 Wo. (mit Stabilisator, bei 4 °C erschütterungsfreier Lagerung).

- Eisensubstitution: Entnahmemenge von 450 ml Blut entspricht einem Eisenverlust von 210–240 mg (6–9 % des Körpereisenbestands beim Erw.). Medikamente: z. B. Eryfer®1 × 100 mg/d. **NW:** gastrointestinale Begleiterscheinungen recht häufig (Magenschmerzen, Diarrhöen, Übelkeit, Obstipation).

Retransfusion autologer Konserven

- Angestrebter Hkt. > 30 %, Hb zwischen 8–10 g/l bei Normovolämie.
- Reihenfolge: zuletzt abgenommenes (jüngstes) Blut zuerst geben. Auf jeden Fall muss vor jeder Rückgabe ein Bedside-Blutgruppentest erfolgen. Dies gilt auch für die Rückgabe von autologem Blut, das maschinell (Cell-Saver) gewonnen wird.

2

Präoperative normovolämische Hämodilution

Unmittelbar präop. wird in einem mit Stabilisatorlösung vorgefüllten Blutbeutel Pat.-Blut abgenommen. Als Volumenersatz wird die gleiche Menge kolloidaler Lsg. zugeführt. Die praktische Anwendung hat gezeigt, dass max. 2 Einheiten Blut gewonnen werden können.

Retransfusion von intra- oder postoperativem Wund-/Drainageblut

- **Autologe Direkt-Retransfusion:** ohne Aufarbeitung über einen Transfusionsfilter. **Cave:** Gefahr einer massiven Gerinnungsaktivierung und Bakteriämie!
- **Maschinelle Autotransfusion:** Gesammeltes Blut wird als gewaschene Ery-Suspension innerhalb von 6 h retransfundiert.
- **Intraop. Autotransfusion mit Wundblutbestrahlung (50 Gy):** Auch bei onkologischen Eingriffen kann so sicher und effektiv autologes Blut in ca. 1 h bereitgestellt werden. Geringes Risiko einer TU-Zellaussaat und einer GvHR. **KI:** jede bakt. Kontamination, enorale oder transurethrale Eingriffe. Blutsammeln nur vor Eröffnung des Darms!

> **!** Nicht benötigte Blutkomponenten dürfen aus Gründen der Sicherheit weder zur homologen Bluttransfusion noch als Ausgangsmaterial für andere Blutprodukte verwendet werden! Der Verbleib aller autologen Blutprodukte ist zu dokumentieren.

2.1.3 Blutkomponenten

▶ Tab. 2.1.

- Bestrahlte Blutkomponenten (30 Gy) zur Prophylaxe der „Graft-versus-Host"-Reaktion (GvHR): Immunschwäche/-suppression (Immundefekt-Sy., evtl. Hochdosis-CTx), Stammzell-/Knochenmarktransplantation, Frühgeborene (< 37. SSW).
- CMV-AK-neg. Präparate: Empfänger eines hämatopoetischen Stammzelltransplantats, Organtransplantations-Pat. (unabhängig von CMV-Status), Frühgeborene, Schwangere (CMV-AK-neg., zur Vermeidung der intrauterinen Infektion), CMV-AK-neg. HIV-Infizierte.

Tab. 2.1 Blutkomponenten

Präparat	Merkmale	Indikationen, Besonderheiten
Erythrozytenkonzentrat (EK)	Aus 500 ml Blut, Entfernung von Buffy-Coat u. Plasma. Restleukozyten < 1,2 × 10^9/Einheit. Hkt.: 50–70 %, Hb > 43 g/Einheit Lagerung bei + 4 °C je nach Stabilisator 3–5 Wo.	Akute und chron. Anämie. Hb-Anstieg ca. 1 g/dl je EK. Immunisierung u. Reaktionen im erythrozytären u. im HLA-System möglich
Leukozytendepletiertes EK	Durch Filter (spezielle Systeme) weitere Leuko- u. Thrombozytenreduktion um 99 % (< Immunisierungsdosis)	Bei chron. Ery-Substitution: Hämatologische Pat., renale Anämie, geplante Transplantation, Immunsupprimierte, Frauen im gebärfähigen Alter u. Schwangere, Kinder, Schwerbrandverletzte
Gewaschenes EK	Entfernung Plasmaproteine (< 1,5 g/l) durch mehrfaches Aufschwemmen in 0,9-prozentiger NaCl u. Abzentrifugation	Äußerst seltene Ind.: Plasmaunverträglichkeit, selektiver IgA-Mangel des Empfängers
Thrombozytenkonzentrat (TK)	Lagerung bei Raumtemperatur unter ständiger maschineller Bewegung, max. 5 d haltbar	Über speziellen TK-Filter leukozytenarm transfundieren; Thrombo-Anstieg um ca. 20–30 × 10^3/TK
Einzelspender-TK	Aus Blutspende gewonnen Volumen: > 40 ml, Thrombo-Zahl > 60 × 10^9/Einheit, Restleukozyten < 0,5 × 10^9/Einheit	Spendervorauswahl möglich: HLA-kompatible Transfusion, teuer
Pool-TK	4–6 AB0-gleiche Einzelspender TK	Erhöhtes Infektions-/Immunisierungsrisiko
Gefrorenes Frischplasma (FFP)	Etwa 200 ml durch Zitrat ungerinnbares Plasma eines Spenders, Quarantänelagerung 6 Mon. (Anti-HIV1/2, HBs-Ag, Anti-HCV neg.). Auftauen in speziellem Gerät u. sofortige Transfusion. Faktor VIII > 0,7 U/ml (Pooltest), > 70 % des Ausgangswerts (Einzelprobe)	Kein Volumenersatz, Gerinnungsstörungen (z. B. Leberinsuff., Verbrauchskoagulopathie, Marcumar®). Faustregel bei Massentransfusionen ab ca. 5. EK je 1 FFP auf 1 EK
Gerinnungsfaktorenkonzentrate, PPSB, Albumin, Immunglobuline	Gepoolt aus Hunderten bis Tausenden von Einzelspenden	Fertigarzneimittel, blutgruppenunabhängig, genaue Dokumentation (Hepatitis, HIV). **Cave:** Thrombosen

2.1.4 Untersuchungen vor Transfusion

AB0- und Rhesus-Blutgruppenbestimmung und Antikörpersuchtest

10 ml Nativblut, Röhrchen mit codiertem Pat.-Aufkleber (Name, Vorname, Geburtsdatum) zur sicheren Identifizierung! Abnahme nur durch approbierten Arzt! Aufklärung zur Transfusion: immer schriftlich (Risiken, Ind., Alternativen, Anzahl).

2

! Verwechslungen kommen häufiger vor als Fehlbestimmungen!
- Der **Arzt** trägt die Verantwortung für Vollständigkeit der Begleitpapiere und Identität des Materials. Bei Zweifel ist eine neue Blutprobe abzunehmen!
- Die Differenzierung evtl. vorliegender **irregulärer AK** und Bereitstellung entsprechender Konserven benötigt Zeit, daher bei nicht dringlichen Transfusionen (geplante OP) Material **frühzeitig** einsenden.
- Bei Ery-haltigen Präparaten muss AB0- und Rhesus-kompatibel transfundiert werden. Alle übrigen Blutkomponenten: AB0- und möglichst ebenfalls Rhesus-kompatibel transfundieren, i. d. R. ist bei Letzteren keine Kreuzprobe erforderlich.

Kreuzprobe

Die serol. Verträglichkeitsprobe ist unerlässlich vor jeder Bluttransfusion. 5–10 ml Nativblut (▶ Tab. 2.2).

! Kompatibilitätsprüfung für weitere Bluttransfusionen: 72 h nach letzter Transfusion muss frisches Kreuzblut zur Erfassung möglicher AK-Bildung abgenommen werden. Vor mehr als 3 d durchgeführte Kreuzproben verlieren ihre Gültigkeit (**cave:** Wochenende).

Tab. 2.2 Kreuzprobe

Empfänger	FFP-Spender	EK-Spender
0	0, A, B, AB	0
A	A, AB	A, 0
B	B, AB	B, 0
AB	AB	AB, A, B, 0

2.1.5 Durchführung der Transfusion

- **1 EK ist keines!** Auf Transfusion verzichten oder 2 EK geben.
- Übereinstimmung von Präparatnummer, angegebenem Empfänger und Blutgruppenbefund sowie Verfallsdatum (Unversehrtheit der Blutkomponente, auch Verfärbung, Hämolyse) persönlich überprüfen. Einleitung der Transfusion muss durch einen approbierten Arzt erfolgen.
- Nach Erwärmung auf Raumtemperatur sollte die Blutkomponente umgehend transfundiert werden. Massentransfusionen, Transfusionen bei Neugeborenen sowie bei Kälte-AK: Durchlauferwärmer mit speziellen Heizspiralen auf max. 37 °C. Großlumiger venöser Zugang; keine Medikamente zusetzen: Außer 0,9-prozentiger NaCl-Lsg. darf nichts im Zugang laufen. Immer Transfusionsbesteck mit **Standardfilter** (Porengröße 170–230 µm) verwenden. Über ein Transfusionsbesteck können mehrere Blutkomponenten verabreicht werden (max. 6 h Gebrauch).

! Eröffnete („angestochene") Blutkomponente innerhalb von 6 h transfundieren.

- Der **Bedside-Test** zur Sicherung der **AB0-Identität des Empfängers** ist obligat vor der Transfusion am Pat.-Bett durchzuführen und zu dokumentieren.
- Einleitung der Transfusion **muss** durch den **Arzt** erfolgen. Beim wachen Erw. 20–30 ml zügig transfundieren, danach Transfusion langsam stellen und

5 min intensiv überwachen. Viertelstündliche Überwachung des Pat. während der Transfusion und mind. 1 h danach durch Pflegekraft (Frage nach Wohlbefinden. Temperatur und Puls orientierend prüfen). Transfusionsdauer unter Nichtnotfallbedingungen ca. 1–2, max. 4 h.

- Prophylaxe einer **Übertransfusion** (Herzkranke, alte oder geschwächte Pat.): 4 h Transfusionsdauer/Konserve, während oder nach der Transfusion können 20–40 mg Furosemid p. o./i. v. erwogen werden.
- Leeren Blutbeutel 24 h lang nach der Transfusion im Kühlschrank aufbewahren (ggf. Klärung von späten Transfusionsreaktionen, ▶ Kap. 2.1.7).

Massentransfusionen

- Mind. 2 großlumige Braunülen, evtl. Druckinfusion mit Druckinfusomat (evtl. Blutdruckmanschette um Konserve bis 100 mmHg).
- Durchlauferwärmen des Bluts.
- Faustregel: ab ca. 5 EK → FFP (Gerinnungsfaktoren!). Bei drohender Gerinnungsstörung ca. 1 FFP auf 2 EK infundieren.
- Azidose (durch Zitrat in APDA-Blut/-Plasma) und Hyperkaliämie mit nachfolgender Kardiodepression möglich; nach BGA mit $NaHCO_3$ und Ca^{2+} (10-prozentig) korrigieren.

Notfalltransfusion

- Transfusion von EK ohne vorherige Kreuzprobe nur bei vitaler Ind.; behandelnder Arzt trägt Verantwortung für erhöhtes Transfusionsrisiko.
- Auch im Notfall unbedingt Bedside-Test durchführen. Bei unbekannter Blutgruppe des Empfängers Gabe von EK der Blutgruppe 0 (möglichst Rh-neg.), bei männlichen Pat. und postmenopausalen Frauen Rh-pos. Transfusion möglich.

2.1.6 Transfusion von Thrombozyten

Indikation

- Bei Thrombos < 10.000/μl in stabiler Situation → akute Blutungsgefahr!
- **Bildungsstörungen,** z. B. Leukämie, CTx → bei Blutung, wenn Thrombos < 30.000/μl, ohne Blutung, wenn Thrombos < 20.000/μl. Liberalere Ind. bei Risikofaktoren (Alter > 60 J., septische Temperaturen, bekannte Blutungsneigung). Vor invasiven Eingriffen, wenn Thrombos < 30.000–50.000/μl (z. B. Beckenkammpunktion, ZVK).
- **Immunthrombozytopenie,** z. B. Morbus Werlhof. Keine prophylaktische Gabe. Nur bei lokal nicht beherrschbarer Blutung oder bei Splenektomie (1 TK bei Einleitung, 2–3 TK nach Milzentfernung → kein großer Verlust mehr durch Blutung), Blutungszeit überprüfen.
- Akuter Blutverlust ab Thrombos < 50.000/μl, ggf. bereits < 100.000/μl bei ZNS- oder Augeneingriffe. Ziel: Hämostabilisierung, bei gleichzeitiger Substitution von Gerinnungsfaktoren nach Labor/ROTEM®.

Therapiekontrolle

- Adäquater Thrombo-Anstieg um ca. $20–30 \times 10^3$/TK. Kontrolle 1–24 h post transfusionem. **Cave:** Thrombozytenaggregationshemmer vermindern Thrombo-Funktion.
- **HLA-Typisierung:** Bei Pat. mit geplanter chron. Transfusionstherapie (z. B. bei MDS, aplastischer Anämie, Thalassämie) sollte möglichst vor der 1. EK- oder TK-Gabe eine HLA-Typisierung vor der 1. Transfusion erfolgen (10–20 ml heparinisiertes Blut bei Raumtemperatur).

2.1.7 Transfusionsreaktionen (TR)

Einteilung in akute und chron. (meist infektiöse) TR. Erfordern differenzierte Diagn. und Ther.

- Am häufigsten **febrile nichthämolytische** TR in unmittelbarem zeitlichem Zusammenhang als Folge von freigesetzten leukozytären und/oder thrombozytären Inhaltsstoffen (z. B. Zytokine) oder präformierten AK des Empfängers gegen Leukos, Thrombos oder Plasmaproteine.
- Rangfolge der Gefährdung: TK, EK, Plasmen.
- Seltener urtikarielle Hautreaktionen oder posttransfusionelle Purpura.
- Sehr selten transfusionsinduzierte akute Lungeninsuff. (TRALI-Sy.), GvHR bei Immunsuppression.
- Hämolysen durch mikrobiell kontaminierte Blutprodukte (v. a. gramneg. Keime → Endotoxinbildung): Schock evtl. schon nach wenigen ml.
- Verzögerte hämolytische TR durch niedrig titrierte antierythrozytäre Allo-AK, die nicht nachgewiesen und vermehrt gebildet wurden (Boosterung).

! Häufigste **hämolytische** Transfusionsreaktion ist eine AB0-Inkompatibilität infolge Verwechslung!

Symptome

- Allgemeinsymptome: Unruhe, Übelkeit, Frösteln, Schüttelfrost, selten Bronchospasmus.
- Bes. bei hämolytischer Sofortreaktion disseminierte intravasale Gerinnung (DIC) mit Mikrozirkulationsstörungen in allen Organen (Schmerzen in Lendengegend, hinter dem Sternum und in den langen Röhrenknochen), Schock (RR ↓, Tachykardie, blasse, kalte Akren, evtl. Übelkeit, Erbrechen) und akutes Nierenversagen.

Transfusionsreaktionen: Vorgehen und Sicherung der Diagnose

- Transfusion unterbrechen, Benachrichtigung des transfundierenden Arztes (des diensthabenden Transfusionsmediziners).
- Venöse Zugänge offen halten (als Infusion z. B. Ringer-Lsg.).
- Sofortige Rückgabe der transfundierten Konserve mit Restblut, Transfusionsbesteck und Begleitpapieren an das immunhämatologische Labor.
- Sofortige posttransfusionelle Abnahme von:
  - 10 ml Nativblut und 5 ml EDTA-Blut zur blutgruppenserologischen Abklärung.
  - Nachweis intravasaler Hämolyse durch freies Hb i. S.
  - Großes BB, Gerinnung, LDH, Bili, Haptoglobin, Blutkultur. Urin: Hb, Sediment.
- **Hämolysen durch mikrobiell kontaminierte Blutprodukte:** Schock evtl. schon nach wenigen ml, Breitbandantibiotikum.
- **Nierenprotektion** → Diurese fördern (z. B. Furosemid 10–20 mg i. v.), Volumen- und Flüssigkeitsgabe (balanciert), ggf. Urinalkalisierung (z. B. Bikarbonat).
- 20.000 IE Heparin über 24 h (Prophylaxe der Verbrauchskoagulopathie).
- Kontinuierliche Überwachung bis zum Abklingen der Symptome (Intermediär- bzw. Intensivstation, je nach Schweregrad und Gefährdung).

2.2 Probengewinnung für bakteriologische Untersuchungen

Axel Pommer

2.2.1 Blutkultur

Material

- 2 Blutkulturflaschen (aerob/anaerob) auf 37 °C erwärmen; 20-ml-Spritze, Kanülen und Desinfektionslösung. Hautdesinfektion Kategorie II (▶ Kap. 2.4.2).
- 20 ml Blut abnehmen (genau benötigte Menge siehe Aufdruck auf BK-Flasche). Bei liegendem ZVK Abnahme von zentral- **und** periphervenösem Blut. In Flasche mit jeweils neuer Kanüle einspritzen. Flaschen mit Name, Station, Datum und Uhrzeit beschriften. Möglichst sofort ins Labor transportieren. Bis zum Transport warmhalten (Brutschrank, Glühbirne).
- **Häufigkeit und Zeitpunkt von Blutentnahmen bei Sepsis:**
  - **Sepsis mit intermittierendem Fieber:** 1. d: 2 Entnahmen von verschiedenen Lokalisationen in 1-stündigem Abstand vor Ther.-Beginn, frühzeitig im Fieberanstieg. Nach Ther.-Beginn am 1. und 2. d je 2 Entnahmen am Ende von Antibiotika-Dosierungsintervallen.
  - **V. a. Endokarditis:** 1. d: mind. 3 Entnahmen vor Ther.-Beginn, möglichst zu Beginn des Fieberanstiegs. 2. d: mind. 3 Entnahmen am Ende von Dosierungsintervallen.
  - **V. a. Fungämie:** 1. und 2. d: je 2–3 Entnahmen, bei beginnender Fieberphase und vor Ther.-Beginn bzw. am Ende von Dosierungsintervallen.

2.2.2 Sputum, Tracheal-, Bronchialsekret

- Möglichst **Morgensputum.** Kurz vor der 1. Expektoration Mund mehrmals mit frischem Leitungswasser spülen, dann Sekret in ein steriles Gefäß abhusten. Gefäß verschließen, ohne Innenrand oder Verschlusskappeninnenfläche zu berühren.
- **Bronchiallavage:** möglich bei intubierten Pat. oder bei guter Lokalanästhesie (LA) des Nasen-Rachen-Raums (z. B. Spray). Luftwege mit 5–10 ml steriler Ringer-Laktat-Lsg. durch einen sterilen Katheter anspülen und Aspirat in steriles Röhrchen geben. EKG-Monitor! **Cave:** Gefahr der Bradykardie → Atropin bereithalten.
- **Bronchoalveoläre Lavage (BAL):** mit dem flexiblen Bronchoskop. Spülung mit ca. 100–200 ml NaCl-Lsg. 0,9 % zur Keimbestimmung, v. a. bei abwehrgeschwächten Pat. mit Pneumonie. Zusätzlich periphere gedeckte „Bürste". Eine Keimzahl > 10^4 CFU/ml (Colony Forming Units) bzw. > 10^3 CFU/ml bei „Bürstenabstrichen" spricht für eine Infektion.
- **Sekretgewinnung bei Tracheostoma und Trachealtubus:** bei Kanülen- oder Tubuswechsel sterilen Absaugkatheter einführen, Sekret aspirieren und Probe in ein steriles Röhrchen geben. Alternative: Katheterspitze mit steriler Schere abschneiden und in Röhrchen mit Transportmedium einsenden.

2.2.3 Urin

Mittelstrahlurin (MSU)

- Standardmethode. Geeignet ist v. a. Morgenurin (hohe Keimkonzentration). Keine Infusionstherapie (Verdünnungseffekt); stets Uringewinnung vor Beginn der Antibiose.
- **Gewinnung von MSU:** Hände waschen, mit Einweghandtuch trocknen. Genitale mit feuchten Tupfern reinigen, mit 2. Tupfer nachreinigen. Erste Urinportion (ca. 50 ml) in die Toilette oder ein Gefäß entleeren, dann – ohne den Harnstrahl zu unterbrechen – etwa 5 ml Harn in Transportröhrchen auffangen. Verschluss sofort aufsetzen, Probe bis zum Transport in Kühlschrank stellen oder Uricult® benetzen und in den Brutschrank stellen.

Katheterurin

Wenn Gewinnung von MSU nicht möglich, Blasenpunktion nicht erwünscht. Einwegkatheter verwenden (dennoch Risiko der Keimeinschleppung). Genitale sorgfältig reinigen. Durchführung ▶ Kap. 2.11.4. Bei Dauerkatheterträgern Urin nie aus dem Auffangbeutel entnehmen, sondern nach Desinfektion proximalen Katheterabschnitt punktieren.

Blasenpunktionsurin

Nur bei gefüllter Blase. Aussagekräftigste Methode (Ausnahmen: Infektionen in infravesikal gelegenen Abschnitten der Harnwege, z. B. Prostatitis, Urethritis). **Ind.:** kein einwandfreier MSU- oder Katheterurin gewinnbar (z. B. Phimose). Unterschiedliche oder fragwürdige Befunde, insbes. bei Mischinfektionen.

Durchführung Gefüllte Blase perkutieren. Im Punktionsbereich rasieren, Haut desinfizieren. Infiltrationsanästhesie. Punktionsstelle 1–2 QF oberhalb der Symphyse, senkrechte Stichrichtung (20 G/gelb, 70 mm lang). Nach Punktion Kanüle rasch zurückziehen und Punktionsstelle einige min mit Tupfer komprimieren.

2.2.4 Stuhl

Untersuchung auf pathogene Darmkeime (Salmonellen, Shigellen, Typhus, Paratyphus, Yersinien, Campylobacter jejuni) an 3 aufeinanderfolgenden Tagen. Stuhlentleerung in ein sauberes Gefäß, ca. erbsgroße Menge in ein Stuhlröhrchen einbringen, bei dünnflüssigem Stuhl 0,5–1 ml. Schneller Transport (schnelles Absterben empfindlicher Keime).

- Bei V. a. Typhus und Paratyphus parallele Entnahme von Blutkulturen in der 1. Krankheitswoche.
- Ist kein Stuhl zu gewinnen, kann auch ein Rektalabstrich entnommen werden.

2.2.5 Abstriche

Mit Abstrichtupfer Material nur unter Sicht von verdächtigen Stellen entnehmen und in Transportröhrchen einbringen. Lagerung und Transport bei Raumtemperatur.

- **Wundabstrich:** mit sterilem Tupfer aus Abstrichröhrchen Sekretentnahme vom Wundgrund. Bei Wundtaschen Wundranddesinfektion und Auswischen des Wundgrunds mit Tupfer in steriles Röhrchen mit Agar-Nährboden stecken.
- **Rachenabstrich/Tonsillenabstrich:** Zunge mit Spatel herunterdrücken, mit Wattetupfer (angefeuchtet mit NaCl-Lsg. 0,9 %) Material von entzündeten

oder mit Sekret bedeckten Bereichen entnehmen. Berührung anderer Schleimhäute (Zunge, Lippen etc.) sowie Verunreinigung des Tupfers mit Speichel vermeiden.

- **Harnröhrenabstrich:** möglichst morgens vor dem 1. Wasserlassen; sonst nicht vor Ablauf von 1 h nach dem Wasserlassen. Harnröhrenausfluss, falls vorhanden, mit Tupfer aufnehmen und in Transportmedium einbringen; bei fehlendem Ausfluss Tupfer mit dünnem Stiel ca. 2 cm drehend in die Urethra einführen (Genitale vorher säubern!).
- **Zervixabstrich:** nach Spekulumeinstellung Zervix mit Wattetupfer trocken wischen. Vorsichtige Kompression der Portio führt zum Austritt endozervikalen Sekrets (gut geeignet bei V. a. Gonorrhö).
- **Ejakulat:** Material nach Gewinnung direkt in steriles Röhrchen einbringen und bei Raumtemperatur transportieren.

2.2.6 Katheter- und Drainagespitzen

- **Ind.:** V. a. Infektion (z. B. durch ZVK, Redon-Drainage, Tubus).
- Nach Hautdesinfektion im Bereich der Eintrittsstelle den Katheter mit steriler Pinzette entfernen. Anschließend etwa 3 cm der Katheterspitze in ein steriles Röhrchen einbringen und mit steriler Schere abschneiden.

2.2.7 Materialgewinnung für Spezialuntersuchungen

Chlamydien-Diagnostik

Kultivierung auf normalem Nährboden nicht möglich. Anzucht nur in Gewebekulturen (aufwendig und teuer, nur in Ausnahmefällen anfordern). Einfach dagegen ist der **direkte Antigennachweis** im Immunfluoreszenztest. Dazu vor dem Versand Sprühfixierung des Materials (Urethralabstrich oder Zervikalsekret) auf Spezialobjektträger bzw. Einbringen eines Abstrichtupfers in ein Spezialtransportmedium.

Mykoplasmen-/Ureaplasmen-Diagnostik

Direkter Erregernachweis schwierig, bei Urogenitalinfektionen aber notwendig (Spezialmedium benutzen). Bei Infektionen des Respirationstrakts liefert die Serologie eindeutige Aussagen.

Gonorrhö-Diagnostik

- **Bakteriologischer Nachweis:** 2 luftgetrocknete Ausstriche auf Objektträgern zusammen mit Abstrichtupfer (in gewöhnlichem, auf 20 °C temperiertem Transportmedium) innerhalb von 6 h ins Labor bringen. Bei gonorrhoischer Arthritis Punktat rasch einsenden, Abkühlung vermeiden.
- **Serol. Nachweis (KBR):** 1 ml Serum einsenden. Titerkontrolle nach 2 Wo.

Tuberkulose-Diagnostik

Die übliche Kultur der Mykobakterien ist zeitaufwändig. Rascher geht der Nachweis mittels PCR.

- **Sputum/Bronchialsekret:**
  - Aus den tiefen Atemwegen spontan oder nach Provokation hervorgebrachtes Sekret in sterilem Gefäß auffangen (auch ▶ Kap. 2.2.2).
  - An 3 aufeinanderfolgenden Tagen in steriles Gefäß abhusten lassen.
  - Bei Bronchoskopie gewonnenes Sekret (▶ Kap. 2.2.2) in steriles Röhrchen geben.

- **Magensaft:** beim nüchternen Pat. über Magensonde (▶ Kap. 2.11.2) Magensaft aspirieren und in steriles Gefäß einbringen. Bei Bedarf mit ca. 10 ml physiol. NaCl-Lsg. anspülen. Spezielle Röhrchen zur Neutralisierung des Magensafts mit Trinatriumphosphat einsetzen.
- **Morgenurin:** Flüssigkeitszufuhr am Vorabend einschränken. Mind. 100 ml Morgenurin unter Vermeidung von Verunreinigungen in sterilem Gefäß auffangen. Keinen Sammelurin einsenden!
- **Menstrualblut:** im Verhältnis 1 : 1 mit sterilem Aqua dest. versetzen, vom Hämolysat ca. 10 ml einsenden.

2.3 Lokal- und Regionalanästhesie

Christian Theis

2.3.1 Anästhesieverfahren bei häufigen Eingriffen

Anwendung Bei einer Vielzahl von Eingriffen als alleinige Technik oder in Komb. mit Allgemeinanästhesieverfahren, zunehmend häufigerer klin. Einsatz, Durchdringung häufig von hausinternen Standards abhängig, durch die RA ist auch partiell ein Verzicht auf eine Allgemeinanästhesie möglich.

Klinische Vorteile

- Reduktion von postop. Opiatgaben, ggf. Verzicht → schnelleres Weaning, weniger Übelkeit/Erbrechen
- Höhere kardiovaskuläre Stabilität
- Geringere Rate an Delir
- Höhere Patientenzufriedenheit
- Bei kontinuierlichen Verfahren schmerzarme Physio-Ther.

Wesentliche Verfahren und deren typische Eingriffe (beispielhaft)

- Spinalanästhesie:
  - Sectio caesaria.
  - Leistenherniotomie.
  - Proktologische Eingriffe.
  - Varizenchirurgie.
  - Kniegelenksarthroskopie.
  - OSG-Frakturen.
  - Amputationen an der unteren Extremität (bei RA-Verfahren weniger Phantomschmerzen).
- Periduralanästhesie:
  - In Komb. mit der Allgemeinanästhesie für die ausgedehnte konventionelle Abdominalchirurgie.
  - Peripartal: als Analgesieverfahren für die spontane Entbindung, ggf. dann auch Anwendung zur Sectio caesaria.
- Axilläre Blockade des Plexus brachialis: sämtliche Eingriffe der oberen Extremität ab dem distalen Humerus, insbes. vorteilhaft für die Replantation (verbesserte Durchblutungssituation aufgrund Vasodilatation). Auch ambulante Eingriffe möglich.
- Komb. Femoralis- und Ischiadikusblockade:
  - Kreuzbandplastiken.
  - Knie-TEP.

2.3.2 Lokalanästhetika (LA)

Anwendungsbereiche ▶ Tab. 2.3.

- **Op. und diagn. Eingriffe:** Infiltrationsanästhesie, Leitungsblockaden, rückenmarknahe Verfahren, Plexusblockaden, Faszienblockaden, i. v. Regionalanästhesie. Dauer der Analgesie abhängig vom Verfahren/eingesetzten Lokalanästhetikum, ggf. Verlängerung durch Katheterverfahren oder Adjuvanzien (z. B. Catapressan) möglich.
- **Postop. Analgesie:** Periduralanästhesie, Plexusblockaden (auch als kontinuierliche Verfahren).

Tab. 2.3 Wichtige Eigenschaften häufig eingesetzter Lokalanästhetika

Substanz	Wirkdauer	Analgetische Potenz	Relative Toxizität	Höchstdosis ohne/mit Adrenalin [mg]
Lidocain	Mittel (60–120 min)	2	1	300/500
Mepivacain	Mittel (90–180 min)	2	1	300/500
Prilocain[1]	Mittel (90–180 min)	2	0,5	400/600
Bupivacain	Lang (4–10 h)	8	4	150/225
Ropivacain	Lang (bis zu 12 h)	6–8	2	250

[1] Cave: Met-Hb-Bildung bei hoher Dosierung (→ Lippenzyanose)

! Bei Infiltration größerer Bezirke oder Leitungsanästhesien: immer venöser Zugang, Notfallmedikamente griffbereit.

Aufklärung des Pat. und schriftliche Einwilligung. **Bei Aufklärung auf Verminderung der Fahrtüchtigkeit hinweisen!** Bei Unterlassung evtl. Arzt regresspflichtig!

Kontraindikationen Bekannte Überempfindlichkeit gegen LA, Gerinnungsstörungen (angeboren oder medikamentös induziert, z. B. Heparin, Marcumar®, ASS), Sepsis, Entzündung im zu infiltrierenden Bereich (LA dann wirkungslos).

Kontraindikationen für Lokalanästhetika mit Vasokonstriktorenzusatz
Injektion i. v., Injektion in Endstromgebiete (z. B. Finger, Zehen, Ohrmuscheln), Glaukom, paroxysmale Tachykardie, hochfrequente abs. Arrhythmie, Hypertonie, Aortenklappen-und Mitralklappenstenose, KHK, Hyperthyreose.

Ther. tox. NW und allergischer Reaktionen ▶ Kap. 4.2.

2.3.3 Lokalanästhesie (LA)

Meist Hautdesinfektion nach Kategorie I (▶ Kap. 2.4.2) ausreichend. Bei starker Verschmutzung oder Bruchspaltanästhesie Kategorie II.

Oberflächenanästhesie

- **Schleimhautanästhesie:** zur Herabsetzung des Schmerzempfindens, Würgereizes.

- Vor Sondenplatzierung oder Endoskopie Rachenschleimhaut z. B. mit Xylocain-Spray® besprühen.
- **Kryoanästhesie** („Vereisen"): vor oberflächlichen, kurzen Eingriffen (z. B. Abszessspaltung). Chlorethyl auf Haut auftropfen, bis eine leichte Reifbildung einsetzt. **KI:** Gesicht, anogenital, bei V. a. tiefer gehenden Prozess.

Infiltrationsanästhesie

> Direkte Infiltration des OP-Gebiets s. c., i. c. und auch i. m., meist mit fächerförmiger Nadelführung. Aspirationsprobe, um intravasale Injektion zu vermeiden.

Indikation Kleine chirurgische und diagn. Eingriffe (z. B. Wundversorgungen, schmerzhafte Punktion mit dicklumigen Kanülen, kleine TU, Ganglien, Schleimbeutel).

Vorgehen Bei Wundversorgung keine Infiltration vom inneren Wundrand aus (Gefahr der Keimverschleppung).

- **Schmerzarme Infiltrationstechnik:** Betäubung der nächsten Einstichstelle vom 1. Infiltrationsgebiet aus; Nadel langsam vorschieben; ohne großen Druck injizieren.
- **Feldblock:** indirekte Analgesie durch Umspritzen des OP-Gebiets, das selbst nicht infiltriert wird. **Ind.:** Versorgung kleinerer Wunden, v. a. bei kontaminierten Wundrändern, kleine Abszesse (außerhalb des entzündeten Gebiets infiltrieren), kleine tiefer gelegene Weichteil-TU.
- **Bruchspaltanästhesie:** Frakturspaltlage nach Rö-Bild abschätzen, sorgfältige Hautdesinfektion, Frakturspaltpunktion (**cave:** Nerven, Gefäße schonen!), korrekte Kanülenlage durch Aspiration von Frakturhämatom kontrollieren. 10–20 ml LA injizieren.

2.3.4 Regionalanästhesie

Bei nicht nüchternen Pat. kann bei Notfalleingriffen die OP oftmals in RA durchgeführt werden, ohne die Nüchternheitszeit abzuwarten.
Hautdesinfektion Kategorie II (▸ Kap. 2.4.2) meist ausreichend. Für die Spinalanästhesie sind Kautelen nach Kategorie III erforderlich, für die Anlage einer Periduralanästhesie sogar Kategorie IV.

Rückenmarknahe RA-Verfahren (zentral/neuroaxial)

Spinalanästhesie (SPA)

Indikation Op. Eingriffe unterhalb der Höhe des Bauchnabels, z. B. untere Extremität, gefäßchirurgische Eingriffe, OP im perianalen/perinealen Bereich u. a.

Kontraindikationen Gerinnungsstörung/Behandlung mit Antikoagulanzien, lokale Infektion im Bereich des Punktionsorts, erhöhter intrakranieller Druck, Schock, Ablehnung durch den Pat.

Technik Punktion des Spinalraums auf Höhe L4/5 (bevorzugt) in der Mittellinie in sitzender oder liegender Position mit aufgehobener Lumballordose. Injektion von isobarem oder hyperbarem LA (in Relation zum Liquor) in den Spinalraum. Streng sterile Kautelen beachten! Dabei kommen heute Spinalkanülen mit konischen Spitzen zur Vermeidung von Liquorverlusten zum Einsatz.

Komplikationen Vasodilatation aufgrund sympathischer Blockade → Blutdruckabfall, hohe Spinalanästhesie mit resp. Insuff., Urinretention, postpunktioneller Kopfschmerz aufgrund Liquorverlust, transiente neurol. Symptome, sehr selten bleibende Paresen bis hin zum Querschnitt.

Periduralanästhesie (PDA)

Indikation Op. Eingriffe im Bereich von Thorax und Abdomen in Komb. mit der Allgemeinanästhesie (in Ausnahmefällen auch als Monoanästhesie, z. B. Sectio), der unteren Extremität, gefäßchirurgische Eingriffe, geburtshilfliche Eingriffe (auch als peripartales Analgesieverfahren), als schmerztherapeutisches Verfahren (▶ Abb. 2.1).

Kontraindikationen Identisch zur Spinalanästhesie (s. o.; aufgrund der Gefahr der unerwünschten Punktion des Spinalraums).

Technik Als Einmalanwendung mit Bolusgabe oder als kontinuierliches Verfahren mit Einlage eines Periduralkatheters. Punktion des Periduralraums (Epiduralraum) auf Höhe der gewünschten Blockadeausbreitung (eingriffsspezifisch, thorakal oder lumbal) in der Mittellinie in sitzender oder liegender Position. Injektion von isobarem LA in den Epiduralraum. Streng sterile Kautelen beachten! Die korrekte Lage der Nadelspitze wird mittels der „Loss-of-resistance"-Technik oder der Technik des hängenden Tropfens verifiziert. Vor Einspritzen des LA muss eine neg. Aspirationsprobe vorliegen (Ausschluss der spinalen Fehllage).

Komplikationen Vasodilatation aufgrund sympathischer Blockade → Blutdruckabfall, postpunktioneller Kopfschmerz aufgrund akzidentieller Duraperforation, spinale Fehllage.

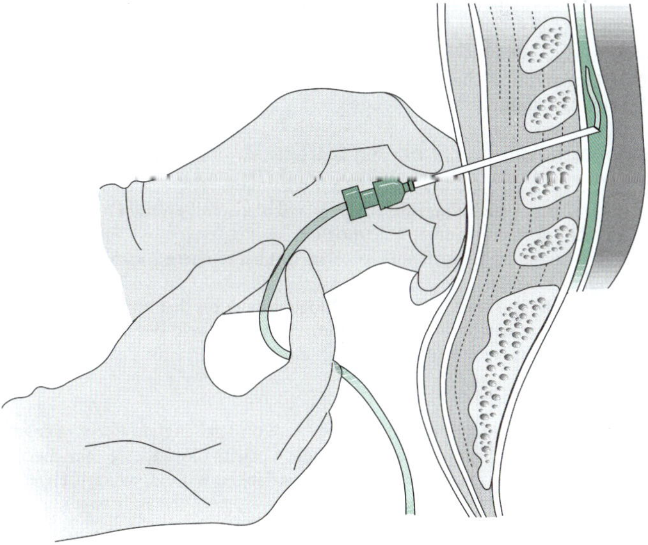

Abb. 2.1 Periduralanästhesie [L126, L141]

Periphere Nervenblockaden

Indikation Intraop. bei OP/zur Wundversorgung, postop. Schmerz-Ther., im Rahmen der multimodalen Schmerz-Ther. (chron. Schmerzpatienten), Differenzierung schmerzverursachender Strukturen.

Aufklärung Gefäß-/Nervenläsion, Infektion, LA-Intox. bei intravasaler Injektion, allergische Reaktion, Versagen des Verfahrens (dann ggf. Verfahrenswechsel erforderlich bis hin zur Allgemeinanästhesie, Pat. daher zur elektiven OP nüchtern lassen).

Komplikationen Hämatom durch Gefäßpunktion, selten: persistierende Parästhesien bis zu länger andauernden Paresen.

Technik Durchführung der Punktion mit normaler Kanüle und Nervenstimulation (adäquate muskuläre Reizantwort auf elektrischen Stimulus) oder mit spezieller sonogener Kanüle in der kurzen oder langen Achse (in-plane oder out-of-plane, heute Standard). Selten auch parallele Anwendung beider Techniken.

- **Kurze OP ohne Bedarf einer fortgeführten postop. Schmerz-Ther.:** Einmalblockade ohne Einlage eines Katheters.
- **Längere OP und/oder postop. Schmerz-Ther.:** fortgeführte Blockade durch Einlage eines röntgenmarkierten Katheters in die Gefäß-Nerven-Scheide. Kann diskontinuierlich (Bolusgaben bei Bedarf) oder kontinuierlich (i. d. R. mit speziellen Schmerzpumpen) fortgeführt werden. Bevorzugung von LA mit geringer motorischer Blockade (z. B. Ropivacain). Pat. kann sich innerhalb gewisser Grenzen selbsttätig einen Bolus LA verabreichen (z. B. bei Physio-Ther./vor Mobilisation).

Oberst-Anästhesie

Indikation Leitungsanästhesie für Eingriffe an Fingern und Zehen.

Technik Betäubung des 1. Einstichs durch Setzen einer Hautquaddel (25-G-Kanüle) auf einer Seite. Vor eigentlicher Anästhesie mit dickerer Nadel (21 G) quer auf die Gegenseite stechen und 2. Einstichstelle infiltrieren (▶ Abb. 2.2). Max. 5 ml LA **ohne Adrenalinzusatz** verwenden.

Regionalanästhesie der oberen Extremität

Zugangswege zum Plexus brachialis und Indikationen

- Interskalenär: auch Eingriffe an der Klavikula, Schulter und Oberarm mit Ausnahme Oberarminnenseite möglich.
- Supraklavikulär: Eingriff am Oberarm, mit begrenztem Ausmaß auch an der Schulter möglich.
- Axillär: OP an Hand, Unterarm, Ellbogengelenk bis dist. Innenseite des Oberarms. OP an Schulter und lat. Oberarm nicht möglich. Bei selektiver Blockade des N. musculocutaneus auch Anlage einer Blutsperre für Pat. tolerabel.

Axilläre Plexusblockade

Technik In Rückenlage bei abduziertem Arm und gebeugtem Ellenbogengelenk. Einfache und schnell zu erlernende Technik. Gezielte Blockade der Nn. medianus, ulnaris, radialis und musculocutaneus, die variabel um die A. axillaris angeordnet sind (▶ Abb. 2.3).

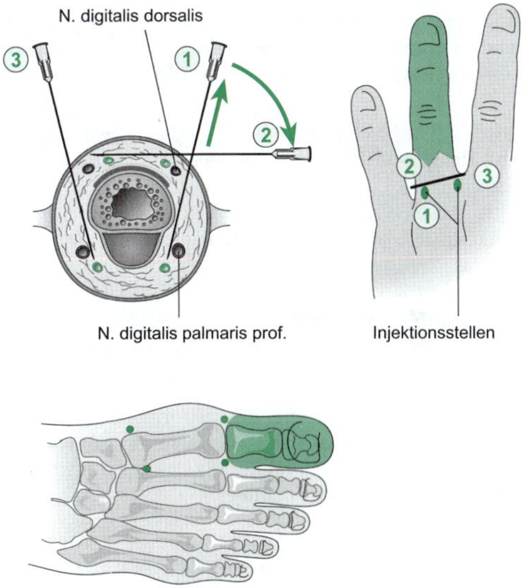

Abb. 2.2 Leitungsanästhesie nach Oberst [L106]

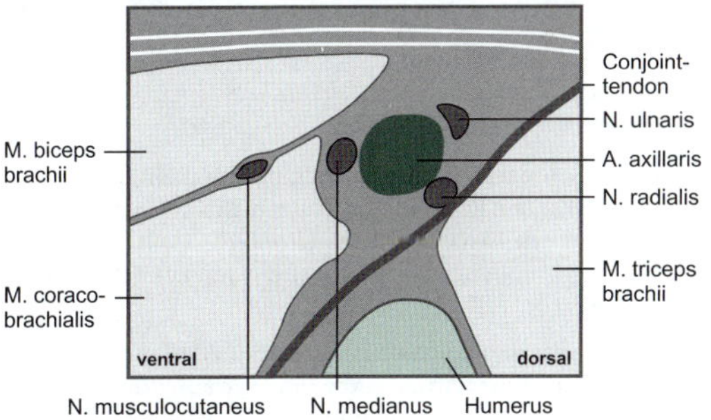

Abb. 2.3 Axilläre Plexusblockade [L157]

Regionalanästhesie der unteren Extremität

Femoralisblockade

Indikation Eingriffe am anterioren Oberschenkel bis herunter zur Patella, oft in Komb. mit einer Ischiadikusblockade. Dadurch können zahlreiche Eingriffe der unteren Extremität in ausschließlicher RA ermöglicht werden.

Technik Punktion in Rückenlage knapp unter dem Leistenband, Lokalisation des N. femoralis lat. der A. femoralis, Darstellung des N. femoralis im Ultraschall häufig erschwert.

Ischiadikusblockade

Indikation Interventionen am lat./dorsalen Unterschenkel samt Kniekehle bis hinunter zum Fuß. Bei ausschließlicher Ischiadikusblockade kann keine Blutsperre am Oberschenkel angelegt werden (dieses Areal wird von der Blockade nicht erfasst).

Technik

- Proximale Ischiadikusblockade: Punktion in Rückenlage, Zugang i. d. R. von anteromedial (lange Nadel erforderlich). Der Nerv ist med. direkt neben dem Femur lokalisiert.
- Distale Ischiadikusblockade: in Rückenlage bei leicht gebeugtem Knie (evtl. Beinlagerungsschale erwägen). Der N. ischiadicus befindet sich lat. der A. und V. poplitea.

Intravenöse Regionalanästhesie

Indikation An oberer und unterer Extremität bei OP von ca. 40 min. Heute vor dem Hintergrund der ultraschallgesteuerten Nervenblockaden so gut wie verlassen.

Technik Venösen Zugang an betreffender Extremität legen → Extremität auswickeln → Blutsperre (obere Extremität max. 300 mmHg, untere Extremität max. 500 mmHg) → Injektion von 20–40 ml kurz bis mittellang wirkenden LA (z. B. Xylonest®) mittels einer Venenverweilkanüle.

> Zweite Manschette unterhalb der ersten **im Anästhesiebereich** anlegen, dann erste, evtl. schmerzhafte Manschette entfernen.

> ! Zur Vermeidung von Intox. und NW Manschette am Ende der OP nur langsam und in Etappen öffnen.

Faszienblockaden

Indikation Postop. Schmerzkontrolle, insbes. nach Bauch- oder Brust-OP, insbes. wenn eine rückenmarksnahe RA kein pos. Nutzen-Risiko-Verhältnis aufweist (z. B. ther. Antikoagulation oder anatomischer Unmöglichkeit). Auch in Komb. mit ERAS-Konzepten (engl., enhanced recovery after surgery) hat die Faszienblockade ihren festen Stellenwert.

Funktionsweise Die Faszienblockade ist eine spezielle Form der RA, bei der das LA in Faszienebenen injiziert wird, um die dort verlaufenden peripheren Nerven innerhalb der Faszie zu betäuben. Die ultraschallgeführte Punktion ist Standard. Die spezifischen KO sind unterschiedlich in Abhängigkeit des durchgeführten Blocks. Die verwendeten LA-Volumina sind höher als bei den regulären peripheren Blockadetechniken.

Häufigste Lokalisationen

- **TAP-Block** (Transversus Abdominis Plane-Block): für Schmerzkontrolle im anterioren Abdomen, teils sogar ohne Allgemeinanästhesie
- **PECS-Block** (Pectoral Nerve-Block): für Brustchirurgie
- **QL-Block** (Quadratus Lumborum-Block): für abdominale und lumbale Schmerzen

TAP-Block (Transversus Abdominis Plane-Block)

Technik In Rückenlage erfolgt die Nadelplatzierung ultraschallgeführt in die Ebene zwischen dem M. obliquus internus und M. transversus abdominis (▶ Abb. 2.4). Faszienlinien erscheinen als hyperechogene Linien im US-Bild. Bei langsamer Injektion des LA wird die Ausbreitung in der Faszienebene überwacht.

Komplikationen Neben den allgemeinen Risiken von Nervenblockaden ist die peritoneale Perforation mit Gefahr der Verletzung von Organstrukturen aufzuführen.

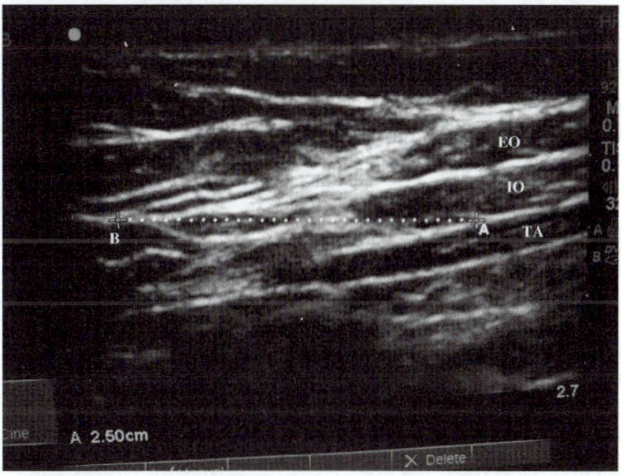

Abb. 2.4 TAP-Block: ultraschallgeführte Nadelplatzierung [H626-001]

2.4 OP-Vorbereitung

Axel Pommer

2.4.1 Lagerung

Standardlagerungen

Rückenlagerung

Prophylaxe von Kompressionsschäden des N. ulnaris bei angelagertem Arm durch korrekte Lagerung (▶ Abb. 2.5a).

- Zerrung des Plexus brachialis bei ausgelagertem Arm (nicht > 90° abduzieren). Armausleger auf Höhe der Schultern befestigen, kein Absenken des Arms im Schultergelenk. Kontrolle, ob Schultern aufliegen, ggf. unterpolstern. Arm im Ellenbogengelenk beugen (30°), kein Überstrecken im Ellenbogengelenk (▶ Abb. 2.5b).
- Die Neutralelektrode sollte nah am OP-Feld platziert werden, um Kriechströme und Schleifenbildung des Hochfrequenzstroms zu vermeiden; Verhinderung von Kontakt zu geerdeten elektrischen Teilen des OP-Tischs (Narkosebügel, Kopfstütze, Bein- und Armhalter).
- Zur Abpolsterung Gelmatten, Kopfkissen, Knierolle, Fersenkissen verwenden. Fixieren der Beine mit Beingurt. Kein Überhängen der Beine über den unteren Tischrand.
- Trockene Lagerung des Pat., ggf. Einschieben trockener Tücher zwischen Beine, Arme und Rumpf sowie Hautfalten.

Bauchlagerung

- Bauch und Füße dürfen bei der Bauchlagerung nicht aufliegen, N. ulnaris durch korrekte Armlagerung schonen (▶ Abb. 2.6).

Seitenlagerung

- Kopf ausreichend unterstützen (▶ Abb. 2.7a).
- Sehr sichere Stabilisierung des Pat. auf einer Vakuummatratze (gleichzeitig Schutz vor Wärmeverlust, N.-fibularis-Läsion!).
- **Fuß-Tieflagerung mit Überstreckung** (▶ Abb. 2.7b). Das Schultergelenk darf nicht > 90° abduziert werden, lockere Lagerung des Arms mit Gelkissen in einer Armschiene, Ellenbogengelenk in ca. 90° Flexion.

Strumalagerung

- Halb sitzende Position (Beach Chair) mit Hyperextension von Kopf und Hals nach hinten (▶ Abb. 2.8). Der Kopf muss sicher auf dem Kopfteil des OP-Tischs aufliegen und darf nicht hängen (**cave:** Z. n. WS-Trauma, Karotisstenose, degenerative Veränderungen mit Bewegungseinschränkungen!).

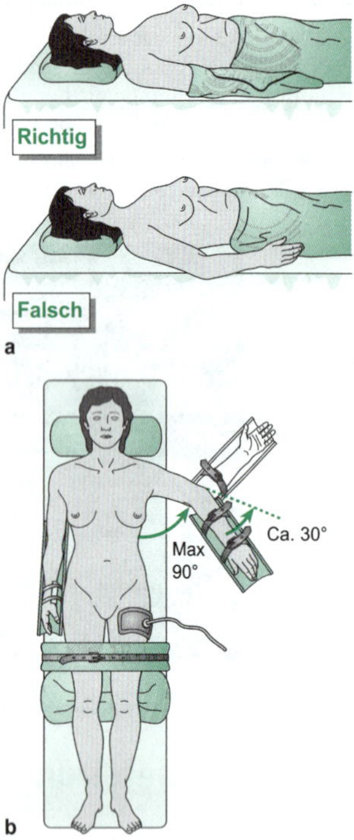

Abb. 2.5 Rückenlagerung [L106]

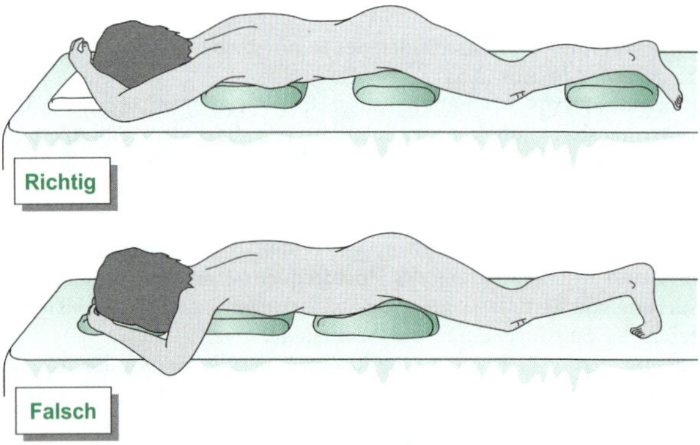

Abb. 2.6 Bauchlagerung [L106]

- Alternativ kommt die liegende Position mit leicht rekliniertem Kopf in Betracht.

Spezielle Lagerung: Steinschnittlagerung

Position des Pat. auf dem OP-Tisch (▶ Abb. 2.9) → Steißbein schließt mit der Kante der Lagerungsfläche ab, Beine werden in Beinschalen gelagert, mit Gelmatten gepolstert (**cave:** N. fibularis) und mit Gurten fixiert. Beim Mann werden Skrotum und Penis mit einem Tape nach proximal fixiert, ein Abwaschtuch wird unter das Gesäß gelegt.

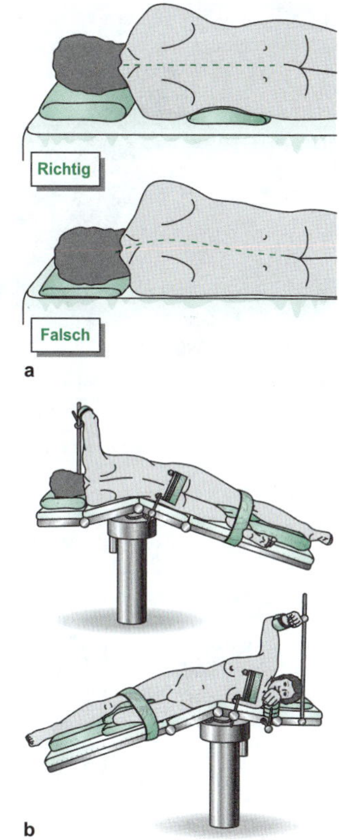

Abb. 2.7 Seitenlagerung [L106]

Lagerungsprobleme

- Vermeidung von Nervenschäden, Dekubitus, Schäden am Bewegungsapparat (auf künstliche Gelenke achten), Kälteschäden sowie von physikalisch-thermischen Hautschädigungen (Pat. liegt während der prä-, intra- und postop. Zeit trocken, geordnete Ausscheidung, kein Haut-Haut-Kontakt).
- OP-Gebiet oberhalb des Herzniveaus (z. B. Struma) → Gefahr einer Lungenembolie.
- **Rückenlagerung:** Baucheingeweide schieben das Zwerchfell nach kranial → Abnahme der funktionellen Residualkapazität, evtl. Oxygenierungsprobleme, verstärkt durch Adipositas oder Kopftieflagerung.
- **Bauchlagerung:** Druck auf die Bauchdecke → Behinderung der Ventilation und Kompression intraabdominaler Gefäße.
- **Seitenlagerung:** Vorsicht bei Ventilationsstörungen → Lagerung auf der schlechteren Lungenhälfte verschlechtert die Oxygenierung.
- **Fuß-Tieflagerung:** Intravasales Volumen versackt → RR-Abfall.
- **Kopftieflagerung:** Zunahme der Ventrikelvorlast → Gefahr der Herzinsuff.

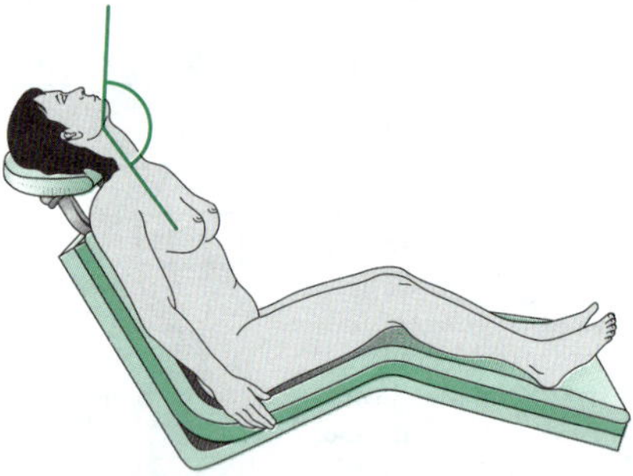

Abb. 2.8 Strumalagerung [L106]

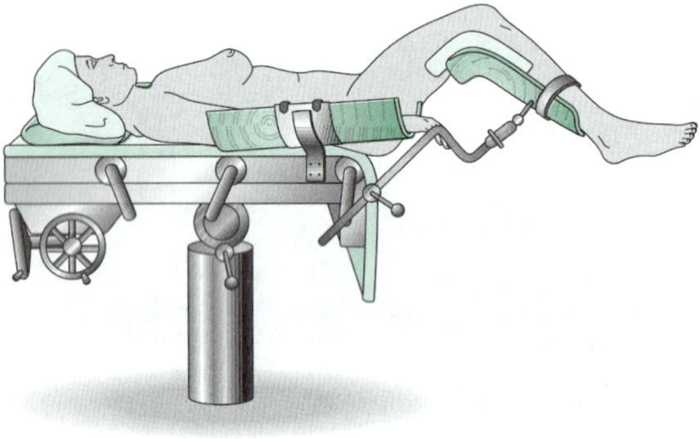

a

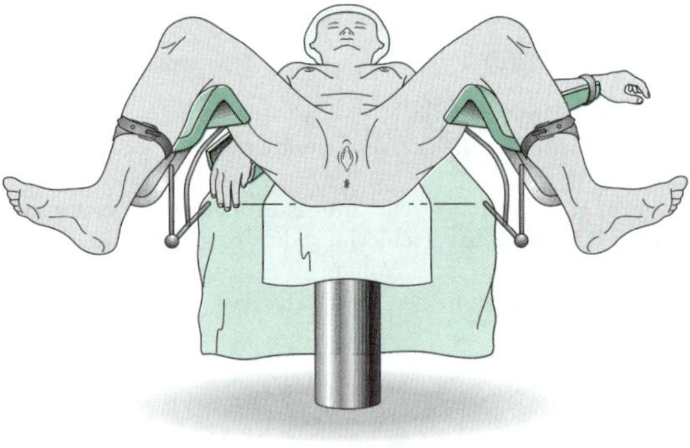

b

Abb. 2.9 Steinschnittlagerung [L106]

Lagerungsschäden

- **Schädigung peripherer Nerven:** in erster Linie durch unsachgemäße Lagerung (unzureichende Polsterung oder extreme Lagerpositionen) des Pat. bei gleichzeitig erloschenen Schutzreflexen unter Anästhesie (**bes. gefährdet:** N. ulnaris, N. fibularis, Armplexus!).
- Eingetretene Schädigungen an Nerven durch Druck lassen i. d. R. eine spontane Heilung innerhalb der nächsten Tage bis Mon. erwarten.
- Begleiterkrankungen wie Diab. mell., Anämie, Arteriosklerose oder hämorrhagische Diathesen können zu Lagerungsschäden disponieren.

Blutleere/-sperre

Indikation Zur Verbesserung der intraop. Sicht durch Entleerung der Venen und Unterbindung des art. Zustroms.

Kontraindikationen der Blutsperre PAVK (relative KI), hämatologische Erkr. (Thromboserisiko).

Kontraindikationen der Blutleere Infektionen (Ausbreitung durch Auswickeln), Frakturen (Dislokation).

Technik Pneumatische Druckmanschette an Oberarm bzw. Oberschenkel anlegen. Bei Blutsperre Extremität ca. 3 min hochhalten, bei Blutleere Extremität mit breitem Gummiband von distal nach proximal auswickeln. Druckmanschette aufblasen. Extremität lagern bzw. Gummiband abwickeln.

- Beim Abwaschen der zu operierenden Extremität unbedingt darauf achten, dass keine Desinfektions-Lsg. unter die noch nicht aufgeblasene Manschette läuft → **großflächige Blasenbildung mit tiefen, schlecht heilenden Hautnekrosen** möglich.
- Druck (Erw.): Oberarm 280–300 mmHg, Oberschenkel 300–400 mmHg.
- Tolerable Ischämiezeit für eine Extremität ca. 2 h. Bei Überschreiten dieser Zeit neurol. Störungen und morphologische Läsionen zu befürchten.
- Bei Eröffnen einer Blutleere sind Folgeveränderungen im Kreislauf möglich: Metabolische Azidose sowie Anstieg von Laktat und Pyruvat. Hypotensionen nicht selten (Tourniquet-Sy.), zumal dann, wenn die Eröffnung zusätzlich zu Blutungen in dieser Extremität führt (Knieprothese).

Vermeidbare Risiken

- **Unipolare Elektrochirurgiegeräte mit Neutralelektrode:** Gefahr von Kriechströmen und Verbrennungen, v. a. unter EKG-Elektroden. Neutralelektrode nah am OP-Gebiet platzieren, Pat. trocken halten, angemessener Umgang mit Desinfektions-Lsg.
- **Auskühlen des Pat.** begünstigt durch lange OP-Zeiten, niedrige Raumtemperaturen (Klimaanlage), unzureichende Abdeckung (Kinder!), Desinfektions-Lsg. → **Folgen: kardiale KO, Gerinnungs-, Wundheilungsstörungen.** Wenn möglich, OP-Wärmer (Warm-Touch) einsetzen.
- Verletzung des Pat. bei unsachgemäßer Umlagerung.

2.4.2 Desinfektion

Asepsis beinhaltet alle hygienischen Maßnahmen, die geeignet sind, Keimfreiheit zu erzielen. Ziel der **Antiseptik** ist die Prophylaxe und/oder ther. Verhinderung einer unerwünschten Kolonisation von oder Infektion durch Mikroorganismen.
Bei allen Verrichtungen am Pat. müssen hygienische Vorschriften zur Verhinderung von Infektionen beachtet werden. Die Haut ist Hauptüberträger nosokomialer Infektionen. Hospitalinfektionen sind ein ernst zu nehmendes Problem. Deshalb schon in der Ambulanz auf größtmögliche Sorgfalt und Sauberkeit achten!

Chirurgische Händedesinfektion

Hände sind u. U. gefährliche Keimträger und potenzielle Ursache für Wundinfekte. Der Händedesinfektion deshalb größte Bedeutung beimessen.

- **Hygienische Händedesinfektion,** d.h. Eliminierung der transienten Hautflora: mind. 1 min Händedesinfektion bei Kategorie I und II.
- **Chirurgische Händedesinfektion,** d.h. Eliminierung der transienten und Reduzierung der residenten Keimflora: 2 min Waschen mit Seife (z. B. Lifosan soft®) und Wasser bis zum Ellenbogen; Trocknen mit sterilem Handtuch, insgesamt 5 min bis zum Ellenbogen. Einreiben mit Desinfektionsmittel, bei Kategorie III.

Desinfektion des OP-Gebiets

Hautdesinfektion

Unterscheidung in prophylaktische (Reinigung verschmutzter oder potenziell kontaminierter Wunden), präop. (Minderung der transienten und residenten Hautflora) und ther. Desinfektion (selektive Eliminierung pathogener Mikroorganismen auf der kolonisierten oder infizierten Haut). Vor jeder invasiven Maßnahme prophylaktische Hautantiseptik vornehmen. Bei alkoholischer Lsg. 30–60 sec einwirken lassen, in talgdrüsenreichen Gebieten Einwirkzeit auf mind. 5 min verlängern.

Kategorie I (geringes Infektionsrisiko)

Intra-, subkutane und intravenöse Injektionen und Blutentnahmen.

Hautdesinfektionsmittel (z. B. Dibromol® farblos) auftragen (Spray oder getränkte Tupfer). Die Einwirkzeit ist beendet, wenn der **Feuchtglanz der Haut** durch Verdunsten des Alkohols verschwunden ist, was ca. 30 sec dauert. **Cave:** Hände- und Hautdesinfektionsmittel sind nicht das Gleiche: Erstere enthalten rückfettende Zusätze, die bei der Hautdesinfektion stören, weil sie die Haftung von Pflastern herabsetzen.

Kategorie II (mittleres Infektionsrisiko)

Intravenöse Verweilkanülen/-katheter, intramuskuläre Injektionen, Blutkulturen.

Reinigen der Haut mit Desinfektionsmittel und sterilem Tupfer. Erneutes Auftragen des Desinfektionsmittels nach ca. 30 sec und Abwischen der Haut mit sterilem Tupfer.

Kategorie III (hohes Infektionsrisiko)

Operationen, Punktionen von Körperhöhlen, insbes. Gelenkpunktionen.

Reinigung der Haut, Enthaarung und Entfettung, falls erforderlich. Zweimaliges Auftragen des Desinfektionsmittels zu je 2,5 min, Gesamteinwirkzeit 5 min. Arzt muss sterile Handschuhe und Mundschutz tragen.

2.4.3 Steriles Abdecken

Üblich sind Einmalabdeckungen und waschbare Stoffabdeckungen. Meist in „Wundsets", die alle für eine bestimmte Wundversorgung notwendigen Abdecktücher und Materialien enthalten.

- Pat. so lagern, dass die geplante Maßnahme sicher und komfortabel für ihn/sie durchgeführt werden kann, z. B. Handtisch bei Handverletzungen, Bauchlage bei Eingriffen am Rücken.
- Augen und Körperöffnungen (Nase, Ohr, Mund) vor Desinfektions-Lsg. und Bluteintritt durch Tupferauflage schützen oder Pat. während der Wundversorgung z. B. Augen und Mund schließen lassen.
- Desinfektion je nach Kategorie (▶ Kap. 2.4.2).
- Abdecken des OP-Felds: Unmittelbares OP-Feld muss frei bleiben, alle anderen Körperabschnitte müssen bedeckt werden.
- Kontamination des OP-Gebiets durch andere Körperabschnitte unbedingt vermeiden: z. B. Arme des Pat. durch weitere Hilfsperson fixieren, Kleinkinder durch Eltern halten lassen.

2.5 Schneide- und Präparationshilfen

Lino Toomes

2.5.1 Skalpelle

Es gibt Einmalskalpelle und wiederverwendbare Skalpellgriffe, bei denen die Klinge aufgesetzt wird. Häufigere Verwendung finden die Einmalskalpelle, da die Verletzungsgefahr bei einem Klingenwechsel nicht gegeben ist.

Klingenform ▶ Abb. 2.10.

- Spitze Klinge (11er): Stichskalpelle, PE und sehr diffizile Präparation.
- Kleine runde Klinge (15er): Hautschnitt an der Hand, im Gesicht, am Kind, plastische, oberflächliche Präparation.
- Runde Klinge (22er): Haut- und Gewebedissektion.

2.5.2 Elektrochirurgie

Das Prinzip der Elektrochirurgie basiert auf der mittels Elektrizität erzeugten, lokal begrenzten Hitzeentwicklung, die zur Denaturierung von Eiweißmolekülen, zur Zerstörung von Zellen/Gewebe und Verbrennung/Verkohlung (Karbonisation) führt.

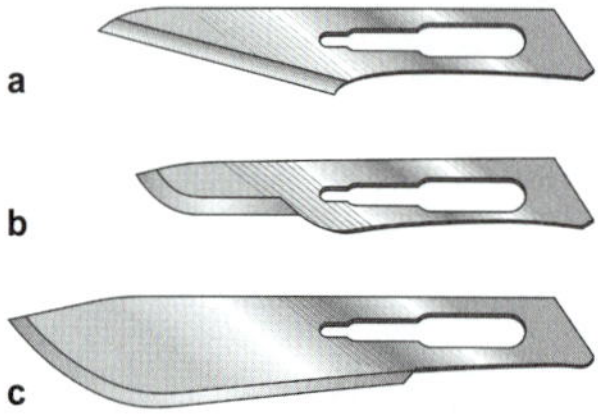

Abb. 2.10 Klingenformen bei Skalpellen: a) spitze Klinge; b) kleine, runde Klinge; c) runde Klinge [L106]

- **Systemkomponenten:** Hochfrequenz-(HF-)Generator (500–1000 kHz, 100–20.000 V), zuführendes aktives Kabel, Handgriff und verschiedene Aufsätze (Nadel, Messer, Kugel), Neutralelektrode (Klebeelektrode) mit ableitendem Kabel.
- **Schneidestrom:** Die lokal begrenzte, hohe Stromdichte führt zur konzentrierten Wärmedichte unmittelbar vor der Aktivelektrode mit Zellsprengung („Schmelzschnitt“). Entsprechend der gewählten Stromart führt der seitliche Energieabfluss an den Randzonen zu Eiweißdenaturierung und oberflächlicher Koagulation. **Cave:** Moderne HF-Kauter sind oft mit einer nicht beeinflussbaren „Anschneidehilfe“ (hoher Energiefluss) ausgerüstet → Verletzungen von Hohlorganen!
- **Koagulationsstrom:** HF-Ströme mit kurzen, hohen Impulsspitzen. Bei geringer Stromstärke und langer Einwirkzeit bes. tiefe Koagulation (Kugel-, Flächenelektrode), bei hoher Stromstärke an der Oberfläche entsteht ein Brandschorf → weitere Wärmeausdehnung in tiefere Gewebeschichten wird stark behindert. **Fulguration:** Auf die Oberfläche beschränkte Karbonisation und Dehydratation des Gewebes durch Funkenüberschlag (Sprühkoagulation mit Nadelelektrode).
- **Monopolarer Mode** (▶ Abb. 2.11 a): meistens verwendet, Stromfluss von der Aktivelektrode quer durch das biologische Gewebe zur ableitenden Neutralelektrode. **Cave:** Nicht genau zu definierender Weg des Stromrückflusses!
- **Bipolarer Mode** (▶ Abb. 2.11 b): Ein Großteil des HF-Stroms fließt unmittelbar zu einer 2., benachbarten Elektrode des bipolaren Instruments (z. B.

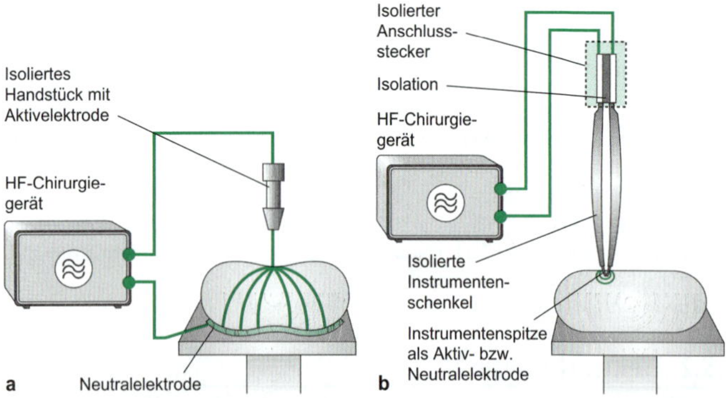

Abb. 2.11 Stromfluss bei Anwendung in der HF-Elektrochirurgie: a) monopolare Anwendung, b) bipolare Anwendung [L106]

Pinzette, Schere). **Cave:** Auch hier fließen Restströme über den geringsten elektrischen Widerstand in das Gewebe ab!

- **Gefäßversiegelungssystem** (LigaSure®): bipolare HF-Energie mit relativ hohen Strömen und hoher Spannung, abhängig von der dynamischen Leistung. Effekt: vollständige Fusion des Kollagens in den Gefäßwänden. Nach so erfolgter permanenter Versiegelung muss das Gewebe durchtrennt werden (Instrumente für offenes und laparoskopisches Operieren erhältlich).
- Besondere Geräte wie „Argon-Beamer", Elektrochirurgie unter Verwendung inerter Gase.

> **Schrittmacherpatienten**
> Neutralelektrode so nah wie möglich am OP-Gebiet anlegen, kein Strom vom OP-Gebiet durch die Herzgegend zur Neutralelektrode. Im Zweifelsfall Rücksprache mit dem Kardiologen.

2.5.3 Ultraschallskalpell (Harmonic Scalpel)

Beim Ultraschallskalpell (Ultracision®) wird US-Energie (= 55.500 Hz) zum hämostatischen Schneiden und/oder Koagulieren von Gewebe verwendet.

- **Systemkomponenten:** Generator, Fußschalter, Handstück mit zuführendem Kabel und Instrumente für die offene und minimalinvasive Chirurgie.
- **Arbeitsweise:** Vom Generator erzeugte elektrische Energie wird im Handstück über ein piezoelektrisches Kristallsystem in mechanische Schwingungen an der aktiven Instrumentenspitze umgewandelt. Die freigesetzte Energie wird ohne unkontrollierten Energiefluss durch den Körper direkt an das Gewebe abgegeben.

Wirkungen ▶ Abb. 2.12.

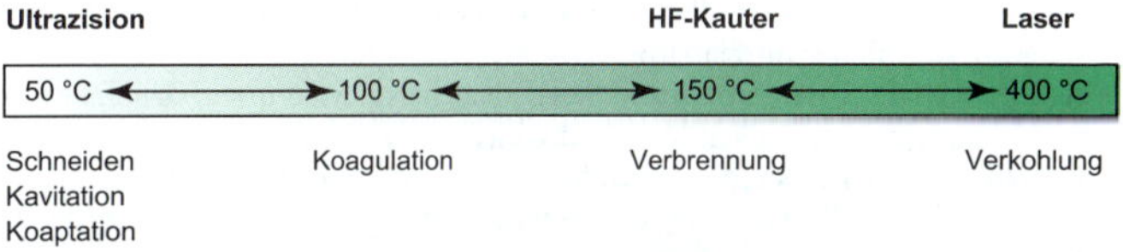

Temp. (°C)	Sichtbarer Effekt	Biologischer Effekt
37–50	Schwellung	Hitze, Retraktion, reduzierter Stoffwechsel
50–65	Ausbleichen	Defragmentierung, Koagulation
65–90	Grauweißlich	Denaturierung von Eiweiß
90–100	Blasenbildung	Vertrocknung
> 100	Austrocknung	Wasser siedet, Zellexplosion
> 150	Verbrennung	Karbonisation
300–400	Verkohlung	Rauchentwicklung

Abb. 2.12 Gewebetemperatur, makroskopische und mikroskopische Gewebsveränderungen mit Ultracision®, HF-Kauter und Laser [A300]

- Kavitation: durch Dampfbläschenbildung bei Körpertemperatur Dissektion präparatorischer Schichten.
- Koaptation/Koagulation: Defragmentierung von Eiweißmolekülen und Zusammenschweißen bei niedriger Temperatur (bis 63 °C). Koagulation durch Denaturierung von Eiweiß (bis max. 150 °C).
- Schneiden: Durch Zug/Druck wird das Gewebe von der HF-Vibration über die Elastizitätsgrenze hinaus gedehnt und mit der Klinge durchtrennt.

Leistung Kann durch die Längsausdehnung der Klingenvibration (25–100 µm) variiert werden, um Koagulationsgrad und Schneidgeschwindigkeit zu regulieren. Level 3 zum sicheren Koagulieren, Level 5 zum Schneiden.

Klingenbreiten
- Breit: erhöht die Sicherheit der Hämostase.
- Schmal: Schneidevorgang schneller, aber schlechtere Hämostase. Stärkerer Druck zwischen den Scherenbranchen durch den Operateur erhöht die Schneideleistung.

Vorteil Weitgehend bluttrockenes Präparieren und übersichtliches anatomisches Operieren erleichtert. Einsatz bei laparoskopischen und offenen OP (Ösophagus-, Magen-, Rektum-, Leberchirurgie). Geringe Nekrosezone (z. B. an durchtrennter Muskulatur). Verschweißen der Lymphgefäße bei LAD, weniger Transfusionen notwendig?

Nachteil Hohe Materialkosten. **Cave:** Bei Adhäsiolyse ausschließlich Präparation in den lockeren Gewebeschichten → Gefahr: ungewollte Durchtrennung/Eröffnung von Hohlorganen mit zeitlicher Verzögerung (z. B. Dünndarmfistel bei thermischer Nekrose).

2.5.4 Wasserstrahldissektor

Der Wasserstrahldissektor (Hydro-Jet®) dient der selektiven, druckgesteuerten Durchtrennung von Geweben ohne Dissektion der fibrösen Gefäßstrukturen.

- **Systemkomponenten:** Druckgenerator, sterile Kochsalzkartusche (1000 ml) mit Zuleitung, unterschiedliche Handstücke mit Düse und integrierter Absaugung für offenes und laparoskopisches Operieren.
- **Arbeitsweise Schneidemedium:** Sterile NaCl-Lsg. wird unter Druck bis zu 150 bar (je nach Anwendung und Gewebeart) durch eine Düse auf das Gewebe projiziert. Der Wasserstrahl ist auf 3 cm Länge als Helix gebündelt → nur in diesem Bereich wird das Gewebe selektiv durchtrennt, bei größerer Entfernung eher Spülwirkung.
- **Haupteinsatzgebiete:** OP an parenchymatösen Organen (z. B. Leber, Milz, Niere), Rektumchirurgie, Cholezystektomie und plastische OP (z. B. Flap-Hebung).

Vorteile Erleichtert die sehr übersichtliche anatomische Präparation. Selektive sichere Versorgung von Gefäßstrukturen → blutarme Präparation. **Neu:** am Handstück integrierter HF-Anschluss → kein Wechsel des Geräts zur Koagulation mehr nötig!

Nachteile Bei sehr weichem Gewebe Okklusion der Absaugung möglich (immer OP-Sauger gleichzeitig benutzen). **Cave:** Spritzkontamination des Personals bei fehlerhafter Anwendung (Brille!).

2.5.5 Ultraschalldissektor

Der Ultraschalldissektor (CUSA®, Sonotom®) durchtrennt Gewebe mittels US-Wellen. Histologisch große interzelluläre Zwischenräume für die Wirksamkeit des US-Dissektors erforderlich (nicht für alle Gewebe geeignet).

- **Systemkomponenten:** Generator mit variabler Stromeinstellung, Zuleitung, Handstück mit Spülung und Absaugung.
- **Arbeitsweise:** Mit der Generatoreinstellung wird eine Schwingungswelle im Handstück angeregt und bringt eine Sonde im US-Bereich (25–35 kHz) zum Schwingen. Nicht bindegewebige Strukturen werden zertrümmert und durch koaxialen Sog bei kontinuierlicher Spülung abgesaugt, Strukturen mit einem hohen Bindegewebeanteil bleiben intakt (Blutgefäße, Gallengänge, Nerven).
- **Haupteinsatzgebiete:** Chirurgie der parenchymatösen Organe.

Vorteile Blutsparende und gezielte Dissektion von Geweben.

Nachteile Im Vergleich längere Dissektionszeiten, nicht so präzise Resektionsfläche, relativ unhandlich, Gewebeabhängigkeit.

2.5.6 Neuromonitoring

Möglichkeit, während der OP Lokalisation und Integrität eines Nervs (z. B. N. recurrens) zu überprüfen, um ihn sicher zu schonen.

- **Systemkomponenten** (Neurosign 100®): Stromgenerator mit Lautsprecher und evtl. digitaler Anzeige, Referenz-, Neutral-, Stimulationselektroden.
- **Arbeitsweise bei Schilddrüsen-OP:** Präparation der Gefäß-Nerven-Scheide mit Darstellung und Anzügeln des N. vagus. Ableitungselektrode durch das Lig. cricothyroideum (zwischen Kehlkopf und Ringknorpel) in den M. vocalis der zu operierenden Seite platzieren, Referenzelektrode in die Halsmuskulatur, Stimulation des N. recurrens/vagus führt zur Ableitung der M.-vocalis-Muskelpotenziale in hörbare Signale. Zur eindeutigen Dokumentation des intakten Reflexbogens am Anfang und Ende der OP Stimulation des N. vagus. Intraop. intermittierende Stimulation des N. recurrens zur Lokalisation und Überprüfung der Unversehrtheit.

Vorteile Sichere Identifizierung und Präparation des N. recurrens ohne langstreckige Freilegung. Frühzeitiges Erkennen einer Nervenläsion (bei Stimulation kein Ableitungssignal mehr!). Bei nachgewiesener Funktion am Ende der OP keine Gefahr der permanenten Rekurrensparalyse.

Nachteile Zusätzliche Präparationsschritte, muss für die jeweilige Seite neu installiert werden, störanfälliges System, Gewebebrücken über dem Nerv können die Stimulation verhindern (große Unsicherheit, ob Nervenläsion).

2.5.7 Lupenbrille

- **Vergrößerung:** im Normalfall 2,5- bis 3-fach.
- **Fokussierung:** etwa 40–60 cm (Arbeitsbereich bei locker angelegtem Arm).
- **Modelle:** unterschiedliche Aufsätze auf Normalbrillen (kostengünstig) oder Spezialbrillen mit integrierter Lupe (persönliche Anfertigung). Individuell einstellbare Headsets.
- **Haupteinsatzgebiet:** Herzgefäß-, Neurochirurgie, diffizile anatomische Lokalisation (z. B. Leberhilus), komplizierte Anastomose (z. B. biliodigestive Anastomose), Schilddrüsenchirurgie (N.-recurrens-Darstellung), Handchirurgie.

2.6 Blutstillung

Lino Toomes

2.6.1 Chirurgische Blutstillung

Chirurgische Blutstillung kann primäres OP-Ziel (epidurales Hämatom, Ösophagusvarizen, Milzruptur etc.) oder technische Notwendigkeit (Durchtrennung blutversorgter Gewebe) sein.

Temporäre Erstmaßnahme bei Blutung
Hochlagern, Herunterhängen vermeiden! Kompression am Ort der Blutung oder im Gefäßverlauf prox. und dist. der Blutungsquelle. Kein ungezieltes Fassen mit Instrumenten → evtl. zusätzliche Verletzungen benachbarter Strukturen!

Definitive Versorgung

- Naht **an größeren Gefäßen** (▶ Kap. 2.8).
- Ligatur durch Knotung um die Overholt-Klemme.
- Durchstechungsligatur zur Verankerung des Fadens bei kurzem Gefäßstumpf oder großem Gefäßquerschnitt (tangentiales Fassen der Gefäßwand bds. und Knotung vor und hinter der Overholt-Klemme) → kein Abrutschen möglich!
- Umstechungsligatur: großzügiges Mitfassen des umgebenden Fettbindegewebes um die Overholt-Klemme zur sicheren Versorgung ohne Stichperforation des Gefäßes → keine Mikroperforation mit evtl. Leckage (z. B. D. thoracicus).
- Gefäßwanddefekte werden als Streifenplastik bevorzugt durch autologes Veneninterponat (z. B. V. saphena magna) oder künstliche Prothesen (z. B. Dacron, PTFE) überbrückt → durch Längsnaht Gefahr der Stenosenbildung!
- Clips: Titanlegierung (wenig Artefakte beim MRI) oder resorbierbarer Kunststoff. Nur bei zirkulärer Freilegung des Gefäßes und vor Lazeration platzieren. Gefahr: Abrutschen des Clips infolge von Manipulationen, geringer bei Kunststoffclips mit Verriegelung (z. B. Laparoclip®).
- Kompressionstamponade: bei diffusen Blutungen, unzugängliche Blutungsquellen (z. B. bei Lebertrauma ▶ Kap. 4.5.8, Milzläsion, im kleinen Becken).
- Elektrokoagulation (▶ Kap. 2.5.2), Ultraschall (▶ Kap. 2.5.3).

2.6.2 Argon-Beamer

Mithilfe des inerten Argonschutzgases wird elektrische Energie im Lichtbogeneffekt zur Koagulation ausgenutzt.

- **Systemkomponenten:** mobile Geräteeinheit mit Argongasreservoir und HF-Anschluss, Zuleitung, flexibler Handgriff zur optimalen Handhabung.
- **Anwendung:** bei noch diffuser Blutung nach gezielter Blutstillung, Einsatz des Argon-Beamers und schrittweise Koagulation von peripher nach zentral (evtl. auch mehrmals möglich). Blut wird vom Gas weggeblasen, womit die Lokalisation der Blutungsquelle und damit die gezielte Blutstillung erleichtert werden. Die Koagulationszone ist gleichmäßiger und die Eindringtiefe beträgt wenige mm → geringerer Gewebeschaden gegenüber Elektrokoagulation.
- **Hauteinsatzgebiete:** Chirurgie der parenchymatösen Organe (z. B. Leber, Milz, Niere), Chirurgie Brandverletzter, laparoskopisch bes. geeignet wegen geringer Rauchentwicklung!

Vorteile Non-Contact-Koagulation, sichere Blutstillung auch in den Gewebespalten, schnelles Arbeiten, stufenlose Regulierung von Gasfluss und Koagulationsstrom.

Nachteile Bei längerem Gebrauch Abschmelzen und Karbonisation der Sondenspitze → Reinigung, evtl. neues Handstück notwendig.

2.6.3 Lokale Hämostyptika

TachoComb®

Resorbierbarer Schwamm von 0,5 cm Dicke aus Pferdekollagen, beschichtet mit humanem Fibrinogen, Thrombin und Aprotinin.

Anwendung Hocheffiziente Blutstillung bei diffusen Sickerblutungen und Gewebeklebung (z. B. Anastomosenabdichtung).

TachoSil®

Resorbierbarer Schwamm von 0,5 cm Dicke aus Pferdekollagen, beschichtet mit humanem Fibrinogen, Thrombin.
Ind. und Anwendung wie TachoComb®.

Tabotamp®

Resorbierbarer Gazestreifen aus regenerierter Zellulose.

Anwendung Sehr effiziente Blutstillung bei diffusen Sickerblutungen, zusätzlich bakterizid gegenüber einem breiten Spektrum grampos. sowie -neg. Organismen inkl. Aerobier und Anaerobier. **Cave:** Verlängerte Drainagezeit? Drainagesekret: Farbe wie bei Anastomoseninsuff. (Bestimmung von Bili, Amylase, Lipase). Im Bereich der WS muss die Gaze unbedingt entfernt werden (durch Aufquellen Kompression!).

Tissucol® Duo S

2 tiefgefrorene Lösungen in Fertigspritzen zur Herstellung eines biologischen Zweikomponentenklebers (sog. Fibrinkleber; nicht zu verwechseln mit Hautkleber wie z. B. Histoagryl).

1. Humanplasmaproteinfraktion
2. Thrombin

Anwendung Auftropfen oder nach Anwärmen der Fertigspritzen und Montage des Sprühkopfs kann mit 1 ml eine Fläche von 10 cm² beschichtet werden (mit Druckluft: 25–100 cm²). **Cave:** keine Sprühklebung von Nervennähten wegen des hohen Aprotiningehalts (Fibrosen!).

2

2.7 Wundversorgung

Lino Toomes

2.7.1 Einführung

Ziel ist es, die physiol. Voraussetzungen für eine ungestörte primäre Wundheilung zu schaffen. Bei Erstuntersuchung Lokalisation, Größe, Tiefe, Beschaffenheit von Wundgrund und Wundrändern (glatt, ausgefranst, avital, blutend), Weichteildefekte, Ausmaß von Begleitverletzungen (Sehnen, Nerven, Gefäße, Knochen, [Teil-] Amputationen), Verschmutzungsgrad (potenziell oder sicher kontaminiert) und Allgemeinsituation des Pat. (Schock, Bewusstseinslage?) feststellen. Sorgfältige Dokumentation, ggf. Zeichnung oder Fotodokumentation mit Maßstab, Festlegung des Behandlungsplans → Versorgung sofort oder später, bei Polytrauma ▶ Kap. 4.3. Innerhalb von 6–10 h Primärnaht möglich (Ausnahme u. U. Hand und Gesicht, hier individuelles Vorgehen und frühe Versorgung anstreben), danach wegen Infektionsgefahr sekundäre Wundbehandlung (▶ Kap. 2.7.4).

2.7.2 Erstversorgung

- Freilegen der Wunde (Pat. entkleiden).
- Wundrand grob säubern, Desinfektion.
- Geeignetes Arbeitsumfeld in Abhängigkeit der Verletzung auswählen (Behandlungsraum bei kleiner Schürfwunde, OP bei eröffnetem Gelenk, Hilfe durch OP-Personal bei ausgedehnten Wundversorgungen).
- Geeignetes Anästhesieverfahren in Abhängigkeit von Verletzungsausdehnung, Begleitverletzungen, Alter und Gesamtzustand auswählen (Lokal-, Regional-, Allgemeinanästhesie).
- Wundumfeld desinfizieren (Kategorie III).
- Wunde sorgfältig untersuchen:
  - Fremdkörper entfernen.
  - Blutungen stillen (Kompression, Umstechung).
  - Gefäß-, Nerven-, Sehnen- und Knochenverletzungen?
- Falls bei V. a. Begleitverletzung weitere Diagn. erforderlich, auf Kompressen mit Rö-Kontraststreifen verzichten. Steriler Verband. Sonst primärer Wundverschluss bzw. offene Wundbehandlung.
- Tetanusschutz überprüfen, ggf. impfen.

2.7.3 Primärer Wundverschluss

- Lagerung entsprechend der Wundlokalisation.
- Wahl des Desinfektionsmittels gemäß Verwendungszweck (Haut-, Wund-, Schleimhautdesinfektion) und unter Beachtung von KI und möglichen Allergien (alkoholisch, wässrige oder alkoholische Jodlösungen, Octenisiept®), z. B. keine Injektion in Stichkanäle oder Wund- oder Körperhöhlen.
- Hautdesinfektion (▶ Kap. 2.4.2).
- Sterile Abdeckung (▶ Kap. 2.4.2).
- Mechanische Säuberung der Wunde: desinfizierendes Bad, z. B. mit Betaisodona®. Vorsichtiges Entfernen von Fremdkörpern und Schmutzpartikeln, u. a. durch Bürsten.
- Kein Einbringen von Spül- oder Desinfektionslösungen mit Druck in Stich- oder Perforationskanäle → **hohe Nekrosegefahr!**

- Wundrandausschneidung, Entfernen avitalen und verschmutzten Gewebes. An Gesicht und Händen möglichst keine, allenfalls sparsamste Ausschneidung!
- Sorgfältige Wundinspektion. Befund dokumentieren (Vorhandensein oder Fehlen von Fremdkörpern)!
- Blutstillung durch Diathermie oder Ligaturen. Bei stark blutenden Wunden Verband erst im Notfall-OP-Saal abnehmen, bei Extremitäten vorher Blutsperre anlegen und aufpumpen, falls erforderlich. Blutende Gefäße nicht blind abklemmen (Gefahr einer sekundären Gewebsschädigung). Im Gesicht, wenn möglich, auf subkutane Nähte verzichten, lediglich Hautverschluss.
- Versorgung von Nerven- und Sehnenverletzungen, soweit möglich. Bei notwendigen Erweiterungsschnitten Gelenke nicht senkrecht kreuzen!
- Bei Nachblutungsgefahr Drainage einlegen.
- Schichtweiser Wundverschluss. Fixierung abgelederter Hautlappen auf der Unterlage durch Naht (Vermeidung von Wundhöhlen). Nahttechnik (▶ Kap. 2.8.2).
- Falls spannungsfreier Wundverschluss nicht möglich: Wundmobilisierung, Hautplastik, Hauttransplantation, Deckung mit z. B. Epigard®, Coldex®.
- Bei tieferen Wunden in Gelenknähe Ruhigstellung in Gipsschiene.
- Antibiotikum nur bei stark infektionsgefährdeten Wunden (z. B. Bissverletzungen, offene Fraktur).

Nahtmaterial und Nahttechnik ▶ Kap. 2.8.

! **Chirurgische Wundversorgung indiziert, aber Wundverschluss bei folgenden Befunden vermeiden:**
- Menschen- und Tierbissverletzungen (abhängig vom Hausstandard, nach wie vor kontrovers diskutiert)
- Wunden älter als 6–10 h (Ausnahme evtl. Hand und Gesicht)
- Massiv verschmutzte oder infizierte Wunden
- Offensichtlich mit pathogenen Keimen kontaminierte Wunden (Metzger-, Fleischer-, Fischer-, Jägerverletzungen; außer Hand und Gesicht)

2.7.4 Sekundärer Wundverschluss

Indikationen Wunden, die älter als 6–8 h sind, infizierte oder kontaminierte Wunden (z. B. Fleischerwunde, landwirtschaftliche Wunden), Biss-, Schusswunden.

Vorgehen
- Nekrosen und ischämische Gewebsanteile abtragen, Wundhöhlen und Wundtaschen eröffnen
- Fremdkörper und Schmutzteile entfernen
- Wunde ausgiebig spülen, ggf. vorsichtig ausbürsten
- Offene Wundbehandlung, anfangs täglich ein- oder mehrfach Wundspülung, Desinfektion
- Wundversiegelung durch Vakuumverband erwägen
- Eventuell Hautnähte vorlegen und bei ausbleibender Infektion nach 3–4 d knoten
- Ruhigstellung durch Schiene
- Eventuell temporäre Deckung durch Kunsthaut (z. B. Epigard® oder moderne Wundtherapeutika)

- Bei Infektzeichen Abstrich → Keim- und Resistenzbestimmung
- Antibiose nach Antibiogramm
- Sekundärnaht, wenn Wundgrund reizlos und kein Wundverhalt
- Regelmäßige Wundkontrollen

2.7.5 Nachbehandlung

Weiterführende Behandlung bei ambulanten Pat.:
- Wund- und Gipskontrolle nach 24 h durch Hausarzt oder Klinikambulanz (auch am Wochenende!).
- Bei Schmerzen oder Gefühlsstörungen sofortige Wiedervorstellung des Pat. in der Klinik. **Pat. muss ausdrücklich darauf hingewiesen werden!**
- Bei unkompliziertem Verlauf Hautnähte nach 7–14 d je nach Lokalisation entfernen, im Gesicht auch nach 5 d (▶ Kap. 2.8.8).
- Bei immobilisierenden Verbänden an der unteren Extremität ambulante Thromboseprophylaxe gemäß Leitlinien.

2.7.6 Wundheilungsstörungen

Aseptische Wunden

- **Hämatom/Serom:** Punktion bzw. Ausräumung unter sterilen Bedingungen, Abstrich zur Bakteriologie (▶ Kap. 2.2.5).
- **Wundrandnekrose:** Kleinere oberflächliche Nekrosen können belassen werden, da unter ihnen die Wundheilung fortschreitet (Probleme: verlängerter Heilungsverlauf, kosmetisch ungünstigere Narben). Bei ausgedehnten Nekrosen op. Wundrandexzision (bis in sicher gut durchblutetes Gewebe) und spannungsfreie Sekundärnaht.
- **Nahtdehiszenz:** Bei reizlosen Wundverhältnissen Sekundärnaht, bei Entzündungszeichen die Wunde offen lassen und Sekundärheilung per granulationem anstreben.
- **Hautdefekt:** mittels Spalthautlappenplastik oder lokaler Schwenklappenplastik decken (▶ Kap. 6.1.5), falls eine spannungsfreie Sekundärnaht nicht möglich ist.

Septische Wunden

> ! Vorsicht bei Kombination verschiedener Lokaltherapeutika, da Interaktion möglich!

- **Infiziertes Hämatom/Serom**:
  - Naht öffnen, Wundabstrich (▶ Kap. 2.2.5).
  - Sichere Drainage nach außen (Laschen-, Saugdrainage). Bei größeren Wundtaschen über tiefstem Punkt Gegeninzision und Lasche einlegen, ggf. Vakuumverband.
  - Bei starker Wundexsudation evtl. mehrmals tägl. Verbandswechsel, ggf. Vakuumverband mit lokalen Antiseptika.
  - Entscheidend ist nicht die lokale oder systemische Antibiose, sondern das regelmäßige sorgfältige Débridement (Nekrektomie, Wundtaschen inspizieren und drainieren).

- Nach ausreichender Konsolidierung der Wundverhältnisse (keine Entzündungszeichen mehr) Sekundärnaht evtl. unter Einlegen eines resorbierbaren Gentamycin-Trägers (z. B. Sulmycin-Implant®) oder von Gentamycin-PMMA-Ketten (z. B. Septopal®).
- **Phlegmone:** ▶ Kap. 5.4.4.
- **Wunddehiszenz:** Ther.: wie infiziertes Hämatom/Serom. Zur Abkürzung des Heilverlaufs und aus kosmetischen Gründen ggf. Sekundärnaht oder Spalthauttransplantat nach Selbstreinigung des Wundgrunds.

! Vorsicht bei Kombination verschiedener Lokaltherapeutika, da Interaktion möglich!

2.8 Nahtmaterial und -technik

Elmar Halbach, Christoph Mallmann

2.8.1 Nahtmaterial

▶ Tab. 2.4.

Fadenmaterial

- **Monofile Fäden:** starr („drahtig"), gute Gleitfähigkeit, keine Kapillarität, hohe Flexibilität, schlechter Knotensitz (Prolene®)
- **Geflochtene Fäden:** Dochtwirkung (Kapillareffekt, **cave:** Infektionsausbreitung, Fistelbildung), Sägewirkung in weichem Gewebe, hoher Reibungswiderstand, hohe Reißkraft

Tab. 2.4 Nahtmaterial (Beispiele)

Nahtmaterial [®]	Stabilität [Wo.]	Anwendung/Stärke	Speziell
Resorbierbar			
PDS (PD) monofil	6–8	Faszie 2–0, Sehne 3–0, Peritoneum 2–0, Parenchym/Darm 4–0	Schlingennaht zum abdominellen Faszienverschluss
Maxon (PGS) monofil	6	Faszie 2–0, Sehne 3–0, Peritoneum 2–0, Parenchym/Darm 4–0	Einsatzspektrum sehr groß, Infektwiderstand
Vicryl, Dexon (G/L) geflochten	3	Subkutis 2–0 und 3–0, Lippen, Ligatur	Größe-Stärke-Verhältnis +, Handling +
Nicht resorbierbar			
Prolene (PP) monofil	++	Haut 2–0 bis 5–0, Gefäße 6–0 bis 10–0, Ligamente	Infektresistent
Ethilon, Supramid (PA) pseudomonofil	+	Haut 2–0 bis 5–0, Gefäße 6–0 bis 10–0, Ligamente	
Ethibond, Mersilene (POE) geflochten	+++	Ligamente	Gewebereaktion stark

PD = Polydioxanon, PGS = Polyglykolsäure, G/L = Glycolid/Lactid, PP = Polypropylen, PA = Polyamid, POE = Polyester
+ bis +++: aufsteigende Stabilität

- **Pseudomonofile Fäden:** Versuch, durch spezielle Verarbeitungstechniken die Nachteile monofiler und geflochtener Fäden zu minimieren: Beschichtung (Vicryl®, Ethibond®), Ummantelung (Supramid®), spez. Flechttechnik (Mersilene®)

Fadenstärke

▶ Tab. 2.5. Nach der Europäischen Pharmakopoea (EP) metrisch in 1/10 mm angegeben (z. B. metric 2 = 0,2 mm). Gebräuchlicher ist die USP-Einteilung ohne Zusammenhang zur wahren Fadenstärke (auf den Verpackungen stehen meist beide Stärkeangaben). Der Standardfaden eines Nahtmaterials wird mit 1 bezeichnet, andere Stärken werden daraus abgeleitet.

Tab. 2.5 Fadenstärken

Durchmesser in mm	USP	Metrisches System
0,001–0,009	12–0	0,01
0,010–0,019	11–0	0,1
0,020–0,029	10–0	0,2
0,030–0,039	9–0	0,3
0,040–0,049	8–0	0,4
0,050–0,069	7–0	0,5
0,070–0,099	6–0	0.7
0,100–0,149	5–0	1
0,150–0,199	4–0	1,5
0,200–0,249	3–0	2
0,250–0,349	2–0	2,5–3
0,350–0,399	0	3,5
0,400–0,499	1	4
0,500–0,599	2	5
0,600–0,699	3	6
0,700–0,799	5	7
0,800–0,899	6	8
0,900–0,999	7	9

Nadelformen

▶ Abb. 2.13.

- I. d. R. gebogene Nadeln (½-, ⅜-, ⅝-Kreis, andere Krümmungen und gerade Nadeln für spezielle Ind. [z. B. Sehnen, Herzchirurgie, Ophthalmologie, HNO]).
- **Nadelspitze:** konisch spitze **Rundkörpernadeln** z. B. für weiche Gewebe und atraumatische Nahttechnik. **Scharfe Nadeln** mit dreieckigem Querschnitt und dreieckiger Schneide, meist am Innenradius, z. B. für harte Gewebe, Narben.
- **Nadelöhr:** Loch- oder Federöhr. Kostengünstig, aber durch Einfädeln Beschädigung des Fadens und Zeitverlust, Gewebetraumatisierung durch gedoppelten Faden am Öhr, zeitaufwendige Aufbereitung (Reinigung, Schleifen, Sterilisation).

- **Atraumatische Nadel-Faden-Kombination** (Einmalmaterial): Faden ist in axialer Bohrung am Nadelende verpresst. Dadurch entsteht keine Gewebetraumatisierung beim Durchziehen der Nadel-Faden-Übergangszone.
- **Abreißfäden:** Durch Sollbruchstelle am prox. Fadenende lässt sich der Faden durch kräftigen Zug von der Nadel trennen (Zeitersparnis). **Cave:** Nicht beim endoskopischen Nähen verwenden → Nadelverlust!

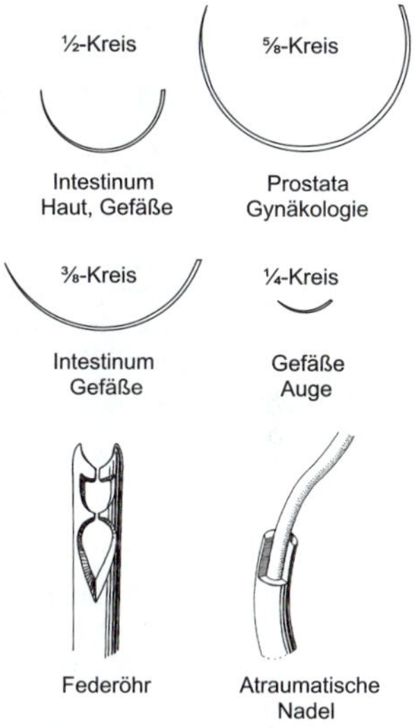

Abb. 2.13 Chirurgische Nadeln [L106]

2.8.2 Nahttechnik

- **Tipps zur Nahttechnik:**
  - Nadel senkrecht einstechen und der Krümmung folgend führen. Auf sich zu stechen.
  - Bei langen Wunden zur groben Adaptation 1. Naht in Wundmitte und verbleibende Wundabschnitte mehrfach durch weitere Nähte halbieren.
  - Bei bogenförmigen oder gezackten Wundrändern erst Wundscheitel bzw. -ecken durch Naht adaptieren (▶ Abb. 2.14).
  - Ein- und Ausstich auf gleicher Höhe in gleicher Entfernung vom Wundrand.
  - Bei Spannung Wundrand mobilisieren oder Entlastungsschnitte setzen.
  - Nadel nicht in Armierungszone am Nadelende fassen (Schwachstelle), bei hartem Gewebe Nadel nahe der Spitze fassen.
  - Ggf. Nadelradius durch Nachbiegen verändern. **Cave:** Bruchgefahr!
- **Vorgehen:** Wundverschluss immer schichtweise, außer bei oberflächlichen Wunden. In Ausnahmefällen mehrschichtige, durchgreifende Naht (z. B. Kopfplatzwunden).
  - **Einzelknopfnaht:** gebräuchlichste Technik bei unkomplizierten Wundverhältnissen (▶ Abb. 2.15).

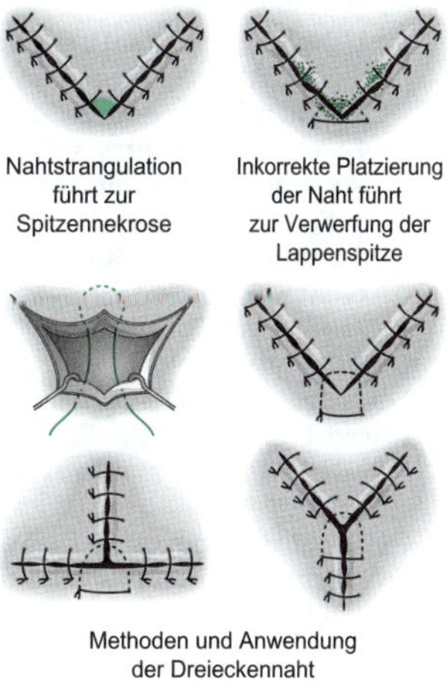

Abb. 2.14 Dreieckennaht [L106]

2

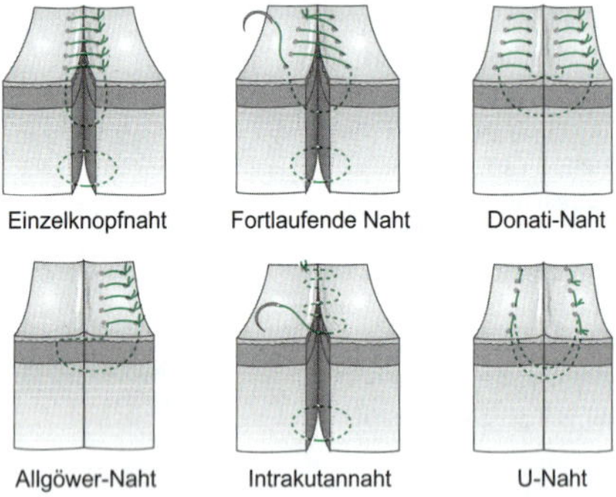

Abb. 2.15 Nahttechniken [L106]

- **Donati-Rückstichnaht:** transkutaner Vor- und Rückstich. Bei Wundspannung gute Adaptation möglich (▶ Abb. 2.15).
- **Allgöwer-Rückstichnaht:** transkutaner Vor- und intrakutaner Rückstich. Besseres kosmetisches Ergebnis als Donati-Naht (▶ Abb. 2.15).
- **U-Naht (Lexer-Naht):** Gefahr der Wundrandfältelung, gut für Muskelnähte (▶ Abb. 2.15).
- **Fortlaufende Naht:** v. a. für Peritoneal- und Parenchymnaht, in der Hernienchirurgie, ästhetische intrakutane Hautnaht (▶ Abb. 2.15).

Spezielle Gewebenähte

- **Muskelnaht:** Einzelknopfnaht in Faserrichtung reißt aus → besser U-Nähte. Nur locker knoten (Durchblutung!).
- **Gefäßnaht:** atraumatische Naht. Senkrecht allschichtig nähen, stufenlose und spannungsfreie Adaptation der Intima zur Stenoseprophylaxe.
- **Sehnennaht:** schonende Darstellung der Sehnenstümpfe unter Erhalt der Hüllen und Halterungen. Spezielle atraumatische Nahttechnik (▶ Abb. 2.16). Bei Nahtspannung Interposition, z. B. Palmaris-longus-Sehne.

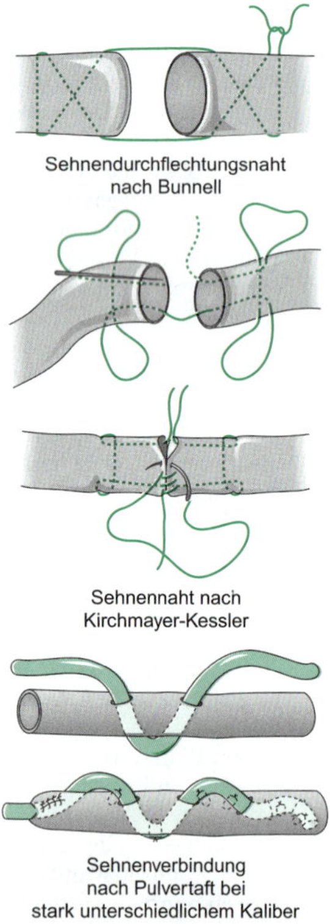

Abb. 2.16 Sehnennahttechniken [L106]

- **Nervennaht** (▶ Abb. 2.17): bei guter Vaskularisation und geringer Kontamination primäre Naht möglich. Bei zweifelhafter Gewebesituation oder Defekt besser nur epineurale Adaptation oder Nervenstumpfmarkierung und früh sekundäre Versorgung nach ca. 6 Wo. Atraumatische, spannungsfreie Naht mit dünnsten Fäden (8–0 bis 10–0). Bei Nahtspannung Interponat, z. B. N. suralis. Sichere Faszikeladaptation nur durch perineurale Naht. Alternativ bei kleinen, peripheren Nerven epineurale Naht. Naht unter OP-Mikroskop!

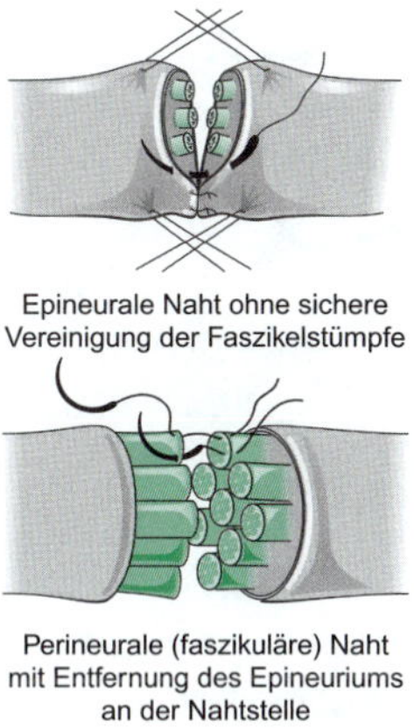

Abb. 2.17 Nervennahttechniken [L106]

> ! Stabile Osteosynthese vor Sehnennaht, Arterienrekonstruktion, Venennaht, Nervennaht!

Darmnaht (▶ Abb. 2.18): Kleinere Defekte können bei guter Vaskularisation und geringer Kontamination seromuskulär als Einzelknopfnähte verschlossen werden (Vicryl 3–0 oder PDS 4–0). Für Anastomosentechniken ▶ Kap. 2.8.5.

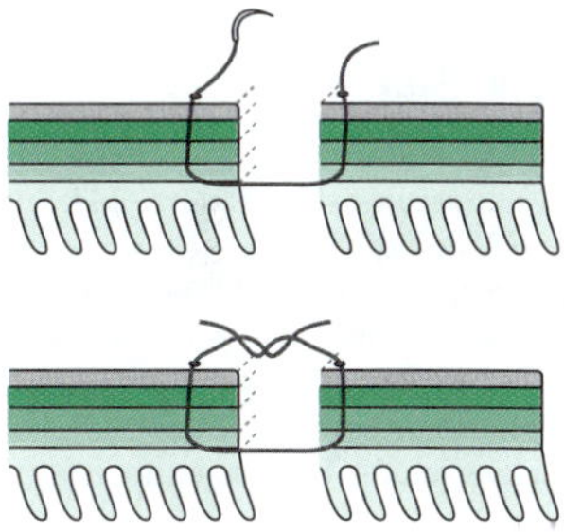

Abb. 2.18 Seromuskuläre Naht [L141]

2.8.3 Knotentechnik

Offen chirurgische Knotentechnik

Jeder Knoten besteht aus aneinandergereihten Schlingen. Man unterscheidet den einfachen vom doppelten oder chirurgischen Knoten. Letzterer verursacht doppelt so viel Reibung zwischen beiden Fadenenden und ist daher entsprechend fester. Bei beiden Knoten müssen dennoch mehrere Schlingen übereinandergelegt werden. Das Knüpfen der Knoten kann man mit der Einhand- oder Zweihandtechnik durchführen (▶ Abb. 2.19).

- Schifferknoten: abwechselnd geknüpfte Schlingen, deutlich fester durch erhöhte Reibung.
- Rutschknoten: 2 gleiche Schlingen aufeinander geknüpft. Erzeugt wenig zusätzliche Reibung und rutscht leicht. Andererseits verwirft er sich leicht und bricht an den scharfen Knickstellen leichter.

Laparoskopische Knotentechnik

- **Intraabdominal:** Einzelknopfnaht durch Knüpfen von kurzem (ca. 5–7 cm) Faden mit 2 Nadelhaltern. Fortlaufende Naht durch Clipfixierung an beiden Fadenenden (Lahotni-Naht).

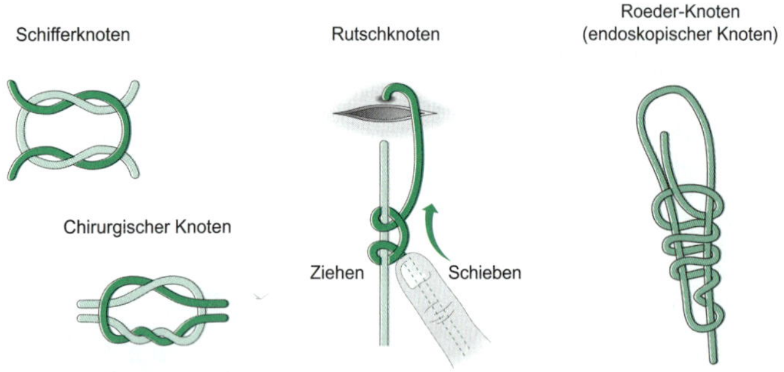

Abb. 2.19 Knotentechnik [L106]

- **Extraabdominal:** einfache Einzelknopfnaht: Knoten wird als „Schlüpfknoten" (z. B. Roeder-Schlinge) gelegt und dann mit dem Knotenschieber nach intraabdominal verlagert und festgezogen. **Alternative:** Vorgefertigte Roeder-Schlinge (Endoloop) wird über den Trokar mit Applikator eingeführt. Durch die Schlinge mit der Fasszange wird das Gewebe gefasst und die Schlinge über den Pusher zugezogen.

2.8.4 Stapler

Nahtgeräte mit Titanklammern, mit deren Hilfe man Hohlorgane verschließen bzw. anastomosieren kann. Man unterscheidet Geräte mit und ohne Dissektions-(Schneid-)Funktion, zwei- und dreireihige Geräte sowie lineare (gerade) und zirkuläre Klammernahtgeräte. Die Größe der Klammern (▶ Abb. 2.20) wird dem Gewebe entsprechend gewählt. Nach Auslösen des Geräts werden die Klammern in die optimale B-Form gebracht. Eine Serosierung (Übernähung) wird bei kritischen, evertierten Klammernähten (z. B. Duodenalstumpf) oder kreuzenden (z. B. Krückstockverschluss bei Magenhochzug) Klammernähten durchgeführt.

Klammernahttechniken

Klammerreihen ▶ Abb. 2.21.

- **Linearer einseitiger evertierender Verschluss ohne und mit Durchtrennung** (lineare Stapler): 2-reihige Klammernahtreihe einseitig mit offener Durchtrennung der Gegenseite durch Gerät, Schere oder Skalpell (z. B. TA; z. B. Duodenum bei Magenresektion, Dünndarm, Kolon, Blindverschluss z. B. Bronchus, Rektum, Keilresektion Lunge)
- **Linearer beidseitiger evertierender Verschluss mit Durchtrennung** (Lineare Cutter)**:** 2- bis 3-reihige Klammernahtreihe (z. B. GIA, EndoGIA®, z. B. Seit-zu-Seit-Anastomose [z. B. Ileoileostomie], Plastik [Lungen-Wedge-Resektion, Magenschlauchbildung, Pouchbildung], Gefäßdurchtrennung immer dreireihig!)
- **Zirkulärer invertierender (Anastomosen-)Stapler zur Bildung von Seit-zu-End, End-zu-Seit und End-zu-End-Anastomose:** 2- bis 3-reihige Klammernahtreihe (z. B. CEEA®), invertierende Nahtreihe (z. B. intestinale Anastomosen)
- **Double Stapling** (▶ Abb. 2.22): häufig unvermeidbare Kreuzung zweier Staplerlinien, z. B. bei Schlauchmagenbildung, End-zu-End kolorektaler Anastomose

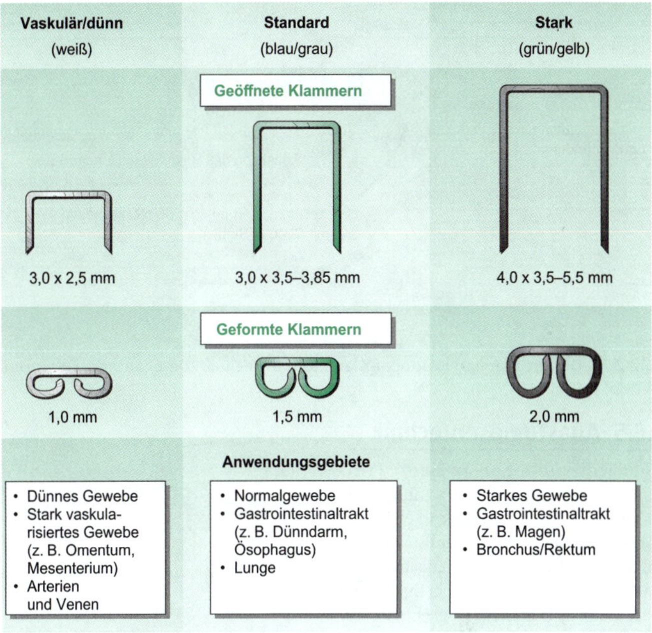

Abb. 2.20 Klammerabmessungen und Anwendungsgebiete [L106]

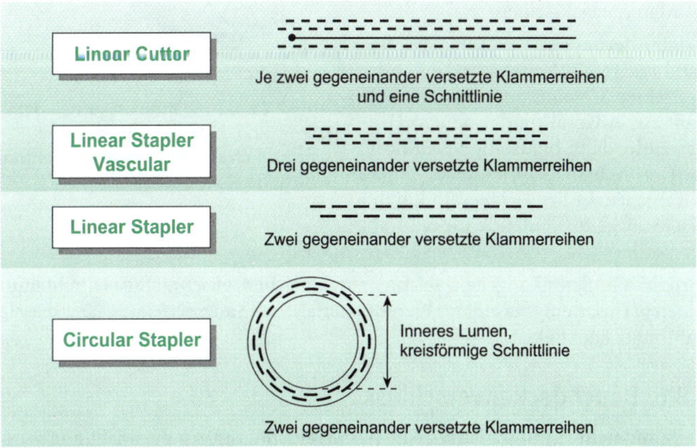

Abb. 2.21 Klammerreihen [L106]

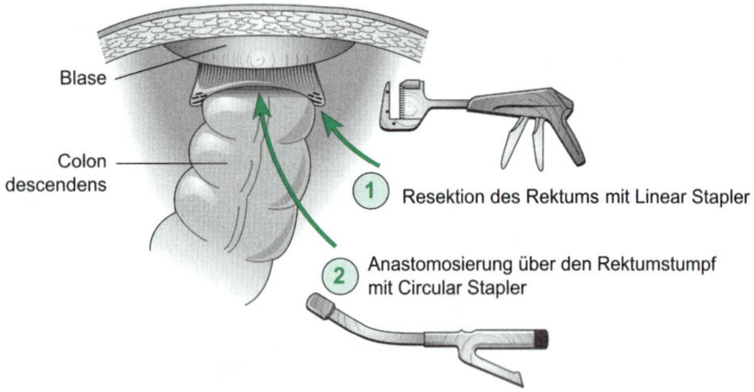

Abb. 2.22 Double Stapling = Doppel-Klammernahttechnik (tiefe, anteriore Rektumresektion) [L106]

2.8.5 Anastomosentechnik

Standardtechnik End-zu-End Fortlaufende, atraumatische, spannungsfreie Naht, einreihig, seromuskulär (Vicryl 3–0 oder PDS 4–0). Einzelknopfnaht bei technisch schwierigen Anastomosen (Lift-Anastomose). Nach Fertigstellung evtl. Dichtigkeitsprüfung (Luft oder z. B. Povidon-Iod-Lsg.). Bei unsicheren Anastomosen übernähen (Serosanaht) und/oder mit Omentum abdecken. Verschluss des Mesoschlitzes (▶ Abb. 2.23).

Vorteil Zeit, Stoß auf Stoß, Verzicht auf Klammernahtreihen.

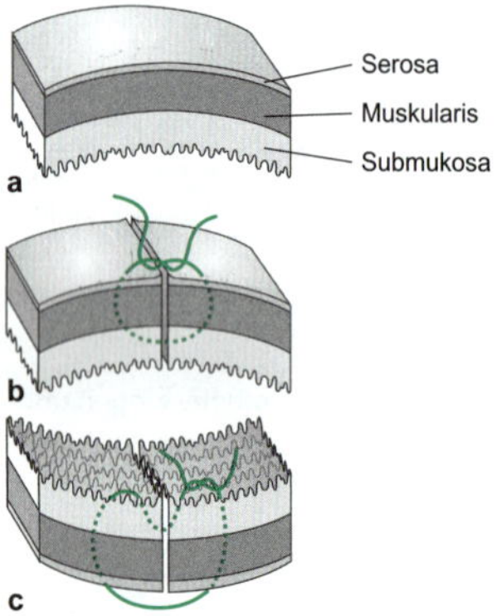

Abb. 2.23 Darmnähte: a) Aufbau der Darmwand, b) Standardnaht (zweischichtige Naht), c) Hinterwandnaht (allschichtige Naht) [L106]

Standardtechnik Seit-zu-Seit Hinterwand zweireihig, Vorderwand ein- oder zweireihig. Seromuskuläre fortlaufende Naht zur Adaptation der beiden Hinterwände, dann beidseitige Eröffnung der Darmschenkel, fortlaufende innere Allschichtnaht der Hinterwand, dann allschichtige fortlaufende innere Naht der Vorderwand. Verschluss des Mesoschlitzes.

Vorteil Größeninkongruenz leichter auszugleichen, gleichmäßige Durchblutung. Zeitersparnis, wenig versenktes Fremdmaterial, Spannungsverteilung über die ganze Nahtreihe, Dichtigkeit.

2.8.6 Bauchdeckenverschluss

- **Standardtechnik schichtweiser Wundverschluss:** Peritonealnaht nur in Einzelfällen, um den Faszienverschluss zu erleichtern (z. B. bei ausgeprägtem Aszites oder Darmdistension). Faszienverschluss forlaufend, mit langsam resorbierbarem Nahtmaterial USP 2–0 oder 0, kleine ½ (H-)Nadel, z. B. PDS Schlinge. Abstände/Tiefe: 5–8 mm („small steps, small bite").

- **Fortlaufende Naht:** Ausführung schneller, Gewebespannung über gesamte Länge verteilt (starkes Festziehen vermindert Gewebedurchblutung → Nekrose), Naht dichter.
- **Einzelknopfnaht:** beeinträchtigt die Blutversorgung weniger. Technische Fehler können mangelnde Festigkeit zur Folge haben: zu großer/kleiner Fadenabstand, zu wenig gefasstes Gewebe in Relation zur mechanischen Beanspruchung, unregelmäßige Stichfolge, zu dünnes Nahtmaterial, schlechte Knotentechnik.

2.8.7 Hautverschluss

- **Subkutannaht:** spannungsfreie, fortlaufende Naht (z. B. Vicryl®, Dexon® 3–0). Deckung von Knochen oder Implantaten, Vermeidung von Taschenbildung (**cave:** Hämatom, Serom). In der Bauchdecke nur, wenn eine spannungsfreie Hautadaptation nicht möglich ist oder bei großer Gewebetiefe.
- **Hautnaht:** intrakutan fortlaufende, spannungsfreie, atraumatische Naht. Beste kosmetische Ergebnisse, rasch ausführbar, kostengünstig. Nur bei nicht kontaminierten Wunden sinnvoll.
- **Skin Stapler:** gibt die Klammern einzeln zum schnellen Hautverschluss frei. Der Abstand sollte ca. 1 cm betragen, Wundränder evertieren, Nahtgerät mittig aufsetzen und unter leichtem Druck auslösen. Zum Entfernen wird ein Klammerentferner benötigt. Relativ teuer. Kosmetisch ungünstig.
- **Klebestreifen** (Steristrip®, Klammerpflaster): bei oberflächlichen Wunden mit gut adaptierten Rändern oder zur Spannungsentlastung von Hautnähten.
- **Klebung:** an der Haut mit Acrylatklebern bei oberflächlichen, gut adaptierten Rändern, v. a. bei Kindern. Kleber löst sich nach 5–7 d ab. Fibrinkleber (resorbierbar) v. a. zur Versorgung von Parenchymrissen. Relativ teuer.

2.8.8 Entfernung des Nahtmaterials

Zeitpunkt

- I. d. R. nach 10–14 d.
- An Gesicht, Hals und bei Kindern nach 5–7 d (evtl. zur Protektion Steristrips®). An stark belasteten Arealen (Hohlhand, Fußsohle und streckseitig über Gelenken) nach 14–21 d. Bei hoher Wundspannung oder verlangsamter Wundheilung (z. B. Zytostatika, Leberzirrhose, Aszites, Alter, Kachexie) nach bis zu 21 d.
- **Teilentfernung:** bei starker Wundspannung und über Gelenken ggf. erst jeden 2. Faden entfernen, einige Tage später Restfäden ziehen.

Durchführung

- Bei Einzelnähten nach Hautdesinfektion Knoten mit Pinzette anheben, direkt an der Haut Faden durchschneiden (**cave:** immer nur **einen** Faden kappen) und ziehen.
- Bei fortlaufender Naht nur einen Knoten abschneiden und Faden vom anderen Ende her vorsichtig ziehen. Ggf. Fadenende um Pinzette oder Klemme wickeln und langsam mobilisieren.
- Bei Klammernähten spezielle Zange verwenden oder beide Klammerenden mit kleinen Klemmen gleichzeitig nach oben-außen biegen.

2.9 Verbandtechnik

Elmar Halbach, Christoph Mallmann

2.9.1 Wundverband

- **Primär geschlossene Wunden:** Wunde mit saugfähiger Mullkompresse abdecken und mit elastischem Klebeverband fixieren (z. B. Fixomull stretch®). Nicht unter Spannung aufkleben → Spannungsblasen. Steriler OP-Verband ist guter Schutz gegen Keime → Verband daher nicht zu früh wechseln (ab 2. d postop.).
- **Offene Wunden, Problemwunden:** Wunde darf nicht austrocknen, feuchte (nicht nasse → **cave:** Mazeration) Wundtherapie durchführen. Wundauflage muss vorhandenes Sekret aufnehmen und einschließen, Austausch von Wasserdampf und O_2 gewährleisten und Schutz vor Keimen bieten. Verbandwechsel max. 1 ×/d (moderne Therapeutika je nach Material und Exsudation nur alle 2–4 d, z. B. Alginate). Beim Verbandwechsel Anhaftungen der Wundauflage vermeiden → **cave:** Traumatisierung von Granulationsgewebe.
- **Infizierte Wunden:** für kontinuierlichen Abfluss des Wundsekrets sorgen. Mit NaCl-Lsg. oder Lavasept® getränkte Kompressen als Wundauflage verwenden.

Wundtherapeutika

▶ Tab. 2.6.

- **Aktivkohle:** absorbiert Geruch und Endotoxine, wirkt bakterizid. Einsatz gut bei palliativer Versorgung ulzerierender Neoplasien.
- **Alginate:** Salze der Alginsäure. Wandeln sich in der Wunde unter Quellung in feuchtes Hydrogel um und schließen damit Bakterien und Detritus in Gelstruktur mit ein.
- **Hyaluronsäure:** fördert die Granulation und unterstützt ein autolytisches Débridement.
- **Hydrogele:** Das Gel kann sowohl Feuchtigkeit an die Wunde abgeben als auch überschüssiges Exsudat aufnehmen und so ein autolytisches Débridement durchführen.
- **Hydrokolloide:** Hydrokolloidverbände bestehen aus einem Polyurethanfilm oder Schaumstoff, auf dem eine selbstklebende Masse aufgebracht ist, die stark quellende Partikel (z. B. Gelatine) enthält. Durch Aufnahme von Wundexsudat verflüssigt sich die Hydrokolloidmasse und bildet ein visköses Gel. Die hydroaktiven Eigenschaften ermöglichen ein Aufweichen und Ablösen fibrinöser Beläge, und durch die Bildung eines feuchten semiokklusiven Wundmilieus wird die Granulation gefördert. Verbandwechsel abhängig von der Exsudation alle 1–7 d.
- **Imprägnierte Gazen:** mit Salbe, Fett, Hydrokolloid oder Silikon beschichtete Fasernetze. Ihr Einsatzgebiet liegt als nicht adhäsive Abdeckung in Komb. mit anderen Wundtherapeutika bei den akuten Wunden. Als alleinige Wundauflage z. B. bei Ulcus cruris sind sie nicht geeignet.
- **Proteolytische Enzyme:** Streptokinase, Streptodornase oder Kollagenase zum enzymatischen Débridement. **Cave:** Vor dem Auftragen sollte eine Wundreinigung mit NaCl-Lsg. erfolgen, da einige Antiseptika die Enzymaktivität beeinträchtigen. Verbandwechsel alle 12–24 h.
- **Schaumstoffkompressen:** nehmen überschüssiges Wundsekret auf, erhalten ein feuchtes Wundmilieu und ermöglichen durch ihre Beschaffenheit einen atraumatischen Verbandwechsel (je nach Exsudation alle 1–7 d).

Tab. 2.6 Auswahl moderner Wundtherapeutika in Abhängigkeit zur Wundheilungsphase

Wundtherapeutika	Débridement	Granulation	Epithelisation
Aktivkohle	++	+	
Alginate	+	++	
Biochirurgie	++	+	
Hyaluronsäure	+	++	
Hydrofasern	+	++	
Hydrogele	++	+	+
Hydrokolloide		++	+
Hydrotherapie	++	+	
Imprägnierte Gaze		+	+
Kollagen		++	+
Nasstherapeutika	++	++	
Proteolytische Enzyme	++	+	
Schaumstoffkompressen		++	++
Semipermeable Folien		+	++
Silber	++	+	
Ultraschall	++	+	
Vakuumtherapie	+	++	+
Wachstumsfaktoren		++	++

++ = Einsatzbereich, + = Ind. mit Einschränkung

- **Semipermeable Wundfolien:** durchlässig für Luft und Wasserdampf, undurchlässig für Bakterien und Flüssigkeit. Eignen sich zur Verwendung bei akuten Wunden (z. B. Folienverband bei Fingerkuppendefekten) und in Komb. mit anderen Wundtherapeutika als adhäsive Abdeckung.
- **Silber:** Silberionen bilden mit Proteinen von Bakterien Komplexe, die zu einer irreversiblen Schädigung der Zellmembran, von Enzymen oder der DNA führen. Wegen bisher fehlender Resistenzen bes. geeignet bei kritisch kolonisierten, infizierten akuten und chron. Wunden und zur Eradikation bei Nachweis von MRSA.

2.9.2 Kompressionsverband

Ziel Verringerung eines posttraumatischen bzw. postop. Ödems. Blutstillung. Thromboseprophylaxe.

Immer **von distal** an Hand oder Fuß beginnend **nach proximal** mit elastischen Kurzzugbinden wickeln (mit gleichmäßigem Zug). Binden sollen sich etwa zur Hälfte überlappen. An Gelenken in Achtertouren wickeln **(Schildkrötenverband),** um Faltenbildung zu vermeiden. Bei stark konischen Verbänden Umschlagtouren verwenden **(Kornähren-Verband).**

> ! Schnürfurchen und „Fenster“ vermeiden → Zirkulationsstörungen, Kompartment-Sy. (▶ Kap. 18.1.6), Fensterödem.

2.9.3 Gips- und Kunststoffverbände

Grundlagen

- **Gipsverband:**
  - **Vorteile:** billig, untoxisch, nicht brennbar, haut- und kleiderschonend, gut zu modellieren, keine besonderen Hilfsmittel erforderlich
  - **Nachteile:** schwer, nicht wasserfest, wenig luftdurchlässig, bröckelt leicht ab, schlecht röntgendurchlässig
- **Kunststoffverband:**
  - **Vorteile:** leicht, sehr stabil bei geringem Materialverbrauch, luftdurchlässig, wasserfest, gut röntgendurchlässig, wenig Schmutz bei der Verarbeitung, frühe Belastbarkeit, kurze Trockendauer, gut geeignet bei längerer Tragedauer
  - **Nachteile:** schwierig zu verarbeiten, spätere Korrektur durch niedrige Elastizität fast unmöglich, teuer (aber weniger Materialverbrauch), scharfkantige Ränder, brennbar, Feuchtigkeitsaustausch behindert
- **Nachteile von Fixationsverbänden:** Inaktivitätsatrophie, Gelenkeinsteifung, evtl. Hautschäden, Thrombosen

> **Gipskontrolle**
> Am 1. d nach Anlage Zirkulation, Sensibilität und Beweglichkeit überprüfen. Auf Parästhesien, Kältegefühl, zunehmende Schmerzen, Zyanose oder auffällige Blässe achten. Nach Druckstellen fragen. Der Pat. mit Beschwerden im Gips hat immer recht. Im Zweifelsfall Gips entfernen und neuen anlegen. **Wichtig:** tägliche Bewegungsübungen der Nachbargelenke zur Vermeidung unnötiger Einsteifungen.

> ! Auch bei ambulanter Ruhigstellung der unteren Extremitäten Thromboseprophylaxe erforderlich (z. B. Fraxiparin®, Embolex®).

Anfertigung eines Gips- und Kunststoffverbands

> ! Beim Anlegen eines Kunststoffverbands Einmalhandschuhe anziehen. Kunststoff ist sehr schwer zu entfernen.

- Gute Vorbereitung wichtig, da Gips innerhalb von 5 min hart wird.
- Tauchwasser vorbereiten; Normaltemperatur ca. 20 °C. Falls raschere Abbindezeit gewünscht, max. 30 °C. Bei Großgipsen und mangelnder Routine kälteres Wasser verwenden.
- Vor Anlegen eines Gipses **keine Rasur** der Extremität (Juckreiz, evtl. Ekzeme); **kein Einfetten** (Verschluss der Poren, Zerstörung des Gipses).

- Wundverband: Wundauflagen mit Polsterung fixieren, nie mit Pflasterstreifen (Allergie) oder mit zirkulären Binden (Zirkulationsbehinderung).
- **Hautschutz:** Baumwollschlauchverband.
- **Polsterung:** zirkulär mit Verbandwatte (so dünn wie möglich → Ruhigstellung; so dick wie nötig → Kompressionsschaden).
  - Gelenke bereits bei Polsterung in richtige Stellung bringen. Sonst Faltenbildung.
  - Kommt Haut an Haut zu liegen: Mullkompresse als Zwischeneinlage zur Verhinderung einer Hautmazeration.
  - Hervorstehende Drähte (z. B. nach Klumpfuß-OP) mit leeren umgedrehten Spritzen oder Kanülenhülsen versehen und nur diese festgipsen.
- Bei **Gipsverband** Krepppapier straff um Watte wickeln (Gips nicht direkt auf Watte, da diese sonst zusammenfällt und hart wird). Bei **Kunststoffverband** kein Papier auf Watte: kein Verbund → Kunststoff rutscht!
- **Wässern** der Gips- bzw. Kunststoffbinde, bis keine Luftblasen mehr auftauchen. Ende festhalten. Binde **ausdrücken** (nicht ausstreichen), um raschere Trocknung und größere Endfestigkeit zu erreichen.
- **Konstruktionsprinzip:** unbedingt korrekten Gelenkwinkel beibehalten → Falten lassen sich nicht mehr korrigieren (▶ Tab. 2.7).
- **1. Lage** zügig, flach, ohne Zug anwickeln. Modellieren immer mit der flachen Hand (**cave:** Druckstellen). **Longuetten** anbringen: Konstruktion von „U-Schienen“ → hohe Biegefestigkeit, weniger Materialverbrauch, dünnerer Gips, rascheres Austrocknen. Longuetten an Gelenkwinkeln evtl. einschneiden, um Wulstbildung zu vermeiden. Bei Kunststoffverbänden werden Longuettenkonstruktionen im Allgemeinen nicht benötigt.
- **2. Lage** zur Fixation der Longuette. **Verstärkung** bruchgefährdeter Stellen. Evtl. Gehfläche (z. B. Gehstollen) anmodellieren.
- **Trockenzeit:** dünne Gipsschienen ca. 24 h, Gehgipse 48 h, Großgipse bis 5 d (Unterkühlung bei Großgipsen durch Wärmeentzug möglich). Vor 24–48 h keine Belastung. Frischen Gipsverband nicht zudecken.

Tab. 2.7 Funktionsstellungen der einzelnen Gelenke

Gelenk	Funktionsstellun
Schultergelenk	60–70° Abduktion, 30° Flexion, 0° Rotation
Ellenbogengelenk	90° Flexion
Unterarmgelenk	10° Pronation
Handgelenk	20° Dorsalextension (keine Ulnarabduktion!)
Fingergelenke MP-Gelenke PIP-Gelenke	Alle Fingerkuppen weisen zum Os naviculare 60–80 % Flexion 30–40 % Flexion
Daumengelenke MP- und IP-Gelenke CM-Gelenk	Leichte Beugung, mittlere Opposition (sog. Flaschengriff)
Hüftgelenke	10–15° Flexion, 0° Abduktion
Kniegelenk	10–15° Flexion
Oberes Sprunggelenk	Trittstellung (0°)
Fußgelenke	Neutralstellung aller Gelenke (= plantigrade Auftrittsfläche)

Gipsbearbeitung nach Aushärtung

- **Gipsspaltung:** Postop., nach Trauma und bei Entzündung Gips und Papierwicklung bis zur letzten Faser spalten → **cave:** Kompartment-Sy.
- **Korrektur von Druckstellen:** Längsinzision und Aufbiegen mit Rabenschnabelzange.
- **Gipsfenster:** „Deckel" wieder lose anwickeln zur Vermeidung eines Fensterödems. Markierung der korrekten Lage der Fenster: Pappröllchen der Binden mit eingipsen.
- **Gips keilen** (Ausgleich von Achsenfehlstellungen). Evtl. vorher Analgetika. Höhenlokalisation der Keilung nach Rö-Bild festlegen. **Anschließend immer Rö-Kontrolle!**
- **Entfernung:** zirkuläre Gipse durch 2 seitliche Schnitte schalen und dann abheben. Gips immer über gut gepolsterten, weichen Partien spalten; **nie über Knochen aufsägen.** Pat. vorher Funktionsweise der oszillierenden Gipssäge erläutern. Säge immer mit Hand unterstützen, schrittweise vorgehen, **nie Längszug → Verletzungsgefahr!**

Spezielle Gipse

- **Unterschenkelliegegips, -gehgips, Sarmiento-Gips:** Sprunggelenk und Fußsohle dick genug wickeln, Zehenschutz nicht vergessen.
- **Sarmiento-Gips:** Abstützung an Schienbeinkopf und Femurkondylen (hier gutes Anmodellieren wichtig). Gips in 45° Kniebeugung und Rechtwinkelstellung des Fußes anlegen. **Tipp:** Vor dem Anlegen Hilfslinien für Modellierung des prox. Gipsendes einzeichnen: Ventral → oberer Patellapol, dorsal → 2 QF unterhalb der Kniekehle.
- **Oberschenkelliegegips, -gehgips:** Wadenbeinköpfchen gut polstern. Liegegips: Knie in ca. 25° Flexion. Gehgips: Knie in 15° Flexion (völlige Streckung evtl. schmerzhaft).
- **Tutor:** Stauchung und Rotation des Kniegelenks werden nicht völlig ausgeschaltet. Femurkondylen gut anmodellieren, damit der Tutor nicht abrutscht (v. a. bei Muskelatrophie). **Cave:** Druckstellen an der Patella.
- **Becken-Bein-Fuß-Gipsverband** (BBF-Gips): verschiedene Varianten möglich. Komplexer Gips, der gut vorbereitet sein muss. Fachkundige Gipshelfer wichtig. Holzstab als stützende Querverbindung.
- **Dorsale Unterarmschiene, zirkulärer Unterarmgips:** Lagerung: Ellenbogen auf Gipstisch, Arm hochstellen, Supinationsstellung („Pat. schaut in die Hand"), leichte Ulnarabduktion. Gipslonguette von knapp dist. des Ellenbogengelenks bis zu den Köpfchen der Metakarpalia. Bei Zirkulärgips volar nur bis zur 1. Beugefalte → volle Beweglichkeit der Finger soll erhalten bleiben. Erste zirkuläre Gipstour zwischen Daumen und Zeigefinger einmal umschlagen (stabile Brücke). Kompression der Mittelhand und scharfe Kanten vermeiden.
  - **Strecksehnenverletzung:** 20° Dorsalextension im Handgelenk und 80° Flexion im MCP-Gelenk.
  - **Kahnbeingips:** Daumengrundglied mit einschließen, Endgelenk frei.
  - **Kleinert-Gips:** bei Beugesehnenverletzung max. Beugung im Handgelenk -20°.
- **Oberarmgipse, Hanging Cast:** Gips bis hoch in die Achsel ziehen → kurzer Schaft kann auf N. radialis drücken. An Polsterung des Ellenbogens denken (N. ulnaris, Epikondylen). Zirkulären Gips sorgfältig spalten. **Cave:** Volkmann-Kontraktur.

2.9.4 Spezielle Verbände

Schienenverbände

Zur Ruhigstellung von Fingern und Hand: z. B. Fingerschiene nach Böhler®, Link Finger Splint®, biegsame und gepolsterte Aluminiumschiene. Gelenke in Funktionsstellung fixieren (▶ Kap. 2.9.3). Anwickeln der Schienen durch halb elastische Binde.

Zinkleimverband

Zur Kompressionsbehandlung bei allen Schwellungen am Unterschenkel, z. B. nach Venenthrombose (▶ Kap. 21.9.1). **Cave:** Schnürfurchen (Verband nicht elastisch). **Kontrolle des richtigen Sitzes:** Zehen, die in Ruhestellung evtl. leicht bläulich verfärbt sind, werden nach Umhergehen rosig. **Wichtig:** Vor Anlegen muss Extremität vollständig abgeschwollen sein. Sonst vorher ca. 2 h hochlagern.

Verband bei Fixateur externe

Tägliche Desinfektion der Austrittsstellen (Kodan®). Krusten und Verklebungen lösen (evtl. Bäder in verdünnter Betaisodona-Lsg.®). Kurzfristige Kontrollen wichtig: Gefahr der Bohrlochosteomyelitis.

Desault-, Gilchrist-Verband

Zur Ruhigstellung von Schultergelenk und Oberarm (z. B. nach Schulterluxationen, AC-Gelenk-Verletzungen, Oberarmfrakturen) mit vorgefertigten Verbänden (▶ Abb. 2.24).

Rucksackverband

Gefüllter Schlauchverband von Armspannenlänge. Beim Anlegen des Verbands muss auf eine straffe Fixierung ohne Beeinträchtigung der Armdurchblutung geachtet werden. Täglich kontrollieren und nachspannen (▶ Abb. 2.25).

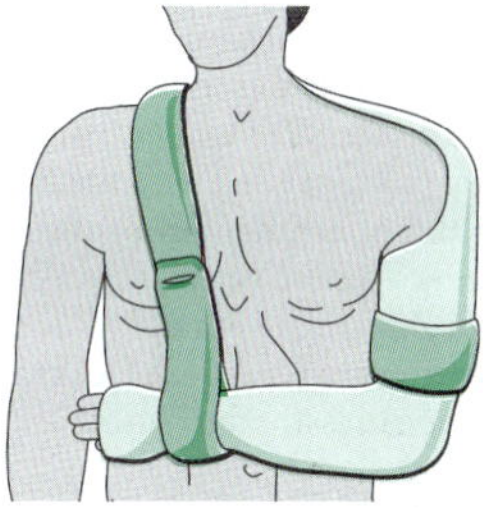

Abb. 2.24 Desault-, Gilchrist-Verband [L106]

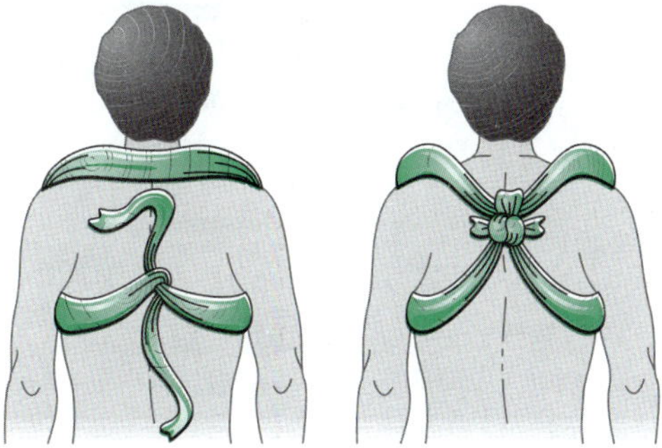

Abb. 2.25 Rucksackverband [L106]

Kopfverband

Ein Schlauchmull von 3-facher Kopflänge wird nach ⅓ torquiert und das kürzere Ende über den Kopf gezogen. Das längere Ende wird als 2. Lage über den Kopf gezogen, an der Stirn eingeschnitten und die entstandenen Zipfel werden unter dem Kinn verknüpft.

Funktionelle Tapeverbände

Ziele Schutz, Stütze, Entlastung und selektive Einschränkung von Extrembewegungen.

Vorteile Keine totale Immobilisation, schnellere Resorption von Hämatomen, physikalische Ther. weiterhin möglich, frühzeitige Arbeits- bzw. Trainingsbelastung.

Typische Indikationen Partielle Außenbandrupturen (OSG), Muskelzerrungen, -faserrisse, Überdehnungen, Tendovaginitiden, Periostitis, Nachbehandlung nach Gipsabnahme, Kapsel-Band-Insuff., permanente Überlastungsreize.

Kontraindikationen Ausgedehnte Hämatome, großflächige Hautverletzungen, allergische Hautaffektionen, alle unklaren Diagnosen.

Elementе eines Tapeverbands (in der Reihenfolge des Anlegens) ▶ Abb. 2.26.

- Polster: z. B. Schaumstoffpolster zuschneiden.
- Unterzug: Hautschutz (z. B. Gasofix®-Binde).
- Ankerstreifen: zur „Aufhängung“ der Zügel an den Verbandenden.
- Zügel: Tragende Elemente des Verbands bestimmen Funktion des Verbands (z. B. Entlastung, Bewegungseinschränkung).
- Fixierstreifen: verhindern Ablösen von unter Zug stehenden Zügeln (quer zu den Zügeln angebracht).
- Verschalungsstreifen: Deckschicht, Schaffung eines festen Verbunds.
- Sicherungsstreifen: zusätzlicher Schutz an bes. beanspruchten Stellen.

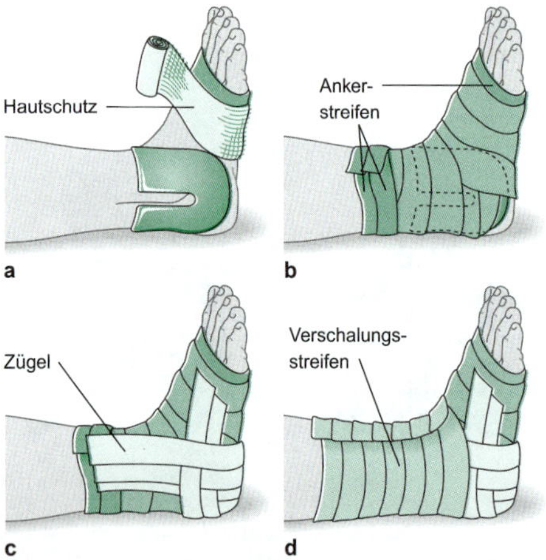

Abb. 2.26 Tapeverband Sprunggelenk [L106]

- Falls keine Rasur, Unterzug (z. B. Gasofix®-Binde) nicht vergessen: Abziehen des Verbands sonst sehr schmerzhaft.
- Im Regelfall Anlegen der Verbände in **Funktionsstellung** (▶ Kap. 2.9.3).
- Bei venöser Abflussstauung müssen Verbände geschlossen sein und am Bein mind. vom Großzehengrundgelenk bis zum Knie reichen.
- Bei Schwellungstendenz ausschließlich semizirkuläre Verbände anlegen.
- Nach Abnahme des Verbands Haut mittels Benzin von Pflasterresten befreien und mit Hautcreme behandeln.

Wichtiger Hinweis für Patienten
Bei zunehmenden Schmerzen, Sensibilitätsstörungen, Blau- oder Weißverfärbung der Zehen bzw. Finger und unter Hochlagerung nicht zurückgehender Schwellung Tapeverband sofort entfernen!

2.9.5 Vakuumversiegelung (Vacuum assisted closure, VAC)

Prinzip Auf eine oberflächennahe Wunde (Dekubitus, sekundär heilende Wunde, große Wundhöhle etc.) wird ein Polyurethanschwamm platziert, der die Wundränder nicht überschreiten sollte. Die Wunde wird mit einer luftdichten, jedoch wasserdampfdurchlässigen Folie abgedeckt und an eine Vakuumpumpe angeschlossen. Der Verband bleibt ca. 3–5 d geschlossen. Erhältlich sind auch silberhaltige Schwämme.

Vorteile Wundreinigung, Förderung der Granulation, Verkleinerung der Wundfläche, Verbesserung der Mikrozirkulation, Ödemreduktion.

Indikationen
- Schlecht heilende Wunden (z. B. chron. Ulcera cruris, Dekubitus)
- Primär op. nicht zu verschließende Wunden (z. B. nach chirurgischer Sanierung großer Weichteildefekte)
- Primär op. nicht zu verschließender Faszien- und Hautdefekt (Abdomen apertum) in Verbindung mit einer Diffusorfolie (**Cave.** Darmfisteln)
- Wunden mit hohen Exsudatmengen
- Bes. tiefe bzw. großlumige Wunden
- Wundkonditionierung vor plastischer Deckung
- Verbrennungen
- Fixierung von Hauttransplantaten.

Entscheidend ist das kontinuierliche Vakuum! Ein Vakuumverlust muss frühzeitig erkannt und rasch behoben werden, um eine Pat.-Gefährdung auszuschließen!

Sonderform: Instillationsvakuumversiegelung

Über eine modifizierte Ther.-Einheit wird eine intermittierende Spülung der Wunde ermöglicht, ohne den Verband zu lösen. Spülflüssigkeiten (z. B. NaCl-Lsg., Lavasept®) können somit mehrfach tägl. (z. B. alle 6 h) in den Schwamm appliziert werden. Hierbei ist die produktspezifische Einwirkzeit zu beachten (mind. 10 min)!

2.10 Punktionstechniken

Christian Theis

2.10.1 Periphervenöse Gefäße

Indikationen Venöse Blutentnahme, i. v. Injektion.

Applikationsorte nach Präferenz Handrücken, Unterarm, Ellenbeuge, V. jugularis ext. (Luftemboliegefahr!), Fußrücken (Thrombosegefahr!), V. femoralis (ultima ratio).

Material Spritze, Kanülen (21 G/0,8 – grün), Stauschlauch (▶ Tab. 2.8).

Tab. 2.8 Material zur Blutentnahme → Blutröhrchen mit folgenden Zusätzen

Zusätze	Zweck, Beispiel
Plastikkügelchen	Serologie, Kreuzprobe, klin. Chemie
Na-Zitrat 3,8 %	Gerinnungstests, BSG
Na-Heparin	BGA, HLA-Typisierung, ionisiertes Ca^{2+}
EDTA	Hämatologie
Na-Fluorid	Laktat und Glukose

Durchführung Prox. des Punktionsorts Stauschlauch nicht zu fest anlegen, da der art. Zufluss sonst unterbunden wird, dann keine Stauung. Vene palpieren, Hautdesinfektion (Kategorie I, ▶ Kap. 2.4.2). Punktion der Vene im Winkel von ca. 30° zur Haut bei gleichzeitiger Fixierung der Haut nach dist., Lagekontrolle durch Blutaspiration. Öffnen der Stauung. Blutentnahme bzw. langsame Injektion (ca. 1–3 ml/min), sofern keine spezielle Medikamentenvorschrift besteht. Trockenen Tupfer auflegen. Nach Herausziehen der Nadel (ohne Druck!) Kompression der Einstichstelle und Anheben des Arms (Arm nicht beugen → führt zu venösem Stau mit Hämatombildung).

Komplikationen

- Hämolyse durch zu schnelles Aspirieren des Bluts oder Einspritzen des Bluts in die Röhrchen ohne vorherige Entfernung der Kanüle.
- **Cave:** Verfälschung der Kaliumbestimmung und der Gerinnungstests bei langer Stauung.
- Gerinnung bei langwieriger Venenpunktion.
- Fehlapplikation von Medikamenten bei Verrutschen der Nadel.

Bei schwierigen Venenverhältnissen

- Arm reiben und leicht beklopfen. Großzügig Desinfektionsmittelspray (wirkt dilatierend).
- Arm senken und Pat. vor Anlegen des Stauschlauchs mehrmals Hand zur Faust schließen lassen („pumpen“).
- Bei „Rollvenen“ Y-förmigen Zusammenfluss wählen. Vene nach dist. fixieren.
- Statt Stauschlauch Blutdruckmanschette anlegen und zwischen systolischen und diastolischen Wert einstellen (bei zahlreichen Monitoranlagen: Funktion „Venenstau“).

- Arm in warmes Wasser tauchen (alternativ mit warmen, feuchten Tüchern umwickeln), sorgfältig alle möglichen Punktionsstellen palpieren.
- Bei schwierigen Venenverhältnissen kann die Vene auch US-geführt punktiert werden (Linearschallkopf, niedrige Eindringtiefe, Out-of-plane-Technik), idealerweise bei Kubitalvenen.
- Bei mehreren i. v. Injektionen, bei dünnen Venen oder bei Entnahme großer Blutmengen (> 20 ml) ohne Vakuumsystem empfiehlt sich die Anwendung von Butterfly® (19 G/1,1 - weiß, 21 G/0,8 - grün, 23 G/0,6 - blau).
- Geheimnisse des Erfolgs sind Geduld, sorgfältige Palpation und eine richtig angelegte Stauung! Nach zwei bis drei erfolglosen Versuchen Kollege/Kollegin rufen.

Punktion mit Venenverweilkanülen

Bei häufigen Punktionen mit dist. Venen beginnen, um kaliberstärkere Venen zu schonen. Sinnvolle Reihenfolge: Unterarm, Handrücken, Ellenbeuge.

Material 2–3 Verweilkanülen(Braunüle®, Viggo®, Abbocath®, ▶ Tab. 2.9) in verschiedenen Größen (Standard beim Erw. für wässrige Infusionen: 20 G/rosa oder 18 G/grün), Pflasterverband, ggf. LA mit 25-G-Kanüle und 2-ml-Spritze, bei gleichzeitiger Blutabnahme Adapter und Blutröhrchen, 5 ml NaCl-Lsg. 0,9 % zum Durchspülen der Venenverweilkanüle, evtl. Stopfen zum Verschließen.

Tab. 2.9 Kanülengrößen von Venenverweilkanülen

Gauge	22 G	20 G	18 G	17 G	16 G	14 G
Farbe	Blau	Rosa	Grün	Weiß	Grau	Orange
Außendurchmesser (mm)	0,8	1,0	1,2	1,4	1,7	2,0
Innendurchmesser (mm)	0,6	0,8	1,0	1,2	1,4	1,7
Durchfluss (ml/min) für						
• Wässrige Lösungen	31	54	80	125	180	270
• Blut	18	31	45	76	118	172

Durchführung Desinfektion Kategorie II (▶ Kap. 2.4.2). Haarentfernung bei starker Behaarung, z. B. mit Einmalrasierer. LA bei empfindlichem Pat. und großen Braunülen (< 17 G): Dabei genügt eine Menge mit Lidocain 1 %, die die Haut bei s. c. Applikation nur weißlich erscheinen lässt und keine Quaddeln bildet. Vene stauen, möglichst distal einer Y-Vereinigung. Haut fixieren. Zuerst Haut rasch durchstechen (ca. 45° zur Hautoberfläche) und Vene flach punktieren. Wenn Blut am transparenten Kanülenansatz einströmt, Venenverweilkanüle 3–4 mm im Venenlumen vorschieben, Punktionsnadel zurückziehen und gleichzeitig Plastikkanüle vorschieben. Stauschlauch lösen. Kanüle entfernen, dabei mit einem Finger die Vene prox. der Kanülenspitze abdrücken, Venenverweilkanüle mit Stopfen verschließen. Dann sterilen Verband anlegen.

Komplikationen

- Vene „platzt“: evtl. Vene zu steil punktiert und Hinterwand durchstochen oder „bindegewebsschwache“ Gefäße (z. B. Glukokortikoid-Ther.).

- Schmerzhafte Punktion: Punktion durch „Desinfektionsmittelpfütze".
- „Paralaufen" der Infusion oder Thrombophlebitis: Venenverweilkanüle entfernen! Jede an der Punktionsstelle dolente Kanüle sofort entfernen. „Der Pat. hat immer recht, auch wenn man nichts sieht." Je nach Schwere der Reizung Arm hochlagern und ruhigstellen, Kühlende Umschläge, lokal oder systemisch Antiphlogistika, ggf. ther. Antikoagulation im Falle des Nachweises eines Thrombus erwägen (▶ Kap. 25).
- Kunststoffkanüle lässt sich nicht vorschieben, obwohl sie im Lumen liegt: evtl. störende Venenklappen. Mit NaCl 0,9 % durchspülen und gleichzeitig vorschieben.

2.10.2 Zentralvenöse Gefäßzugänge

Indikationen Verabreichung von hyperosmolaren oder vasoaktiven Medikamenten (z. B. K^+-Substitution, Katecholamin-Ther., Chemotherapeutika), Notwendigkeit eines sicheren und stabilen venösen Gefäßzuganges, parenterale Ernährung, schlechter Venenstatus, Bestimmung der zentralvenösen Sättigung. Ein implantierter ZVK ist kein Volumenzugang, sondern hat oft niedrigere Laufraten als mittelgroße periphere Venenverweilkanülen! Ausnahme: Shaldon-Katheter (Dialyse) oder Schleuse (Volumenzugang, Einschwemmen eines passageren Schrittmachers). Die früher gängige ZVD-Messung als Maßstab für den Volumenstatus ist de facto verlassen (keine klare Korrelation zwischen Höhe des ZVD und Volumenstatus, viele Störgrößen, geringe Evidenz).

Kontraindikationen
- Absolut: Thrombose der Zielvene, Infektion der gewählten Einstichstelle
- Relativ: Blutgerinnungsstörung oder ther. Antikoagulation, bereits einliegendes Fremdmaterial in der Zielvene.

Immer individuelle Nutzen-Risiko-Abwägung erforderlich.

Zugangswege V. jugularis int., V. subclavia, V. femoralis (höhere Infektionsrate), V. jugularis ext. (höhere Thromboserate aufgrund des kleineren Kalibers).

Interventioneller Ultraschall Die Punktion mittels Führung der Kanüle durch Ultraschall hat sich mittlerweile als Standard etabliert und dient der Risikominimierung (art. Fehlpunktion, Pneumothorax) als auch der schnelleren Lokalisation des Zielgefäßes. Thromben in der Zielvene können vorher ausgeschlossen werden. Ausführung: mittels Linearschallkopf mit sterilem Überzug in Out-of-plane-Technik, dabei Visualisierung der Nadelspitze.

Implantationstechnik Nach Punktion des Zielgefäßen mit einer Kanüle (Ausführungen mit und ohne Kunststoffkanüle) wird ein Draht über die (Kunststoff-) Kanüle eingebracht (▶ Abb. 2.27). Nach einem weiteren Dilatationsschritt über den Draht (Haut straffen, Draht dabei nicht knicken) wird der Dilatator entfernt und der ZVK über den Draht in das Zielgefäß platziert. Die optimale Position ist der Übergang zwischen V. cava sup. und re. Vorhof. Alle (!) Schenkel müssen nach der Platzierung aspirabel sein. Dann erfolgt die Annaht/steriler Verband.

Lagekontrolle Postinterventionell durch einen Rö.Thorax a. p., alternativ auch durch Alphacard®: effiziente und strahlungsfreie Methode zur Verifizierung der korrekten ZVK-Lage mittels intraatrialem EKG über den im ZVK noch einliegenden Seldingerdraht anhand der Amplitude der P-Welle (nicht möglich bei Vorhofflimmern).

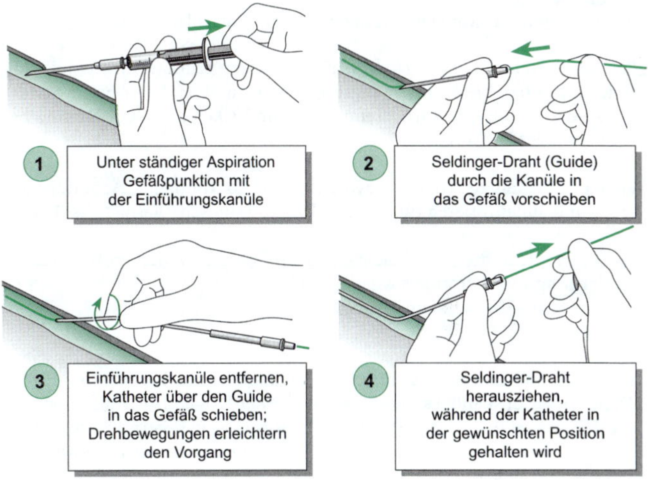

Abb. 2.27 **Seldinger-Technik. Häufig angewandte Technik bei zentralvenösen oder arteriellen Punktionen. Der Katheter wird über einen Führungsdraht in das Gefäß vorgeschoben [L106]**

Material Zentralvenöser Katheter (1-Lumen/3-Lumina/selten auch 5-Lumina, V. jugularis/V. subclavia: 20 cm Länge/V. femoralis: 30 cm Länge) im Punktionsset, Drei-Wege-Hähne, NaCl-Lsg., ggf. 5–10 ml Lidocain 1 % mit Kanüle (z. B. 21 G – grün), sterile Handschuhe und Kittel/Kopfhaube und Mundschutz, Lochtuch, Kompressen, Ultraschallbezug für den Linearschallkopf, Alphacard® zur Ableitung eines intraatrialen EKGs, Nadelhalter und Nahtmaterial zur Annaht.

Vorbereitung Rasieren, Desinfektion Kategorie II (▶ Kap. 2.4.2) und steriles Abdecken der Haut. LA beim wachen Pat., dann auch gute verbale Führung während der Prozedur.

V.-jugularis-interna-Punktion

Lagerung Standardzugang, idealerweise re (grader Weg zum Herzen, Pleura steht tiefer, kein D. thoracicus), Rückenlage (bei Hypovolämie ggf. Kopftieflage), Kopf zur Gegenseite gedreht, idealerweise mit einem Kopfring unterstützt.

Punktionsort Unter US-Führung, auf Höhe des Ringknorpels durch den M. sternocleidomastoideus 2–3 cm oberhalb der Klavikula. Die Vene liegt lediglich in einer Tiefe von 1–2 cm!

Technik
- Durchführung einer LA, ggf. bereits mit US.
- Mit dem Linearschallkopf out-of-plane in der sog. Walk-down-Technik Kanüle unter kontinuierlichem Spritzen-Sog visualisieren und vorschieben, bis sich Blut aspirieren lässt.
- Dann den Seldinger-Draht über die Kanüle einführen. Dann wie unter Implantationstechnik beschrieben fortfahren (▶ Kap. 2.10.2 „Zentralvenöser Port“).

V.-subclavia-Punktion

V. subclavia kreuzt 1. Rippe dorsal des medialen Claviculadrittels.

Indikation Idealer Notfallzugang, da die V. subclavia selbst in ausgeprägter Hypovolämie lange offen bleibt und punktiert werden kann. Höherer Pat.-Komfort als am Hals, aber Punktionsort insgesamt mit mehr Risiken behaftet (Pneumothorax, li. Verletzung des D. thoracicus).

Lagerung Rückenlage (bei Hypovolämie ggf. Kopftieflage), Arm des Pat. abduzieren und außenrotieren (übersichtlichere anatomische Verhältnisse).

Punktionsort Unmittelbar infraklavikulär am Übergang zwischen 1. und 2. Drittel der Entfernung vom Acromioclavicular- und Sternoclavicular-Gelenk in der Fossa infraclavicularis (Mohrenheim-Grube).

Technik

- Nach LA mit Lidocain 1 % zunächst Haut annähernd senkrecht durchstechen. Dann Punktionskanüle an die Dorsalfläche der Klavikula heranführen.
- Punktionskanüle horizontal und flach in Richtung des Sternoclavicular-Gelenks vorschieben. Der Winkel zur Thoraxoberfläche beträgt etwa 10–15° (vermindert Penomothorax-Gefahr).
- Nach Überwinden eines Widerstands (Lig. costoclaviculare) erreicht man die V. subclavia in 4–6 cm Tiefe. Intraluminale Lage durch mühelose Blutaspiration kontrollieren.
- Dann in Seldinger-Technik (▶ Abb. 2.27) den ZVK einbringen.
- Auch diese Punktion kann analog zur Punktion der V. jugularis int. US-geführt durchgeführt werden (▶ Abb. 2.28).

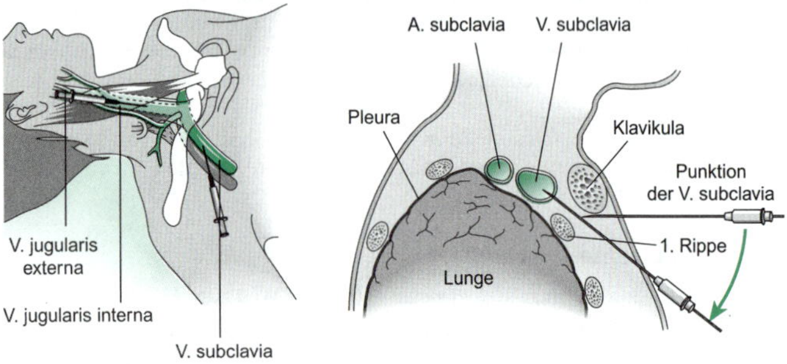

Abb. 2.28 Punktion der V. jugularis int. und der V. subclavia [L106]

Typische Komplikationen in Abhängigkeit der Zielvene

Pneumothorax, art. Fehlpunktion (Gefahr des Hämatothorax) → sofortige Kanülenentfernung und Kompression, Hämatom, Verletzung des D. thoracicus auf der li Seite (Chylothorax), Luftembolie, Verletzung des Plexus brachialis, Katheterfehllage mit Rhythmusstörungen (zu tief), Endokardverletzung, Thrombophlebitis, Thrombose der Zielvene, bei Punktion der V. femoralis: retroperitoneales Hämatom bei art. Fehlpunktion mit ggf. hohen Blutverlusten, Katherinfekt/-sepsis.

Vermeidung von Komplikationen

- Stahlkanüle niemals **in situ** in die Kunststoffkanüle zurückstecken (diese kann durchbohrt und abgeschnitten werden).
- Bei Widerstand beim Vorschieben des Katheters intravasale Lage durch Blutaspiration aller (!) Schenkel kontrollieren.
- Bei unsicherer venöser Lage und potenziell art. Fehllage niemals Dilatator einführen!
- Eine technisch unkomplizierte zentralvenöse Punktion unter US und durchgeführter α-Card-Kontrolle erfordert nicht zwingend ein postprozedurales Rö des Thorax (individuelle Entscheidung).
- **Cave:** Nach missglückter Punktion der V. jugularis int. oder V. subclavia Versuch auf der Gegenseite erst nach Rö-Kontrolle (→ Ausschluss [Spannungs-]Pneumothorax).

2

Zentralvenöser Port

Subkutan implantierter zentraler Venenzugang: Reservoir (Durchmesser 3–4 cm), das mit einer ca. 1 mm dicken Silikonmembran verschlossen ist.

Indikation Längerfristige parenterale Ernährung, Zytostatika-Ther., dauerhafte Gabe venenreizender Medikamente, bei Pat. mit schlechten peripheren Venen.

Implantationstechnik Chirurgisch, meist in LA, ggf. in Analgosedierung. Vom Reservoir führt ein Katheter in eine zentrale Vene (meist re V. cephalica oder re V. subclavia/jugularis int.). Das Reservoir wird auf dem M. pectoralis fixiert.

Komplikationen Wundinfektion, Hämatom, Serom, Dislokation des Reservoirs, Katheterinfektion/-sepsis, Thrombose (→ Portexplantation).

Am zentralvenösen Port

- Keine Blutentnahme
- Keine Injektionen mit normalen Kanülen, da diese Stanzdefekte verursachen

Intensive Pat.-Schulung notwendig.

Injektion in den Port

- Erstes Anstechen ca. 1 Wo. nach Implantation.
- Desinfektion nach Kategorie II (▶ Kap. 2.4.2).
- **Ab jetzt obligates steriles Arbeiten.** Fixieren des Ports seitlich mit den Fingern. Spezielle Port-Nadel senkrecht durch die Haut und die Membran stechen, bis Kontakt zum Portboden sicher gespürt wird. Injektion von 10 ml NaCl 0,9 %, muss leicht erfolgen. Anschließen der Infusionen/Injektion.
- Nach Abschluss zwingendes Spülen des Portsystems mit sog. **Heparin-Block** (z. B. 2.500 IE Heparin auf 2 ml NaCl 0,9 %). Verschluss der Klemme an der Portnadel und Verband oder Entfernen der Nadel.
- Die Nadel kann bei guten Wundverhältnissen ca. 1 Wo. belassen werden.

Katheterinfektion/-sepsis

Klinik Hohes Fieber mit Schüttelfrost, Rötung der Einstichstelle, Clotting der ZVK-Schenkel, ggf. trübes Sekret/Eiter lokal zu exprimieren.

Inzidenz Variiert in Abhängigkeit von Setting, Liegedauer des Katheters und Hygienestandards:

- Intensivstationen: 1–5 Infektionen pro 1.000 Kathetertage
- Normalstationen: 0,5–3,0 Infektionen pro 1.000 Kathetertage
- Langzeit-Katheter: insbes. bei parenteraler Ernährung hoch, stark von der Pflegequalität abhängig.

Behandlung

- Blutkultur aus dem einliegenden ZVK und peripher (mehrere Paare zu mehreren Zeitpunkten). Losgelöst davon allgemeine Fokussuche.
- Kalkulierte Antibiotika-Ther., die häufigsten Erreger der Katheterinfektion sind Staphylokokken.
- Bei gegebenem Verdacht Entfernung des Katheters, Einschicken der Katheterspitze (Mikrobiologie). Ind. für Neuanlage eines ZVK kritisch prüfen, ggf. zur Überbrückung periphere Verweilkanüle. Bei Neuanlage andere Punktionsstelle wählen.

2.10.3 Arterielle Punktion

Indikationen BGA (wenn Bestimmung aus Kapillarblut nicht ausreicht).

Kontraindikationen

- Absolut: Infektion am Zielgefäß oder Thrombus/Vorhandensein einer Gefäßprothese
- Relativ: Gerinnungsstörung (Nutzen-Risiko-Abwägung), schwere Arteriosklerose und lokale Hauterkrankung (nichtinfektiös).

Komplikationen Am häufigsten Blutung (häufiger bei Gerinnungsstörung/Schleusenanlage), Hämatom, Fehlplatzierung, Gefäßspasmus, Thrombose/Embolie mit ggf. Ischämie. Seltener: Gefäßdissektion/Pseudoaneurysma.

Punktionsorte A. radialis, A. brachialis, selten A. femoralis.

Material Spezielle BGA-Spritze mit dünner Kanüle (24 G/lila für A. radialis, normale Kanüle = 21 G/grün für A. femoralis). Desinfektion Kategorie II, Handschuhe (▶ Kap. 2.4.2).

Durchführung

A. radialis:

- Handgelenk überstrecken. Kollateralkreislauf überprüfen (Allen-Test): Kompression der Aa. radialis und ulnaris. Faustschluss, bis Hand abblasst. Nach Freigabe der A. ulnaris muss die Hand nach max. 15 sec (ideal 5–7 sec) rosig werden (sonst Punktion kontraindiziert).
- Lokalanästhesie: nach Hautdesinfektion Einbringen einer geringen Menge Lidocain 1 % und kurz einwirken lassen (verringert Vasospasmus).
- Punktionskanüle (24 G) mit aufgesetzter BGA-Spritze unter Sog im Winkel von 30° von dist. nach prox. einführen zum getasteten P. m. des Pulses vorschieben. Bei gelungener Punktion lässt sich leicht art. Blut aspirieren.
- Nach Entfernen der Kanüle mittels Kugeltupfer Kompression manuell ausüben. Nach Sistieren der Blutung kann mit einem frischen Kugeltupfer und Pflasterzug weiter lokal komprimiert werden.
- Bei schwieriger Punktion und bekannter Arteriosklerose sowie im Schockgeschehen Punktion primär US-geführt durchführen.

Arterieller Katheter

Indikation Direkte (invasive, blutige) Blutdruckmessung bei hämodynamischer Instabilität, großer OP mit erwartbarem Blutverlust, häufigen art. BGA-Kontrollen sowie Linksherzkatheter (Anlage Schleuse).

Kontraindikationen Wie bei arterieller Punktion (▶ Kap. 2.10.3).

Punktionsorte A. radialis, A. femoralis, seltener A. brachialis oder A. axillaris.

Material
- A. radialis: kurze Teflonkanülen (z. B. Abbocath®) 20 G (Erw.), 24 G (Kinder).
- A. femoralis: Katheter 18 G.

Die Punktion erfolgt ebenfalls in Seldinger-Technik (▶ Kap. 2.10.2) unter sterilen Kautelen.

Technik Tasten des P. m. des art. Pulses der Zielarterie und Vorschub der Kanüle im 30°-Winkel, bis art. Blut pulsatil aus der Kanüle kommt. Dann noch Kanüle etwas weiter ins Gefäß inserieren, dann Seldinger-Draht vorschieben. Danach vorsichtiges Einführen eines Dilatators und im Wechsel dann Vorschieben der art. Kanüle ins Zielgefäß. Sorgfältiges Evakuieren von Restluft und Durchspülen mit NaCl 0,9 %. Bei Blutdruckmessung Zuleitung an Druckaufnehmer (Transducer) anschließen und nach Gebrauchsanleitung Druckmesseinrichtung kalibrieren. Der art. Zugang wird regelmäßig auf ein art. Druckmess-Set mit NaCl 0,9 % gespült, um ein Clotting zu verhindern.

> **!** Eindeutige Markierung des Katheters („Arterie") vermindert das Risiko einer versehentlichen intraarteriellen Injektion! KO: Durchblutungsstörungen. Niemals Restluft im Dreiwegehahn/Spritze/Katheter ins Gefäß spülen, Entstehen von Durchblutungsstörungen aufgrund einer art. Gasembolie!

2.11 Sonden und Drainagen

Christoph Mallmann

Thoraxdrainage ▶ Kap. 22.8.12.

2.11.1 Ösophagusballontamponade

Indikationen Ther. der Wahl bei akuter Blutung aus Ösophagus- oder Fundusvarizen ist die endoskopische Ligatur oder Sklerosierung. Die Ballontamponade ist lediglich eine Bridging-Möglichkeit, falls vor Ort bei kritisch instabilem Pat. keine zeitnahe endoskopische Versorgung möglich ist oder diese technisch nicht oder nicht sofort gelingt (▶ Kap. 15.6.1). Im Intervall erneuter Versuch der Varizensklerosierung unter besseren Bedingungen oder definitive Druckentlastung durch TIPS (Shunt). Frühzeitig (Schutz-)Intubation diskutieren.

Komplikationen Aspirationspneumonie, Dislokation der Sonde → Ersticken (Ösophagusballon), Kardiaruptur (Magenballon), Drucknekrosen mit Perforationsgefahr. Keine definitive Versorgung der Varizen!

!
- Ösophagusballontamponaden sind schwierig zu legen, KO-trächtig und erfordern daher intensive Überwachung!
- Max. 24 h liegen lassen. Druckentlastung des Ösophagusballons etwa alle 6 h.
- Immer zusätzlich im Ösophagus, prox. des Tamponadeballons, doppelläufige Magensonde zur Sekretabsaugung platzieren (Aspirationsprophylaxe)!

2

Sondentypen

Sengstaken-Blakemore-Sonde

2 Ballons (Magen, Ösophagus) und 1 Magenableitung (▶ Abb. 2.29).
- Ballons mit reichlich Gleitmittel bestreichen (z. B. Lidocain-Gel 2 %).
- Sonde nasal bis zur 50-cm-Markierung einführen (Sondenspitze im Magen).
- Insufflation von Luft über den Magenschenkel (nicht den Ballon!) und Auskultation über dem Magen
- Bei unklarem Befund Rö-Kontrolle
- Über Magenschlauch absaugen (Aspirationsprophylaxe).
- Magenballon mit 100–150 ml Luft aufblasen.
- Sonde vorsichtig zurückziehen, bis man federnden Widerstand spürt (Lage vor Kardia).
- Leichter Zug an der Sonde (max. 250 g, z. B. durch 250-ml-Infusionsflasche). Häufig steht die Blutung bereits durch die Kompression der Kardia **ohne** Insufflation des Ösophagusballons.
- Bei fortbestehender Blutung Ösophagusballon mit 30–35 mmHg (ca. 50 ml Luft) blocken.
- Schlauch an der Nase fixieren.
- Spülung des Magens mit NaCl-Lsg. 0,9 %, bis Aspirat klar. Weiter blutiges Sekret verdächtig auf zusätzliche Magen-/Duodenalläsion.
- Bei fortbestehender Blutung evtl. Notfall-TIPS (▶ Kap. 15.6.3) zur Drucksenkung.

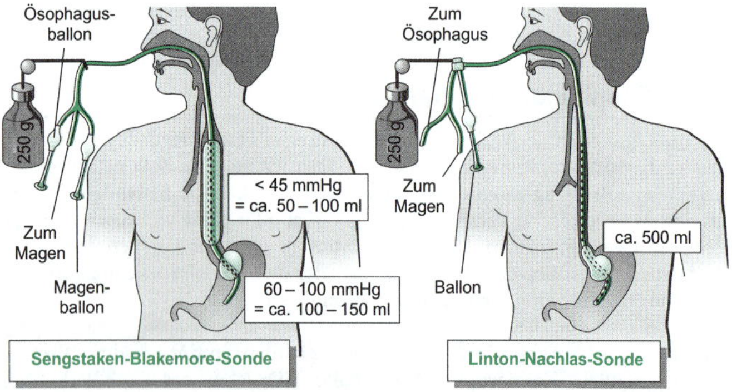

Abb. 2.29 Ösophagusballontamponaden [L106]

- Steht die Blutung, alle 3 h Ösophagusballondruck um 5 mmHg bis auf 25 mmHg senken.
- Alle 6 h Ösophagusballon für 5 min vollständig entleeren, um Drucknekrosen zu vermeiden. **Cave:** bei liegender Sonde niemals den Magenballon entleeren → Dislokationsgefahr!
- Steht die Blutung, Ösophagustamponade für 12 h fortsetzen, dann Luft ablassen. Ballon noch für weitere 4 h in seiner Position belassen.
- Tritt in diesen 4 h keine Rezidivblutung auf, Sonde vorsichtig entfernen.

Linton-Nachlas-Sonde

Nur 1 Ballon, der am Magen-Ösophagus-Übergang zu liegen kommt. Vor allem bei Fundusvarizen geeignet (▶ Abb. 2.29). Platzierung im Magen wie Sengstaken-Blakemore-Sonde. Dann mit 100 ml Luft aufblasen, zurückziehen, bis leichter Widerstand spürbar. Nachblocken bis zum Gesamtvolumen 500 ml. Zug mit max. 250 g. Rö-Kontrolle, regelmäßiges Absaugen prox. und dist., um die Effektivität der Blutstillung zu überprüfen.

> **!** Im Notfall, z. B. Verrutschen und Verlegung der Glottis, Sonde mit Schere durchtrennen.

Ballonprüfung

Aufblasen des Magenballons mit 250 ml Luft. Ösophagusballon bis 40 mmHg aufblasen (über Dreiwegehahn). Kontrolle auf Leckage.

Sicherung der Atemwege

Bis auf seltene Ausnahmen vor Legen der Sonde Pat. intubieren und beatmen.

2.11.2 Magensonde

Immer belüftete, 2-lumige **Sondentypen** (16–20 Ch.). Hat diagn., prophylaktische und ther. Bedeutung.

- Blutungs-, Giftnachweis, Nachweis eines duodenogastralen Refluxes
- Aspirationsprophylaxe bei Ileus
- Gastrale bzw. jejunale Sondenernährung (weiche Spezialsonden)
- Endoskopisch platzierte 3-lumige Sonden zur jejunalen Ernährung bei gleichzeitiger Entlastung des Magens, z. B. bei Magenentleerungsstörung oder im Rahmen der Ösophaguschirurgie

Durchführung

- Pat. Vorgehen erklären. Zahnprothesen entfernen.
- Ggf. Rachen-, Schleimhautanästhesie (Lidocain-Spray®). **Cave:** reduzierter Schluckreflex.
- Sonde mit Gel (z. B. Xylocain-Gel®) bestreichen.
- Pat. sitzend, „Schnüffelposition" einnehmen lassen, Sonde durch Nase einführen. Dabei soll Pat. tief durchatmen und während des Schiebens schlucken (evtl. Wasser trinken).
- Bei Hustenreiz oder Luftnot Sonde sofort zurückziehen (akzidentielle Trachealintubation!).
- Mit einer Magenspritze Luft einblasen und Auskultation im epigastrischen Winkel (Lagekontrolle).

- Bei länger liegender Sonde müssen E'lyt-Verluste durch Magensekretverlust ausgeglichen werden! Magensaft ist sehr K^+-reich (10 mval K^+/l). Die Konzentrationen von Na^+ (40–100 mval/l) und Cl^- (70–120 mval/l) sind pH-abhängig.
- Bei dünnen Ernährungssonden Rö-Kontrolle der Lage der Sondenspitze.
- Bei länger liegender Sonde Gefahr der Refluxösophagitis → Prophylaxe mit PPI oder H_2-Blockern (▶ Kap. 10.5).

2.11.3 Perkutane Ernährungssonden

- Endoskopisch platzierte Sonden (PEG, PEJ, nasojejunale Ernährungssonden) ▶ Kap. 3.7.
- Katheterjejunostomie:
  - Ind.: neg. Diaphanoskopie in der Gastroskopie, nach abdominellen Vor-OP mit unklarer Anatomie bzw. fehlendem Magen oder nach Ösophagektomie, Schlauchmagenbildung, Magenhochzug und intrathorakaler Magenlage
  - Vorgefertigte Sets nutzen (z. B. Freka FKJ®)
  - Zugang über li-pararektale quere Minilaparotomie, nach Vor-OP auch Medianlaparotomie
  - Einführen von Split-Kanüle und Mandrin in die Darmwand ca. 40 cm hinter Treitz, Tunnelung in der Darmwand über 10 cm. Dann Einlage des Katheters über 40 cm nach aboral unter digitaler Kontrolle.
  - Witzelung der Darmwand (z. B. PDS 4–0) und zirkuläre Fixierung unter der Bauchdecke (z. B. PDS 4–0).
  - Rö-Kontrolle mit KM-Gabe über den Katheter zur Lagekontrolle (antegrad?) und zum Ausschluss Paraluminat.

2.11.4 Blasenkatheter

Indikationen Periop. (OP-Dauer > 2 h), Harnretention (Opiattherapie, postop., PDK, Prostataadenom, neurogen, Harnröhrenstriktur), Gewinnung von Blasenurin (▶ Kap. 2.2.3), Harninkontinenz oder Überlaufblase, präop. Vorbereitung, differenzierte Nierenfunktionsproben, Flüssigkeitsbilanz, Spül- bzw. Instillationsbehandlung.

> **!** Bei Harnverhalt durch erhöhten Sympathikotonus (z. B. postop., Ther. mit Neuroleptika, nach Katheterisierung) zuerst Versuch mit 0,25 mg Carbachol (z. B. Doryl®) s. c. NW: Atemwegsobstruktion.

Katheterarten

Einmalkatheter (vorwiegend diagn. Anwendung). Verweilkatheter (Blasendauerkatheter = BDK): zweiläufig mit Blockballon. Spülkatheter: dreiläufig (Eingangs- und Ausgangskanal, Blockballon).

Transurethrale Katheterisation

Durchführung bei Männern Tiemann-, Foley-Katheter 14–18 Ch.

- Wenn möglich, fertige Katheterisierungssets nutzen.
- Gleitmittel (z. B. Instillagel®), sterile Tupfer, nichtalkoholisches Desinfektionsmittel (z. B. Braunol®), Lochtuch, Urinbeutel, Blockerspritze und Katheter bereitlegen.

- Pat. in Rückenlage.
- Äußeres Genitale desinfizieren (ohne sterilen Handschuh).
- Sterile Handschuhe anziehen, Lochtuch auflegen.
- Mit li Hand Penis halten, Vorhaut zurückstreifen und Harnröhrenöffnung spreizen (li Hand jetzt unsteril! Penis nun nicht mehr ablegen). Glans penis und Meatus urethrae 3-mal mit jeweils neuem Tupfer desinfizieren.
- Gelspritzenkonus in Urethra einführen, Gel langsam instillieren. 30 sec warten.
- Katheterende zwischen kleinem und Ringfinger der re Hand einklemmen, Katheterspitze mit re Daumen und Zeigefinger fassen.
- Penis mit der li Hand nach oben strecken und Katheter ca. 15 cm in die Harnröhre vorschieben (Krümmung nach kranial). Wird Widerstand spürbar, Penis gestreckt absenken und Katheter weiterschieben, bis Urin fließt.

! Passage nicht erzwingen (Urethralklappen, Via falsa) → ggf. kleinerer Katheter.

- Urinbeutel anschließen.
- Katheter 5 cm weiter vorschieben, Ballon mit 10 ml Aqua dest. (kein NaCl, Ventilverkrustung!) blocken. Vorsichtig zurückziehen, bis man einen federnden Widerstand spürt.

> **!** Nach der Katheterisierung Präputium unbedingt reponieren (Gefahr der Paraphimose).

Durchführung bei Frauen

- Wenn möglich, fertige Katheterisierungssets nutzen.
- Gleitmittel (z. B. Instillagel®), sterile Tupfer, nichtalkoholisches Desinfektionsmittel (z. B. Braunol®), Lochtuch, Urinbeutel, Blockerspritze und Katheter bereitlegen.
- Rückenlage mit angezogenen Beinen, Fersen zusammenstellen, Knie nach außen. Vulva von ventral nach dorsal desinfizieren.
- Sterile Handschuhe anziehen. Lochtuch so platzieren, dass Harnröhrenöffnung sichtbar.
- Mit li Hand Labien gespreizt fixieren, nun nicht mehr loslassen (li Hand unsteril!) und kleine Schamlippen 3 mal desinfizieren. Zuletzt Harnröhrenöffnung desinfizieren. Der letzte Tupfer wird in den Vaginaleingang gebracht. Desinfektionstupfer mit Pinzette halten, nur einmal verwenden.
- Mit neuer Pinzette Katheter in die Harnröhre einführen. Wenn Urin fließt, ca. 5 cm weiter vorschieben. Blockballon mit 10 ml Aqua dest. füllen. Vorsichtig zurückziehen, bis man einen federnden Widerstand spürt.

Suprapubischer Blasenkatheter

Indikationen Urethralstrikturen und -verletzungen, postop. Urinableitung, länger dauernde Urinableitung, Harngewinnung (Gefahr der Keimverschleppung geringer als bei transurethralem Katheter).

Kontraindikation V. a. Blasen-Ca.

Material Zystostomieset (z. B. Cystofix®), Malecot-Katheter 20 G/24 G, 10 ml LA (22-G-Kanüle), Skalpell (Nr. 11), steriles Lochtuch, sterile Handschuhe, Einmalrasierer.

Durchführung

- Blase palpieren und perkutieren, ggf. Sono. Wenn nicht gefüllt, 500–1000 ml Tee geben oder bei schon liegendem transurethralem Katheter retrograde Füllung.
- Rasur und Desinfektion der Haut. Infiltrationsanästhesie 2–3 cm über der Symphyse. Zur Lokalisationshilfe mit noch liegender Anästhesienadel Punktionsversuch. **Besser** US-Kontrolle.
- Stichinzision der Haut mit Einmalskalpell.
- Punktionsbesteck vorbereiten: Katheter in Kanüle einführen (darf Kanülenschliff nicht überragen!).
- Punktionsbesteck senkrecht zur Haut in die Blase einführen, Katheter vorschieben. Danach Punktionskanüle zurückziehen und entfernen (Kanüle aufklappbar). Katheter mit Naht oder Folienverband (Tegaderm®) fixieren, steriler Verband.

Komplikationen

- Transurethraler Katheter: Harnwegsinfekte durch Keimverschleppung und aufsteigende Infektionen (Risiko bei Dauerkatheter: 5 %/d) und nachfolgende Urosepsis. Deshalb Durchführung nur unter strikter Asepsis und Antisepsis.
- Suprapubischer Katheter: Peritonitis bei Via falsa.

Katheterwechsel

- Transurethraler Katheter mind. alle 2 Wo. (Ausnahme: Silastik-Langzeitkatheter alle 3 Mon.). Bei trübem Urin, Hinweis auf Inkrustierung oder Infektion sofort!
- Suprapubischer Katheter mind. alle 2 Mon.

2.11.5 Pleurapunktion, Pleuradrainage

▸ Abb. 2.30.

Indikationen

- Diagnostisch: Ergusspunktion.
- Therapeutisch: Entlastung eines Pleuraempyems, Hämato-, Sero-, (Spannungs-)Pneumothorax (▸ Kap. 22.8.11), evtl. Zytostatika-Instillation, Pleurodese.

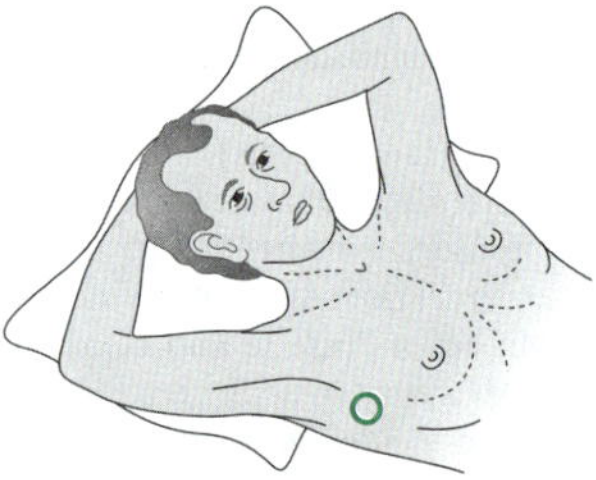

Abb. 2.30 Pleurapunktion [L106]

Kontraindikationen Hämostasestörung (z. B. Hämophilie, Marcumar®, NOAK, Heparintherapie), Thrombozyten < 40.000/µl.

Material Wenn möglich, Punktionsset nutzen. Sono-Gerät, Punktionskanüle (z. B. großlumige Venenverweilkanüle, als Drainage auch einlumiger ZVK geeignet [dann Punktionskanüle], Seldingerdraht, Skalpell No. 11), Dreiwegehahn und sterilen Verbindungsschläuchen, sterile Luerlock-Spritze, 10 ml Lidocain 1 %. Ggf. Probenröhrchen, steriles Gefäß für mikrobiologische Untersuchung, Blutkulturflaschen (aerob/anaerob). 2 Paar sterile Handschuhe, Desinfektionslösung, Fixationspflaster, ggf. Fixierungsnaht, sterile Tupfer.

Durchführung diagnostische Punktion

- Eventuell Prämedikation mit Antitussivum (z. B. Paracetamol 1 g und Codein 40 mg) und systemische Schmerz-Ther.
- Pat. mit angehobenem Arm bequem sitzend platzieren (Pat. im Bett: Arme auf Nachttisch mit Kissen. Pat. auf Stuhl: Arme auf Stuhllehne oder Pat. Hand auf die Schulter der Gegenseite legen lassen).
- Pleuraerguss perkutieren, auskultieren, mit Rö-Bild vergleichen (Seitenwahl!). Sono (Lage Erguss, Atelektase? Zwerchfellhochstand, innere Organe?). Markierung Punktionsstelle dorsolateral hintere Axillarlinie oder Skapularlinie (**cave:** nicht tiefer als 6. bis 7. ICR → Leber und Milz). Hautdesinfektion Kategorie II (▶ Kap. 2.4.2).
- Mit Lidocain 1 % am „Oberrand der Rippe" (Gefäß-/Nervenbündel am Unterrand!) LA-Depot setzen und dann tiefer liegendes Gewebe bis auf die Pleura parietalis infiltrieren.
- Punktionskanüle senkrecht zur Haut knapp über dem oberen Rippenrand einstechen, unter ständiger Aspiration mit aufgesetzter Spritze vorschieben. Sobald sich Pleuraflüssigkeit aspirieren lässt, Stahlnadel zurückziehen (sonst Pneu-Gefahr!) und Plastikkanüle vorschieben.
- Während Valsalva-Manöver 1. Schlauch mit Dreiwegehahn und 2. Schlauch auf das Kanülenende setzen (sog. Zwei-Schlauch-System). 20-ml-Spritze auf Dreiwegehahn setzen und Pleuraflüssigkeit für Bakteriologie usw. steril abziehen. Spritze auf Dreiwegehahn montieren, füllen, Dreiwegehahn drehen und Flüssigkeit durch den Schlauch ins Gefäß spülen. Bei größeren Ergussmengen empfiehlt sich die Einlage eines Katheters zum langsamen Entlasten. **Cave:** Druck nicht > 20 cmH_2O.
- Hustenreiz (durch Reiben der Pleurablätter) kündigt vollständige Drainage an.
- Mit erneutem Valsalva-Manöver Kanüle entfernen, Kompression, Pflasterverband.
- **Cave:** Pleurapunktion bei starkem Hustenreiz und Unruhe des Pat. abbrechen.
- Im Anschluss immer Rö-Kontrolle! Resterguss? Pneu?
- Für die Gewinnung von geringen Mengen Pleuraflüssigkeit genügt die Punktion mit einer 20-ml-Spritze mit aufgesetzter Kanüle (21 G – grün).
- Falls Ind. zur Einlage eines Katheters, Vorgehen wie zuvor. Dann statt Venenverweilkanüle Punktionsset nutzen. Unter Aspiration Erguss punktieren, Einlage Seldingerdraht, Entfernung der Punktionskanüle, 2 mm Hautschnitt. Dann Einbringen des Katheters über Seldingerdraht. Der Draht muss jederzeit sichtbar sein. Entfernung des Drahts, Annaht des Katheters, Verbinden mit Ablaufbeutel oder Wasserschloss-Kastensystem.

Durchführung Thoraxdrainage (Bülau-Drainage)

- Vorbereitung und LA wie „Durchführung diagnostische Punktion" (s. o.).
- Stichinzision parallel der Rippe (4./5. ICR) ventral der Medioaxillarlinie.
- Stumpfe Präparation subkutan am Oberrand der Rippe bis auf die Pleura parietalis mit der Schere.
- Bei intubiertem Pat.: für den nächsten Schritt PEEP auf 0 reduzieren.
- Eröffnung der Pleura mit der Schere (Abstützung mit der li Hand) und Vorschieben der Thoraxdrainage mit einer Kornzange (rund → geringe Verletzungsgefahr), Platzieren mit der Kornzange, dann Vorschieben der Thoraxdrainage (i. d. R. 16–18 cm).

- Abdichtung und Fixierung mit U-Naht und Anschluss an ein Wasserschloss-Kastensystem (z. B. Sentinel Seal®), Einstellen des Unterdrucks von 15–20 cm H_2O. Rö-Kontrolle.

Komplikationen Pneumothorax (▶ Kap. 22.8.11), Hämatothorax (▶ Kap. 22.8.11), Infektion, Verletzung der Interkostalgefäße, Lungenödem (e vacuo) bei zu schneller Punktion durch Unterdruck, Verletzung intraabdominaler Organe.

Diagnostik von Pleurapunktat, Aszites und Peritoneallavage

„3 Röhrchen" für klin. Chemie, Pathologie und Mikrobiologie

- Untersuchung des Punktats i. d. R. auf:
  - Proteingehalt, spezifisches Gewicht (Transsudat? Exsudat?), Glukose, Laktat, Cholesterin, LDH (nur Pleuraflüssigkeit bei V. a. TU), Zellzahl und Differenzialbild.
  - Bakteriologische Kulturen, Tbc- und Pilzkulturen.
  - Bei V. a. maligne Erkr.: Zytologie (i. d. R. über die Pathologie).
- Zusätzlich bei Peritonealflüssigkeit:
  - Mikroskopische Untersuchung auf Speiseanteile.
  - Bei V. a. Pankreatitis: Amylase, Lipase.
- Bei V. a. Blutung (Peritoneallavage): Hkt. > 2 % beweist Blutung (▶ Kap. 22.8).

2.11.6 Aszitespunktion, Peritonealdrainage

Indikationen Bakteriologische, zytologische und enzymatische Aszites-Diagn. (DD Aszites ▶ Kap. 15.2.3), Entlastungspunktion bei massivem Aszites.

Kontraindikationen Keine absolute bei US-geführter Punktion. Ansonsten: große Ovarialzysten, Hydronephrose, Schwangerschaft, Vor-OP (Adhäsionen!). Vorsicht bei hämorrhagischer Diathese und hepatischem Präkoma.

Punktionsorte Übergang vom äußeren zum mittleren Drittel der Linie Nabel–Spina iliaca ant. sup. li (weniger Verwachsungen) sowie in der Medianlinie zwischen Nabel und Symphyse. Epigastrische Gefäße werden so sicher geschont (▶ Abb. 2.31)!

Durchführung Aszitespunktion

- Blase entleeren lassen, Hautdesinfektion Kategorie II (▶ Kap. 2.4.2), LA (25 G).
- Immer unter US-Kontrolle.
- **Diagn. Parazentese:** 20- bis 50-ml-Spritze mit grüner Kanüle (21 G) unter Aspiration in die Peritonealhöhle einführen (leichter Widerstand beim Durchstechen der Faszienschicht). Spritze füllen, Nadel zurückziehen, Klebeverband.
- **Ther. Parazentese:** Set vorbereiten (z. B. Peritoneofix®), Desinfektion Kategorie III (▶ Kap. 2.4.2). Kleine Inzision (5 mm) mit dem Skalpell. Trokar nach unten und lat. vorschieben, wobei Pat. Bauchdecke anspannen soll. Trokar entfernen, Schlauch an Beutel anschließen.
- Katheter durch Naht fixieren (**Cave:** nicht durch zu enge Nahtschlinge okkludieren!).

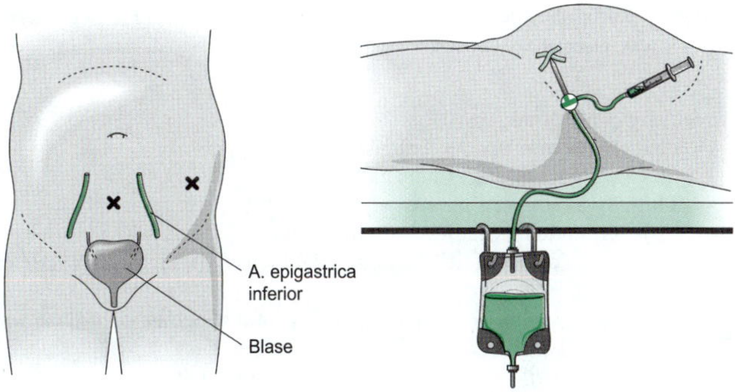

Abb. 2.31 Peritonealpunktion [L106]

2.11.7 Perkutane transhepatische Gallenwegsdrainage (PTCD)

Indikationen

- Gallengangstenose mit Cholestase ohne endoskopische Ther.-Möglichkeit:
  - Maligne (z. B. inoperables dist. cholangiozelluläres Ca, Pankreaskopf-Ca)
  - Postop. veränderte Anatomie (z. B. Roux-Y-Rekonstruktion)
  - Dauerhafte externe Galleableitung: therapierefraktäre biliäre, duodenale oder jejunale Fisteln

Durchführung I. d. R. CT- oder Sono-gestützte Punktion, Seldinger-Manöver, ggf. endoskopisches Rendezvous und/oder Umwandlung in eine interne Ableitung (Yamakawa-Drainage).

Besonderheiten

- Ambulantisierung grundsätzlich möglich.
- Fördermenge sollte mind. 500 ml/d betragen.
- 3 ×/d mit ca. 10 ml NaCl anspülen.
- 1. Drainagewechsel nach 4–6 Wo.

2.11.8 Postoperative und interventionelle Drainagen

Technisches Prinzip

- **Überlauf:** Sekretauffangbehälter muss sich unterhalb der Entlastungsebene befinden. Geeignet für größere Volumina (z. B. Robinson-Drainage)
- **Kapillarkraft:** Flüssigkeitsbewegung durch Kapillarkraft der Drainage. Geeignet für seröses Material (z. B. Easy-Flow-Drainage)
- **Sog:** Auffangbehälter oder angeschlossenes Pumpensystem mit Unterdruck (z. B. Redon-Systeme)

Indikationen

- **Prophylaktisch:** Vermeidung postop. Flüssigkeitsansammlungen (z. B. Redon-Drainagen)
- **Diagn. (als Zieldrainage):** in Regionen mit erhöhter Komplikationswahrscheinlichkeit (z. B. Robinsondrainage bei kritischen Darmanastomosen)

- **Therapeutisch:** Entlastung einer Sekretansammlung (z. B. Abszessdrainage)
- **Palliativ:** Entlastung bei malignen Prozessen, z. B. Ablauf-PEG bei Ileus oder PTCD bei Gallengansstenosen

Beurteilung der Drainagen
- Qualität (Farbe und Beschaffenheit):
  - Serös bis serös-blutig → Normalbefund
  - Blutig (ggf. Hb bestimmen)
  - Trüb, bräunlich, feste Bestandteile → Stuhl
  - Gelblich, leicht trüb, hell-flockig → Pankreas (ggf. Lipase, Amylase bestimmen)
  - Trüb, hell, milchig → Lymphe (ggf. Chylomikronen bzw. Triglyzeride bestimmen)
  - Klar, dunkel, grünlich → Galle (ggf. Bili bestimmen)
  - Trüb, rahmig, gelblich → Eiter
  - Klar, hell, gelblich → Urin (ggf. Krea bestimmen)
  - Luft
- Quantität: Menge, Zeitpunkt, Dynamik?

Management
- Ind. zur Drainageeinlage
  - Bei unkomplizierten op. Eingriffen keine geplante Drainageeinlage.
  - Periop., z. B. bei Infektionen (z. B. Empyem, Perforation), Risikoanastomosen (Pankreatikojejunostomie, biliodigestive Anastomose, tiefe koloanale Anastomosen), großen Wundflächen oder Aszites.
- Wann kann die Drainage entfernt werden?
  - Je nach Ind. (z. B. bei Risikoanastomosen länger belassen).
  - Je nach Fördermenge (z. B. pleurale Reizung durch Thoraxdrainage): Thorax < 200 ml, Abdomen < 100 ml).
  - Je nach Förderqualität (s. o.).
  - Ggf. „Lupfen" der Drainage, also stückweises zurückziehen.
  - Ggf. laborchemische Kontrolle (z. B. bei Pankreasfistel) oder Bildgebung (bei Abszessen).
- Drainagenzug:
  - Kleinlumige thorakale oder abdominelle Drainagen können ohne Übernähung entfernt werden.
  - Bei großlumigen Drainagen des Thorax sollte eine Versiegelung zur Pneumothoraxprophylaxe angestrebt werden, z. B. mittels Umstechung oder luftdichter Pflasterversiegelung.

Redon-Drainage
Soll die postop. Serom- oder Hämatombildung bei primärem Wundverschluss vermindern. Wird durch Führungsspieß aus der Wunde von innen nach außen durch die Haut ausgeleitet. Ggf. mehrere Schichten einzeln drainieren (subfaszial, s. c.). Redon-Schlauch mit Naht oder Pflaster fixieren und mit Vakuumflasche verbinden. Flasche tägl. erneuern, Blutverlust dokumentieren. Abhängig von Wundsekretion Drainage nach 24–72 h entfernen.

! Im Markraum liegende Drainagen (z. B. nach ME) ohne Sog!

Gummilaschen- oder Penrose-Drainage

Verhindert Sekretverhalte durch vorzeitigen Wundverschluss bei kleinen oder infizierten Wunden. Drainagen müssen immer gesichert sein (Naht oder sterile Sicherheitsnadel durch den Drain). Verweildauer: nach 24–48 h wird Drain unter sterilen Bedingungen mobilisieren und kürzen. Sollte nicht länger als 5–6 d verbleiben.

Peritoneale Drainagen

Weiche Silikonschläuche (Robinson-Rohrdrainage, Easyflow Drainage) v. a. zur Erkennung von intraabdominalen Flüssigkeitsansammlungen (Blut, Galle, Darminhalt). Lage sollte im OP-Protokoll eindeutig vermerkt werden (Zieldrainage an Anastomose, Leberbett, Pankreasloge, Milzloge, subphrenisch, Douglas). Lagezeit je nach Ind., Fördermenge und Förderqualität, i. d. R. bei seröser Sekretion nach 2–3 d, bei Detektionsdrainagen bei kritischen Anastomosen nach 4–7 d.

T-Drainage

Zur Galleableitung nach Choledochusrevision (▸ Kap. 14.3.3).

Pigtail-Drainage

Indikationen

- **Prophylaktisch:** als Doppel-J-Katheter zur Schienung z. B. des Ureters vor onkologischer Sigmaresektion
- **Therapeutisch:**
  - Intraabdominelle oder intrathorakale umschriebene Abszesse
  - Harnabflussstörungen

Funktionsprinzip

- Rückstellkräfte in der Katheterwand führen zu einem Aufrollen bzw. „Kringeln“ des Katheters in entspannter Form.
- Einführen über Seldinger- oder Führungsdraht in gestreckter Form.
- Durch Entfernung des Drahts rollt sich die Drainagespitze auf und fixiert sich in dieser Position im Gewebe.

2

3 Apparative Diagnostik und interventionelle Radiologie

Christel Vockelmann

3.1 Röntgen

Summationsbild durch Rö-Strahlung. Untersuchung erfolgt diagnostisch bis auf wenige Ausnahmen in 2 Ebenen.
Relative KI: Schwangerschaft.

Strahlenbelastung Hängt von der untersuchten Region ab (strahlensensible Organe wie Gonaden, Mammae, Schilddrüse im Untersuchungsbereich). Rö Thorax vergleichbar 3–8 Tage natürlicher Strahlenbelastung, Rö LWS ca. 1 Jahr natürliche Strahlenbelastung.

Konventionen Strahlentransparent (relativ geringe Dichte, mehr Schwärzung im Bild), Transparenzminderung (höhere Dichte, z. B. Knochen). Blick von vorne, rechte Seite ist links im Bild.

3.1.1 Beurteilung von Skelettaufnahmen

- Form, Lage, Stellung und Größe der Skelettelemente (akzessorische Knochen).
- Fehlbildungen, atypische Formationen.
- Strukturanomalien von Knochen: z. B. Knochenentkalkung (Osteoporose).
- Frische knöcherne Verletzung: Kortikalisunregelmäßigkeiten, -unterbrechung, -impression, Fissur (Aufhellungslinie), Fraktur (mit oder ohne Dislokation).
- Ältere knöcherne Verletzung (Kortikalisverdickungen, Kallusbildung, knöchern überbrückte Fehlstellungen).
- Bei Frakturen Stand der Knochendurchbauung.
- Luxation oder Subluxationsstellung von Gelenken?
- Bei kleinen „Knochenfragmenten" denken an
  - Sesambeine, akzessorische Knöchelchen.
  - Alte Verletzungen (abgerundete kalkdichte Strukturen).
- Gelenke oder gelenktragende Anteile: Konturen glatt, inkongruent, verschoben, luxiert, Gelenkspalt erweitert, verschmälert?
- Degenerative Gelenkveränderungen: Gelenkspalt aufgebraucht/verschmälert, subchondrale Sklerosierung, Geröllzysten, Randkantenausziehungen, kalkdichte freie Gelenkkörper, Meniskus oder Diskusverkalkungen?
- Arthritische Veränderungen: Usuren, Erosionen, Lysezonen?
- Entzündliche, neoplastische Veränderungen (osteolytische oder osteoplastische Herde)?
- Lage von Osteosynthesematerial.
- Weichteile: Verkalkungen, Schwellungen, Fremdkörper, Lufteinschlüsse (Emphysem), Weichteilmantel (verdickt oder verdichtet).
- Fremdkörper (kalk- oder metalldicht): Art und Lage. Holz und Kunststoffe sind nur an Sekundärzeichen zu erkennen (Luft im Gewebe), Glas ist meistens radiologisch erkennbar, kleinere Steinkrümel u. U. nicht erkennbar.

3.1.2 Wirbelsäule (HWS)

Normalaufnahme in 2 Ebenen

Aufnahmetechnik
- Strahlengang seitlich und a. p.
- Bei der HWS ggf. ergänzend Denszielaufnahme: C1/2 durch Öffnen des Munds bei rekliniertem Kopf.

Aufnahmekriterien

- Kontrastreiche Abbildung aller Wirbelkörper des jeweiligen WS-Abschnitts.
- Seitlich scharfe Abbildung der Dornfortsätze und der Zwischenwirbelsäule.

Beurteilungskriterien

- Kontinuität der Wirbelfolge (Wirbelkörper und Hinterkante entlangsehen).
- Krümmung: Physiol. Lordose bzw. Kyphose, Streckstellung, Überstreckstellung?
- Äußere Konturen der Wirbelkörper inkl. Grund- und Deckplatten.
- Subluxation, Spondylolisthesis, Gefügelockerung.
- Weite des knöchernen Spinalkanals und der Foramina intervertebralia.
- Unkovertebralgelenke, kleine Wirbelgelenke: (Sub-)Luxation, Osteochondrose, Arthrose?
- Dorn- und Querfortsätze: Abbrüche, Dislokation?
- Sakroiliakalgelenk: Erweitert, gesprengt, unscharfe Konturen?
- Weichteile: Prävertebralraum der HWS nicht verbreitert? Psoasschatten regelrecht?

3.1.3 Schultergelenk

Normalaufnahme in 2 Ebenen

Aufnahmetechnik

- A. p.: Skapula der erkrankten Schulter liegt der Rö-Kassette an. Arm in Außenrotation (▶ Abb. 3.1).
- Schulter seitlich (Y-View): gesunde Seite um 45° angehoben, Arm im Ellenbogen um 90° gebeugt.

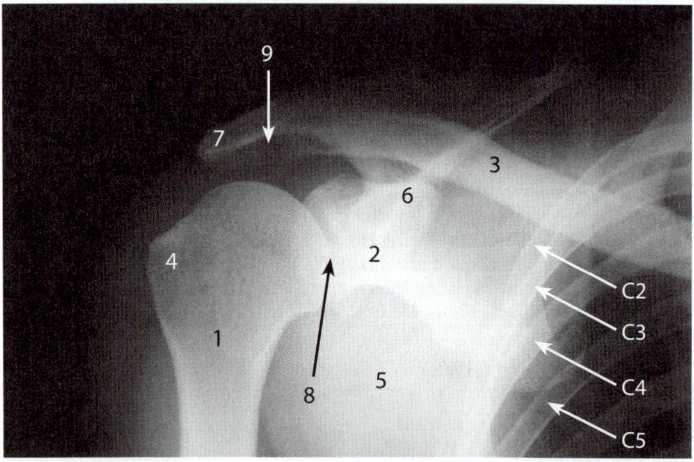

Abb. 3.1 Rö Schulter a. p.: Humerus (1), Cavitas glenoidalis (2), Klavikula (3), Tuberculum majus (4), Skapula (5), Processus coracoideus (6), Akromion (7), Articulatio humeri (8), Articulatio acromioclavicularis (9) [M247]

- Alternativ: axial: Arm abduziert, Ellenbogen rechtwinklig gebeugt, Unterarm parallel zur Tischplatte. Zentralstrahl kraniokaudal gerichtet. Transthorakal als 2. Ebene bei Fraktur: Kranke Schulter liegt an. Zentralstrahl handbreit unter der Achsel in der vorderen Axillarlinie.

Aufnahmekriterien
- Überlagerungsfreie Darstellung des Humeruskopfs mit freier Durchsicht durch das Gelenk.
- Überlagerung von Akromion und Klavikula, strichförmige Abbildung der Schultergelenkpfanne in der a. p.-Ebene.
- Y-View: Skapula als Y abgebildet, Humeruskopf projiziert sich auf das Glenoid.

Beurteilungskriterien
- Form und Stellung von Humeruskopf, Schultergelenkpfanne, Humerus und Skapula.
- Luxation → Kopf nicht in der Pfanne, Luxationsrichtung?
- Winkel Humerusachse/Collum anatomicum (normal 60°).
- Gelenkflächenkongruenz, Luxation, Caput-humeri-Impressionsfrakturen.
- Y-View: anteriore Luxation → Kopf liegt vor dem Glenoid; posteriore Luxation → Kopf liegt hinter dem Glenoid sowie Hochstand des Humeruskopfs.

3.1.4 Klavikula p. a. und schräg

Aufnahmetechnik
- Pat. lehnt mit kranker Seite an Stativ, Zentralstrahl senkrecht auf Schlüsselbeinmitte (p. a.).
- Pat. sitzend am Rö-Tisch, Zentralstrahl senkrecht auf Klavikula- und Kassettenmitte (schräg).

Aufnahmekriterien
- Gute Beurteilbarkeit der gesamten Klavikula (p. a.).
- Vollständige, v. a. im mittleren Anteil überlagerungsfreie Abbildung der Klavikula oberhalb der Rippen (schräg).

Beurteilungskriterien Fissur, Fraktur, Dislokation?

3.1.5 Oberarm, Ellenbogen und Unterarm

Oberarm in 2 Ebenen

Darstellung des gesamten Humerus mit mind. einem benachbarten Gelenk. Vollständige und beurteilungsfähige Abbildung des Humerus mit a. p.-Projektion der Trochlea humeri.

Ellenbogen in 2 Ebenen

Aufnahmetechnik Exakt a. p. in voller Streckung und streng seitlich in 90°-Beugung (▶ Abb. 3.2).

Aufnahmekriterien
- Ellenbogengelenk a. p. vollständig abgebildet. Gelenkspalt in Filmmitte, überlagerungsfrei durchsichtig.
- Ellenbogengelenk seitlich orthograd abgebildet. Die Humeruskondylen müssen sich decken, das Radiusköpfchen muss gut beurteilbar sein.

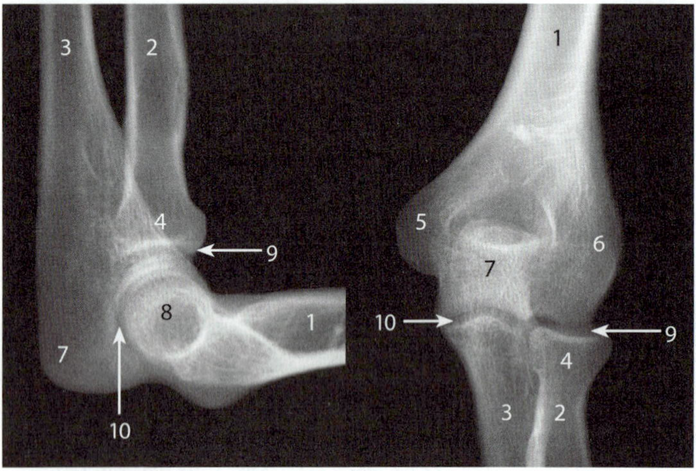

Abb. 3.2 Rö Ellenbogengelenk in 2 Ebenen: Humerus (1), Radius (2), Ulna (3), Radiusköpfchen (4), Epicondylus ulnaris (5), Epicondylus radialis (6), Olekranon (7), Trochlea (8), Articulatio humeroradialis (9), Articulatio humeroulnaris (10) [M247]

Beurteilungskriterien

- Gelenkflächen: glatt, Stufe (→ Fraktur?), unscharf (Lyse, ältere Fraktur?).
- Gelenkspaltminderung → Arthrose?
- Kalkdichte Struktur im Gelenk → freier Gelenkkörper?
- Intra- und periartikuläre Verletzungen → alte Verletzung?
- Dislokation von Trochlea humeri und Olekranon → Luxation?

Unterarm in 2 Ebenen

A. p. und in Supination. Radius und Ulna a. p. müssen überlagerungsfrei mit mind. einem Nachbargelenk abgebildet sein. Radius und Ulna seitlich müssen sich handgelenknah weitgehend überlagern, dargestellte Nachbargelenke sollen rein seitlich abgebildet sein.

3.1.6 Handgelenk

Handgelenk in 2 Ebenen

Aufnahmetechnik Pat. sitzt am Rö-Tisch, Hand liegt volar flach auf Kassette in leichter Supination (a. p.) bzw. ulnare Handkante senkrecht zum Film (seitlich). Zentralstrahl auf Handgelenk (▶ Abb. 3.3).

Aufnahmekriterien

- A. p. vollständige orthograde Abbildung des Handgelenks mit 5 Mittelhandknochen.
- Seitlich streng orthograde Abbildung des Handgelenks, Radius und Ulna sind übereinander projiziert.

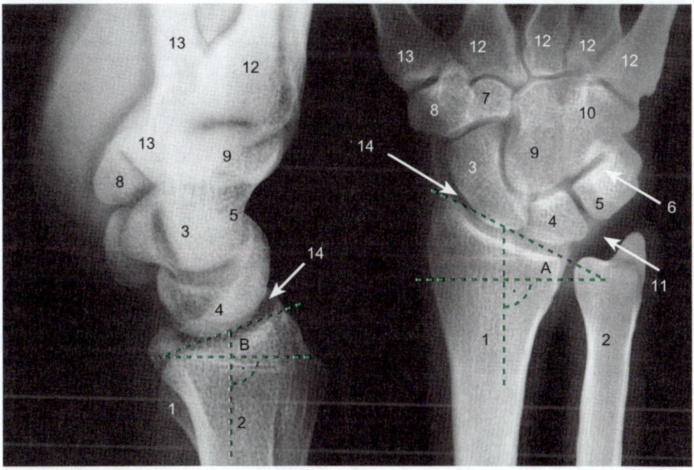

Abb. 3.3 Rö Handgelenk: Radius (1), Ulna (2), Os scaphoideum (3), Os lunatum (4), Os triquetrum (5), Os pisiforme (6), Os trapezoideum (7), Os trapezium (8), Os capitatum (9), Os hamatum (10), Gegend des Discus articularis (11), Metakarpalbasis (12), Os metacarpale I (13), Articulatio radiocarpalis (14), Radiokarpalwinkel 30° (A), Handgelenkwinkel seitl. ca. 10° (B) [M247]

Beurteilungskriterien

- Gelenkkontinuität, Minderung des Gelenkspalts → Arthrose?
- Stufenbildung, Fragmente → Fraktur?
- Dislokation von Handwurzelknochen → Luxation?

3.1.7 Hand

Normalaufnahme in 2 Ebenen

Aufnahmetechnik Pat. sitzt am Rö-Tisch, Hand liegt volar flach auf Kassette. 2. Ebene: Hand in Pronation, Radialseite um 45° angehoben (▶ Abb. 3.4).

Aufnahmekriterien Vollständige Abbildung der ganzen Hand einschließlich aller Fingerendgelenke und Handgelenk.

Beurteilungskriterien

- Stellung und Lage der Handwurzel-, Mittelhand- und Phalangenknochen zueinander.
- Gelenkspaltverschmälerung (v. a. Daumensattelgelenk) → Arthrose?

Finger in 2 Ebenen, Daumen

Aufnahmetechnik

- Langfinger: einzelner Finger a. p. und seitlich gestreckt mit Fingernummer auf Rö-Bild.
- Daumen:

- A. p.: Daumenrücken einschließlich Metakarpale flach aufliegend, Zentralstrahl senkrecht auf Daumengrundgelenk.
- Seitlich: Radialseite des abgespreizten Daumens auf Kassettenmitte.
- Sattelgelenk: a. p. und in 20° Pronation mit Rö-Röhre schräg um 15° von distal nach proximal gekippt.

Beurteilungskriterien

- Minderung der Gelenkspalthöhe (v. a. Daumensattelgelenk) → Arthrose?
- Fremdkörper?

3.1.8 Beckenübersicht (BÜS)

Aufnahmetechnik Aufnahme im Stehen (Füße 20° innenrotiert), im Liegen nur bei bettlägerigen Pat.; Gonadenschutz nur, wenn die Information der abgedeckten Anteile (z. B. ISG) nicht erforderlich ist (▶ Abb. 3.5).

Aufnahmekriterien Vollständige und symmetrische Darstellung des Beckens mit Hüftgelenken, Trochanteren, Beckenschaufeln und Kreuzdarmbeingelenken.

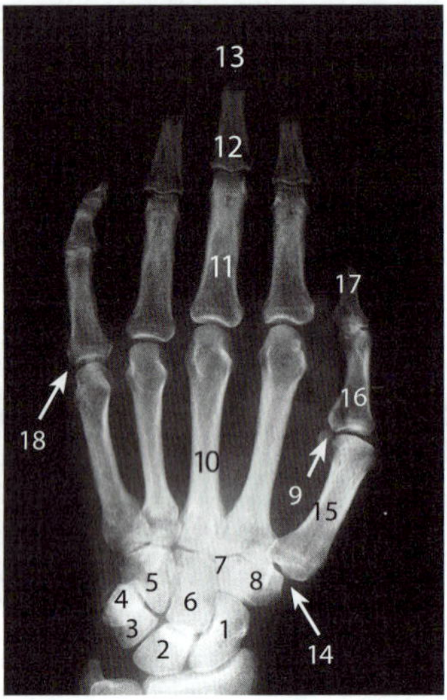

Abb. 3.4 Rö Hand: Os scaphoideum (1), Os lunatum (2), Os triquetrum (3), Os pisiforme (4), Os hamatum (5), Os capitatum (6), Os trapezoideum (7), Sesambein (9), Ossa metacarpalia (10), Fingergrundglied (11), Fingermittelglied (12), Fingerendglied (13), Daumensattelgelenk (14), Os metacarpale I (15), Daumengrundglied (16), Daumenendglied (17), Articulationes metacarpophalangeales (18) [M247]

Beurteilungskriterien

- Trochanterstellung und Os pubis seitengleich (Beurteilung, ob Aufnahme verdreht ist)?
- Beckenform: Symmetrisch, asymmetrisch, Beckenschaufeln gleich hoch?
- Pfannendach und Hüftkopf: Dysplasie, Deformierung, Protrusion?
- Gelenkspalt: Minderung der Höhe, Aufbrauch → Arthrose?
- Bei TEP: Lockerungszeichen von Pfanne oder Schaft (Lysezone um Pfanne oder Schaft, atypischer Sitz), Dislokation (evtl. alte Aufnahmen heranziehen), (Sub-)Luxation?
- Sakroilikalgelenk: Normal (< 2 mm), erweitert, gesprengt; Begrenzung unscharf → Entzündung.
- Os sacrum, lumbosakraler Übergang?
- Intra- oder periartikuläre Verkalkungen, Kapselschatten, Erguss, Fremdkörper, Drainagen?

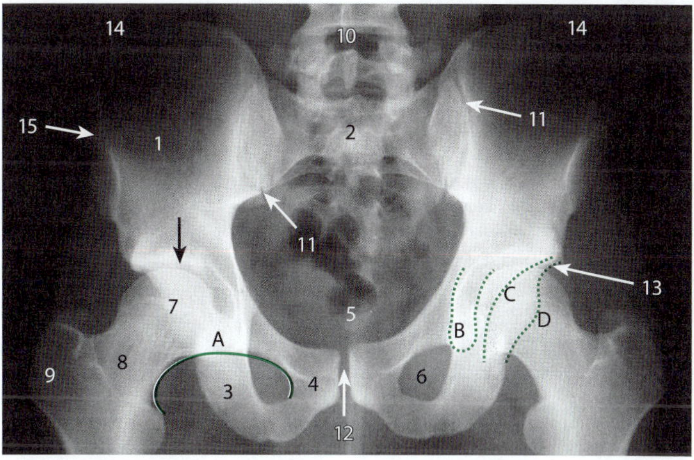

Abb. 3.5 Rö Beckenübersicht: Os ilium (1), Os sacrum (2), Os ischii (3), Os pubis (4), Vertebrae coccygeae (5), Foramen obturatum (6), Hüftkopf (7), Schenkelhals (8), Trochanter major (9), LWK V (10), Iliosakralfuge (11), Symphysis pubica (12), Hüftgelenkspalt (13), Ala ossea ilia (14), Spina iliaca anterior superior (15), Menard-Shenton-Linie (A), Köhler-Tränenfigur (B), anteriorer Azetabulumrand (C), posteriorer Azetabulumrand (D) [M247]

3.1.9 Hüfte

Normalaufnahme Hüfte in 2 Ebenen

Aufnahmetechnik Aufnahme a. p. und seitlich.

Aufnahmekriterien Gut beurteilbare Abbildung von Hüftkopf und Schenkelhals.

Beurteilungskriterien
- Zusätzlich zu Becken Femurkopfkontur, -größe, -deformierung, Arthrose, Nekrose?
- CCD-Winkel?
- Varus-/Valgusdeformität?
- Fraktur, Fissur, Luxationen?
- Epiphyseolyse?

Aufnahme nach Lauenstein (axial)

Aufnahmetechnik Pat. in Rückenlage, Oberschenkel 80° gebeugt und 45° abduziert, Unterschenkel parallel zum Tisch.

Aufnahmekriterien Gute Beurteilbarkeit des Hüftkopfs; Schenkelhals vom Trochanter überlagert.

Beurteilungskriterien
- Lage der Hüftkopfepiphyse: Normal, Dislokation, Nekrose?
- Hüftgelenkkontur: Normal rund, entrundet, Osteolysen, Pilzform, ossäre Anbauten, zentrale Luxation?

Weiterführende Diagnostik CT bei V. a. Fraktur. MRT bei V. a. Hüftkopfnekrose.

3.1.10 Kniegelenk

Normalaufnahme in 2 Ebenen

Aufnahmetechnik A. p., seitlich (30°-Beugung) und Stehaufnahme jeweils mit Abbildung ⅓ Femur und ⅓ Tibia (▶ Abb. 3.6).

Aufnahmekriterien

- A. p. Kniegelenkspalt in Filmmitte, Darstellung ohne Doppelkontur, Patella in der Mitte zwischen beiden Femurkondylen.
- Seitlich Kniegelenkspalt in Filmmitte, Femurkondylen decken sich, freie Durchsicht durch das Femoropatellargelenk.

3

Beurteilungskriterien

- Minderung Abstand Femur – Tibia, Ausziehungen, Sklerosierungen → Arthrose medial und/oder lateral?
- Patellarückfläche: Abstandsminderung, Ausziehungen → retropatellare Arthrose?
- Verschattungen in Projektion auf das Gelenk → freier Gelenkkörper?

Patella tangential (Merchant)

Indikationen Zur Beurteilung der Patellaform, rezid. Patellaluxationen.

Aufnahmetechnik Kniebeugung 45°, Zentralstrahl senkrecht durch das Femoropatellargelenk auf die Kassette.

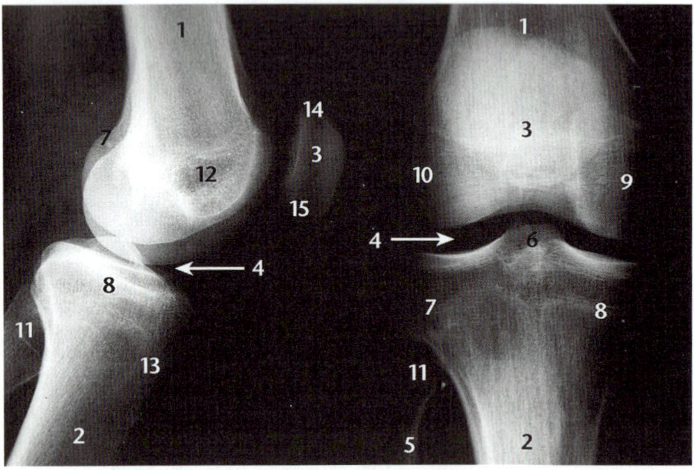

Abb. 3.6 Rö Kniegelenk in 2 Ebenen: Femur (1), Tibia (2), Patella (3), Articulatio genu (4), Fibula (5), Tubercula intercondylaria (6), Condylus lateralis tibiae (7), Condylus medialis tibiae (8), Condylus medialis femoris (9), Condylus lateralis femoris (10), Caput fibulae (11), Ludloff-Fleck (12), Tuberositas tibiae (13), Apex patellae (14), Basis patellae (15) [M247]

Aufnahmekriterien Freier Durchblick durch das Femoropatellargelenk, kontrastreiche Darstellung der Kniescheiben.

Beurteilungskriterien Patelladysplasie, Patellafraktur, Patella bipartita?

3.1.11 Unterschenkel und Sprunggelenk

Unterschenkel

- **Normalaufnahme Unterschenkel mit Kniegelenk in 2 Ebenen:** a. p. und seitlich mit Kniegelenk, Zentralstrahl auf Mitte des proximalen Unterschenkeldrittels.
- **Normalaufnahme Unterschenkel mit oberem Sprunggelenk (OSG) in 2 Ebenen:** a. p. und seitlich mit OSG, Zentralstrahl auf Mitte des distalen Unterschenkeldrittels (▶ Abb. 3.7).

Oberes Sprunggelenk, Normalaufnahme in 2 Ebenen

Aufnahmetechnik

- A. p. in 20° Innenrotation des Fußes (Malleolengabel ganz sichtbar).
- Streng seitlich (Malleolen müssen genau übereinanderliegen).

Aufnahmekriterien

- A. p.: Sprunggelenk vollständig abgebildet, Darstellung von Innen- und Außenknöchel ohne Doppelkonturen.
- Seitlich: oberes und unteres Sprunggelenk rein seitlich abgebildet, Darstellung von Chopart-Gelenk und Fersenbein.

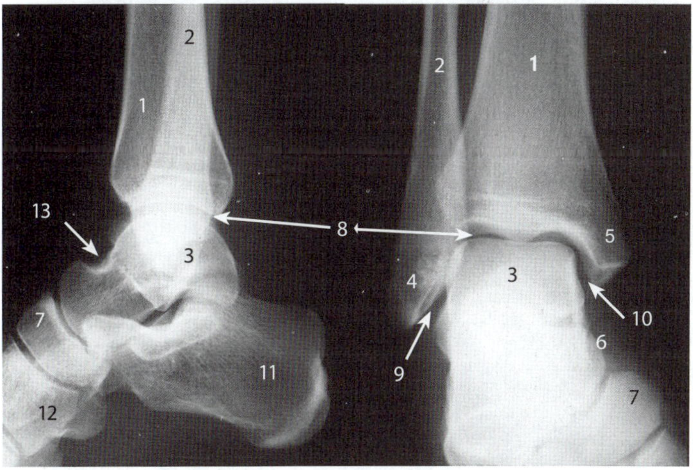

Abb. 3.7 Rö OSG in 2 Ebenen: Tibia (1), Fibula (2), Talus (3), Fibulaspitze (4), Malleolus medialis (5), Sustentaculum tali (6), Os naviculare (7), Gelenkspalt (Articulatio talocruralis) (8), Articulatio fibulo-talare (9), Articulatio tibiotalare (10), Calcaneus (11), Os cuboideum (12), Collum tali (13) [M247]

Beurteilungskriterien
- Form: Malleolengabel und Talus.
- Winkel von Tibia-Achse und Gelenkspalt.
- Gelenkspalt (normal 3–4 mm).
- Zusatzknochen, alte Bandabrisse, freie Gelenkkörper?

> Weiterführende Diagnostik bei V. a. Bandruptur: MRT.

3.1.12 Fuß

Normalaufnahme in 2 Ebenen

Aufnahmetechnik Dorso-plantar sitzend oder stehend, seitliche Aufnahme stehend (▶ Abb. 3.8).

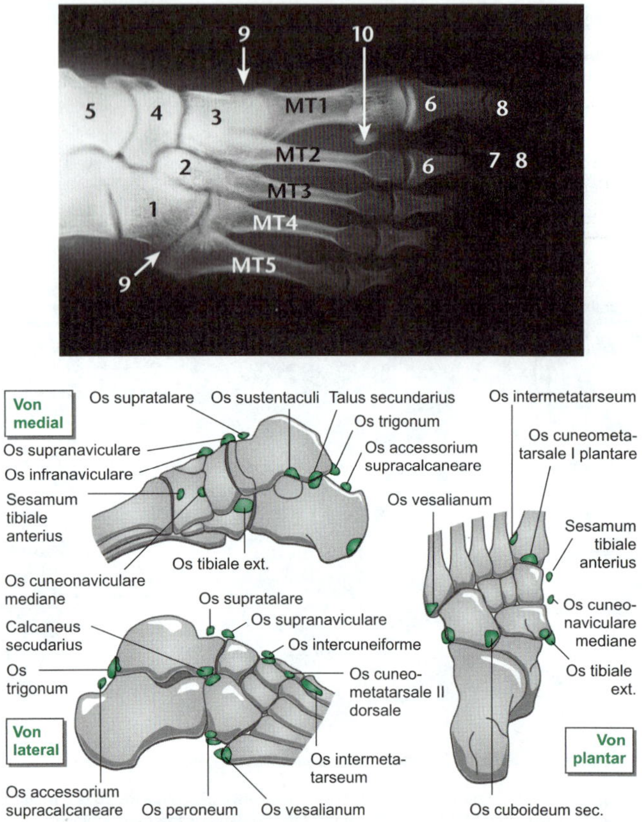

Abb. 3.8 Rö Fuß und akzessorische Knochen am Fuß: Os cuboideum (1), Ossa cuneiformia (2, 3), Os naviculare (4), Talus (5), Zehengrundglieder (6), Zehenmittelglieder (7), Zehenendglieder (8), Tarsometatarsalgelenk (9), Ossa sesamoidea (10) [M247]

Aufnahmekriterien Orthograde und gleichmäßige Exponierung von Fußwurzel, Mittelfuß und Zehen einschließlich der Gelenke.

Beurteilungskriterien
- Fußgewölbe: Normal, abgeflacht, zusammengebrochen?
- Kalkaneusachse/mediale Fußlängsachse: Normal, vermindert?
- Tangente Unterkante Kalkaneus/Tangente Unterkante Metatarsale V: 150–170°.

Kalkaneus

Beurteilungskriterien
- Tubergelenkwinkel: Normal 30–40°.
- Axialwinkel: Normal ca. 15°.
- Ausziehungen (Haglundferse)?

Mittelfußknochen/Vorfuß/Zehen in 2 Ebenen

Beurteilungskriterien
- Kontinuitätsunterbrechungen → Fraktur?
- Deformitäten: Hallux valgus, Hammer-, Klauenzehe, Klump-, Sichel-, Hohlfuß?
- Akzessorische Knochen?
- Gelenkspaltveränderungen: Arthrose, Gicht, rheumatische Veränderungen?
- Gefäßverkalkungen: Arteriosklerose, Mediasklerose (Diabetes mellitus)?

3.1.13 Thoraxübersichtsaufnahme

Aufnahmetechnik P. a. und seitlich (li anliegend) in Hartstrahltechnik. Liegendaufnahmen schwer zu beurteilen (▶ Abb. 3.9).

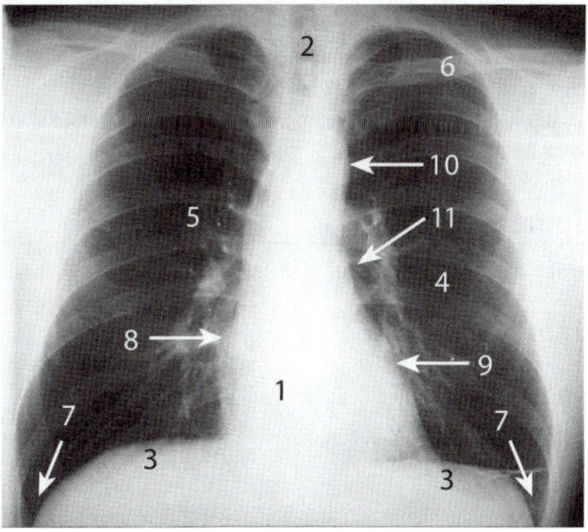

Abb. 3.9 Rö Thoraxübersicht a. p.: Herzschatten (1), Trachea (2), Zwerchfell (3), Pulmo sinister (4), Pulmo dexter (5), Klavikula (6), Sinus phrenicocostalis (7), Atrium dextrum (8), Ventriculus sinister (9), Arcus aortae (10), Atrium sinistrum (11) [M247]

Tab. 3.1 Differenzialdiagnose pulmonaler Veränderungen

Veränderung	Differenzialdiagnose
Hilusverbreiterung	• Zentrale Lungenstauung → Herzinsuff. • LK-Vergrößerungen → Sarkoidose, Metastasen, Lymphom, zentrales Bronchial-Ca, Tbc
Zwerchfellhochstand	• Traumatisch (Zwerchfellruptur), Spleno- und Hepatomegalie • Adipositas, Aszites, Schwangerschaft, Abszess subphrenisch, neurologisch (Parese)
Einseitige flächenhafte Verschattung	• Lobärpneumonie: homogene, abgegrenzte Verschattung eines Lungenlappens, evtl. Pleuraerguss • Bronchopneumonie: kleinfleckige, unregelmäßige und unscharf konfigurierte Herde, evtl. fluktuierend, meist Unterfelder • Andere Pneumonien: poststenotische Pneumonie (TU), Stauungspneumonie, Lungeninfarkt, Viruspneumonie • Atelektase: Ca, Fremdkörper, hypostatisch • Pleuraerguss: radiologisch ab 200 ml sichtbar, Verschattung eines Zwerchfellwinkels
Beidseitige flächenhafte Verschattung	• Lungenstauung: Urämie, Sarkoidose, Lungenfibrosen, Lymphangitis carcinomatosa, malignes Lymphom, Hämosiderose, Strahlenpneumonie • Pneumonie • Schocklunge

Beurteilungskriterien

- Orthograde Projektion: Symmetrie, Scapulae außerhalb der Lungenfelder.
- Zwerchfellstand: Normal, Hochstand?
- Lungenzeichnung: Normal, fehlend → Pneumothorax?
- Kostophrenischer und kardiodiaphragmaler Winkel: Frei, verschattet → Erguss?
- Herzgröße und -kontur: Normal, verbreitert → Perikarderguss, Herzinsuff.?
- Mediastinum: Normal, verbreitert
- Hilus (Bronchien und Gefäße): Normal, verbreitert?
- Lungenfelder beider Lungen (DD: ▶ Tab. 3.1, ▶ Kap. 22.5): Verkalkungen, Rundherde, flächige Verschattungen, Magen-/Darmanteile (Zwerchfellruptur, Upside-down-Magen)?

3.1.14 Abdomen

Aufnahmetechnik P. a. im Stehen oder in Linksseitenlage und liegend.

Beurteilungskriterien

> **! Cave**
> Freie Luft im Abdomen normal bei Z. n. Laparotomie/Laparoskopie bis 7 d nach OP!

- Intestinale Gasverteilung, stehende Schlingen.
- Darmschlingen stehend, Abstand der Schlingen verbreitert (Wandödem).
- Freie Luft unter dem Zwerchfell (im Stehen) bzw. unter der seitlichen Bauchwand (Linksseitenlage) → Magen-Darm-Perforation, Tumorzerfall, Darmruptur, iatrogene Perforation, Perforation bei Pneumatosis cystoides intestinalis.

- Freie retroperitoneale Luft als streifenförmige Aufhellung.
- Entlang des Psoasschattens → Perforation, Entzündung, retroperitonealer Abszess, fortgeleitetes Mediastinalemphysem, Trauma.
- Gasansammlung im kleinen Becken: Douglas-Abszess, Tubenperforation.
- Gasansammlungen: Gasblasen in Gallenblasen- oder Appendixregion (Entzündung?), in Gallenwegen (Perforation, postop., Entzündung?).
- Flüssigkeitsspiegel, path. Darmgasansammlungen → Ileus?
- Verkalkungen: Pankreas, Gallen- und Nierensteine, Nierenparenchymverkalkung, Ureterkonkrement, Phlebolithen, Uterusmyome, Appendikolith, verkalkte TU, Hämatome, Abszesse, Zysten, Gefäßwandkalk, Aneurysmen, Prostata, Samenblasenverkalkung, Harnblasenkonkrement.
- Skelettkonturen.
- Organkonturen: Abgrenzbar, verwaschen, vergrößert, verlagert (TU, Abszess, Gallenblasenhydrops)?
- Psoaskonturen: Abgrenzbar, verwaschen?

3

3.2 Kontrastmittel (KM)

3.2.1 Intravenöse Röntgenkontrastmittel

- Aufklärung des Pat. vor der Untersuchung, schriftliche Dokumentation (Risiken: Niereninsuff., Anaphylaxie, Hyperthyreose, Paravasat, Strahlenexposition).
- eGFR sollte bei geplanten oder dringlichen Untersuchungen vorliegen.
- TSH nur bei klin. V. a. Hyperthyerose erforderlich.
- Metformin nur noch bei eingeschränkter Nierenfunktion mit eGFR < 30 ml/min/1,73 m² oder akutem Nierenversagen für 2 d absetzen. Falls sich die Nierenfunktion innerhalb von 48 h nicht signifikant verschlechtert hat, kann die Metformin-Medikation fortgesetzt werden.

! **Cave**
I. v. KM-Untersuchung nach Möglichkeit nach geplanter Schilddrüsen-Szinti durchführen. **Achtung:** Radiojodtherapie nach KM-Gabe (z. B. Schilddrüsen-Ca) für 2 Mon. unmöglich.

Kontrastmittelallergie

Erhöhtes Risiko bei:

- KM-Zwischenfall in der Anamnese,
- polyvalenten Allergien (Heuschnupfen, atopisches Ekzem, Asthma),
- hyperreagiblem Bronchialsystem (Asthma bronchiale, chron. obstruktive Bronchitis).

Zur **Prophylaxe** bei V. a. KM-Allergie bzw. Behandlung einer KM-Allergie ▶ Tab. 3.2.

KM-Gabe bei Niereninsuffizienz

Erhöhtes Risiko für eine AKI bei vorbestehender Nierenschädigung, bei eGFR < 30 ml/min/1,73 m² strenge Indikationsstellung. Auf gute Hydrierung achten und Alternativverfahren (CO_2-Angiografie oder MRT-Untersuchung) erwägen!

Tab. 3.2 Prophylaxe bei V. a. KM-Allergie nach den ESUR-Guidelines

- Grundsätzlich alternatives KM-Präparat verwenden, dann je nach Schweregrad der vorausgegangenen Reaktion keine zusätzliche medikamentöse Vorbereitung erforderlich, direkte ärztliche Begleitung der Untersuchung allerdings erforderlich
- Bei leichter Unverträglichkeitsreaktion: H_1-Blocker (→ A) und orale Steroide (→ C)
- Bei bekanntem schwerem KM-Zwischenfall: Präparatwechsel! KM-Applikation nur bei dringlicher Ind.! Obligat H_1-Blocker (→ A) und i. v. Steroide (→ B)[1]
- Notfallmedikamente bereithalten (→ D)

A	**H_1-Antihistaminikum**	
	Körpergewicht (kg)	H_1-Blocker, z. B. Fenistil® (1 Amp. = 4 ml = 4 mg)
	> 90	3 Amp.
	45–90	2 Amp.
	< 45	1 Amp.
B	**i. v. Steroide**	
	Prednisolon 250 mg oder Dexamethason 40 mg 15 min vor KM-Applikation	
C	**Orale Steroide**	
	Methylprednisolon (z. B. Urbason®) je 32 mg 12 h sowie 2 h vor KM-Applikation	
D	**Notfallmedikamente**	
	Sauerstoff Adrenalin 1 : 1.000 i. m.: Erwachsene 0,5 ml/0,5 mg; Kinder 6–12 Jahre 0,3 ml/0,3 mg; Kinder < 6 Jahre 0,15 ml/0,15 mg H_1-Blocker zur Injektion Atropin β_2-Agonist Dosierinhalator Infusionsflüssigkeiten (Ringer, NaCl) Antikonvulsive Medikamente (Diazepam)	

[1] Applikation:
– Alternativ: Kurzinfusion beider Substanzen in 50 ml NaCl in 3–5 min
– KM-Applikation nach 15–20 min beginnen.

Bei Dialysepatienten ist keine zusätzliche Hämodialyse erforderlich, auch der Zeitpunkt der KM-Gabe zur Dialyse ist nicht relevant. Bei Restausscheidung strenge Indikationsstellung.

KM-Gabe bei V. a. Hyperthyreose

KM-Gabe nur bei dringlicher Indikation. TSH basal empfehlenswert.

- Geplante Schilddrüsendiagnostik vorher durchführen.
- Bei dringendem V. a. funktionelle Autonomie 15 min vor KM-Gabe 40 Tr. Perchlorat-Lösung (z. B. Irenat®), 2 h später 20 Tr. Irenat®, danach über 1 Wo. 3 × 20 Tr./d Irenat®.

3.2.2 Orale Röntgenkontrastmittel

- Positive Rö-KM enthalten Jod oder Barium, negative sind Luft oder CO_2.
- Bei Verwendung bei einer CT-Untersuchung muss orales KM verdünnt werden (ca. 3-prozentige Lösung, also 3 ml auf 100 ml Wasser), um Aufhärtungsartefakte im CT zu vermeiden.

- KI für jodhaltiges KM (z. B. Gastrografin ® oder Telebrix ®): manifeste Hyperthyreose.
- Jodhaltiges orales KM hat eine ausgeprägt prokinetische Eigenschaft, die im klin. Alltag gerne auch therapeutisch genutzt wird.

Grundsatz bei oraler KM-Gabe

Kein bariumhaltiges, sondern wasserlösliches KM (z. B. Gastrografin®) bei:

- geplanter Magen-Darm-OP,
- drohender Aspiration,
- V. a. Perforation,
- V. a. Ileus.

3.2.3 MR-Kontrastmittel

Vorgehen bei KM-Allergie analog zu jodhaltigem Kontrastmittel (▶ Tab. 3.2).
Risiko einer nephrogenen systemischen Fibrose (NSF) bei den heute zugelassenen Gadoliniumpräparaten gering bzw. bei Gadoxetat Dinatriumsal (Primovist®) zur hepatobiliären Diagnostik mittelgradig. Empfehlung zur adäquaten Dosierung und Vermeidung unnötiger KM-Gaben auch bei dialysepflichtigen Pat.
Orale MR-KM sind Mannitol oder Sorbitol als positives KM in T2-gewichteten Sequenzen bzw. manganhaltige Flüssigkeiten (es geht auch einfach mit Ananassaft!) als negatives KM in T2-gewichteten Sequenzen (z. B. bei der MRCP).

KM-Gabe bei Niereninsuffizienz

Bei Dialysepatienten Hämodialyse so früh wie möglich im Anschluss an die KM-Gabe. Bei Peritonealdialyse zusätzliche Hämodialyse besprechen.

3.3 Durchleuchtungsuntersuchungen

3.3.1 Ösophagus-Breischluck

Vorbereitung Nüchtern.

Kontraindikationen V. a. ösophagotracheale Fistel. Alternative Untersuchung dann mit Isovist®.

Beurteilungskriterien Passage, Wandkontur, Organverlauf, Lumenweite, Faltenrelief, Reflux, Gleithernie, Ösophagusvarizen, Extravasat, Fisteln, Divertikel.

Nachbehandlung Keine.

Komplikationen Mediastinitis bei Barium-Extravasat.

3.3.2 Magen-Darm-Passage (MDP)

Technik Ggf. Leeraufnahme des Abdomens vorab, um einen mechanischen Ileus auszuschließen. Pat. 100 ml wasserlösliches jodhaltiges KM trinken lassen oder über eine Magensonde applizieren. Anschließend Übersichtsaufnahmen 30 min und 2 h nach KM-Gabe. Weitere Spätaufnahmen abhängig vom KM-Transport.

Beurteilungskriterien Motilität, KM-Passage Magenform/-lage, Passagestopp, Passagezeit (normale Passagezeit 2 h bis zum Kolon).

Nachbehandlung Keine.

Komplikationen Perforation (selten), Diarrhö.

3.3.3 Kolon-Kontrasteinlauf (KKE)

Heute nur noch zur Anastomosenkontrolle. Bei inkompletter endoskopischer Diagnostik ist die virtuelle CT-Kolonografie zu bevorzugen.

Vorbereitung 30 min vor Untersuchung Klysma!

3

Kontraindikationen Z. B. Biopsie oder Polypenabtragung 7–10 d zuvor (Perforationsgefahr).

Technik Unter Durchleuchtungskontrolle KM-Applikation über Darmrohr oder auch rektal eingeführten Blasenkatheter.

Beurteilungskriterien Extraluminat bei Insuff. einer Anastomose.

Komplikationen Perforation (selten).

3.3.4 ERCP (endoskopische retrograde Cholangiopankreatikografie)

Vorbereitung Wie Ösophagogastroduodenoskopie (▶ Kap. 3.3.1). Blutgruppe. Aufklärung!

Kontraindikationen Relativ akute Pankreatitis, Cholangitis, Leber- und Niereninsuff.

Technik Prämedikation (z. B. 10 mg Diazepam i. v. und 0,5 mg Atropin i. v., Schleimhautanästhesie [Xylocain-Spray®]). Linksseitenlage. Endoskop oral einführen und unter Sicht ins Duodenum vorschieben. Papille aufsuchen, Sonde einführen und unter Durchleuchtung wasserlösliches KM injizieren. Interventionelle ERCP: Papillotomie, Steinextraktion, Drainage oder Stent-Einlage.

Beurteilungskriterien Verlauf, Wandkontur, Kaliber des Ductus choledochus und pancreaticus. Konkremente.

Nachbehandlung BB-, Amylase- und Lipasekontrolle. Nüchtern für 2–4 h.

Komplikationen Wie Gastroskopie, zusätzlich Pankreatitis (bis 5 %), Cholangitis.

3.3.5 PTC (perkutane transhepatische Cholangiografie)

Heute nur noch in Verbindung mit einer geplanten PTCD-Anlage.

Vorbereitung Gerinnung, Hb, Blutgruppe, Braunüle, nüchtern.

Kontraindikationen Gerinnungsstörungen, Aszites, Metastasenleber.

Technik Rücken- oder Linksseitenlage. Hautdesinfektion Kategorie III (▶ Kap. 2.4.2). Sono- oder durchleuchtungsgesteuerte Feinnadelpunktion (Chiba-Nadel) eines intrahepatischen Gallengangs. Unter Durchleuchtung KM injizieren. Interventionell ggf. Legen einer Drainage (PTCD).

Beurteilungskriterien Verlauf und Lumenweite der intra- und extrahepatischen Gallenwege. Konkremente, Sphincter-Oddi-Passage.

Nachbehandlung Hb, Leberwerte, Amylase, Lipase, Bili. Nach Drainageneinlage Kontrolle des Galleflusses für 6 h stündlich, dann 6- bis 8-stündlich. Bei Sistieren des Flusses ggf. Drainage unter streng sterilen Kautelen vorsichtig mit NaCl spülen.

Komplikationen Blutung, gallige Peritonitis, passagere Amylaseerhöhung.

3.4 Computertomografie (CT)

Schnittbilduntersuchung, bei der ein fächerförmiger Rö-Strahl nur eine schmale Schicht des Körpers durchstrahlt und von einem Detektor erfasst wird. Röhre und Detektor kreisen um den Patienten bei gleichzeitigem Vorschub des Tisches (Spiral-CT). Aus den Daten können überlagerungsfreie multiplanare Reformationen in beliebigen Raumebenen und Fenstereinstellungen berechnet werden.

Strahlenbelastung Hängt von der untersuchten Region und der Fragestellung ab. Untersuchungen von Hochdosisobjekten wie Knochen und Lunge benötigen eine relativ geringe Strahlendosis, je nach Technik vergleichbar mit der Strahlenbelastung der vergleichbaren konventionellen Aufnahme. Bei Untersuchungen der parenchymatösen Oberbauchorgane oder der Weichteile des Beckens liegt die Strahlenbelastung etwa beim 2- bis 5-Fachen der natürlichen jährlichen Strahlenbelastung.

Konventionen Hypodens (relativ geringe Dichte), hyperdens (höhere Dichte), isodens (gleich hohe Dichte wie anderes Medium/Organ). Angabe der Dichte in Houndsfield-Einheiten (HU).

3.4.1 Schnittbildanatomie Körperstamm

CT-Aufnahmen werden genauso wie MR-Aufnahmen von unten befundet, die re Körperseite ist also li im Bild. Reformationen der verschiedenen Körperregionen erfolgen standardisiert axial von oben nach unten (▶ Abb. 3.10,

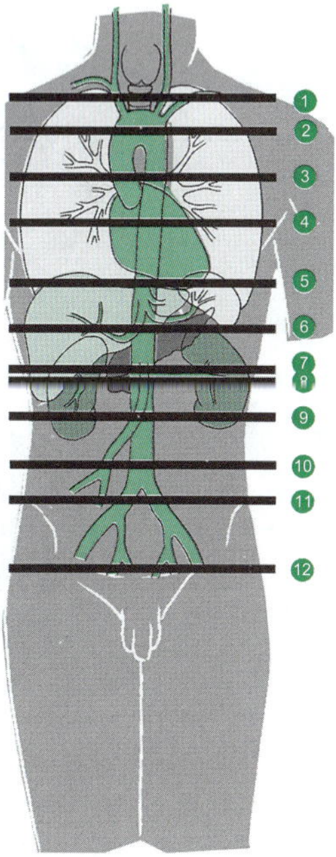

Abb. 3.10 CT-Schnittebenen Thorax und Abdomen [A300]

▶ Abb. 3.11, ▶ Abb. 3.12, ▶ Abb. 3.13, ▶ Abb. 3.14), sagittal von rechts nach links bzw. koronar von vorne nach hinten.

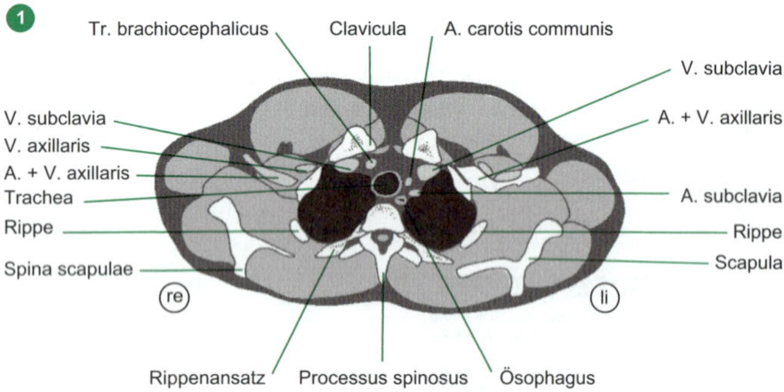

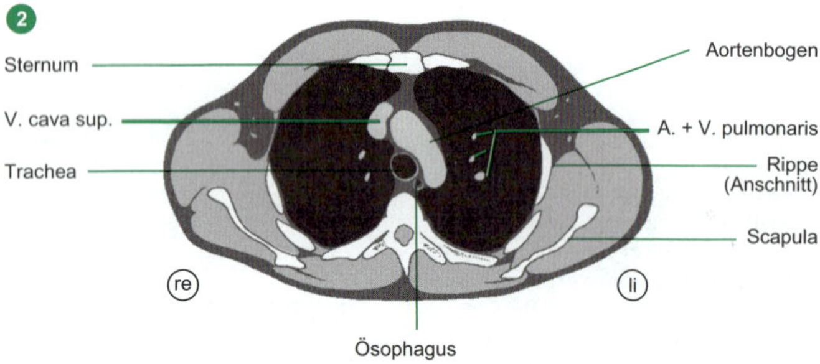

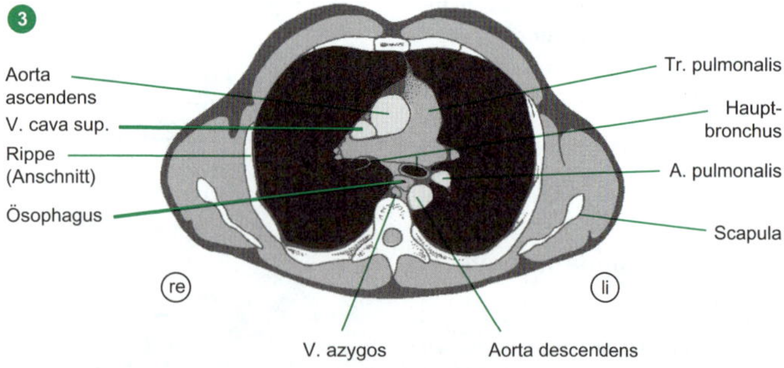

Abb. 3.11 Computertomografische Querschnittstopografie (nach Wegener, O.H.: Ganzkörpercomputertomografie, 2. A., Blackwell 1992). Die Nummerierung bezieht sich auf ▶ Abb. 3.10 [A300]

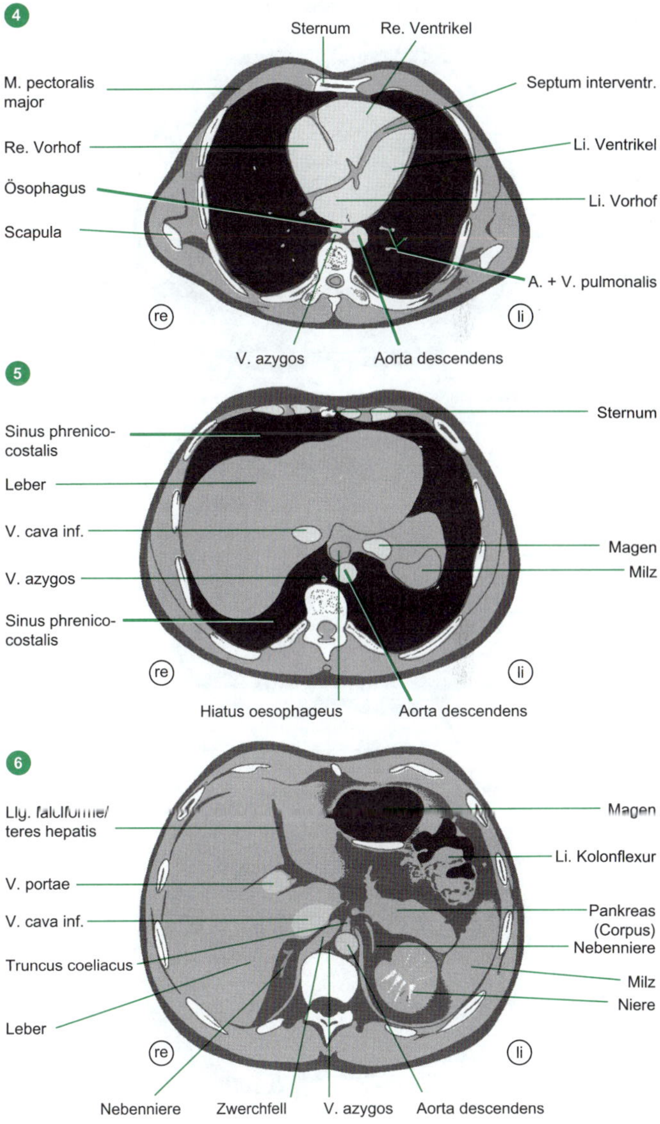

Abb. 3.12 Computertomografische Querschnittstopografie (nach Wegener, O.H.: Ganzkörpercomputertomografie, 2. A., Blackwell 1992). Die Nummerierung bezieht sich auf ▶ Abb. 3.10 [A300]

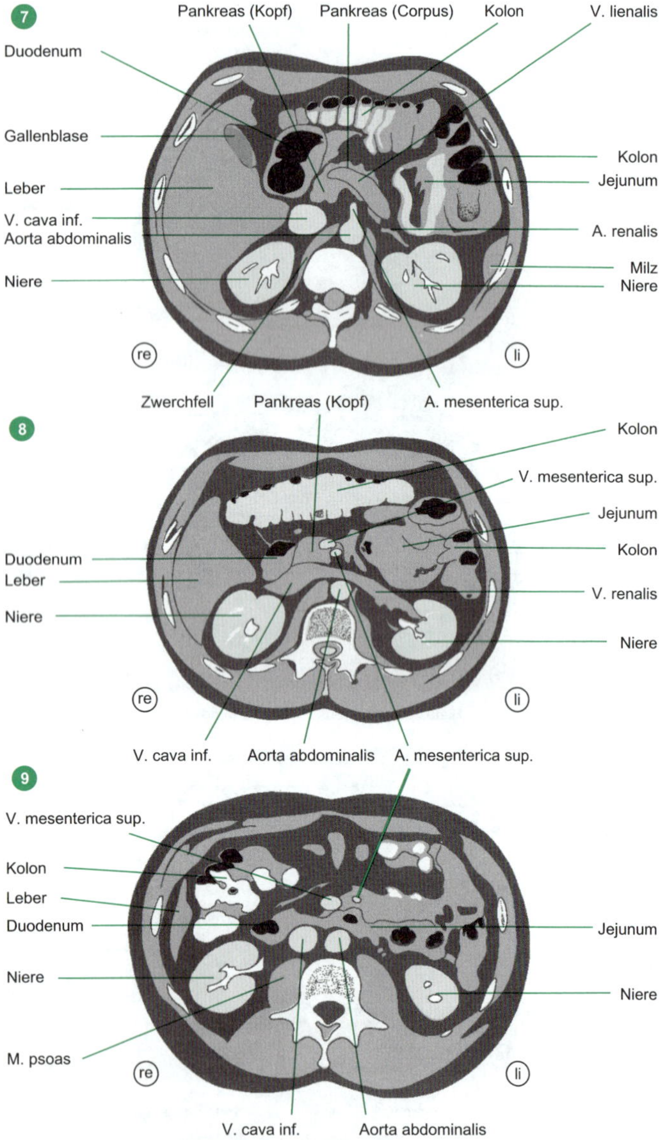

Abb. 3.13 Computertomografische Querschnittstopografie (nach Wegener, O. H.: Ganzkörpercomputertomografie, 2. A., Blackwell 1992). Die Nummerierung bezieht sich auf ▶ Abb. 3.10 [A300]

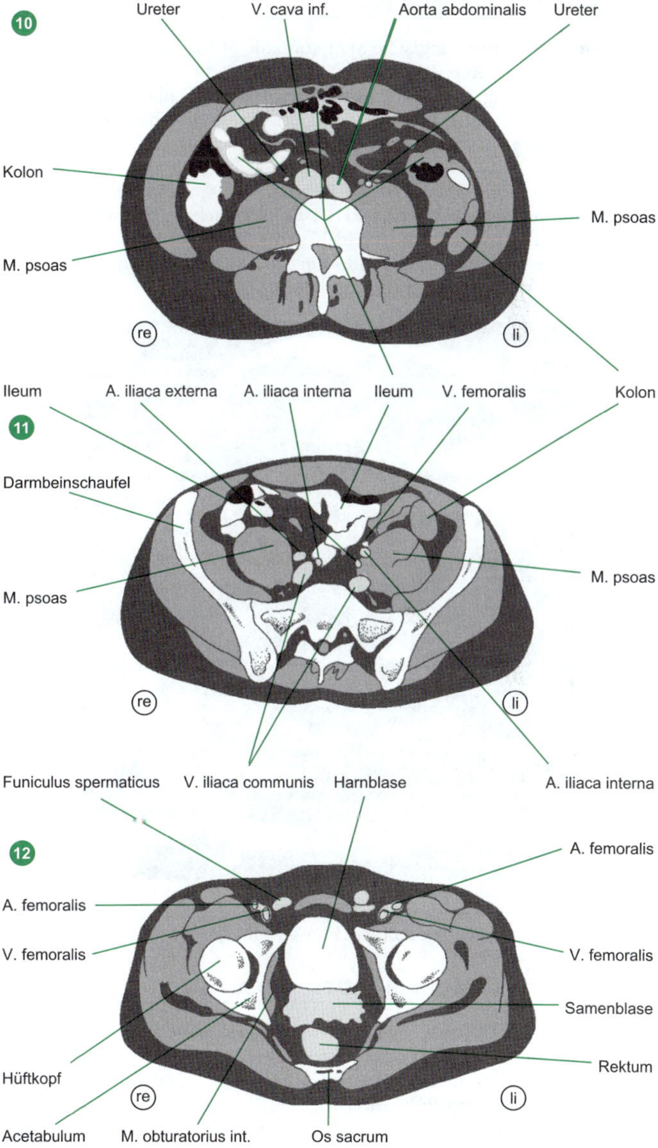

Abb. 3.14 Computertomografische Querschnittstopografie (nach Wegener, O. H.: Ganzkörpercomputertomografie, 2. A., Blackwell 1992). Die Nummerierung bezieht sich auf ▸ Abb. 3.10 [A300]

3.4.2 Schädel/Neurokranium

Indikation Akute neurologische Symptomatik, Sturz unter Antikoagulation, Demenzabklärung (▶ Abb. 3.15).

- Nativ-CT: Blutung, Hirndruckzeichen, demarkierter Schlaganfall.
- CT-Angiografie: meist supraaortal und intrakraniell kombiniert; Stenosen, Aneurysmen, akute Gefäßverschlüsse.

Beurteilungskriterien Grau-Weiß-Differenzierung erhalten, Stammganglien abgrenzbar. Blutung hyperdens (ca. 50 HU) zum Parenchym; epidural konvex zur Schädelkalotte und zumeist mit Schädelfraktur assoziiert, subdural konkav zur Schädelkalotte; bei Subarachnoidalblutung in den basalen Zisternen CT-Angiografie zum Ausschluss eines Aneurysmas umgehend erforderlich.

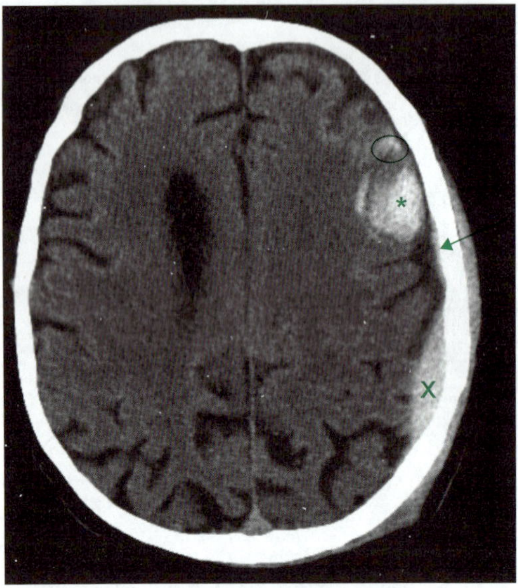

Abb. 3.15 CT Schädel: **X**; epidurale Blutung; **Pfeil** subdurale Blutung; * intrazerebrale Blutung; **Kreis** subarachnoidale Blutungsanteile [M1073]

3.4.3 Wirbelsäule/Becken/Extremitäten

Indikation Trauma, Planung stabilisierender Eingriffe an Becken oder Wirbelsäule; präop. bei komplexen Frakturen der Extremitäten; bei KI zum MRT auch Tumorsuche, intradurale/intramedulläre Raumforderungen, Querschnittsymptomatik, Nucleus-pulposus-Prolaps/Protrusion.
Nativ-CT: Beurteilung komplexer Wirbelfrakturen und spinaler Einengungen. Beurteilung von Frakturen mit der Möglichkeit der dreidimensionalen Oberflächenrekonstruktion.

3.4.4 Thorax

Indikation Trauma (Blutung, Organläsion, Erguss, Herzbeuteltamponade, Pneumothorax, Aneurysma, Aortenruptur/-dissektion), Tumorerkrankung, Staging, Restaging, Differenzierung pulmonale Prozesse, Lungenembolie.

- Nativ-CT reicht bei Frage Pneumothorax oder Lungenmetastasen, ggf. auch in Niedrigdosis-Technik.
- Arterielle KM-Phase bei Aorten- oder Mediastinalprozessen.
- Pulmonalarterielle Phase bei Lungenemboliediagnostik.
- Bei Staging-Untersuchungen arterielle oder venöse Phase möglich.
- Differenzierung Atelektase vs. Pneumonie sehr gut in venöser Phase möglich: Atelektase reichert KM an (kollabiertes Lungengewebe), eine Pneumonie nicht.

3.4.5 Abdomen

Indikation

- Trauma (Blutung, Organverletzung), Aneurysma, Aortenruptur; akutes Abdomen; bei geplanten Untersuchungen orale Vorbereitung i. d. R. mit bis zu 2.000 ml Wasser p. o.; positives enterales KM (verdünnt!) meist nur bei Frage nach Anastomoseninsuff. (Applikation je nach Anastomose oral oder rektal).
- Abklärung Raumforderungen der parenchymatösen Oberbauchorgane, insbes. Leber (▶ Tab. 3.3) als Mehrphasenprogramm: evtl. nativ – arteriell – portalvenös – ggf. späte Phase.
- Bei Nierenraumforderungen besser nephrografische Phase (ca. 10 sec später) als portalvenöse Phase.
- Nativ-CT reicht bei KI für KM bei Frage Hohlorganperforation, Divertikulitis, LK-Vergrößerungen.
- Niedrigdosis-CT nativ Methode der Wahl bei Frage Urolithiasis.

Tab. 3.3 Differenzialdiagnose Leberraumforderungen

Tumorentität	Morphologie	CT-Dichte	KM-Verhalten
Zyste	Scharf berandet, rund	Flüssigkeitsisodens, etwa 0 HU	Keine Anreicherung
Hämangiom	Scharf	Isodens zu Blut	Girlandenförmiges art. Enhancement mit „Zulaufen"
Adenom	Bei größeren Läsionen oft inhomogen	Iso-/hypodens	Kurzfristiges Enhancement, venös isodens
FNH	Zentrale Narbe, Radspeichenmuster	Iso-/hypodens	Rasches Enhancement, venös isodens, spät hyperdense zentrale Narbe
Abszess	Am Anfang eher unscharf	Hypo-/flüssigkeitsisodens	Randständiges Enhancement
HCC	Komplexes Bild bei Nekrosen oder Blutungen, Leberzirrhose	Iso-/hypodens	Irreguläres arterielles Enhancement nicht nur am Tumorrand, venös Wash-out
Metastase	Unscharf, oft multipel	Iso-/hypodens	Rand-Enhancement, abhängig von der Vaskularisation

3.5 PET/PET-CT

Bei der Positionenemissionstomografie (PET) werden mithilfe schwach radioaktiv markierter Substanzen Stoffwechselvorgänge sichtbar gemacht. Das am häufigsten verwendete Radiopharmakon ist FDG. Beim PET-CT werden nacheinander, jedoch ohne Umlagerung des Patienten eine PET- und eine CT-Untersuchung durchgeführt und die Bildinformationen miteinander fusioniert. Die CT-Untersuchung dient dabei v. a. zur anatomischen Korrelation der Nuklidanreicherung und kann dann als Niedrigdosis-Untersuchung durchgeführt werden. Eine PET-CT-Untersuchung erfolgt ohne Atemkommando, da die Messung auf einer Position 10–15 min dauert. Bei sehr stoffwechselaktiven Organen ist das PET-CT ungeeignet, Metastasen nachzuweisen. Daher muss zur Klärung einer zerebralen Metastasierung ein MRT des Schädels erfolgen, bei KI hierfür zumindest ein KM-CT.

Strahlenbelastung Die Strahlenexposition für eine PET-CT-Untersuchung liegt zwischen 5–10 mSv, entsprechend dem Zwei- bis Dreifachen der jährlichen natürlichen Strahlenexposition. Dazu kommt die Strahlenexposition der CT-Untersuchung, die abhängig von der Untersuchungstechnik (Low-Dose-CT zur anatomischen Korrelation oder diagnostisches CT) zwischen 1–10 mSv beträgt.

Konventionen Die Intensität der Nuklidanreicherung wird in SUV = Standard Uptake Value angegeben, zusätzlich beschreibend im Vergleich zur Hintergrundaufnahme im Leberparenchym, die bei 2,0–3,0 liegt. Das SUV beschreibt das Verhältnis von applizierter Aktivität zur Aktivitätskonzentration in einer ROI.

Vorbereitung Pat. muss mindestens 6 h nüchtern sein und einen möglichst niedrigen Blutzuckerspiegel aufweisen. Nach Injektion des Radiopharmakons muss er für 1 h möglichst ruhig und ohne körperliche Belastung liegen, da muskuläre Anstrengungen das Ergebnis verfälschen.

Radiopharmaka

- ^{18}F-FDG (Fluordesoxyglukose) zur Diagnostik onkologischer, entzündlicher und kardialer Erkrankungen, speziell Bronchial-Ca, Lymphome
- Ga-68-PSMA PET-CT beim Prostata-Ca
- DOTATATE-PET-CT bei neuroendokrinen TU

3.6 Magnetresonanztomografie (MRT)

Schnittbilduntersuchung mittels Magnetfeld und Hochfrequenzpulsen. Durch das äußere Magnetfeld werden die Wasserstoffprotonen im Körper entlang der z-Achse ausgerichtet, über Hochfrequenzimpulse werden die Protonen so beeinflusst, dass man durch eine Messung der Magnetisierung Aufnahmen des Körpers mit einem hohen Weichteilkontrast erzeugen kann. Als KM werden Gadoliniumverbindungen genutzt, die bei der Abklärung entzündlicher oder tumoröser Veränderungen eingesetzt werden.
Dokumentierte schriftliche Aufklärung mit Abfrage von Implantaten vor der Untersuchung.

Kontraindikation Ferromagnetische Fremdkörper, einige (ältere) intrakranielle Clips und Herzklappen, i. d. R. Schrittmacher.

Konventionen Hypointens (geringes Signal), hyperintens (höheres Signal), isointens (gleiches Signal wie anderes Medium/Organ).

> **Cave**
> Das Magnetfeld im MR-Raum ist immer an, ein Betreten des Raums mit ferromagnetischen Gegenständen ist daher nicht möglich. Die Gegenstände (z. B. Scheren, Stethoskope) werden in das Zentrum des Magnetfelds gezogen und können Pat. gefährden.

3.6.1 Wirbelsäule/Gelenke

Indikation Degenerative Veränderungen, Bandrupturen, Bandscheibenprolaps, Spondylodiszitis, Osteomyelitis.

3.6.2 Abdomen

MR-Sellink

Indikation Chronisch-entzündliche Darmerkrankung, Dünndarm-TU.

Vorbereitung Pat. muss nüchtern sein und 2 l Mannitol innerhalb von 2 h vor der Untersuchung trinken; Durchführung nach Gabe von Butyscopolamin.

MRCP

Indikation Choledocholithiasis, Dilatation von intra- oder extrahepatischen Gallenwegen oder des Pankreasgangs.

Vorbereitung Pat. nüchtern; neg. orale Kontrastierung von Magen und Duodenum durch manganhaltige Flüssigkeit (z. B. Lumirem® oder Ananassaft); Durchführung nach Gabe von Butyscopolamin.

MR Leber

Indikation Abklärung insbes. echoreicher Sono-Befunde; Lebermetastasen prä-op., HCC.

Vorbereitung Pat. nüchtern.
Zur Evaluation einer Lebermetastasierung präop. oder bei CT-morphologisch unklarem Befund MR-Diagnostik der Leber mit Primovist® als gadoliniumhaltigem KM. Primovist® ist ein leberspezifisches KM, das in den Hepatozyten gespeichert und über die Gallenwege ausgeschieden wird.

MR Rektum

Indikation Lokales Tumorstaging beim Rektum-Ca, Fisteln.

Vorbereitung Klysma vor der Untersuchung; rektale Füllung mit Sono-Gel.
T- und N-Staging beim Rektum-Ca im unteren und mittleren Drittel mit Beurteilung der Infiltrationstiefe in das mesorektale Fettgewebe und des Abstands des TU zur mesorektalen Faszie.

MR-Angiografie

Indikation Gefäßstenosen, insbes. bei KI für jodhaltiges KM zur CT-Angiografie. Plaquemorphologie, insbes. Kalkplaque schlechter beurteilbar als in der CT-Angiografie, Ausschluss relevanter Stenosen kleiner verkalkter Gefäße besser als in der CT-Angiografie.
Durchführung als kontrastangehobene Angiografie: Carotis-, Becken-Beingefäß- und abdominelle MR-Angiografie; intrakranielle Gefäße ohne KM möglich.

3.7 Endoskopie

Vorbereitung

- Labor: Gerinnung (Quick, PTT → Gerinnung in Ordnung?), BB (Hb im Normbereich?).
- Aufklärung (am besten durch Endoskopeur, wenn möglich immer mindestens am Vortag): Schleimhautläsion, Biopsieentnahme mit Blutung und Nachblutung, Perforation des zu untersuchenden Hohlorgans (mit evtl. nachfolgendem [Bauch-]Eingriff, bei Darmperforation u. U. Anlage eines Anus praeter naturalis).
- Aufklärung auch über mögliche interventionelle Maßnahmen (Punktion, Stent, Drainage).
- Venöser Zugang immer empfehlenswert.
- Bei älteren Pat. und Risikopat. Überwachung durch Pulsoxymetrie (z. T. signifikanter Abfall der Sauerstoffsättigung bei oberer Endoskopie), in jedem Fall bei Bronchoskopie.

3.7.1 Kapselendoskopie

Prinzip Es wird eine Kapsel, die eine frei schwimmende winzige Digitalkamera nebst Beleuchtung, Steuer- und Sendeelektronik sowie Akkus enthält (Länge ca. 26 mm, Durchmesser 11 mm), verschluckt. Während der 6- bis 8-stündigen Reise durch den Verdauungstrakt nimmt die Elektronik etwa 2 ×/sec ein Bild aus dem Darminnern auf und sendet es per Funk an eine am Körper mitgeführte ebenfalls akkuversorgte Empfangs- und Speichereinheit. Die Kapsel wird auf natürlichem Wege wieder ausgeschieden.

Indikation Abklärung spezieller Dünndarmerkrankungen. **KI:** Engstellen im Magen-Darm-Trakt.

Bewertung

- **Vorteile:** keine schädliche Strahlenbelastung, gegenüber der Computertomografie deutliche Handhabungs- und Kostenvorteile, gegenüber der Endoskopie weniger körperliche Abwehrreize, aussagekräftige direkte Bilder.
- **Nachteile:** keine Gewebeproben möglich, Kamera nicht steuerbar (wird allein von den natürlichen Bewegungen des Darms vorangetrieben), jedoch ist es seit etwa 2003 möglich, die Kamerakapsel auf ihrem Weg zu orten und so auch die im Bild gefundenen krankhaft veränderten Dünndarmbereiche besser zu lokalisieren.

3.7.2 Virtuelle Endoskopie

Prinzip Virtuelle Darstellung der Hohlorganpassage mit CT, wobei jeweils der Kontrast der Grenzflächen zwischen Körperhöhlen und umgebendem Gewebe genutzt wird. Dafür vor der Untersuchung retrograde Füllung des Kolons mit CO_2 oder Luft (wird schlechter toleriert als CO_2).

- Errechnung ähnlicher dreidimensionaler Bilder wie bei einer konventionellen Endoskopie aus den Daten einer CT.
- Ideal ist die endoskopische Darstellung von luftgefüllten Körperhöhlen, schwieriger auch flüssigkeitsgefüllter Körperhöhlen (geringer Kontrast gegenüber Umgebung).

Indikation Kolon: bei inkompletter konventioneller Koloskopie zum Ausschluss von (Zweit-)TU.

3.7.3 Ösophagogastroduodenoskopie

ERCP ▶ Kap. 3.3.4.

Vorbereitung Pat. nüchtern (Ausnahme: Notfallendoskopie).

Technik Schleimhautanästhesie mit Xylocain-Spray®, Gabe eines Entschäumers (z. B. Sab simplex®), Prämedikation, z. B. mit Diazepam 5–10 mg und 0,5 mg Atropin i. v., Linksseitenlage, Endoskop mit anästhesierendem Gel, z. B. Xylocain®-Gel, bestreichen und oral einführen. Pat. zum Schlucken auffordern und unter Sicht bis in die Pars III des Duodenums vorschieben. Bei ausgeprägter, störender Peristaltik Buscopan® 20 mg i. v. (kann auch wiederholt werden).

Beurteilungskriterien

- Schleimhaut (Rötung, Einblutungen), Erosionen, Ulzera, Blutungen, Divertikel, TU, Papille (Gallefluss, Stein, TU), Pylorus (Falten verzogen, klaffend), Inversion des Geräts: Hiatusauffälligkeiten, z. B. Hiatushernie
- Biopsieentnahme aus allen verdächtigen Läsionen, z. T. mehrfach bei Tumorverdacht
- Fotodokumentation
- Schnelltest auf Campylobacter bei Ulkusbefund
- Ggf. Entfernung von geeigneten Fremdkörpern (z. B. Münze), nicht aber von Fremdkörpern, bei deren Entfernung mit einer zusätzlichen Läsion zu rechnen ist oder die auf natürlichem Wege abgehen können

Komplikationen Perforation, Aspirationspneumonie, Blutung, vorübergehender Amylaseanstieg.

3.7.4 Ileokoloskopie

Vorbereitung Ballaststoffarme oder flüssige Kost über 2 d, viel trinken lassen. Gabe von abführenden Substanzen am Vortag (z. B. X-Prep®), anschließend orthograde Darmspülung (z. B. mit 4 l Golitely®, evtl. per Magensonde). **Cave:** keine orthograde Darmspülung bei V. a. stenosierenden Prozess. Pat. am Untersuchungstag nüchtern lassen. Bei unzureichender Spülung (Darmentleerung nicht klar) Hebe-Senk-Einlauf, ggf. Klysma oder Vorbereitungszeit verlängern.

Kontraindikationen Z. n. Biopsie oder Polypabtragung weniger als 7–10 d vor Untersuchung, akute Divertikulitis (Perforationsgefahr).

Technik Steinschnitt- oder Linksseitenlage, Durchleuchtungsmöglichkeit. Gabe eines Schmerzmittels, z. B. 25–50 mg Dolantin® i. v., ggf. leichte Sedierung mit Diazepam 5–10 mg i. v. Rektal-digitale Untersuchung, Sphinkterdehnung, Einführen des Endoskops mit Gel. Stets Vorschieben unter Sicht und vorsichtiger Luftinsufflation. Flüssigkeitsansammlungen absaugen, ggf. Wegspülen wandadhärenter Stuhlreste. Bei Schlingenbildung ggf. Pat. umlagern oder vorsichtige Manipulation durch die Bauchdecke. Darstellung des gesamten Kolonrahmens, der Ileozökalklappe und Intubation des Endileums (Ausschluss Morbus Crohn). Genaue Schleimhautbeurteilung beim Zurückspiegeln. Biopsieentnahme aus allen verdächtigen Bezirken. Abtragung von Polypen, wenn vorher mit Pat. besprochen und Polyp nicht zu groß bzw. zu breitbasig. Bei starken Schmerzen keine brüsken Vorschiebemanöver (→ Perforationsgefahr).

Beurteilungskriterien Sphinktertonus, Hämorrhoiden, Schleimhautverhältnisse, Lumenweite, atypische Schlingenbildung, Lageanomalien, Darmmotilität, Haustrierung, Erosionen, Ulzera, Blutungen, Polypen, Divertikel (evtl. Entzündungszeichen), TU, Fisteln. Bei jedem Befund Fotodokumentation und Höhenangabe.

Komplikationen Perforation, Milzruptur (selten).

3.7.5 Prokto-/Rektoskopie

Vorbereitung Klysma 30–60 min vor Untersuchung.

Kontraindikationen Z. n. frischer tiefer Darmanastomose.

Technik

- Steinschnitt- oder Linksseitenlage mit angezogenen Beinen. Zuerst rektal-digitale Untersuchung und vorsichtige Sphinkterdehnung bzw. -beurteilung.
- **Proktoskopie:** Proktoskop zusammensetzen (Stößel in Trichter und mit Vaseline einfetten), Lichtquelle bereitstellen. Unter drehenden Bewegungen Gerät vorsichtig einführen. Kaltlicht und Ballon anschließen. Stößel entfernen. Schleimhautbeurteilung unter langsamem Zurückziehen. Probenentnahme bei verdächtigen Läsionen.
- **Rektoskopie:** Rektoskop zusammensetzen (Stößel in Rohr einführen und arretieren) und mit Vaseline einfetten. Kaltlicht und Ballon anschließen. Gerät unter drehenden Bewegungen vorsichtig einführen, Stößel entfernen und Fenster aufsetzen. Darm durch Luftinsufflation entfalten, Rektoskop unter Sicht dem Rektumverlauf in der Sakralhöhle folgend vorschieben. Gegebenenfalls Fenster abnehmen und Flüssigkeit absaugen. Genaue Schleimhautbeurteilung beim Zurückziehen des Geräts. Gegebenenfalls Biopsie, Polypabtragung, Blutungen umspritzen (z. B. mit POR-8®, 1 : 10 verdünnt), Tamponade bei Blutungen (Kompressen länglich vorsichtig rektal einführen und Anzahl dokumentieren).

Beurteilungskriterien Sphinktertonus, Schleimhautverhältnisse, Lumenweite, Blutung, Polypen, Divertikel, TU, Hämorrhoiden, Analfissur, Analmarisken. Bei path. Befunden immer Höhenlokalisation angeben.

Nachbehandlung Gegebenenfalls eingebrachte Tamponaden nach 12–24 h ziehen. Nach Polypabtragung Stuhlregulierung (z. B. Agiolax® 1 EL/d).

3.8 Apparative Diagnostik der Arterien

3.8.1 Doppler-Untersuchung

▶ Abb. 3.16.

Nachweis von Strömungssignalen über Gefäßen (v. a. Karotiden, obere und untere Extremität), evtl. auch bei palpatorisch fehlendem Puls möglich (▶ Abb. 3.17). Systemischen RR nach Ruhepause von 5 min an beiden Oberarmen bestimmen. Pat. in Rückenlage. Zunächst Aa. femorales tasten, dann mit 4-MHz-Sonde Kurve ableiten, optimal einstellen und speichern. Blutdruckmanschette oberhalb des Sprunggelenks anlegen, mit 8-MHz-Sonde A. tibialis post. am Innenknöchel aufsuchen, Kurve ableiten, optimal einstellen und speichern, Blutdruckmanschette aufpumpen, bis keine Strömungsgeräusche mehr hörbar sind (→ Verschlussdruck). Gemessenen Verschlussdruck überprüfen (beim Entlüften der Manschette auf den Druck achten, bei dem die Strömungsgeräusche wieder auftreten, es muss zweifach gemessen werden). Denselben Vorgang für die A. dorsalis pedis am Rückfuß wiederholen. Auf jeden Fall auf exakte Dokumentation der Befunde und Werte achten. Der Quotient aus Verschlussdruck und Oberarmdruck ist normal > 1.

Doppler-Index = systemischer RR/peripherer RR

Bei pAVK deutliche Verminderung des Quotienten < 1,0:

- Quotient von 0,9–0,75 (oder Knöcheldruck > 100 mmHg): leichte Ischämie
- Quotient 0,75–0,5 (oder Knöcheldruck 60–90 mmHg): mittelschwere Ischämie
- Quotient < 0,5 (oder Knöcheldruck < 50 mmHg): schwere Ischämie

Bei segmentaler Messung Lokalisation (▶ Tab. 3.4) eines arteriellen Strombahnhindernisses möglich.

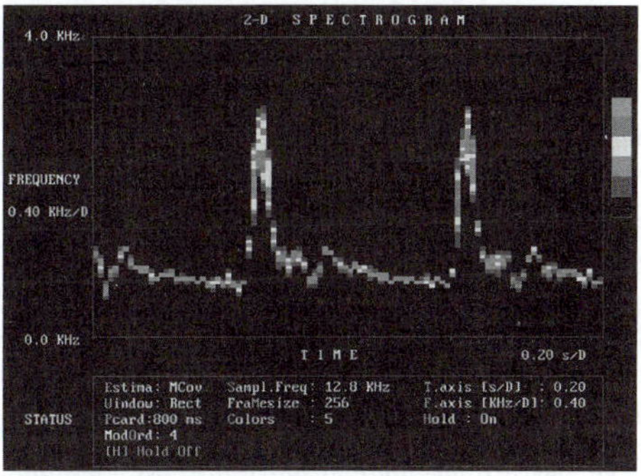

Abb. 3.16 Doppler-Untersuchung (A. tibialis post.) [F743-001]

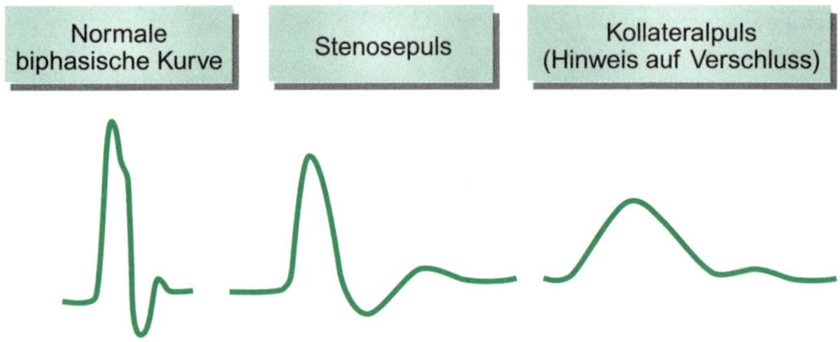

Abb. 3.17 Arterielle HE-Pulskurve [A300]

Tab. 3.4 Etagenlokalisation durch Beurteilung der Doppler-Strömungskurven (untere Extremität)

Lokalisation	Doppler-Kurve	Etagenproblem
A. femoralis	Normal	Beckenetage offen
A. femoralis	Pathologisch	Beckenstenose/-verschluss
A. poplitea	Normal	Beckenetage und Oberschenkel offen
A. femoralis und A. poplitea	Normal Pathologisch	Isolierter Verschluss der Oberschenkeletage
A. femoralis bzw. A. poplitea	Pathologisch Gering pathologisch	Verschluss oder schwere Stenose der Beckenetage
A. femoralis bzw. A. poplitea	Pathologisch Deutlich pathologisch	Verschlüsse der Becken- und Oberschenkeletage

Fehlerquellen

- Zu kurze Ruhepause nach Belastung (Blutdruckabfall durch muskuläre Belastung)
- Unterschiedlicher Extremitätenumfang (Muskelatrophie, Ödem)
- Arterieller Hochdruck
- Falsche Manschettengröße (Breite mind. halber Armumfang am Messpunkt) oder falsche Position (Druck wird immer auf Manschettenhöhe bestimmt)
- Falscher Sondenwinkel (optimal 45–60° zur Längsrichtung des Gefäßes)

3.8.2 B-Scan und Duplexverfahren

Zweidimensionale, d. h. transversale und longitudinale Querschnittsbilder der Gefäße (Wandung, intraluminale Strukturen) mithilfe des Helligkeits-Modulations-Abtastverfahrens (B-Scan-Technik), Kombination des Echtzeit-B-Scanners mit einem gepulsten Doppler-Verfahren (Duplexscanner) und Farbkodierung verschiedener Strömungsgeschwindigkeiten (Farbduplex), Kombination mit gepulstem Doppler (farbkodierter Duplexscanner) oder als hochsensitives, amplitudenmoduliertes

Verfahren (Power-Doppler). In Kombination mit farbkodierter Sono hochsensitiver Nachweis von

- Strombahnhindernissen,
- Plaques, Atheromen,
- Stenosen, Verschlüssen,
- Thrombosen,
- Strömungsrichtungen (nicht im Power-Doppler-Mode),
- Unterscheidung von Aneurysmatypen und Ektasien,
- Einschätzungen postop. oder postdiagnostischer Schwellungen (z. B. Leiste nach Angiografie: Hämatom, Aneurysma spurium?).

Vorgehen Verwendet werden Linearschallköpfe von (2,5), 5–7,5 MHz. Linearschallkopf 7,5 MHz für oberflächliche Gefäße, Linearschallkopf 5 MHz für tiefere Gefäße, Vektor- oder Curved-Schallkopf für abdominale Untersuchungen. Applikationsart (z. B. Arterien oder Venen) und notwendige Eindringtiefe (Fokuszone) einstellen, zunächst normales B-Bild (schwarz-weiß) ableiten und Gefäß aufsuchen, dann Farbe und/oder Doppler zuschalten, mehrere Ableitungen pro Gefäß erfassen. Bei arteriellen Gefäßen die Erfassung hoher (periphere Extremität) oder höherer Flussgeschwindigkeiten (proximale Extremität) einstellen. Befunde dokumentieren (Video, [Farb-]Printer, elektronisches Speichermedium).

3.8.3 CT- und MR-Angiografie

Nichtinvasive Gefäßdiagnostik. Für die CT-Angiografie in jedem Fall KM erforderlich, MR-Angiografie, abhängig von der Körperregion, auch ohne KM mit speziellen Sequenzen möglich.

- **Vorteil der CT-Angiografie:** i. d. R. 24/7 verfügbar, Beurteilung der Plaquemorphologie und des Verkalkungsgrads, weniger artefaktanfällig
- **Vorteil der MR-Angiografie:** keine Strahlenbelastung, KM bei entsprechender Ind. auch bei Niereninsuff. einsetzbar

3.8.4 Angiografie

Röntgenologische Darstellung (auch notfallmäßig) von Gefäßen mit Kontrastmittel in DSA-Technik und zumindest Interventionsbereitschaft. (▶ Abb. 3.18).

! Cave

Bei KM-Allergie oder Niereninsuff. auch an die Möglichkeit einer CO_2-Angiografie (minimaler KM-Verbrauch, Qualität gering schlechter) oder einer MRT-Angiografie denken.

Sind Interventionen geplant (Dilatation, Stent)? Informationen an Radiologen (ggf. andere Kathetersysteme bzw. andere Punktionstechnik).

Patientenaufklärung

- Blutung und Nachblutung, Gefäßläsion, -dissektion, a.-v. Fistel, Thromboembolie, Gefäßverschluss, Not-OP, KM-Risiko, spezifische Risiken abhängig vom Untersuchungsgebiet, z. B. Amputation, Schlaganfall, Darmischämie.
- Aufklärung des Pat. schriftlich rechtzeitig vor der Untersuchung durchführen. Eine Aufklärung unmittelbar vor der Untersuchung ist nur im Notfall rechtlich zulässig.

- **Cave:** Bekannte allergische Reaktionen des Pat. → evtl. besondere Vorsichtsmaßnahmen oder Gabe von Antiallergika vor Untersuchung.

Technik

- **Bein:** Punktion der Arterie unter dem Leistenband nach zentral auf Höhe des Femurkopfs. Bei geplanter Intervention nach peripher antegrader Zugang mit Punktion nach peripher. Bei Becken- oder Leistenarterienverschluss ggf. Punktion der Gegenseite und Führen des Katheters in die andere Beckenstrombahn. Bei manchen Fragestellungen auch transbrachiale oder transradiale Punktion.
- **Arm:** Punktion ebenfalls von einer Leiste möglich. Bei Shunt-DSA Feinnadelangiografie der A. brachialis in retrograder Technik.
- **Supraaortale Äste:** Punktion von einer Leiste, ggf. auch transradial.
- **Abdomen:** Punktion von einer Leiste, ggf. auch transbrachial bei geplanter Rekanalisation z. B. der A. mesenterica superior.

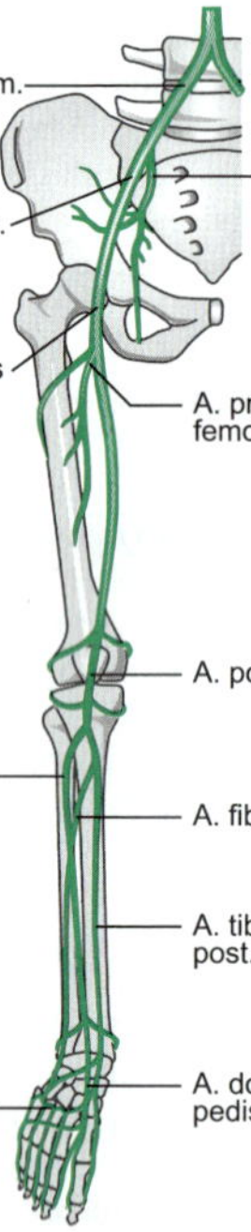

Abb. 3.18 Beinarteriensystem [L190]

Beurteilungskriterien

- Gefäßverlauf, -anomalien, Verschlusslokalisation, liegende Bypässe
- Gefäßabbruch (glatt → Embolie, versiegender Fluss → AVK)
- Umgehungskreisläufe (von wo, wohin, Stärke des Flusses)
- Dissektionen (insbes. nach Punktionen oder Interventionen!)
- KM-Anflutung (verspätet → proximal Stenose oder Verschluss?)
- Wandunregelmäßigkeiten (Plaques, Verkalkungen, Thrombosierungen?)
- Leckagen (wohin?), Aneurysmen (Ausmaß, Thrombosierung?)

Nachbehandlung Kompression der Punktionsstelle (Leiste: Beckenwickel oder Sandsack). Alternativ kollagen-, naht- oder clipbasierte Verschlusssysteme. Am nächsten Tag klin. und ggf. sonografische Kontrolle bei Verdacht (Aneurysma spurium, Blutung?).

3.9 Apparative Diagnostik der Venen

3.9.1 Doppler-Untersuchung

Definition Transkutan messender Detektor → Nachweis von (▶ Abb. 3.19)

- insuffizienten Perforansvenen,

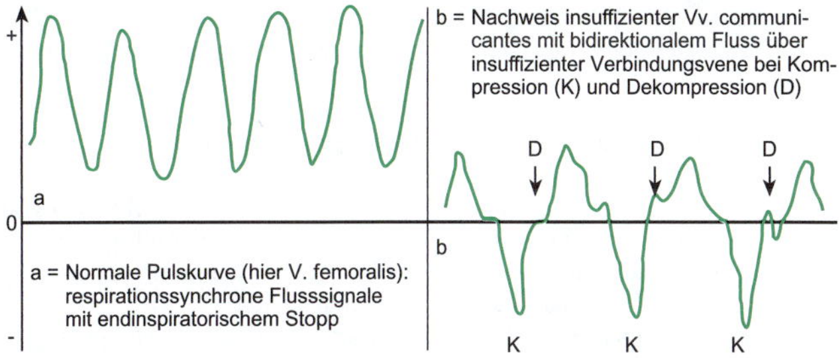

Abb. 3.19 Venöse Pulskurve: Normale Vene (a), insuffiziente Klappe (b) [A300]

- Vorhandensein und Ausmaß von Klappeninsuff. durch Bestimmung der jeweiligen Flussrichtung bei verschiedenen Druckverhältnissen (Husten, Pressen, In- und Exspiration),
- Strömungsrichtung,
- Strömungsgeschwindigkeit,
- thrombotischen Verschlüssen der tiefen Bein- und Beckenvenen.

Vorgehen Sonde (4 MHz bei tiefen, 8 MHz bei oberflächlichen Gefäßen) im 45°- bis 60°-Winkel zum venösen Blutfluss aufsetzen, bis das normalerweise atemabhängige venöse Strömungsgeräusch („Brausen") zu hören ist. Untersuchung folgender Strukturen:

- V. femoralis: in Rückenlage des Pat.
- V. poplitea: in Bauch- oder Seitenlage.
- V. tibialis post.: in Rückenlage.
- V. saphena magna: in Rückenlage oder bei stehendem Patienten. Mündungsklappe aufsetzen, Pat. pressen oder husten lassen (Valsalva-Manöver) und Ableitung beobachten: Strömungsstopp → funktionstüchtige Klappe, akuter Reflux → Mündungsklappe insuffizient. Insuff. nach distal verfolgen und beschreiben → Hinweis auf weitere Klappeninsuff. bzw. Ausmaß des Refluxes.
- V. saphena parva: wie V. saphena magna, aber in Bauchlage oder im Stehen.
- V. axillaris, V. brachialis, V. cubitalis: bei liegendem oder sitzendem Pat.

Pat. ggf. während der Untersuchung aufstehen lassen und Untersuchung im Stehen und nach Belastung durchführen.

3.9.2 Farbcodierte venöse Duplexsonografie

Indikationen

- Aussage über Durchgängigkeit des tiefen Venensystems bei V. a. tiefe Beinvenenthrombose.
- Lokalisation von (insuffizienten) Perforansvenen.
- Feststellung des Refluxgrads bei Mündungsklappeninsuff.

Vorgehen Prinzipiell wie art. Duplexuntersuchung. Bei venösen Gefäßen die Erfassung niedriger bis sehr niedriger Flussgeschwindigkeiten einstellen. Befunde dokumentieren (Video, digital, Farbprinter).

3.9.3 Phlebografie

Definition Röntgenologische Darstellung von z. B. V. cava oder der Venen einer Extremität mittels KM.

Indikation Nur bei unklarer oder nicht aussagekräftiger sonografischer Diagnostik.

Vorgehen Aufsuchen und Punktion einer peripheren Vene, z. B. bei Phlebografie der Beine am Fußrücken. Dann KM-Gabe über liegende Nadel. Abfluss des KM in unterschiedlichen Höhen am Bildwandler beobachten und dokumentieren.
- Ausschluss einer Abflussbehinderung von tiefen Venen
- Nachweis von Klappeninsuff. der oberflächlichen, evtl. der tiefen Venen
- Nachweis von Kollateralkreisläufen

Patientenaufklärung KM-Risiko, Auslösen einer Thrombose oder Thrombophlebitis.

3.10 Szintigrafie

Definition Untersuchung zum Auffinden von speichernden Herden im Skelett und in Organen durch Gabe radioaktiv markierter Partikel (z. B. Technetium) und anschließendes Scannen des Körpers. Zwischen verschiedenen Szintigrafien i. d. R. mind. 2 d Abstand. Bei Schwangerschaft (eigentlich heute keine zwingende Ind. bekannt) und Kindern strengste Indikationsstellung! Die Szinti ist keine diagnosebeweisende Untersuchung.

3.10.1 Skelett

Technik I. v.-Injektion von ^{99m}Tc-Bisphosphonat. In definierten Abständen Aufnahme mit dem Scanner bei Frage nach:
- Knochenmetastasen als Einphasen-Untersuchung,
- entzündlichen Veränderungen o. ä. als Dreiphasen-Untersuchung.

Beurteilung Isotopenverteilung. Anreicherung z. B. TU, Metastase, Fraktur, Entzündung.

> **!** **Cave**
> Artefakte durch Injektionsort, Niere, Blase. Defekte durch Nekrose, Metalle, anatomische Defekte, TU mit falsch-pos. oder falsch-neg. Befunden.

Nachbehandlung Keine spezifische, aber auf genügende Hydrierung achten (Ausscheidung des Isotops). Bei Wickelkindern bzw. Inkontinenz Windeln ca. 3 d (Abklingzeit) in Beutel an geschützter Stelle lagern und dann über den normalen Müll entsorgen. Bei Untersuchungen mit langlebigeren Isotopen i. d. R. stationäre Behandlung auf nuklearmedizinischer Station.

3.10.2 Schilddrüse

Vorbereitung 8 Wo. vorher keine jodhaltigen KM. Für Suppressionsszinti (Nachweis autonomer Prozesse) ab 4 Wo. vorher 1 Tbl. L-Thyroxin 75 mg/d, ab 2 Wo. vorher 1 Tbl. L-Thyroxin 150 mg/d (abhängig endokriner Situation!).

Kontraindikationen Schwangerschaft.

Beurteilungskriterien Zweidimensionale Darstellung der Isotopenspeicherung (z. B. ^{99m}Tc). Erhöhte Aufnahme („warmer" Knoten = autonomes Adenom), verminderte Aufnahme („kalter" Knoten = Zyste, regressiver Knoten, TU), retrosternale Anteile, ektope Speicherherde.

3.11 Interventionelle Radiologie

Allgemeine Vorbereitungen

- Aufklärungspflicht, bei elektiven Eingriffen mindestens 24 h vor dem Eingriff
- Notwendiges Labor: Kreatinin/GFR, Hb, Thrombozyten, INR, PTT, Fibrinogen
- Verwendung von rt-PA: zusätzlich ggf. AT III

3.11.1 Biopsien

Biopsien allgemein

Voraussetzungen INR < 2, Thrombozyten > 50.000/mm³, PTT > 50 sec.

Vorbereitung

- Aufklärung über Blutung, Infektion, Gefäß-, Nerven- und Organverletzung.
- Über Dauer (bis zu 20 min) und absolut ruhige Körperlage informieren. Entsprechend lagern und sorgfältig polstern.

Indikation Unklare Raumforderungen.

Technik

- Lokalanästhesie: 10 ml Scandicain® 1 %.
- Ziel: Randbereich der Raumforderung, da zentral häufig Nekrose.
- Koaxial-Nadel ermöglicht die Gewinnung mehrerer Proben durch einen Stichkanal ohne relevant höheres Risiko durch den größeren Nadeldurchmesser und z. B. die Embolisation des Stichkanals und der Punktionsstelle durch Gelfoam bei relevanter Blutung.

Komplikationen

- Tumorzellverschleppung
- Blutung, Infektion, Gefäß-, Nerven-, Organverletzungen

Biopsien Thoraxwand, Pleura, Lunge, Mediastinum

Vorbereitungen Gesonderte Aufklärung: Risiko Pneumothorax/evtl. Bülau-Drainage, Hämoptysen, Schlafanfall durch Luftembolie.

Indikationen Unklare Raumforderungen. Histologie vor Strahlentherapie. Pulmonale Metastasen nach erfolgloser Primariussuche.

Technik CT-gesteuert. Nadeldicke: 14–20 G, Koaxial-Nadel bevorzugt. Geringeres Pneumothoraxrisiko durch Lagerung auf der zu punktierenden Seite.

Komplikationen

- Pneumothorax bei erstem Punktionsvorgang → abbrechen. Bei intrapulmonalen Herden lässt ein Pneumothorax den Zielherd „wandern", dieser ist dann auch nicht mehr sicher von atelektatischem Lungengewebe differenzierbar.
- Pneumothorax nach Ende der Punktion (bei noch liegender Nadel): bis 2 cm Spaltbreite mit Punktionsnadel absaugen (Zweiwegehahn) → Rö-Thorax sofort und nach 4 h, ggf. zusätzliche Kontrollen.
- Hämoptysen, Blutungen aus Pleura oder Interkostalgefäßen.

3.11.2 Punktion parenchymatöser Organe

Biopsien parenchymatöser Organe

- Gesonderte Aufklärung: Blutungsrisiko
- Bei Nebennierenpunktion vorher Ausschluss Phäochromozytom
- Unklare Raumforderungen
- Bei Metastasen nach erfolgloser Primariussuche
- CT-gesteuert oder sonografisch (insbes. bei atemverschieblichen Läsionen intrahepatisch vorteilhaft)
- Nadeldicke: 18–20 G, Koaxial-Nadel bevorzugt
- Pneumothorax bei transpulmonalem Punktionsweg

Biopsien retroperitoneal/Lymphknoten

Indikationen

- Unklare Raumforderungen
- Lymphome, sofern nicht inguinale oder zervikale LK in toto exstirpiert werden können

Technik

- CT-gesteuert in Bauchlage
- Nadeldicke: 14–16 G (um genügend Material zur Klassifikation von Lymphomen zu gewinnen)

3.11.3 Perkutane Abszessdrainage

Drainagen dienen der Entlastung von Flüssigkeitsverhalten und Abszessen. Grundsätzlich kann nahezu jeder Verhalt punktiert werden. Einfache Befunde können sonografisch gesteuert punktiert werden. Komplexere Läsionen oder Zugangswege sollten bevorzugt CT-gesteuert drainiert werden, da hierbei auch die umgebenden Strukturen exakt abgebildet werden. Eine perkutane Drainage kann auch als Vorbereitung zur OP dienen (z. B. bei Divertikulitis).

Voraussetzungen

- Bei septischem Krankheitsbild als Notfalleingriff mit verkürzter Aufklärungszeit zu werten
- Wenn möglich: INR 2, Thrombozysten > 50.000/mm^3, PTT > 50 sec.

Indikationen

- Abszesse, insbesondere postop., intrahepatisch, bei Spondylodiszitis oder Sigmadivertikulitis
- Serome und Hämatome, sofern klinisch relevant oder superinfiziert

> **Cave**
> Bei Hämatomen kann eine Entlastung zur verstärkten Nachblutung führen mit der Notwendigkeit der Transfusion und operativen Blutstillung.

Technik
- **CT-gesteuert oder bei einfachem Zugangsweg sonografisch.**
- Kürzesten Punktionsweg unter Schonung benachbarter Organe wählen.
- **Direktpunktion in Trokartechnik** bei Leber-/Milzabszess und einfachem Zugangsweg → **Vorteil:** weniger Keimverschleppung, schnelleres Verfahren.
- **Seldinger-Technik** bei schwierigem Zugangsweg → Erstpunktion nur mit dünner Nadel. Danach über Draht Dilatation des Zugangswegs und Einwechseln der Drainage.
- Bei Seldinger-Technik deutlich höheres Risiko der Keimverschleppung.
- Bei parenchymatösen Organen Zugangsweg immer mit Parenchymdeckung wählen, um Abszessperforation in die Bauchhöhle zu vermeiden.
- Asservation einer Probe zur mikrobiologischen Untersuchung.

3

Komplikationen Blutung, Keimverschleppung, Organverletzungen.

Nachbehandlung Saug-Spül-Katheter, bis Pat. 2–3 d entfiebert ist oder Drainage nicht mehr fördert → CT-Kontrolle. Denn: Ausbleibende Förderung, fehlende Leukozytose, Entfieberung sind keine Beweise für Rückbildung, evtl. nur Drainagendislokation/-obliteration!

3.11.4 Transjugulärer intrahepatischer portosystemischer Stent-Shunt (TIPS)

Indikationen Portale Hypertension mit therapierefraktärem Aszites, Blutung aus gastroösophagealen Varizen trotz endoskopischer Sklerosierungen.
„Early TIPS" zur Sekundärprophylaxe bei gastroösophagealen Varizenblutungen innerhalb von 72 h nach Blutungsereignis.

Kontraindikation
- Absolute KI: Rechtsherzversagen, Leberzysten im Punktionsweg, Sepsis, schwere pulmonale Hypertone, Child-Pugh-Score > 13
- Relative KI: zentrales HCC, Pfortaderthrombose (evtl. TIPS mit Rekanalisation Pfortader), MELD > 15–18, Bilirubin > 4 mg/dl

Technik
- Analgosedierung (Dipidolor® und Dormicum®) wegen Schmerzen bei Passage und Dilatation von Leberparenchym zwischen Lebervene und Pfortaderast
- Durchleuchtung und Sono/Farbdoppler (Identifikation der Gefäße)
- Zugang über rechte V. jugularis int., V. cava sup., rechten Vorhof, rechte Lebervene
- Punktion aus der Lebervene in die rechte Pfortader mit sonografischer Steuerung oder alternativ nach vorheriger Wedge-Portografie nur durchleuchtungsgesteuert
- Nach Erreichen des Pfortadersystems und Portografie Vorbringen eines steifen Drahts (Amplatz) bevorzugt in die VMS und nach Vordilatation Implantation eines speziellen gecoverten Stents (Viator®)

- Messung Pfortaderdruck vor PTA und nach Stent-Implantation
- „Early TIPS“: Embolisation der nach TIPS noch nachweisbaren Varizen in gleicher Sitzung

Ziel Senkung der portalen Hypertension um max. 10 mmHg Pfortaderdruck.

Komplikationen Retro-/intraperitoneale Blutung bei Läsion der Leberkapsel (sehr selten → CT). Hepatische Enzephalopathie (→ Reduzier-Stent zur Korrektur).

Nachbehandlung Gegebenenfalls Farbdoppler- oder CT-Kontrolle auf Durchgängigkeit.

3

3.11.5 Transarterielle Chemoembolisation (TACE), Chemoperfusion Leber

Metastasen und primäre TU sind überwiegend art., normales Parenchym fast nur portal-venös perfundiert. Aber: Zirrhotische Leber hat fast nur arterielle Perfusion. OP möglich bei 10–30 % aller Metastasen oder primären TU.
Vorteil Embolisation: Reduzierte Perfusion mindert Blutungsneigung und Kapselspannung.

Indikationen

- **Palliativ:** nicht resektable TU, verbliebene TU-Reste oder Resektionsrand < 1 cm.
- **Neoadjuvant:** Verbesserung der Resektabilität singulärer Metastasen.
- **HCC:** Wenn nicht primär resektabel oder mittels Thermoablation behandelbar.
- **Metastasen:** Chemoembolisation oder Chemoperfusion. Chemotherapeutika nach onkologischem Konsil (Frage: Bereits durchgeführte systemische CTx?).

Technik Angiografisch arterielle TU-Versorgung sichern: Truncus coeliacus, AMS, indirekte Splenoportografie. Transfemoral über Schleuse, Seldinger-Technik. Embolisation meist mit CTx-beladenen Partikeln (z. B. DC-Beads® mit Doxorubicin bei HCC).

Kontraindikationen Deutlich reduzierter hepatopedaler Fluss, Okklusion der V. portae, symptomatische Rechtsherzinsuff., Ikterus (Serum-Bilirubin > 3,0 mg/dl), stark reduzierte Leberfunktion, stark reduzierter AZ.

Komplikationen Nekrose Gallenblasenwand (Okklusion der A. cystica), Lebernekrose → Abszess, Oberbauchschmerz (evtl. CT-gesteuerte Plexus-coeliacus-Blockade erforderlich), intraperitoneale Blutung (Läsion Leberkapsel). Fehlembolisation A. gastroduodenalis (Magenulkus).

3.11.6 Selektive interne Radiotherapie (SIRT)

SIRT, häufig auch als Radioembolisation bezeichnet, ist technisch sehr ähnlich zur TACE. Embolisation mit an Glas- oder Kunstharzmikrosphären gebundenen ^{90}Yttrium (β-Strahler, HWZ etwa 64 h, mittlere Reichweite im Gewebe ca. 2,5–3,5 mm). Interdisziplinäre Indikationsstellung im Rahmen einer Tumorkonferenz.

Voraussetzungen
- Lungenexposition < 30 Gy
- Fehlen viszeraler Shunts
- Suffiziente Leberfunktion (Gesamtbilirubin < 2 mg/dl)

Indikationen
- Hepatische multilokuläre Tumormanifestation, auch große TU > 5 cm
- Auch bei Pfortaderthrombose möglich

Technik
- Angiografie zur Embolisation viszeraler Shunts und Injektion von Tc → Szinti zur Bestimmung der Verteilung, Berechnung des Lungenshunts und Ausschluss einer viszeralen Embolisation
- Angiografie mit exakt gleicher Katheterposition zur Injektion der ^{90}Yttrium-beladenen Partikel

Kontraindikationen
- Größere extrahepatische Tumormanifestationen
- Tumorvolumen > 70 % des Zielvolumens
- Biliäre Stent-Einlage
- Zeitgleiche Ther. mit strahlensensibilisierenden Zytostatika

Komplikationen
- Strahlenhepatitis
- Strahlenpneumonitis
- Strahlenulkus

3.11.7 Portalvenenembolisation (PVE)

Die Portalvenenembolisation wird eingesetzt, um eine (erweiterte) Rechtshemihepatektomie zu ermöglichen, bei der primär das Leberrestvolumen nach der OP nicht ausreichend groß ist. Bei dem Verfahren wird die Regenerationsfähigkeit der Leber genutzt, um den gesunden (linken) Leberlappen bzw. Lebersegmente hypertrophieren zu lassen.

Voraussetzungen
- CT zur Berechnung des prospektiven Leberrestvolumens und zur Darstellung der Pfortaderanatomie.
- PVE indiziert, wenn das prospektive Leberrestvolumen
  - bei normaler Leberfunktion < 25 % oder
  - bei vorgeschädigter Leber (Zirrhose, Diabetes mellitus) < 40 % liegt.

Technik
- Perkutane Punktion bevorzugt des rechten Pfortaderhauptasts mittels 22-G-Nadel
- In Seldinger-Technik Einwechseln einer 6F-Schleuse
- Sondierung der entsprechenden Pfortaderäste und Embolisation z. B. mit Coils, Amplatzer®-Occludern oder Histoacryl

Nachbehandlung CT zur Berechnung des prospektiven Leberrestvolumens 2–4 Wo. nach PVE mit nachfolgender OP, sofern das Leberrestvolumen ausreicht.

3.11.8 Ablative Thermotherapie

Definition RF (Radio-Frequenz-Ablation), MW (Mikrowellenablation), seltener: Kryoablation oder IRE (irreversible Elektroporation).

Vorteile Eingriff gut verträglich, geringe Komplikationsrate, kaum periop. Mortalität, nahezu beliebige Wiederholbarkeit.

Voraussetzungen Intakte Blutgerinnung. Allgemeine oder technische KI zur kurativen Tumorresektion gegeben.

Indikationen

- Max. 5(–10) Läsionen, max. 3(–5) cm Größe
- Kurativer Ansatz: Lunge, Leber, Niere (Nierenzell-Ca)
- Palliativ: Knochen, Schmerztherapie, Reduktion der Tumormasse

Technik

- Möglichst Allgemeinanästhesie in Intubationsnarkose → Vorteil: Punktion unter Atemstillstand
- Gegebenenfalls auch in Analgosedierung durchführbar
- Sondenplatzierung unter CT-Kontrolle
- Leber auch unter sonografischer Kontrolle oder intraop. (z. B. Metastasektomie rechts und Thermoablation im linken Leberlappen)

Nachbehandlung

- 6 h Bettruhe, regelmäßige Kontrolle der Vitalparameter
- CT/MR nach 48 h sowie 3, 6 und 12 Mon. nach Thermoablation

> **Cave**
> Lokalrezidivrate 10–20 % durch inkomplette Nekrose, okkultes Metastasenwachstum. Daher werden die meisten Pat. multimodal mit anschließender CTx behandelt!

3.11.9 Neurolyse Plexus coeliacus

Indikationen Palliative Schmerzbehandlung bei Versagen anderer Therapieformen (bes. inoperables Pankreas-Ca).

Technik

- CT-gesteuert. KM-CT zur Planung.
- 22-G-Feinnadel-Platzierung unterhalb des Truncus coeliacus (auch z. B. transgastral, transpankreatisch).
- Injektion von Gemisch 0,5 ml KM/3 ml Carbostesin® 0,5 % (Anästhesie und Nadellagekontrolle). Gemisch bilateral ventral/ventrolateral der Aorta.
- Abschließend Injektion von Gemisch ca. 10–20 ml Ethanol 96 %, 2 ml Carbostesin® 0,5 % und 0,5 ml KM. **Cave:** Strengstens Nadellage sichern!

Komplikationen (Selten) Peritonitis, akute Pankreatitis, Diarrhö.

Nachbehandlung Symptomatisch. Bei unzureichender Wirkung Wiederholungen möglich.

3.11.10 Sympathikolyse

Indikation

- **Zervikaler Grenzstrang:** Tumorschmerzen bei Mamma-Ca oder Pancoast-Tumor
- **Thorakaler Grenzstrang:** Tumorschmerzen, Hyperhidrose, therapierefraktärer Morbus Raynaud
- **Lumbaler Grenzstrang:** Verbesserung des peripheren Run-off nach PTA, pAVK

Technik

- CT-gesteuert in Bauchlage.
- 22-G-Feinnadel.
- Injektion von Gemisch 0,5 ml KM/3 ml Carbostesin® 0,5 %.
- Abschließend Injektion von Gemisch ca. 10–20 ml Ethanol 96 %, 2 ml Carbostesin® 0,5 % und 0,5 ml KM. **Cave:** Strengstens Nadellage sichern!
- **Zervikothorakaler Grenzstrang:**
  - Zielort: lateral vor dem Köpfchen von TH2/TH3.
  - KO: Pneumothorax, Horner-Syndrom (bis 20 %) → sofort abbrechen (oft inkomplett, reversibel), intrathekale Fehlinjektion, Neuralgie der Arme.
  - Kompensatorische Hyperhidrose der gegenseitigen Körperhälfte (ca. 15 %). Komplikationshäufigkeit vergleichbar der operativen Sympathektomie.
- **Lumbaler Grenzstrang:**
  - Zielort: ventral der Grundplatte L3.
  - Schichten nach 40 ml KM i. v. zur Abgrenzbarkeit der Ureteren.
  - Immer vor Injektion des Neurolytikums: Aspiration! Muss negativ sein (**cave:** Lumbalarterie).
  - KO: Sub-/Ileus bei bilateraler hoher Sympathektomie, Neuralgien im Oberschenkel, Blasenstörungen bei bilateraler Sympathikolyse L2 und höher, periurethrale Fibrose → Stauungsniere, Punktion einer Lumbalvene, transitorische Peritonitis.

Die Sympathikolyse ist deutlich weniger belastend und risikoärmer als die OP. Bei Behandlung z. B. von Schmerzen in Knie oder OSG nach Trauma kann auch eine Behandlung mit einem lang wirksamen Lokalanästhetikum, z. B. Robivacain, zur temporären Ausschaltung des Grenzstrangs erfolgen.

3.11.11 Interventionen zentraler und peripherer Arterien

> Immer enge Absprache mit Gefäßchirurgie/Chirurgie, Anästhesie, evtl. sofortige Verfügbarkeit erforderlich.

Voraussetzungen

- INR < 2, Thrombozyten > 50.000/mm³, PTT > 50 sec
- Euthyreote Stoffwechsellage, GFR möglichst > 60 ml/min

Vorbereitungen Aufklärung über Blutung, Infektion, Gefäß-, Nervenverletzung.

Technik

- Transfemoraler Zugang nach Lokalanästhesie: 10 ml Scandicain® 1 %
- Schleuse, Schleusenspülung mit heparinisierter NaCl-Lösung, Seldinger-Technik
- 5000 IE Heparin i. a.

Komplikationen

- Dissektionen, Embolien
- Hämatom, Blutung

Nachbehandlung

- Druckverband und Bettruhe 24 h, bei Verwendung eines Verschlusssystems 2–6 h
- RR-Kontrolle
- Bei PTA ASS 100 mg/d p. o., Clopidogrel bei Stent für 2–6 Mon.

Notfallembolisation bei Blutungen

Voraussetzung CT-morphologisch nachgewiesene Blutung mit zumindest möglicher Blutungsquelle. Mehrphasige CT-Untersuchung: höchste Sensitivität aller bildgebenden Verfahren zur Detektion einer Blutungsquelle.

Indikation

- Hämodynamisch relevante Blutung
- Angiografisch erreichbare Blutungsquelle

Technik

- Schleuse, Katheter und Drähte je nach Blutungsquelle (z. B. Aachen 1, Sidewinder 1, Sidewinder 2, Cobra)
- Mikrokatheter und -draht
- Embolisationsmaterial: Coils, Amplatzer®-Occluder, sphärische Mikropartikel, Histoacryl, Onyx®
- Insbes. bei der A. gastroduodenalis Versorgung über Truncus coeliacus und AMS bedenken → Verschluss des Gefäßes sowohl vor als auch hinter der Blutungsquelle (backdoor und frontdoor)

Komplikationen Fehlembolisation, Nekrosen.

Viszeralgefäße

Indikationen

- A. renalis: renovaskuläre Hypertonie bei Sklerose der A. renalis, Rezidivstenosen, Transplantatnierenarterien-Stenosen (medikamentös nicht mehr beherrschbar)
- Truncus coeliacus oder AMS: Angina abdominalis
- Akute Mesenterialischämie: Kombination aus interventioneller Rekanalisation und Laparoskopie im Anschluss
- NOMI (nicht okklusive Mesenterialischämie)

Technik

- Lange Schleuse
- Entsprechend gebogene Katheter, z. B. Aachen 1, Sidewinder 1, Sidewinder 2, Cobra
- Bei NOMI: Lysekatheter in AMS legen und Alprostadil (Prostavasin®) 20 µg als Bolus, dann 2,5–3 µg/24 h

Komplikationen

- Nierenversagen (mit 5 % häufigste KO) → ausreichende Hydratation
- Endovaskuläre Hypertonie bei Sklerose der A. renalis
- Fibromuskuläre Dysplasie

- Unspezifische Arteriitis
- Rezidivstenosen
- Transplantatnierenarterien-Stenosen (medikamentös nicht mehr beherrschbar)
- Bilaterale Stenosen (PTA in einer Sitzung)
- Stent-Implantation bei abgangsnaher Stenose

Extremitätenarterien

Indikationen

- pAVK: Behandlung Becken und Oberschenkel im Stadien II bis IV nach Fontaine, Behandlung Unterschenkel und A. poplitea im Stadien III und IV.
- Morphologische Einteilung der Läsionen nach TASC (Trans Atlantic Intersociety Consensus) → primär interventionell oder primär operative Behandlung.
- Entscheidungskriterien max. Stenoselänge 10 cm, sonst OP. Jüngere Pat.: primär Angioplastie, OP evtl. später.

Technik

- Antegrade Punktion bei Läsionen unterhalb der Femoralisgabel
- Bei Iliakabifurkationsstenosen „Kissing-Stents" mit simultaner Dilatation über beidseitigen femoralen Zugang
- Iliakal i. d. R. primär Stent-PTA
- Femoral und krural PTA, Stent-PTA, Drug-Eluting-Balloons oder -Stents, Atherektomie in Abhängigkeit von Stenose-/Verschlussmorphologie

> Potenzielle Anastomosengefäße für Bypassversorgung, z. B. P3-Segment der A. poplitea, schonen!

Komplikationen

- Spasmus: Nitro über Katheter, Einzeldosis 0,1 mg, max. 10 mg Gesamtdosis.
- A.-v. Fisteln, Dissektionen: selten Ther. notwendig, ggf. Langzeit-PTA mit geringem Inflationsdruck.
- Komplikationsrate: Ältere Pat. max. 1 %, jüngere Pat. deutlich darunter. Gesamtletalität max. 0,2 %.

3.11.12 Venöse Interventionen

Vena-cava-Filter

> Häufigkeit letaler postop. Lungenembolie bis 0,5 %. Bei knapp einem Drittel aller operierten Pat. versagt die Thromboseprophylaxe (Sektionsstatistik). Überwiegend stammen die Emboli aus den Beinvenen (seltener Herz).

Indikationen

- Gesicherte Lungenembolie und KI zur Antikoagulation
- Rezidivembolie trotz effektiver Antikoagulation
- Temporärer Filter: Embolieschutz unter Fibrinolyse, nach Polytrauma

Technik

- Heparin-Bolus, 5000 IE, reichlich spülen während des Eingriffs.
- Transfemoraler Zugang bevorzugt. 12-F-Schleuse; J-Draht. Platzieren des Endes der Schleuse über der prox. Nierenvenenmündung; Platzieren der Filterkapsel (Spitze Höhe kaudale Nierenvenenmündung); Filter freisetzen.
- Transjugulärer Zugang rechte V. jugularis int.; Valsalva-Manöver (!). Prozedere dem bei transfemoralem Zugang vergleichbar, jedoch Filter in der Kapsel umgekehrt geladen.

Komplikationen Bei transjugulärem Zugang Luftembolie bei fehlendem Valsalva-Manöver (leichte Kopftieflage); bei Passage des rechten Vorhofs → Herzrhythmusstörungen.

Nachbehandlung Bettruhe und Vollheparinisierung nach Grunderkrankung. Kontrolle der Durchgängigkeit mit Farbdoppler, Sono, CT, MRT (moderne Filter sind MRT-geeignet).

Vena-cava-Stent

Indikationen

- Tumorbedingte obere Einflussstauung, selten auch bei unterer Einflussstauung
- Radiatio oder CTx nicht ausreichend schnell effektiv (abhängig von Tumorart)

Technik

- Heparin-Bolus 5000 IE, reichlich spülen während des Eingriffs.
- Transfemoraler Zugang bevorzugt. 12-F-Schleuse; J-Draht; Sondierung der V. cava sup. mit Terumo®-Draht, Katheter nachführen und Lagekontrolle.
- Stent-Platzierung, z. B.: SINUS-XL-Stents® oder Wallstent®.

Komplikationen Stent-Dislokation ins rechte Herz.

4 Grundlagen der chirurgischen Notfalltherapie

Jörg Braun, Till Hasenberg

4.1 Kardiopulmonale Reanimation

Jörg Braun

Klinik des Atem- und Kreislaufstillstands

- Pulslosigkeit (A. carotis, A. femoralis).
- Bewusstlosigkeit (6–12 sec nach Sistieren der Zirkulation bzw. O_2-Zufuhr zum Gehirn). Initial ggf. kurze motorische Entäußerungen.
- Atemstillstand oder Schnappatmung (bei primären Kreislaufstillstand nach 15–40 sec).
- Weite, lichtstarre Pupillen (nach 30–90 sec).
- Grau-zyanotische Hautfarbe (unsicheres Zeichen).

Diagnostik Anhand der klin. Symptomatik. Weitere diagn. Maßnahmen (EKG, BGA, Labor) erst nach der Elementartherapie (CAB-Regel).

4.1.1 CAB-Regel

Zirkulation

- Bei jedem Herzstillstand sofort mit Herzdruckmassage (HDM) beginnen.
- Extrathorakale HDM (flache Lagerung auf harter Unterlage, Druckpunkt untere Sternumhälfte). Massagefrequenz: **Erw. mind. 100–120/min.** Eindrucktiefe mind. 5 cm.
- Palpation der A. femoralis zum Überprüfen der suffizienten HDM durch Helfer. HDM ist bei vorhandenem Karotispuls kontraindiziert! Keine Unterbrechung der HDM > 5 sec. Diese Minimierung der Unterbrechungszeit ist prognostisch entscheidend.

Atemwege freimachen Kopf überstrecken und Unterkiefer nach vorn und oben ziehen (= Esmarch-Handgriff). Entfernen von Fremdkörpern, Erbrochenem oder Blut aus dem Mund-Rachen-Raum (ggf. absaugen).

Beatmung

- Maskenbeatmung (Methode der Wahl für im Intubieren Ungeübte!) mit 100 % O_2 (möglichst über Reservoir am Ambubeutel).
- Möglichst frühzeitig Larynxtubus. Intubation nur bei ausreichender Erfahrung
- Beatmungserfolg kontrollieren (Atembewegung? Rückgang der Zyanose? Atemgeräusch symmetrisch? etCO2).
- Zunächst HDM (30 Kompressionen) und Beatmung im Wechsel: 30 : 2. Nach Intubation Beatmung nach ca. jeder 10. Kompression ohne Unterbrechung der Thoraxkompression.
- Erfolgskontrolle: sichtbare atemabhängige Thoraxbewegung ab ca. 800 ml Atemzugvolumen.
- Wenn Atemwegssicherung nicht möglich, ggf. Notfallkoniotomie.
- Vor nächster Inspiration vollständige Ausatmung.

> Die Kapnografie (etCO2) dient der Kontrolle der Tubuslage, der Reanimationsqualität und als Indikator für einen wiederkehrenden Kreislauf (ROSC).

Drugs (medikamentöse Therapie)

- Venösen Zugang legen. Bei peripheren Zugängen beträgt die Anflutungszeit 1–3 min, daher nach jeder Medikamentengabe 20 ml NaCl 0,9 %.
- **Adrenalin** 1 mg (1 Amp. = 1 mg mit 9 ml NaCl 0,9 % verdünnen) fraktioniert i. v. oder über Endotrachealtubus (3-fache Dosis), Wdh.-Dosis nach 3–5 min; nicht intrakardial injizieren (hohe Komplikationsrate, z. B. Herzbeuteltamponade, Punktion einer Koronararterie, Pneumothorax)! Sinnvoll bei allen Formen des Herz-Kreislauf-Stillstands; nicht zusammen mit Bikarbonat über einen Zugang geben.
- **Amiodaron** 300 mg in 20 ml Glukose 5 % i. v. bei refraktärem Kammerflimmern (> 3 Defibrillationen).
- **Atropin** nur noch bei Bradykardie oder AV-Block III. Grades 0,5–3 mg i. v. (1 Amp. = 0,5 mg).
- **Volumenersatz:** initial durch Beinhochlage; großzügige Gabe von kristalloiden Lsg..
- **Natriumbikarbonat** 8,4 %: keine initiale Pufferung. Bei bestehendem Herzstillstand > 20 min Korrektur nach BGA: Bedarf an $NaHCO_3$ in mmol = neg. BE × 0,3 × kg KG/2. Ziel: BE zwischen –3 und –5 (beste O_2-Abgabe aus dem Blut ins Gewebe). Nur bei Hyperkaliämie und schwerer metabolischer Azidose sofortige Gabe.
- **Fibrinolyse:** z. B. mit rt-PA 50 mg als Bolus bei V. a. Lungenarterienembolie (ca. 10 % der Reanimationen).
- Endobronchiale Medikamentengabe sinnvoll bei Adrenalin, Lidocain, Atropin und Naloxon. Alternativ intraossäre Medikamentengabe (z. B. Tibia) möglich!

EKG Zur DD der Rhythmusstörung (Kammerflimmern, Asystolie und zur Ther.-Kontrolle, Defibrillation: s. u. Technik der Defibrillation).

4.1.2 Stufenschema bei Kammerflimmern oder pulsloser ventrikulärer Tachykardie (VT)

▶ Abb. 4.1.

- Thoraxkompression für 2 min, danach Rhythmuskontrolle (Pause < 5 sec).
- Defibrillieren (360 J monophasisch bzw. 150–360 J biphasisch; Kinder max. 50 J.). Nach 2 min Rhythmuskontrolle, bei Fortbestehen des Kammerflimmers 2 x defibrillieren (300, 360 J), danach sofortige Thoraxkompression.
- Optimale Oxygenierung durch Intubation und Beatmung mit 100 % O_2 sichern.
- **Adrenalin** i. v. 1 mg 1 : 10 verdünnt geben. Wdh. nach 3–5 min.
- 2 × defibrillieren (360 J).
- **Amiodaron** bei refraktärem Kammerflimmern nach dem 3. Schock 300 mg als Bolus i. v., Wdh. mit 150 mg nach dem 5. Schock; gefolgt von Dauerinfusion mit 900 mg über 24 h. Alternativ Lidocain 100 mg nach dem 3. Schock und 50 mg nach dem 5. Schock.
- 3 × defibrillieren (360 J).

Technik der Defibrillation (EKG-Kontrolle!)

- Elektroden mit Elektrodenpaste bestreichen bzw. Gelkissen benutzen.
- Energiewahltaste drücken.
- Ladetaste an Elektrode (meist grün) gedrückt halten.
- Über Herzbasis (unterhalb der re Klavikula) und Herzspitze (möglichst lateral unterhalb li Brustwarze) unter Druck aufsetzen.

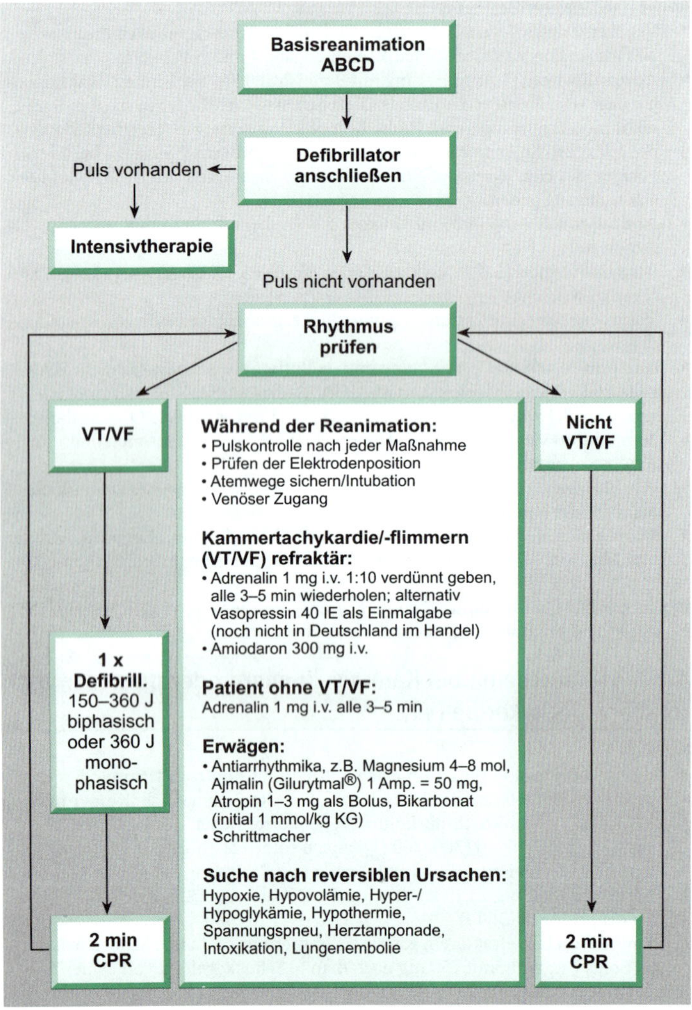

Abb. 4.1 Maßnahmen bei Kammerflimmern, Asystolie und EMD [A300]

- Beim Defibrillieren unbedingt Berührung mit Pat. oder Bett vermeiden!
- Helfer laut und deutlich warnen. Beutelbeatmung unterbrechen.
- Nach Ende des Ladevorgangs (Pfeifton erklingt) Entladetaste (meist rot) drücken.
- Sofortige Erfolgskontrolle auf EKG-Monitor. Defibrillator sofort wieder laden (spart Zeit!).

4.1.3 Stufenschema bei symptomatischer Bradykardie

- Atropin 1–3 mg i. v., Wdh. nach 5 min möglich. Orciprenalin nicht mehr empfohlen.
- Temporärer Schrittmacher (transvenös über V. subclavia oder jugularis).

4.1.4 Stufenschema bei Asystolie

- Wenn Rhythmus unklar, erst HDM, dann erneute Rhythmuskontrolle.
- **Adrenalin** 1 mg i. v. (1 : 10 verdünnt), Wiederholung alle 3–5 min.
- Evtl. Azidoseausgleich: $NaHCO_3$ 8,4 % nach BGA.
- Evtl. temporärer Schrittmacher.
- An potenziell reversible Ursachen denken (4H und HITS): 4H: Hypoxämie, Hypo-/Hyperthermie, Hypo/Hyperkaliämie, Hypovolämie/Hämorrhagie. HITS: Herzbeuteltamponade, Intox., Lungenembolie, Spannunspneu.

4.1.5 Stufenschema bei elektromechanischer Entkopplung

- Herzbeuteltamponade, Spannungspneu, Lungenembolie, Hypoxämie, Azidose, Hypovolämie, Intox., Hypothermie, E'lyt-Entgleisung erwägen und beheben.
- Keine wissenschaftlich erhärteten Erkenntnisse über den Einsatz von Medikamenten.
- Evtl. **Adrenalin** i. v. 0,5–1 mg, alle 5 min wiederholen (fragliche Ind. bei elektromechanischer Entkopplung), evtl. $NaHCO_3$ 50–100 ml über 10 min.
- Evtl. Kalziumglukonat 10 % 10 ml i. v.
- Evtl. Hypovolämie und Azidose ausgleichen!
- Prognose schlecht.

4.1.6 Zeichen der erfolgreichen Reanimation

ROSC: return of spontaneous circulation. Abrupter Anstieg des endtidalen CO_2, tastbare Pulse an den großen Arterien, Rosigwerden und Wiedererwärmung der Haut, Engwerden der Pupillen, Wiedereinsetzen der Spontanatmung, Wiederkehren des Bewusstseins (nicht bei maschinell beatmeten Pat., da zur Vermeidung von Stressreaktionen eine fortgesetzte Sedierung erforderlich ist).

> **! Cave**
> Reanimierte Pat. bedürfen der Intensivüberwachung!

4.1.7 Beendigung der Reanimationsmaßnahmen

- Suffiziente Zirkulation und Atmung.
- Zeichen des zerebralen Kreislaufstillstands (weite, lichtstarre Pupillen, Bewusstlosigkeit, fehlende Spontanatmung) > 30 min nach Beginn der ordnungsgemäß durchgeführten Reanimation. **Ausnahme:** Reanimation bei Unterkühlung, Intox., Hyperkaliämie → ausdauernd reanimieren.
- Zeichen des Herztods im EKG (Asystolie) > 15 min.

4.1.8 Komplikationen

Aspiration des durch Herzdruckmassage hochgetriebenen Mageninhalts bei nicht intubierten Pat.; Rippenfrakturen, Sternumfraktur, Hämatothorax, Pneu, Hämatoperikard, Zwerchfell-, Leber- und Milzruptur, Verbrennungen durch Defibrillation.

4.1.9 Prognose

Besteht der Kreislaufstillstand > 4 min, sind die Aussichten auf eine erfolgreiche Reanimation gering. Die Wiederbelebungszeit (Zeit bis zum Eintritt irreversibler Schäden für das Gehirn, normal 3–5 min) ist bei **Hypothermie** verlängert.
Bessere Prognose bei beobachtetem Kreislaufstillstand, sofortiger Reanimation, frühestmöglicher Defibrillation bei Kammerflimmern.

> **Cave**
> Bei Bradykardie, bes. mit breiten QRS-Komplexen, immer an Hypoxie denken!
> ! Ausreichende Oxygenierung wichtiger als Atropin oder Adrenalin!

- Überkorrektur der metabolischen Azidose mit Bikarbonat kann zu therapierefraktärem Kammerflimmern führen.
- Bei elektromechanischer Entkoppelung Volumenmangel und Perikardtamponade ausschließen.
- Keine zu frühe Extubation nach Reanimation → Stress → Katecholaminausschüttung → Rhythmusstörungen.
- Keine ther. Hypothermie mehr, aber gezieltes Temperaturmanagement. Ziel 32–36 °C, strikte Fiebervermeidung für 72 h.
- Nach erfolgreicher Ther. des Kammerflimmerns immer Rezidivprophylaxe anschließen.

4.2 Schock

Jörg Braun

4.2.1 Allgemeines Vorgehen bei Schock

> Lebensbedrohliches Kreislaufversagen mit kritischer Verminderung der Organdurchblutung und nachfolgender hypoxisch-metabolischer Schädigung der Zellfunktion.

Klinik
- Veränderte Bewusstseinslage (Unruhe, Angst, Apathie, Somnolenz, Koma).
- Tachykardie (**cave:** Keine Betablocker!), ↓ RR-Amplitude (Pulsus celer et parvus).
- Syst. RR < 90 mmHg ↓ (bei zuvor bestehender Hypertonie evtl. „normaler" RR).
- Schockindex: Puls/$RR_{syst.}$ > 1,0 (normal 0,5): Unzuverlässiger Parameter!
- Zeichen der „Zentralisation": kalte, feuchte, blassgraue Extremitäten (Ausnahme: septischer Schock in der Frühphase).

- Periphere Zyanose (**cave:** Bei CO-Vergiftung rosarote Haut!).
- Hyperventilation, Dyspnoe bei metabolischer Azidose.
- Oligurie (< 20 ml/h).

Diagnostik

- **Klin. Untersuchung:** Haut, jugularvenöser Puls (↑ bei kardiogenem Schock, ↓ bei Hypovolämie), Herz und Lungen auskultieren, Bewusstseinslage prüfen. RR, Herz-, Atemfrequenz, Körpertemperatur. Abdomen palpieren: Druckschmerz, Pulsation? Urinausscheidung (wichtiger Parameter zur Verlaufskontrolle).
- **EKG:** Herzinfarkt, Rhythmusstörungen.
- **RUSH Exam (rapid ultrasound for shock and hypotension): Echokardiografie:** Perikardtamponade, Rechtsherzbelastung, Aortendissektion, Kontraktilität, Vitium? Sono: Pleuraerguss, Pneu, freie abdominelle Flüssigkeit, Aortenaneurysma, Ileuszeichen.
- **ZVD** Unsicherer Parameter! Bei Linksherzversagen und Lungenembolie ↑, bei Volumenmangel ↓. Ggf. **Pulmonaliskatheter** (Swan-Ganz-Katheter) bzw. **PiCCO®**.
- **Rö Thorax** (z. B. Aneurysma dissecans, Pneumo-, Hämatothorax, Lungenödem), **Rö Abdomen** (z. B. freie Luft).
- **Labor:** BB, Gerinnung (mit Fibrinogen, FSP, AT III), Blutgruppe und Kreuzprobe, Krea und E'lyte, BZ (hypoglykämischer Schock), CK, CK-MB, GOT, LDH, HBDH, Lipase, Laktat, BGA. Ggf. Material für toxikologische Untersuchung. Ggf. Blutkulturen.

4

Management bei allen Schockformen

> **Cave**
> Schnelle Behandlung ist entscheidend für die Prognose!

- **Lagerung:** Pat. hinlegen, Beine hochlagern (Ausnahme: ausgeprägte kardiale Insuff. und Blutungen im Bereich von Kopf, Lungen und oberem GIT; hier Oberkörper hochlagern).
- **Sicherung der Atmung,** O_2-Zufuhr (4–6 l/min), frühzeitige Intubation und Beatmung.
- 2–3 großlumige venöse **Zugänge** legen, immer ZVK (▶ Kap. 2.10.2).
- Kontinuierliche Pulsoxymetrie, art. Blutdruckmessung.
- Großzügige **Flüssigkeitszufuhr** bei Hypovolämie (unter ZVD-Kontrolle, nicht bei kardiogenem Schock!).
- Korrektur von E'lyt-Störungen und metabolischer Azidose.
- Schmerzbekämpfung, Sedierung bei Unruhe (z. B. Diazepam 2–10 mg i. v.). Evtl. primäre Allgemeinanästhesie.
- Blasendauerkatheter, Flüssigkeitsbilanz.
- Bei Hypothermie (Körperkerntemperatur < 35 °C) z. B. warme Decken (▶ Kap. 19.4).

4.2.2 Hypovolämischer Schock

Ätiologie Blutverluste; Plasma- bzw. Flüssigkeitsverluste durch Verbrennungen, Erbrechen, Durchfälle, Fistel, Peritonitis, Pankreatitis, Ileus.

Klinik Kollabierte Halsvenen (DD zum kardiogenen Schock), erniedrigter Hautturgor, starker Durst, Fieber, Oligurie, Labor: Hkt. ↑, Na^+ ↑ (bei hypertoner Dehydratation), evtl. Hyperglykämie.

Therapie

- Volumenersatz unter ZVD-Kontrolle.
- Blutstillung (z. B. Kompression bei äußerer Blutung, Notfall-OP, Gastroskopie).
- O_2-Gabe, ggf. Intubation und Beatmung.
- Bei Hypotonie nach Volumenausgleich z. B. Dopamin-Perfusor: 250 mg auf 50 ml NaCl 0,9 % über Perfusor 2–5–10 ml/h.
- Bei Blutungsschock (hämorrhagischer Schock) Bluttransfusion (▶ Kap. 2.1).
- **Bei Verlust von bis zu 30 % des Blutvolumens:** 500–1500 ml kristalloide Lösungen (z. B. Ringer, NaCl 0,9 %).
- **Bei Verlust von > 30 % des Blutvolumens** zusätzlich Blut in Form von EK ersetzen (auf ca. 2–3 EK 1 FFP). Gerinnungsmanagement.

4.2.3 Septischer Schock, SIRS

4

Ätiologie

- **Systemic inflammatory response syndrome (SIRS):** gemeinsame klin. Endstrecke unterschiedlichster Erkrankungen. Die klin. Symptome werden durch Mediatoraktivierung (Zytokinaktivierung) bzw. Aktivierung einzelner oder aller Kaskadensysteme (Arachidonsäurezyklus, Gerinnungs-, Komplementsystem) verursacht. Ursache der Mediatoraktivierung kann bakterieller (z. B. Infektion, Sepsis) oder nichtbakterieller Natur (z. B. Pankreatitis, Polytrauma) sein. Die Ursache des SIRS spielt für die Primärtherapie eine untergeordnete Rolle. Allein aus den klin. Symptomen lässt sich die Ursache nicht erkennen. Die Prognose wird durch die Grunderkrankung und die frühzeitige Kausaltherapie determiniert. Risikofaktoren sind Diab. mell., große op. Eingriffe, Kachexie, Verbrennungen, Agranulozytose, Leukämie, Malignome, Behandlung mit Glukokortikoiden und Zytostatika. Ausgangspunkt sind oft Harnwegs- (▶ Kap. 5.4.5) oder Gallenwegsinfektionen, Peritonitis (▶ Kap. 12.5), septischer Abort, Katheterinfektion (z. B. Venenverweilkanülen, ZVK; Erreger oft Staph. aur.), Tracheostoma.
- **Toxic-Shock-Sy.:** meist menstruierende Frauen, die Tampons benutzen. **Klinik:** hohes Fieber, Hautausschlag, Hautdesquamation v. a. an Händen und Füßen. **Erreger:** toxinbildende Staph.-aureus-Stämme.

Klinik Meist hohes Fieber mit Schüttelfrost, aber auch initiale Hypothermie! Hyperventilation. Zu Beginn warme, gut durchblutete, trockene Haut: Pat. wirkt gesünder, als er ist! Haut später kalt, zyanotisch, evtl. marmoriert; evtl. Hautblutungen. Bewusstsein meist eingeschränkt. ZVD anfangs normal! Häufig nachfolgendes MOV.

Diagnostik

(Ther.-Beginn darf nicht verzögert werden!)

- Leukozytose oder Leukopenie, Thrombozytopenie, Zeichen der Verbrauchskoagulopathie. CRP ↑ ↑, Lipase. BGA: Hypoxie, Azidose. Laktat ↑.
- Blut-, Urinkultur, evtl. Liquor: Ausstrich und Kultur, evtl. Stuhlkultur. Immer vor Ther.-Beginn abnehmen!
- Rö-Thorax: Pneumonie? Abszess? ARDS?

- Sono: Harnaufstau (→ Urosepsis), Cholestase (→ Cholangiosepsis), Aszites, Milzgröße? Ggf. CT-Abdomen.
- Pulmonaliskatheter: HZV ↑, peripherer Widerstand ↓.

Management

- Allgemeine Schocktherapie.
- Volumengabe und Katecholamintherapie. Volumenüberladung vermeiden.
- Azidosekorrektur nach BGA (sehr restriktiv), DIC-Prophylaxe.
- Fokussanierung.
- Antibiotikatherapie je nach vermutetem Fokus.
- Ausreichende Analgesie.

4.2.4 Anaphylaktischer Schock

Akut lebensbedrohliche systemische Reaktion des Organismus auf Allergene, typischerweise durch IgE-vermittelte Mastzelldegranulation. Anaphylaxie ist die gebräuchliche Bezeichnung für die ausgeprägteste Form einer anaphylaktoiden Sofortreaktion. Je nach Schweregrad unterschiedliche klin. Syndrome. Bei schwersten Verläufen kann ein Kreislaufstillstand auftreten.

Ätiologie Allergische Reaktion auf **Medikamente:** oft Antibiotika (v. a. Sulfonamide und Penicillin), Rö-KM, Lokalanästhetika, Jodide, Pyrazolone, ASS, Dextran- und Gelatinepräparate. **Fremdeiweiße** und **Polysaccharide:** Insekten-, Pflanzen- und Schlangengifte, Vakzine, Organextrakte, Allergene bei Hyposensibilisierungen.

Klinik Sekunden oder Minuten nach Zufuhr des Allergens Unruhe, Juckreiz, Niesen, Erythem, Urtikaria. Dann Schwindel, Fieber mit Schüttelfrost, Angstgefühl, Übelkeit, Erbrechen, Durchfall, Dyspnoe mit Bronchospasmus, Larynxödem, RR-Abfall und Tachykardie. Evtl. Krampfanfälle, Bewusstseinsverlust, Kreislaufstillstand.

Differenzialdiagnose

- Globus hystericus
- Krupp, Epiglottitis, retropharyngealer Abszess
- Fremdkörperaspiration
- Familiär gehäuft auftretendes hereditäres Angioödem (autosomal dominant erblicher Defekt des C_1-Esteraseinhibitors)
- Sonderformen der Fischvergiftung durch histaminreiche Fische (z. B. Thunfisch)
- Karzinoid-Sy.

Management

- Unterbindung weiterer Allergenzufuhr. Nadel/Venenkanüle stecken lassen und Adrenalin und Kortikoide geben.
- O_2-Zufuhr, evtl. Beatmung.
- Großlumige venöse Zugänge legen.
- Rasche Volumenzufuhr, z. B. Ringer 1–2 l als Druckinfusion, evtl. kolloidale Plasmaersatzlösung (z. B. Humanalbumin 5 %).
- Adrenalin 0,25–1 mg, verdünnt in 10 ml NaCl 0,9 %, langsam i. v., ggf. Wdh. nach 10 min.
- Glukokortikoide: z. B. Prednisolon 100–500 mg i. v.

- Bei Bronchospastik Theophyllin 480 mg langsam i. v.
- Bei ausgeprägtem Larynxödem Intubation oder Koniotomie.
- Evtl. Antihistaminika: z. B. Clemastin 2–4 mg i. v.
- Wärmeentzug bei > 39 °C, z. B. Wadenwickel.

Cave
Bei schweren anaphylaktischen Zwischenfällen Verlegung auf Intensivstation zur Beobachtung.

4.2.5 Kardiogener Schock

Ätiologie Myokardinfarkt, Arrhythmien, akute Herzinsuff., dekompensierte Klappenvitien, Septumperforation, Lungenembolie, Myokarditis, Herzbeuteltamponade, Spannungspneu.

Klinik In der Vorgeschichte meist art. Hypertonie, Herzinsuff., KHK oder durchgemachter Infarkt. Häufig sitzender Pat. (Orthopnoe), ängstlich, blass, zyanotisch; Zeichen der Linksherz- (z. B. „brodelnde" Lunge) und Rechtsherzinsuff. (gestaute Halsvenen, ZVD ↑); häufig Arrhythmien (bei Hypovolämie dagegen selten).

Sofortmaßnahmen
- Lagerung mit erhöhtem Oberkörper, Beine tief, unblutiger Aderlass.
- O_2-Gabe, z. B. 4–6 l/min.
- Vorsichtige Sedierung, z. B. mit Diazepam 5 mg i. v., bei Schmerzen z. B. Fentanyl 0,05–0,1 mg i. v. i. v. **Cave:** Atemdepression.
- Nitroglyzerin zunächst 2 Sprühstöße sublingual, dann über Perfusor: 50 mg auf 50 ml, Dosierung ca. 1–6 ml/h unter RR-Kontrolle. **Cave:** $RR_{syst.}$ darf nicht < 100 mmHg sinken!
- Furosemid i. v. 40–80 mg, Urindauerkatheter zur Flüssigkeitsbilanzierung.
- Bei **Hypotonie:** Dobutamin 250 mg auf 50 ml NaCl über Perfusor → 2,5–5–10 ml/h.
- Bei **Tachyarrhythmia absoluta** Betablocker (z. B. 1 Amp. Beloc® langsam i. v.) oder Amiodaron.
- Bei Infarkt rasche Rekanalisation z. B. mittels PTCA anstreben (senkt Mortalität!).
- Weiterbehandlung durch Internisten.

4.3 Polytrauma

Jörg Braun

Gleichzeitig entstandene Verletzungen mehrerer Körperregionen oder Organsysteme. Häufigste Ursache sind Verkehrsunfälle.

Tab. 4.1 Glasgow Coma Scale

	Neurologische Funktion	Bewertung
Augen öffnen	Spontan öffnen Öffnen auf Ansprechen Öffnen auf Schmerzreiz Keine Reaktion	4 3 2 1
Verbale Reaktion	Orientiert Verwirrt, desorientiert Unzusammenhängende Worte Unverständliche Laute Keine verbale Reaktion	5 4 3 2 1
Motorische Reaktion (auf Schmerzreize)	Befolgt Aufforderung Gezielte Schmerzabwehr Massenbewegungen Beugesynergien Strecksynergien Keine Reaktion	6 5 4 3 2 1

Die Summe ergibt den Koma-Score und ermöglicht eine standardisierte Einschätzung des Schweregrads. **Cave:** GCS = 15 bedeutet nicht, dass der Pat. unauffällig ist (psychische Veränderungen, fokal motorische Ausfälle werden hier nicht erfasst)!
- GCS 13–15: leichtes SHT
- GCS 9–12: mittelschweres SHT
- GCS 3–8: schweres SHT

Klinik In Abhängigkeit vom Verletzungsmuster unterschiedlich, z. B.:
- Beeinträchtigung des Bewusstseins: Bewusstlosigkeit, Desorientierung. Einteilung der Bewusstseinsstörung durch Koma-Skala, am meisten gebräuchlich ist die Glasgow Coma Scale (GCS, ▶ Tab. 4.1).
- Zeichen des hypovolämischen Schocks (▶ Kap. 4.2.2): Tachykardie, RR niedrig, Anurie.
- Schmerzen, respir. Insuff., paradoxe Atembewegungen.
- Hämaturie, Oligurie.
- Frakturzeichen: instabiler Thorax, abnorme Extremitätenstellung, offene Fraktur.

Für Diagnostik und Therapie Prioritäten setzen

Wichtig: Koordination der Maßnahmen durch erfahrenen Mediziner. Immer über präklin. Zustand und Versorgung informieren (Notarzt, Notarztprotokoll). Nach Möglichkeit Anamnese erheben: Unfallhergang, -zeitpunkt; Blutverlust (geschätzt), intermittierende Bewusstlosigkeit, Atemstörung; wichtige Vorerkr. und Medikamenteneinnahme (z. B. Hinweis durch Medikamente in Handtasche oder Marcumar®-Ausweis in Brieftasche). **Cave:** Pat.-Angaben wegen retrograder Amnesie evtl. falsch.

Diagnostik Soforteinschätzung der Vitalfunktionen und Ind. für OP! Vor weiterer Diagn. Atmung und Kreislauf stabilisieren.

Prioritäten bei der Begutachtung (▶ Tab. 4.2):
- **Höchste Priorität:** Akut lebensbedrohliche Verletzungen: Insuff. von Atmung und Herz/Kreislauf, schwerste Blutung, intrakranielle Blutung (epidurales Hämatom)
- **Sehr hohe Priorität:** Schock (▶ Kap. 4.2), intraabdominelle oder retroperitoneale Blutung (z. B. Mesenterial- oder Nierenverletzungen)

Tab. 4.2 Primary Survey cABCDE (nach ATLS)

System	Anamnese/Diagnostik	Maßnahme
C – Critical Bleeding	Starke Blutung?	Druck auf die Wunde, Druckverband, Tourniquet
A – Airway	Atmung vorhanden? Atmung frei und sicher?	Atemwege freimachen, Guedel-Tubus, HWS-Immobilisierung
B – Breathing	Atmung suffizient? Zyanose? Thoraxtrauma?	Atemfrequenz? SpO_2, Auskultation, Lunge entlasten
C – Circulation	Große Blutung Thorax und Abdomen? Becken stabil?	Blutdruck, Herzfrequenz, Haut beurteilen, Beckenschlinge
D – Disability	SHT? Neurologische Ausfälle? WS-Trauma? Intox., Krampfanfall?	GCS, Pupillenkontrolle, Orientierung prüfen
E – Exposure and Environment	Trauma? Unfallmechanismus? Unterkühlung?	Entkleiden, Temperatur messen, Wärmeerhalt, Entscheiden!

4

- **Hohe Priorität:** SHT (▶ Tab. 4.1), Rückenmarkverletzung, WS-Fraktur mit drohendem Querschnittssyndrom, Verbrennung (▶ Kap. 19.1)
- **Niedrige Priorität:** unterer Urogenitaltrakt, periphere Nerven u. Muskeln, Weichteile, periphere Frakturen

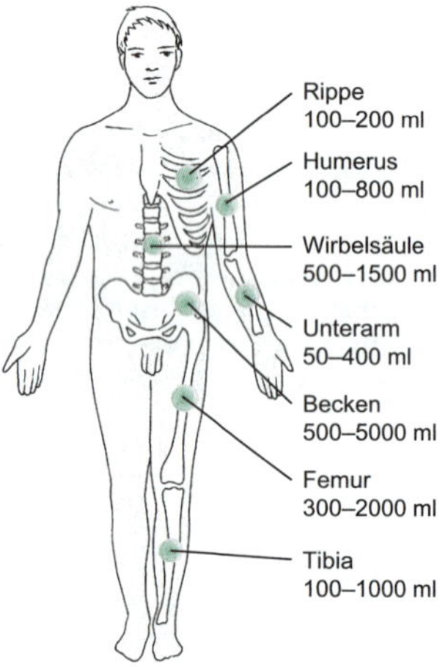

Abb. 4.2 Abschätzen des Blutverlusts bei Frakturen [L106]

Vorgehen

- **Inspektion und Untersuchung:** Verletzungen am Kopf, Thorax (instabil, Hautemphysem?), Abdomen (Abwehrspannung?), Retroperitonealraum, Becken. Systematisch Gefäßverletzungen, Frakturen und Luxationen suchen (Hämatome, Prellmarken?).
- Blutverlust abschätzen (▶ Abb. 4.2).
- Ausschluss von Blutungen: abdominell oder thorakal (Sono, ggf. Peritoneallavage), intrakraniell: CCT.
- **Röntgen:** je nach klin. Verdacht. Obligat sind:
  - Schädel: Frakturen?
  - Thorax: Pneumo-/Hämatothorax, Mediastinalverbreiterung (Aorten-, Gefäß-, Wirbelfraktur), Rippenfrakturen, Zwerchfellruptur? (▶ Kap. 22.8.7).
  - Becken: Frakturen?
- **CT:** CCT beim geringsten V.a. intrakranielle Läsion (Halbseitensymptomatik, Bewusstseinsstörung, path. Pupillenbefund), ggf. Thorax-CT, Abdomen-CT.
- **Labor:** Blutgruppe und Kreuzprobe (ggf. ungekreuzte EK 0 Rh neg. geben), BB, Gerinnung, Krea, E'lyte, CK, Laktat, BGA, Hkt., BZ; Urinsediment (Hämaturie?).

Therapie

- **Reanimationsphase:** Reanimation nach CAB-Regel (▶ Kap. 4.1).
  - Mehrere großvolumige venöse Zugänge, art. Katheter, Blasenkatheter (Hämaturie – V. a. Beckenfraktur mit Harnwegsverletzung).
  - Überwachung von RR, Puls, BGA, ZVD. Großzügige Volumengabe nach ZVD.
  - Beatmung: frühzeitige, großzügige Ind. zur Intubation stellen (schweres SHT, Thorax-, Gesichts- oder Halstrauma). Respiratoreinstellung: Atemzugvolumen 8–12 ml/kg KG, Atemfrequenz 12/min, $F_IO_2$1,0; evtl. PEEP 5 cmH_2O. Bei (Spannungs-)Pneumo Thoraxdrainage (▶ Kap. 22.8).
  - Offene Wunden, Frakturen, Körperhöhlen steril abdecken.
  - Lagerung auf Vakuummatratze, Stabilisierung der HWS (Stifneck®).
  - Grob dislozierte Extremitätenfrakturen und Luxationen reponieren (▶ Kap. 18).
  - Erhaltenes Bewusstsein: Analgesie, Sedierung, evtl. Narkose (durch Anästhesist).
  - Gegenstände bei Stich- und Pfählungsverletzungen erst im OP-Saal entfernen.
  - Amputate zur Replantation steril, trocken und kühl verpacken (▶ Kap. 18.2.5).
  - Blutungen durch manuelle Kompression, Kompressionsverband versorgen.
- **1. operative Phase:** Sofort-OP von akut lebensbedrohlichen Verletzungen, die eine definitive Reanimation nicht erlauben, z. B. epidurales oder akut subdurales Hämatom, massive Blutungen aus großen Gefäßen oder parenchwymatösen Organen (Leber, Milz, Niere); Herzbeuteltamponade, Spannungspneu, Bronchusabriss.
- **1. Stabilisierungsphase:** Organperfusion normalisieren, Voraussetzung für die 2. OP-Phase schaffen **(Minuten bis Stunden).** Ggf. weitere Diagn. der nicht akut lebensbedrohlichen Verletzungen.
- **2. operative Phase:** Versorgung von Verletzungen mit sehr hoher Priorität. Es gilt: Frakturen mit vor solchen ohne Gefäßverletzungen zu versorgen, prox. vor distale Frakturen.
- **2. Stabilisierungsphase: (1 bis mehrere Tage);** endgültige Stabilisierung.
- **3. operative Phase (i. d. R. innerhalb 1 Wo. nach Trauma):** Versorgung der Verletzungen mit aufgeschobener Dringlichkeit.
- Mit der abgeschlossenen op. Versorgung beginnt die Phase der Erholung, Wundheilung, Pflege und Rehabilitation.

Prognose Letalität 25–40 %. 30 % sterben an respir. Insuff. (ARDS). Höchste Letalität bei Verletzungen beider Körperhöhlen und zusätzlichem Trauma des Bewegungsapparats.

4.4 Akutes Abdomen

Jörg Braun

Alle Schmerzen im Bereich des Abdomens, die akutes Eingreifen erfordern!
Auch undramatisch erscheinende Beschwerden können lebensbedrohlich sein (z. B. Appendizitis bei alten Menschen oder Diabetikern). Die Kunst besteht in der richtigen und rechtzeitigen Stellung der OP-Ind.

Anamnese Letzter Stuhlgang (Beschaffenheit, normale Stuhlgewohnheiten), letzte Miktion (Dysurie), Medikamente, Ernährung, Fieberverlauf, Übelkeit und Erbrechen (häufig bei akutem Abdomen), OP (v. a. mit Verwachsungsgefahr, z. B. perforierte Appendizitis, Darmeingriffe), Antikoagulanzien (Operabilität, intra- und retroperitoneale Blutungen). Familienanamnese: Gastroenteritis in der Umgebung, familiäres Mittelmeerfieber, Thalassämie, Sichelzellanämie, Porphyrie. Bei Frauen: Zyklus (Dysmenorrhö, durch Eisprung bedingter Mittelschmerz) und letzte Regel (Schwangerschaft ausgeschlossen, Extrauteringravidität).

Körperliche Untersuchung

- **Palpation:** Vorsichtig und sanft zum Schmerzzentrum vortasten (▶ Abb. 4.3).
  - Zeichen peritonealer Reizung: muskuläre Abwehrspannung, (kontralateraler) Loslassschmerz, Klopfschmerz und Schmerzintensivierung durch Husten (erlaubt manchmal genaue Schmerzlokalisation).
  - Rovsing-Zeichen: Schmerzen beim retrograden Ausstreichen des Kolons.
  - Untersuchung der Bruchpforten (▶ Kap. 8.1.3).
- **Auskultation:** metallisch klingende, „hochstehende" Darmgeräusche bei mechanischem Ileus, „Totenstille" bei Darmparalyse.
- **Perkussion:** Meteorismus (Hinweis auf Ileus)?
- **Psoas-Schmerz** (aktives Beugen in der Hüfte gegen Widerstand): Hinweis auf Appendizitis.
- Digital-rektale Untersuchung, Druckschmerz im Douglas-Raum bei Appendizitis, Fluktuation bei Douglas-Abszess. Ggf. Stuhlbrocken ausräumen. Blut am Fingerling bei Invagination (Kleinkinder) und Mesenterialinfarkt.
- Temperatur rektal und axillär.
- Eventuell **gynäkologisches Konsil.**

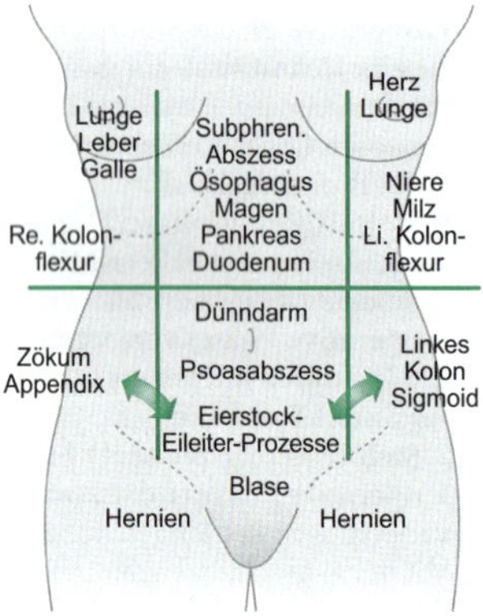

Abb. 4.3 Schmerzlokalisationen [L106]

Schmerzcharakter und -verlauf (nach Häring)
- **Kontinuierlich zunehmender Schmerz** bei Entzündung: Appendizitis, Cholezystitis, Pankreatitis, Divertikulitis, Ulkuspenetration, Peritonitis.
- **Kolikartiger Schmerz** mit schmerzfreien Intervallen: z. B. Gallenstein-, Uretersteinkolik, mechanischer Ileus.
- **Perforationsschmerz:** perakuter Beginn, später zusätzlich Peritonitiszeichen.
- **Darmischämieschmerz:** perakuter Beginn, dann für Stunden relative Schmerzbesserung („fauler Friede"). Später zusätzlich Peritonitis: Strangulation einer Dünndarmschlinge, Torsion/Volvulus, Mesenterialinfarkt.
- **Schmerzausstrahlung:** in die re Schulter bei Cholezystitis und Extrauteringravidität; in Penis, Skrotum oder Labien bei Ureterstein; in den Rücken bei Pankreatitis und perforiertem Bauchaortenaneurysma.

Labor Vor allem zur OP-Vorbereitung. **Standardprogramm:** Lipase (Ausschluss Pankreatitis, **cave:** bei Niereninsuff. oft ↑), BB, BSG, CRP, E'lyte, Krea, γ-GT und AP, GOT, GPT, BZ, Quick, PTT, Kreuzblut. Urinstatus und Sediment, ggf. BGA, Laktat. Vorsicht bei der Interpretation des Leuko-Befunds: Bei Perforation kann die Leukozytose fehlen (initial sogar manchmal Leukozytensturz). Bei Pankreatitis oft starke Leukozytose. **Bei V. a. Herzinfarkt** zusätzlich Troponin. Bei Sepsiszeichen (Fieber > 39 °C, Schüttelfrost oder Hypothermie) Blutkulturen.

4

Bildgebende Verfahren
- **Sono:** obligate Untersuchung bei jedem akuten Abdomen. I. d. R. sichere Detektion von Steinen im Gallen- und Pankreasgang oder Nieren (gestaut?), Gallenblasenhydrops, freie Flüssigkeit (Aszites, Blut), flüssigkeitsgefüllte Darmschlingen (Peristaltik gerichtet: Gastroenteritis; ungerichtet: Ileus), Pankreatitis, Abszesse, Zeichen der Appendizitis, Milzkapselhämatom, Aorta (Aneurysma), Invagination, Ovarialzyste.
- **CT Abdomen** bei entsprechender Klinik und Ind. am besten geeignet, um einen Großteil der relevanten und vital bedrohlichen DD abzuklären. I. d. R. mit i. v. KM (**Cave:** Hyperthyreose, Niereninsuff.).
- **Rö-Thorax in 2 Ebenen:** Pneumonie, Pleuraerguss, Zwerchfellhochstand (subphrenischer Abszess), subphrenische Luftsichel (fehlt bei 30 % der Perforationen – nach Laparotomie bis zu 7 d normal).
- **Abdomenübersicht** (wenn möglich im Stehen, sonst in Li-Seitenlage): subphrenische Luftsichel, Steinschatten, Spiegel (Ileus), Luft in den Gallenwegen (Gallenstein-Ileus).
- **Weitere Untersuchungen bei speziellem Verdacht:** Endoskopie, Angiografie (Mesenterialinfarkt), i. v. Pyelogramm (Steine, Hydronephrose), diagn. Laparoskopie, MRT (selten wegen Verfügbarkeit und langen Untersuchungsprotokollen, bei Schwangeren oder Kindern erwägen), 12-Kanal-EKG.

Differenzialdiagnostik
- **Akutes Abdomen – abdominale Ursachen**
  - **An Bagatellen denken:** volle Blase, Koprostase, Menstruation.
  - **Gastroenteritis:** lebhafte Peristaltik.
  - **Appendizitis** (im 5.–20. Lj. häufig, ▶ Kap. 12.8.1).
  - **Mechanischer Ileus** (häufig, ▶ Kap. 12.6): kolikartige Schmerzen, Wind- und Stuhlverhaltung, Erbrechen, hochgestellte, klingende Darmgeräusche. **Diagnose:** in Abdomenübersicht Flüssigkeitsspiegel prox. der Stenose.

Hauptursachen: Adhäsionen (OP-Narben?), inkarzerierte Hernien (Untersuchung der Bruchpforten ▶ Kap. 8.1.3), Kolon-Ca (▶ Kap. 12.9.5).
- **Generalisierte Peritonitis** (häufig, ▶ Kap. 12.5): diffuser Schmerz, zunächst bretthartes Abdomen, Abwehrspannung, Druck- und Klopfempfindlichkeit, Loslassschmerz. Später Entwicklung einer Darmparalyse: auskultatorische „Grabesstille", aufgetriebener Leib, Stuhl- und Windverhaltung. Fieber, Übelkeit und Erbrechen, Schock, Nierenversagen. **Ätiologie:** Perforation, selten bakt. Durchwanderung (Ulkus, Cholezystitis, Divertikulitis, Appendizitis). **Diagnose:** Sono/CT: Freie Luft (Perforation)? Dünn- und Dickdarmspiegel (paralytischer Ileus)? **Therapie:** OP-Ind.? Auf ausreichende Kreislaufstabilisierung vor OP achten! Volumenmangel, z. B. durch Ileus, Erbrechen, Ödeme. Ileusprophylaxe durch lange Intestinalsonde (Dennis-Sonde). Antibiotika: Ceftriaxon 1 × 2 g/d. i. v. **Cave:** Enterokokkenlücke. **Alternativ:** Meropenem 3 × 1 g/d i. v. oder Piperacillin 3 × 4,5 g/d als Kurzinfusion. Bei primärer Peritonitis durch Pneumokokken oder Gonokokken (selten) Penicillin G 3 × 5–10 Mio IE/d i. v. oder Ceftriaxon 1 × 2 g/d. i. v.
- **Divertikulitis** (▶ Kap. 12.9.1): Schmerzen im li Unterbauch, Appendizitissymptomatik linksseitig, Abwehrspannung, Fieber.
- **Ulkus-Perforation** (▶ Kap. 10.5.2): plötzlicher Oberbauchschmerz. Ulkusanamnese?
- **Pankreatitis** (▶ Kap. 16.8): akuter Beginn. Oft gürtelförmige Schmerzen, prall-elastisch aufgetriebener Leib („Gummibauch").
- **Gallen- und Nierenkolik:** vor Schmerzen unruhiger Pat. (dagegen bei Peritonitis Schonhaltung).
- **Gynäkologische Erkr.:** z. B. Adnexitis, Extrauteringravidität (β-HCG)
- **Inkarzerierte Hernie** (▶ Kap. 8.1.4): Klinik.
- **Hodentorsion** (▶ Kap. 20.3.5; v. a. Kinder und Jugendliche): Palpation des Hodens extrem schmerzhaft. Sofortige OP!
- **Invagination** (Kinder < 2 J.): Ileus.

! **Vaskuläre Ursachen** (▶ Kap. 21.4): Schmerzbeginn nicht immer dramatisch. Mesenterialinfarkt: alte Menschen, oft absolute Arrhythmie. Zunehmender Verfall mit Ileusentwicklung, Laktat ↑.
- Bauchaortenaneurysma (▶ Kap. 21.6.2).
- Milz-, Leber- und Nierenruptur (stumpfes Bauchtrauma, Schock).
- Rektusscheidenhämatom, retroperitoneale Blutung, Darmwandhämatom (v. a. bei Antikoagulanzien-Ther.).

- **DD akutes Abdomen – extraabdominale Ursachen**
  - **Hinterwandinfarkt:** Bauchschmerzen manchmal einziges Symptom, Schmerzausstrahlung nie bis unterhalb des Nabels.
  - Akute **Rechtsherzinsuff.,** z. B. nach Lungenembolie (Kapseldehnungsschmerz der gestauten Leber).
  - Basale **Pleuropneumonie,** Pleuritis, Lungenembolie.
  - Von der **Wirbelsäule** ausgehende Schmerzen (Arthritis, Tbc, akute Koxitis).
  - **Diab. Ketoazidose** („Pseudoperitonitis"): Oberbauchkrämpfe, Erbrechen, Azetongeruch.
- **Selten:** Purpura Schoenlein-Henoch (v. a. Kinder, ▶ Kap. 20.3.1). Akute intermittierende Porphyrie (autosomal dominant, F : M = 4 : 1, 20–40 J. **Symptome:** abdominale Koliken, manchmal Polyneuropathie; rötlicher, beim Stehenlassen nachdunkelnder Urin. **Diagnose:** Porphyrine im Stuhl und

4

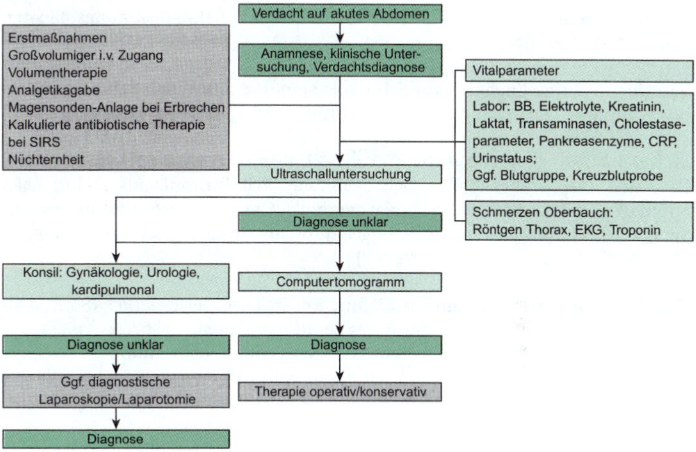

Abb. 4.4 Vorgehen bei akutem Abdomen [H109-004, L141]

Urin). Herpes zoster. Morbus Crohn. Familiäres Mittelmeerfieber (rezid. Fieberschübe mit Peritonitis, Pat. aus dem Mittelmeerraum), Sichelzellanämie.

OP-Vorbereitung Volumensubstitution, Azidosebekämpfung (nach BGA), E'lyt-Substitution, ggf. O_2-Nasensonde (z. B. 3 l/min). Blasenkatheter. Magensonde (▶ Kap. 2.11.2). Thromboseprophylaxe. Ggf. Fiebersenkung (z. B. Paracetamol), BZ-Einstellung.

Vorgehen bei akutem Abdomen

- ▶ Abb. 4.4
- Z. B. diese aus Noll, M., Kim, M. V. a. akutes Abdomen: Kritisch kranke Patienten frühzeitig erkennen!. *MMW - Fortschritte der Medizin* **165,** 40–43 (2023). https://doi.org/10.1007/s15006-022-2241-9

4.5 Abdominalverletzungen

Till Hasenberg

Das Zeitintervall zwischen Unfall und Laparotomie, v. a. bei Kombinationstraumata mit zerebraler Beteiligung, ist für die Prognose entscheidend (zielgerichtete, koordinierte Behandlung des polytraumatisierten Pat. ohne Zeitverlust von vitaler Bedeutung).

4.5.1 Schweregrad- und Dringlichkeitseinteilung

Eindeutig akut lebensbedrohlicher Befund

Der schwerwiegende Charakter der Abdominalverletzung ist sofort erkennbar (v. a. bei schwerer intraabdominaler Blutung): massiver hypovolämischer Schock mit

Zentralisierung, anämische Bindehäute, kein Capillary Refill, Beatmungspflichtigkeit, Desorientiertheit.

Vorgehen Erstmaßnahmen zur Schockbekämpfung sofort einleiten. Organdiagnostik unnötig, da ohnehin op. Revision erforderlich.

Sicher pathologische Symptomatik, zzt. keine vitale Bedrohung

Pat. wach, ansprechbar. Abdominale Symptome (z. B. Peritonismus, abdominaler Spontan-, Druckschmerz, Ileus, Harnverhalt). **Cave:** larvierte und untypische Symptome bei Kombinationsverletzungen (protrahierte intra- oder retroperitoneale Blutung, Perforation, Zwerchfellruptur).

Vorgehen In Ergänzung zum klin. Befund weitere Diagn. erforderlich (Sono, KM-Spiral-CT, Angiografie). Die Klärung des Befunds muss zeitnah abgeschlossen sein. Laboruntersuchungen dienen der kurzfristigen Verlaufsbeobachtung und weniger der Akutentscheidung. Die Probelaparotomie wurde durch moderne bildgebende Verfahren und die explorative Laparoskopie weitgehend verdrängt.

Der diskrete Befund

Immer an die Möglichkeit einer schwerwiegenden Verletzung denken (z. B. subkapsuläre Milz-, Leber-, Nierenblutung, retroperitoneale Duodenalruptur, Pankreaskontusion).

Vorgehen Ausführliche Diagn. mit kurzfristigen Wiederholungen, adäquate präop. Vorbereitung (max. 12 h), um eine ggf. erforderliche OP unter optimalen Bedingungen ausführen zu können.

Letalität abdominalverletzter Polytraumatisierter

Ein Drittel der Pat. stirbt direkt an den Abdominalverletzungen, ⅔ sterben infolge kardiopulmonaler KO oder begleitender Schädel-Hirn-Traumata. Pat. mit ausgedehnten Verletzungen der Aorta oder V. cava versterben zu über 80 % unmittelbar am Unfallort trotz max. notärztlicher Versorgung.

4.5.2 Diagnostik bei Abdominalverletzung

Klinische Untersuchung im Schockraum

Vitalparameter, Palpation (pulsierender Tumor?), Druckschmerz (diffuser Abdominalschmerz, Rücken-/Flankenschmerzen), Peritonismus (schwierige Beurteilung nach Analgosedierung), Schmerzangaben mit Ausstrahlungen (z. B. in die Schulter bei Phrenikus-Reizung), Markieren von Kontusionen (Verlaufsbeobachtung), Inspektion oberflächlicher Wunden (keine ausgedehnte Inspektion von tiefen Wunden oder Perforationen → Versorgung im OP), rektale Untersuchung (Sphinktertonus bei gleichzeitigem Wirbelsäulentrauma), bulbokavernöser Reflex (Querschnittssymptomatik?), Sensibilität, Motorik, Überprüfung der Orientierung (Schädel-Hirn-Trauma?).

> **! Cave**
> Die Messung des Bauchumfangs zur Frage einer fortgesetzten intraabdominalen Blutung ist wertlos!

Sonografie

Entscheidende Notfalluntersuchung beim Polytraumatisierten. Muss von jedem Chirurgen im Schockraum beherrscht werden und sollte gemäß des FAST-Konzepts („focussed assessment with sonography in trauma") erfolgen. Keine Detailbefundung, sondern Suche nach Blut/freier Flüssigkeit v. a. Douglas-Raum, Morrison pouch, andere peritoneale Kompartimente kontrollieren (▶ Abb. 4.5); parenchymatöse Organe (Rupturen), retroperitoneale Veränderungen. Geringe Flüssigkeitsansammlungen und Rupturen von Hohlorganen schwierig zu erkennen (z. B. perizystischer Flüssigkeitssaum bei Gallenblasenruptur). Herzbeuteltamponade? Kurzfristige Verlaufskontrollen!

Röntgen

Spiral-CT: „Traumaspirale" ist der Goldstandard, da in kurzer Zeit die umfassendste Information gewonnen wird. Ein zeitnahes Ganzkörper-CT (Kopf bis einschließlich Becken, CCT nativ) sollte im Rahmen der Diagn. von Schwerverletzten durchgeführt werden, sofern keine sofort interventions-/operations- und/oder reanimationspflichtige Situation vorliegt und der syst. Blutdruck nicht < 60 mmHg ist. Eine Schnittbildgebung im Rahmen der Versorgung Schwerverletzter sollte immer erfolgen, wenn eine Störung der Vitalparameter (Kreislauf, Atmung, Bewusstsein, Neurologie), pathologische Untersuchung- oder Bildgebungsbefunde an Thorax, Abdomen, Becken oder WS bestehen, mind. 2 lange Röhrenknochen frakturiert sind oder eine entsprechende Unfallmechanik (Sturz > 4 m; Einklemmung Thorax/Abdomen) vorliegt.

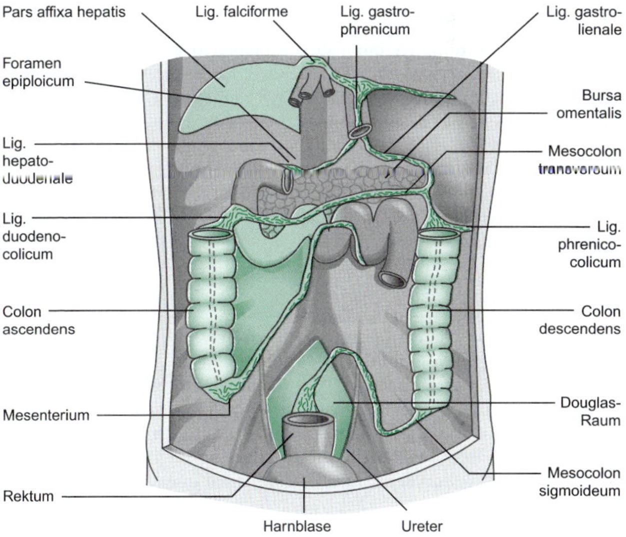

Abb. 4.5 Peritoneale Räume [L190]

Rö-Aufnahmen von Thorax- und Becken können im Rahmen der Versorgung Schwerverletzter hilfreiche Zusatzinformationen liefern, ihr Einsatz sollte aber nicht zu Verzögerungen bei der deutlich aussagekräftigeren Schnittbild-Diagn. führen

- **Thoraxübersichtsaufnahme im Liegen:** Pneumo-/Hämato-Serothorax, Rippenfrakturen, Klavikulafraktur, WS-Verletzungen, freie Luft unter dem Zwerchfell (bessere Darstellung als in der Abdomenübersicht!), Mediastinalemphysem, Zwerchfellruptur, Pneumonie
- **Rö Abdomenübersicht in Linksseitenlage:** Verdrängung von Bauch-/Beckeneingeweiden durch Hämatome (Magenblase, Harnblase), Nachweis von freier Luft intra- oder retroperitoneal (Duodenum/Kolon), Ileuszeichen, Fremdkörper

Angiografie

Indikationen Spielt in der Diagn. von Abdominalverletzungen durch die weite Verbreitung von CT-Untersuchungen nur noch eine untergeordnete Rolle. Embolisierung art. (z. B. Niere, Leber) oder retroperitonealer Blutungen (Hämatome bei schwerer Beckenfraktur).

Nachteile Mindestblutungsaktivität 3 ml/min (bei Darmverletzungen und Schock oft keine Lokalisierung möglich), Zeitverlust bis Laparotomie (intraop. Klärung sicherer), aufwendiges Transportmanagement (Notfallteam muss Pat. begleiten).

4

Urethrozystografie

Indikation Bei V. a. Harnröhrenabriss, nur wenn keine anderen Verletzungen prioritär diagnostiziert und behandelt werden müssen. Keine Katheterisierung vor Rö-Darstellung.

Laparoskopie

Indikationen Beim stumpfen und insbes. beim penetrierenden Bauchtrauma zur gezielten Inspektion der Abdominalhöhle (z. B. Erreichen der Abdominalhöhle bei Stichverletzungen; Blutung, subkapsuläres Hämatom?), Beschaffenheit freier intraabdominaler Flüssigkeit, Abklärung unklarer Abdominalbefunde im Intervall (z. B. Ischämie).

Nachteile Nur bei kreislaufstabilen Pat. sinnvoll (bei bereits bestehender Ind. zur Laparotomie Zeitverlust), schwierige Diagn. von Magen-/Darmverletzungen, eingeschränkte Milz-/Pankreasbegutachtung.

4.5.3 Bauchwandverletzungen

Ätiologie Kontusion, Einklemmung, Sicherheitsgurt.

Klinik Lokalisierter Druckschmerz, ggf. Prellmarken, Hauteinblutungen oder -abschürfungen. Äußerst selten traumatische Bauchwandhernien (Zerreißung von Muskulatur und Faszien ohne Verletzung von Haut und Peritoneum).

Komplikationen Bauchdeckenhämatom (Marcumar oder ASS), Abszess.

Diagnostik Eventuell MDP mit wasserlöslichem KM, evtl. i. v. Urogramm, Überwachung.

Cave
- Diagnose einer harmlosen Bauchwandverletzung erst nach sicherem Ausschluss einer intraabdominalen Verletzung.
- Bei ambulanten Pat. Aufklärung der Angehörigen, Telefon-Nr. für Rückfragen oder Befundveränderung vereinbaren. 2. Untersuchung nach 24 h erforderlich! Im Zweifelsfall immer stationäre Aufnahme und Beobachtung.

4.5.4 Stumpfes Bauchtrauma

Ätiologie Isolierte stumpfe Verletzung (z. B. Sicherheitsgurt, Hufschlag). Häufiger kombinierte stumpfe Verletzung (Verkehrs-/Arbeitsunfall, Sturz aus großer Höhe, Überfahrenwerden, Verschüttung, Einklemmung, Explosionen). **Betroffene Organe:** Milz (25 %), Leber (15 %), Nieren (12 %), retroperitoneales Hämatom (13 %), Magen-Darm-Trakt, Harnblase, Zwerchfell.

Diagnostik Sono, CT (sicherste Organdiagnostik), ggf. Urethrozystografie und i. v. Urogramm.

Cave
- Schwere intraabdominale Verletzungen können sich hinter zwar offensichtlichen, aber weniger lebensbedrohlichen Traumata verbergen.
- Häufig wird ein symptomloses freies Intervall durchlaufen.
- Ein SHT allein bedingt keinen protrahierten Schock (intraabdominale Blutung).

4.5.5 Perforierendes Bauchtrauma

Ätiologie Stich-, Schuss-, Pfählungsverletzungen. **Betroffene Organe:** Dünndarm (30 %), Mesenterial-/Netzverletzungen (18 %), Leber (16 %), Kolon (9 %).

Diagnostik Sono, CT (sicherste Organdiagnostik), Rö-Darstellung mit wasserlöslichem KM (Perforation? Freie Passage?), evtl. Rektoskopie, ggf. Urethrozystografie und i. v. Urogramm. **Cave:** KM-Darstellung oder Sondierung des Stichkanals nur wenig hilfreich wegen Verschiebung der Bauchdeckenschichten. Nur bei eindeutig subkutaner Verletzung ohne Peritonismus anwendbar.

OP-Indikation Muss großzügig gestellt werden und ist meist gegeben. Im Zweifel sollte immer die Ind. zur frühzeitigen diagn. Laparoskopie gestellt werden, unabhängig von der vermuteten oder gesicherten Eröffnung des Peritoneums. Bei perforierenden Verletzungen im Oberbauch immer an die Möglichkeit einer gleichzeitigen Thoraxverletzung denken.

Cave
Beachte Konzept Torsotrauma (▶ Kap. 22.8): gleichzeitige Verletzungen thorakal, diaphragmal oder abdominal.

4.5.6 Retroperitoneale Verletzungen

Ätiologie Stumpfe und penetrierende Bauchtraumata können auch zu retroperitonealen Verletzungen führen.

Diagnostik Sono, CT (sicherste Organdiagnostik), i. v. Urogramm.

Therapie
- **Zentrale Hämatome:** Folge einer Aorten-, Kava-, Pankreas-, Duodenalverletzung. Alle Hämatome müssen exploriert werden (**cave:** Gallengangs-, Pfortaderverletzung).
- **Flankenhämatome:** Verletzungen der Nieren. Exploration hängt vom Nierentrauma ab. Mehr als 90 % sind konservativ zu behandeln. Parakolische Hämatome sollten zum Ausschluss einer Kolonperforation exploriert werden.
- **Beckenhämatome:** Folge von Becken-/WS-Verletzungen. Zunächst möglichst keine op. Revision ohne traumatologische Indikation. Hämatomausräumung nach Stabilisierung nur bei Gefahr der Abszedierung (**cave:** Rektumläsion).

Komplikationen Unter regulären Blutdruckverhältnissen kann der retroperitoneale Raum ca. 4 l Blut aufnehmen. Blutungsursachen: Gefäßverletzungen (**cave:** bekanntes Aortenaneurysma), Blutung aus Lumbalvenen (Wirbelfrakturen) oder dem pelvinen Plexus (Beckenfrakturen).

4

> **! Cave**
> 50 % der Pat. mit retroperitonealem Hämatom haben gleichzeitig eine intraabdominale Blutung.

4.5.7 Ösophagusläsion

Ätiologie Direkte Gewalteinwirkung auf das untere Sternum/Epigastrium führt zur kritischen Druckerhöhung, Erkennung oft erst im weiteren Verlauf bei Auftreten einer Mediastinitis.

Diagnostik CT (sicherste Organdiagnostik) mit oraler und i. v. Kontrastierung, Rö-Thorax: Pneumo-/Hydrothorax, Pneumomediastinum, Weichteilemphysem (kein subkutanes Emphysem). Endoskopische Diagn. selten möglich.
Therapie (▶ Kap. 9.8.2).
Zwerchfellruptur (▶ Kap. 22.8.7).

4.5.8 Lebertrauma

Ätiologie Häufige Verletzung beim stumpfen und penetrierenden Bauchtrauma.

Klinik Schmerzausstrahlung in die re Schulter (Phrenikus-Reizung), hämorrhagischer Schock. Auch zweizeitige Leberruptur nach zunächst subkapsulärer Einblutung nach freiem Intervall von bis zu mehreren Tagen möglich mit plötzlichem hämorrhagischem Schock.

Diagnostik Sono, KM-Spiral-CT.
Zu speziellen Organverletzungen hat die American Association for the Surgery of Trauma (A. A. S. T.) Schweregradeinteilungen beschrieben, um eine Standardisierung

der Dokumentation der Verletzungsmuster zu erreichen (▶ Tab. 4.3, ▶ Tab. 4.4, ▶ Tab. 4.5, ▶ Tab. 4.6, ▶ Tab. 4.7).

Therapie Nachweis freier Flüssigkeit allein ist keine absolute OP-Ind., entscheidend ist die Kreislaufstabilität unter engmaschigem Monitoring. Bei weiterbestehendem Schock trotz Volumensubstitution oder weiteren viszeralen Verletzungen sofortige op. Revision notwendig. **Cave:** Durch Hypothermie, Gerinnungsstörung und Herz-Kreislauf-Insuff. höchstes Risiko!
Bei komplizierter Leberverletzung schnelle, effektive **Primärversorgung und sekundäre Verlegung** in ein Leberzentrum: Blutung versorgen und Kompressionsverpackung (> 90 % sind portalvenöse Blutungen!), Sanierung und Vermeidung von Infektionsquellen (Lebernekrosen durch Massenligaturen und Fremdkörper, mangelhafte Sekretableitung, bakt. Kontamination z. B. bei Kolonperforation), adäquate Drainage, Antibiose, Verlegung innerhalb von 12–24 h.

Tab. 4.3 Leber: Liver Injury Scale (AAST)	
I.	• Subkapsuläres Hämatome, < 10 % der Organoberfläche • Parenchymale Lazeration < 1 cm Tiefe
II.	• Subkapsuläres Hämatom, 10–50 % der Organoberfläche, intraparenchymatöses Hämatom, < 10 cm im Durchmesser • Lazeration 1–3 cm intraparenchymatöse Tiefe, < 10 cm Länge
III.	• Subkapsuläres Hämatom > 50 % der Organoberfläche • Rupturiertes subkapsuläres oder parenchymales Hämatom • Intraparenchymatöses Hämatom > 10 cm Lazeration > 3 cm tiefe Verletzung • Jede Verletzung bei Vorhandensein einer Lebergefäßverletzung oder einer aktiven Leberparenchymblutung
IV.	• Aktive, sich über das Leberparenchym nach intraperitoneal ausdehnende Blutung • Parenchymatöse Zerstörung von 25–75 % des Leberlappens
V.	• Parenchymatöse Zerstörung von > 75 % des Leberlappens • Juxtahepatische, venöse Verletzungen: retrohepatische V. cava, extrahepatische Lebervenen

Tab. 4.4 Milz. Spleen Injury Scale (AAST)	
I.	• Subkapsuläres Hämatom, < 10 % der Organoberfläche • Parenchymale Lazeration< 1 cm Tiefe • Kapselriss
II.	• Subkapsuläres Hämatom 10–50 % der Organoberfläche • Intraparenchymatöses Hämatom < 5 cm • Parenchymale Lazeration 1–3 cm Tiefe
III.	• Subkapsuläres Hämatom > 50 % der Organoberfläche • Rupturiertes subkapsuläres oder intraparenchymales Hämatom ≥ 5 cm • Parenchymale Lazeration > 3 cm Tiefe
IV.	• Jede Verletzung bei Vorhandensein einer Milzgefäßverletzung oder einer aktiven Blutung innerhalb der Milzkapsel • Parenchymale Lazeration mit Einbeziehung von Segment- oder Hilusgefäßen, Devaskularisation von > 25 % der Milz
V.	• Jede Verletzung bei Vorhandensein einer Milzgefäßverletzung mit einer aktiven, sich über die Milzkapsel hinaus nach intraperitoneal ausdehnenden Blutung • Komplett zerstörte Milz

Tab. 4.5 Pankreas: Pancreas Injury Scale (AAST)	
I.	• Geringgradige Kontusion ohne Verletzung des Pankreasgangsystems • Oberflächliche Parenchymverletzung ohne Verletzung des Pankreasgangsystems
II.	• Schwere Kontusion ohne Verletzung des Pankreasgangsystems oder Parenchymverlust • Großflächige Parenchymverletzung ohne Verletzung des Pankreasgangsystems oder Parenchymverlust
III.	Distale Durchtrennung oder Parenchymverletzung mit Verletzung des Pankreasgangsystems
IV.	Proximale Durchtrennung oder Parenchymverletzung mit Einbeziehung der Ampulla Vateri
V.	Schwerste Zerstörung des Pankreaskopfs

Tab. 4.6 Duodenum: Duodenum Injury Scale (AAST)	
I.	• Auf einen Teil (Pars) des Duodenums begrenztes Hämatom • Partielle Darmwandverletzung ohne Lumeneröffnung
II.	• Einen Teil (Pars) des Duodenums überschreitendes Hämatom • Komplette Darmwandverletzung < 50 % der Zirkumferenz
III.	• Komplette Darmwandverletzung 50–75 % der Zirkumferenz Pars 2 • Komplette Darmwandverletzung 50–100 % der Zirkumferenz Pars 1, 3, 4
IV.	• Komplette Darmwandverletzung > 75 % der Zirkumferenz Pars 2 • Einbeziehung der Ampulla Vateri oder des distalen Gallengangs
V.	• Schwerste Verletzung des Duodenopankreas • Devaskularisation des Duodenums

Tab. 4.7 Dünn-/Dickdarm: Small Bowel/Colon Injury Scale (AAST)	
I.	• Kontusion oder Hämatom ohne Devaskularisation • Partielle Darmwandverletzung ohne Lumeneröffnung
II.	Komplette Darmwandverletzung < 50 % der Zirkumferenz
III.	Komplette Darmwandverletzung > 50 % der Zirkumferenz ohne Durchtrennung
IV.	Komplette Darmdurchtrennung
V.	• Komplette Darmdurchtrennung mit segmentalem Gewebeverlust • Devaskularisation eines Darmsegments

OP-Prinzipien bei Leberruptur

- Eröffnung von subkapsulären Hämatomen, Parenchymversorgung (Elektro-, Infrarotkoagulation, Argon-Beamer).
- Débridement mangelversorgten Lebergewebes, großzügige Drainage.
- Selektive Versorgung von verletzten Gefäßen und Gallengängen in der Leberwunde, Kompression von außen auf die Leberoberfläche, präliminäre Blutstillung durch Pringle-Manöver (Okklusion des Lig. hepatoduodenale), Mobilisation der Leber zur Verbesserung der Übersicht und richtigen Anlage der Kompressionstamponade (1–2 Bauchtücher über die Leberkonvexität, 3–4 Bauchtücher parakaval kaudal der Leber). **Cave:** Kompression der Leber-

venen (verstärkte Blutung aus der Leber), Kompression der V. cava (verzögerter Rückfluss zum Herzen → Hypovolämie), Kompression V. portae (portale Hypertension → evtl. verstärkte Blutung aus der Milz).
- Arterienligatur meistens entbehrlich. Voraussetzung: Der desarterialisierte Leberanteil muss eindeutig noch über die V. portae versorgt sein.
- Bei schwerer Parenchymlazeration leberseitige Begrenzung des Rupturspalts als Teil der Resektionsebene, Komplettierung durch atypische Resektion und Débridement von mangeldurchblutetem Lebergewebe. Bei ausgedehnter Zerreißung Übergang auf Resektion im Gesunden.
- Bei fortbestehender Blutung nach Pringle-Manöver → Blutung aus Lebervenen/V. cava: subdiaphragmale Okklusion der Aorta oberhalb des Truncus coeliacus, totale vaskuläre Leberisolation, evtl. Kavashunt (Zeitfrage).

Komplikationen Sepsis durch Galleretention, Blutkoagel, Parenchymnekrosen. **Cave:** begleitende Koloneröffnungen, Hämobilie (arteriobiliäre Fistel, Symptom-Trias: Kolik, Melaena, Ikterus), Bilhämie (biliovenöse Fistel mit rasanter Hyperbilirubinämie bis 60 mg/dl).

4.5.9 Milzverletzungen

Am häufigsten als Milzruptur im Rahmen von Thorax- und Abdominalverletzungen. Immer bei Rippenfraktur li Milzruptur ausschließen! Rarität: echte spontane Milzruptur.

Klinik ▶ Tab. 4.4. Peritonismus li Oberbauch, Abwehrspannung, Schmerzausstrahlung in li Schulter (Kehr-Zeichen), Blutungsschock (▶ Kap. 4.2.2)

Zweizeitige Milzruptur
Parenchymriss der Milz ohne Verletzung der Kapsel führt zum subkapsulären Hämatom. Erst nach Tagen bis Wochen kommt es zum Kapselriss, Blutungsschock.

Diagnostik
- **Labor:** Hb-Abfall, Leukozytose 20.000–30.000/µl.
- **Sono:** sichere und schnelle Untersuchungsmethode (FAST). Homogene, echoarme, milzumfassende, bei intakter Kapsel nur kappenförmige Raumforderung (Untersuchung jedes Notfallpat. im Schockraum), evtl. engmaschige Verlaufskontrollen.
- **CT** mit i. v. KM ist der Goldstandard bei hämodynamisch stabilen Pat. und V. a. Milzverletzung.

Therapie
- **Ind.** für **konservative Behandlung** (bes. bei Kindern!): isoliertes Milztrauma, keine Zeichen eines hämorrhagischen Schocks, keine Koagulopathie. Engmaschige Kreislauf- und Sono-Kontrollen bei absoluter Bettruhe. Bei KO: Splenektomie.
- V. a. kleine Parenchymverletzung: möglichst organerhaltende OP (▶ Kap. 13.2.3).
- Intraabdominale Massenblutung: Schocktherapie (▶ Kap. 4.2), Splenektomie.

Prognose Kons. Ther. bei Kindern in ca. 90 % effizient. Bei Erw. ist in ca. 70 % die op. Revision erforderlich.

4.5.10 Pankreasverletzungen

Vergleichsweise selten. Entstehung im Rahmen eines stumpfen Bauchtraumas. Oft späte Diagnose durch überlagernde Begleitverletzungen. Deshalb hohe Letalität zwischen 20 und 50 %.

Einteilung Commotio (umschriebene Gewebsnekrose); Contusio (schwere Gewebszerreißung), subkapsuläre Ruptur (erhaltene Kapsel), inkomplette/komplette Ruptur (erhaltener/rupturierter D. pancreaticus).

Klinik Häufig symptomfreies Intervall von einigen Stunden bis wenigen Tagen. Oberbauchschmerz mit Ausstrahlung in Rücken und Schulter, Erbrechen, zunehmende Abwehrspannung und paralytischer Subileus bis Ileus (▶ Tab. 4.5).

Diagnostik Amylase i. S. ↑, Sono, CT, MRT, MRCP.

Therapie
- Bei kleinen Kontusionsherden Drainage von Bursa omentalis und Abdomen, bei oberflächlichen Einrissen der Drüsensubstanz ebenfalls Drainage (Nähte reißen bei nicht chron. verändertem Pankreas sehr leicht ein und verschlimmern die Situation).
- Bei weitgehender oder völliger Ruptur des linksseitigen Pankreas Linksresektion.
- Bei Verletzung im Kopfbereich evtl. in Komb. mit Duodenalverletzung kritische Ind. hinsichtlich Whipple-OP.

Grundsätzlich sollte man im Akutstadium (schlechter AZ, Kreislaufschock, Begleitverletzungen) radikale Verfahren mit dann sehr hoher Letalität vermeiden. **Grundsatz:** lieber die Verletzung nach Blutstillung nur drainieren und eine postop. Pankreasfistel in Kauf nehmen als (mit einer zu heroischen Maßnahme) das Leben des Pat. gefährden.

Komplikationen Anastomoseninsuff., Pankreaspseudozyste, akut-nekrotisierende Pankreatitis, Pankreasfistel.

4.5.11 Magenverletzungen

Ätiologie Commotio ventriculi (Magenatonie mit Dilatation und Erbrechen nach stumpfem Bauchtrauma), Rupturen als Folge direkter stumpfer Gewalt oder als Dezelerationstrauma, Perforationen durch Stich- oder Schussverletzungen.

Klinik Initial diskrete epigastrische Schmerzen mit sich im Verlauf entwickelnder lokaler Abwehrspannung.

Diagnostik Rö: freie Luft unter dem Zwerchfell. Blutiges Aspirat über die Magensonde. CT mit i. v. KM, selten Ösophago-/Gastroduodenoskopie.

Therapie Débridement. Wundränder werden ausgeschnitten. Exakte Blutstillung (evtl. Gastrotomie erforderlich), seromuskuläre Naht. Bei ausgedehnten Verletzungen evtl. Magenresektion erforderlich. **Cave:** immer Eröffnung der Bursa omentalis, Revision der Magenhinterwand und des Colon transversum.

4.5.12 Duodenumverletzungen

> Besonderheiten sind die retroperitoneale Lage und die doppelte Fixation am Pankreaskopf und am Retroperitoneum.

Ätiologie Penetrierende Verletzungen wesentlich häufiger als stumpfe Traumata (▶ Tab. 4.6). Begleitverletzungen: Leber (53 %), Dünndarm und Kolon (je 35 %), Milz (33 %), Pankreas (29 %).

Klinik

- **Retroperitoneale Duodenalruptur** (am häufigsten im 2. und 3. Duodenalabschnitt): Schmerzausstrahlung in die re Schulter (Phrenikus-Reizung), oft auch Hodenschmerzen. Peritonitis ist ein spätes Zeichen (retroperitoneale Lage!). Undiagnostiziert und unbehandelt ca. 80 % Letalität.
- **Duodenalwandhämatome** führen langsam zur Passagebehinderung mit gehäuftem Erbrechen.

Diagnostik Rö, CT.

Therapie Zur besseren Darstellung Mobilisation des re Hemikolons und der re Flexur, bei Grad-1- bis Grad-2-Verletzungen Versuch der Übernähung. Besser: Deckung und Ableitung durch ausgeschaltete Roux-Y-Schlinge. Bei gleichzeitiger Pankreaskopfläsion evtl. partielle Duodenopankreatektomie (OP nach Whipple) erforderlich. Alternativ als Salvage-OP: Primäre Versorgung des Duodenums, Duodenalexklusion durch Pylorusverschluss, Gastrojejunostomie, T-Drain, retroperitoneale Drainage.

4.5.13 Dünndarmverletzungen

> Wegen stärkerer Fixierung meist oberes Jejunum und terminales Ileum betroffen.

Ätiologie Akzelerations-/Dezelerationsverletzungen, Sicherheitsgurtquetschung, perforierende Verletzungen.

Klinik Lokale Peritonitis, Ileussymptomatik (Darmwandhämatom kann zur funktionellen Stenose führen).

Diagnostik Sono, Rö Abdomen, CT Abdomen, MDP mit wasserlöslichem KM, Angiografie. Dünndarm-/Dickdarm-Injury-Scale ▶ Tab. 4.7.

Therapie Versorgung nach den allgemeinen Prinzipien der Darmchirurgie: Darmabschnitte mit Mesenterialhämatom ohne Erholungstendenz resezieren und durch End-zu-End-Anastomose rekonstruieren (▶ Kap. 12.7.5). Bei ausgedehnten Befunden mit Peritonitis evtl. Resektion und Ausleitung beider Schenkel (spätere Rekonstruktion), Second Look nach 24 h (Ind. zum Second Look wird vom intraop. Befund und nicht vom klin. Verlauf abhängig gemacht). Zentrale Mesenterialgefäßverletzungen erfordern evtl. eine Gefäßrekonstruktion.

4.5.14 Dickdarm-/Rektumverletzungen

Ätiologie Meist durch penetrierende Verletzungen, Pfählungsverletzungen.

Klinik Lokale Peritonitis.

Diagnostik Rektoskopie, KE mit wasserlöslichem KM, CT Abdomen. Small Bowel/Colon Injury Scale (AAST) ▶ Tab. 4.7. Rectum Injury Scale ▶ Tab. 4.8.

Therapie Vor gründlicher Revision des Abdomens provisorischer Verschluss von Lumeneröffnungen durch Naht. **Cave:** Bei Stichverletzungen kann der Ausstich im Mesenterialansatz liegen. Prinzipien wie bei Dünndarmverletzung (▶ Kap. 4.5.13). Bei Peritonitis primäre Naht nur in Verbindung mit protektivem Anus praeter oder Resektion nach Hartmann (evtl. distale Schleimfistel) mit späterer Rekonstruktion.

4

Tab. 4.8 Rektum: Small Bowel/Colon Injury Scale (AAST)

I.	• Kontusion oder Hämatom ohne Devaskularisation • Partielle Darmwandverletzung
II.	Komplette Darmwandverletzung < 50 % der Zirkumferenz
III.	Komplette Darmwandverletzung > 50 % der Zirkumferenz ohne Durchtrennung
IV.	Komplette Darmdurchtrennung mit Ausdehnung in das Paritoneum
V.	Segmentale Devaskularisation

4.5.15 Verletzungen der großen Gefäße

Ätiologie Polytraumatisierte (Verkehrs-/Arbeitsunfälle), Dezelerationstraumata.

Diagnostik Sono, CT, Angiografie.

Verletzungen der Aorta

Mediastinale Aortenruptur ▶ Kap. 21.3.

> Traumatische Ruptur trotz max. notärztlicher Maßnahmen fast immer letal. Bei Überlebenden besteht noch eine intakte Adventitia.

Therapie Wegen schwerer Zugänglichkeit ist der Bereich zwischen Nierenarterien und Hiatus aortae bes. gefährlich. Zuerst provisorische Blutstillung durch manuelle subdiaphragmale Kompression der Aorta gegen die WS, dann gezielte Abklemmung. **Cave:** bei massivem Hämoperitoneum mit instabilem Kreislauf primär Thorakotomie mit supradiaphragmaler Aortenabklemmung, um bei Wegfall der intraabdominalen Tamponade nicht einen Herz-Kreislauf-Stillstand zu provozieren. Aorta durch Mobilisation freilegen, Organpaket von Milz, Pankreasschwanz/-korpus und li Hemikolon nach re überschlagen → Darstellung der Aorta vom Hiatus bis zur Bifurkation. Kleine Aortenverletzungen übernähen, verletzte abgehende Arterien reimplantieren oder durch Gefäßersatz (autologes Veneninterponat oder Gefäßprothese) rekonstruieren.

Vena cava inferior

Oft zunächst tamponiertes retroperitoneales Hämatom, das bei Eröffnung massiv bluten kann.

Mediastinale Vena-cava-Ruptur ▶ Kap. 22.8.6.

Therapie Bis zur Freilegung des verletzten Kavasegments periphere und zentrale Kavaabklemmung. Freilegung der V. cava inf. bis zum Leberhilus durch Mobilisation des re Hemikolons mit re Flexur und Kocher-Manöver des Duodenopankreas. Versorgung der Kavaruptur durch fortlaufende Naht. **Cave:** Zur Blutstillung ist die Kompression der einmündenden Lumbalvenen unerlässlich. Leichte Stenosierung des Lumens ohne Nachteil. Im Notfall Unterbindung der V. cava unterhalb der Nierenvenen möglich.

5 Infektionen

Arno J. Dormann, Hans Lippert, Cord Schneuzer

5.1 Leitsätze der antimikrobiellen Therapie

Arno J. Dormann

- **Antibiotika sind keine Antipyretika!** Nur bei infektiöser Ursache geben. Fieber ohne weitere Entzündungsparameter (Leukozytose oder -penie, Linksverschiebung, CRP-Erhöhung etc.) ist keine Indikation!
- Gezielte Ther. anstreben. Vor Beginn der antimikrobiellen Ther. Erregernachweis durchführen (▶ Kap. 2.2), z. B. Wundabstriche, mehrere Blutkulturen bei V. a. Sepsis, Pneumonie, Osteomyelitis. Mikroskopie erlaubt oft schnellen Rückschluss auf Erreger.
- Vor Beginn der antibiotika-Ther. Allergien ausschließen.
- Kalkulierte (initiale) Antibiotika-Ther. bis zum Eintreffen des Ergebnisses des Keimnachweises und der Resistenzbestimmung:
  - Welcher Keim kommt infrage?
  - Wurde der Erreger innerhalb oder außerhalb des Krankenhauses erworben?
  - Wie sind die Verhältnisse am Infektionsort?
  - Welche Besonderheiten beim Pat. sind zu berücksichtigen, z. B. Nieren- und Leberfunktion?
- Nach Erhalt der Resistenzbestimmung Umsetzen der Antibiotika auf wirksamere und/oder preiswertere Substanzen, wenn möglich als Monotherapie.
- Gleichzeitige Anwendung mehrerer nephro- bzw. ototoxischer Substanzen vermeiden.
- Bei der Gabe von Aminoglykosiden und Glykopeptiden > 1 Wo.: regelmäßige Serumspiegelkontrollen (Toxizität, ausreichende Wirkspiegel).
- Antibiotika so lange wie nötig und so kurz wie möglich! I. d. R. können sie 3 d nach Entfieberung abgesetzt werden.
- Falls Pat. 2–3 d nach Beginn der antibiotischen Ther. nicht entfiebert und Keimnachweis nicht gelingt: alle Ursachen eines Ther.-Versagens (siehe Kasten Therapieversagen) erwägen.
- Ggf. wirkungslose Antibiotika-Ther. absetzen und, falls der Zustand des Pat. dies erlaubt, nach mehrtägiger Antibiotikapause erneute Diagn.!

Therapieversagen

Häufige Gründe für den Misserfolg einer Behandlung von Infektionskrankheiten:

- Falsches Antibiotikum (primäre oder erworbene Resistenz des Erregers)
- Unzureichende Konzentration am Ort der Infektion (Pharmakokinetik der eingesetzten Arzneimittel, abszedierende Infektionen, Fremdkörperinfektionen)
- Antibiotikum trotz nachgewiesener In-vitro-Empfindlichkeit in vivo unwirksam
- Schweres Immundefizit
- Schwer oder nicht anzüchtbarer Erreger (z. B. M. tuberculosis, Chlamydia)
- Virus- oder Pilzinfektion
- Keine mikrobiologische Ursache eines infektionsähnlichen Bilds (z. B. SIRS, Drug Fever, sonstige Ursachen eines Fiebers; ▶ Kap. 5.2)
- Unzureichende supportive oder organprotektive Ther. (Beatmung, Flüssigkeitssubstitution, Ausgleich von E'lyt-Störungen, Kreislaufstabilisierung)

5.2 Management unklarer und nosokomialer Infektionen

Arno J. Dormann

5.2.1 Fieber unklarer Genese

FUO (fever of unknown origin) ist Fieber (Körperkerntemperatur > 38 °C) ohne offensichtliche Ursache ≥ 3 Wochen. Erfordert unbedingte diagn. Klärung (**cave:** Fevris factitia!).

Nosokomiales Fieber
- Oft frühes Zeichen einer Infektion → regelmäßige Temperaturmessung bei allen Pat.
- Erregerspezifische Fiebermuster gibt es nicht!
- Häufig auch nicht infektiologische Ursachen (z. B. Drug Fever, Neutropenie).

Basisdiagnostik (Stufe I)

Echtes Fieber versus Fevris factitia (bis zu 30 % aller FUO). Infektion oder andere Fieberursache (nur 50–70 % Infektionen als Ursache eines FUO).

Anamnese

- **Risikofaktoren:** Immunsuppression, implantiertes Fremdmaterial (Katheter, Herzklappen, Stents), Krankenhausaufenthalt (nosokomial erworbenes Fieber), vorausgegangene Fernreise (auch > 1 J.!), Tierkontakte (inkl. Zeckenbisse, Mückenstiche), berufliche Exposition (Labor, Chemikalien, Personenkontakte, Publikumsverkehr).
- **Gewichtsverlust:** chron. entzündliche Erkr., Tbc, Neoplasien.
- **Infektionsquellen:** Bisse, vorausgegangene OP, Wunden, Sexualkontakte, Kontakte mit Erkrankten, Beruf, Chemikalien, Tiere.
- **Ernährungsgewohnheiten:** rohes Fleisch, roher Fisch, unpasteurisierte Milch.
- **Medikamenteneinnahme** (auch „harmlose" Selbstmedikation), Impfungen, Chemikalien oder andere toxikologisch aktive Substanzen, Drogenmissbrauch, aber auch Drug Fever!
- **B-Symptomatik:** katarrhalische Beschwerden, Schweißausbrüche (nachts?), Gewichtsverlust, tastbare LK, Pruritus → z. B. malignes Lymphom.
- **Gelenkschmerzen, Hautbeschwerden:** systemische Infektionen, rheumatische Erkr., Kollagenosen.
- **Dysurie, Pollakisurie:** Prostatitis, Zystitis, Pyelonephritis, intra- und perirenale Abszesse.
- **Durchfall:** Enteritis, aber auch andere importierte Infektionen.
- **Bei nosokomialem Fieber:**
  - Harnwegsinfektionen: v. a. bei Blasenkatheterisierung, Exsikkose.
  - **Atemwegsinfektionen:** z. B. bei Beatmung, Bettlägerigkeit, Herzinsuff., Aspiration.

5

  - Katheterassoziierte Inf.: Venenverweilkanülen, ZVK, art. Katheter. Erreger oft zur saprophytären Mikroflora gehörig (Staphylokokken, Corynebacterium).
  - OP: Wundinfektionen, postop. Fieber.
  - Interventionsassoziiertes Fieber: Dialyse, extrakorporaler Bypass, Herzkatheter, Endoskopien (passagere Bakteriämie).
- Transfusionsreaktionen, Venenthrombose, Lungenembolie.

Körperliche Untersuchung

- **Wiederholte, gründliche Untersuchung:** Haut (Osler spots), Bewegungsapparat, LK, Milz, Augen (z. B. Uveitis bei Kollagenosen), Nebenhöhlen, rektal, vaginal, Herzgeräusche (z. B. bei Endokarditis oder Vorhofmyxom), Wirbeldornfortsätze (KS bei Osteomyelitis):
  - Häufigste Ursache: systemische Infektionen, Abszess, Erysipel, Dekubitalulzera, Sepsis (▶ Kap. 5.3), septische Metastasen, Endokarditis, Neoplasien (z. B. maligne Lymphome, Leukämien, Sarkoidose).
  - Myokardinfarkt, Perikarditis.
  - Seltener: Kollagenosen und rheumatische Erkr.
  - Arzneimittelexanthem (Anamnese!).
- **Fieber objektivieren:** 3–6 ×/d kontrolliert messen, im Zweifelsfall axillär + bukkal + rektal. Bukkale Werte liegen zwischen den beiden anderen. **Cave:** In ca. 10 % der Fälle vorgetäuschtes Fieber. Fiebertyp beschreiben:
  - Kontinua (< 1 °C Tagesschwankung) → v. a. bakt. Inf. (z. B. Typhus, Lobärpneumonie).
  - Remittierend (< 2 °C Tagesschwankung, keine Fieberfreiheit) → z. B. rheumatische Erkr., aber auch Brucellose, Q-Fieber.
  - Intermittierend (fieberfreie Intervalle, zusätzlich Schüttelfrost) → u. a. Sepsis, Malignome, Abszesse.
  - „Relative Bradykardie“ z. B. bei Typhus, Brucellose, Rickettsiosen.
  - Zweigipflig → V. a. akute Infektion. Sonderformen: Malaria, maligne Lymphome.

Weiterführende apparative Diagnostik

- **Labor:** Diff-BB, E'phorese, E'lyte, Krea, LDH, Quick, PTT, Leberenzyme, CRP, Procalcitonin, BSG (↑↑ bei Kollagenosen, Plasmozytom, Thyreoiditis, nephrotischem Sy., Sepsis, metastasierenden TU; ↑ bei nekrotisierenden Prozessen).
- **Rö-Thorax/CT, EKG, Echokardiografie:** pulmonale bzw. kardiale Affektion.
- **Sono Abdomen:** Parenchymorgane (Abszesse, Cholangitis), Milzgröße, Lymphome, Retroperitoneum.
- **Blutkulturen:** je 3 aerobe und anaerobe Blutkulturen (Technik ▶ Kap. 2.2.1).
- **Urinkulturen:** mind. 2 × (MSU, besser Katheterurin, nur bei unklarem Ergebnis Blasenpunktion), auch auf Tbc (Technik ▶ Kap. 2.2.3).
- **Stuhl auf pathogene Keime:** bei klin. bzw. anamnestischem Verdacht (Salmonellen, Shigellen, Yersinia, Campylobacter, EHEC, EPEC, ETEC), nach antibiotischer Vorbehandlung Stuhl auf Clostridioides difficile (Toxin und Kultur) untersuchen.
- **Sputum:** Tbc, banale Erreger (▶ Kap. 2.2.2).
- **Serodiagnostik:** nach Klinik z. B. Toxoplasmose, Lues, CMV, EBV, HIV-1, Hepatitis B/C, Chlamydien, Mykoplasmen, Coxiellen, Brucellen, Leptospiren, Yersinien. Bei unklarem Befund Test wiederholen (ansteigende Titer evtl. richtungweisend).

- **Autoantikörper:** z. B. Rheumafaktor, ANA, AMA, ENA, ds-DNS, c-/p-ANCA, Cardiolipin-AK.
- **SD-Werte:** TSH basal, fT_4 und fT_3 zum Ausschluss einer Thyreotoxikose (▶ Kap. 7.1).
- **Hauttests:** Multitest CMI (Anergie), Mendel-Mantoux-Test (intrakutan zur Tbc-Diagn.).
- **Immundefektdiagnostik:** Lymphozytentypisierung, Immunglobuline (IgA, IgG, IgM, IgE) i. S.

Vorgehen bei weiterhin unklarer Diagnose (Stufe II)

- Körperl. Untersuchung komplett wiederholen.
- **V. a. Endokarditis:** transösophageale Echokardiografie. **Cave:** kulturnegative Endokarditis z. B. bei Lues, Chlamydien, Coxiellen, Bartonellen, selten Mykosen.
- **V. a. Malaria:** Blutausstrich oder dicker Tropfen (mehrfach!).
- **LK-Status:** CT Thorax mit KM, CT Abdomen → Abszesse, retroperitoneale und mesenteriale LK.
- **V. a. Polymyalgia rheumatica:** → A.-temporalis-Biopsie.
- **Granulozyten-Szinti:** Herdnachweis.
- **PET-CT:** Herdnachweis.

Invasive Diagnostik bei weiterhin unklarer Diagnose (Stufe III)

Gastroduodenoskopie (tiefe Dünndarmbiopsie → Morbus Whipple), evtl. Dünndarm-Sellinck, Bronchoskopie (inkl. BAL), KM-Biopsie, Ileokoloskopie (Rektumbiopsie → Amyloidose, Kolitis; Biopsie terminales Ileum → Morbus Crohn), evtl. Liquor-Diagn., Leberbiopsie, Laparoskopie, LK-Exstirpation, Haut-Muskel-Biopsie (alle Materialien immer auch mikrobiologisch untersuchen lassen!).

5

Antipyrese

- **Indikation:** Herzinsuff. (jedes °C Fieber steigert O_2-Verbrauch um 13 %), zerebrovaskuläre Insuff. (durch Fieber oft Verschlimmerung), persistierendes Fieber > 39 °C. Fiebersenkung nur, wenn unbedingt erforderlich!
- **Therapie:** Paracetamol 1–2 × 500 mg Supp. (z. B. ben-u-ron®) oder Metamizol 10–20 Tr. p. o. (z. B. Novalgin®).

5.2.2 Methicillin-resistenter Staphylococcus aureus (MRSA) und multiresistente Problemkeime

Methicillin-resistenter Staphylococcus aureus (MRSA)

Mechanismus der Methicillinresistenz (Syn.: Oxacillinresistenz) ist Mutation des Penicillinbindeproteins (PBP2 → PBP2'; mecA-Gen) → alle Betalaktam-Antibiotika (Penicilline, Cephalosporine, Carbapeneme) sind unwirksam! Isolierte Methicillinresistenz ist selten. Meist gleichzeitige Multiresistenz, z. B. gegen Erythromycin, Clindamycin, Aminoglykoside, Carbapeneme und Chinolone I und II.

Diagnostik Goldstandard: kultureller Erregernachweis z. B. in Trachealsekret, Wundabstrich. Nachweis bei Personal zunächst im Nasenabstrich. Ist dieser pos., Hautabklatsch. Ist auch dieser pos. → kein Pat.-Kontakt, Sanierung. Wird MSSA (methicillinsensibler Staph. aureus) nachgewiesen (10–20 % der Bevölkerung), keine Ther. notwendig.

Therapie

- **Bei Kolonisation:** MRSA-Nachweis ohne Inf. → Isolierung, keine Antibiotika-Ther., Versuch der Sanierung mit lokalen Desinfizienzien.
- **Isolierung:** Einzelzimmer oder Kohorte, Schleusenpflege (Kittel nach Nutzung entsorgen oder in Schleuse oder Zimmer lassen), Handschuhe, Mund-Nasen-Schutz (Nasopharynx häufigster Ort der Kolonisation). Alle Kontaktpersonen (möglichst wenige! Auch Reinigungsdienst, Krankengymnasten, Angehörige) informieren und aufklären! Entsorgung von Abfällen und Wäsche im Zimmer oder in der Schleuse in Spezialbehältern. Bei Verlegung oder Entlassung Scheuerwisch-Desinfektion.
- **Verminderung der Kolonisation:** waschen z. B. mit Chlorhexidinseife, gurgeln (Chlorhexidin). Mupirocin intranasal. Zur Erfolgskontrolle erneute Abstriche frühestens 3 d nach Abschluss der Sanierungsmaßnahmen.
- **Antibiotika-Ther. bei Infektion:** Glykopeptide (Vancomycin oder Teicoplanin), ggf. in Komb. mit Rifampicin, Clindamycin, Co-trimoxazol, Gentamicin, Fusidinsäure o. Fosfomycin. Bei schweren Infektionen. (z. B. Sepsis) Oxazolidinone (Linezolid). Bei Pneumonie auch Cephalosporin der Gruppe V (z. B. Ceftazidim/Avibactam).
- **Bei MRSA-Ausbruch:** Umgebungsuntersuchung des Personals (Nasenabstrich, ggf. Handabklatschpräparat), Information der örtlichen Gesundheitsbehörden.

! **Meldepflicht:** bei Nachweis aus Blut und Liquor.

5

!

- 3 Risikogruppen, molekularbiologisch zu unterscheiden:
  - HA-MRSA (hospital-associated): postop. Wundinfekt., Osteomyelitis, Pneumonie.
  - CA-MRSA (community-associated): Hautabszesse, nekrotisierende Pneumonie, nekrotisierende Fasziitis.
  - LA-MRSA (livestock-associated): durch direkten Kontakt mit landwirtschaftlichen Nutztieren. Wundinfektion, beatmungsassoziierte Pneumonie.
- Wegen hoher Persistenz von MRSA bei Wiederaufnahme eines früher MRSA-pos. Pat. ist dieser bis zum Beweis des Gegenteils weiterhin als kolonisiert anzusehen.
- Keine Antibiotika-Ther. bei bloßer Kolonisation ohne Infektion. Regelmäßige Schulung des Personals.

Andere multiresistente Erreger (MRE)

Acinetobacter

Gramneg., fakultativ pathogene Stäbchen. Einige Spezies, z. B. A. baumannii, neigen zu Multiresistenz. Der Nachweis einer Carbapenem-Resistenz bedeutet einen „Hygienenotfall", der sofortige Maßnahmen erfordert. Ursache der Carbapenem-Resistenz ist bei > 95 % eine Carbapenemase, die z. B. plasmidvermittelt auf andere gramneg. Bakterien übertragen werden kann. Leider hohe Umweltpersistenz (z. B. wochenlanges Überleben auf unbelebten Materialien). Übertragbarkeit deutlich größer als bei MRSA. Möglicherweise Verbreitung auch über die Schmetterlingsmücke.

Therapie Kombinations-Ther. nach Antibiogramm, keine einheitlichen Ther.-Empfehlungen. Häufig noch Colistin-sensibel. „Hygienenotfall!"

Enterobakterien

- **Carbapenemresistente Enterobakterien** (CRE): zunehmende Häufigkeit von Problemkeimen mit einer Carbapenemase. Colistin und Tigezyclin zumeist noch wirksam. „Hygienenotfall!"
- **ESBL-bildende Enterobakterien (3MRGN, 4MRGN, s. u.):**
  - Die ESBL sind Enzyme, die von verschiedenen gramneg. Bakterien (z. B. E. coli, K. pneumoniae und andere Darmbakterien) produziert werden. Durch ESBL werden bestimmte Antibiotika wie Penicilline, Cephalosporine der Gruppen I–III und bestimme Monobactame (z. B. Aztreonam) unwirksam.
  - Gramneg. Bakterien kommen v. a. in der normalen Flora des menschlichen Darms vor. Sie können zu Harnwegs-, Wund- und Atemwegsinfektionen führen. Risikofaktoren sind invasive medizinische Maßnahmen (z. B. Katheter, Beatmung, OP).
  - Zu Hygienemaßnahmen bei Infektionen oder Besiedlung mit MRE siehe Empfehlung der Kommission für Krankenhaushygiene und Infektionsprävention (KRINKO) beim RKI.

  ! Bei Ausbruch (d. h. ≥ 2 Pat.!) Meldepflicht beachten.

Vancomycinresistente Enterokokken

Vor allem bei E. faecium zunehmende Antibiotikaresistenz. Die Vancomycin-Resistenz ist meist plasmidvermittelt; Verbreitung und Übertragung auf andere Bakterienspezies (z. B. Staph. aureus) ist zu befürchten. Ther. nach Resistenzgrad (VanA-, VanB-, VanC-, VanX-, VanR-, VanS-Gene) und Amoxicillinsensibilität, kein allgemeingültiges Ther.-Regime. Unbedingt Isolationspflege!

Multiresistente gramnegative Bakterien (3MRGN und 4MRGN)

Definition Da unter den gramneg. Infektionserregern neben der Bildung von ESBL zunehmend weitere Resistenzen auftreten, hat sich eine eigene Definition der Multiresistenz bei gramneg. Stäbchen entwickelt, um zusätzlich notwendige Hygienemaßnahmen in Krankenhäusern zu empfehlen:

- **3MRGN:** multiresistente gramneg. Stäbchen mit Resistenz gegen 3 der 4 wichtigsten Antibiotikagruppen.
- **4MRGN:** multiresistente gramneg. Stäbchen mit Resistenz gegen 4 der 4 wichtigsten Antibiotikagruppen.

Die Antibiotikagruppen sind: Cephalosporine der Gruppen III/IV (z. B. Cefotaxim, Ceftazidim), Acylureidopenicilline (z. B. Piperacillin), Fluorchinolone (z. B. Ciprofloxacin) und Carbapeneme (z. B. Imipenem, Meropenem).

Diagnostik Reservoir Darm. Nachweis durch Urinkultur und Analabstrich. Aktuell widersprüchliche Ind.-Stellung für Screening und ggf. Dekolonisation.

Vorgehen

- Bei 3MRGN in Risikobereichen Isolation empfohlen.
- Bei 4MRGN in allen Bereichen Isolation. „Hygienenotfall!"
- Zu Hygienemaßnahmen bei Infektionen oder Besiedlung mit MRE siehe Empfehlung der Kommission für Krankenhaushygiene und Infektionsprävention (KRINKO) beim RKI.

Penicillinresistente Pneumokokken (DRSP, Drug Resistant S. pneumoniae)

Nachweis bisher v. a. in Südeuropa, den USA und Südamerika. Unterscheidung in Relative-Level Resistance (RLR; MHK Penicillin 0,1–1 mg/ml) und High-Level Resistance (MHK > 1 mg/ml).

Therapie Neue Chinolone wie Moxifloxacin 400 mg/d, Glykopeptide wie Vancomycin 2 g/d plus Rifampicin 600 mg/d.

Multiresistente Salmonella spp.

(Multiresistente S. typhi, DRST = Drug-Resistant S. typhimurium DT104) S.-typhi-Resistenz auf dem indischen Subkontinent und DRST in den USA zunehmend berichtet (auch Todesfälle!). Resistenzen gegen Betalaktame, Co-trimoxazol und Chloramphenicol häufig, DRST auch chinolon- und selten aminoglykosidresistent.

Therapie Neue Chinolone, evtl. Komb. mit Aminoglykosiden (S. typhi), DRST nach Antibiogramm (immer Komb.-Ther.).

Stenotrophomonas (Xanthomonas) maltophilia

Gramneg., obligat pathogenes Stäbchen, typischerweise nach Gabe multipler Antibiotika und bei Pat. unter CTx oder KMT bei hämatologischen Neoplasien.

Klinik Vor allem Sepsis, Bakteriämie (Katheterwechsel), Pneumonie.

Therapie Initial Co-trimoxazol 2–3 × 0,96 g/d, daraufhin nach Antibiogramm.

Prognose Letalität sehr hoch!

5.3 Sepsis und kalkulierte Antibiotikatherapie

Arno J. Dormann, Hans Lippert

5.3.1 Sepsis-Syndrom

Leitbefunde
Plötzlich einsetzendes hohes Fieber, Schüttelfrost, Tachykardie, Tachypnoe, Bewusstseinsstörung und RR-Abfall („todkranker Pat."), ggf. septische Mikroembolien (Osler spots, v. a. an Finger, Zehen, Retina), Petechien.

Definitionen

- **Sepsis-Sy.:** schwere Allgemeinveränderungen auf dem Boden einer Infektion oder einer Toxinämie. Der Nachweis einer Infektion ist nach heutigem Sepsisverständnis **keine** „Conditio sine qua non". Entsprechend existieren unterschiedliche Klassifikationen für die verschiedenen Stadien der Sepsis, die fließend ineinander übergehen können.
- **Klassischer Sepsisbegriff der Infektiologie:** Ausdruck einer generalisierten (bakteriämischen) Infektionskrankheit mit regelhaftem Ablauf von Inokulations- oder primärem Sepsisherd, nachfolgender Generalisationsphase (Fieber, Allgemeinsymptome, Splenomegalie, BB-Veränderungen) sowie der Ausbildung sekundärer Sepsisherde (Mikroembolien = septische Thrombophlebitis, Hautveränderungen, parenchymatöse Abszesse, Empyeme).

Pathophysiogische Einteilung Neue Definitionen seit 2016:

> **!** Die Begriffe **SIRS** und **schwere Sepsis** werden wegen Unzuverlässigkeit nicht mehr verwendet. Jede Form der Sepsis geht einher mit einer Organdysfunktion!

- **Sepsis:** lebensbedrohliche Organdysfunktion aufgrund einer inadäquaten Wirtsantwort auf vermutete oder bewiesene Infektionen
- **Septischer Schock:** sepsisinduziertes infusionsrefraktäres kardiovaskuläres Versagen (d. h. persistierende Hypotonie, Notwendigkeit der Vasopressorgabe für MAP ≥ 65 mmHg) plus Laktat > 2 mmol/l trotz adäquater Volumensubstitution
- **qSOFA-Score:** evidenzbasierter klin. Score für schnelle Identifizierung von Pat. mit erhöhtem Risiko für schwere Krankheitsverläufe (erhöhte Wahrscheinlichkeit der Notwendigkeit einer Intensivtherapie und Sterblichkeit) bei Vorliegen 1 von folgenden 3 Faktoren
  - Bewusstseinsveränderung: GCS ≤ 14
  - Tachypnoe mit Atemfrequenz ≥ 22/min
  - Hypotonie mit systolischem Blutdruck ≤ 100 mmHg

Klinik

- **Typisch:** plötzlich einsetzendes, hohes Fieber mit Schüttelfrost, Tachykardie, Tachypnoe, Bewusstseinsstörung und RR-Abfall („todkranker Pat."). Bei höherem Alter und Immunsuppression häufig atypischer Verlauf, z. B. Hypothermie, langsamer Fieberanstieg, Bradykardie.
- **Haut:** typischerweise graublass, marmoriert. Akrozyanose, ggf. septische Mikroembolien (Osler spots, v. a. an Finger, Zehen, Retina), Petechien.
- **ZNS:** initial häufig agitierter Pat., später zunehmende Bewusstseinsstörung.
- **Septische Abszedierungen** z. B. in Nieren, Milz, Lunge, ZNS (Meningoenzephalitis), Knochen (Osteitis).
- **Gerinnung:** Hyperfibrinolyse, ggf. Hyperkoagulabilität, Mikrothromben.

Komplikationen Verbrauchskoagulopathie, ANV, ARDS (▶ Kap. 4.2.3), septischer Schock (▶ Kap. 4.2.3).

Basisdiagnostik

- **Mikrobiologische Diagnostik:** vor Beginn der Antibiose.
  - Vor Beginn der Antibiotika-Ther. Blutkulturen im Abstand von 20 min insgesamt 3 × abnehmen. Bei bestehender antimikrobieller Ther. Blutkulturen unmittelbar vor der nächsten Gabe abnehmen.
  - Wiederholt Blutkulturen (aerob und anaerob) von verschiedenen Lokalisationen. Endotoxinbestimmung teuer und unzuverlässig!
  - Urin-Stix (Leukos, Nitrit; initial oft Proteinurie), Urinsediment und Kultur.
  - Ggf. Liquorpunktion, Trachealsekret (besser: BAL), Stuhl (Routine-Diagn., bei vorausgegangener Antibiotika-Ther. auch Clostridioides-difficile-Toxin).
  - Punktion von Abszessen, Aszites, Pleuraerguss (Material nativ, in Blutkulturflaschen und direkt auf Objektträger zur Mikroskopie geben).
  - Mikrobiologische Untersuchung von entfernten Fremdmaterialien z. B. ZVK, Drainagen.
  - Bei frustraner Diagn. und Ther. auch an „seltenere" Sepsiserreger denken (z. B. Anaerobier, Nocardien, Chlamydien, Coxiellen, Bartonellen, Mykoplasmen, Pilze, Mykobakterien).

- **BB:** Leukozytose mit Linksverschiebung (oft auch Leukopenie), „Thrombozytensturz“, Thrombopenie (frühes Zeichen der Verbrauchskoagulopathie), CRP (Erhöhung nach 8 h), Procalcitonin (sehr propagiert).
- **Laktat:** oft erhöht, guter Verlaufsparameter.
- **BGA:** initial oft respir. Alkalose durch Hyperventilation, später metabolische Azidose mit erhöhter Anionenlücke, Hypoxämie.
- **Gerinnung:** Quick ↓, PTT ↑, Fibrinogen (als Akute-Phase-Protein initial oft erhöht, bei Hyperfibrinolyse abfallend), AT III, Fibrinspaltprodukte (z. B. Fibrinmonomere, D-Dimere), evtl. Thrombin-Antithrombin-Komplex.
- **BZ:** initial meist erhöht, evtl. Ketoazidose (Ketonurie).
- **Labor:** Krea, E'lyte (mit HCO_3^-, Cl^-), Phosphat (fast immer ↓), Albumin (meist im Verlauf abfallend), GOT, GPT, AP, γ-GT, Bili, CHE, CK, LDH (Hämolyse?), Lipase.
- **EKG:** Ischämie, Infarkt, Herzrhythmusstörungen.

! Auch Viren können ein Sepsis-Sy. auslösen, z. B. akute HIV-Erkr., disseminierte CMV-Inf., Parvovirus-Inf., schwere Influenza-Virus-Inf., Arbovirosen.

Lokalisationsdiagnostik des Sepsisherds Entscheidend für eine erfolgreiche Ther. sind frühzeitige Lokalisation und umgehende Sanierung des Sepsisherds!

- **Risikofaktoren:** prädisponierende Erkr. z. B. Diab. mell., Immunsuppression, alte Pat., postop.
- **Klin. Untersuchung:** Eintrittspforte suchen, septische Embolie, implantierte Kunststoffmaterialien („Endoplastitis“).
- **Rö Thorax:** z. B. Pneumonie, Abszess, Überwässerung, Capillary-Leak-Sy., ARDS.
- **Sono Abdomen:** Niere (Harnaufstau, Steine, Schockniere, Abszess), Gallenblase (Empyem, Cholezystitis, Steine), Leber (Abszess), Milz (Größe, Abszess), Aszites, Pleuraerguss, Perikarderguss, Douglas-Abszess.
- **CT Abdomen, CCT** (Knochenfenster!): Liquorpunktion.
- **Fundoskopie:** Septische Metastasen? Rö NNH, Cholesteatom, Zahnstatus.

5

Monitoring

- Engmaschig Laktat, Gerinnung, BB, Krea, E'lyte, BGA
- Ein- und Ausfuhr (Dauerkatheter, Stundendiurese, Bilanz alle 12–24 h), ZVD, ggf. Pulmonaliskatheter (strenge Ind.-Stellung)
- Möglichst kontinuierliche (ggf. art.) Druckmessung, Atemfrequenz, EKG-Monitor, Pulsoxymetrie
- Engmaschige Temperaturkontrolle

Therapie

- **Herdsanierung** – sonst keine suffiziente Ther. möglich.
- Bei unklarer Sepsis an Katheter denken: Katheterwechsel (ZVK, Urinkatheter, Arterie, Port, Schienungen).
- **Adäquate Antibiotika-Ther.** (möglichst vorher Abnahme von mikrobiellen Kulturen).
- **Allgemeine Intensiv-Ther.,** insbes.: Vermeidung Hypoxämie mit O_2-Applikation bis hin zur ARDS-protektiven Ventilationsstrategie. Aufrechterhaltung eines adäquaten HZV über großzügigen Volumenausgleich (Steuerung über ZVD, PiCCO, Pulmonaliskatheter). Bei akutem Nierenversagen frühzeitige Hämofiltration. Bei septischem Schock Gabe von Arterenol, evtl. bei Zeichen

der Herzinsuff. oder zur Steigerung des HZV Komb. mit Dobutamin. Azidoseausgleich. Prophylaxe von Gerinnungsstörungen mit Heparin 100–500 IE/h (Verbrauchskoagulopathie).

- **Adjuvante Ther.-Verfahren** (mit nachgewiesener Letalitätsreduktion): Selengabe; BZ-Optimierung (auf Werte von 80–110 mg/dl); Substitution von Hydrokortison bei septischem Schock (200–300 mg/d); Plasmaaustausch; aktiviertes Protein C.

5.3.2 Kalkulierte Antibiotikatherapie

Empirische Auswahl der Antibiotika, setzt genaue Kenntnis des zu erwartenden Erreger- und Wirkspektrums sowie der zur Verfügung stehenden Antibiotika voraus. Berücksichtigung von Schwere des Krankheitsbilds und patientenbezogener Gesamtsituation (Alter, Vorerkrankungen, ambulante oder nosokomiale Infektion).

Indikationen

- Schwere Infektionen, bei denen das Ergebnis der Erreger-Diagn. nicht abgewartet werden kann. Lebenserhaltend bei vital bedrohten Pat., v. a. bei Sepsis, Pneumonie, Peritonitis, Wundinfektionen, Meningitis, Pyelonephritiden, Osteomyelitis, Phlegmonen, Typhus und schweren Streptokokkeninfekten.
- Infektionen, bei denen ein Erregernachweis nicht gelingt, nicht durchgeführt wurde oder nicht durchgeführt werden kann.

Mikroskopische Schnelldiagnose erlaubt oft orientierende Eingrenzung des Erregers, z. B. bei Septikämie, Meningitis, Peritonitis, Osteomyelitis.

Vorgehen

Adäquate Antibiotikatherapie senkt Komplikationen und Letalität!

- Komb.-Ther., um Wirkungslücken der Antibiotika zu schließen.
- Monotherapie bei Einsatz von Breitbandantibiotika wie Imipenem/Meropenem (teuer!) möglich.
- Antibiotika immer in adäquat hoher Dosierung, mit möglichst kurzen Ther.-Intervallen geben.
- Anpassung der Dosierungen und Antibiotika an individuelle Bedürfnisse und aktuellen Gesundheitszustand des Pat. (z. B. Allergien, Niereninsuff., Leberversagen, Implantate, Fremdkörper etc. beachten).

! Klin. Ansprechen innerhalb weniger Tage zeigt Erfolg an.

5.4 Spezielle bakterielle Infektionen

Arno J. Dormann, Cord Schneuzer (▶ 5.4.5 Therapie)

5.4.1 Tetanus (Wundstarrkrampf)

Erreger Clostridium tetani (Neurotoxinbildner), ubiquitär vorkommend: feuchte Erde, modriges Holz, Tierspeichel, Darm → **Jede Wunde ist potenziell gefährdet!**

Sporen können jahrelang in Fremdkörpern (Granatsplittern) überleben. Wegen möglicher Reaktivierung vor Entfernung Impfschutz überprüfen.

Erkrankung und Tod an Tetanus (Wundstarrkrampf) sind meldepflichtig.

Klinik 4–14 d post infectionem krampfartige tonische Kontraktionen, Risus sardonicus (unwillkürliches krampfartiges Grinsen), Trismus (Kieferklemme), Opisthotonus (Überstrecken von Kopf und Körper), Zwerchfellkrämpfe mit Dyspnoe und Singultus, Hypoxie, Hyperthermie, Kopfschmerzen, Schwindel, Schlaflosigkeit.

Diagnose Klinik! Toxinnachweis in Liquor oder Blut, Wundabstrich.

Therapie Großzügige Wundexzision. **Symptomatische Intensivtherapie, HTIG** (humanes Tetanus-Immunoglobulin) i. m. verabreichen, z. B. Tetagam®: 3000–6000 IE. Antitoxin nur geben, wenn HTIG nicht verfügbar. **Antibiotika** (Metronidazol 500 mg i. v./6–8 h, alternativ Penicillin G 2–4 Mio. IE/4–6 h i. v. für 7–10 d). **Letalität:** auch unter Behandlung 8–50 %.

5.4.2 Gasödem und Gasbrand

5

Erreger Clostridium (perfringens) (Toxin- bzw. Exoenzymbildner), ubiquitär vorkommend, auch im menschlichen Darm. Bes. tiefe und nekrotische Wunden sind gefährdet.

Erkrankung und Tod an Gasödem und Gasbrand sind meldepflichtig.

Klinik Mehrere h bis 5 d post infectionem Wundschmerz, Schwellung, Blässe und Exsudat (blutig-serös, „fleischwasserfarben“), charakteristisches Knistern durch zerplatzende Gasbläschen. Muskel „wie gekochter Schinken“ durch nekrotisierende Myositis. Akut septisches Krankheitsbild mit rascher AZ-Verschlechterung (Anämie, Tachykardie, Hypotonie, Zyanose, Ikterus, ggf. ANV, tox. Herz-Kreislauf-Versagen).

Diagnose Klinik! Erregernachweis mikroskopisch kulturell in Muskelpräparat und Wundsekret (anaerobes Transportmedium!). Nicht obligat: Muskelfiederung im Rö.

Therapie Großzügige op. Wundrevision mit Exzision aller gangränösen Muskelabschnitte, ausgedehnte Spaltung der Faszien, offen lassen. Antibiotika: Piperacillin-Tazobactam 4,5 g/8 h (alternativ Penicililin G 3–4 Mio. IE/6 h) plus Clindamycin (900 mg i. v./8 h) oder Tetracyclin (500 mg i. v./6 h). Intensivmedizinische symptomatische Ther.; postop.: bei Extremitätenbefall ggf. Amputation. Hyperbare Oxygenation umstritten; Letalität: 30 %.

5.4.3 Erysipel

Flächenhafte Entzündung des Koriums und der entsprechenden Lymphbahnen meist durch β-hämolysierende Streptokokken Gruppe A; ggf. nur kleinste Verletzung, z. B. der Zehenzwischenräume.

Klinik und Diagnose Scharf begrenzte Rötung und Schwellung, Schmerzen, evtl. bullös hämorrhagisch oder nekrotisierend, hohes Fieber. Übelkeit, Erbrechen; BSG ↑, Leukos ↑.

Differenzialdiagnose Thrombose, akute allergische oder toxische Kontaktdermatitis, Thrombophlebitis.

Therapie 3 × 5 Mio. IE Penicillin G i. v. oder Penicillin V (z. B. Isocillin®) 3 × 1,2 Mega p. o./d für 10 d (bei Allergie Makrolidantibiotikum z. B. Clarithromycin). Bettruhe, Hochlagerung, kalte Umschläge mit Antiseptikum (z. B. Rivanol®). Ggf. Rezidivprophylaxe mit Depotpenicillinen i. m. alle 3 Wo.

Komplikationen Rezidivneigung. Sepsis, Endokarditis, Lymphödem (▶ Kap. 13.3.4).

5.4.4 Phlegmone

Diffuse, flächenhafte Hautinfektion, meist durch Streptokokken.

Klinik Flächenhafte, unscharf begrenzte Rötung, Schwellung, Überwärmung, Fieber.

Diagnose Klinik, BSG ↑, Leukos ↑.

Therapie Hochlagerung und Ruhigstellung, antiseptische Umschläge (z. B. Lavasept®, Octenisept®, Rivanol®), Penicillin 4 × 5 Mega i. v./d. Bei Abszedierung chirurgische Herdausräumung.

Komplikationen Abszedierung, Lymphangitis, Sepsis.

5.4.5 Harnwegsinfektion (HWI)

Bei Frauen die häufigste Infektionskrankheit überhaupt. Bei Männern seltener, aber komplizierter: gehäuft ≥ 50. Lj. (→ Prostatavergrößerung).

Definition Nosokomial erworbene HWI sind häufig durch „Problemkeime" verursacht, auch E.-coli-Inf. zeigen häufig Resistenzen → Antibiogramm.

Klinik Pollakisurie-Dysurie-Sy., meist kein Fieber.

Diagnostik

- Sediment: Leukozyturie, Bakteriurie; Nitrit meist pos., evtl. Mikrohämaturie.
- Urinkultur aus MSU (▶ Kap. 2.2.3) mit Antibiogramm. 10^5 Keime/ml sind signifikant, bei Symptomen oder Leukozyturie auch schon 10^4/ml.
- Bei Männern rektale Untersuchung (Prostatavergrößerung?), evtl. Prostatasekretgewinnung (chron. Prostatitis).

Therapie

- Bei Abflussstörungen urologische Ther., periop. Antibiose nach Antibiogramm.
- Kann keine op. Sanierung erfolgen und ist der Pat. symptomatisch, hoch dosierte gezielte Behandlung über 10–14 d, z. B. mit Chinolon, Cephaloporin der 3. Generation, Ampicillin/Sulbactam oder Piperacillin/Tazobactam.
- Bei Dauerkatheter Ther. nur bei Symptomen und nach Antibiogramm. Katheterwechsel, keine Antibiotikaprophylaxe!

6 Chirurgie der Haut und der Hautanhangsgebilde

Ahmet Bozkurt

6.1 Operationstechniken

6.1.1 Schnittführung

Allgemeine Prinzipien

- **Schnitt quer zur Muskelrichtung im Verlauf der RSTL (relaxed skin tension lines,** ▶ Abb. 6.1).
  - Bei Inzision im re Winkel zum darunterliegenden Muskel bessere Wundheilung.
  - Bei Inzision parallel zur Muskelfaser dehnt und zieht der Muskel die Narbe. Mögliche Folge: Zum Teil verstärkte Narbenbildung (hypertrophe Narbe).
- **Cave:** Langer-Hautlinien liegen parallel zur Muskelfaser und sind deshalb bis auf einige Ausnahmen nicht mehr praxisrelevant. Nicht mit RSTL verwechseln!
- **Spannungsfreie Wundadaptation,** um Zugwirkung auf die Narbe zu verhindern. Unterminierung ergibt Mobilitätsgewinn (▶ Abb. 6.2).
  - **Gesicht:** unmittelbar unter der Dermis. **Cave:** Schädigung von Ästen des N. facialis (u. a. R. temporalis, R. zygomaticus, R. buccalis, R. marginalis mandibulae) und des N. trigeminus (u. a. N. supraorbitalis und N. supratrochlearis)
  - **Kopfhaut:** Schicht zwischen Galea aponeurotica und Periost. Längengewinn durch multiple Entlastungsschnitte in der Galea.
- Die Narbe soll beweglich sein. **Cave:** Eine Narbe schrumpft in der Länge und wird nach Ausreifung derbe. Deshalb Narben, die ein Gelenk überbrücken, in der Gelenkachse legen, d. h. im Gelenkbereich quer zu den Hautlinien schneiden.

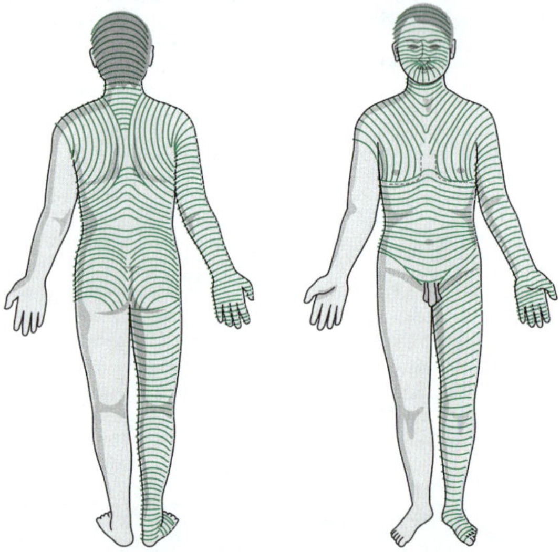

Abb. 6.1 Hautspannungslinien [L190]

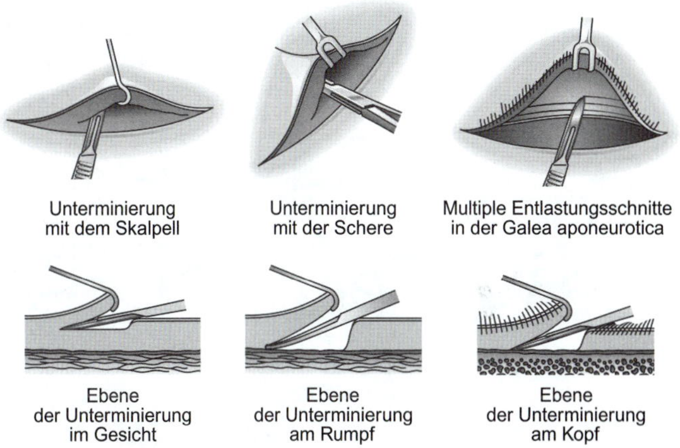

Abb. 6.2 Wundrandunterminierung [L106]

6.1.2 Hautplastiken

Z-Plastik

Definition Häufigste angewandte Technik in der Oberflächenchirurgie. Längengewinn in Richtung des gemeinsamen Schenkels des Z. Der gemeinsame Z-Schenkel ändert die Richtung (▶ Abb. 6.3).

Indikationen Narbenkontrakturen, Narben entgegen den RSTL verlaufend.

Kontraindikationen Flächig vernarbtes, kontraktiertes Gewebe (z. B. Verbrennungsplatten).

Technik

- Gemeinsamer Schenkel liegt im Kontrakturverlauf.
- Winkelgröße 30–60°. Bei 60°-Winkeln entspricht die Verlängerung 75 %, bei 30°-Winkeln 25 %.
- Seitliche Schenkel gleich lang wie der mittlere Schnitt schneiden!
- Unterminierung der Lappen und der umgebenden Haut. Bei guter Schnittführung springen die Läppchen von selbst in ihre neue Position.
- Multiple Z-Plastik, fortlaufende multiple Z-Plastik:
  - Verkleinerung der queren Verkürzung ohne Einfluss auf Längengewinn; die seitliche Spannung wird vermindert.
  - Seitenschenkel dürfen nicht länger als die Basis der Narbe sein.

> **!** **Häufige Fehler**
> - Narben im Bereich der Läppchenbasis.
> - Vernarbungen in der queren Achse ergeben in beiden Richtungen keinen Überschuss für die Verlängerung.

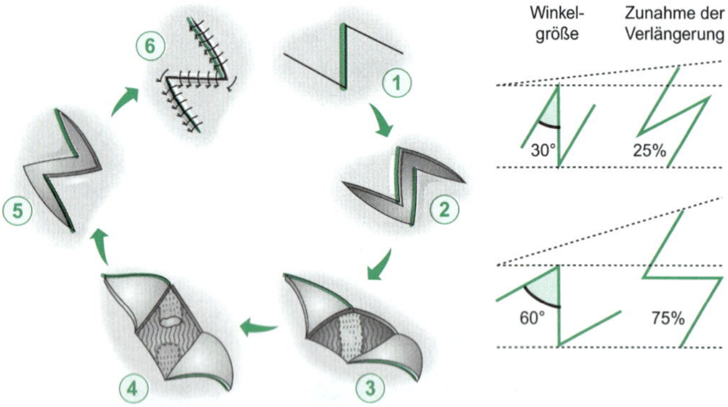

Abb. 6.3 Z-Plastik in Phasen, Verlängerung bei Z-Plastik [L106]

W-Plastik

Definition Veränderung einer glatten Narbe in eine zickzackförmige weniger auffällige Narbe (▶ Abb. 6.4).

Indikationen Hauptanwendungsgebiet: Gesicht, Hals. Veränderung der Narbenzugrichtung bei Kontrakturen.

Technik Narbenexzision, Wundränder zickzackförmig einschneiden. Die einzelnen zickzackförmigen Läppchen sollen gegeneinander verschoben werden können. Es entsteht die Form eines Sägeblatts.

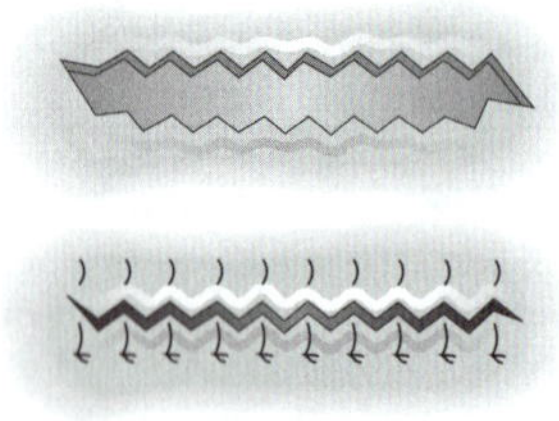

Abb. 6.4 W-Plastik [L190]

6

6.1.3 Hauttransplantation

Definition Wiederherstellung der Hautintegrität bei Hautdefekten durch autologe, körpereigene Haut (Vollhaut, Spalthaut, ▶ Abb. 6.5). Anwendung von Allografts und Xenografts zur temporären Deckung bei ausgedehnten Verbrennungen (▶ Kap. 19.1.2).

- **Vollhauttransplantate** (Epidermis und gesamte Dermis): 0,8–1,1 mm
- **Spalthauttransplantate** (Epidermis und ein unterschiedlich dicker Anteil der Dermis): dünn (0,2–0,3 mm), mitteldick (0,3–0,45 mm); dick (0,45–0,75 mm; seltene Anwendung)

Prinzipien der Hauttransplantation

- Transplantatbett muss ausreichend vaskularisiert sein (z. B. Muskel, Periost etc.), damit Kapillaren in das Transplantat einsprießen können.
- Je dünner das Transplantat, umso besser heilt es ein (kürzere Diffusionsstrecke bei dünnen Transplantaten).
- Das Transplantat muss engen Kontakt mit dem Wundgrund haben. Hämatom und Serom heben es ab. Blutstillung!

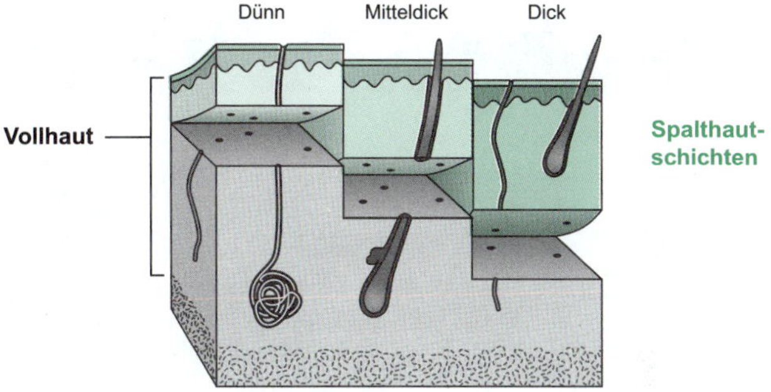

Abb. 6.5 Spalt-/Vollhautentnahme [L190]

Kontraindikationen

- Infektionen des Transplantatbetts
- Freiliegende funktionelle Strukturen: Sehnen (ohne Peritendineum), freiliegende Knochen und Gelenkknorpel sowie Gefäße und Nerven

Vollhauttransplantation

Indikationen Kleiner Defekt (Spenderregion muss direkt verschlossen werden).

Operative Technik

- Hauttransplantat muss exakt in den Defekt passen. Schablone anfertigen; entsprechend entnehmen (▶ Abb. 6.6).
- Spenderregionen: postaurikuläre, supraklavikuläre, Leisten- und Unterbauchregion.
- Komplettes Entfetten des Transplantats nach Hebung
- Das Transplantat auflegen und durch Naht fixieren.
- Anlage eines VAC-Verbands oder eines Überknüpfverbands (Fäden über dem Verband knoten, ▶ Abb. 6.7).
- Auf das Transplantat Fettgaze, Kompresse, ggf. Schaumstoff
- Überknüpfverband nach 5–7 d entfernen.

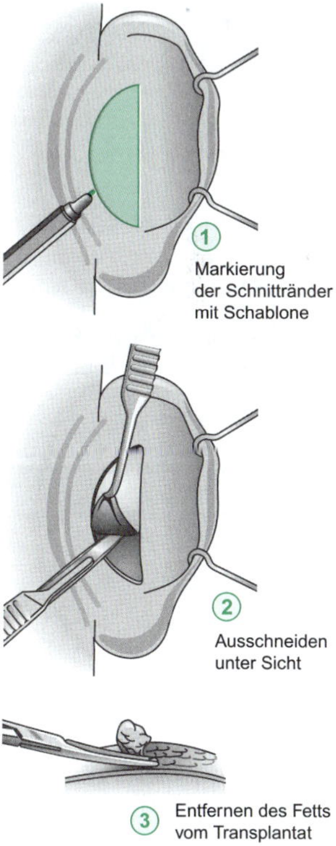

Abb. 6.6 Entnahme Vollhauttransplantat retroaurikulär [L106]

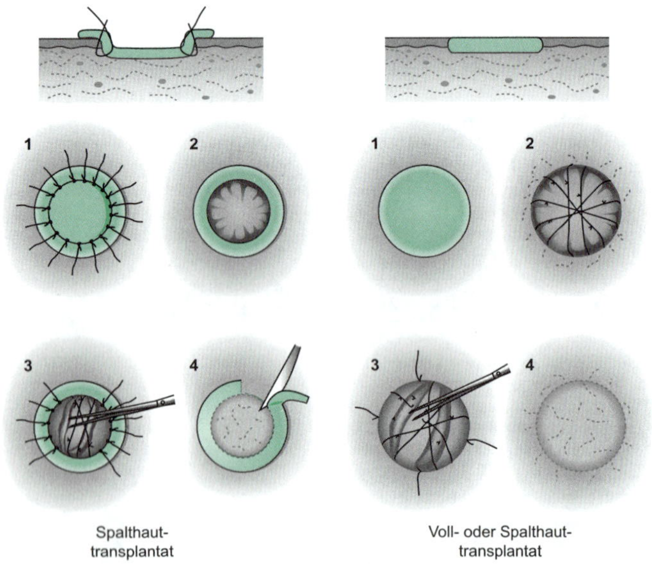

Abb. 6.7 Überknüpfverband [L190]

Komplikationen Infektion (Geruchsbildung: Überknüpfverband früher entfernen).

Vorgehen bei infiziertem, nicht angegangenem Transplantat Transplantatreste entfernen, Wundspülung, offene Behandlung (feuchte Verbände).

> **!** **Cave**
> Keimspektrum des Granulationsgrunds durch bakteriologische Untersuchung eruieren.

Spalthauttransplantation

Indikationen Defekte nach Trauma, thermisch verletzte Areale (Verbrühung/Verbrennung), Hebedefekte bei gestielten Lappenplastiken etc.

Operative Technik

- Spenderregionen: Oberschenkel, Rumpf, Oberarm, Kopfhaut. **Cave:** Die gleiche Stelle sollte erst nach ausreichender Latenzzeit verwendet werden.
- Haut mit Wasser/Paraffinöl/Gleitgel bestreichen und spannen.
- Dermatom einstellen: i. d. R. Transplantatdicke 0,2–0,4 mm.
- Entnahme mit dem elektrischen Dermatom.
- Beim Schneiden soll das Dermatom in einem Zug über die zu schneidende Haut gleiten.

- Versorgung der Spenderregion:
  - Mehr als 20 Regime beschrieben, z. B. Folienverband und tgl. Wechsel oder Fettgaze, Kompressen, Pflasterverband bis zur Heilung belassen
  - ! **Cave:** Pat. mit langjähriger Kortisoneinnahme haben eine sehr dünne Haut. Ggf. Versorgung der Entnahmestelle mittels synthetischem Hautersatz wie Suprathel®.
  - Heildauer bei dünnen Transplantaten 5–9 d, bei dicken Transplantaten länger.
- Versorgung der Empfängerregion:
  - Transplantatbett muss trocken sein. Spülung mit NaCl-Lsg., abtupfen.
  - Auflegen des Transplantats, Ränder können überlappen („Overgrafting“).
  - Fixierung des Transplantats durch Einzelnähte oder Hautklammern, Verband. Ggf. Ruhigstellung mit Schiene (z. B. Extremitäten).

Meshgraft (Maschentransplantat)

Methode zur Vergrößerung des Transplantats.

- Prinzip: Transplantat wird instrumentell zerschnitten und in ein Netz mit regelmäßigen Maschen umgewandelt.
- Mesh-Verhältnis von 1 : 1,5 bis 1 : 3 (ggf. auch größer mit Verwendung hauptsächlich in der Verbrennungschirurgie, ▶ Kap. 19.1).

6.1.4 Hautexpansion

An einem Defekt angrenzende Haut kann mit einem Gewebeexpander gedehnt werden (▶ Abb. 6.8). Dies sind über ein Ventil auffüllbare Silikonmembranballons, die epifaszial/subkutan implantiert werden. Nach ausreichender Aufdehnung der gesunden (!) Haut kann diese zur Defektdeckung verwendet werden.

6.1.5 Haut-Unterhaut-Lappenplastiken

Ein Lappen kann mehrere Gewebeanteile (einschl. Muskel, Sehnen, Knochen, Nerven etc.) enthalten; i. d. R. bestehen die meisten Lappen aus Haut und einer Subkutanschicht (adipokutan), ggf. mit einer Faszie (fasziokutan). Er wird in einen Primärdefekt verlagert. Der Hebedefekt kann direkt verschlossen oder transplantiert werden.

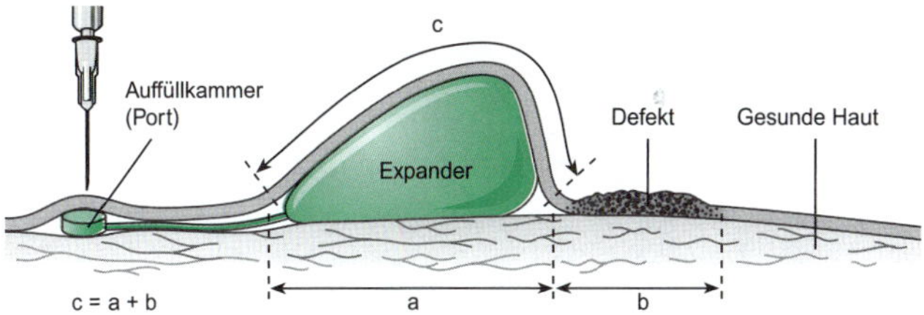

Abb. 6.8 Hautexpander [L106]

Einteilung

- **Nach Gefäßversorgung:**
  - **Random-Pattern-Lappen:** Zufallsversorgung aus dem subdermalen Plexus. Breiten-Längen-Verhältnis je nach Körperregion i. d. R. 1 : 1 (ggf. auch länger als breit).
  - **Axial-Pattern-Lappen:** Lappen besitzt mind. eine identifizierbare Arterie und Vene entlang der Lappenausdehnung. Die Länge des Lappens ist durch seine Blutversorgung vorgegeben. Sie ist sicherer als beim Random-Pattern-Lappen. **Beispiele:** Temporallappen mit A. temporalis superficialis; Leistenlappen mit der A. circumflexa superficialis oder Radialislappen mit der A. radialis.
- **Nach Lappenverlagerung:**
  - **Rotationslappen:** Das Gewebe wird in den Primärdefekt gedreht.
  - **Verschiebelappen:** Das Gewebe wird in den Primärdefekt verschoben.
  - **Transpositionslappen (Schwenklappen):** Das Gewebe wird lateral in den Defekt eingeschwenkt (▶ Abb. 6.9).
  - Bei allen 3 Lappentypen ist eine große Variationsbreite möglich. Breites Feld für Improvisationen.
  - **Insellappen:** Wenn alle Gewebeverbindungen zum Spenderlappen bis auf den Gefäßstiel durchtrennt werden, spricht man von einem Insellappen. **Vorteil:** großer Rotationsspielraum. **Beispiel:** V-Y-Plastik: Ein subkutan gestielter, V-förmiger Hautlappen wird in einen Defekt geschoben, um ihn zu verschließen. Der Hebedefekt wird auch primär verschlossen. Aus dem V entsteht ein Y (▶ Abb. 6.10).
  - Hebedefekt kann primär verschlossen oder mit Spalthaut (▶ Kap. 6.1.3) gedeckt werden.

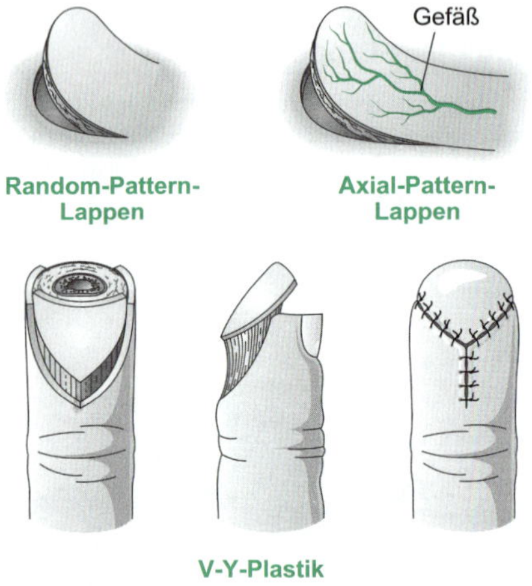

Abb. 6.9 Random-Pattern-, Axial-Pattern-Lappen, V-Y-Plastik [L106]

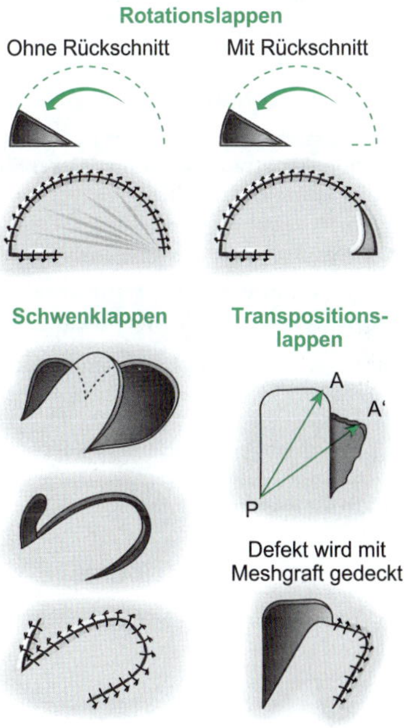

Abb. 6.10 Schwenklappen, Rotationslappen [L106]

6.2 Chirurgie der Haut

6.2.1 Vaskuläre Tumoren

Einteilung Angiome

- **Teleangiektatisches Angiom:** Gefäßerweiterung ohne Vermehrung dermaler Kapillaren ohne Gefäßproliferation
- **Kavernöses Angiom:** Vermehrung dermaler und tiefer Kapillaren mit deren Ausweitung ohne Proliferation der Endothelzellen
- **Kapilläres Angiom:** Vermehrung dermaler Kapillaren mit Proliferation der Endothelzellen ohne Gefäßfehlbildung

Infantiles kapilläres Angiom

Definition Umschriebene gutartige Gefäßneubildung in oder unter der Haut mit Eigendynamik. Auftreten: im frühen Kindesalter, isoliert oder im Rahmen von Fehlbildungssyndromen.

Klinik Blassblaue bis schwarzblaue, meist deutlich begrenzte, weiche, teilweise ausdrückbare Gefäßgeschwulst. Ggf. Blutung. Keine lebensbedrohliche Blutungsgefahr, keine maligne Entartung.

Therapie Keine: eigendynamische Rückbildungstendenz, sodass es meistens spontan zur vollständigen Rückbildung bis zum 9. Lj. kommt.

Therapieindikation Bei Restveränderungen oder Funktionsbeeinträchtigung.

Therapieoptionen
- Lasertherapie.
- Kortikoidbehandlung.
- Plastisch-chirurgische Exzision und Rekonstruktion (Lappenplastik, Serienexzision, Hautexpansion, Hauttransplantation). **Cave:** Eine kosmetische Besserung ist nicht immer sicher zu erreichen!

Granuloma pyogenicum

Definition Sehr häufiges, eruptives, meist traumatisch induziertes kapilläres Angiom mit Erosion sowie leukozytärer Entzündung.

Klinik Schnell wachsende, schmerzhafte, blutende, erosiv-nässende knotige Raumforderung.

Differenzialdiagnose: Unpigmentiertes Melanom, Kaposi-Sarkom.

Theraoie Exzision/elektrokaustische Entfernung.

6.2.2 Tumoren des Fettgewebes (Lipome)

Definition Gutartige Tumoren aus Fettgewebe. Entartung extrem selten (**cave:** Lipossarkome).

Erscheinungsformen
- **Solitärer Tumor:** verschieblicher subkutaner Knoten
- **Familiäre multiple Lipomatose:**
  - Zahlreiche, enkapsulierte Fettgewebstumoren
  - Lokalisation: disseminiert, v. a. Extremitäten
  - Autosomal-dominanter Erbgang
- **Benigne symmetrische Lipomatose:**
  - Typ I: Hals-Nacken-Typ (Madelung-Fetthals, lokalisierter Typ)
  - Typ II: Schultergürtel-Oberarm-Typ (pseudoathletischer Typ)
  - Typ III: Beckengürteltyp (gynäkoider Typ)
  - Typ IV: Abdomineller Typ
- **Adipositas dolorosa:** multiple schmerzhafte Lipome, v. a. Oberschenkel, Oberarm, Gesäß, Bauch, Knie, unklarer Genese

Therapie
- **Konservative Therapie:** bei asymptomatischen TU.
- **Operative Entfernung:** bei Beschwerden, V. a. Malignität.
  - Einzeichnen (immer **vor** Lokalanästhesie), Hautschnitt zentral über dem TU, Exstirpation.
  - Bei großen TU Vollnarkose, ggf. mit Exzision einer Hautspindel.
  - Immer Histologie!

6.2.3 Zysten der Haut

Epidermal-, Trichilemmalzysten

Definition, Ätiologie
- Benigne schmerzlose subkutane Knoten, bei Entzündung schmerzhaft.
- Beide Formen werden häufig einfach als „Atherome" bezeichnet.
- Mechanismus:
  - **Epidermalzyste:** Versprengung von Zellen der Epidermis in tiefere Hautschichten.
  - **Trichilemmalzyste:** Verstopfung einer oder mehrerer Talgdrüsen.

Differenzialdiagnose Lipom, Pilomatrixom, subkutane Metastasen (z. B. Melanom).

Therapie
- OP-Ind.: Beschwerden, Pat.-Wunsch, kosmetische Gründe.
- **Nicht infiziertes Atherom:** Exzision in toto. Unbedingt Kapsel- und Zystenwand in toto entfernen, sonst Rezidivgefahr.

! **Tipp:** Lokalanästhesie zwischen Atheromkapsel und Subkutangewebe setzen. Stumpfes Ausschälen ist dann einfacher!

- **Infiziertes Atherom:** notfallmäßige Inzision/Drainage. **Nicht** mit Gewalt ausdrücken! Definitive Versorgung mit Kapselentfernung nach Abklingen der Entzündung.

6.2.4 Tumoren des Bindegewebes

Verruca seborrhoica (seborrhoische Warze)

Definition, Epidemiologie Benignes Hautpapillom. Der häufigste TU der Haut. Lokalisation: überall am Körper, außer an den Akren.

Klinik Schmerzlose hautfarbene/rötlich-bräunliche, flache/erhabene, fettige Oberfläche, homogener Aufbau, immer runde Kontur. Kaum Beschwerden, außer Juckreiz. I. d. R. keine maligne Entartung.

Differenzialdiagnose Lipom, Pilomatrixom, subkutane Metastasen (z. B. Melanom).

Therapie
- OP-Ind.: Beschwerden, Pat.-Wunsch, kosmetische Gründe.
- Kürettage/Exzision/Elektrochirurgie/Kryo-/Lasertherapie.

6.2.5 Epitheliale Tumoren

Basaliom

Definition, Epidemiologie Der häufigste maligne (früher: semimaligne) Tumor der Haut bei Weißhäutigen. Inzidenz steigt mit dem Alter. Entsteht de novo, keine Präkanzerose. Prädilektionsstellen: chronisch lichtexponierte Hautareale. Lokal infiltrierendes und destruierendes Wachstum, selten Metastasierung (▶ Abb. 6.11). Risikofaktoren: UV-Exposition, Z. n. Radiatio, Immunsuppression, Basalzellnävus-Sy.

6

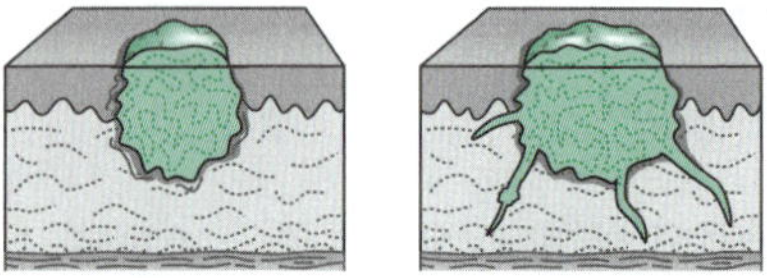

Abb. 6.11 Wuchsformen des Basalioms [L190]

Klinik, Erscheinungsformen

- **Noduläres Basaliom** (ca. 60 % der Fälle): umschriebener Knoten von gelblich-rötlicher Farbe mit Teleangiektasien und perlmuttartiger glänzender Oberfläche, ggf. mit Ulzeration (Ulcus rodens). Typische Lokalisation: Gesicht.
- **Superfizielles Basaliom** (ca. 30 % der Fälle): flächige, polyzyklische leicht gerötete Läsion mit Schuppen, ggf. mit Knötchen am Rand sowie zentraler Atrophie. Typische Lokalisation: Rumpf.
- **Pigmentiertes Basaliom:** noduläres oder superfizielles Basaliom, jedoch von bräunlich-rötlicher Farbe, DD: malignes Melanom.
- **Sklerodermiformes Basaliom (sog. Morphea-Basaliom;** ca. 5–10 % der Fälle): flache, rötliche Läsion mit unscharfer Begrenzung, Schrumpfung sowie sklerodermiforme Infiltration, keine Teleangiektasien. Dieses Basaliom ist besser tastbar als sichtbar.
- **Infiltratives nichtsklerosierendes Basaliom:** seltener TU, infiltrierendes Wachstum in die Tiefe.

Therapie

6

- **Operative Therapie** (je nach Lokalisation und abhängig von Alter und Vorerkrankungen) mit histologischer Kontrolle der vollständigen Resektion im Gesunden (▶ Tab. 6.1).
- Alternativen zur op. Ther. (ohne histologische Kontrolle):
  - **Strahlentherapie:** Bei primärer Inoperabilität, bei R1/R2-Resektion, wenn Nachresektion nicht möglich. Kontraindiziert: beim Basalzellkarzinom-Sy. (Gorlin-Goltz-Sy.).

Tab. 6.1 Operative Therapie des Basalzellkarzinom (mit histologischer Kontrolle) in Bezug auf Tumortyp, Lokalisation und Rezidivrisiko

Operatives und histologisches Verfahren	Indikationen
OP mit systematischer Randschnittkontrolle (histo-/mikrografische Chirurgie, ggf. Sicherheitsabstand 2–4 mm)	„Problemlokalisationen" im Gesicht (z. B. Lider, Lippe, Nase und Ohr) in Verbindung mit Größe und histologischem Typ Rezidiv-TU
OP mit tumoradaptiertem Sicherheitsabstand (ggf. 3–10 mm) und konventioneller Histologie	Kleine TU in jeder Lokalisation Größere TU an Stamm und Extremitäten
Horizontalexzision mit konventioneller Histologie, Kürettage	Multifokale, superfizielle Basalzell-Ca v. a. an Stamm und Extremitäten (Rumpfhauttyp)

- **Kryotherapie:** kleinere oberflächliche TU, z. B. an den Augenlidern. Besonders bei Pat. höheren Alters, bei denen eine OP eine größere Belastung darstellt.
- **Immunologische Ther.** mit Imiquimod, **fotodynamische Ther.** (PDT) sowie lokale **CTx** mit 5-Fluorouracil, v. a. bei superfiziellen Basalzell-Ca und bei Basalzellkarzinom-Sy. (Gorlin-Goltz-Sy.).
- **Hedgehog-Inhibitoren** (Vismodegib)**:** bei Pat. mit inoperablem, nicht strahlentherapierbarem bzw. nicht erfolgreich strahlentherapiertem u./o. metastasierendem Basalzell-Ca.

Plattenepithelkarzinom (spinozelluläres Karzinom)

Definition-Epidemiologie

- Maligner TU, der lokal destruierend wächst, aber auch metastasieren kann.
- Zweithäufigster maligner Haut-TU bei Weißhäutigen. Schnelle Inzidenzzunahme.

- Entsteht
  - auf dem Boden einer Präkanzerose bzw. eines Carcinoma in situ (aktinische Keratose, Leukoplakie, Morbus Bowen, Erythroplasie Queyrat),
  - auf chron. entzündlich veränderter Haut (Radioderm, chron. Wunde, chron.-entzündliche Hauterkrankung) oder
  - de novo aus klinisch normaler Haut.
- Risikofaktoren: UV-Belastung, Z. n. Radiatio, HPV, Immunsuppression, Basalzellnävus-Sy.
- Lokalisation: meistens Gesicht, aber auch Extremitäten.
- Metastasierung selten (5 %) und fast immer lymphogen.

Klinik Das klin. Bild variiert. Zumeist entspricht es dem Bild eines hyperkeratotischen Plaque oder eines flachen Ulkus mit erhabenem Randwall. Klin. Einteilung nach TU-Durchmesser und Lokalisation in Low-Risk- und High-Risk-TU (▶ Tab. 6.2).

Differenzialdiagnose Hyperkeratotische aktinische Keratose, Keratoakanthom, Basaliom, depigmentiertes Melanom.

Therapie

- **Operative Therapie** mit histologischer Kontrolle der vollständigen Resektion im Gesunden (je nach Lokalisation und abhängig von Alter und Vorerkrankungen):
  - Exzision mit systematischer Randschnittkontrolle
  - OP mit tumoradaptiertem Sicherheitsabstand (Low-Risk-TU 5 mm, High-Risk-TU 10 mm) und konventioneller Histologie

Tab. 6.2 Klassifikation des Hautplattenepithel-Ca nach Durchmesser und Lokalisation

Lokalisation	Low-Risk-TU	High-Risk-TU
Rumpf, Extremitäten (ausschließlich prätibial, Hand, Fuß, Sprunggelenk)	< 2 cm	> 2 cm
Wange, Stirn, Hals, prätibial	< 1 cm	> 1 cm
„Masken"-Flächen des Gesichts (zentrales Gesicht, Augenlid, -braue, periorbitale Haut, Nase, Unterkiefer, prä-, postaurikulär, Schläfe, Ohr), Genitalien, Hand, Fuß	< 0,6 cm	> 0,6 cm

6

- Horizontalexzision („Shave-Exzision") mit konventioneller Histologie bei superfiziellen Plattenepithell-Ca
- **Therapiealternativen:**
  - **Strahlentherapie:** bei primärer Inoperabilität und lokal nicht in sano resezierbaren TU sowie bei ungünstigen Lokalisationen
  - **Medikamentöse Ther. (z. B. Antikörpertherapie)**
  - **Kürettage, Kryo-, Laser-** und **fotodynamische Ther.:** bei multiplen oder superfiziellen Plattenepithelkarzinomen

6.2.6 Melanozytäre Tumoren

Pigmentzellnävi

Erworbene Nävuszellnävi

Einteilung Drei histologische Typen: **Junktionsävi, dermale Nävi, Compoundnävi.**

Klinik Flache bis halbkugelförmige Knoten, teils mit breiter Basis, teils gestielt. Glatte bis warzige Oberfläche. Größe i. d. R. ca. 1 cm. Entartung selten.

Differenzialdiagnose Malignes Melanom.

Therapie
- OP-Ind.: Veränderung im Bereich der Nävi. Suspekt sind immer Pigmentveränderungen, Blutungen, Größenzunahme. ABCD-Regel.
- OP-Technik: Exzision (▶ Kap. 6.1.1).

> **Cave**
> Zu oberflächliche Resektion kann zu Rezidiven in der Narbe führen.

6

Kongenitale Nävi

Epidemiologie Inzidenz ca. 1 % bei Neugeborenen. Entartungsrisiko steigt mit der Größe (0–40 %).

Differenzialdiagnose Bei ausgedehnten Läsionen auf seltene assoziierte Erkr. achten: Neurofibromatose, Melanophakomatose.

Therapie Exzision, ggf. Histologie, Deckung durch Expansion (▶ Kap. 6.1.4). Bei großen Läsionen Serienexzision in mehreren Sitzungen.

> **Cave**
> Für Hauttransplantation: meist nur oberflächliche Resektionen. Selten maligne Entartung zurückgelassener Nävuszellen unter einem Transplantat.

Malignes Melanom

Epidemiologie
- Haut-TU mit der höchsten Metastasierungsrate (> 90 % aller Sterbefälle an Haut-TU).

- Inzidenz des malignen Melanoms ist bei Pat. mit Hauttyp I und II gegenüber Hauttyp III–IV deutlich erhöht.
- Höchste Zunahme der Melanominzidenz an den sonnenexponierten Körperregionen.

Risikogruppen Personen mit
- multiplen melanozytären Nävi (≥ 100 gewöhnliche melanozytäre Nävi),
- atypischem Nävus-Sy. (≥ 5 atypische melanozytäre Nävi und ≥ 50 gewöhnliche melanozytäre Nävi),
- ≥ 5 atypischen melanozytären Nävi aus Familien mit gehäuft auftretendem malignem Melanom (mind. zwei Verwandte ersten Grades),
- einem malignen Melanom in der Vorgeschichte.

Klinik, Erscheinungsformen Kein einheitliches Bild.
- **Superfiziell spreitendes Melanom (SSM):**
  - Anteil 70 %, TU-Dicke < 1 mm in 60 % der Fälle. ⅔ entwickeln sich de novo.
  - Beetartig erhabene, dunkelbraun bis schwarze Herde, meist scharfe Begrenzung, ggf. mit scharf voneinander abgegrenzten Bezirken unterschiedlicher Pigmentierung, unregelmäßige Oberfläche, aufgehobene Hauttextur, horizontales Wachstum vor Tiefeninvasion.
  - DD: Junktionsnävus, pigmentiertes Basaliom, Verruca seborrhoica.
- **Noduläres Melanom:**
  - Anteil 15–30 %. Rasch wachsender Knoten, frühzeitig vertikales Wachstum.
  - DD: pigmentiertes Basaliom, Granuloma pyogenicum, Histiozytom, blauer Nävus, epidermale Inklusionszyste.
- **Lentigo-maligna-Melanom (LMM):**
  - Anteil 10–15 %. Nach monate- bis jahrelangem Verlauf invasives (d. h. vertikales) TU-Wachstum, ggf. mit klin. tastbaren knotigen/beetartigen Erhabenheiten.
  - DD: Verruca seborrhoica, pigmentierte aktinische Keratose, pigmentiertes Basaliom, Lentigo senilis.
- **Akral-lentiginöses Melanom (ALM):**
  - Anteil < 5 %. Lokalisiert an den Akren: Handflächen, Fußsohlen, Finger-/Zehenendgliedern, Nagelapparat.
  - Meistens polyzyklischer dunkelbrauner bis schwarzer Fleck.
  - DD: Einblutung, Kaposi-Sarkom, Plattenepithel-Ca, Granuloma pyogenicum, Plantarwarzen.
- Sonstiges: **amelanotisches Melanom** (depigmentiertes Melanom), **desmoplastisches Melanom, Melanozytom** („benignes" Melanom).

Leitsymptome Kein einheitliches Bild (▶ Tab. 6.3, ▶ Tab. 6.4, ▶ Tab. 6.5, ▶ Tab. 6.6). Maligne Melanome entwickeln sich häufig unscheinbar und unbemerkt: Knoten ohne weitere Beschwerden. Verdächtig sind alle schwarzbraunen Pigmentnävi, die sich verändern (Größe, Farbe, Pigmenthöfe, roter Rand, Juckreiz, Blutung). **Cave:** amelanotisches Melanom: rötliche bis unauffällige Knoten.

Metastasierung Primär sowohl hämatogen als auch lymphogen.
- Satelliten-Metastasen (< 2 cm vom Primärtumor entfernt)
- In-transit-Metastasen (> 2 cm vom Primärtumor entfernt, aber noch vor der 1. LK-Station)
- Regionäre LK-Metastasen

Tab. 6.3 T-Klassifikation des Primärtumors beim malignen Melanom

T-Klassifikation	Tumordicke (TD)	Weitere prognostische Parameter
Tis	–	Melanoma in situ, keine TU-Invasion
Tx	Keine Angabe	Stadium nicht bestimmbar[1]
T1	≤ 1,0 mm	a: Ohne Ulzeration, Mitosen < 1/mm² b: Mit Ulzeration oder Mitoserate/mm² ≥ 1[2]
T2	1,01–2,0 mm	a: Ohne Ulzeration b: Mit Ulzeration
T3	2,01–4,0 mm	a: Ohne Ulzeration b: Mit Ulzeration
T4	> 4 mm	a: Ohne Ulzeration b: Mit Ulzeration

[1] Fehlen einer Bestimmung der TD u./o. Ulzeration oder unbekannter Primär-TU
[2] Die Bestimmung der Mitoserate erfolgt am HE-Schnitt.

Tab. 6.4 N-Klassifikation der regionären LK beim malignen Melanom

N-Klassifikation	Zahl metastatisch befallener LK	Ausmaß der LK-Metastasierung
N1	1	a: Nur mikroskopische Metastase/n (klin. okkult) + b: Nur makroskopische Metastase/n (klin. nachweisbar)
N2	2–3	a: Nur mikroskopisch nodale Metastase/n[1] b: Nur makroskopische nodale Metastase/n c: Satellit/en o. In-transit-Metastase/n ohne regionäre LK-Metastasen
N3	≥ 4 LK o. verbackene LK o. Satelliten o. In-transit-Metastasen mit regionärer LK-Beteiligung	

[1] Der Nachweis einer Mikrometastasierung ist in der neuen AJCC-Klassifikation jetzt auch das Auffinden einer einzelnen Zelle, die immunhistochemisch positiv reagiert. Diese Fälle sollten extra gekennzeichnet werden

Tab. 6.5 M-Klassifikation der Fernmetastasen beim malignen Melanom

M-Klassifikation	Art der Fernmetastasierung	LDH
M1a[1]	Metastasen in Haut, Subkutis oder LK jenseits der regionären LK	Normal
M1b	Lungenmetastase/n	Normal
M1c	Fernmetastase/n anderer Lokalisation oder Fernmetastase/n jeder Lokalisation mit erhöhten Serumwerten der LDH	Normal Erhöht

[1] Zu der Klassifikation M1a werden auch die iliakalen LK gezählt

6

Tab. 6.6 Stadieneinteilung des malignen Melanoms

Stadium	Primärtumor (pT)	Regionäre LK-Metastasen (N)	Fernmetastasen (M)
0	In-situ-Tumoren	Keine	Keine
IA	≤ 1,0 mm, keine Ulzeration	Keine	Keine
IB	• ≤ 1,0 mm mit Ulzeration oder Mitoserate/mm² ≥ 1 • 1,01–2,0 mm, keine Ulzeration	Keine	Keine
IIA	• 1,01–2,0 mm mit Ulzeration • 2,01–4,0 mm, keine Ulzeration	Keine	Keine
IIB	• 2,01–4,0 mm mit Ulzeration • > 4,0 mm, keine Ulzeration	Keine	Keine
IIC	> 4,0 mm mit Ulzeration	Keine	Keine
IIIA	Jede TD, keine Ulzeration	Mikroskopische Metastasen (klin. okkult) in bis zu 3 LK	Keine
IIIB	Jede TD mit Ulzeration	Mikroskopische Metastasen (klin. okkult) in bis zu 3 LK	Keine
	Jede TD, keine Ulzeration	Bis zu 3 makroskopische nodale Metastasen	Keine
	Jede TD, keine Ulzeration	Keine, aber Satelliten- u./o. In-transit-Metastasen	Keine
IIIC	Jede TD mit Ulzeration	Bis zu 3 makroskopische nodale Metastasen o. Satellit/en o. In-transit-Metastase/n ohne regionäre LK-Metastasen	Keine
	Jede TD ± Ulzeration	4 o. mehr makroskopische nodale Metastasen o. verbackene LK o. Satelliten u./o. In-transit-Metastasen mit regionären LK-Metastasen	Keine
IV			Fernmetastasen

Diagnostik

ABCDE-Regel bei Melanom-Verdacht

Dringender Verdacht bei Vorliegen von 3 Kriterien:

- Asymmetrie
- Begrenzung unregelmäßig
- Colorit inhomogen
- Durchmesser > 6 mm
- Elevation/Erhabenheit

6

Präoperative Diagnostik

- Dermatoskopie pigmentierter Hautveränderungen. Diagn. Genauigkeit: 15,6 × höher als der Inspektion mit bloßem Auge.
- Goldstandard: Histologie!
- Früherkennung von malignen Melanomen: sequenzielle digitale Dermatoskopie, Ganzkörperfotografie.

Ausbreitungsdiagnostik

▶ Tab. 6.7.

Tab. 6.7 Ausbreitungsdiagnostik – Übersicht der Empfehlungen zu Untersuchungsmethoden

Untersuchungsmethode	Asymptomatische Pat. bei Diagnose des Primärtumors bis Stadium IIB	Pat. mit V. a. oder Nachweis lokoregionaler Metastasierung (Stadium IIC und III)	Pat. mit V. a. oder Nachweis von Fernmetastasierung (Stadium IV)
MRT-Kopf	Nein	Ja	Ja
Schnittbildgebung (Ganzkörper ohne Kopf)	Nein	Ja	Ja
Rö-Thorax	Nein	Nein	Ja
Abdomen-Sono	Nein	Nein	Ja
LK-Sono	Ja (ab Stadium IB)	Ja	Ja
Skelettszintigrafie	Nein	Ja	Ja
Tumormarker S100B	Ja (ab Stadium IB)	Ja	Ja
Tumormarker LDH	Nein	Ja	Ja

Therapie

> **! Cave**
> Chirurgische Exzision: die einzige kurative Behandlung.

- **Primärexzision:**
  - Bei klin. Verdacht Primärexzision mit Sicherheitsabstand (lateral 2 mm, zur Tiefe einschl. Fettgewebe). Keine Flachexzision!
  - Bei klin. sehr sicherer Diagnose Primärexzision mit definitivem Sicherheitsabstand (▶ Tab. 6.8).
  - Die Exzision zur Tiefe sollte bis zur Faszie erfolgen.

Tab. 6.8 Sicherheitsabstände bei der OP-Therapie des malignen Melanoms

Stadium	Tumordicke nach Breslow	Sicherheitsabstand
In situ	–	0,5 mm
pT1, pT2	≤ 2 mm	1 cm[1]
pT3, pT4	> 2 mm	2 cm

[1] Beim Vorliegen zusätzlicher Risikofaktoren (Ulzeration, Regression) Ausweitung auf 2 cm möglich

6

  - Bei fehlender Muskelfaszienstruktur oder bei Adipositas Anpassung des vertikalen Sicherheitsabstands z. B. bis zum Perichondrium der Ohrmuschel.
  - Ausmessung und Einzeichnung des Resektionsrands sind im OP-Bericht anzugeben.
  - Reduzierte Sicherheitsabstände möglich bei malignen Melanomen (z. B. Lentigo-maligna-Melanom, akrale Melanome) an speziellen anatomischen Lokalisationen, (Gesicht mit Auge und Nase, Ohren, Finger, Zehen).
- **R1- oder R2-Resektion:**
  - Residual-TU:
    - Nachresektion, wenn hierdurch eine R0-Situation erreichbar ist.
    - Wenn keine R0-Resektion erreichbar, andere Ther.-Modalitäten zur Erreichung einer lokalen TU-Kontrolle einsetzen (z. B. hypertherme Extremitätenperfusion, Strahlentherapie, Kryochirurgie).
  - Lokoregionale lymphangische Metastasierungswege/LK: Nachresektion anzustreben. Bei Inoperabilität andere Ther.-Maßnahmen einsetzen.
  - Fernmetastasen: immer individuelles Vorgehen durch interdisziplinäre TU-Konferenz festlegen.
- **Histopathologische Untersuchung des Primärtumors:**
  - Obligate Angaben: das histologische Staging nach der gültigen TNM-Klassifikation (Tumordicke nach Breslow, Ulzeration, Mitoserate bei Tumordicke < 1 mm).
  - Zusätzlich gewünschte Angaben: Tumortyp-Bestimmung nach WHO, histopathologische Besonderheiten, wenn vorhanden (Assoziation zu einem melanozytären Nävus, Regressionszone, desmoplastische Melanomanteile, Gefäßeinbrüche).
- **Radiotherapie des Primärtumors:**
  - Bei Lentigo-maligna-Melanomen, die aufgrund von Ausdehnung, Lage u./o. Alter des Pat. für eine op. Ther. nicht geeignet sind.
  - Bei inoperablen R1- oder R2-resezierten Primärtumoren.
  - Postop. bei desmoplastischen Melanomen, die nicht mit ausreichendem Sicherheitsabstand reseziert wurden (< 1 cm bzw. R1/R2).
- **Wächterlymphknoten-(WLK-)Biopsie (Sentinel-LK-Biopsie):**

  Technik: radioaktive Markierung des ersten drainierenden LK und manuelle Gammasonde-assistierte Identifizierung.
  - Ind.:
    - Ab einer TD von 1,0 mm, ohne Hinweis auf lokoregionale oder Fernmetastasierung.
    - Bei dünneren Primärtumoren (0,75–1 mm), wenn zusätzliche Risikofaktoren vorhanden (Ulzeration, erhöhte Mitoserate, jüngeres Lebensalter [< 40 J.]).
  - Pos. WLK:
    - Der Nachweis von Mikrometastasen im WLK ist mit einer signifikant schlechteren Prognose assoziiert.
    - Ther.-Empfehlungen für Pat. ab Stadium III nach interdisziplinärer Entscheidung.
    - Pat. im Stadium IIC sollen bzgl. ihres diagn. Vorgehens wie Pat. im Stadium III behandelt werden.
- **Elektive Lymphadenektomie (LAD):**
  - Die elektive (prophylaktische) LAD ist nicht empfohlen, unabhängig von der Breslow-Dicke des Primärtumors.

- Die ther. LAD soll beim Nachweis einer lymphogenen Metastasierung (zytologische oder histologische Sicherung, LK-Sono, CT, PET/CT) ohne Hinweis auf Fernmetastasen durchgeführt werden (Stadium IIIB und IIIC).
- Entscheidender Faktor: max. Metastasendurchmesser:
  - < 0,1 mm (oder Einzelzellen im WLK): Auf eine LAD kann verzichtet werden.
  - 0,1–1 mm: Eine LAD kann angeboten werden. **Cave:** Ggf. LAD bei Risikofaktoren (Kapselinfiltration, Tiefenausdehnung im WLK, Anzahl betroffener WLK, Dicke des Primärtumors/Ulzeration).
  - > 1 mm: Eine LAD sollte durchgeführt werden.

- **Adjuvante Radiotherapie:**
  - Postop. nach LAD beim Vorliegen mind. eines der folgenden Kriterien:
    - 3 befallene Lymphknoten.
    - Kapseldurchbruch.
    - LK-Metastase > 3 cm.
  - Bei gegebener Ind. soll die Strahlentherapie mit 50–60 Gy in konventioneller Fraktionierung (5 × 1,8–2,5 Gy/Wo.) erfolgen.
  - Die adjuvante Radiotherapie hat keinen pos. Einfluss auf die Überlebenszeit.
- **Adjuvante Interferontherapie:**
  - TU-Stadium IIB/C und IIIA–C: Eine adjuvante Interferon-Ther. soll angeboten werden.
  - TU-Stadium IIA: Eine niedrig dosierte adjuvante Interferon-Ther. kann angeboten werden.
- **Therapie bei regionärer Metastasierung (Stadium IIIa–IIIc):**
  - Op. Ther.: indiziert, wenn – bei fehlendem Hinweis auf eine Fernmetastasierung – dadurch perspektivisch eine makroskopische und mikroskopische R0-Resektion der Metastasen möglich ist.
  - Radiotherapie: kann bei Satelliten- und In-transit-Metastasen mit dem Ziel der lokalen TU-Kontrolle eingesetzt werden.
- **Therapie bei Fernmetastasierung (Stadium IV):**
  - Op. Ther.: nach interdisziplinärer Entscheidung, wenn
    - R0-Resektion möglich,
    - kein inakzeptables funktionelles Defizit erwartet,
    - pos. prädiktive Faktoren für das lokale Vorgehen vorliegen (geringe Metastasenzahl, lange Dauer des metastasenfreien Intervalls),
    - andere Ther.-Verfahren ausgeschöpft/weniger Erfolg versprechend sind.
  - Medikamentöse Ther.: BRAF-Inhibitor in Komb. mit einem MEK-Inhibitor oder Checkpoint-Inhibitor-Ther. (PD-1-Monotherapie oder PD-1 + CTLA-4-AK-Ther.) bei BRAF-V600-Mutation.
- **Nachsorge:** Dauer: 10 J., danach regelmäßige Selbstuntersuchung sowie jährliche Ganzkörperuntersuchung auf Zweitmelanome (▶ Tab. 6.9).

Tab. 6.9 Diagnostik im Rahmen der Nachsorge

Stadium	Körperliche Untersuchung			LK-Sono			Labor S100B			Bildgebende Untersuchungen		
Jahr	1–3	4–5	6–10	1–3	4–5	6–10	1–3	4–5	6–10	1–3	4–5	6–10
IA	6-mtl.	12-mtl.	12-mtl.	–	–	–	–	–	–	–	–	–
IB–IIB	3-mtl.	6-mtl.	6-bis 12-mtl.[1]	6-mtl.[2]	–	–	3-mtl.	–	–	–	–	–
IIC–IV	3-mtl.	3-mtl.	6-mtl.	3-mtl.	6-mtl.	–	3-mtl.	6 mtl.	–	6-mtl.	–	–

[1] Für R0-resezierte Stadien
[2] Nur bei korrektem pathologischem Staging mittels WLKB, sonst wie IIC

6.3 Septische Chirurgie der Haut

6.3.1 Fremdkörperentfernung

Indikationen Funktionelle Beeinträchtigung, Infektzeichen, neurovaskuläre Beeinträchtigung, kosmetische Gründe, chron. Schmerzen, Pat.-Wunsch.

Kontraindikationen Gefährdung neurovaskulärer Strukturen, unzureichende Lokalisationsdiagnostik, tiefsitzende Fremdkörper, erhöhtes Blutungsrisiko bei Pat. mit Blutungsneigung, kosmetische Gründe (wenn Schnitterweiterung notwendig).

Diagnose
- Anamnese, Bildgebung (Rö, US, ggf. MRT/CT)
- Rö-dicht: Metallfremdkörper, 75 % Glasfremdkörper (Sicherheitsglas)
- Rö-durchlässig: Holz-, Kunststofffremdkörper, 25 % Glasfremdkörper (normales Glas)

Operative Therapie
- **Prä-/Perioperativ:**
  - Aufklärung (Infekt, nicht auffindbare Fremdkörper, inkomplette Entfernung). Tetanusschutz überprüfen.
  - Schmerzmanagement, adäquate Anästhesie/Analgesie.
  - Blutsperre-Anlage bei Fremdkörper an distalen Extremitäten.
- **Technik:** Wundspülung, Minimale Gewebeverletzung, Inzision, wenn notwendig, Extraktion, erneute Wundspülung.
- **Postoperativ:**
  - Offene Wundbehandlung/primärer Wundverschluss mit Drainage.
  - Antibiotika nur bei Risikopatienten.

Spezialfälle
- **Angelhaken:** Infiltration über die Hakenspitze. Durchstoßen der Spitze, bis der Widerhaken erscheint. Abknipsen desselben mit der Zange. Zurückziehen des stumpfen Endes.
- **Festsitzender Fingerring:** Hindurchführung eines Fadens (4–0 oder stärker) unter dem Ring. Zug an beiden Fadenenden. Rotierende Bewegungen derselben und Abziehen des Rings vom Finger.

6.3.2 Furunkel, Karbunkel

Definitionen

- **Furunkel:** schmerzhafte, den gesamten Haarfollikel erfassende, zentral abszessartige eitrig einschmelzende, häufig durch Staph. aur. bedingte Infektion
- **Furunkulose:** multiples oder schubweises Auftreten von Furunkeln
- **Karbunkel:** Konglomerat mehrerer benachbarter Furunkel

Prädilektionsstellen Gesicht, Nackenregion, Axillen, Anogenitalregion, Oberschenkel.

Prädisponierende Faktoren Immundefekte, Diab. mell., Nikotinabusus.

Diagnostik Mikrobiologische Diagn. bei rezid. Furunkeln und Furunkulose (**cave:** PVL).

Klinik

- Zunächst schmerzhafter, prall gespannter Knoten. Im Stadium der Reifung Fluktuation, anschließend spontane Pus-Entleerung.
- Fehlende oder leichte Allgemeinsymptome.
- Bei Karbunkeln evtl. Lymphangitis/Lymphadenitis, Sepsis.
- Furunkel/Karbunkel der Zentrofazialregion können zu Orbitaphlegmonen, Sinus cavernosus-Thrombose und Meningitis führen.

Differenzialdiagnosen Infizierte Epidermoidzysten, Acne cystica, Trichophytia profunda, Hidradenitis suppurativa, Myiasis.

Therapie

- Primär kons.: Ruhigstellung, Manipulationsverbot (v. a. bei Furunkeln im Gesicht Gefahr der Sinusvenenthrombose), lokal desinfizierende/antibiotische Maßnahmen (Zugsalben, feucht-warme, antiseptische Umschläge).
- Inzision fluktuierender Einzelherde.
- Systemische Behandlung: Antibiotika (Gruppe-1-Cephalosporin, Flucloxacillin, Clindamycin), Behandlung prädisponierender Faktoren (Sanierung von Erregerreservoirs, Diabeteseinstellung). Bei Ther.-Resistenz Antibiotikum entsprechend Antibiogramm (**cave:** MRSA).
- Stationäre Behandlung bei ausgedehntem Befund oder Gesichtsfurunkel.

6.3.3 Abszess

Definition Eiteransammlung in einer nicht vorgebildeten, sondern durch Infektion entstandenen, allseitig abgeschlossenen Gewebshöhle, die später oft durch eine bindegewebige Membran umschlossen wird. Häufigste Erreger: Staphylokokken (häufig), Streptokokken, Escherichia coli, Mischinfektionen.

Klinik Schwellung (meistens schlecht abgrenzbar), Rötung, lokale Temperatursteigerung, Druckschmerz, evtl. Fieber.

Differenzialdiagnose **Malignome, „kalter Abszess bei Tuberkulose“:** keine Hyperthermie, kein Druckschmerz.

Therapie

- Inzision, Drainieren, trockener Verband. **Cave:** Lokalanästhesie häufig wirkungslos aus pharmakochemischen Gründen (ph-Wert-Verschiebung in den sauren Bereich).
- Systemische Antibiose bei Vorhandensein einer systemischen Entzündung (z. B. Leukozytose, Fieber), Immunosuppression, Abszessen im Gesicht, multiplen Abszessen, schnell wachsenden Abszessen, nicht drainierbaren Abszessen, rezid. Abszessen nach Spaltung, Abszessen mit Durchmesser > 5 cm.
- Bei Rezidiven: lokale Ursachen suchen (z. B. Pilonidalsinus, Hidradenitis suppurativa, Fremdkörper), Abstrichentnahme und entsprechende Antibiose.

6.3.4 Dekubitus

Definition Lokal begrenzte Schädigung der Haut u./o. des darunter liegenden Gewebes, i. d. R. über knöchernen Vorsprüngen, infolge einer Druckbelastung, ggf. in Verbindung mit Scherkräften. Die Entstehung eines Dekubitus ist ein multifaktorielles Geschehen.

Klassifikation Tiefe variiert nach anatomischer Lokalisation.

- **Kategorie/Stadium I:** nicht wegdrücbare Rötung bei äußerlich intakter Haut.
- **Kategorie/Stadium II:** Teilverlust der Haut, bis in die Dermis.
- **Kategorie/Stadium III:** vollständiger Verlust der Haut. Subkutanes Gewebe sichtbar/geschädigt ohne freiliegende Knochen, Sehnen oder Muskel.
- **Kategorie/Stadium IV:** vollständiger Gewebeverlust mit freiliegenden Knochen, Sehnen oder Muskel.
- **Kategorie/Stadium unbekannt:** vollständiger Gewebeverlust, bei dem die Basis des Ulkus von Belägen/Schorf im Wundbett bedeckt ist.

Häufige Lokalisation Sakrum, Steißbein, Ferse, Ischium, Trochanter major.

Therapie

> **Cave**
> **Die beste Therapie ist immer die Prävention!**

- **Prävention (allgemeine Maßnahmen):**
  - **Druckentlastung:** häufige Positionsänderung. 30°-Seitenlage-Position (abwechselnd re Seite, Rücken, li Seite), keine 90°-Seitenlage oder halb liegende Position wegen Gefahr der Druckverstärkung, keine Lagerung direkt auf medizinische Hilfsmittel, z. B. Schläuche, Drainagesysteme.
  - **Hilfsmittel:** hochwertige passive Schaummatratze, aktive druckverteilende Unterlage (Auflage oder Matratze), wenn häufige Positionsänderung nicht möglich, Sitzkissen, Spezialbetten, Anwendung eines Verbandmaterials aus Polyurethanschaum auf knöchernen Vorsprüngen (z. B. Fersen, Kreuzbein).
  - Optimierte **Hautpflege** (mind. 2 ×/d Hautbeurteilung).
  - Keine Heizgeräte (Wärmflaschen, Heizkissen, eingebaute Bettwärmer) unmittelbar auf der Hautoberfläche oder einem Dekubitus.
  - **Ernährungsscreening** (hochkalorische Protein-Nahrungsergänzungsmittel, 1,25–1,5 g Protein/kg KG, pos. Stickstoffbilanz).

- **Kons. Therapie (hauptsächlich Stadien I und II):**
  - **Kontaminierung vorbeugen:**
    - Nicht toxische topische Antiseptika (Jodkomplexe, z. B. Povidon-Jod/ Cadexomer-Jod, Silberkomplexe [einschließlich Silber-Sulfadiazin], Polyhexanid, Chlorhexidine, Betain), wenn keine Allergie vorhanden. Kein Sauerstoffperoxid.
    - Keine topischen Antibiotika.
    - Systemische Antibiotika bei klin. nachgewiesener systemischer Infektion, z. B. pos. Blutkulturen, Zellulitis, Faszienentzündung, Osteomyelitis, SIRS, Sepsis.
  - **Verbandmateralien:**
    - Wundbett feucht halten, keine Nass-zu-Trocken-Verbandmaterialien aus Gaze. Schutz der Umgebungshaut. Vollständige Entfernung aller Wundauflageprodukte bei jedem Verbandswechsel.
    - Hydrokolloid-Verbände bei nicht infiziertem Dekubitus der Stadien II und III.
    - Hydrogel-Verbände bei geringfügig exsudierendem Dekubitus, trockenem Ulkusbett, schmerhaftem Dekubitus.
    - Alginat-Verbände bei moderat/stark exsudierendem Dekubitus, bei klin. infiziertem Dekubitus.
    - Schaumverbände bei exsudierendem Dekubitus des Stadiums II und oberflächlichem Dekubitus des Stadiums III. Kein Polyurethanschaum bei exsudierenden Ulzera mit Wundtaschen.
    - Silberimprägnierte Verbände bei klin. infiziertem/stark kolonisiertem Dekubitus und beim Ulkus mit hoher Infektionsgefahr.
- **Operative Therapie (hauptsächlich Stadien III und IV):**
  - Individuelle interdisziplinäre Entscheidung (Integration Pat., Angehörige, Pflegepersonal, Physiotherapie).
  - OP-Ind.: Blutungen, Sepsis, Osteomyelitis, Fistel.
  - Radikales Débridement, ggf. mit Resektion von Knochen, Fistelgängen, Gewebetaschen.
  - Unterdruckwund-Ther. bei der Behandlung von tiefem Dekubitus der Stadien III und IV.
  - Defektdeckung mit gut durchblutetem Gewebe. Methode der Wahl sind fasziokutane und myokutane Lappen (glutealer Rotationslappen oder V-Y-Lappen, Bizeps-Femoris Lappen etc.).

6.3.5 Ulcus cruris

Definition Substanzdefekt in path. verändertem Gewebe des Unterschenkels infolge einer chron. venösen Insuffizienz (CVI).
Therapieresistenter Ulcus cruris venosum: optimale phlebologische Ther. ohne Heilungstendenz innerhalb von 3 Mon. bzw. ohne Abheilung innerhalb von 12 Mon.

Ätiologie Langfristige Insuff. der subfaszialen, transfaszialen u./o. epifaszialen Venen (primär, z. B. Klappeninsuffizienz, oder sekundär, z. B. Thrombose). Dadurch venöse Hypertonie und Erhöhung des transmuralen Drucks in den (post) kapillären Gefäßen. Folgen: Schädigung der Hautkapillaren, Dermatoliposklerose und Ulkusbildung.

Diagnostik

- Anamnese: familiäre Belastung, Begleiterkrankungen (z. B. Diab. mell., Herzinsuff., Risikofaktoren [Thrombophilie], OP, Traumata)
- Klin. Untersuchung: Inspektion, Palpation, Pulsstatus, Fotodokumentation
- Bildgebung: Doppler-Sono, farbcodierte Duplex-Sono des Venen-/Arteriensystems, Plethysmografie, Phlebografie
- Histologie: bei therapieresistenten und morphologisch ungewöhnlichen Ulzerationen (Ausschluss Malignität)

Differenzialdiagnosen PAVK, isoliert oder in Komb. mit CVI, Angiodysplasie, Lymphabflussstörungen, Vaskulitiden, Infektionen, metabolische Ursachen (Diab. mell.), ulzerierte Haut-TU, chemische Ursachen.

Therapie

- **Kompressionstherapie:**
  - Konsequente Kompressions-Ther. sinnvoll (unklarer Wirkungsmechanismus)
  - Kompressionsmittel: Verbände, Strümpfe (schnellere Heilung als mit Verbänden, weniger Rezidive mit Strümpfen der Klasse 3 im Vergleich zur Klasse 2)
  - KI: pAVK, dekompensierte Herzinsuff., septische Phlebitis, Phlegmasia coerulea dolens, TU-Erkr.
- **Operative Therapie:**
  - Ausschaltung epi- und transfaszialer Refluxwege (kausale Ther.):
    - Chirurgische Verfahren: Perforansdissektion ggf. mit paratibialer Fasziotomie, endoskopische subfasziale Dissektion der Perforansvenen in Komb. mit Chirurgie der epifaszialen Venen
    - Sklerosierende Verfahren: Schaumsklerosierung, endovenöse Laser- oder Radiofrequenztherapie
  - Lokale op. Verfahren (symptomatische Ther.):
    - „Shave"-Ther. (tangentiale, ausschließlich suprafasziale Nekrosektomie und Fibrosektomie, einzeitige Mesh-Graft-Plastik): Methode der Wahl des therapieresistenten Ulcus cruris venosum
    - Ulkusbehandlung (Exzision, Débridement, ggf. VAC-Ther.)
    - Fasziektomie: nur bei sehr ausgedehnten Ulzera, sehr tief reichenden Befunden der Sklerose mit Sehnenbeteiligung, transfaszialen Nekrosen oder bei Ther.-Versagern nach Shave-Ther.

6.4 Chirurgie der Hautanhangsgebilde

6.4.1 Paronychie, Panaritium

Definitionen **Paronychie:** Entzündung des lat. u./o. prox. Nagelwalls. Ausgelöst durch Mikrotraumata, Mazeration, eingewachsene Nägel. Häufigster Erreger: *Staph. aur.*

Panaritium: eitrige Entzündung an der Fingerkuppe oder der Palmarseite eines Fingers oder einer Zehe. Ausgelöst durch Mikrotraumata, hämatogene Aussaat oder aus der Umgebung übergreifend (z. B. unbehandelte Paronychie). Je nach Ausbreitungsmuster verschiedene Bezeichnungen (P. paraunguale, subunguale, cutaneum, subcutaneum, tendinosum, periostale, ossale, articulare).

Klinik **Paronychie:** entzündliche, druckschmerzhafte Rötung der Nagelwälle, ggf. mit Pus.
Panaritium: umschriebene, druckempfindliche, nach prox. progrediente Schwellung, ggf. Fluktuation, Bewegungseinschränkung, Lymphangitis/Lymphadenitis.

Therapie ▶ Tab. 6.10.

Tab. 6.10 Therapie der verschiedenen Panaritium-Formen

Form	Therapie
Panaritium paranguale (Paronychie)	• Eröffnung im Nagelwall (schmal-ovaläre/semilunäre Hautexzision), ggf. Lascheneinlage • Bei rezid. Paronychie: Keilexzision des lat. Nagelwalls mit einem Nagelstreifen **Cave bei Paronychie der prox. Nagelmatrix:** Matrix-Schonung!
Panaritium subunguale (meist nach Fremdkörperverletzung)	Keilexzision des über dem Eiterherd lokalisierten Nagelanteils, Abszessausräumung, ggf. Fremdkörperexstirpation, Spülung **Cave:** Schonung der Matrix!
Panaritium cutaneum (Eiterblase innerhalb der Kutis)	Tangentiale Blasenabtragung, Spülung **Cave:** immer den Wundgrund auf einen Fistelgang aus der Tiefe sondieren (→ Kragenknopfpanaritium)
Panaritium subcutaneum (Grundglied-, Mittelglied-, Endgliedbereich)	Mediolaterale schmal-ovaläre Hautexzision dorsal des Gefäß-Nerven-Bündels (GNB) **Cave:** keine Inzision der Fingerkuppe (Sensibilitätsstörung), Gefahr einer GNB-Verletzung, wenn Inzision zu palmar
Kragenknopfpanaritium (Abszess innerhalb der Subkutis lokalisiert, in Verbindung mit darüberliegendem Panaritium cutaneum)	Tangentiale Blasenabtragung des kutanen Panaritiums, Spaltung des Fistelgangs, Ausräumung der Abszesshöhle mit scharfem Löffel
Panaritium tendinosum (Einbeziehung der Sehnenscheide)	z. B. Bruner-Inzision: • Sehne intakt: Eröffnen der Sehnenscheide, Infektausräumung, Spülung, Drainage, Erhalt der Sehne • Sehne betroffen: Resektion grünlich-nekrotischer Sehnen unter Erhalt der Ringbänder, Spülung, Drainage **Cave:** Stationäre Behandlung, i. v. Antibiose, GNB-Verletzung, nicht zu lange postop. Ruhigstellung
Panaritium ossale (Einbeziehung des Knochens, vorwiegend Endglied)	Dorsale Inzision, Knochendébridement, Spülung, Antibiotika-Instillation, ggf. Mini-Antibiotika-Einlage, lockere Hautadaptation
Panaritium articulare (Einbeziehung des Fingergelenks, vorwiegend End- und Mittelglied)	• Eröffnen des Gelenks, Abszessausräumung, Spülung, ggf. Minikugel-Einlegen, ggf. Einlegen einer feinen Kanüle zum Spülen, keine Kapselnaht, lockere Hautadaptation • Nachbehandlung: regelmäßige Spülung, Ruhigstellung und danach Bewegungstherapie; bei Knorpeldestruktion Arthrodese in Funktionsstellung **Cave:** Bei bestehendem Verdacht, kein kons. Vorgehen gerechtfertigt, sonst entstehen irreversible Knorpelschäden

6

- Zunächst kons.: Antibiose (lokal/systemisch mit z. B. Cephalosporine 1.–2. Generation, Clindamycin), Fingerbäder, Ruhigstellung
- Bei Progredienz op. Vorgehen (je nach Befund Oberst-Anästhesie/Mittelhandblock, Blutsperre/Blutleere): Inzision, Drainieren (ggf. mit Lascheneinlage), Feuchtverband
- Nachbehandlung: tgl. Verbandwechsel, Fingerbäder, Feuchtverband, Ruhigstellung (2–3 d Fingergipsschiene, danach Stack-Schiene) bis zum Abklingen der Entzündung
- Bei Rezidiven prädisponierende Faktoren suchen (z. B. Diab. mell.)

6.4.2 Unguis incarnatus („eingewachsener Zehennagel", Onychokryptose)

Ätiologie Druck des seitl. Nagelwalls gegen den scharfen Nagelrand. Wucherung der Weichteile über dem Nagel durch chron. Entzündung. Am häufigsten betroffen ist die Großzehe (permanenter Schuhdruck, falsche Nagelpflege – zu kurzes Abschneiden des seitl. Nagelrands, Wachstumsstörungen, z. B. Rollnagel – Unguis convolutus, Skleronychie, subunguale Exostosen).

Klinik Schmerzen, ggf. lokale Infektion.

Differenzialdiagnose Spinozelluläres Karzinom, amelanotisches malignes Melanom.

Konservative Therapie

- Selbstbehandlung: enges Schuhwerk vermeiden, richtiges Abschneiden des lat. Nagelrands, Fußbäder
- Bei fehlender Infektion Ind. zur podologischen Behandlung gegeben
- Anheben der Nagelecke/Herunterkleben des überwuchernden Nagelwalls mit regelmäßig aufgefrischten Klebestreifen
- Zurückdrängung des Granulationsgewebes mittels lokalen Lsg./Salben
- Bei Unguis convolutus Orthonyxie mittels Nagelkorrekturspangen

6

Operative Therapie

- Absolute Ind.: Paronychie
- Relative Ind.: wenn kons. Ther. versagt
- **Technik:** lat. Keilexzision von Nagelrand und Nagelbett mit Ausrottung der Nagelmatrix (Emmert-Plastik)
- Komb.: OP mit chemischer Ablation (Phenolkaustik nach Abtrennung des seitl. Nagelteils einschließlich Wurzel)

Outcomes

- Niedrigere Rezidivrate bei op. Ther. gegenüber kons. Ther.
- Niedrigere Rezidivrate der komb. Ther. mit Phenolkaustik, gegenüber op. Ther. allein.
- Postop. Behandlung mit Antibiotika, Manuka-Honig, Povidon-Jod, Hydrogel, Paraffingazen zeigte keinen Unterschied der Infektionsrate, der Schmerzen und der Wundheilung.

7

Endokrine Chirurgie

Heike Treckmann, Pier Francesco Alesina

7.1 Schilddrüse (SD)

7.1.1 Checkliste Anatomie

In 50 % der Fälle kranial gelegener Lobus pyramidalis.

Gefäßversorgung (▶ Abb. 7.1, ▶ Abb. 7.2)

- **Arteriell:**
  - **A. thyreoidea sup.** aus A. carotis externa.
  - **A. thyreoidea inf.** aus Truncus thyreocervicalis. **Cave:** kreuzt den N. laryngeus recurrens.
  - Selten (8–10 %): unpaare **A. thyreoidea ima** aus Aortenbogen oder Truncus thyreocervicalis.
- **Venös:**
  - **V. thyreoidea sup.** und **V. thyreoidea med.** (= „Kocher-Vene") in V. jugularis int.
  - **V. thyreoidea inf.** in V. brachiocephalica.
- **Lymphabfluss:** Zusammen mit den SD-Venen in paratracheale, zervikale und z. T. auch in mediastinale LK-Gruppen.

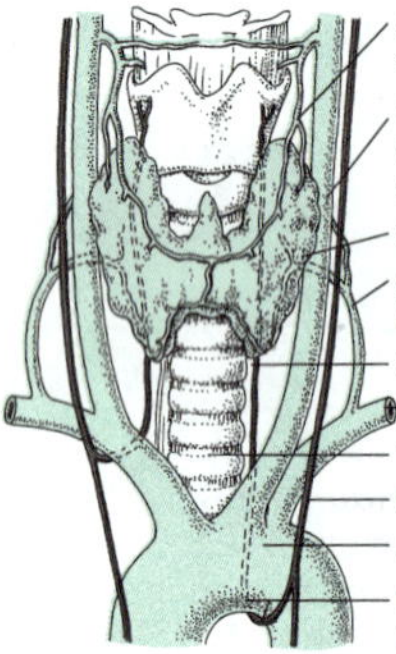

Abb. 7.1 Anatomie Schilddrüsenregion [L190]

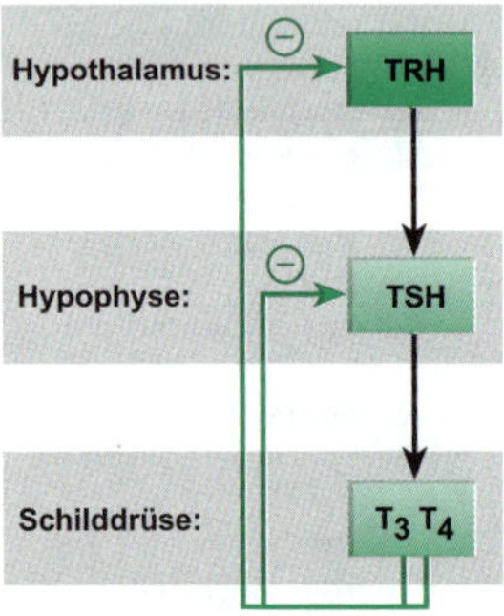

Abb. 7.2 Regelkreis und Störungen Schilddrüse [L106]

7.1.2 Leitsymptome und Differenzialdiagnosen

Halsschwellung

- **Struma, ektopes SD-Gewebe:** Zungengrundstruma, oder im Verlauf des **Ductus thyreoglossus.**
- **SD-Karzinom:** derber Knoten oder Struma, im fortgeschrittenen Stadium oft keine Schluckverschieblichkeit mehr ▶ Kap. 7.1.9).
- **Ektopes Speicheldrüsengewebe, ektopes Thymusgewebe:** Histologie, Sono.
- **LK-Schwellung:** ▶ Kap. 9.3.1.
- **Laryngozele:** bei erhöhtem intrapharyngealem Druck (Trompeter, chron. Husten). **Diagnose:** Laryngoskopie, Palpation: Kehlsack wird bei Valsalva-Manöver größer.
- **Hautemphysem der Halsweichteile:** bei Trachea-, Bronchus- oder Ösophagusverletzungen (traumatisch, iatrogen bei Endoskopie). Schneeballknirschen palpabel.

- **Lipom:** weicher, prall-elastischer, verschieblicher TU. Sonderform: „Madelung-Fetthals“ (diffuse Lipomatose, die krausenartig den Hals umschließt).
- **Laterale/mediale Halszyste und -fistel:** Sono, MRT.

Endokrine Orbitopathie

Definition Autoimmunerkrankung, zu 70 % assoziiert mit immunogener Hyperthyreose; in 5–10 % der Fälle Euthyreose.

Klinik Hervortreten des Augapfels ein- bzw. beidseitig (Exophthalmus), Schmerzen, Doppelbilder, Lidschwellung, Stellwag-Zeichen (seltener Lidschlag), Austrocken der Hornhaut, ggf. Ulzerationen und Entzündung der Hornhaut, Moebius-Zeichen (Konvergenzschwäche).

Diagnostik Klinik, SD-Diagn., ophthalmologisches Konsil, Sono, CT, MRT der Orbita.

Differenzialdiagnose Bei einseitigem Befund → retrobulbären TU ausschließen (Sono, CT, MRT).

Therapie
- **Basistherapie:** Behandlung der Hyperthyreose (sofern vorhanden) → thyreostatische Therapie, Radiojodtherapie oder SD-OP (▶ Kap. 7.1.6).
- **Symptomatische Therapie:** getönte Brille, befeuchtende Augentropfen tagsüber, Gel oder Salbe nachts; Glukokortikoide; wenn Visusverlust droht → Retrobulbärbestrahlung und/oder Orbitadekompressions-OP.

7.1.3 Diagnostik

Anamnese
- **Familienanamnese:** familiäre Häufung bei Morbus Basedow, blander Struma, Schilddrüsenkarzinom.
- **Medikamenteneinnahme:**
  - **Strumigene Medikamente** wie Salizylate, Phenylbutazon, Lithiumpräparate, Hydantoin, Phenytoin.
  - Interferon-α, Tyrosinkinasehemmer.
  - SD-Hormone.
  - Thyreostatika.
- **Jodexposition** (KM-Untersuchungen, jodhaltige Medikamente, Desinfizienzien). **Vorausgegangene Strahlenexposition** der Halsregion → Malignomrisiko ↑.
- **Wachstumsgeschwindigkeit** der Struma (rasches Wachstum malignomverdächtig).
- **Vegetative Anamnese:** Hyperthyreose ▶ Kap. 7.1.6 (Klinik), Hypothyreose ▶ Kap. 7.1.7 (Klinik).
- **Neu aufgetretene Heiserkeit:** V. a. Recurrensparese bei Malignom
- **Lokale Beschwerden:** Globusgefühl, Dysphagie, Dyspnoe, Schmerzen (→ Thyreoiditis ▶ Kap. 7.1.8).

Körperliche Untersuchung
- Inspektion: symmetrische/asymmetrische Vergrößerung der SD (▶ Kap. 7.1.5), obere Einflussstauung, Hautbeschaffenheit, Exophthalmus, Tremor. Halsumfangsmessung zur Verlaufskontrolle.

- Inspiratorischer Stridor/Heiserkeit bei Rekurrensschädigung → Kehlkopf-Sono und Laryngoskopie, ggf. HNO-Konsil.
- Palpation (bimanuell von dorsal): Knoten, Größe, Konsistenz (derb bei Malignom/Thyreoiditis), Verschieblichkeit (evtl. aufgehoben beim Malignom); Druckdolenz, Überwärmung und Schmerzen bei Thyreoiditis.

Labordiagnostik

- **TSH** (Thyreoidea-stimulierendes Hormon) im Serum (▶ Tab. 7.1):
  - Empfindlichster Parameter zur Funktionsdiagnostik. Die Bestimmung von **TSH basal** genügt zum Ausschluss einer Fehlfunktion. **Normalwerte:** 0,4–4,0 mU/l.
  - Nur noch in Problemfällen → TRH-Test. **Cave:** TSH erniedrigt bei Mangelernährung, Glukokortikoid-, Dopamin-Medikation.
- **TRH-Test** (Stimulationstest) mit Thyreotropin-Releasing-Hormon (TRH, ▶ Tab. 7.2).
  - **Indikation:** V. a. auf hypophysäre oder hypothalamische Störung, nur noch in Ausnahmefällen zur SD-Funktionsdiagnostik.
  - **Technik:** Blutabnahme für TSH basal, fT_3, fT_4, dann Gabe von 200 µg TRH i. v.; 30 min nach Applikation erneute Blutabnahme zur TSH-Bestimmung.
  - ! Vasovagale Reaktion.

Periphere SD-Parameter

- Bestimmung von Thyroxin (T_4) und Trijodthyronin (T_3) im Serum als freies T_3, T_4 (**fT_3, fT_4**), da nur der freie Anteil biologisch wirksam ist.
- Bestimmung von fT_3 und fT_4 v. a. zur Verlaufskontrolle unter thyreostatischer Ther., da TSH zu langsam reagiert. Bei V. a. Überdosierung unter Substitutionstherapie: Bestimmung von fT_3 ausreichend (fT_4 wegen langer HWZ oft erhöht). **Cave:** unter Substitutionsbehandlung Blutabnahme morgens **vor** der Hormoneinnahme.

Tab. 7.1 Schilddrüsenparameter

TSH basal	fT_3, fT_4	Interpretation
Erniedrigt	Erhöht	Manifeste Hyperthyreose, z. B. bei uni/multifokaler Autonomie, Morbus Basedow, Thyreoiditis, Hyperthyreosis factitia
	Normal	Latente Hyperthyreose, z. B. bei Autonomie, Behandlung mit SD-Hormonen
	Erniedrigt (selten)	Sekundäre Hypothyreose, z. B. Hypophysen-TU
Normal	Erhöht (selten)	TSH-produzierender Hypophysen-TU (TSH hochnormal oder erhöht)
	Normal	Euthyreose: SD-Funktionsstörung ausgeschlossen
	Erniedrigt (selten)	Hypophyseninsuff./-TU (TSH niedrig-normal oder erniedrigt)
Erhöht	Erhöht (selten)	Zentrale oder globale SD-Hormonresistenz, TSH produzierender Hypophysen-TU
	Normal	Latente Hypothyreose, z. B. Frühform einer chron. Thyreoiditis, nach SD-OP, nach Radiojodtherapie
	Erniedrigt	Manifeste, primäre Hypothyreose, z. B. chron. Thyreoiditis, nach SD-OP, nach Radiojodtherapie

Tab. 7.2 Interpretation des TRH-Tests

TSH-Anstieg	fT_3, fT_4	Interpretation
< 2,0 mU/l	Erhöht	Manifeste Hyperthyreose
	Normal	Latente Hyperthyreose
	Erniedrigt	Hypophysenvorderlappeninsuff. (selten)
2,0–25 mU/l	SD-Funktionsstörung ausgeschlossen	
> 25 mU/l	Erhöht	Zentrale oder globale SD-Hormonresistenz, TSH produzierender Hypophysen-TU
	Normal	Latente Hypothyreose
	Erniedrigt	Manifeste periphere Hypothyreose

Schilddrüsenautoantikörper

- **Tg-AK:** gegen Thyreoglobulin, **erhöht** bei Autoimmunthyreoiditis, insbes. bei der fibrösen Verlaufsform der Hashimoto-Thyreoiditis.
- **TPO-AK:** gegen thyreoidale Peroxidase, **erhöht** bei chronischer Hashimoto-Thyreoiditis (90 %), Morbus Basedow (70 %), atrophischer Verlaufsform der Autoimmunthyreoiditis (hier auch Tg-AK ↑). **Cave:** auch erhöht bei Morbus Addison, Diabetes mellitus Typ 1, systemischem Lupus erythematodes.
- **TRAK:** TSH-Rezeptor-Autoantikörper, erhöht bei Morbus Basedow (80–90 %).
- **Antikörper gegen SD-Hormon T_3, T_4:** mögliche Störfaktoren bei der fT_3-, fT_4-Bestimmung.

Tumormarker

- **Thyreoglobulin im Serum (Tg):** Einsatz als Tumormarker nach totaler Thyreoidektomie und ggf. ablativer Radiojodtherapie wegen eines SD-Ca. Nach erfolgreicher Behandlung sollte im Serum kein Tg mehr nachweisbar sein. Unter TSH-Stimulation Tg > 1 ng/ml: Verbliebener benigner oder maligner SD-Rest, Lokalrediziv, Metastasen?

> **!** Tg-AK können die Höhe des Thyreoglobulinspiegels im Blut beeinflussen und müssen bei der Interpretation des Tumormarkers Thyreoglobulin mitberücksichtigt werden.

- **Calcitonin i. S.:** Zur Diagnose und Verlaufskontrolle beim medullären SD-Karzinom, hierbei häufig auch **CEA** (Carcinoembryonales Antigen) erhöht.
  - Die routinemäßige Bestimmung des Calcitonins bei der Abklärung der Struma nodosa ermöglicht eine frühzeitige Diagnose und verbessert dadurch Heilungschancen und Prognose. Präop. Calcitonin-Spiegel > 100 pg/ml sind in nahezu 100 % der Fälle mit einem medullären SD-Karzinom (MTC) verbunden, während bei Spiegeln zwischen 10 und 20 pg/ml die Wahrscheinlichkeit eines MTC nur bei < 5 % liegt. Die Durchführung von Calcitonin-Stimulationstests führt oft nicht zu einer wesentlichen Verbesserung der Diagnoserate. Mit den neuen Assays werden unspezifische Erhöhungen des basalen Calcitonin-Spiegels i. S. nur noch in einem begrenzten Bereich von bis zu 20 pg/ml bei Frauen und 30 pg/ml bei Männern beobachtet. Die Cut-off-Werte des basalen

Calcitonins für die OP-Entscheidung betragen etwa 30 pg/ml für Frauen und etwa 60 pg/ml für Männer.
- Leicht bis mäßig erhöhte Werte bei C-Zell-Hyperplasie, auch paraneoplastisch beim kleinzelligen Bronchial-Ca, bei Abbaustörungen im Rahmen einer Niereninsuff
- Einsatz auch im Rahmen des Familienscreenings bei MEN II (▶ Kap. 7.4.1).

Apparative Diagnostik

- **Sono: Basisdiagnostik zur Erfassung intra-/extrathyreoidaler Pathologien**
  - **Volumenbestimmung der SD-Lappen:** normales Gesamtvolumen: 15- bis 18-Jährige: 15 ml; Erw.: F 18 ml, M 25 ml.
  - **Differenzialdiagnose:** Größe/Verteilung/Dignität von Knoten, Zysten; Thyreoiditis, LK-Metastasen.
  - Mehrere Fachgesellschaften haben in den letzten Jahren Klassifikationssysteme für die sonografische Dignitätsbeurteilung von SD-Knoten vorgeschlagen (ATA, TI-RADS). Malignitätskriterien bei SD-Knoten: Echoarmut, Mikroverkalkungen, unregelmäßige Begrenzung und fehlender Halosaum, Form („tiefer-als-breit"), verstärkte Binnenvaskularisation (zentrale Vaskularisation).
  - Elastografie: mit dieser Methode wird die „Rigidität" von SD-Knoten gemessen. SD-Ca weisen oft einen höheren Härtegrad auf als benigne Knoten.
- **SD-Szintigrafie** (▶ Tab. 7.3, ▶ Kap. 3.10):
- **Indikation:**
  - V. a. retrosternale oder ektope SD-Anteile.
  - Abklärung des Funktionszustands von Knoten (uni-/multifokale Autonomie).
  - Metastasen differenzierter SD-Ca (^{131}Jod-Ganzkörperszintigrafie).
- **Suppressionsszintigrafie:** (▶ Kap. 3.10). **Ind.:** Nachweis einer fokalen oder disseminierten funktionellen Autonomie. Nur nicht supprimierbare, autonome Bezirke speichern Tc. Funktionelle Autonomie bei Tc-Uptake > 2,0 %.

Tab. 7.3 Befunde und Differenzialdiagnose der Schilddrüsenszintigrafie

Szintigrafischer Befund		DD	Weitere Abklärung
Kalter Knoten	Areal ohne Nuklidanreicherung	Zyste, regressiv umgewandelter Kolloidknoten, Malignom	Zytologie oder Histologie (Feinnadelbiopsie, ggf. op. Entfernung)
Warmer Knoten	Anreicherung wie übriges SD-Gewebe	SD-Adenom, selten Malignom	Hormonstatus, ggf. Suppressionsszintigrafie
Heißer Knoten = fokale Autonomie = autonomes Adenom	Intensive umschriebene Mehranreicherung bei geringer Anreicherung in der Restschilddrüse	Autonomes SD-Adenom, unterliegt nicht mehr der hypophysären Kontrolle u. produziert vermehrt SD-Hormone	Hormonstatus
Disseminierte Autonomie	Diffuse Mehranreicherung	Häufig bei Morbus Basedow	AK-Bestimmung, Hormonstatus

7

Additive Untersuchungen

- **Aspirationszytologie (Feinnadelpunktion): Indikation:** V. a. Malignität:
  - Pat. mit klin. Zeichen eines SD-Ca.
  - Knoten > 1 cm mit suspekten sonografischen Eigenschaften.
  - Knoten < 1 cm nur bei Risikofaktoren und vorhandener Punktionsexpertise.
  - Knoten jeder Größe mit extrakapsulärem Wachstum oder unklaren zervikalen LK.
  - Knoten jeder Größe bei Pat. mit anamnestischer Bestrahlung im Halsbereich.
  - Bei mehr als zwei erstgradigen Verwandten mit differenziertem SD-Ca.
  - Eine unselektive FNP von SD-Knoten ist nicht zu empfehlen.
  - Bei V. a. ein C-Zell-Ca sollte keine FNP erfolgen.

  Cave: Neg. Ergebnis schließt Ca nicht aus → bei klin. Verdacht (▶ Kap. 7.1.9) immer operative Abklärung anstreben.
- **Szintigrafie mit ^{99m}Tc-MIBI:** kann, wenn eine FNP nicht möglich, nicht repräsentativ, vom Pat. abgelehnt oder ohne aussagekräftiges Ergebnis geblieben ist, durchgeführt werden. Soll **nicht** als Screening-Verfahren oder bei hyperfunktionellen oder funktionell indifferenten SD-Knoten verwendet werden.
- **CT/MRT** Hals und Thorax: bei V. a. retrosternale/intrathorakale SD-Anteile, Trachealverlagerung oder -stenose, Infiltration benachbarter Strukturen bei Malignomen, Nachweis von Metastasen.
- **Cave:** keine jodhaltigen KM (Auslösung einer thyreotoxischen Krise ▶ Kap. 7.1.6; Blockierung der Radiojodanreicherung → Verzögerung bei evtl. erforderlicher postop. Radiojodtherapie ▶ Kap. 7.1.9).

7.1.4 Perioperatives Management

Indikation zur SD-Operation

- Mechanische Probleme (Trachea-, Ösophaguseinengung), dystope Lage.
- Malignitätsverdacht, Ca-Therapie. Konservativ nicht ausreichend therapierbare Hyperthyreose, wenn eine Radiojodtherapie nicht möglich ist oder vom Pat. abgelehnt wird.

Präoperative Maßnahmen

- **SD-Diagn.** (▶ Kap. 7.1.3) inkl. Bestimmung von Calcitonin (Früherkennung eines medullären SD-Ca), Kalzium und PTH (vorbestehender Hyperparathyreoidismus?) und allg. OP-Vorbereitung.
- Feinnadelpunktion.
- OP-Indikation für jede Seite getrennt stellen.
- **Aufklärung** über **postoperative** Komplikationen.
- **Direkte Laryngoskopie** (ggf. kann bei entsprechender Expertise und Ind. eine Kehlkopf-Sono anstelle der Laryngoskopie erfolgen) in der chir. Klinik oder HNO-Konsil (Rekurrensfunktion).
- Bei Hyperthyreose **thyreostatische Vorbehandlung** (▶ Kap. 7.1.6).
- **Blutkonserven:** i. d. R. nicht notwendig.
- **Rasur:** Unterkieferrand bis Mamillenhöhe, bei geplanter Sternotomie gesamter ventraler Thorax.
- **Einzeichnen des Schnitts: Kocher-Kragenschnitt** horizontal etwa 2 cm über dem Jugulum, möglichst im Verlauf einer Hautfalte. Bei asymmetrischer Struma mit starker Vorwölbung auf dieser Seite Schnitt mehr ansteigend füh-

ren (symmetrischer Schnittverlauf postop.). Einzeichnen idealerweise beim **wachen, sitzenden** Pat.

- **Lagerung:** Rückenlage, Oberkörper angehoben, Kopf (leicht) rekliniert und in ringförmigem Polster gelagert.

OP-Technik

> **!** Verletzung des N. recurrens/Devaskularisation oder versehentliche Resektion von Epithelkörperchen → Darstellung des **N. recurrens** sowie der **Nebenschilddrüsen (NSD),** kapselnahe Präparation unter Sichtkontrolle zur Schonung von N. recurrens und Epithelkörperchen. Bei Devaskularisation oder versehentlicher Resektion eines Epithelkörperchens: Autotransplantation in die Halsmuskulatur (▶ Kap. 7.2.2).

- Beginn der OP auf der befunddominanten Seite.
- Feinpräparation unter Zuhilfenahme einer **Lupenbrille,** elektromyografisches **Neuromonitoring** des N. recurrens.
- Vor und nach erfolgter Resektion Neurostimulation zur Überprüfung der Rekurrensfunktion. **Cave:** Nur die Stimulation über dem N. vagus erfasst den gesamten Nervenverlauf und damit auch Traktionsschäden.
- Fortsetzung der OP auf der Gegenseite nur bei einwandfreier Rekurrensfunktion, Komplettierungsoperation ggf. zweizeitig nach Erholung des Nervs (Vermeidung der Gefahr einer beidseitigen Rekurrensparese).
- **Hemithyreoidektomie:** vollständige Entfernung eines SD-Lappens inkl. Isthmus und Lobus pyramidalis.
  - Kocher-Kragenschnitt, Durchtrennung von Haut, Subkutis und Platysma.
  - Längsspalten der geraden Halsmuskeln, quere Durchtrennung nur in Ausnahmefällen bei sehr großer Struma oder Rezidiveingriffen erforderlich. Seitliches Abschieben der Muskulatur (Mm. sternohyoideus und sternothyroideus).
  - Durchtrennung der Kocher-Vene und Stimulation des N. vagus.
  - Durchtrennung der oberen Polgefäße. Hier ggf. Darstellung und Neurostimulation des N. laryngeus superior. **Cave:** Keine Massenligaturen-Verletzung des N. laryngeus sup.
  - Hervorluxieren des SD-Lappens, Darstellung und Stimulation des N. recurrens.
  - Kapselnahe Durchtrennung der Äste der A. thyreoidea inf.; dabei Dissektion des N. recurrens in Richtung Kehlkopf und Identifikation der NSD. Autofluoreszenzdarstellung der NSD und intraop. Angiografie mittels ICG (Indocyaningrün) möglich; ggf. Replantation von NSD-Gewebe.
  - Ablösen des SD-Lappens von der Trachea unter Mitresektion von Isthmus und Lobus pyramidalis.
  - Absetzen des Resektats, Blutstillung im Parenchym.
  - Ggf. Einlage einer Redon-Drainage in das SD-Bett.
  - Aufheben der Reklination des Kopfs, schichtweiser Wundverschluss.
- **Subtotale Resektion:** Teilentfernung eines SD-Lappens, Parenchymrest 1–4 ml.
  - Analoges Vorgehen wie bei Hemithyreoidektomie. Mobilisation des SD-Lappens unter Darstellung und Schonung von N. recurrens und Epithelkörperchen, Erhalt der Gefäße des Parenchymrests (meistens am oberen Pol).

  - Blutstillung im Parenchym mit Diathermie oder fortlaufender Kapselnaht, ggf. Redon-Drainage.
- **Fast-totale-Thyreoidektomie:** belassener Parenchymrest ein- oder beidseitig insgesamt < 2 ml; Vorgehen wie bei der Lobektomie.
- **Lokale Knotenexzision:**
  - Nur bei gut abgrenzbaren, kleinen Veränderungen ohne Malignomverdacht indiziert. Auf die Darstellung des N. recurrens bzw. der Polgefäße kann bei gut zugänglichem Knoten verzichtet werden.
  - Mobilisation des SD-Lappens, dann Freilegung und Resektion des Knotens mit schmalem Saum gesunden Parenchyms, Kapselnaht.
- **OP bei Rezidivstruma:**
  - Aufgrund von Verwachsungen erhöhtes Risiko einer Rekurrensparese → OP-Ind. eng und für jede Seite getrennt stellen. OP-Beginn auf der befunddominanten Seite. Exakte intraop. Darstellung des Nervenverlaufs obligat. Eine Präparation in die SD-Loge ggf. von lateral (zwischen gerader Halsmuskulatur und A. carotis) birgt geringere Gefahr der Nervenverletzung.
  - Bei vorbestehender einseitiger Rekurrensparese Restthyreoidektomie auf der betroffenen Seite, auf der kontralateralen Seite evtl. nur lokale Exzision von Knoten oder extrakapsuläre Resektion; radikale Resektion nur bei absolut sicherer Identifizierung des N. recurrens.

Postoperative Behandlung

- Normale Kost am OP-Abend.
- Redon-Drainagen: am 1. postop. Tag i. d. R. ziehen.
- Hautfaden (wenn nicht vollresorbierbar): am 5.–7. postop. Tag ziehen.
- Nach bilateralen Eingriffen Kalzium- und PTH-Kontrollen am 1. postop. Tag, dann nach Bedarf.
- Stimmbandfunktionsprüfung vor Entlassung obligat.
- **Rezidivprophylaxe nach Lobektomie:**50–150 µg L-Thyroxin oral. Kontrolle der SD-Funktion nach 5–7 Wo., ggf. Anpassung der Therapie.
- **Hormontherapie nach Thyreoidektomie:** 1,5–2 µg/kg/d L-Thyroxin.
  - Zielwert für optimale Rezidivprophylaxe: TSH_{basal} 0,3–1,2 mU/l.
  - Kontrolle der SD-Hormone nach 4–6 Wo., ggf. Anpassung der Ther., weitere Kontrollen nach 6–12 Mon.

Postoperative Komplikationen

- **Nachblutung:** Risiko 0,5–3 %; meist nach der Extubation bzw. in den ersten 24 h postop., bei starker Halsschwellung, insbes. Atemnot durch Trachealkompression operative Revision erforderlich.
- **Rekurrensparese:** Risiko 4–6 % passagere und < 1 % permanent.
  - **Einseitig:** Heiserkeit, Schluckstörungen, meist keine respiratorischen Probleme → logopädische Ther., laryngoskopische oder sonografische Kontrolle nach 8 Wo., sehr oft reversibel.
  - **Doppelseitig:** schwere respiratorische Insuff., wird häufig erst in der ersten postop. Nacht manifest (Stimmband-Ödem). **Therapie:** Überwachung; konservativer Versuch mit leichter Sedierung, O_2-Gabe, Glukokortikoidgabe (z. B. Fortecortin® 100 mg i. v.). Bei mangelndem Erfolg Reintubation für 3 d, danach Extubationsversuch unter Tracheotomiebereitschaft → bei fortbestehender respiratorischer Insuff. Tracheotomie. Später ggf. weitere Behandlung durch HNO-Spezialisten (Lateralfixation der Stimmbänder oder Laserresektion des Processus vocalis).

- **Läsion des N. laryngeus sup.:** Verlust des Stimmvolumens und leichtes Absinken der Stimmlage.
- **Hypoparathyreoidismus:**
  - NSD-Insuff. durch Devaskularisation bzw. Entfernen der Epithelkörperchen bei der SD-OP. Meist reversibel, dauerhaft bei Ersteingriff in 2–10 %.
  - **Klinik:** Kribbelparästhesien, Pfötchenstellung der Finger, pos. Chvostek-Zeichen, Hyperreflexie; Serumkalzium (und PTH) erniedrigt.
  - **Therapie:** orale Ther. mit Kalzium (max. 3 g/d) und Vit.-D-Derivate Alfacalcidol (1α-Hydroxycholecalciferol) oder Kalzitriol (1,25-Dihydroxycholecalciferol); Kalziumgabe i. v. bei schwerer Hypokalzämie oder Pfötchenstellung (▶ Kap. 7.2.2).
  - Unterstützend Magnesiumsubstitution (z. B. 3 × 1 Magnesium Verla® Drg./d p. o.) → Verringerung der Hypokalzämiesymptomatik.
- **Thyreotoxische Krise:** bei konsequenter präop. thyreostatischer Ther. selten (Ther. ▶ Kap. 7.1.6).

7.1.5 Struma

Ätiologie Nach Häufigkeit: Jodmangel, Malignome, Thyreoiditis (▶ Tab. 7.4).

Klinische Einteilung

- **Morphologisch:** Struma diffusa, nodosa (uni-, multinodosa), mit retrosternalen/intrathorakalen Anteilen
- **Funktionell:** euthyreote, hyperthyreote, hypothyreote Struma

Euthyreote Struma

Epidemiologie Häufigste Form der SD-Erkrankungen (90 %), M : F = 1 : 5.

Ätiologie Alimentärer Jodmangel (häufigste Ursache); endokrine Umstellung wie Pubertät, Gravidität, Klimakterium, strumigene Substanzen (▶ Kap. 7.1.3).

Klinik Halsschwellung, bei massivem Befund evtl. Schluckstörungen oder Atemhindernis (▶ Kap. 7.1.2).

Diagnostik ▶ Kap. 7.1.3.

Differenzialdiagnose ▶ Kap. 7.1.2.

Konservative Therapie

- **Ind.:** mäßige Struma diffusa, insbes. bei jüngeren Pat., mäßige Struma nodosa ohne funktionelle Autonomie bzw. Malignitätsverdacht.

Tab. 7.4 Struma-Größenklassifikation nach WHO

Stadium	Befund
I	Solitärer SD-Knoten oder tastbare Struma allenfalls bei Reklination des Kopfs sichtbar
II	Struma auch bei normaler Kopfhaltung sichtbar
III	Sehr große Struma, auch auf Distanz sichtbar, Lokalsymptome (Einflussstauung, Trachealeinengung, retrosternale Anteile)

- **Therapie der Wahl:**
  - **Kombinationstherapie** mit L-Thyroxin und Jod mit 75–100 µg/d (1,5–2,0 µg/kg KG), einschleichend dosieren. Dosisanpassung nach TSH-Kontrollen, Ziel: TSH 0,3–1,2 mU/l.
  - Regelmäßige klin. (Gewicht, Allgemeinbefinden, Palpation) und Sono-Kontrollen.
  - Verkleinerung um 20–30 % des Ausgangsvolumens möglich, max. Ther.-Effekt in den ersten 6–12 Mon.
  - **KI:** keine L-Thyroxingabe bei fokaler oder diffuser Autonomie, frischem Herzinfarkt, unbehandelten Herzrhythmusstörungen bzw. Herzinsuff., Angina pectoris, unbehandelter Nebenniereninsuff.
- **Alternative Therapieoptionen:**
  - **Radiojodtherapie:**
    - **Ind.:** KI zur OP, erhöhtes OP-Risiko bei vorbestehender Rekurrensparese und/oder Rezidivstruma.
    - **KI:** Gravidität, Laktation, Malignomverdacht.
    - Bei Struma nodosa Volumenreduktion um 30–50 % zu erwarten.
  - **Radiofrequenablation:**
    - **Ind.:** symptomatische oder kosmetisch störende Knoten. Eine zytologische Sicherung (z. B. Bethesda II) ist nötig, um maligne oder suspekt maligne Knoten auszuschließen.
    - **KI bzw. Ausschlusskriterien:** Malignitätsverdacht (z. B. TI-RADS ≥ 4B/Bethesda ≥ IV), zystische Knoten (> 80 % Flüssigkeit → besser: Ethanolablation), Nähe zu Risikostrukturen (N. recurrens, Trachea) ohne Schutz.

> ! Hyperthyreosis factitia bei zu hoher SD-Hormondosierung, Insulinwirkung vermindert, Antikoagulanzienwirkung verstärkt. Bei älteren Pat. mit lange bestehender Struma nimmt der Anteil autonomer SD-Anteile zu → Gefahr der Jod-induzierten Hyperthyreose.

Operative Therapie

- **Ind.:** Malignomverdacht, dystopes SD-Gewebe, Kompressionssymptome, Größenprogredienz, kosmetische Gründe.
- **OP-Technik** (▶ Kap. 7.1.4).
  - Solitärknoten **ohne** Malignitätsverdacht: je nach Größe und Lage Hemithyreoidektomie, subtotale Resektion oder Knotenexzision.
  - Solitärknoten **mit** Malignitätsverdacht: Hemithyreoidektomie, ggf. Schnellschnitt (Vermeidung einer Nachresektion).
  - Knotenstruma: befund-/funktionsorientierte Resektion. Im Allgemeinen Hemithyreoidektomie auf der Seite des Hauptbefunds; seitengetrennte Indikationsstellung bei bds. multinodöser Struma.
  - Bei kleiner Struma (20–35 ml) ggf. MIVAT (minimalinvasive videoassistierte Thyreoidektomie) möglich.

7.1.6 Hyperthyreose

Ätiologie

- Häufig: immunogen (Morbus Basedow) oder durch fokale oder disseminierte Autonomie.
- Selten: passagere Hyperthyreose bei Thyreoiditis, iatrogen (Hyperthyreosis factitia ▶ Kap. 7.1.5, SD-Malignom, TSH-produzierende Hypophysen-TU).

Klinik Gewichtsabnahme, Diarrhöen, Wärmeintoleranz, Schweißausbrüche, Haarausfall, Affektlabilität, psychomotorische Unruhe, Angst, Schlafstörungen, Adynamie bei thyreotoxischer Myopathie, lokale Beschwerden (Schluckstörungen, Dyspnoe) bei großer Struma mit Kompressionserscheinungen.

Befund Struma (in 70–90 % der Fälle), auskultatorisch evtl. Schwirren über der SD bei starker Vaskularisation, Tachykardie, Rhythmusstörungen, große RR-Amplitude, evtl. subfebrile Temperaturen. Bei Morbus Basedow häufig endokrine Orbitopathie (▶ Kap. 7.1.2), prätibiales Myxödem. **Cave:** im Alter oft oligosymptomatisch → oft verkannt als „Altersdepression" oder Herzinsuff.

Differenzialdiagnose Psychose, Diab. mell., Phäochromozytom (▶ Kap. 7.3.4), vegetative Dystonie.

Morbus Basedow

Definition Autoimmunhyperthyreose durch AK, die am TSH-Rezeptor der SD-Zelle stimulierend wirken (TRAK ▶ Kap. 7.1.3). Genetische Prädisposition, M : F = 1 : 5.

Klinik

- Klin. Zeichen der **Hyperthyreose** (▶ Kap. 7.1.6 [Klinik]), Struma.
- **Endokrine Orbitopathie** in 20 % der Fälle (▶ Kap. 7.1.2).

Diagnostik

- **fT_3und fT_4 ↑, TSH ↓; TRAK ↑** (bei 95 %), **TPO-AK↑** (bei 70 %) (▶ Kap. 7.1.3).
- **Sono:** diffuse Echoarmut, selten mit Knotenbildung.
- **Szintigrafie:** diffuse Struma. Bei Nachweis fokaler Autonomien Morbus Basedow unwahrscheinlich.
- **Ophthalmologischer Ausschluss anderer Augenerkrankungen** bei endokriner Orbitopathie.

Therapie

- Aufklärung des Pat. über Gefahr der thyreotoxischen Krise bei Jodbelastung (KM-Untersuchung).
- Primär **konservativ** (in 50 % der Fälle dauerhafte Remission innerhalb 1 J.; übrige Fälle: oft jahrelanger schubweiser Verlauf mit Hyperthyreoserezidiven). Bei Notwendigkeit einer definitiven Ther.: Radiojodtherapie oder OP.
- **Thyreostatische Therapie**
  - **Initialtherapie** (4–8 Wo.)**:** je nach Schwere der Erkr. 10–40 mg/d Thiamazol p. o.; alternativ Carbimazol 10–60 mg/d p. o.; alternativ Propylthiouracil 300–600/d, üblicherweise 2 × 200 mg/d über 4–8 Wo., ggf. zusätzlich Betablocker (Propranolol 3 × 10–40 mg/d p. o.). Nach 4 Wo. Hormonkontrolle. Propylthiouracil kann bei einer Hyperthyreose im 1. Trimester der Schwangerschaft eingesetzt werden.
  - **Dauertherapie** (12–18 Mon.)**:** 2,5–10 mg/d Thiamazol oder 5–20 mg/d Carbimazol p. o. oder 50–150 mg/d Propylthiouracil p. o. Ausschleichen der Betablocker. Bei Struma ggf. zusätzlich 50–100 µg L-Thyroxin/d p. o.
  - Kontrollen anfangs alle 2–4 Wo., später alle 6–12 Wo.: Klinik, TSH (oft noch länger supprimiert), fT_3, fT_4, BB, Leberwerte (dosisabhängige NW der Thyreostatika: Agranulozytose, Thrombopenie, Cholestase); sonografische Verlaufskontrolle (Volumenab- oder -zunahme?). Empfehlung:

7

Bestimmung des TRAK-Spiegels nach 6 Mon., da dieser prognostische Bedeutung für die weitere Ther. haben kann. Bei TRAK-Werten > 10 IU/l: dauerhafte Remission unwahrscheinlich; daher wird eine definitive Ther. (OP oder Radiojodtherapie) im Verlauf empfohlen.
  - Behandlungsdauer etwa 12–18 Mon., nach Remission Kontrolle halbjährlich.
- **Operative Therapie**
  - **Ind.:** V. a. Malignom, Struma mit Kompressionssymptomen, endokrine Orbitopathie, gleichzeitig bestehender Hyperparathyreoidismus, Notwendigkeit eines sofortigen Ther.-Effekts, NW und Unverträglichkeit der thyreostatischen Ther., therapierefraktäre oder schwere Hyperthyreose oder Ablehnung der Radiojodtherapie durch Pat
  - **Präop. Vorbereitung:** thyreostatische Ther., evtl. Betablockade für etwa 3 Wo.
  - **OP-Verfahren:** Thyreoidektomie oder Fast-totale-Thyreoidektomie.
  - **Postop. Therapie:** Thyreostatika absetzen, Betablocker über 3–4 d ausschleichen, auf Zeichen der thyreotoxischen Krise achten.
- **Radiojodtherapie**
  - **Ind.:** Versagen der medikamentösen Ther., erhöhtes OP-Risiko oder Ablehnung einer OP, Rezidiv nach OP.
  - Thyreostatische Vorbehandlung.
  - Gabe von ^{131}Jod p. o. **Cave:** wegen Strahlung Isolation erforderlich (Vorschrift in Deutschland, nicht in anderen EU-Staaten).
  - Ther.-Erfolg erst langsam einsetzend (bis zu 6 Mon.), Hypothyreoserate im Langzeitverlauf bis zu 95 %.

Schilddrüsenautonomie (fokal, disseminiert)

Definition Autonomes Adenom (Syn.: fokale Autonomie im normalen SD-Parenchym). Solitär in 30 % (unifokale Autonomie), multipel in 50 % (multifokale Autonomie); selten diffus (disseminierte Autonomie). Häufig Entwicklung in langjährig bestehenden Knotenstrumen, häufigste Ursache der Hyperthyreose im höheren Lebensalter.

Klinik Struma uni-/multinodosa, lokale Symptome, klin. Zeichen der Hyperthyreose, insbes. nach Jodexposition. Stets **ohne** endokrine Orbitopathie.

Diagnostik
- **fT_3, fT_4, TSH:** Latente oder manifeste Hyperthyreose? (▶ Kap. 7.1.3).
- **Sono:** in 75 % echoarme Knoten, z. T. zystische Anteile.
- **SD-Szintigrafie,** ggf. Suppressionsszintigrafie: umschriebene Mehranreicherung.
- **TRAK, Anti-TPO** zur Abgrenzung von Morbus Basedow.

Therapie
- Bei Euthyreose und kleinem autonomem Adenom (< 3–4 cm) sowie fehlenden mechanischen Problemen nur Verlaufskontrolle (Hormonbestimmung, Sono). Beratung: Vermeidung einer höhergradigen Jodexposition.
- Bei Hyperthyreose oder mechanischen Problemen: **thyreostatische Ther.** bis zur Euthyreose vor definitiver chirurgischer oder Radiojodtherapie, ggf. in Kombination mit Betablockern.
- **Operative Therapie:** bei unifokaler Autonomie wie bei Solitärknoten ohne Malignitätsverdacht (▶ Kap. 7.1.5), bei bds. multifokaler Autonomie am ehes-

ten Thyreoidektomie oder Fast-totale-Thyreoidektomie; Enukleation nicht empfehlenswert, da danach häufig Autonomierezidive.
- **Radiojodtherapie:** Ind.: fehlende Operabilität, Strumarezidiv nach SD-OP ohne Malignomverdacht, kleine Struma mit behandlungsbedürftiger Autonomie.
- **Radiofrequenzablation:** Ind.: KI oder Ablehnung von Radiojod oder OP, Pat.-Wunsch nach narbenfrei Ther., unifokale Autonomie.

Thyreotoxische Krise/Koma

Lebensbedrohliche Exazerbation einer unbehandelten Hyperthyreose mit hoher Letalität (20–30 %) bei Immunthyreopathie und SD-Autonomie. Auslösende Faktoren: Jodexposition (z. B. KM-Gabe), schwere Allgemeinerkrankungen, z. B. Sepsis, OP, extrem unwahrscheinlich bei SD-OP in hyperthyreoter Stoffwechsellage (Morbus Basedow).

Klinik Tachykardie > 150/min, Tachyarrhythmien, Hyperthermie (bis 41 °C), Adynamie oder hochgradige Unruhe, Erbrechen, Durchfälle, Myopathie (Stadium I); später Desorientiertheit, Halluzinationen, Somnolenz (Stadium II), Koma (Stadium III).

Differenzialdiagnose Durchgangssyndrom, Alkoholdelir, Psychosen, diabetisches Koma, hypoglykämischer Schock, Phäochromozytom, Addison-Krise, Myasthenie.

Therapie
- Intensivüberwachung!
- Thyreostatika: Thiamazol 20 mg i. v. alle 4–6 h oder (wenn p. o. Gabe noch möglich) Propylthiouracil mit Startdosis 500–1000 mg p. o. und Erhaltungsdosis 250 mg alle 4 h p. o.
- Ggf. zusätzlich (insbes. bei Jodkontamination) Natriumperchlorat (Irenat®-Tr.) 1200–2000 mg p. o./d (Hemmung der Jodaufnahme in die SD).
- Ggf. zusätzlich Lugol-Lösung (5-prozentige Kaliumjodidlösung) 10 Tr. p. o. alle 8 h (Blockade der SD-Hormonfreisetzung aus der SD).
- Hemmung der SD-Hormonwirkung durch Betablocker und Glukokortikoide: Propanolol 1 mg/min i. v. bis max. 10 mg/d oder 60–80 mg p. o. alle 4–6 h; Hydrocortison mit Startdosis 300 mg i. v. und Erhaltungsdosis 100 mg i. v. alle 8 h.
- Hemmung des enterohepatischen Kreislaufs der SD-Hormone: Colestyramin (z. B. Quantalan®) p. o. 4 × 4 g/d.
- Sedierung, z. B. Diazepam bei Bedarf.
- Supportive Maßnahmen: Ausgleich des Flüssigkeitshaushalts (im Allgemeinen starke Exsikkose), Senkung der Körpertemperatur < 39 °C (Wadenwickel, Eisbeutel), Kalorienzufuhr > 3000 kcal/d, ggf. Beatmung.
- SD-OP: wenn nach 2–4 d thyreostatischer Ther. keine Besserung → Thyreoidektomie trotz Hyperthyreose.

7.1.7 Hypothyreose

Ätiologie Meist primäre Hypothyreose: häufigste Ursache Hashimoto-Thyreoiditis, ansonsten Z. n. SD-Resektion oder Radiojodtherapie, Thyreostatika, Lithium. In 5 % der Fälle sekundäre Hypothyreose durch Hypophyseninsuff.

Klinik

- Antriebsarmut, Konzentrations- und Gedächtnisschwäche, rasche Ermüdbarkeit, Kälteempfindlichkeit, Gewichtszunahme (Myxödem), Obstipation, Oligo-/Amenorrhö, depressive Stimmungslage, Stimmveränderungen (Stimme rau, heiser).
- Trockene, blasse, kühle Haut; raues, struppiges Haar; Ödeme der Augenlider, arterielle Hypo- oder Hypertonie, Bradykardie, Kardiomegalie, Herzinsuff. („Myxödemherz"), Verlangsamung der Muskeleigenreflexe, langsame, verwaschene Sprache, SD verkleinert (Z. n. Thyreoiditis?) oder vergrößert (Jodmangel?).
- Myxödem: ödematöse, teigige Infiltration der Haut (v. a. Gesicht und Extremitäten). DD zum kardialen Ödem: Auf Druck bleiben keine Dellen zurück.

> ! Gerade im Alter verläuft eine Hypothyreose oft oligosymptomatisch → Fehldeutung als „Altersdepression" oder Herzinsuff.!

Diagnostik

- fT_3, fT_4 ↓, TSH ↑ (wenn TSH nicht erhöht → Hypophysendiagnostik). SD-Antikörper: bei Hashimoto-Thyreoiditis TPO-AK ↑, Tg-AK ↑. BB (Leuko-, Thrombopenie, Anämie bei 40 %), GOT, LDH und CK i. S. ↑ bei begleitender Myopathie, Cholesterin (insbes. LDL-Cholesterin), Triglyzeride i. S. ↑.
- SD-Sono, SD-Szinti (verminderte oder fehlende Nuklidspeicherung).

Therapie

- Substitution lebenslang mit L-Thyroxin (z. B. Euthyrox®) 1 ×/d morgens nüchtern (bessere Resorption!); einschleichend dosieren: 25–50 µg/d p. o. über 2–3 Wo., stufenweise Dosissteigerung im Abstand von einigen Wo. bis auf Erhaltungsdosis von 1,5–2 µg/kg KG/d, im Allgemeinen 100–200 µg L-Thyroxin/d.
- **Therapiekontrolle:** fT_3, fT_4, TSH-Bestimmung anfangs alle 4–8 Wo., später alle 6–12 Mon. Ziel: TSH 0,5–2,0 mU/l. **Cave:** Bei gleichzeitig bestehender Nebenniereninsuff. Glukokortikoidsubstitution (unter SD-Hormongabe ansteigender Kortisolbedarf)!

> ! **L-Thyroxin-Substitution beim älteren oder kardial vorgeschädigten Patienten**
> Niedrigere Initialdosis (12,5–25 µg/d), Steigerung 4-wöchentlich um 12,5–25 µg/d (Zunahme des myokardialen O_2-Verbrauchs unter SD-Hormontherapie ohne Zunahme der Koronardurchblutung), beim Auftreten von Angina pectoris keine Dosissteigerung mehr → höchste tolerierte Dosis als Dauermedikation geben.

7

> **Myxödem-Koma**
> Lebensbedrohlicher Zustand, meist als Folge einer lange bestehenden, unbehandelten Hypothyreose. Ursachen der akuten Verschlechterung: Infekte, OP, schwere Allgemeinerkrankungen, Kälte, Narkotika, Sedativa.

Klinik
Somnolenz bis Koma, Hypothermie (32–35 °C), art. Hypotonie, Bradykardie, Hypoventilation mit Hyperkapnie, respiratorische Azidose, Hyponatriämie, Hypoglykämie, häufig Perikard- und Pleuraergüsse. **DD:** zerebrales Koma, Addison-Krise, Coma diabeticum, hypoglykämischer Schock.

Therapie
- Intensivüberwachung (Mortalität 20–25 %)
- **Symptomatisch:** Ausgleich der Flüssigkeits- und Elektrolytbilanz sowie des Säure-Basen-Status, evtl. Intubation und maschinelle Beatmung, langsame Anhebung der Körpertemperatur (max. 1 °C/h)
- **Kausal:** 1. d: L-Thyroxin mit Startdosis 200–400 µg i. v. Tag 1, dann Erhaltungsdosis von 1,6 µg/kg KG/d p. o. oder i. v. (**cave:** KHK, Herzinsuff.); Glukokortikoide i. v. (z. B. Hydrocortison 200 mg/d)

7.1.8 Entzündliche Schilddrüsenerkrankungen

Heterogene Krankheitsgruppe, die nur sehr selten eine op. Ther. erfordert.

Autoimmunthyroiditiden

- **Hashimoto-Thyreoiditis:** häufigste Form, meist asymptomatisch. Nachweis durch Sono und spezifische Auto-AK ▶ Kap. 7.1.3. Ther. konservativ; evtl. initial passagere meist milde Hyperthyreose, später Involution des Organs und substitutionspflichtige Hypothyreose. Bei Knotenbildung weitere Abklärung notwendig.
- **Morbus Basedow:** ▶ Kap. 7.1.6.
- **Thyreoiditis de Quervain:** Leitsymptom: Schmerz in der SD-Region, im Labor erhöhte Entzündungszeichen (BSG ↑). Ther. konservativ mit NSAR, bei schwererem Verlauf mit Glukokortikoiden. Selbstlimitierender Verlauf, meist folgenlose Ausheilung, in 10 % der Fälle substitutionspflichtige Hypothyreose.

Akute bakterielle Thyreoiditis

Klinik Lokal: Schmerzen, Druckempfindlichkeit, Schwellung, Schluckbeschwerden, Schwellung zervikaler LK, Fieber.

Diagnostik BSG ↑, CRP ↑, BB (Leukozytose); fT_3, fT_4, TSH (meist Euthyreose), Auto-AK (▶ Kap. 7.1.3), SD-Sono (Einschmelzung?), SD-Szinti (im betroffenen Areal keine Nuklidanreicherung), Feinnadelpunktion (Erregernachweis/Histologie).

Therapie Antibiose (möglichst nach Antibiogramm); lokale Kühlung, NSAR, z. B. Diclofenac oder Ibuprofen, ggf. Kortikosteroide. Ruhigstellung der SD mit 50–150 µg L-Thyroxin/d p. o., im Spätstadium häufig substitutionspflichtige Hypothyreose.

Operativ Bei Einschmelzung: Inzision, Drainage, um einen Einbruch in Mediastinum, Trachea oder Ösophagus zu verhindern. Bei rezid. Entzündungen, Malignomverdacht, lokalen KO: Resektion.

Sonderform: eisenharte Riedel-Struma

Meist doppelseitige Struma mit histologisch invasiv-sklerosierender Thyreoiditis, die die SD-Kapsel überschreitet und auch auf die umgebende Muskulatur sowie die Halsgefäße übergreift. DD: SD-Ca, Abklärung durch Feinnadelpunktion.

Therapie Bei mechanischen **KO** Strumaresektion unter Mitnahme von möglichst viel sklerosiertem Gewebe.

7.1.9 Schilddrüsenkarzinome

Epidemiologie < 2 % aller Krebsneuerkrankungen. Inzidenz steigend, M : F = 1 : 2–3. Risiko erhöht nach externer Bestrahlung der Halsregion, nicht nach Radiojodtherapie (▶ Tab. 7.5).

Tab. 7.5 Einteilung der SD-Tumoren

TU-Entität	Metastasierung	Bilaterales Vorkommen	5-JÜR
Borderline-TU			
NIFTP	Keine	Nein	Exzellent (nahe 100 %)
FT-UMP	Sehr selten	Nein	Exzellent (nahe 100 %)
WD-UMP	Keine	Nein	Exzellent (nahe 100 %)
Maligne TU			
Papilläres SD-Ca (PTC)	Lymphogen (zervikale LK)	20–30 %	> 95 %
• Klassischer Typ	Lymphogen	Häufig	> 95 %
• Follikulärer Typ	Lymphogen, gelegentlich hämatogen	Gelegentlich	> 95 %
• Diffus sklerosierender Typ	Aggressiver, lymphogen	Häufig	80–90 %
• Tall Cell Typ	Häufig hämatogen und lymphogen	Möglich	75–85 %
• Hobnail-Typ	Hochaggressiv, lymphogen	Möglich	60–75 %
• Säulenartiger (Columnar Cell) Typ	Aggressiver Verlauf	Möglich	70–80 %
Follikuläres SD-Ca (FTC)	Hämatogen (Lunge, Knochen)	Selten	85–90 %
Onkozytäres SC-Ca (OTC)	Hämatogen (Lunge, Knochen), gelegentlich lymphogen	Selten	70–80 %
Differenziertes High-Grade-Ca (DHGTC)	Hämatogen und lymphogen	Unbekannt	50–70 %
Schlecht differenziertes Ca (PDTC)	Hämatogen (Lunge, Knochen)	Selten	40–60 %
Anaplastisches SD-Ca (ATC)	Aggressive lokale und systemische Ausbreitung	Nein	< 10 %
Medulläres SD-Ca (MTC)	Lymphogen und hämatogen (Leber, Lunge, Knochen)	30–50 % bei MEN-Sy.	75–85 %

Klinik

- Im **Frühstadium:** Knoten ohne lokale Symptomatik.
- **Spätsymptome:** Struma von derber, harter Konsistenz mit schlechter Verschieblichkeit, evtl. laterozervikale oder supraklavikuläre LK. Hinweise auf infiltratives Wachstum: **Horner-Sy.** (Ptosis, Miosis, Enophthalmus) bei Beteiligung zentraler Sympathikusbahnen, Recurrensparese; Schluckstörungen, Dyspnoe/Dysphagie bei Infiltration von Ösophagus oder Trachea.

> Die differenzierten SD-Ca haben nur eine geringe Wachstumstendenz → auch in länger bestehenden Knoten mit nur geringer Größenzunahme ist ein Ca möglich!

Diagnostik

- **Sono** (SD-Knoten, LK-Metastasen?), bei suspektem Befund **Feinnadelpunktion** (**cave:** Eine benigne Zytologie schließt ein Ca nicht aus → im Zweifelsfall operative Abklärung).
- **SD-Szinti:** Ausschluss fokaler Autonomie.
- Tumormarker: **Calcitonin** und **CEA** für das medulläre SD-Ca (▶ Kap. 7.1.3). **Thyreoglobulin und AK-Tg** für das differenzierte Ca zur Verlaufskontrolle nach OP.
- Sono, CT, MRT zur Rezidiv- oder Metastasendiagnostik; bei Radiojodresistenz des TU **FDG-PET/CT;** beim medullären SD-Ca ^{18}**F-Dopa-PET/CT,** ggf. **Somatostatinrezeptor-Szinti** vor geplanter Radionuklidtherapie.
- **Medulläres SD-Ca:** 75 % sporadisch; 25 % familiär, meist im Rahmen eines MEN-II-Sy. (▶ Kap. 7.4.1) → Phäochromozytom, Hyperparathyreoidismus ausschließen, molekulargenetisches Familienscreening.

Therapie

> Bei suspektem SD-Knoten Hemithyreoidektomie. Schnellschnitt-Diagn. ggf. hilfreich, Verwendung intraop. Ressourcen bei Vorhandensein entsprechender Strukturen vs. Notwendigkeit einer Nach-OP bei Ca-Nachweis.

- **Papilläres SD-Ca:** Regeleingriff: Thyreoidektomie bei TU-Größe > 1 cm, multifokalem PTC, familiärem PTC, kapselüberschreitendem Wachstum, aggressiven histologischen Varianten, klin. erkennbarer Metastasierung. **Ausnahme:** solitäres papilläres SD-Ca ≤ 10 mm. Wenn keine Risikofaktoren vorliegen (Angioinvasion, LK-Metastasen, Kapseldurchbrechung, Bestrahlung in der Anamnese) kann bei TU bis 4 cm eine Hemithyreoidektomie in Erwägung gezogen werden. Der Vorteil einer prophylaktischen LK-Dissektion des zentralen Kompartiments (perithyreoidale, prälaryngeale und prätracheale LK) ist umstritten; bei LK-Befall ther. systematische kompartimentorientierte LK-Dissektion der zentralen und ggf. auch lateralen Kompartimente (zwischen A. carotis communis, M. trapezius, N. hypoglossus, V. subclavia und dorsaler Halsfaszie).
  Eine aktive Überwachung ist möglich bei Pat. > 30 J. mit solitärem, unifokalem papillärem Mikrokarzinom (PTMC) ohne Risikofaktoren wie extrathyreoidaler Ausbreitung oder aggressiven Subtypen.
- **Follikuläres SD-Ca:** Beim minimal-invasiven follikulären SD-Ca (MIFTC) ohne Kapsel- oder Angioinvasion und einer TU-Größe < 4 cm wird eine

Hemithyreoidektomie ohne prophylaktische LK-Dissektion empfohlen. Bei Nachweis einer Angioinvasion oder einer Tumorgröße ≥ 4 cm sollte eine totale Thyreoidektomie erfolgen; eine LK-Dissektion kann erwogen werden. Das breit-invasive follikuläre Ca (WIFTC) erfordert aufgrund des höheren Metastasierungsrisikos stets eine totale Thyreoidektomie; bei prä- oder intraop. Nachweis von LK-Metastasen ist eine zentrale Kompartmentresektion indiziert. Beim onkozytären SD-Ca wird unabhängig von der TU-Größe eine primäre totale Thyreoidektomie empfohlen; bei prä- oder intraop. Diagnose sollte zusätzlich eine zentrale Kompartmentresektion durchgeführt werden.

- Bei überraschendem Ca-Nachweis in SD-OP-Präparat: Komplettierungseingriff (Restthyreoidektomie, ggf. LK-Dissektion) möglichst innerhalb 4–7 d (danach OP-Morbidität ↑), sonst nach 3 Mon.
- Nach totaler Thyreoidektomie ohne Hinweise auf Resttumor: keine komplettierende prophylaktische LK-Dissektion.

- **Gering differenziertes Ca:**
  - Bei Resektabilität Thyreoidektomie und systematische Dissektion des zentralen LK-Kompartiments, Dissektion weiterer LK-Kompartimente befallsorientiert. Radiojodtherapie möglich, Effektivität bei verminderter Fähigkeit zur Jodspeicherung jedoch oft herabgesetzt.
- **Medulläres (C-Zell-)Ca:** bei der familiären Form prophylaktische Thyreoidektomie von Genträgern (Das Alter für die Planung der prophylaktischen Thyreoidektomie beim C-Zell-Karzinom hängt von der vorliegenden Genmutation ab); beim sporadischen medullären Ca Thyreoidektomie, prophylaktische kompartimentorientierte LK-Dissektion zentral und/oder lateral in Abhängigkeit vom Calcitonin- und Sono-Befund, ggf. zweizeitig. Bei fehlendem Jodmetabolismus keine Möglichkeit der Radiojodbehandlung. Bei Irresektabilität oder Fernmetastasen evtl. Ther. mit TKI (Vandetanib, Cabozantinib, Selpercatinib, Vandetanib, Pralsetinib).
- **Anaplastisches/undifferenziertes Ca (ATC):** bei Diagnosestellung meist fortgeschrittenes Tumorwachstum mit Infiltration der Nachbarorgane, sehr schlechte Prognose. Bei begründetem Verdacht Stanzbiopsie gegenüber klassischer Aspirationszytologie bevorzugen. Bei Resektabilität Thyreoidektomie, bei einseitigem Befall auch Hemithyreoidektomie möglich, therapeutische LK-Dissektion und frühpostop. Radio-/Chemotherapie; palliative Resektionen vermeiden. Bei organüberschreitendem Wachstum ggf. multimodales Ther.-Konzept: neoadjuvante Radio- und Chemotherapie, OP, danach CTx; Radiojodbehandlung nicht möglich.
  - Die frühe (am besten präop.) molekulare Diagn. auf BRAF-Mutationen, RET- und NTRK-Fusionen ist von entscheidender Bedeutung. Eine neoadjuvante Ther. im Fall eines BRAF-mutierten ATC einer mKI/Checkpoint-Inhibitor-Kombination kann eine Resektion des TU bei initial lokal fortgeschrittenem ATC ermöglichen.
  - Beim BRAF-V600E-mutierten ATC ist die Kombination aus Dabrafenib/Trametinib (BRAF- und MEK-Inhibitor) einer Dabrafenib-Monotherapie überlegen. RET- und NTRK-fusionierte ATC können mit spezifischen Kinaseinhibitoren therapiert werden. ⅔ der ATC haben keine spezifische Mutation und können effektiv mit einer Kombination aus dem Kinaseinhibitor Lenvatinib und dem Immuncheckpoint-Inhibitor Pembrolizumab behandelt werden.
  - Zielgerichtete Ther. beim anaplastischen SD-Ca sind nur in einer Minderheit der Fälle möglich. Eine RCT (z. B. Carboplatin/Paclitaxel) kann sonst angeboten werden.

Radiojodtherapie: relevant für follikuläres, papilläres und gering differenziertes SD-Ca.

- Vorteile der RIT: Eliminierung von TU-Resten; Verbesserung der Nachsorge durch exaktere Thyreoglobulinbestimmung; Reduktion des Rezidivrisikos und Verbesserung der Langzeit√überlebensraten bei mittleren und hohen Risikogruppen.
- Indikationsstellung zur Radiojodtherapie (RIT): Die Notwendigkeit einer RIT wird primär durch das TNM-Stadium sowie zusätzliche Risikofaktoren wie Angioinvasion, aggressive Histologie und Alter bestimmt. Eine Durchführung der RIT innerhalb von 9 Mon. nach der OP ist prognostisch günstig.
- Risikobasierte Empfehlungen:
  - Sehr niedriges Risiko (z. B. unifokales PTMC, < 1 cm ohne Risikofaktoren): keine RIT empfohlen.
  - Niedriges Risiko (z. B. PTC pT1b oder pT2 N0 M0 ohne aggressive Merkmale): RIT i. d. R. nicht erforderlich bei exzellentem OP-Ergebnis; individuelle Entscheidung möglich.
  - Intermediäres Risiko (z. B. perithyreoidale Invasion, Mikrometastasen): RIT empfohlen, insbes. bei multifokalem PTC oder aggressiver Histologie.
  - Hohes Risiko (Makroinvasion, Fernmetastasen, große Lymphknotenmetastasen): Klare Ind. zur RIT.
- Spezielle Situationen:
  - Papilläres Mikrokarzinom (PTMC): keine RIT bei Fehlen von Risikofaktoren. Bei Multifokalität, aggressiver Histologie, Kapseldurchbruch oder Metastasen individuelle Entscheidung.
  - PDTC und DHGTC: einmalige Überprüfung der Radioiodspeicherung empfohlen.
  - Onkozytäres Ca: RIT empfohlen, außer bei minimal-invasivem Verlauf ohne Angioinvasion.
  - Follikuläres Karzinom (FTC):
  - Minimal-invasives FTC ohne Angioinvasion: keine RIT.
  - Minimal-invasives oder grob-invasives FTC mit Angioinvasion: RIT empfohlen.
  - Zusätzlich sollen Pat. mit aggressiven Subtypen des papillären Ca (z. B. Tall Cell, Hobnail, Kolumnarzellvariante) eine RIT erhalten.
- Bei fortgeschrittenem oder metastasiertem radiorefraktärem Ca evtl. externe Strahlenther., Ther. mit TKI (Lenvatinib, Sorafenib, Cabozantinib, Larotrectinib, Selpercatinib).

7

Nachsorge, Nachbehandlung

> **!** Nach totaler Thyreoidektomie bei differenziertem SD-Ca: SD-Hormonsubstitution direkt postop. möglich, wenn die Radiojodtherapie nach rekombinanter-TSH-Gabe durchgeführt wird.

- **Substitution** mit L-Thyroxin. Beim **papillären** und **follikulären** Ca: weitgehende Suppression von TSH, um das Wachstum TSH-abhängiger Metastasen einzudämmen. Risikoadaptierte Dosierung: Ziel-TSH bei niedrigem Risiko 0,5–2 mU/l, bei hohem Risiko < 0,1 mU/l. Beim **medullären** Ca keine TSH-Suppression erforderlich.
- **Papilläres** und **follikuläres** SD-Ca: Thyreoglobulin alle 6 Mon. als Tumormarker zur Verlaufskontrolle. Anstieg deutet auf Rezidiv- oder Metastasen-

wachstum hin. Thyreoglobulin Spiegel immer in Kombination mit Bestimmung der Tg-AK betrachten (Anstieg der Tg-AK: Tumorrezidiv?).
- **Medulläres** SD-Ca: Calcitonin und CEA als Tumormarker halbjährlich; halbjährliche Halssonografie, ^{131}Jod-Szintigrafie zur Verlaufskontrolle beim differenzierten Ca zunächst nach einem Vierteljahr, dann 1- bis 2-jährlich, Rö Thorax alle 2 J. Bei V. a. Rezidiv/Metastasen ggf. zusätzliche Bildgebung.
- Beim **medullären** SD-Ca Suche nach assoziierten Endokrinopathien im Rahmen eines MEN-Sy. (▶ Kap. 7.4.1), molekulargenetische Untersuchung zum Nachweis oder Ausschluss einer hereditären Form, ggf. molekulargenetisches Familienscreening.

Internet
- AWMF-Leitlinie – Operative Therapie maligner Schilddrüsenerkrankungen (in Überarbeitung): www.dgav.de/fileadmin/media/texte_pdf/caek/Leitlinie_Maligne_Schilddruesenerkrankungen_Operative_Therapie_2012-11.pdf
- Konsultationsfassung S3-Leitlinie Schilddrüsenkarzinom: https://register.awmf.org/de/leitlinien/detail/031-056OL
- AWMF-Leitlinie – Operative Therapie benigner Schilddrüsenerkrankungen: https://register.awmf.org/de/leitlinien/detail/088-007

7.2 Nebenschilddrüse (NSD)

7.2.1 Checkliste Anatomie

- Synonym: Epithelkörperchen, Glandulae parathyreoideae.
- Vier, selten überzählig, linsenförmige Drüsen jeweils paarig an den Hinterflächen der SD-Pole; Lagevariationen häufig, selten intrathyreoidale Lage. Produktionsort von Parathormon (PTH).
- Arterielle Versorgung aus Ästen der A. thyreoidea inferior.

7.2.2 Perioperatives Management

Indikation zur Parathyreoidektomie
- Primärer und tertiärer Hyperparathyreoidismus mit Symptomen und/oder Folgeerkrankungen (▶ Kap. 7.2.3, ▶ Kap. 7.2.5), auch beim asymptomatischen lokalisierten primären HPT
- Versagen der kons. Ther. beim sekundären HPT bei Vorliegen entsprechender Symptome
- V. a. NSD-Ca (selten)
- Hyperkalzämische Krise (nach Stabilisierung)

Präoperative Maßnahmen
- **Labor:** übliche Parameter; dazu Ca^{2+} und Phosphat in Serum und Urin, AP, Parathormon intakt und 25-Hydroxy-Vit. D_3. Der Kalzium-Kreatinin-Clearance-Quotient (Ca/Cr-Quotient) dient der Differenzierung zwischen primärem HPT (pHPT) und familiärer hypokalzurischer Hyperkalzämie (FHH). Er wird aus 24-h-Sammelurin und paralleler Serumabnahme berechnet.
- **Lokalisationsdiagnostik:** Verfahren der 1. Wahl: Hals-Sono. Weiterführende bildgebende Verfahren: ^{99m}Tc-SestaMIBI-Szinti, CT, MRT, Cholin-PET/CT.

7

- **Laryngoskopie (ggf. Kehlkopf-Sono):** präop. Stimmbandfunktionsprüfung obligat (Rekurrensfunktion).
- **Vorbehandlung:** bei hohem Serumkalzium forcierte Diurese, Calcimimetika (Cinacalcet). Bei hyperkalzämischer Krise Volumentherapie, forcierte Diurese, Bisphosphonattherapie, Calcimimetika (Cinacalcet), evtl. Dialyse.
- **Blutkonserven:** i. d. R. nicht erforderlich.
- **Aufklärung:** Hinweis auf mögliche Schwierigkeiten des Auffindens der NSD (Persistenz), evtl. Reeingriff erforderlich (Rezidivrisiko), Rekurrensläsion (▶ Kap. 7.1.4), vorübergehende oder bleibende NSD-Unterfunktion mit der Notwendigkeit der Kalzium-Substitution, evtl. notwendige SD-Resektion. **Cave:** „blinde“ Sternotomie nicht sinnvoll.
- **Rasur, allgemeine Vorbereitung:** wie SD-OP (▶ Kap. 7.1.4).

OP-Technik/Durchführung ▶ Tab. 7.6.

- **Bilaterale Halsexploration:**
  - Anwendung bei jeder NSD-Erkrankung möglich.
  - Kocher-Kragenschnitt (auch minimal-invasiv möglich), Freilegung und Mobilisation des SD-Lappens wie bei SD-OP (▶ Kap. 7.1.4).

Tab. 7.6 NSD-Erkrankungen → OP-Ziele/OP-Verfahren

Erkrankung	Ziel	OP	Alternative OP-Methode
pHPT	Vollständige Entfernung des überfunktionierenden u. Belassen des normalen NSD-Gewebes	**Solitäres NSD-Adenom (≈ 85 %)**	
		Fokussiertes Verfahren: gezieltes Aufsuchen des Adenoms gemäß präop. Lokalisationsdiagnostik u. Entfernung	**Bilaterale Halsexploration:** Darstellung u. makroskopische Beurteilung aller 4 NSD, Adenomentfernung
		Multiple Adenome (< 5 %)	
		Bilaterale Halsexploration u. Entfernung der makroskopisch veränderten Drüsen	
		Vierdrüsenhyperplasie (≈ 10 %)	
		Subtotale Parathyreoidektomie u. zervikale Thymektomie, Erhalt eines Teils der am wenigsten veränderten NSD in situ	Totale Parathyreoidektomie u. zervikale Thymektomie, heterotope Autotransplantation
sHPT, tHPT	Weitgehende oder vollständige Entfernung des überfunktionierenden NSD-Gewebes	Subtotale Parathyreoidektomie u. zervikale Thymektomie, Erhalt eines Teils der am wenigsten veränderten NSD in situ	Totale Parathyreoidektomie u. (±) zervikale Thymektomie, evtl. heterotope Autotransplantation (bei gleichzeitiger Thymektomie)
		Die evtl. Kryokonservierung von NSD-Gewebe zur Retransplantation für den Fall eines postop. auftretenden Hypoparathyreoidismus wird aktuell kontrovers diskutiert	
NSD-Malignom	Tumorexstirpation	Tumorentfernung en bloc mit ipsilateraler Hemithyreoidektomie, Mitresektion infiltrierter Weichteile u. systematische Lymphadenektomie	Bei postop. Diagnose entsprechende Nach-OP

- Darstellen von N. recurrens, A. carotis und A. thyreoidea inf. (**Leitstrukturen**). Die obere NSD liegt normalerweise kranial-dorsal, die untere NSD ventral-kaudal der Kreuzungsstelle von Arterie und Nerv.
- Makroskopische Beurteilung aller NSD: Solitäres Adenom? Doppeladenom? Vierdrüsenhyperplasie? → Entfernung der veränderten Nebenschilddrüse(n).
- **Bei Vierdrüsenhyperplasie:** subtotale Parathyreoidektomie mit Erhalt eines Teils der am wenigsten veränderten NSD in situ, Markierung des belassenen NSD-Gewebes mit nicht resobierbarem Faden oder Clip (im Falle eines Rezidivs leichtere Identifikation).
  Alternativ: totale Parathyreoidektomie mit Entfernung aller 4 NSD und Autotransplantation eines Teils der am geringsten veränderten NSD in den M. brachioradialis.
- Bei **Mehrdrüsenerkrankung** (mehrere Adenome, Vierdrüsenhyperplasie) zusätzlich **zervikale Thymektomie** (häufige Lokalisation überzähliger/ektoper NSD).
- Überprüfung des OP-Erfolgs durch intraop. PTH-Bestimmung. Schnellschnittdiagnostik des Resektats bei Unsicherheit, ob es sich tatsächlich um NSD-Gewebe handelt.

- **Fokussierte OP-Verfahren:**
  - Anwendung meistens bei solitärem NSD-Adenom.
  - Verschiedene Techniken: offen oder videoassistiert, komplett endoskopisch (nur noch selten).
  - Prinzip: Nur das präop. lokalisierte NSD-Adenom wird aufgesucht und entfernt, auf die Darstellung weiterer NSD wird verzichtet. **Cave:** Übersehen einer Mehrdrüsenerkrankung möglich → Erfolgskontrolle durch intraop. PTH-Bestimmung erforderlich.
  - **Offenes fokussiertes Verfahren:** gebräuchlichstes Verfahren. Kleiner Hautschnitt über dem Sitz des Adenoms gemäß präop. Lokalisationsdiagnostik, Aufsuchen und Entfernung des Adenoms.
- **Minimalinvasive videoassistierte Parathyreoidektomie (MIVAP):** kleiner Hautschnitt mittig, Aufsuchen und Entfernung des Adenoms unter Sicht mit 5-mm-Endoskop/30°-Optik und Spezialinstrumenten. Spezielles Vorgehen bei pHPT ▶ Kap. 7.2.3, bei sHPT ▶ Kap. 7.2.4.
- Bei totaler oder subtotaler Parathyreoidektomie: evtl. **Kryokonservierung** → Reimplantation in Unterarm bei postop. Hypoparathyreoidismus (▶ Kap. 7.2.3, ▶ Kap. 7.2.4, ▶ Kap. 7.2.5).

Autotransplantation von NSD-Gewebe

- Bei Vierdrüsenhyperplasie: Gewebe der am geringsten veränderten NSD von der Größe einer normalen NSD (50 mg) in 1 mm^3 große Würfel zerteilen und in eine bluttrockene Tasche des M. brachioradialis (beim Dialysepat. am shuntfreien Unterarm) implantieren.
- Markierung der Muskeltasche mit nicht resorbierbarem Faden oder Clip, um das Wiederauffinden (z. B. bei HPT-Rezidiv) zu erleichtern.
- Bei akzidentell devaskularisierter normaler NSD: gesamte NSD zerkleinern und in den M. sternocleidomastoideus implantieren.

Intraoperative PTH-Bestimmung (PTH-Schnell-Assay)

PTH-Bestimmung unmittelbar präop. und 10–20 min nach Entfernung des überfunktionierenden NSD-Gewebes. Ein mehr als 50-prozentiger Abfall zeigt die erfolgreiche Resektion des überfunktionierenden NSD-Gewebes an (kurze HWZ des PTH von wenigen Minuten – falsch pos./neg. Ergebnisse möglich).

Postoperative Behandlung

- Kostaufbau und Fadenentfernung wie nach SD-OP (▶ Kap. 7.1.4).
- Laryngoskopie obligat vor Entlassung (Rekurrensfunktion).
- Kalzium- und PTH-Bestimmung am 1. d postop.: nach erfolgreicher OP rasche Normalisierung.
- Ca^{2+} i. S. bei individuell häufiger. **Cave:** bei Pat. mit Hungry-Bone-Sy. häufig anfangs starke Hypokalzämie durch überstürzte Remineralisation des Knochens.
- Bei postop. **Hypokalzämie** Kalzium-Brausetbl. 3 × 1 g/d p. o. und Alfacalcidol (Bondiol®) 2 × 0,5 µg p. o./d. Kalziumsubstitution i. v. selten notwendig: 10–30 ml 10-prozentige Kalziumgluconatlösung über 10 min i. v. (**cave:** kontraindiziert beim digitalisierten Pat.!)
- Unterstützend Mg^{2+}-Substitution (z. B. 3 × 1 Magnesium Verla® Drg./d p. o.) → Verringerung der Hypokalzämiesymptomatik.

Komplikationen nach Parathyreoidektomie

- **Nachblutung** (▶ Kap. 7.1.4).
- **Rekurrensläsion** (▶ Kap. 7.1.4).
- **Hypoparathyreoidismus:** Substitution von Kalzium und Vit. D (s. o.) unter Kontrollen von PTH und Ca^{2+}, bei Normalisierung Ausschleichen der Medikation. Bei permanentem Hypoparathyreoidismus (> 6 Mon. postop.): Dauersubstitution mit Kalzium (Brausetabletten 1 × 1 g/d) und Vit.-D-Derivaten p. o., z. B. Alfacalcidol 2 × 0,5 µg p. oder Calcitriol 0,5–1 µg/d. Engmaschige Ca^{2+}-Kontrollen und ggf. Dosisanpassung, PTH-Verlaufskontrollen. Ggf. Autotransplantation von kryokonserviertem NSD-Gewebe; bei unzureichender Einstellung Gabe von s. c. applizierbarem PTH erwägen.
- **Persistierender Hyperparathyreoidismus:** Re-OP nach intensivierter Lokalisationsdiagnostik frühestens nach 3 Mon. Ggf. Wiederholung der Diagnostik (mit Cholin-PET/CT) sinnvoll.
- **Rezid. Hyperparathyreoidismus:** Tritt nach > 6 Mon. erneut auf; strenge Indikationsstelllung für einen Reeingriff. Vor diesem intensiviert Lokalisationsdiagnostik.

7

7.2.3 Primärer Hyperparathyreoidismus (pHPT)

Definition Autonome Überfunktion einer oder mehrerer NSD mit inadäquat erhöhter PTH-Produktion. M : F = 1 : 3. Vor allem 50.–60. Lj.

Ätiologie 85 % solitäre, 3–5 % mehrere NSD-Adenome, 10 % Hyperplasie aller NSD (Vierdrüsenhyperplasie), < 1 % NSD-Ca. In 5–10 % der Fälle hereditär, insbes. im Rahmen eines MEN-Sy. (▶ Kap. 7.4.1).

Klinik „Stein-, Bein- und Magenpein".

- **Renal:** Nephrolithiasis, Nephrokalzinose.
- **Ossär:** Osteoporose, Gelenk- und Knochenschmerzen, Osteolysen, Markfibrose (Ostitis fibrosa cystica generalisata).
- **Gastrointestinal:** Übelkeit, Erbrechen, chron. Gastritis, rezid. Ulcera ventriculi und duodeni, rezid. Pankreatitiden.
- **Hyperkalzämie-Sy.:** Polyurie, Polydipsie, Muskelschwäche, rasche Ermüdbarkeit, psychische Veränderungen.

- Vollbild der Symptomatik nach langjährigem Krankheitsverlauf, heute nur noch selten. Diagnosestellung meist im oligosymptomatischen Stadium mit unspezifischen neuropsychiatrischen und neuromuskulären Beschwerden (u. a. Antriebsarmut, vorzeitige Erschöpfbarkeit, kognitive Einbußen, Depression, Muskelschwäche), verminderter Knochendichte.

Diagnostik

- **Labor:** $\mathbf{Ca^{2+}}$ i. S. ↑, $\mathbf{(PO_4)^{3-}}$ ↓ (Albumin mitbestimmen, Hypalbuminämie kann eine Hyperkalzämie maskieren!). Ca^{2+} im 24-h-Sammelurin zum Ausschluss einer familiären hypokalziurischen Hyperkalzämie.
- **PTH** i. S. ↑ oder normal. **Kreatinin, Harnstoff** normal; **25-Hydroxy-Vit.-$\mathbf{D_3}$** oft ↓ (→ präop. Substituieren – Reduktion des Risikos einer postop. Hypokalzämie); ggf. Bestimmung von **PTHrP** (Parathyroid Hormone related Peptide) zum Ausschluss eines Pseudohyperparathyreoidismus bei paraneoplastischer PTHrP-Produktion
- **Familienanamnese:** Hinweise auf MEN, insbes. Typ I, NET (▶ Kap. 7.4.1)?.
- **Umfelddiagnostik:** Hände a. p. (subperiostale Resorptionszonen an den Phalangen, Akroosteolysen); duale Knochendichtemessung unter Einbeziehung des distalen Unterarms; Sono Abdomen, ggf. CT Abdomen (Nierensteine, Nephrokalzinose?).
- **Lokalisationsdiagnostik:**
  - Sono der Halsregion: Verfahren der 1. Wahl, hohe Trefferquote bei solitärem Adenom (> 70 %), geringer bei Mehrdrüsenerkrankung (35 %), Nachweis relevanter SSD-Pathologien.
  - ^{99m}Tc-SestaMIBI-Szinti in SPECT/CT-Technik: insbes. bei geplantem fokussiertem OP-Verfahren, erfasst auch mediastinal gelegene NSD-Adenome. Bei einer Mehrdrüsenerkrankung stellen sich allerdings meist nicht alle beteiligten NSD dar.
  - CT Hals/Mediastinum mit KM (wenn möglich als dynamische 4-D-CT).
  - MRT Hals/Thorax: bei Hinweisen auf mediastinale Lage eines NSD-Adenoms, beim Rezidiveingriff.
  - Cholin-PET/CT (**cave:** Kostenübernahme mit Krankenkasse abklären, keine Regelleistung): Option beim Rezidiveingriff, wenn Sono und MIBI-Szinti ohne Lokalisationsnachweis.
  - Selektive Blutentnahme aus den SD- und Halsvenen zur Parathormonbestimmung: evtl. vor Rezidiveingriff (mittlerweile meistens nur intraop.).

> **!** Eine Vierdrüsenhyperplasie wird bei bildgebenden Verfahren oft nicht sicher erkannt. Kein Lokalisationsverfahren ersetzt die sorgfältige Halsexploration durch einen erfahrenen Operateur.
> Eine neg. Lokalisationsdiagnostik stellt die OP-Ind. nicht infrage, sie beeinflusst lediglich die Wahl des OP-Verfahrens.

Differenzialdiagnose Malignome mit PTHrP-Produktion (insbes. Bronchial-, Nierenzell-, Mamma-Ca), Knochenmetastasen, Sarkoidose, Vit.-D-Intoxikation, übermäßige Kalziumzufuhr, Thyreotoxikose, Morbus Addison, Thiazid-, Tamoxifen-Ther., Immobilisation, Osteoporose.

Therapie Einzige kurative Ther.-Option: **OP** mit vollständiger Entfernung des überfunktionierenden NSD-Gewebes. Bei schweren KI gegen eine OP medikamentös mit dem Calcimimetikum **Cinacalcet** (Mimpara®), senkt Kalzium- und

PTH-Spiegel signifikant und langfristig, verbessert aber nicht die Knochendichte. **Bisphosphonate** steigern die Knochendichte, senken den Kalziumspiegel aber nur vorübergehend.

OP-Technik
- Die fokussierte OP und die bilaterale OP sind gleichwertig geeignete OP-Methoden (▶ Kap. 7.2.2).
- Bei solitärem NSD-Adenom bevorzugt **fokussiertes OP-Verfahren.** Voraussetzung: pos. Lokalisationsdiagnostik. Erfolgskontrolle durch intraop. PTH-Bestimmung erforderlich, entbehrlich bei konkordanten Lokalisationsbefunden in Sono und ^{99m}Tc-SestaMIBI-Szinti. Bei Nichtauffinden des Adenoms Umstieg auf offene bilaterale Halsexploration.
- Bei fehlendem Lokalisationshinweis, V. a. Mehrdrüsenerkrankung, Rezidiveingriff oder zusätzlich erforderlicher SD-Resektion: **bilaterale Halsexploration,** ggf. mit zervikaler Thymektomie.
- Bei mediastinaler/intrathorakaler Lage erkrankter NSD CT- oder MRT-Diagn. vor OP notwendig. Entfernung durch **Thorakoskopie** bevorzugen, **Mediastinoskopie** möglich, **Sternotomie** nicht mehr gerechtfertigt.
- Bei **Nichtauffinden eines NSD-Adenoms** auch nach zervikaler Thymektomie bzw. retrotrachealer/retropharyngealer Exploration und Exploration der Gefäß-Nerven-Scheide (Lagevariationen!) → Entfernung knotiger SD-Anteile (okkultes intrathyreoidales NSD-Adenom?). Keine SD-Resektion durchführen, wenn die präop. Sono ein unauffälliges Parenchym gezeigt hat.

7.2.4 Sekundärer Hyperparathyreoidismus (sHPT)

Ätiologie Reaktiver HPT mit Hyperplasie aller 4 NSD bei chron. Hypokalzämie, z. B. bei Niereninsuff., Malabsorption, Vit.-D-Mangel.

Klinik/Befunde Knochenschmerzen, Muskelschwäche, extraossäre Verkalkungen, insbes. der periartikulären Weichteile und Gefäße, Juckreiz.

Diagnostik
- **Labor:** Serum-**Ca^{2+}** ↓, **PTH** reaktiv ↑ auf das 10- bis 20-Fache der Norm, **AP** ↑↑ (> 500 U/ml), **Kreatinin** ↑, **Harnstoff** ↑, **Phosphat** ↑ bei renaler Genese, normal bei Malabsorption.
- **Sono Hals:** Eine oder mehrere NSD vergrößert?
- **^{99m}Tc-SestaMIBI-Szinti in SPECT/CT-Technik:** ggf. Ausschluss mediastinale oder generell ektope NSD.
- **Röntgen:** Hände a. p. (Akroosteolysen? ▶ Kap. 3.1.1), **Knochendichtemessung:** Abschätzung des Frakturrisikos. **Knochenbiopsie** (Beckenkamm): DD zwischen HPT-induzierter Ostitis fibrosa cystica generalisata (High-Turnover-Osteodystrophie) und adynamer Knochenerkrankung (Low-Turnover-Osteodystrophie), bei Letzterer **PTH** meist ↓ und Parathyreoidektomie kontraindiziert.

Therapie
- Wenn möglich, **konservativ:** Behandlung des Grundleidens, bei renaler Genese Normalisierung Phosphat und Kalzium i. S., Gabe von Vit. D, ggf. Einsatz des Calcimimetikums **Cinacalcet** (Mimpara®; ▶ Kap. 7.2.3).
- Bei Versagen der kons. Ther. und PTH-Spiegeln > 800 pg/ml, Fortschreiten der Symptome (insbes. Juckreiz, Knochenveränderungen), ausgeprägtem sHPT vor geplanter Nierentransplantation, bei > 12 Mon. persistierender Hyperkalzämie nach Nierentransplantation **operativ** (▶ Kap. 7.2.2).

OP-Technik

- Bilaterale Halsexploration, subtotale Parathyreoidektomie mit Erhalt eines Teils der am wenigsten veränderten NSD in situ (**cave:** Beeinträchtigung der Blutversorgung!). Gleichwertige Alternativverfahren: totale Parathyreoidektomie mit oder ohne heterotope Autotransplantation (▶ Kap. 7.2.2). Bei allen Verfahren obligat zervikale Thymektomie (▶ Kap. 7.2.2).
- Intraop. PTH-Bestimmung zur Überprüfung des OP-Erfolgs. Erfolgskriterium: Abfall des PTH auf 70 % des Ausgangswerts oder Erreichen des Normbereichs. Aussagekraft geringer als beim solitären Adenom (▶ Kap. 7.2.2).

7.2.5 Tertiärer Hyperparathyreoidismus (tHPT)

Entstehung aus einem lange bestehenden sHPT durch ständige Stimulation der NSD → autonome, adenomatöse Wucherung einer/mehrerer NSD mit Ausbildung einer funktionellen Autonomie, nach erfolgreicher Nierentransplantation in 0,6–5,6 % operationspflichtig (Gefährdung des Transplantats).

Klinik, Diagnostik und Therapie Wie beim primären HPT (▶ Kap. 7.2.3).

Internet AWMF-Leitlinie – Operative Therapie des primären und renalen Hyperparathyroidismus. www.awmf.org/leitlinien/detail/ll/088-009.html.

7.3 Nebenniere (NN)

7.3.1 Checkliste Anatomie/Physiologie

- **Arterielle Versorgung:** Mehrere Arterien aus drei unterschiedlichen Versorgungsgebiete: Aa. suprarenales sup. (aus A. phrenica inf.), med. (Aorta), inf. (A. renalis)
- **Venöser Abfluss:** Der venöse Abfluss erfolgt parallel zu den Arterien über mehrere Gebiete, wobei sich immer eine Hauptvene identifizieren lässt; li V. suprarenalis → li V. renalis, re V. suprarenalis → V. cava inf.
- **Lymphabstrom:** Entlang Aorta abdominalis, V. cava inf., Truncus coeliacus
- **Feinbau:** Gliederung in Nebennieren**rinde** und Nebennieren**mark** (▶ Tab. 7.7)

> Die Bildung von **Glukokortikoiden und Sexualhormonen** in der NNR unterliegt einer zirkadianen Rhythmik.

Tab. 7.7 Nebennierenhormone und Krankheitsbilder bei Funktionsstörungen

Syntheseort	NN-Normal	Überfunktion	Unterfunktion
NN-Mark	Adrenalin, Noradrenalin	Phäochromozytom	Symptomlos
NN-Rinde	**Mineralokortikoide:** Aldosteron	Conn-Sy.	Morbus Addison (primär), Sheehan-Sy. (sekundär)
	Glukokortikoide: Kortisol	Cushing-Sy.	
	Androgene, Östrogene	Virilisierende TU, Adrenogenitales Sy. (AGS)	

7.3.2 Diagnostik der Nebennierenerkrankungen

Nebennierenrindenerkrankungen

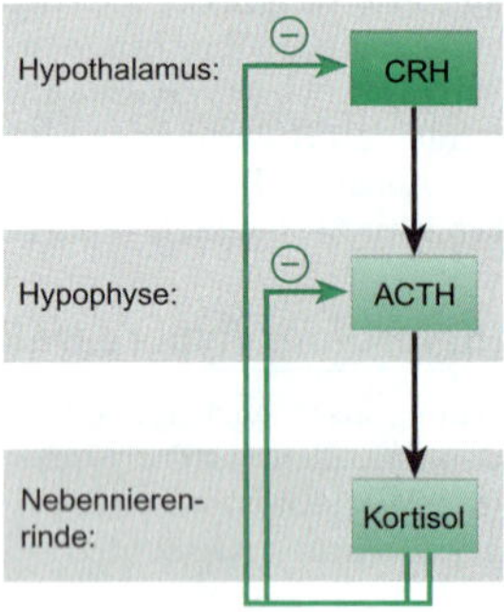

Abb. 7.3 Regelkreis und Störungen Nebenniere [L106]

Labor (▶ Abb. 7.3)

- **Kortisol:** im Tagesprofil. Alternativ Bestimmung des freien Kortisols im 24-h-Urin (mind. 2 unabhängige Sammelurine; Normüberschreitung > 1,5-fach ist path.), spätes nächtliches Speichelkortisol (erhöhte Werte deuten auf eine Störung des zirkadianen Rhythmus der Kortisolsekretion hin). Niedrig dosierter Dexamethason-Hemmtest.
- **ACTH: Normal:** morgens 9 Uhr < 18 pmol/l (= 80 ng/l). Beim zentralen Morbus Cushing ↑, paraneoplastisch ↑, beim NN-Adenom ↓.
- **Aldosteron:** Normal: liegend 12–150 ng/l, stehend 70–350 ng/l. Bei Morbus Conn ↑ (▶ Kap. 7.3.5), bei Morbus Addison ↓ Renin Bestimmung und Aldosteron-Renin-Quotient (ARQ) (▶ Kap. 7.3.8).
- Dehydroepiandrosteron-Sulfat (DHEAS), 17α-Hydroxyprogesteron.
- **Freies Kortisol im 24-h-Sammelurin:** normal 50–280 nmol/24 h (20–100 µg/24 h). Beim Cushing-Sy. ↑, bei Morbus Addison ↓ (▶ Kap. 7.3.8).

Klinische Tests

- **Dexamethason-Hemmtest:** Screening-Test bei erhöhtem Kortisol: Kortisol um 8 Uhr abnehmen, 1 mg Dexamethason (Fortecortin®) p. o. um 23 Uhr. Am nächsten Morgen um 8 Uhr erneute Kortisolbestimmung. **Normal:** Kortisolsuppression < 50 nmol/l (< 1,8 µg/dl); normale Suppression schließt Cushing-Sy. aus. Bei path. Ergebnis → zusätzlich **Mitternachtskortisol im Speichel** und **freies Kortisol im 24-h-Urin** (je mind. 2 ×). Cushing-Sy. biochemisch gesichert, wenn 2 der 3 Tests path. ausfallen.
- **Dexamethason-Langzeittest:** zur weiteren DD zwischen zentral und adrenal bedingtem Cushing-Sy. bzw. ektoper ACTH-Produktion:
  - Tag 1: Kortisolbestimmung um 8 Uhr. Ab 9 Uhr 2 mg Dexamethason (Fortecortin®) p. o. alle 6 h für 2 d.
  - Tag 3: Kortisolbestimmung um 9 Uhr.
  - **Normal:** fast vollständige Suppression des Kortisols. **Zentraler Morbus Cushing:** schwache Suppression (Regelkreis spricht bei starker Stimulation noch an). **Adrenales Cushing-Sy./ektope ACTH-Produktion:** keine Suppression des Kortisols (autonome, vom Regelkreis unabhängige Kortisol- bzw. ACTH-Produktion).
- **ACTH-Kurztest:** bei V. a. NNR-Insuff.: basales Kortisol bestimmen, Gabe von ACTH (Synacthen®) 25 IE i. v., Kortisol nach 30 u. 60 min. **Normal:** Anstieg um > 200 nmol/l (> 70 µg/l), NNR-Insuff. ausgeschlossen. Verminderter Anstieg bei sekundärer NNR-Insuff., fehlender Anstieg bei primärer NNR-Insuff. (Morbus Addison).

Apparative Diagnostik

- **CT Abdomen (nativ):** Verfahren der 1. Wahl zur Dignitätszuordnung eines NN-TU. Ein homogener TU < 4 cm mit Hounsfield Units < 20 ist gutartig → keine weitere Bildgebung erforderlich. Bei unklarem Befund ggf. weitere Abklärung durch **CT mit 10 min KM-Wash-out, MRT mit Chemical-Shift-Analyse, FDG-PET/CT.**
- **MRT Schädel:** Lokalisation/Nachweis von Hypophysen-TU.
- **Sono:** Dignitätsbeurteilung von NN-TU unzureichend, daher beim Erw. nur noch von nachgeordneter Bedeutung.
- **Venografie und selektive Blutentnahme:** aus dem Sinus petrosus inf. beim Morbus Cushing mit unklaren Schnittbildbefunden zum Nachweis eines ACTH-produzierenden Hypohysenadenoms.

Nebennierenmarkerkrankungen

Labor Verfälschung der Katecholaminbestimmung durch Reserpin, trizyklische Antidepressiva, Diuretika in hohen Dosierungen, Tetrazykline, Theophyllin, L-Dopa (4 d vor Untersuchung absetzen). 48 h vorher Verzicht auf Bananen, Vanille, Zitrusfrüchte, Nüsse, Kaffee, Tee.
Metanephrine in Plasma oder angesäuertem 24-h-Urin: erhöhte Werte bei Phäochromozytom (v. a. nach einem Anfall). **Cave:** Blutabnahme nüchtern und nach 15 min in liegender Position (Metanephrine im Sitzen höher als im Liegen). Das Vorhandensein deutlich erhöhter Metanephrinwerte (> 4-fach über dem oberen Grenzwert) ist i. d. R. diagnostisch. Bei grenzwertigen Befunden Clonidin-Test.

Klinische Tests **Clonidin-Test:** Bestimmung der Plasmakatecholamine vor und 3 h nach p. o. Gabe von 300 µg Clonidin (Catapresan®). **Normal:** Noradrenalin ↓ ↓; Adrenalin ↓. Beim Phäochromozytom kein Abfall, evtl. Anstieg der Katecholamine.

Apparative Diagnostik CT oder MRT Abdomen, ggf. Szinti mit ^{123}I-meta-Jodbenzylguanidin (MIBG). Bei neg. bildgebenden Untersuchungen von Abdomen und Becken, bei familiären Formen oder bei V. a. das Vorliegen eines Paraganglioms sollte eine funktionelle Bildgebung, FDG-PET, [^{68}Ga]-DOTA-SSA-PET/CT oder [^{18}F]-FDOPA-PET/CT (je nach zugrunde liegender Mutation bei familiären Formen), angeschlossen werden. Ggf. **^{111}In-Octreotid-Szinti** bei malignem Phäochromozytom.

7.3.3 Perioperatives Management

Indikationen zur Adrenalektomie

- **Absolut:** alle endokrin aktiven TU wie Phäochromozytom, Conn-Adenom, adrenale Form des Cushing-Sy., malignomverdächtige (> 6 cm) NN-TU/ Inzidentalome, Ca-Metastase(n)
- **Optional:** ektopes ACTH-Sy. (▶ Kap. 7.3.6), beim sekundären Cushing-Sy. nach erfolgloser Hypophysen-OP, **Inzidentalome** 4–6 cm (zufällig entdeckte NN-TU) ohne endokrine Aktivität mit unklarer Dignität

Präoperative Maßnahmen

- **Blutkonservenanforderung:** i. d. R. nicht erforderlich
- **Aufklärung:** Hinweis auf postop. Substitutionstherapie bei Cushing-Sy. und beidseitiger Adrenalektomie; Blutung, Verletzung von Nachbarorganen, erhöhtes Infektionsrisiko bei Hyperkortisolismus
- **Periop. Antibiotikaprophylaxe,** insbes. bei Hyperkortisolismus

7

OP-Technik Adrenalektomie

- **Minimalinvasive OP-Technik:** transperitoneal laparoskopisch in Seitenlage oder retroperitoneoskopisch in Bauchlage, Goldstandard bei unilateralen TU < 6 cm Größe. Bei bilateralen TU am ehesten retroperitoneoskopisches Vorgehen in Bauchlage.
- **Konventionelle OP-Technik:** quere oder mediane Oberbauchlaparotomie, evtl. thorakoabdominaler Zugang. Konventionelles Verfahren am ehesten bei großen Ca oder großen karzinomverdächtigen NN-TU und/oder organüberschreitendem Wachstum, dabei Tumorresektion en bloc mit radikaler parakavaler und paraaortaler Lymphadenektomie.
- **OP-Schritte:** Darstellung der NN mit umgebendem Fettkörper, Durchtrennen der NN-Gefäße (**cave:** re Verletzung der V. cava inf., NN-Vene mündet direkt in diese ein; li Milzverletzung), Exstirpation der NN, ggf. Einlage einer Zieldrainage in die NN-Loge.
- Bei bilateralen Befunden und fehlendem Malignomverdacht zumindest auf einer Seite möglichst subtotale Adrenalektomie (Erhalt von ⅓ einer NN) zum partiellen Organ- und Funktionserhalt.

Postoperative Behandlung

- **Allgemein:**
  - Kostaufbau am OP-Abend.
  - Drainage: am 1.–2. d entfernen.
- **Kontrollen:**
  - Kreislaufüberwachung (RR, Puls, Ausscheidung).
  - Täglich E'lyte i. S., ggf. Kortisol und ACTH-Test.
- **Gluko- und Mineralokortikoidsubstitution:**
  - Nach **beidseitiger Adrenalektomie** bzw. nach einseitiger Adrenalektomie mit Suppression der kontralateralen NN durch präop. manifesten Hyperkortisolismus: 100–300 mg Hydrocortison® i. v./d möglich, aber i. d. R. orale Substitution ausreichend; Substitutionsdosis oral 25–50 mg/d. **Cave:** Auslösung einer Addison-Krise bei zu rascher Reduktion (▶ Kap. 7.3.8). Bei Ausbildung eines sekundären Hypoaldosteronismus (beidseitige Adrenalektomie) zusätzlich Fludrocortison (Astonin H®) 0,1 mg/d (Mineralokortikoid).
  - Bei postop. Infekten/anhaltender Hypotonie nach NN-OP: Anhebung der Hydrocortison-Dosis auf 200–300 mg/d.
  - **Langzeiteinstellung:** nach **beidseitiger** Adrenalektomie lebenslange Substitution von Gluko- und Mineralokortikoiden erforderlich. Dosisanpassung nach Klinik und Kortisolspiegel. Nach **einseitiger** Adrenalektomie kann die Substitution im weiteren Verlauf reduziert oder abgesetzt werden.
  - Aufklärung des Pat. über Notwendigkeit der Kortikoidsubstitution und der Dosiserhöhung bei Infekten. Kortikoidausweis ausstellen.

Postoperative Komplikationen

- **Addison-Krise:** nach beidseitiger Adrenalektomie bzw. nach zu rascher Reduktion der Kortikoidsubstitution bei supprimierter Rest-NN (Vorgehen, ▶ Kap. 7.3.8)
- **Nachblutung**
- **Wundheilungsstörungen,** gehäuft nach Cushing-Sy.

7.3.4 Phäochromozytom

Definition Seltener TU der chromaffinen Zellen des NN-Marks und (selten) des sympathischen Nervengewebes, der autonom große Mengen an Adrenalin und Noradrenalin ausschüttet; Vorkommen bei 0,2–0,4 % aller Hypertoniker, in bis zu 40 % der Fälle im Rahmen familiärer Tumorsyndrome, z. B. Morbus von Hippel-Lindau, Neurofibromatose Typ 1, MEN-II-Sy. (▶ Kap. 7.4.1). In jeweils ca. 10–15 % der Fälle bilaterales Auftreten, 3–5 % maligne Entartung, 10 % extraadrenale Lokalisation in sympathischen Ganglien („Paragangliome“), multiples Vorkommen, seltenes Auftreten bei Kindern.

Klinik

- **Leitsymptom:** art. Hypertonie (permanent oder anfallsartig) bis > 300 mmHg systolisch, dabei Kopfschmerz, Tachykardie, Schweißausbruch, Blässe, allgemeine Schwäche oder plötzlicher Leistungseinbruch, Angina, Angstzustände
- Sonstige Symptome: Gewichtsverlust, Nervosität, Übelkeit, Erbrechen, Fieber, im Anfall evtl. Abdominal- oder Flankenschmerzen

Diagnostik ▶ Kap. 7.3.2.

Labor

- Freie Metanephrine i. P. ↑, insbes. im Hochdruckanfall, unfraktionierte Metanephrine im 24-h-Sammelurin ↑
- Calcitonin-Kontrolle, molekulargenetische Diagn. (Frage familiär/MEN-Sy.; ▶ Kap. 7.4.1)
- BZ ↑, freie Fettsäuren ↑
- Clonidin-Test und apparative Diagn. ▶ Kap. 7.3.2

> **!** Keine manuellen Provokationstests! Keine Feinnadelpunktion! Gefahr der massiven Katecholaminausschüttung!

Differenzialdiagnose Art. Hypertonie: essenziell, renal, renovaskulär, endokrine Ursachen wie Cushing-Sy. (▶ Kap. 7.3.6), primärer Hyperaldosteronismus (▶ Kap. 7.3.5); Hyperthyreose (▶ Kap. 7.1.6), Karzinoid.

Therapie

- **Operation:**
  - **Vorbereitung:** wird zunehmend in Frage gestellt. Präop. über max. 2 Wo. kann eine Alphablockade in steigender Dosierung bis zur orthostatischen Hypotension eingesetzt werden: Phenoxybenzamin anfangs 3 × 10 mg/d p. o., um 10 mg/d steigern, bis auf max. 150–200 mg/d unter regelmäßigen RR-Kontrollen oder Doxazosin, selektiv kompetitiver α_1-Adrenorezeptorenblocker, bis auf max. 16 mg/d. Bei persistierender Ruhetachykardie/Arrhythmie evtl. zusätzlich selektive Betablockade mit Atenolol oder Bisoprolol.
  - **Technik:** bevorzugt minimalinvasiv, bei niedrigem Malignitätsrisiko möglichst organerhaltende Resektion ein- oder beidseitig je nach Befund; bei extraadrenaler Lokalisation Exstirpation des betroffenen Paraganglions. Bei malignem Phäochromozytom möglichst radikale Resektion des Primärtumors und evtl. vorhandener Metastasen.

- **Cave:** Intraop. TU-Palpation kann RR-Krise auslösen, wobei solche hypertensiven Episoden auch ohne TU-Manipulation beobachtet werden können. Nach Ligatur der NNR-Vene starker RR-Abfall nach Vorbehandlung mit Alphablockers möglich, ggf. Intensivüberwachung notwendig.

- **Bei Inoperabilität, metastasierendem malignem Phäochromozytom:** auch TU-Debulking zur Kontrolle der Katecholaminsekretion sinnvoll, symptomatisch Phenoxybenzamin 2 × 5 mg/d p. o. (z. B. Dibenzyran®, alle 4–7 d steigern bis Beschwerdefreiheit, max. 3 × 20 mg) oder Doxazosin, ggf. Kalziumantagonisten oder Betablocker bei Tachykardien. Ggf. Alphamethylparatyrosin 0,5–4 g/d zur Reduktion der Katecholaminausschüttung des TU („falscher" Katecholaminvorläufer). Palliativ ^{131}J-MIBG-Ther. bei ausreichender Speicherung, bei Nichtansprechen ggf. Octreotid-Ther. (bei pos. Octreotidszinti); sonst CTx mit Cyclophosphamid, Vincristin und Dacarbacin.

Nachsorge Postop. regelmäßige RR-Kontrolle, ggf. bei persistierender Hypotonie kontinuierliches Monitoring, Flüssigkeitsbilanzierung (kann bei Vorbehandlung notwendig sein, Volumenausgleich), engmaschige ZVD-Kontrolle für 1–2 d. RR-Normalisierung i. d. R. unmittelbar postop.; nach 6 Wo. Katecholamin- bzw. Metanephrinbestimmung. Kontrollen und Familienscreening auf Calcitonin/medulläres SD-Ca im Rahmen eines MEN-Sy. (▶ Kap. 7.4.1).

Prognose 5-JÜR nach Exstirpation eines gutartigen Phäochromozytoms > 98 %, bei malignem Phäochromozytom 40–70 %, je nach Studie und Pat.-Kollektiv. Lebenslange Nachsorge empfohlen.

7.3.5 Primärer Hyperaldosteronismus (Conn-Syndrom)

Definition Gesteigerte autonome Aldosteronproduktion durch die NNR. Ursache in 40 % der Fälle solitäres NNR-Adenom, in 60 % bilaterale NNR-Hyperplasie, selten (< 1 %) NNR-Ca. Häufigste Ursache einer sekundären Hypertonie (bei ca. 6 % aller Bluthochdruckpatienten).

Klinik

- **Leitsymptome:** Art. Hypertonie (Na^+- und Wasser-Retention); Hypokaliämie (renale K^+-Verluste)
- **Sonstige Symptome:** Polyurie, Polydipsie, Müdigkeit, Kopfschmerzen, Obstipation, Parästhesien, intermittierende Lähmungen

7

Diagnostik

- **Labor:** Na^+ ↑, K^+ ↓ (**cave:** K^+-Spiegel mehrfach bestimmen, Diuretika und ACE-Hemmer 1–2 Wo., Spironolacton 4 Wo. vor Untersuchung absetzen).
- **Plasmaaldosteron, -renin:** beim sekundären Hyperaldosteronismus Aldosteron ↑, Renin ↑, beim primären Hyperaldosteronismus Aldosteron ↑, Renin ↓, Aldosteron/Renin-Quotient > 50 → Bestätigung durch Kochsalzbelastungstest.
- **Kochsalzbelastungstest:** Um 8 und 12 Uhr: Quotient Plasmaaldosteron/Plasmarenin. Zwischen 8 und 12 Uhr 2 l 0,9 % NaCl-Lsg. i. v., bleibend erhöhtes Aldosteron sichert die Diagnose primärer Hyperaldosteronismus.
- **Orthostasetest:** lageabhängige Aldosteronsekretion → morgens nach mind. 4 h Bettruhe, vor und nach 4-stündigem Umhergehen Aldosteronbestimmung: bei bilateraler Hyperplasie Anstieg, bei NNR-Adenom Abfall des Aldosterons.

- **Lokalisationsdiagnostik:** CT, MRT; NN-Szinti mit ^{68}Ga-Pentixafor zur Differenzierung zwischen bilateraler Hyperplasie und solitärem Adenom. Bei unklarer Morphologie in der Bildgebung und bei Pat. > 45 J ggf. selektive Blutentnahme aus den NN-Venen mit Aldosteronbestimmung zur Seitenlokalisation eines Conn-Adenoms.

Differenzialdiagnose Andere Ursachen der art. Hypertonie, zusätzliche Erkrankungen mit sekundärem Hyperaldosteronismus: AV-Aneurysmen der Nieren, Renin produzierende Nierentumoren, einseitige Hydronephrose, Nierenzysten, maligne Hypertonie.

Therapie

- **Bei NNR-Adenom:** minimal-invasive einseitige Adrenalektomie oder Resektion (▶ Kap. 7.3.3); Conn-Adenome sind i. d. R. < 3 cm.
  - **OP-Vorbereitung:** Präop. K^+-Substitution mit 50–200 mval/d bei bestehender Hypokaliämie; bei schwer einstellbarer Hypertonie und/oder persistierender Hypokaliämie ggf. zusätzlich Spironolacton 100–400 mg/d p. o..; Elektrolytkontrollen.
  - **Nachsorge:** meist keine postop. Substitution von Kortikoiden erforderlich, evtl. K^+-Substitution und Diuretika bei langanhaltender Hypokaliämie/Hypertonie (häufig bei bilateraler Erkr.). Besserung von Hypokaliämie und Hypertonie im Allgemeinen innerhalb einiger Tage postop. Bis Normalisierung Elektrolytkontrolle 2 ×/d.
- **Bei beidseitiger NNR-Hyperplasie:** Dauerbehandlung mit hohen Spironolacton-Dosen, keine OP.

7.3.6 Cushing-Syndrom

Ätiologie Folge eines erhöhten Glukokortikoidspiegels; M : F = 1 : 4; Altersgipfel 30.–50. Lj.

- **Exogen:** (am häufigsten) durch Steroidmedikation
- **Endogen:**
  - **Primäres,** adrenales Cushing-Sy. mit NNR-Autonomie bei NNR-Adenom, -Ca oder bilateraler NNR-Hyperplasie (20 %)
  - **Sekundäres,** ACTH-induziertes Cushing-Sy. (80 %), z. B. bei hypothalamisch-hypophysärer Dysfunktion und HVL-Adenomen mit ACTH-Sekretion (= **Morbus Cushing** im engeren Sinne) oder durch ektope, paraneoplastische ACTH-Sekretion bei Bronchial-Ca, Pankreastumoren etc.

Klinik

- Adynamie, Müdigkeit, psychische Störungen (z. B. depressives Sy.)
- Neigung zu Akne, Furunkulose, Ulzera, Wundheilungsstörungen
- Amenorrhö, Hirsutismus, Libido- und Potenzstörungen
- „Cushing-Habitus“: Fettverteilungsstörung mit Vollmondgesicht, Stiernacken, Stammfettsucht, Striae rubrae
- Diab. mell., Hypercholesterinämie, Gerinnungsstörung, Osteoporose
- Art. Hypertonie (85 %), Hypokaliämie (5 %)

Diagnostik ▶ Kap. 7.3.2.

- **Plasmakortisoltagesprofil:** Kortisolspiegel ↑, zirkadiane Rhythmik aufgehoben.
- **Freies Kortisol im 24-h-Urin** ↑.

- **Plasma-ACTH:** ↓ bei adrenalem Cushing-Sy.
- **Dexamethason-Test:** zunächst Kurztest, bei pathologischem Ergebnis ggf. Langzeittest zur Differenzierung zwischen zentralem/adrenalem Cushing-Sy.
- **CRH-Test:** zur Differenzierung zwischen zentralem/adrenalem Cushing-Syndrom. Injektion von CRH 100 µg oder 1 µg/kg KG; Bestimmung von Kortisol und ACTH nach 0, 15, 30 und 60 min- Bei NNR-Adenom: ACTH basal ↓, kein Anstieg von ACTH und Kortisol. Bei hypophysär bedingtem Morbus Cushing: ACTH basal ↑, ACTH-Anstieg > 50 %, Kortisolanstieg > 30 %. Bei ektoper ACTH-Sekretion: ACTH basal ↑, kein Anstieg von ACTH und Kortisol.
- **BZ-Tagesprofil.**
- **Lokalisationsdiagnostik:** MRT Schädel (Hypophysenadenom?); CT nativ und mit KM, ggf. MRT der NN (bilaterale Hyperplasie/Adenom?), ggf. weitere Diagn. zur Lokalisation eines extraadrenalen TU mit autonomer ACTH-Produktion (Dünnschicht-CT Hals/Thorax/Abdomen, ^{68}Ga-DOTATATE-PET/CT, ^{18}F-DOPA-PET/CT, FDG-PET/CT).

Differenzialdiagnose Exogene Fettsucht, art. Hypertonie anderer Genese.

Therapie

- **OP-Vorbereitung:** periop. Antibiotikaprophylaxe, Insulin nach BZ, Kaliumsubstitution. Bei **metastasierenden Formen** adrenaler/extraadrenaler Ca mit Cushing-Sy. sowie zur kurzfristigen OP-Vorbereitung bei besonders hoher Kortisolproduktion: medikamentöse Vorbehandlung mit Ketokonazol, Metyrapon und Osilodrostat (Hemmung der Kortisolsynthese).
- **Hypophysär/hypothalamisches Cushing-Sy.:** neurochirurgische TU-Exstirpation (transsphenoidale Hypophysenrevision, Mikro- bzw. Makroadenomexstirpation, selten partielle oder totale Hypophysenresektion). Für Pat., bei denen die transsphenoidale OP nicht erfolgreich war oder die aus anderen Gründen nicht operiert werden können, besteht die Möglichkeit einer Bestrahlung. Beidseitig totale Adrenalektomie nur bei erfolgloser Hypophysenchirurgie/Bestrahlung.
- **Adrenales Cushing-Sy.:** beim unilateralen NNR-Adenom/-Ca **unilaterale Adrenalektomie (ggf. Resektion möglich).** Bei bilateraler NNR-Hyperplasie oder bilateralem NNR-Adenom/Ca **bilaterale Adrenalektomie vermeiden.** Auch in solchen Fällen unilaterale Adrenalektomie (dominante Seite) durchführen, dann ggf. kontralaterale Resektion überlegen.
- **Ektoper ACTH produzierender Tumor:** TU-Exstirpation; bei nicht möglicher Exstirpation **bilaterale Adrenalektomie.**

7

OP-Technik ▶ Kap. 7.3.3. **Cave:** erhöhtes Thrombose- und Lungenembolierisiko, postop.

Nachbehandlung Die durch den Hyperkortisolismus bedingten Veränderungen bilden sich in 3–4 Wo. postop. zurück. Nach einseitiger Adrenalektomie am 1. d postop. 50–100 mg Hydrocortison (kontralaterale NNR stets supprimiert), dann langsam ausschleichen (▶ Kap. 7.3.3). Nach bilateraler Adrenalektomie lebenslange Substitution von NNR-Hormonen, in 10–20 % der Fälle nach Jahren Entwicklung eines Hypophysen-TU (Ind. sorgfältig abwägen).

7.3.7 Adrenogenitales Syndrom (AGS)

Definition Angeborener Enzymdefekt der Glukokortikoid- und/oder Mineralokortikoidsynthese (in 90 % der Fälle der 21-Hydroxylase). Niedriger Plasmakortikoidspiegel → gesteigerte ACTH-Ausschüttung → NNR-Stimulation, Androgenüberschuss. Autosomal rezessiver Erbgang, daher Familienscreening und genetische Beratung. Selten erworbenes AGS durch NNR-TU.

Klinik

- Bei **Mädchen/Frauen** Haarausfall, Hirsutismus, Klitorishypertrophie, Amenorrhö
- Bei **Jungen/Männern** Pseudopubertas praecox, Hodenatrophie, Infertilität, Impotenz, bilaterale Gynäkomastie (Überproduktion von Östrogenen).

Diagnostik 17-Hydroxyprogesteron ↑↑, Kortisol ↓, ACTH ↑, Testosteron ↑, Androstendion ↑, ggf. ACTH-Stimulationstest mit Bestimmung von 17-Hydroxyprogesteron und molekulargenetische Diagnostik (21-Hydroxylase-Gen). Bei V. a. Androgen produzierenden TU (NNR, Ovar, Testes) Lokalisationsdiagnostik (▶ Kap. 7.3.2).

Differenzialdiagnose Cushing-Sy. (▶ Kap. 7.3.6), Stein-Leventhal-Sy. (polyzystische Ovarien), Akromegalie, Anabolikaabusus, Androgen produzierende TU (NNR, Ovar, Testes).

Therapie

- **Konservativ:** Kortisolsubstitution möglichst frühzeitig, lebenslang erforderlich.
- **Operativ:** plastische Korrektur von Genitalfehlbildungen, Exstirpation hormonproduzierender TU. **Cave:** Die Adrenalektomie ist beim angeborenen AGS **kontraindiziert!**

7.3.8 Addison-Krise

! Akute, lebensbedrohliche Exazerbation einer NNR-Insuff., OP-Komplikation nach Adrenalektomie.

Klinik Zeichen der NNR-Insuff. (z. B. Adynamie, Schwindel, Übelkeit, K^+ ↑, muskuläre Erregbarkeit ↑), zusätzlich Schock, RR-Abfall, Exsikkose, Oligurie, evtl. Pseudoperitonitis, Durchfälle, Erbrechen, Hypoglykämie. Anfangs Hypothermie, später Exsikkose-Fieber, Delirium, Koma.

Therapie Sofortige Einleitung ist lebensrettend.

- Ggf. Intensivbehandlung. Blutabnahme zur Diagnosesicherung (ACTH, Aldosteron, Kortisol, E'lyte, BZ).
- Bei Hypoglykämie Glukose i. v.: Bolus von 20–40 ml 40% iger (G40 %) oder 50–100 ml 20% ige Glukose-Lsg. (G20 %), ggf. wiederholen. Danach Infusion mit 5–10% iger Glukose-Lsg. zur Stabilisierung. Danach mehrere Liter NaCl 0,9 % und Glukose 5 % im Wechsel, bis Flüssigkeitshaushalt ausgeglichen (Klinik, ZVD). **Cave:** K^+-haltige Infusionslösungen meiden!

7

- Hydrocortison 100 mg i. v., dann ggf. Dauerinfusion von 20 mg/h über 6 h, dann weiter 100–200 mg/24 h bis zur klin. Besserung. Nur nach Stabilisierung des Kreislaufs und Besserung des AZ kann auf eine orale Hydrocortison-Substitution übergegangen werden (idealerweise so früh wie möglich).
- Vollheparinisierung zur Thromboseprophylaxe.
- Bei Infekt Antibiose.

Internet
- Europäische Leitlinie zum Nebenniereninzidentalom. www.spcir.com/wp-content/uploads/2016/06/Guidelines_Europeias_de_incidentaloma_suprarenal_2016.pdf
- S2k-Leitlinie Operative Therapie von Nebennierentumoren www.awmf.org/leitlinien/detail/ll/088-008.html

7.4 Neuroendokrine Neoplasien (NEN)

Alte Bezeichnungen: Karzinoide, Apudome. Ausgangspunkt ist das diffuse neuroendokrine System, dessen Zellen Neuropeptide und Hormone bilden. Entstehung in allen Organen möglich, zu 60 % im Verdauungstrakt **(gastroenteropankreatische neuroendokrine Neoplasien, GEP-NEN)** und 30 % in der Lunge **(Lungen-NEN).** Mittleres Erkrankungsalter 60 J.

- Zur **Diagnosesicherung** dienen **immunhistochemische Marker,** darunter:
  - Einteilung nach Ursprungsort, hormonaler Aktivität und Malignitätspotenzial.
  - Alle NEN gelten als potenziell maligne. Die Einteilung erfolgt gemäß WHO-Klassifikation in gut differenzierte neuroendokrine Tumoren (NET) und schlecht differenzierte neuroendokrine Karzinome (NEC). Das Grading der NET basiert auf der proliferativen Aktivität, bestimmt durch Mitosezahl und Ki-67-Index (MIB-1):
  - G1: Mitosezahl < 2/10 HPF und Ki-67-Index ≤ 2 %
  - G2: Mitosezahl 2–20/10 HPF oder Ki-67-Index 3–20 %.
  - G3 (gut differenziert): Mitosezahl > 20/10 HPF oder Ki-67-Index > 20 %.
  - NEC (schlecht differenziert): hohe Mitosezahl (> 20/10 HPF), meist Ki-67 > 55 %, mit klein- oder großzelligem Wachstumsmuster.
- Zur **Diagnosesicherung** dienen **immunhistochemische Marker,** darunter:
  - Chromogranin A (typisch positiv bei NET, oft schwächer bei NEC)
  - Synaptophysin (breit exprimiert bei NET und NEC)
  - INSM1 (nukleärer Marker mit hoher Spezifität und Sensitivität für NEN)
  - CD56 (sensitiver, aber weniger spezifischer Marker)
  - Ki-67/MIB-1 (Proliferationsmarker zur Grading-Einstufung)
- Die Wahrscheinlichkeit einer Metastasierung sowie das Risiko eines aggressiven Verlaufs steigen mit dem Grading von G1 nach G3 deutlich an.
- **Funktionell inaktive NEN** überwiegen, **funktionell aktive NEN** (30 %) verursachen durch übermäßige Hormonausschüttung spezifische Hormonsyndrome (▶ Tab. 7.8, ▶ Kap. 7.4.6).

Internet S2k-Leitlinie Neuroendokrine Tumoren: https://register.awmf.org/de/leitlinien/detail/021-026.

Tab. 7.8 Übersicht – funktionell aktive NET des gastroenteropankreatischen Systems (GEP-NET)

NET	Zelltyp	Hormon	Leitsymptome	Lokalisation
Gastrinom	G-Zellen	Gastrin	Peptische Ulzera, Diarrhö (Zollinger-Ellison-Sy.)	Duodenum (60–70 %), Pankreas (20–30 %), LK (5–10 %)
Glukagonom	A-Zellen (Pankreas)	Glukagon	Diab. mell., Erythema necrolyticans migrans	Pankreas (100 %)
Insulinom	B-Zellen (Pankreas)	Insulin	Whipple-Trias: neurovegetative Beschwerden bei Hypoglykämie, rasche Besserung nach Glukosegabe	Pankreas (99 %)
Vipom	PP-Zellen (Pankreas)	Pankreatisches Polypeptid, vasoaktives intestinales Polypeptid (VIP)	Verner-Morrison-Syndrom = WDHH-Sy.: Diarrhö, Achlorhydrie, Hypokaliämie	Pankreas (90 %), Duodenum
NET des Dünn-/Dickdarms	Enterochromaffine Zellen	Serotonin	Karzinoidsyndrom: Diarrhöen, Flush, Bronchospastik	Ileum (70 %), Appendix, Rektum, Kolon

7.4.1 Multiple endokrine Neoplasien (MEN)

Synonym: Multiple-endokrine-Neoplasien-Sy. (MEN-Sy.); Auftreten von TU mehrerer endokriner Organsysteme (zeitlich z. T. deutlich versetzt); familiäre Häufung bei autosomal dominantem Erbgang (▶ Tab. 7.8).

- **MEN I:** primärer Hyperparathyreoidismus (meist Mehrdrüsenerkrankung), Hypophysen-TU (in 66 % der Fälle Prolaktinom, GEP-NET oder neuroendokriner Pankreastumor [**P-NET**]). Die NEN sind meist funktionell inaktiv, in 20 % der Fälle funktionell aktiv: Gastrinom (51 %), Insulinom (18 %), Vipom (3 %), Glukagonom (3 %). Bei 35 % der MEN-1-Anlageträger finden sich auch Nebennierentumoren.
- **MEN IIa:** C-Zell-Ca der SD, Phäochromozytom, primärer Hyperparathyreoidismus.
- **MEN IIb:** C-Zell-Ca der SD, Phäochromozytom, mukosale Ganglioneurome (z. B. in Lippen, Zunge, GIT), marfanoider Habitus.

Ursächlich ist jeweils ein spezifischer Gendefekt: beim MEN-I-Sy. Mutation im MEN-I-Gen auf Chromosom 11, beim MEN-II-Sy. Mutation im RET-Protoonkogen auf Chromosom 10. Nach Diagnosestellung lebenslange Nachsorge bzgl. weiterer Tumormanifestationen, genetisches Familienscreening anschließen. Sporadische Fälle erklären sich durch Neumutationen.

- **MEN IV** Hypophysenadenome, primärer Hyperparathyreoidismus, selten Nieren- und Nebennierentumoren.

! Beim Vorliegen eines MEN-Sy. muss das chirurgische Vorgehen entsprechend geplant werden (z. B. erst OP des Phäochromozytoms vor C-Zell-Karzinom); daher vor op. Ther. eines NET MEN-Sy. ausschließen.

7

7.4.2 Insulinom

Definition Häufigster funktionell aktiver Pankreastumor, Altersgipfel 30–60 J.; in 90 % solitär, in 5 % maligne. Über 98 % intrapankreatisch, TU meist < 2 cm. In 5–10 % der Fälle Vorkommen im Rahmen eines MEN-I-Syndroms. Selten **Insulinomatose und adulte Nesidioblastose.**

Klinik Hypoglykämie, vegetative (z. B. Heißhunger, Schweißausbrüche) und neurologische Symptome (z. B. Sprachstörungen, Bewusstseinsstörungen, Krampfanfälle); typischerweise morgens im Nüchternzustand, nach körperlicher Anstrengung oder übergangenen Mahlzeiten.

Diagnostik

- **Hungerversuch** unter stationärer Überwachung: Nahrungskarenz über 72 h mit Bestimmungen von BZ, Plasmainsulin und C-Peptid alle 6 h bzw. öfter bei Hypoglykämiesymptomen. Bestimmung von **C-Peptid** (= Maß für endogene Insulinproduktion): Ausschluss einer **Hypoglycaemia factitia** durch exogene Insulinzufuhr. Bei hypoglykämischem Anfall sofortige Gabe von Glukose i. v., um neurologische Schäden zu vermeiden. Abbruch bei BZ < 40 mg/dl und sofortige Abnahme von BZ, Insulin, C-Peptid und Sulfonylharnstoff i. S. oder i. U. (zum Ausschluss eines Sulfonylharnstoffmissbrauchs). Beweisend für ein Insulinom: BZ < 40 mg/dl bei unzureichend supprimiertem Insulin > 3 µU/ml und C-Peptid > 0,6 ng/ml.
- **Lokalisationsdiagnostik:** Sono, auch kontrastverstärkt/Endosono; Multidetektor-Spiral-CT (MDCT) mit KM, MRT mit KM, ggf. mit MRCP zur Beurteilung von Pankreasgang und Gallenwegen. Somatostatinrezeptorszintigrafie, evtl. ^{68}Ga-DOTATATE-PET/CT). Evtl. **SACI-Test:** selektive art. Stimulation über pankreatische Äste des Truncus coeliacus mit Kalzium, portalvenöse Blutentnahme mit Bestimmung des Insulinspiegels (Sensitivität 90 %). **Indikation:** erfolglose Vor-OP oder fehlender Nachweis in der Bildgebung (nicht selten bei Nesidioblastose), Unterscheidung zwischen funktionell aktiven und inaktiven NEN bei Multizentrizität.

Differenzialdiagnose **Nesidioblastose** (diffuse Hyperplasie des Inselzellorgans), Hypoglykämien anderer Genese (schwere Leberfunktionsstörungen, NN-Insuff., schwere Hypothyreose, Dumping), Hypoglycaemia factitia, Anfallsleiden, Frühstadien eines Diab. mell.

Therapie

- **Präop. Vorbereitung:** regelmäßige BZ-Kontrollen und bei Nahrungskarenz Glukoseinfusion, um Hypoglykämie zu vermeiden.
- **OP-Technik:** bei solitärem Insulinom ohne Malignitätsverdacht und entsprechender Expertise laparoskopische/robotische OP möglich. Ansonsten quere Oberbauch- oder mediane Laparotomie.
- Vollständige Pankreasfreilegung, intraop. Sono zur Tumorlokalisation und zum Ausschluss weiterer TU, ggf. intraop. Insulinbestimmung mit Schnell-Assay. Intraop. BZ-Monitoring zeigt OP-Erfolg an. Ggf. Schnellschnittdiagnostik.
  - Bei gutartigem Insulinom: Enukleation und/oder partielle Pankreasresektion, generell möglichst parenchymsparendes Vorgehen unter Milzerhalt (▶ Kap. 19.3).

- Malignes Insulinom: partielle Duodenopankreatektomie (Kopfbereich) oder Pankreaslinksresektion (Corpus, Schwanz ▶ Kap. 19.3.2, ▶ Kap. 19.3.3) mit Lymphadenektomie und ggf. Splenektomie. TU-Debulking/palliative Metastasenresektion zur symptomatischen Besserung indiziert.

- Bei inoperablem Pat. oder bei Pat. die eine op. Ther. Ablehnen, können lokal ablative Ther.-Verfahren (Radiofrequenz, Alkoholinstillation) angewendet werden.
- **Metastasierendes Insulinom:** Symptomkontrolle mit dem Insulinantagonisten Diazoxid p. o., bei nicht ausreichender Wirksamkeit Möglichkeit der zusätzlichen Verabreichung eines Glukokortikoids. Behandlung mit Somatostatinanaloga und Glukagon-Ther. sowie mit dem mTOR-Inhibitor Everolismus (Afinitor®) mit hyperglykämischer und antiproliferativer Wirkung oder Sunitinib (TKI, pNET-Zulassung). Chemoembolisation von Lebermetastasen. Einen weiteren ther. Ansatz stellt die Peptid-Radiorezeptor-Ther. (PRRT) mit ^{177}Lu-DOTATATE, bei SSTR-pos. TU. Neben den zytoreduktiven Effekten führt die PRRT auch zu einer Symptomkontrolle bei refraktärer Hypoglykämie.
- Nachbehandlung und **KO** wie bei Pankreas-OP (▶ Kap. 19.3.2, ▶ Kap. 19.3.3).

7.4.3 Gastrinom

Sporadisches Auftreten in 70 %, dabei meist solitär in Duodenum (60–70 %), Pankreas (20–30 %) oder LK (5–10 %). In 30 % der Fälle im Rahmen eines MEN-1-Sy., dabei zu 90 % im Duodenum und multipel. Bei duodenalen Gastrinomen zum OP-Zeitpunkt meist bereits LK-Metastasen (▶ Kap. 7.4.1).

Klinik Therapieresistente, rezid. Magen-, Duodenal- und Jejunalulzera, Diarrhö.

Diagnostik

- **Labordiagnostik:**
  - **Cave:** Säurehemmende Medikation 10–14 d vorher absetzen!
  - Magensaftanalyse und Gastrin i. S.: Nüchterngastrinspiegel > 1000 pg/ml und Magensaft-pH < 2 bestätigen das Vorliegen eines Gastrinoms.
  - Bei uneindeutigem Ergebnis zusätzlich Sekretinstimulationstest: Blutabnahme für Gastrin 15 und 1 min vor Sekretingabe (2 IU/kg KG i. v.) und 2, 5, 10, 15, 20 und 30 min danach. Gastrin-Anstieg um > 200 pg/ml spricht für ein Gastrinom.
- **Lokalisationsdiagnostik:** Sono (auch zum Metastasennachweis, v. a. der Leber), Endosono, ggf. auch mit Punktion; CT; insbes. vor Wiederholungseingriffen: **SASI-Test:** = selektive arterielle Sekretinstimulation über die Arterien, die Pankreas und Duodenum versorgen, venöse Blutentnahme aus den Lebervenen zur Gastrin-Bestimmung. Besonders empfindlich (auch zum Nachweis von Metastasen): Somatostatinrezeptorszintigrafie, ggf. ^{68}Ga-DOTATATE PET/CT.

Differenzialdiagnose Perniziöse Anämie, chron. Niereninsuff., HPT, banales Ulkusleiden, Magenausgangsstenose, Antrumrest am Duodenalstumpf nach Billroth-II-OP („excluded antrum“), antrale G-Zell-Hyperplasie im Rahmen einer H.-pylori-Infektion.

Therapie

> **!** Vor OP Abklärung auf MEN-I-Sy.: Beim solitären sporadischen Gastrinom ist die OP in jedem Falle indiziert. Bei MEN-I-Sy. eher multiple und nicht selten auch metastasierte Befunde → OP-Ind. individuell abwägen.

- Sofort nach Diagnosestellung **medikamentöse Säureblockade,** z. B. mit Pantoprazol 40–80 mg/d p. o., alternativ H_2-Blocker, z. B. Famotidin (4 × 20 mg/d p. o.), auch als symptomatische Ther. beim metastasierten oder multilokulären Gastrinom bzw. beim inoperablen Pat.
- **Operativ:** quere Oberbauchlaparotomie oder mediane Laparotomie, Exploration von Pankreas und Duodenum (Palpation, intraop. Sono, endoskopische Diaphanoskopie des Duodenums). Bei solitären intrapankreatischen TU **Pankreasteilresektion,** bei Lokalisation im Duodenum **Duodenotomie** und **Exzision** oder **pankreasschonende Duodenektomie.** Bei hoher Wahrscheinlichkeit von LK-Metastasen immer auch **systematische regionale Lymphadenektomie,** bei zusätzlicher TU-Lokalisation im Pankreas **Enukleation** oder **Pankreasteilresektion,** bei ausgedehntem Befund auch **partielle oder totale Duodenopankreatektomie.** Radikale Chirurgie bei MEN-1 assoziierten Gastrinomen bevorzugen. Eine **Gastrektomie** ist bei guter Symptomkontrolle durch PPI und Somatostatinanaloga nicht indiziert.
- Beim metastasierenden/inoperablen Gastrinom: TU-Debulking/Metastasenresektion zur Reduktion des hormonaktiven Gewebes indiziert, Somatostatin-Analoga, evtl. Chemoembolisation von Metastasen.
- Indikation für CTx:
  - Metastasiertes NEC oder G3-NET mit hoher Proliferation (Ki-67 > 20–30 %).
  - Rapid progressive disease.
  - Keine Option für PRRT, SSA oder zielgerichtete Ther.
  - Symptomatische, hormonaktive TU mit Therapieversagen.
- Empfohlene Schemata (ENETS/ESMO):
  - Platinbasierte Kombinationstherapie (für NEC oder G3-NET): Cisplatin + Etoposid oder Carboplatin + Etoposid, Standardregime bei schlecht differenzierten NEC. Streptozocin-haltige Schemata (für gut differenzierte Pankreas-NET): Streptozocin + 5-FU oder Streptozocin + Doxorubicin, zugelassen und etabliert bei p-NET.
  - Temozolomid-basierte Ther. (off-label, gute Evidenz bei P-NET): Temozolomid + Capecitabin (CAPTEM), besonders effektiv bei gut differenziertem p-NET mit niedriger bis mittlerer Proliferation.
- Weitere Optionen (bei Progress nach CTx): PRRT (wenn somatostatinrezeptor-pos.), Everolimus oder Sunitinib (bei gut differenzierten p-NET).
- Nachbehandlung, **KO** (▶ Kap. 14.3.2, ▶ Kap. 19.3.3).

> **!** Vor OP Abklärung auf MEN-I-Sy.: Beim solitären sporadischen Gastrinom ist die OP in jedem Falle indiziert. Bei MEN-I-Sy. eher multiple und nicht selten auch metastasierte Befunde → OP-Ind. individuell abwägen.

7.4.4 VIPom (Verner-Morrison-Syndrom)

In > 90 % der Fälle Lokalisation im Pankreas, in < 10 % der Fälle extrapankreatisch (NN, Paraganglien, Lunge). 50–75 % sind maligne und zum Zeitpunkt der Diagnosestellung oft bereits metastasiert.

Klinik Profuse **w**ässrige **D**urchfälle mit nachfolgender **H**ypokaliämie, **H**ypo- oder **A**chlorhydrie (WDHA-, WDHH-Sy., pankreatische Cholera), Adynamie, Übelkeit, Erbrechen, metabolische Azidose, Dehydratation, Hyperglykämie, Hyperkalzämie, Flush-Anfälle (20 %).

Diagnostik Bestimmung von K^+, Cl^-, Ca^{2+}, BZ, BGA. Hypokaliämie, Achlorhydrie, Hyperkalzämie und VIP (vasoaktives intestinales Polypeptid) im Plasma > 200 pg/ml weisen auf ein VIPom hin. **Lokalisationsdiagnose:** Sono, Endosono und CT oder MRT.

Therapie

- **Operativ:** chirurgische TU-Entfernung kombiniert mit Lymphadenektomie wie beim Gastrinom (▶ Kap. 7.4.3); Exstirpation von Metastasen zur Verbesserung der Symptomkontrolle sinnvoll.
- Bei Inoperabilität oder diffuser Metastasierung: Ther. der Diarrhöen mit Somatostatinanaloga, alternativ ggf. α-Interferon. Bei inoperablen Lebermetastasen ggf. Chemoembolisation, PRRT, Behandlung mit mTOR- oder Tyrosinkinaseinhibitoren; **CTx** mit Streptozotozin und 5-FU oder Temozolomid.

7.4.5 Glukagonom

Epidemiologie und Lokalisation Sehr selten, häufig klinisch stumm, meist solitär vorkommend, oft > 3 cm groß, immer intrapankreatisch (bevorzugt im Pankreasschwanz) gelegen. 50 % sind bei Diagnosestellung metastasiert.

Klinik Erythema necrolyticans migrans (erythematöse, kokardenförmige Hautveränderungen mit zentraler Blasenbildung), milder Diab. mell., Glossitis, Anämie, häufig thromboembolische KO.

Diagnostik Glukagon i. S. (keine sichere Korrelation der Höhe der Spiegel mit der Tumorlast), BB (normochrome Anämie), BZ, Hypoalbuminämie, oft Kosekretion von Gastrin, VIP oder CgA, Calcitonin, pankreatisches Polypeptid. Erhöhte Glukagonspiegel können bei Diab. mell., Niereninsuff. oder Leberinsuffizienz beobachtet werden (meist < 500 pg/ml). Sonoe, Endosono, CT, MRT. **DD:** Diab. mell., perniziöse Anämie.

Therapie

- **Operativ:** wie beim Gastrinom (▶ Kap. 7.4.3).
- Bei Inoperabilität: Somatostatinanaloga zur Symptomkontrolle, alternativ α-Interferon; ggf. Chemoembolisation bei Lebermetastasen, PRRT. Behandlung mit mTOR- oder Tyrosinkinaseinhibitoren. **CTx** mit Streptozotozin und Doxorubicin/5-FU.

7.4.6 Nichtfunktionelle NEN des Pankreas (p-NEN)

Etwa 60–90 % der NET (NET G1/G2) sind nichtfunktionelle Neoplasien. In frühen Stadien i. d. R. zunächst asymptomatisch. Symptome durch Kompression, Infiltration, Metastasierung und abhängig von der Lokalisation des TU (Kopf vs. Korpus/Schwanz) wie beim Adenokarzinom des Pankreas.

Diagnostik CgA, Sono bzw. Endosono mit FNA, CT und/oder MRT, ^{68}Ga-DOTATOC PET/CT, Somatostatinrezeptor-Szinti.

Therapie „Watch-and-wait-Strategie“ für kleinen (< 2 cm) asymptomatischen Raumforderungen, sonst Resektion.
Für weitere Details ▶ Kap. 16.7.

7.4.7 NEN des Dünn- und Dickdarms

Definition NEN des Magen-Darm-Trakts, die von den enterochromaffinen Zellen ausgehen und vasoaktive Sekretionsprodukte bilden, v. a. Serotonin. Gemäß alter Nomenklatur wurden die NET des Dünn- und Dickdarms als „Karzinoide“ bezeichnet. Die NEN des Dünndarms finden sich zu 70 % im terminalen Ileum, in 30 % multifokal. Sie sind bei Diagnosestellung bereits oft metastasiert, bei mesenterialer Tumoraussaat häufig desmoplastische Bindegewebsreaktion mit Fibrosierung und Verkürzung des Mesenteriums. Auftreten von Symptomen im Allgemeinen erst bei fortgeschrittener Lebermetastasierung oder großer Tumormasse. Solitäre NET der Appendix und des Rektums haben im Allgemeinen eine gute Prognose.

Klinik Lokales Tumorwachstum i. d. R. symptomlos; **Karzinoidsyndrom** in 20 % der Fälle bei Lebermetastasierung, wenn Serotonin in den großen Kreislauf gelangt: Anfallsartige Flush-Symptomatik mit fleckförmiger Rötung von Gesicht und Körperstamm, abdominale Koliken, asthmatische Beschwerden, Diarrhö (→ Hypotension, Gewicht ↓), Gelenkbeschwerden. Mögliche Auslöser sind Druck auf die Leber sowie Genuss von Alkohol. In 20 % Entwicklung einer Klappenfibrose des re Herzens (sog. Hedinger-Sy.). Das Hedinger-Sy. entsteht durch eine chron. Serotonin-Überproduktion, typischerweise bei Lebermetastasen intestinaler NEN. Serotonin wirkt fibrogen auf das Endokard und führt v. a. zu einer Verdickung und Fixierung der Trikuspidal- und Pulmonalklappen – mit konsekutiver Trikuspidal-Insuff. und pulmonaler Stenose.

Diagnostik
- Serotoninbestimmung i. S., bes. während der Flush-Symptomatik; CgA als Serummarker zur Verlaufskontrolle.
- 5-Hydroxyindolessigsäure im 24-h-Urin ↑ (Serotoninabbauprodukt) beweisend: > 15 mg/d. **Voraussetzung:** Meiden serotoninhaltiger Nahrungsmittel wie Nüsse, Bananen, Ananas; Phenothiazine absetzen.
- **Lokalisationsdiagnostik:** Sono, CT, MRT, MRT-Sellink, Gastroskopie (bei V. a. Duodenaltumor), Koloskopie. Bei Dünndarm-NEN Aussagekraft der konventionellen Bildgebung begrenzt, daher evtl. auch diagnostische Laparoskopie. Somatostatinrezeptorszintigrafie, ^{68}Ga-DOTATOC PET/CT nur bei pos. Rezeptorstatus aussagekräftig; Bei NEN des Rektums MRT Becken, rektale Endosono zur Detektion von LK-Metastasen.

Therapie

> **!** Manipulationen am TU können eine Karzinoidkrise auslösen (lebensbedrohliche Hypo- oder Hypertension, Bronchospasmus) → peri und intraop. Octreotidprophylaxe bei Karzinoidsyndrom.

- **Operativ:** I. d. R. mediane Laparotomie, Exploration des Abdomens, Palpation des Dünndarms (Ausschluss Multifokalität), Entfernung des Primärtumors und systematische Lymphadenektomie nach onkologischen Kriterien wie beim Karzinom (je nach Lokalisation z. B. Hemikolektomie, Dünndarmsegmentresektion mit zentraler Lymphadenektomie an der AMS, ▶ Kap. 15.7.3). NET der Appendix: < 1 cm, basisfern → Appendektomie ausreichend. NET im Rektum: < 1 cm → endoskopische Abtragung, 1–2 cm ohne Anhalt für LK-Metastasen → Vollwandexzision u. U. ausreichend, aber beim histologischen Nachweis einer Lymphgefäß- oder Perineuralscheideninfiltration onkologische Rektumresektion erforderlich. Bei ausgedehnter Metastasierung Primärtumor- und Metastasenexstirpation, wenn möglich (Verkleinerung der Tumormasse mildert die Symptomatik). In allen Stadien sind Wiederholungseingriffe gerechtfertigt.
- Bei nicht resektabler Fernmetastasierung und symptomatischem NEN (Ileus, Blutung) ist die Resektion des Primärtumors und seiner LK-Metastasen indiziert, um die Lebensqualität zu verbessern.
- **Palliativ:** evtl. Chemoembolisation von Lebermetastasen; PRRT; Interferon α; Behandlung mit mTOR- oder Tyrosinkinaseinhibitoren. Ansprechraten auf CTx gering.
- **Symptomatisch:** Somatostatinanaloga zur Symptomkontrolle.
- Nachbehandlung, KO (▶ Kap. 15).

> **!** Manipulationen am TU können eine Karzinoidkrise auslösen (lebensbedrohliche Hypo- oder Hypertension, Bronchospasmus) → peri- und intraop. Octreotidprophylaxe, erweitertes Monitoring, postop. Intensivüberwachung.

7.4.8 Neuroendokrine Neoplasien des Magens

Diagnostik

- Endoskopie mit multiplen Biopsien: Typische Befunde sind polypoide oder flache Läsionen, v. a. im Korpus und Fundus. Histologie und Immunhistochemie: Nachweis von Chromogranin A, Synaptophysin, ggf. Ki-67 zur Grading-Einteilung (G1–G3).
- Labordiagnostik: Gastrin, Chromogranin A i. S.; ggf. 24-h-Urin auf 5-HIES.
- Endosonografie: Beurteilung von Infiltrationstiefe und LK.
- Bildgebung (CT/MRT, Somatostatinrezeptor-Bildgebung) bei fortgeschrittenen oder aggressiven Formen.

Klassifikation (ENETS)

- Typ I (80–90 %): gastrinabhängig, assoziiert mit chron. atrophischer Gastritis Typ A. Meist klein, multipel, gut differenziert.
- Typ II: gastrinabhängig bei MEN-1 mit Gastrinom. Seltener, erhöhtes Malignitätsrisiko.

- Typ III: sporadisch, gastrinunabhängig, meist solitär, aggressiver Verlauf.
- Typ IV (selten): NEC, hochmaligne.

Therapie

- Typ I: endoskopische Resektion bei Läsionen < 1–2 cm. Regelmäßige Überwachung. Bei multiplen Rezidiven ggf. Antrektomie.
- Typ II: Ther. des Gastrinoms (z. B. chirurgisch bei MEN-1). Endoskopische oder chirurgische Resektion je nach Größe/Risiko.
- Typ III: chirurgische Resektion mit LAD, da hohes Metastasierungsrisiko. Ggf. systemische Ther.
- Typ IV/NEC: systemische CTx (z. B. Cisplatin + Etoposid); Chirurgie nur im Einzelfall.

8 Hernien

Siad Odeh

8.1 Grundlagen

Ausstülpung des Peritoneums (Bruchsack) durch eine angeborene oder erworbene Lücke (Bruchpforte). Eines der häufigsten chirurgischen Krankheitsbilder. 95 % äußere Hernien, davon 75 % Inguinalhernien (M : F = 9 : 1).

8.1.1 Prädisponierende Faktoren

- Akute u./o. chron. intraabdominale Druckerhöhungen, z. B. bei körperlicher Schwerarbeit, Husten (z. B. Raucherbronchitis), Obstipation (z. B. stenosierender Kolontumor), Blasenentleerungsstörung (z. B. Prostatahyperplasie)
- Laparotomienarben
- Intraabdominale Volumenerhöhungen (z. B. Gravidität, Adipositas, Aszites, Tumoren)
- Selten: Traumata der Bauchwand (z. B. OP)

8.1.2 Merkmale

Jeder Eingeweidebruch weist 3 Merkmale auf:
- Bruchpforte: Schwachstelle in der Wandung der Bauchhöhle (angeboren oder erworben).
- Bruchsack: innere Auskleidung im Regelfall aus Bauchfell (Peritoneum) mit Bruchinhalt. Die engste, in der Bruchpforte eingeklemmte Stelle wird Bruchsackhals genannt.
- Bruchinhalt: häufig Fett (Omentum majus) oder Dünndarm, seltener Dickdarm, Appendix, Ovar oder Harnblase. Auch vom auskleidenden Peritoneum gebildete Flüssigkeit (Bruchwasser) ist häufig.

8.1.3 Einteilung

Nach dem Ort ihres Auftretens: innere und äußere Hernien. Ist die Hernie von außen zu erkennen oder führt die Bruchpforte vom Körperinneren in Richtung Haut, spricht man von einer äußeren Hernie. Liegt die Hernie innerhalb des Rumpfs (z. B. vom Bauch in den Brustkorb gerichtet) und kann deshalb nicht ohne Hilfsmittel erkannt werden, ist es eine innere Hernie.

- **Innere Hernien**
  - Zwerchfellhernie (Hernia diaphragmatica): angeboren (unvollständige Zwerchfellausbildung)/erworben (durch anatomische Schwachstellen):
    - Hiatushernie: der schlitzförmige Durchtritt der Speiseröhre (Hiatus oesophageus).
    - Morgagni-Hernie/Larrey-Hernie: Lücke des Zwerchfellansatzes zwischen Brustbein und Rippe (Diaphragma sternocostalis/parasternalis).
    - Bochdalek-Hernie: Durchtritt durch die Pars lumbocostalis, insbes. li, wo die Leber diese Lücke nicht verdeckt.
    - Treitz-Hernie: eingeklemmte Darmanteile im Recessus duodenalis sup., einer sehr engen Bauchfelltasche hinter dem Treitz-Band (Ligamentum suspensorium duodeni).
- **Äußere Hernien** (▶ Abb. 8.1):
  - Leistenhernie (Inguinalhernie): häufigste Hernie (80 %), über dem Leistenband, am äußeren Leistenring, unterteilbar in:
    - Direkte oder mediale Leistenhernie: Schwachstelle der inneren Bauchwand, der Fossa inguinalis medialis (medial der epigastischen Gefäße).

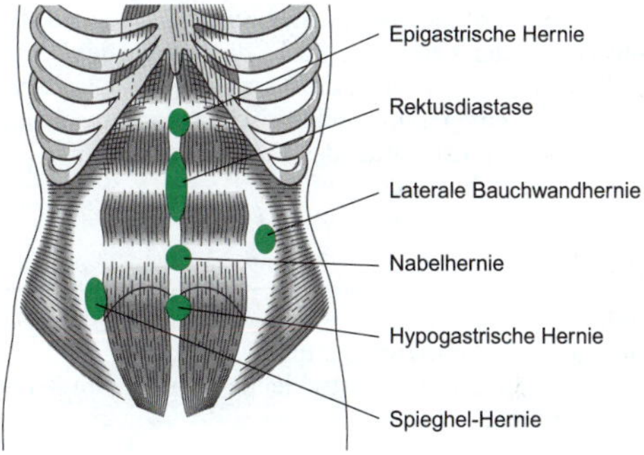

Abb. 8.1 Lokalisation der Bauchwandhernien [L106]

Äußerlicher Austritt am äußeren Leistenring (Anulus inguinalis superficialis), fast immer erworben.
  - Indirekte oder lat. Leistenhernie: Eintritt am inneren Leistenring (lat. der epigastrischen Gefäße), verläuft durch den Leistenkanal (mit dem Samenstrang beim Mann bzw. dem Mutterband bei der Frau), tritt am äußeren Leistenring an die Körperoberfläche, häufig angeboren.
- Schenkelhernie (Hernia femoralis): überwiegend bei älteren Frauen, tritt unterhalb des Leistenbands durch die Lacuna vasorum aus.
- Nabelhernie (Hernia umbilicalis):
  - Im Säuglingsalter (häufig): Ursache: die noch unvollständige Ausbildung der Bauchwand am Bauchnabel. I. d. R. keine Einklemmungstendenz, bildet sich meist spontan zurück, wird daher nicht operativ behandelt.
  - Beim Erw.: oft keine Beschwerden. Bei Brüchen mit kleiner Bruchpforte kann eine Einklemmung (meist Omentum) auftreten und erhebliche Beschwerden verursachen. Besonders bei kleinen Hernien ist Inkarzeration gefürchtet.
- Epigastrische Hernie (Hernia epigastrica): Bruch im Bereich der Linea alba zwischen Xiphoid und Nabel, in der Frühphase nur aus präperitonealem Fett, später aber aus einem echten Bruchsack, der häufig einen Zipfel des großen Netzes enthält.
- Narbenhernie: allschichtige Bauchwandnarbe; bildet durch ihren Mangel an Elastizität die Bruchpforte. Nahezu ausschließlich Folgen früherer Laparotomien.
- Hernia obturatoria: Tritt durch das Foramen obturatum aus, und der Bruchinhalt kann die im Canalis obturatorius verlaufenden Gefäße sowie den N. obturatorius derart quetschen, dass daraus Sensibilitätsstörungen am innenseitigen Oberschenkel (Ramus cutaneus des N. obturatorius) resultieren können. Insgesamt aber sehr selten; wird, da äußerlich nicht sicht- und tastbar, oft erst durch den Darmverschluss infolge Einklemmung erkannt.
- Spieghel-Hernie: Bruch im Bereich des hinteren Blatts der Rektusscheide (Linea semilunaris) in die Bauchdecke hinein. Selten, wird oft verkannt.
- Littré-Richter-Hernie: Nur ein Teil der Darmwand klemmt in einer sehr kleinen Bruchlücke ein. Da sich diese Hernie leicht wieder lösen und

auch intraop. sehr leicht übersehen werden kann, ist während der OP eine gründliche Sichtung aller Darmabschnitte zwingend. Aufgrund ihres nicht obstruierenden Charakters (d. h., die Passage des Dünndarms ist nie vollständig verhindert) werden die Bauchschmerzen leicht verkannt.

- Rektusdiastase: Keine Hernie im klassischen Sinn. Auseinanderweichen der geraden Bauchmuskulatur (des M. rectus abdominis). Eine OP-Ind. besteht nur bei Beschwerden.

8.1.4 Diagnostik

Anamnese/Klinik

- Prädisponierende Faktoren, Vorwölbung?
- Anfänglich unspezifischer und ausstrahlender Schmerz im Bereich der Bruchpforte v. a. unter Belastung.
- Stuhlunregelmäßigkeiten?
- Spätsymptome zeigen sich oft erst in Form von KO (▶ Kap. 8.1.5).

Klinische Untersuchung

! Oft für Diagnose ausreichend. Im Stehen und Liegen durchführen. Zur besseren Beurteilung Provokationstest (Husten, Pressen). Bei V. a. Leistenhernie immer beide Seiten untersuchen (15 % bilateral)! Innere Hernien bleiben der klin. Untersuchung meist verborgen und werden erst durch apparative Verfahren diagnostiziert.

- **Inspektion:** Leberzeichen (Bauchglatze, Spider naevi, Palmarerythem?). OP-Narben? Symmetrie (einseitige oder beidseitige Schwellung), Lokalisation.
- Größe und Richtungsverlauf (z. B. Skrotum, Labien) der Hernie. Entzündungszeichen.
- **Palpation:** bei äußeren Hernien Bruchpforte und Bruchkanal mit Zeigefinger oder Kleinfinger austasten: Konsistenz, Größe, Reponibilität, Gleitfähigkeit des Bruchinhalts? Anatomische Beziehungen der Hernie? Bei irreponiblen inkarzerierten Hernien ist die Bruchpforte häufig erst intraop. darzustellen.
- **DD:** Leistenhernie/Schenkelhernie: zur Orientierung bei vollständig reponibler Hernie am liegenden Pat. Lig. inguinale (Verbindungslinie Spina iliaca ant. sup.–Tuberculum pubicum) und inneren Leistenring (ca. 1 cm kranial des Femoralispulses) aufsuchen. Beim Pressen Vorwölbung.
- Oberhalb des Leistenbands: Leistenhernie.
- Im Bereich des inneren Leistenrings: indirekte Leistenhernie.
- Unterhalb des Leistenbands: Schenkelhernie.
- **Auskultation:** abdominale Auskultation zur Feststellung der Peristaltik obligat. Darmgeräusche im Bruchsack? Hinweise für Ileus?
- **Diaphanoskopie:** gibt Aufschluss über die DD Hernie, Hydrozele, Spermatozele.

Apparative Diagnostik

! Nur in Ausnahmefällen notwendig; zur differenzialdiagnostischen Abklärung (seltene Bruchformen, innere Hernien; Beckenboden-/Lumbalhernien oder Hernien-KO).

- **Sono:** Nachweis selbst kleiner Hernien, Sicherung der Diagnose v. a. bei schwierigen, manuellen Untersuchungsverhältnissen (z. B. Adipositas permagna) oder dezenten klin. Befunden. Transrektale oder vaginale Sono bei V. a. Beckenbodenhernie.

- **CT:** in Ausnahmen bei sehr adipösen Pat. zur Beurteilung von Bauchdecke und Bruchinhalt.
- **Endoskopie:** Nachweis innerer Hernien; **Ind.:** Zwerchfell- oder Gleithernien, Tumorausschluss im oberen und unteren GIT.
- **MRT:** Nachweis innerer Hernien, insbes. innerer Beckenhernien, ggf. Gleithernien (z. B. supravesikale Blasenhernie).

8.1.5 Inkarzeration

Definition Einklemmung von Darm oder anderen Organen (Omentum, Ovar, Blase). Häufigste und gefährlichste KO!

Differenzialdiagnose Pseudoeinklemmung: Bei alter irreponibler Hernie wird durch akute intraabdominale Erkr. (z. B. Appendizitis, Ulkusperforation, Pankreatitis) eine Inkarzeration vorgetäuscht.

Formen
- **Partiell (Darmwandbruch):** Nur ein Teil der Darmwand befindet sich im Bruchsack (Richter-Hernie); meist symptomarm; kein Passagestopp!
- **Komplett:** vollständige Einklemmung des Bruchinhalts infolge plötzlicher abdominaler Druckerhöhung → Passagestopp, Darmwandödem, venöse Stauung, Drosselung der art. Blutzufuhr. Dadurch bedingt Koteinklemmung **(Incarceratio stercoracea),** Darmgangrän, Darmperforation, Peritonitis und/oder Ileus. **Cave:** retrograde Inkarzeration (= Maydl-Hernie: M-förmige Darmhernie mit isolierter Inkarzeration der intraabdominalen Darmschlinge): Diskrepanz zwischen weichem Bruchsackinhalt und starkem intraabdominalem Schmerz evtl. mit Passagestörung.

> ! Bei „Schwellung oder Vorwölbung" mit Übelkeit, Erbrechen und Schmerzen an inkarzerierte Hernie denken! Die Inkarzerationsgefahr ist umso größer, je kleiner die Bruchpforte ist.

Komplikationen
- **Kotstauung:** durch Ein- und Austreten von Darmschlingen in den Bruchsack, Darmpassage verlangsamt. Mögliche **KO:** Ileus.
- **Koteinklemmung (Incarceratio stercoracea):** Koprostase in der zuführenden Darmschlinge führt zu Kompression und mechanischer Verlegung des abführenden Darmschenkels (einschließlich der Blutgefäße).
- **Darmgangrän.**
- **Darmperforation.**
- **Peritonitis.**
- **Ileus** (▶ Kap. 12.6).
- **Bruchentzündung:** ausgelöst durch Bruchband, rezid. Repositionsversuche, im Bruchsack eingeschlossene entzündete Organstrukturen (z. B. Appendizitis, Adnexitis); **DD** zwischen Bruchentzündung und Scheininkarzeration bei irreponibler Hernie oftmals schwierig.
- **Scheinreposition** (Reposition en bloc): Bruchsack mit Inhalt wird nur präperitoneal reponiert; Gefahr des Fortbestehens der Inkarzeration.
- **Pseudoreposition:** Bruchsack mit Inhalt wird unter Ausriss des Bruchrings nach intraperitoneal verlagert.

8.1.6 Konservative Therapie der Hernien

> Therapie der Wahl: OP. Ausschließlich kons. Maßnahmen nur bei Pat. mit sehr hohem OP-Risiko anwenden, evtl. OP in Lokal- oder Spinalanästhesie.

Manuelle Reposition (Taxis)

Vorgehen Analgesie (z. B. 1 Amp. Dolantin® i. m./i. v.), trichterförmiges Umfassen des -Bruchs bis zum Bruchring (bei Rechtshändern mit der li Hand) und massierendes Ausstreichen des Bruchinhalts zur Bauchhöhle. Wichtig vor Beginn: Entspannte Bauchdecke (Beine anwinkeln lassen, warmes Bad oder Sedativa), Blase und Darm sollten entleert sein. Wenn nach 5 min keine Reposition möglich → OP.

> **!** Nach geglückter Taxis Pat. möglichst stationär beobachten, um möglicherweise entstandene Darmnekrosen, eine partielle oder En-bloc-Reposition frühzeitig zu erkennen. Auf Darmgeräusche, Abwehrspannung, Zeichen der Peritonitis achten!

Wichtig Nach erfolgreicher Reposition OP in den nächsten Tagen.

Kontraindikationen
- Dauer der Einklemmung > 4–6 h.
- Peritoneale und lokale Reizerscheinungen, Zeichen der Bakteriämie/Septikämie.
- Zeichen des paralytischen Ileus (fehlende Darmgeräusche).
- Enge Bruchpforte ohne Aussicht auf Repositionserfolg.

Bruchband
Obsolet!

Ausnahme Lokale (Größe des Bruchs, massive Verwachsungen) und allgemeine Inoperabilität.

Komplikationen Abnahme des Bauchmuskeltonus (Druckatrophie); Hautmazerationen; Rezidivbildungen.

8.1.7 Operative Therapie der Hernien

> Wegen wachsender Komplikationsgefahr möglichst rasch nach Diagnose!

Ther. kindlicher Hernien ▶ Kap. 20.4.1.

Absolute OP-Indikation
- Inkarzerierte Hernie > 4–6 h.
- Irreponible Hernie mit lokalen und peritonealen Reizerscheinungen, Zeichen der Bakteriämie/Sepsis.
- Hernie mit enger Bruchpforte ohne Aussicht auf Repositionserfolg.

- Hernie mit Ileussymptomatik (▶ Kap. 12.6).
- Grundsätzlich stellt jede Hernie aufgrund ihrer möglichen KO eine OP-Ind. dar, der Zeitpunkt bzw. das Zurückstellen der OP wird individuell befund- und patientenabhängig gestellt.

Kontraindikationen

- Bei Pat. mit überdimensional großen und lang bestehenden Narben- oder Bauchwandhernien und schlechter Lungenfunktion
- Inkurable intraabdominale Erkr. mit Aszites (Leberzirrhose, Peritonealkarzinose)
- Metastasierendes Ca mit intraperitonealen Absiedlungen und ungünstiger Prognose

Präoperative Maßnahmen

- **Vorbereitung:** abführende Maßnahmen (z. B. Praepacol®, Golitely® und Einlauf) bei sehr großen Hernien.
- **Aufklärung:** allg. Aufklärung (Maßnahme, Erfolgsaussichten, KO etc.), spezielle Risiken (Rezidiv etc.). Dokumentation: Datum und Uhrzeit.

Operative Technik

Jede Bruch-OP beinhaltet 2 Phasen:
- Resektions- oder Repositionsphase
- Reparations- oder Wiederherstellungsphase

Daraus ergeben sich 5 OP-Schritte:
- Präparation von Bruchhüllen, Bruchsack und Bruchpforte
- Reposition des Bruchinhalts
- Resektion oder Versenkung des Bruchsacks
- Reparation durch direkten oder plastischen Verschluss der Bruchpforte
- Wundverschluss

Intraoperative Komplikationen Abhängig von Lokalisation der Hernie. Grundsätzlich können alle Strukturen verletzt werden, die im Bruchsack (bei Präparation) oder in der Nachbarschaft (v. a. bei Reparation) liegen.
Betroffen sind (▶ Tab. 8.1):
- Hohlorgane: Darm, Magen, Harnblase
- Gefäße: v. a. im Leistenbereich Vasa epigastrica, femoralia, circumflexa iliaca profunda; A. obturatoria

Tab. 8.1 Intraoperative KO bei Hernienoperation

Verletzte Struktur	Maßnahme
Darm (v. a. bei Gleithernie mit Inkarzeration)	Je nach Ausmaß Naht o. Kombination mit passagerer Enterostomie (▶ Kap. 12.9.8)
Harnblase	Zweireihige Naht mit Vicryl oder PDS, transurethraler Katheter
Gefäße	Kompression, Ligatur o. gefäßchirurgisch versorgen (▶ Kap. 21.3)
Adnexen	Naht (resorbierbar, 4–0)
Nerven	Ligaturen o. Koagulation der Enden

- Samenstranggebilde: Vasa testicularia, D. deferens
- Weibliche Adnexe
- Nerven: N. iliohypogastricus, N. ilioinguinalis, N. cutaneus femoris lat

Vermeidung durch: fundierte Anatomiekenntnisse des OP-Gebiets; Übersichtlichkeit (Darstellung, Blutstillung, insbes. bei Rezidiven); schonende Präparation.

Postoperative Komplikationen

- **Allg. postop. KO** wie z. B. Blutung, Peritonitis ▶ Kap. 12.5.
- **Rezidivhernie:** echtes Rezidiv (am Ort der ehemaligen Hernie) und falsches Rezidiv (in unmittelbarer Nachbarschaft der ehemaligen Hernie). Rezidivquote abhängig von:
  - Lokalisation, OP-Technik, Lebensalter.
  - Anzahl an Voroperationen. Mit jedem Rezidiv wächst die Wahrscheinlichkeit zu Mehrfachrezidiven. Zweitrezidive treten in Abhängigkeit vom OP-Verfahren in 3–40 % der Fälle, Dritt- und Mehrfachrezidive in bis zu 50 % der Fälle auf.
  - Begünstigende Faktoren, z. B. Bindegewebsschwäche, konsumierende Erkr., chron. Bronchitis, Emphysem, Miktionsbeschwerden bei Prostatahyperplasie, Zytostatika- und Steroidbehandlung, Stoffwechselstörungen, extreme körperliche Belastung in der frühen postop. Phase.
- **Kot- und Urinfistel:** Bedingt durch intraop. übersehene Läsionen. Spontanheilungen unter Nahrungskarenz bzw. Einlegen eines Blasenverweilkatheters möglich. Operative Intervention unumgänglich bei beginnender Phlegmone, Weiterbestehen der Fistel > 6 Wo. oder innerer Fistel. **Cave:** Zweiterkrankung ausschließen, z. B. Morbus Crohn, Blasenneoplasie!
- Postop. KO der einzelnen Hernienformen ▶ Kap. 8.2.
- Bei alloplastischem Material: Abstoßungsreaktion möglich.

Postoperative Behandlung

- Frühmobilisierung, d. h. noch am OP-Tag, auch bei großen, plastisch versorgten Bauchwandhernien, Rezidiv- oder Mehrfachrezidivbrüchen.
- Low-Dose-Heparinisierung ▶ Kap. 25.
- Im Rahmen der Frühmobilisierung adäquate Schmerztherapie, z. B. Voltaren® Supp. bis zu 150 mg/d bis zu 3 d postop. unter Magenprotektion.
- Gegebenenfalls Abhusten erleichtern (z. B. Fluimucil® 3 × 1 Btl./d); bei trockenem Reizhusten ggf. Antitussiva (z. B. Codipront® 2 × 1/d p. o.). Atemgymnastik.
- **Körperliche Belastung:** Die Primärheilung der Hautwunde ist binnen 6–8 d abgeschlossen. Frühestens nach 4 Wo., spätestens nach 3 Mon. wird das Bindegewebe zug- und druckstabil, wobei die Belastungsstabilität in den ersten 6 Wo. durch das Nahtmaterial und erst später durch Narbenheilung gewährleistet ist.
- **Richtwerte** bei komplikationsloser Heilung:
  - Leichte körperliche Tätigkeiten inkl. Heben von bis zu 5 kg.
  - Mittelschwere Tätigkeiten nach 6 Wo. (z. B. Jogging, Fahrradfahren).
  - Schwere körperliche Tätigkeiten nach 3–6 Mon. (z. B. Ballsportarten, Gewichtstraining, Leistungssport).

8.2 Äußere Hernien

8.2.1 Leistenhernie (Hernia inguinalis)

Epidemiologie Häufigkeitsgipfel: Kindesalter (meist angeboren, lat., indirekt); jüngeres Erwachsenenalter (größte sportliche Aktivität); Rentenalter. M : F = 9 : 1.

Checkliste Anatomie Leistenkanal **(Canalis inguinalis,** ▶ Abb. 8.2):
- Länge: 4–5 cm. Verlauf: von innen oben lat. nach außen unten medial.
- Innerer Leistenring (**Anulus inguinalis profundus**): etwa 1,5 cm oberhalb der Mitte des Leistenbands.
- Äußerer Leistenring **(Anulus inguinalis superficialis):** oberhalb des Tuberculum pubicum.
- Begrenzungen: kranial: M. obliquus int. abdominis und M. transversus abdominis; ventral: Aponeurose des M. obliquus ext. und Fibrae intercrurales; dorsal: Peritoneum, Fascia transversalis und Aponeurose des M. transversus abdominis; kaudal: Leistenband.

Durch den Leistenkanal ziehen beim Mann der Samenleiter (Ductus deferens) und die Vasa testicularia, bei der Frau das Lig. teres uteri.

Klinik
- **Frühsymptome:** unspezifischer stechender und ausstrahlender Schmerz im Bereich der Leiste. In dieser Phase dezente Vorwölbung oder Schwellung in der Bruchregion, z. B. beim Husten oder Niesen, die vom Pat. häufig noch nicht bemerkt wird.
- **Spätsymptome:** Symptome der KO (▶ Kap. 8.1.5).

Diagnostik ▶ Tab. 8.2.

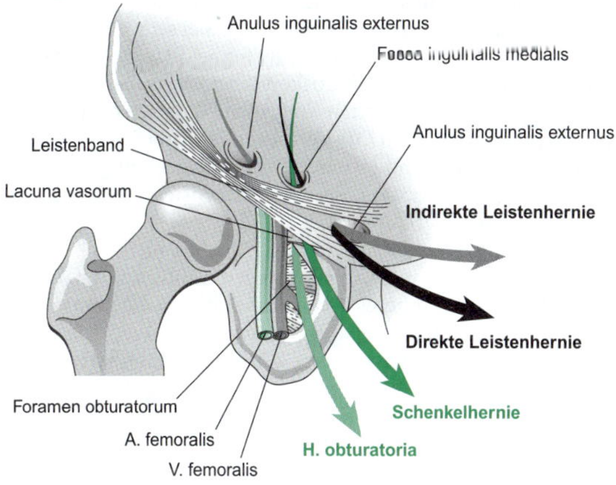

Abb. 8.2 Bruchpforten der Inguinalhernien [L106]

Tab. 8.2 Lageunterschiede direkte/indirekte Leistenhernie	
Direkte Leistenhernie	Medial der epigastrischen Gefäße (muskelarmes Hesselbach-Dreieck), erworben
Indirekte Leistenhernie	Lateral der epigastrischen Gefäße, angeboren o. erworben

- **Inspektion:** Vorwölbung im Leistenbereich (Pat. pressen und husten lassen). Hautverfärbung bei fortgeschrittener Inkarzeration.
- **Palpation:**
  - **Weiche Leiste:** weiter innerer Leistenring, schlaffe Hinterwand des Leistenkanals.
  - **Hernia incipiens** (beginnende Leistenhernie): Peritonealsack stößt an die Fingerkuppe an.
  - **Hernia completa:** Eintreten des Bruchs in den Leistenkanal, **DD:** direkt/indirekt.
  - Femoralispulse bds. tastbar?
  - Beurteilung von Hoden und Nebenhoden: Loco typico, Größe, Konsistenz, Oberfläche, Dolenz, Abgrenzbarkeit?
  - Anorektaler Befund, Untersuchung untere Extremität (z. B. Läsionen, TU).

Differenzialdiagnose

- Lokal: Femoralhernie (▶ Kap. 8.2.2), Femoralaneurysma, AV-Fistel, Varixknoten der V. saphena magna; LK-Metastase (Anal-Ca! Hauttumor), Lipom, Zyste, Senkungsabszess
- Erkr. des Stütz- und Bewegungsapparats, z. B. Koxarthrose, Adduktorenzerrung
- Lymphadenopathien: entzündlich, neoplastisch
- Urogenitale Erkrankungen (z. B. Varikozele)
- Hernie bei Hydrozele

Therapie

- **OP-Ind.:** mit unterschiedlicher Dringlichkeit grundsätzlich immer gegeben.
- **OP-Vorbereitung:** Abführen am Vorabend nur bei sehr großen Hernien. Rasur und evtl. transurethraler Blasenkatheter bei Blasenentleerungsstörung (z. B. Prostatahyperplasie) und laparoskopischem Vorgehen (Spontanmiktion vor Einleitung bei laparoskopischen Eingriffen häufig ausreichend)
- **Leitlinienempfehlungen zum OP-Verfahren (Hernia Surge):**
  - Höchste Evidenz hinsichtlich einer starken Empfehlung für netzbasierte OP-Techniken, gleichermaßen für das Lichtenstein-Verfahren wie für die minimal-invasiven Verfahren TEP/TAPP.
  - Favorisiert werden laparoendoskopische Techniken.
  - Die Shouldice-Reparation erreicht von den Nahtverfahren die geringsten Rezidivraten und kann unter geeigneter Indikationsstellung, oder wenn der Patient keine Netzverstärkung wünscht, eine akzeptable Alternative darstellen. In diesem Fall sollte eine ausführliche Aufklärung erfolgt sein.

Konventionelles OP-Prinzip

- Rückenlage, Anästhesie: meist ITN, selten Lokal- oder Spinalanästhesie.
- Die Leistenhernienreparation ist v. a. eine Faszienreparation. Prinzip aller OP-Verfahren ist die Verstärkung der Hinterwand des Canalis inguinalis. Schräger Inguinalschnitt 1–2 fingerbreit oberhalb und parallel des Leis-

tenbands vom Anulus externus in Richtung Spina iliaca ant. sup., schrittweise Durchtrennung des Subkutangewebes unter Ligatur der größeren Femoraläste (Vasa epigastrica superficialia, iliaca circumflexa superficialia und pudenda ext. superficialia), Spaltung der Aponeurose des M. obliquus ext. vom Anulus inguinalis ext. nach lat. (**cave:** N. ilioinguinalis), beim Mann Samenstrang isolieren und M. cremaster resezieren.

- Darstellen des vollständigen Bruchsacks, Aufsuchen der Bruchpforte, Tabaksbeutelnaht, Abtragen des Bruchsacks beim indirekten Leistenbruch, Einstülpen beim direkten Leistenbruch.

Konventionelle OP-Methoden ohne Kunststoffnetz

- **OP-Prinzip nach Shouldice** (▶ Abb. 8.3):
  - Spaltung der Fascia transversalis, Abpräparieren des präperitonealen Fettgewebes vom kranialen Anteil.
  - Fasziendopplung: Die kraniale Lefze kommt über der kaudalen zu liegen; 1. Nahtreihe von med. nach lat., 2. von lat. nach med., jeweils fortlaufend.
  - Anheften der Muskulatur (fortlaufende Nähte): 1. Naht von lat. nach med., M. transversus abdominis und hintere Kante des M. obliquus int. an das Lig. inguinale; 2. Naht von med. nach lat. = Vorderkante des M. obliquus int. an das Lig. inguinale.
  - Reposition des Samenstrangs, Verschluss der Externusaponeurose.

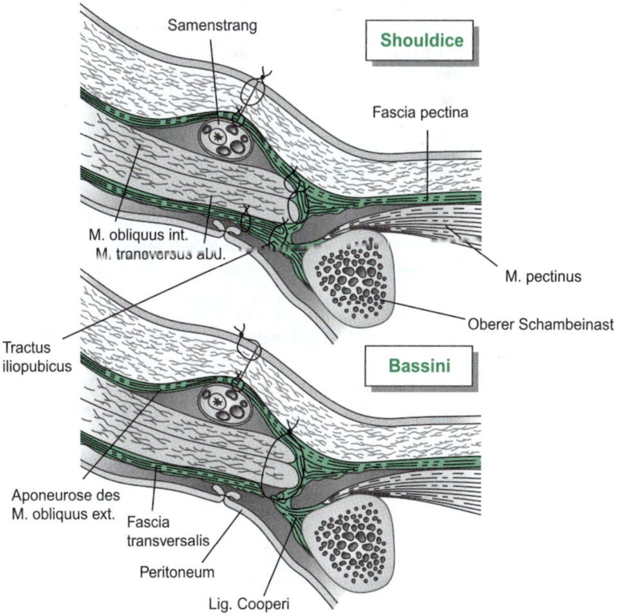

Abb. 8.3 Reparationsverfahren der Leistenhernie [L106]

- **OP-Prinzip nach Bassini** (▶ Abb. 8.3):
  - Hinterwand = 1. Naht = Bassini-Naht: fassen des M. obliquus int. am Rand des M. transversus abdominis, beide Ränder der gespaltenen Fascia transversalis, des Lig. reflexorum und des Schambeinperiosts. Einzelknopfnähte vorlegen, Abstand 0,6 cm wie 1. Naht, Fixierung jedoch an Lig. inguinale anstelle des Periosts. **Modifikationen** der Vorderwandrekonstruktion.
  - Externusaponeurose unter Samenstrang (Bassini-Kirschner).
  - Externusaponeurose vor Samenstrang gedoppelt (Girard).
  - Externusaponeurose gedoppelt und Samenstrang zwischen Lefzen in den neu gebildeten Leistenkanal (Bassini-Hackenbruch).
- **OP nach McVay-Lotheissen:**
  - Kein kaudaler Rand der Fascia transversalis. **Ind.:** Fascia transversalis stark ausgedünnt oder praktisch nicht mehr vorhanden.
  - Spaltung der Fascia transversalis. Diese mit M. transversus abdominis, M. obliquus int. und Lig. Cooperi (Lig. pubicum sup.) vernähen. Die erste, medial gelegene Naht bezieht Schambeinperiost und Lig. lacunare mit ein.
  - **McVay:** Die letzte lat. Naht wie oben zuzüglich Lig. Cooperi und dem med. Anteil der Gefäßscheide (Transition Stitch).

> **!** Bei Spaltung der Fascia transversalis auf die epigastrischen Gefäße achten! Meist 2 Venen und 1 Arterie.

OP-Komplikationen der konventionellen Verfahren

- Einengen des Samenstrangs und/oder Verletzung der versorgenden Gefäße:
  - **Ischämische Orchitis** (lokale und evtl. allg. Entzündungszeichen). Remission nach Tagen oder Wo. möglich; Hodenatrophie in 30–40 %. Bei Verdacht Doppler-Sono; evtl. Revision.
  - **Hodenatrophie:** Häufigkeit 0–5 %, bei Rezidivhernie 2–10 %. **Cave:** Hodenluxation (Gefäßversorgung durch Hodenhüllen!). Bei Dysfunktion des anderen Hodens Fertilitätsstörung möglich.
  - **Verletzung des Ductus deferens:** Fertilitätsstörung als Folge möglich. Daher immer Rekonstruktionsversuch durch Naht (innere Schienung mit 2–0 Nylonfaden, Rekonstruktion durch absorbierbare Einzelknopfnähte 6–0; gelegentlich mikrochirurgisches Vorgehen notwendig; erfolgreich in bis zu 70 %).
- Verletzung von Gefäßen mit Gefahr der Nachblutung:
  - **Vasa epigastrica inf.** Ther.: Doppelligatur der Enden. **Cave:** Bei Übersehen große Hämatome!
  - **Vasa cremastericae ext.** (Verbindung Vasa epigastricae inf. und Samenstrang). **Cave:** Werden häufig übersehen und reißen ein! Deshalb vorbeugende Ligatur!
  - **Plexus pampiniformis:** sorgfältige Blutstillung, Gefäßversorgung durch Hodenhüllen i. d. R. ausreichend.
  - **V. femoralis:** v. a. gefährdet bei zu tiefer Stichführung bei Faszienrekonstruktion und Subkutannaht!
- Nervenschädigung:
  - Chron. Leistenschmerz, Sensibilitätsstörungen (**Ilioinguinalis-Syndrom, Nn. iliohypogastricus et genitofemoralis**), Reizung oder Verletzung des Nervs; Häufigkeit: 5–7 %; bei nicht resorbierbarem Fadenmaterial häufiger als bei resorbierbarem.

- **N. femoralis:** sehr selten durch Hämatom oder direkte Verletzung. Quadrizepsausfall. OP. Revision mit Ausräumen des Hämatoms oder neurochirurgische Faszikelnaht (▶ Kap. 2.8.2) erforderlich.
- Einengende Naht der V. femoralis: Klinik der akuten oder chron. Venenstauung am Bein. Wichtig ist, daran zu denken! Sono, Phlebografie. Ther.: Entlastung der zu weit eingeengten Lacuna vasorum, evtl. Thrombektomie, Thrombolyse. **Cave:** Lungenembolie.
- Selten Hydrozele bei unvollständiger Resektion des distalen Bruchsacks. Ther.: Punktion, selten OP.
- Bei Verkennen des Bruchtyps (Gleitbruch) oder Bruchinhalts: Darm-, Adnex- oder Blasenverletzung.

Prognose der konventionellen Verfahren

Rezidivquote bei indirekter Leistenhernie niedriger als bei direkter. Bei suffizientem Verschluss unter Einbeziehung der Fascia transversalis Rezidivquote 1–10 %, bei Apposition von Muskulatur oder Implantation von Fremdmaterial 10–30 %. Rezidivquote bei Herniotomie nach Bassini 5–10 % (indirekte Hernie 3–4 %, direkte Hernie 10–16 %), nach McVay-Lotheissen durchschnittlich 5 % und nach Shouldice 0,2–3 %.

Verfahren mit plastischer Verstärkung der Bauchdecke durch Kunststoffnetz

Nach Lichtenstein: konventionelle Technik mit Netz auf Bauchdeckenmuskulatur

Prinzip: konventionelle Schnittführung, Bruchsackpräparation, ggf. Resektion. Netz (meist Polypropylene,) medial abgerundet, fortlaufende Naht (nicht resorbierbar, monofil) zwischen Unterkante Netz und Lig. inguinale beginnend am Aponeurosengewebe über Os pubis bis lateral des inneren Leistenrings, Netz lat. einschneiden, oberen Streifen schwalbenschwanzartig auf den unteren Streifen legen (= neuer innerer Leistenring), Fixation medial auf M. obliquus int. (Einzelknopf, resorbierbar), Fixation lat. Ende an Lig. inguinale (3–4 cm über inneren Leistenring hinaus). Vorteil: technisch einfach, Lokalanästhesie möglich. Nachteil: Fremdkörperimplantation.

Minimalinvasive Technik: Netz präperitoneal (Verstärkung der Fascia transversalis von innen)

- **Transabdominale Peritoneumplastik (TAPP) bzw. total extraperitoneale Plastik (TEP):**
  - **Ind.:** unklarer Leistenschmerz, primäre Leistenhernie, Rezidivleistenhernie, beidseitige Leistenhernie (nach Abklärung der DD, s. o.).
  - **KI:** große irreponible Skrotalhernien, präop. KO (▶ Kap. 8.1.5), allg. KI gegen Laparoskopie.
  - **Vorteile:** kurzer stationärer Aufenthalt und frühe volle Belastbarkeit (nach 1 Wo.); gleichzeitige Ther. anderer Schmerzursachen (z. B. Adhäsionen).
  - **Gleichwertige OP-Verfahren, die TAPP wird transabdominell durchgeführt, die TEP extraperitoneal.**
  - **OP-Prinzip TAPP:** Anlage des Pneumoperitoneums. Weitere Trokarpositionen: re und li Mittelbauch in Bauchnabelhöhe. Durchtrennen des Peritoneums, Darstellen vom Vasa testicularia, Ductus deferens, A. und V. epigastricae inf., innerem Leistenring, Lacuna vasorum, Os pubicum, Lig. Cooperi, Fascia transversalis (▶ Abb. 8.4). Positionieren und ggf. An-

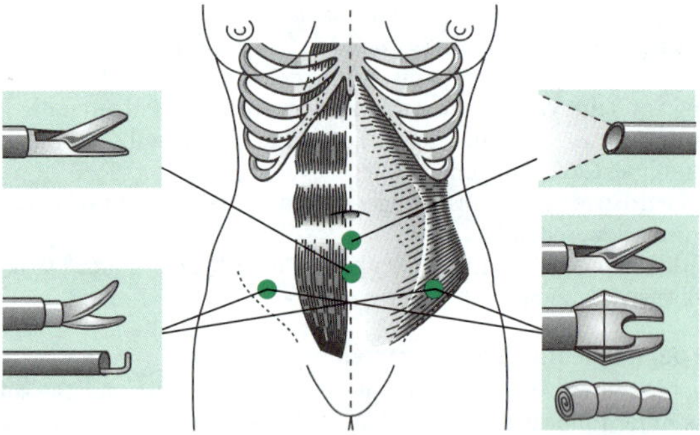

Abb. 8.4 Trokarpositionen [L106]

heften des präparierten Kunststoffnetzes. Verschluss des Peritoneums mit Endonaht.
- **OP Prinzip TEP:** „Pneumoperitoneum präperitoneal", ohne Eröffnung des Peritoneums. Sonst ähnliche Trokarpositionen. OP-Schritte und Netzposition wie bei TAPP.

Seltene konventionelle Netzplastiken

- **Transinguinales Vorgehen:** Prinzip wie bei Shouldice-OP. Bei ausgedünnter Fascia transversalis oder weiter Bruchpforte Verstärkung der Faszie durch innen anliegendes Netz. Vorteil: individuelle Entscheidung, ob Netz notwendig, extraperitoneales konventionelles Vorgehen, Lokalanästhesie. Nachteil: aufwendiger als Shouldice, bei Rezidiv OP-Weg durch Narbe.
- **Präperitoneale Netzplastik** bei Rezidiven über Unterbauchmittelschnitt (nach Stoppa). Prinzip: konventioneller Mittelschnitt bis in die präperitoneale Schicht, in dieser Darstellung des Bauchdeckendefekts von innen, Reposition des Bruchs und Einlage des Netzes. Vorteil: Bauchdeckennarbe bleibt unberührt (stabile Anteile bleiben stabil). Nachteil: aufwendig; bei Infekt problematisch (Re-OP!).

Komplikationen Verletzung intraabdominaler Organe und Gefäße, Nervenirritation durch Endoklammern, Materialabstoßung.

8.2.2 Femoral- oder Schenkelhernie

8

Epidemiologie Mit etwa 10 % zweithäufigste Bruchform, stets erworben. Bevorzugt ältere Frauen im 5.–8. Ljz., Geschlechtsverhältnis F : M = 3 : 1. Rechtsseitig etwa doppelt so häufig wie linksseitig, in 20 % beidseitig. Sehr große Inkarzerationsneigung durch die enge Schenkelbruchpforte, Repositionsversuche meist erfolglos.

Checkliste Anatomie Unterteilung der Bruchpforte durch den Arcus iliopectineus in Lacuna musculorum und Lacuna vasorum. Typisches Auftreten der Femoralhernie medial der großen Gefäße unterhalb des Leistenbands in der Lacuna vasorum (▶ Abb. 8.2). Begrenzung medial durch M. pectineus und Lig. lacunare, lat. durch die V. femoralis, ventral durch das Lig. inguinale und dorsal durch das Lig. Cooperi.

Klinik Oft uncharakteristisch (z. B. Leistenschmerz, Stuhlunregelmäßigkeiten, Schmerzen beim Gehen), daher häufig erst im Stadium der Inkarzeration (▶ Kap. 8.1.5) erkannt (25–30 %).

Diagnostik Durch klin. Untersuchung (▶ Kap. 8.1.4), Sono, ggf. CT.

Differenzialdiagnose Wie bei Leistenhernie: ▶ Kap. 8.2.1.

Therapie

- **OP-Ind.:** Großzügig stellen, da Inkarzeration bei kleiner Bruchpforte häufig! Vorbereitung und Lagerung ähnlich wie Leistenhernie (▶ Kap. 8.2.1) mit gestreckten Hüftgelenken und leicht angehobenem Gesäß.
- **OP-Technik** ▶ Kap. 8.2.1.
  - **Inguinal** (oberhalb des Leistenbands): Verlagerung des Bruchsacks aus dem Schenkelkanal nach kranial und Verschluss der Bruchpforte nach.
  - McVay-Lotheissen. Verfahren der Wahl insbes. beim Mann, da in 53 % der Fälle gleichzeitig eine direkte Leistenhernie vorliegt.
  - **Krural** (unterhalb des Leistenbands): Naht des Leistenbands an die Fascia pectinea und das Lig. pubicum.
  - **Präperitoneal** (Horizontalschnitt oberhalb des Leistenbands): sehr selten bei Rezidivhernien angewandt.
  - **Minimalinvasive Techniken:** TAPP, TEP (▶ Kap. 8.2.1).

Komplikationen Venöse Abflussstörung, Thromboembolie (1 %), Kompression des N. femoralis.

8.2.3 Nabelhernien

Epidemiologie und Ätiologie Die Nabelhernie des Erw. (etwa 5 % aller Hernien) ist erworben. Bevorzugt sind Frauen im Alter von 40–50 J. betroffen; Prädisposition: Schwangerschaft, Adipositas, körperliche Schwerarbeit. Nabelhernie im Kindesalter: ▶ Kap. 20.4.8.

Komplikationen Inkarzerationsrisiko 30 %, Letalität bei Inkarzeration 10–18 %, Spontanheilung bei Erw. nie, beim Kleinkind 98 %!

Checkliste Anatomie Die Bruchpforte ist der Anulus umbilicalis oder bei paraumbilikalen Hernien eine Faszienlücke neben oder oberhalb des Nabels.

Klinik und Diagnostik Unspezifische ziehende oder brennende Schmerzen in der Nabelgegend, Vorwölbung des Nabels, bei Inkarzeration gelegentlich livide Verfärbung des Nabels. Diagn. klin. immer Ausschluss einer symptomatischen Hernie (Peritonealkarzinose, Aszites). Bruchsackinhalt bei kleinen Hernien meist präperitoneales Fett oder Omentum majus, bei großen auch Dünn- und/oder Dickdarm möglich. **DD:** Paraumbilikalhernie; Lipom.

> Im Anfangsstadium große Neigung zur Inkarzeration!

Therapie Mit Diagnose OP-Ind. gegeben. Ausnahme: multimorbider Patient. Rückenlagerung; Allgemein- oder Lokalanästhesie.

OP-Technik

- Zugang: semizirkulär kaudal/lateral.
- Bruchsack vom Nabel lösen (**cave:** Nabeleröffnung!), abtragen und Bruchpforte darstellen.
- Faszienverschluss, meist mit Einzelknopfnähten, z. B. mit resorbierbaren monofilen Fäden der Stärke 2–0.
- Bei größeren Hernien oder beim Rezidiv Faszienplastik mit Netzeinlage (nicht resorbierbar) in retromuskulärer Technik/Hernien-Patch (ggf. in intraperitonealer Lage [IPOM]).
- Refixation des Nabels an der Faszie. Wundverschluss.

Prognose Rezidivquote ca. 3 %.

8.2.4 Narbenhernie

Ätiologie

- Bruchpforte ist eine sekundäre Muskel-Faszien-Lücke im Verlauf von Laparotomienarben. Narbenhernien treten bevorzugt innerhalb der ersten 3 Mon. nach dem op. Eingriff (Hernia postoperativa) auf. Bes. herniengefährdet sind Schnittführungen in muskelschwachen Bauchwandanteilen wie Median- oder Pararektalschnitte; selten nach Quer oder Wechselschnitte. Inzidenzrate nach medianen Laparotomien: 15 %; paramedian ca. 5 %; Rippenbogenrandschnitt < 4 %.
- **Prädisponierende Faktoren:** neben den allgemeinen (▶ Kap. 8.1.1): frühzeitige Schwerstarbeit postop., Anämie, Proteinmangel, Faktor-XIII-Mangel.

Klinik und Diagnostik Bei kleinem Bruch Gefahr der elastischen Inkarzeration (Inzidenz ca. 10 %), bei großem Bruch mehr kosmetisches Problem. Dementsprechend große Symptombreite. Diagn. klin.; bei inzipienter Hernie oder extremer Adipositas Sono hilfreich. Gelegentlich mehrere kleine Bruchpforten in unmittelbarer Nachbarschaft (Gitterbruch).

Therapie Allgemeine Richtlinien zur OP-Ind.: elektive Revisions-OP frühestens 6 Mon. nach Primäreingriff.

Vorbereitung Gewichtsreduktion, Atemgymnastik, mildes Abführen.

OP-Technik

- Rückenlagerung; meist Allgemeinnarkose.
- Ausschneiden der Narbe, vollständige Darstellung des Bruchsacks und -rings, Reposition des Bruchinhalts.
- Darstellen und Resektion der brüchigen Faszienanteile, Lösen von Adhäsionen.
- Faszienrekonstruktion mit Netzeinlage (Prolene/Polyester) in retromuskulärer Technik. Hierzu Freipräparieren der hinteren Rektusscheide vom M. rectus – Verschluss der hinteren Rektusscheide – Netzeinlage auf die hintere Rektusscheide – Verschluss der vorderen Rektusscheide z. B. mit Vicryl/PDS mitfortlaufender Naht. Bei sehr großen Brüchen Inzision der lat. Rektusscheide (Ramirez-Plastik).
- Alternativ gewinnen auch hier minimal-invasive OP-Techniken an Bedeutung. Die OP-Prinzipien sind dabei aber identisch, werden nur minimal-invasiv durchgeführt.

Komplikationen und Prognose
- Rezidivquote 10 %.
- Infektion, Blutung häufig, da ggf. sehr große Wundflächen gebildet werden!

8.2.5 Epigastrische Hernie

Epidemiologie Häufigkeit 5 %; meist Männer (70 %) ab dem 50. Lj.; Bruchpforte liegt in der Linea alba zwischen Processus xiphoideus und Nabel. In 10 % multipel.

Klinik und Diagnostik Faszienlücke Häufig auch schmerzhafte und nicht reponible Vorwölbung tastbar. Gelegentlich Zufallsbefund (jeden Pat. pressen und aufrichten lassen). Etwa ⅓ nur sonografisch nachweisbar.

Differenzialdiagnose
- Rektusdiastase: kein Bruch oder keine Bruchpforte, sondern Auseinanderweichen der Rektusmuskulatur mit Ausdünnung der Linea alba. Häufig im Oberbauch und nach Gravidität, gelegentlich auch angeboren. Verursacht kaum Beschwerden, daher OP selten indiziert (Rezidivrate: 50 %, Letalität 10 %). **Konservative Ther.:** Kräftigung der Bauchmuskulatur.
- Intraabdominale Erkr.: z. B. Ulkus- oder Gallensteinleiden, Pankreatitis, Aszites.

Therapie OP-Ind. ▶ Kap. 8.1.5. Vorbereitung und Lagerung wie Leistenhernie (▶ Kap. 8.2.1).

OP-Technik
- Kleine Hernie: Bruch(sack)reposition, Fasziennaht.
- Große Hernie: vorzugsweise retromuskuläre Netzimplantation, analog zur Narbenhernie.
- Alternativ gewinnen auch hier minimal-invasive OP-Techniken an Bedeutung. Die OP-Prinzipien sind dabei aber identisch, werden nur minimal-invasiv durchgeführt.

Prognose Selten Rezidive (2–5 %).

8.2.6 Hernia obturatoria

Ätiologie Häufigste Beckenbodenhernie. Ursache: Erschlaffung des Beckenbodens, daher überwiegend ältere Frauen und/oder Multipara. Erworben, bevorzugt rechtsseitig. Diagnose häufig erst durch Inkarzeration.

Checkliste Anatomie Bruchpforte Foramen obturatum. Kanal 2–4 cm lang und durch Mm. pectinosus, adductor longus und obturatorius ext. begrenzt.

Klinik und Diagnostik Schmerz (meist Inkarzeration!) zieht vom Unterbauch zur Oberschenkelinnenseite (Romberg-Zeichen). Verstärkung durch Streckung, Adduktion und Innenrotation in der Hüfte (Howship-Romberg-Zeichen). Nachweis durch Sono (transabdominal und transrektal) und CT. Häufig kombiniert mit Femoralhernie. Bei rektaler oder vaginaler Untersuchung gelegentlich als Vorwölbung tastbar.

Komplikationen Bei Inkarzeration Letalität 50 %.

Therapie

- **OP-Ind.** ▶ Kap. 8.1.5. Vorbereitung und Lagerung wie Leistenhernie ▶ Kap. 8.2.1.
- **OP-Technik:**
  - Im Notfall: **transperitoneal** über mediane Unterbauchlaparotomie: Bruchlückenverschluss durch Naht oder Deckung mit Kunstoffnetz® oder Fascia-lata-Lappen.
  - Elektiv: **präperitoneal** suprapubisch über Unterbauchquerschnitt. Vorgehen wie beim transperitonealen Zugang.
  - Alternativ: TAPP oder TEP (▶ Kap. 8.2.1). Vor allem TAPP bietet gute Übersicht über Obturatorregion. Reparation durch Netzeinlage, wobei Netz die Obturatorpforte ausreichend bedecken muss.

8.2.7 Hernia perinealis

Beckenbodenhernie.

Ätiologie Primäre (bevorzugt Frauen) oder sekundäre (geschlechtsungebundene) Formen. Ursachen primär: Erschlaffung der Beckenbodenmuskulatur; sekundär: z. B. nach Prostataresektion, abdominoperinealer Rektumexstirpation. Bruchsackinhalt meist Dünndarm. Inkarzeration selten.

Checkliste Anatomie Diaphragma pelvis kann überall durchbrochen werden. Einteilung in vordere (bei Frauen; z. B. Hernia (H.) pudenda, H. vaginolabialis) und hintere (para- oder retrorektal) Hernien.

Klinik und Diagnostik Bei hinteren Hernien Sitzbeschwerden durch reponible Vorwölbung, deutlich tastbarer Hustenstoß. Bimanuelle, rektovaginale Untersuchung. Eventuell Diagnosesicherung durch transrektale Sono, MDP, CT, MRT.

Therapie

- **OP-Ind.:** ▶ Kap. 8.1.5
- Vorbereitung wie bei Leistenhernie (▶ Kap. 8.2.1). Lagerung je nach Verfahren.

OP-Technik

- **Transperitoneal:** Inkarzeration, große Hernien. Rückenlage mit Beckenhochlagerung. Bruchlückenverschluss wie bei Hernia obturatoria (▶ Kap. 8.2.6).
- **Perineal:** kleine Hernien. Steinschnittlage. Bruchlückenverschluss wie bei Hernia obturatoria (▶ Kap. 8.2.6).
- Eventuell **kombiniertes Verfahren** bei Inkarzeration großer Hernien.

Komplikationen Selten; bei übersehener Inkarzeration hohe Letalität!

8.2.8 Seltene äußere Hernien

- **Spieghel-Hernie:** in der Linea semilunaris gelegen, meist an der Kreuzung mit Linea arcuata. Geschlechtsungebunden, 40.–70. Lj., erworben, meist einseitig. Ausbreitung unter der Externusaponeurose. Inkarzeration selten.
  - **DD:** intraabdominale Erkr. (z. B. Sigmadivertikulitis, Appendizitis). Bruchinhalt: Darm, Netz, Ovar, Hoden.

- **Ther.:** laparoskopische Naht der Bruchlücke, ggf. mit Netzaugmentation. Alternativ querer Hautschnitt über Bruch. Typische Bruchsackversorgung, Bruchlückenverschluss quer.

- **Lumbalhernien:** Bruchpforte kosto- oder iliolumbales Dreieck. Ätiol.: postop., posttraumatisch (z. B. Beckenfraktur). Bruchinhalt: Dünndarm, Niere, Netz oder andere retro- oder intraperitoneale Strukturen. Etwa 80 % erworben, ⅔ Männer, 50.–70. Lj. Bis zu 25 % Inkarzerationen mit entsprechender Symptomatik.
  - **DD:** Weichteiltumor, Zysten.
  - **Ther.:** obere Bruchlücke: Verschluss durch Lumbalfaszienlappen oder Kunststoffnetz. Untere Bruchlücke: Kunststoffnetz.
- **Hernia ischiadica:** Bruchpforte Foramen ischiadicum majus. Bruchinhalt: z. B. Darm, Netz, Ureter. F : M = 3 : 1, 20.–60. Lj., erworben und angeboren. Häufig asymptomatische Glutealschwellung, Affektion des N. ischiadicus.
  - **DD:** Diskusprolaps, Weichteiltumor, Harnstau.
  - **Ther.:** transperitoneal über mediane Laparotomie, typische Bruchversorgung, evtl. Fascia-lata-Plastik, Kunststoffnetz.
- **Hernia supravesicalis:** in Nachbarschaft zur Harnblase gelegen (Durchtrittsort: Fossa supravesicalis). Selten spontan, häufiger nach Vor-OP, z. B. Leistenhernien-OP. Meist äußere, selten innere Hernie (Häufig verkannt! Verdrängung der Harnblase).
  - **Ther.:** Äußere Hernie: wie Leistenhernie. Innere Hernie: über mediane Laparotomie.
  - **KO:** bei innerer Hernie 10 % Letalität wegen verschleppter Diagnose.

8.3 Innere (= intraperitoneale) Hernien

Im Vergleich zu den äußeren Hernien selten.

Ätiologie Innere Hernien treten durch angeborene oder erworbene (z. B. Briden) Bruchpforten innerhalb des Bauchraums aus. Häufig nach Darmresektionen. Am häufigsten (ca. 70 %) sind die Treitz-Hernie (Hernia recessus duodenalis) an der Flexura duodenojejunalis, gefolgt von der Hernia bursae omentalis sive paraduodenalis, der Hernia duodenomesocolica und der Hernia mesentericoparietalis dextra.

Klinik und Diagnostik Erstsymptom ist häufig ein Ileus. Die Diagnose wird oft erst intraop. gestellt. Zur Diagnosesicherung: Sono, CT, MRT.

Therapie/OP-Technik Je nach Erfahrung der Operateurs Laparotomie oder Laparoskopie und Versorgung der Hernie durch Reposition des Bruchinhalts und Verschluss (oder auch Erweiterung) der Bruchpforte zur Inkarzerationsprophylaxe. Bei Nekrose Darmresektion des betroffenen Anteils.

9 Ösophagus

Florian Gebauer

9.1 Checkliste Anatomie

▶ Abb. 9.1.

1. **Arterielle Blutversorgung:** keine segmentale art. Versorgung. Submukös gleichmäßig dichtes Netz von Gefäßanastomosen aus Aorta, A. gastrica sinistra und A. diaphragmatica.
2. **Venöser Abfluss:** über V. azygos, V. cava sup., Magenfundusvenen zur V. portae.
3. **Lymphabfluss:** in zervikale, paratracheale, periaortale, perigastrische LK.

Submuköser Lymphabstrom über große Distanzen longitudinal, dann transversal durch die Muskularis in die Transportgefäße der Adventitia (Metastasierung beim Ösophaguskarzinom!).

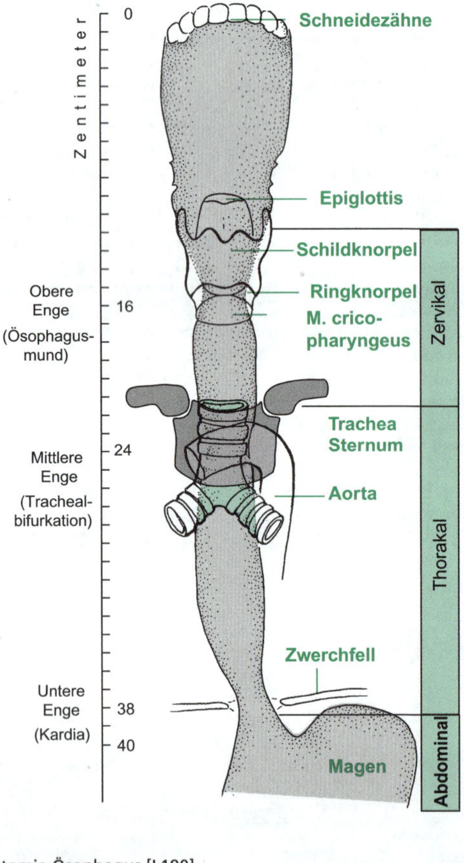

Abb. 9.1 Anatomie Ösophagus [L190]

9.2 Leitsymptome und Differenzialdiagnosen

9.2.1 Schluckstörung (Dysphagie)

Definition Subjektives Gefühl des „Steckenbleibens" der Nahrung. Häufigste Ursache: mechanische Behinderung der Nahrungspassage im Bereich des Ösophagus. Schluckstörungen im Alter > 40 J. sind auf ein Ösophagus-Ca verdächtig.

- **Oropharyngeale Dysphagie:** meist Koordinationsstörung („Nahrungsbolus kann nicht wegbefördert werden"). Ursache: oftmals zentralnervöse Störungen (z. B. Apoplex, TIA [Pseudobulbärparalyse], MS, progressive Bulbärparalyse, amyotrophe Lateralsklerose. Hypopharynx-TU).
- **Ösophageale Dysphagie:** eher Störung des unwillkürlich hirnstammgesteuerten Transports („Nahrungsbolus bleibt stecken").

Anamnese

- **Welche Nahrungen** machen Schluckschwierigkeiten?
  - Nur feste Nahrung: beginnende Lumeneinengung, z. B. TU, Strikturen.
  - Sowohl feste als auch flüssige Nahrung: Motilitätsstörungen, z. B. Achalasie ▶ Kap. 9.5.2, Spätstadium Ca.
- **Zeitlicher Verlauf?**
  - Über Wo. zunehmend: hoch verdächtig auf Ca! Über J. zunehmend: typisch für Achalasie.
  - Während des Essens zunehmend: Divertikel oder Motilitätsstörungen (z. B. Achalasie).
- **Begleitsymptome?**
  - Retrosternale Schmerzen (v. a. beim Schlucken): Schleimhautläsionen (z. B. eosinophile Ösophagitis), diffuser Ösophagusspasmus, Nussknackerösophagus.
  - Sodbrennen und epigastrische Schmerzen: Refluxkrankheit.
  - Nächtliche Regurgitationen: Divertikel, Achalasie.
  - Heiserkeit (Rekurrensparese) und andauernder Husten (ösophagotracheale Fistel): oft Zeichen fortgeschrittenen Ca-Wachstums.
  - Anämie: Refluxkrankheit, paraösophageale Hernie, Ca.
  - Artikulationsstörungen (Dysarthrie): zentralnervöse Störung.

> **!** **Cave**
> Viele Pat. gewöhnen sich bei langsam zunehmender Symptomatik an ihre Schluckbeschwerden, sodass gezielte Fragen nötig sind, z. B.: Wie lange dauert das Essen? Umstellung auf Brei oder Suppe? Nachtrinken?

Differenzialdiagnose

- Ösophagus-Ca (▶ Kap. 9.7): häufigste Ursache im Erw.-Alter; M : W = 8–9 : 1; z. B. Alkoholiker und Raucher; Crescendo-Anamnese von wenigen Wo.; Gewichtsabnahme. Gutartige Ösophagus-TU (Leiomyome, GIST) sind selten.
- Zenker-Divertikel: v. a. ältere Männer. Regurgitation, Mundgeruch, Husten.
- Peptische Stenose: bei Refluxösophagitis. Lange Anamnese von Refluxbeschwerden.
- Entzündungen im Halsbereich: Pharyngitis, Tonsillitis, retropharyngealer Abszess.
- Mediastinale Prozesse: z. B. retrosternale Struma, Neoplasien, Gefäßanomalien.

- Membranen („webs") und muskuläre Ringe: intermittierende Dysphagie für feste Speisen. Häufig: „Schatzki-Ring" am UÖS. Meist asymptomatisch. Gegebenenfalls endoskopische Bougierung. Plummer-Vinson-Sy.: stenosierende postkrikoidale Membranen und Eisenmangelanämie bei Frauen.
- Motilitätsstörungen: Achalasie, diffuser Ösophagusspasmus, Nussknackerösophagus.
- Selten: Sklerodermie, Dermatomyositis, Myasthenia gravis (meist mit Dysphonie), Globus hystericus (Fremdkörper-, Druck- oder Trockenheitsgefühl im Hals; Ausschlussdiagnose).

9.3 Diagnostik

9.3.1 Bildgebende Verfahren

Computertomografie

Indikation Staginguntersuchung bei Ca (Beurteilung des Primär-TU sowie Nachweis/Ausschluss von Fernmetastasen), Lokalisationsdiagn. anderweitiger Ösophaguspathologien

Durchführung Orale Verabreichung eines wasserlöslichen KM, Darstellung des gesamten Ösophagus einschließlich der Oberbauchorgane in 4-mm-Schichten nativ und nach i. v. KM-Bolus (Lebermetastasen). Darstellung sowohl der Lungen als auch der mediastinalen Organe mit Bezug untereinander.

Wertigkeit Methode der Wahl zur Darstellung des lokalen Befunds und des gesamten Thorax und Oberbauchs zum integrierten Tumorstaging, allerdings mäßige Sensitivität bei V. a. Infiltration in Nachbarorgane, schlechte Sensitivität mediastinaler und abdominaler LK. LK-Vergrößerung wird beim Tumorstaging nicht berücksichtigt.

Kernspintomografie

Indikation Fakultativ, wie CT; besser bei TU im oberen thorakalen Abschnitt mit besserer Darstellung der Fettgewebslamelle um Aorta, Trachea und Ösophagus zur frühen Erkennung einer Infiltration.

Sonografie

Indikation Staging, insbes. Nachweis von Lebermetastasen.

Durchführung 3,5- oder 5,0-MHz-Schallkopf. 12 h nüchtern lassen, Standardschnittebenen für die abdominale Untersuchung.

Wertigkeit Sensitivität und Spezifität fokaler Leberveränderungen ca. 90 %. Nachweis von Raumforderungen von 0,5–1 cm Größe.

Kontrastmitteluntersuchungen des Ösophagus

Indikation: **Stellenwert heute eingeschränkt,** Darstellung von Wandveränderungen (Perforation, Divertikel, TU-Sicherung), Abklärung einer endoskopisch nicht passierbaren Stenose, Erfassung von Funktionsabläufen, Anastomosenkontrolle. Bei V. a. Ösophagus-Ca nicht mehr routinemäßig indiziert. Aufgrund besserer

Ortsauflösung und Reduktion der Strahlenbelastung heute weitestgehend durch CT-Diagn. abgelöst.

Vorbereitung Nüchtern (auch nicht rauchen), Absetzen aller motilitätsverändernden Medikamente.

> **Cave**
> Gegebenenfalls notwendige Angiografien und Organdarstellungen (z. B. i. v. Urogramm) vor GIT-Untersuchungen durchführen (KM verhindert sonst tagelang die Beurteilbarkeit). Bei V. a. Perforation oder bei Aspirationsgefahr wasserlösliches Bronchografie-KM verwenden.

Komplikationen
- Bariumaspiration (nekrotisierende Bronchopneumonie, granulomatöse Lungenparenchymveränderungen).
- Aspiration von jodhaltigen hyperosmolaren KM wegen Schluckkoordiationsstörungen (akutes alveoläres Lungenödem).

9.3.2 Endoskopie

Ösophagogastroduodenoskopie

Indikation
- Diagnose: Basisuntersuchung zur Lokalisation und makroskopischen Befundung, Histologiegewinnung.
- Interventionell: Abtragung von Ca-Vorstufen (Barrett-Metaplasie) und Früh-Ca, Blutstillung, Myotomie, Platzierung von selbstexpandierenden Stents oder endoluminaler Vakuumtherapie.
- Bei V. a. Anastomosen-Insuff. nach Ösophagusresektion.

Technik ▶ Kap. 3.7.3.

> **Cave**
> Bei nicht passierbarer TU-Stenose Baby-Endoskop oder vorsichtige Bougierung.

Chromoendoskopie

Indikation Diagn. von auf die Mukosa/Submukosa beschränkten Ca oder Vorstufen.

Durchführung
- Beim **Plattenepithel-Ca:** Freispülen des Ösophagus mit Wasser, dann Aufsprühen von 1,5-prozentiger Jodid-Lsg.: Nicht angefärbte Anteile mit einem Durchmesser < 5 mm werden biopsiert.
- Beim **Barrett-Ca:** Freispülen des Ösophagus mit 10-prozentiger N-Azetylzystein-Lsg. Nach einer Einwirkzeit von 2 min Gabe von 0,5-prozentiger Methylenblau-Lsg. Biopsie des geringer angefärbten, hellblauen oder heterogen kolorierten Areals.

Wertigkeit Deutlicher Vorteil in der Erkennung von Dysplasien und Frühstadien eines Ca bei gezielteren Biopsien.

Endosonografie

Indikation Methode der Wahl zum Staging aller Ösophagus-TU, Beschreibung des TU-Tiefenwachstums und der regionären LK-Infiltration.

Durchführung Nach Endoskopie (s. o.) rotierenden 7,5-MHz-Sektorscanner ankoppeln. Bei nicht passierbarer Stenose Passage nicht erzwingen (evtl. nur Darstellung des TU-Oberrands und der prox. Ausdehnung!).

Wertigkeit TU-Tiefenausdehnung (Sensitivität: 80–90 %, Spezifität: 95 %), LK-Beurteilung (Sensitivität, Spezfität: > 85 %).

Bronchoskopie

Indikation Ausschluss einer TU-Infiltration in das Tracheobronchialsystem bei Ösophagus-Ca im oberen und mittleren Ösohagusdrittel, PE.

Wertigkeit Bei Nachweis einer Infiltration (Sensitivität ca. 90 %) ist Inoperabilität gegeben; Einleitung einer definitiven RCT bei Plattenepithel-Ca oder CTx bei Adeno-Ca.

9.3.3 Funktionsdiagnostik

Ösophagusmanometrie

Messung des intraluminalen Ösophagusdrucks. Zusätzlich evtl. Messung bei Sphinkterstimulation durch Pentagastrin.

- **Durchzugsmanometrie** zur Beurteilung der Funktion des tubulären Ösophagus und des OÖS und UÖS
- **24-h-Manometrie:** ambulante Messung der Ösophagusmotilität mit Erkennen von intermittierend auftretenden Motilitätsstörungen

Indikation Abklärung nicht-kardialer Brustschmerz (in 50 % Ösophagusmotilitätsstörungen), Abklärung nicht-obstruktive Dysphagie (Achalasie, diffuser Ösophagusspasmus, neuromuskuläre oder systemische Erkr.), Diagn. gastroösophageale Refluxkrankheit (Inkompetenz des UÖS), postop. Kontrolle nach Kardiadilatation oder Fundoplicatio.

Normwerte UÖS-Druck < 6 mmHg, UÖS-Länge < 2 cm, UÖS intraabdominale Lage < 1 cm.

Pathologisch Simultane Kontraktionen > 10 %, repetitive Kontraktionen > 30 %, nicht weitergeleitete Kontraktionen > 10 %, Medianwert der Amplitude < 20 mmHg, spastische Kontraktionen mit Amplituden > 180 mmHg und/oder länger als 7 sec.

Langzeit pH-Metrie

Definition Elektrometrische Messung der H^+-Ionenaktivität über 24 h. Hohe Sensitivität und Spezifität zur Erkennung der Refluxkrankheit.

Indikation Zeitliche Aktivitätsbestimmung und Quantifizierung des gastroösophagealen Refluxes.

Technik Absetzen von säuresekretionshemmenden Medikamenten mind. 48 h vorher (bei PPI z. B. Omeprazol 1 Wo. vorher!), in Rachenanästhesie transnasale Sondenplatzierung ca. 5 cm prox. des UÖS.

Auswertung Nach DeMeester-Score:
- Prozentualer Zeitanteil pH < 4/24 h insgesamt, in liegender und in aufrechter Position
- Anzahl der Refluxepisoden > 5 min/24 h
- Längste Refluxepisode

Ein Scorewert > 14,7 ist als path. zu beurteilen.
Bei Gesunden liegt der pH innerhalb von 24 h in > 95 % der Fälle zwischen 4 und 7.

9.4 Perioperative Maßnahmen

Unter physiol. Bedingungen wird die Belastbarkeit vom bronchopulmonalen und vom kardiozirkulatorischen System limitiert!

9.4.1 Präoperativ

- **HNO-Konsil:** Rekurrensfunktion (Paralyse bei fortgeschrittenem TU-Wachstum, Vergleich bei postop. Funktionsstörung). Ausschluss Zweittumor HNO-Bereich (ca. 5–10 %).
- **Bronchoskopie:** bei TU-Nachbarschaft zum Tracheobronchialsystem (betrifft TU des oberen und mittleren Drittels mit Kontakt zum Tracheobronchialsystem) TU-Infiltration? Tracheobronchitis → gezielte antibiotische Ther.
- **Lungenfunktionsuntersuchung** (Tiffeneau-Quotient oder FEV_1 < 70 %): inhalative Vorbehandlung mit β_2-Mimetika, Mukolytika und evtl. topischen Steroiden.
- **Nikotinabstinenz:** kurzfristig wegen reaktiver Schleimproduktion nicht sinnvoll, besser supportiv Nikotinpflaster (lange Wirkdauer im Vergleich zum Kaugummi). Beim ersten Kontakt sofort zur Abstinenz auffordern (meist Vorbehandlung, dadurch OP erst nach 10–13 Wo.)
- **Sympathikotonus** ↑↑ (Alkoholismus): schon präop. Clonidin (α_2-Agonist: vegetative Hyperaktivität ↓↓), Beginn 2 × 150 µg/d. Gabe von Distraneurin oder Alkohol ist abzulehnen. Zusätzliche Anxiolyse mit kurz wirksamem Benzodiazepin sehr hilfreich.
- **Muskelstatus:** Abschätzung der körperl. Belastbarkeit: kontrollierte Beobachtung des Treppensteigens: Es müssen 2 Treppenstockwerke ohne Luftnot und Erreichen der submaximalen Herzfrequenz (200 – Alter = 85-prozentige Auslastung) bewältigt werden. Ergometrie: mind. 80 W über 2 min ohne Abbruchkriterien.
- **Koloskopie:** z. A. unbekannter Kolon-Erkr. (z. B. Divertikulose, Adenome, Ca) für den Fall eines möglichen Kolonhochzugs. Untersuchung fakultativ.

Risiko-Scoring (Bartels, Br J Surg 1998)
Pulmonale Funktion (× 2)
(1) Normal: VC > 90 % und paO_2 > 70 mmHg
(2) Beeinträchtigt: VC < 90 % und paO_2 > 70 mmHg
(3) Schwer beeinträchtigt: VC < 90 % und paO_2 < 70 mmHg
Leberfunktion (× 2)
(1) Normal: Aminopyrin-Atemtest (ABT) > 0,4
(2) Beeinträchtigt: ABT < 0,4, keine Zirrhose
(3) Schwer beeinträchtigt: Zirrhose
Kardialer Status nach kardiologischem Konsil (× 3)
(1) Normal: normales Risiko
(2) Beeinträchtigt: erhöhtes Risiko
(3) Schwer beeinträchtigt: High-Risk-Pat.
Allgemeinzustand (× 4)
(1) Normal: Karnofski-Index > 80 und gute Kooperation
(2) Beeinträchtigt: Karnofski-Index < 80 oder schlechte Kooperation
(3) Schwer beeinträchtigt: Karnofski-Index < 80 und schlechte Kooperation
Auswertung:
Postop. 30-d-Letalität: **Low-Risk-Pat.** (Score-Wert 11–15) 2,1 %, **Moderate-Risk-Pat.** (Score-Wert 16–21) 5,4 %, **High-Risk-Pat.** (Score-Wert 22–33) 25 %.

9.4.2 Intraoperativ: OP-Prinzipien

- Periop. Antibiose: Die Antibiotika sollten als Einmalgabe präop. verabreicht werden. Bei einer OP-Dauer über der doppelten HWZ des verabreichten Antibiotikums oder einem Blutverlust > 1,5 l wird ein intraop. Re-Dosing empfohlen.
- Lagerung und OP-Zugänge:
  - **Kollarer Zugang:** Rückenlage mit 30° aufgerichtetem Oberkörper, J-förmiger Hautschnitt am Vorderrand des M. sternocleidomastoideus li., alternativ linksbetonter Kocher Kragenschnitt.
  - **Thorakaler Zugang:** Linksseitenlage, Zugang im 4.–6. ICR re. Abschließend Thoraxdrainage in Bülauposition.
  - **Abdominaler Zugang:** Laparoskopisch: modifizierte Steinschnittlagerung mit 30° Trendelenlagerung, laparoskopische Zugänge in einer queren Linie oberhalb des Nabels. Offene OP: Rückenlage. Mediane Oberbauchlaparotomie (▶ Kap. 9.7.1).
- Ersatzorgane bei Ösophagusresektion:
  - Magen.
  - Kolon, Dünndarm (selten).

▶ Abb. 9.2.

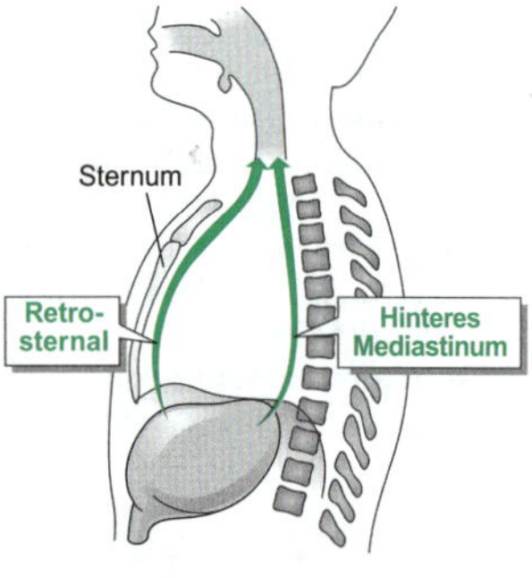

Abb. 9.2 Ersatzorgane und Wege der thorakalen Verlagerung [L106]

9

9.4.3 Postoperative Behandlung

- Bei 2-Höhlen-Eingriffen thorakale Periduralanästhesie zur Schmerz-Ther.: Perfusor mit 5–10 mg Morphin und 25 ml Bupivacain 0,25 % (Carbostesin) auf 50 ml NaCl, Fördermenge: 5 ml/h.
- Prophylaktische Ther. von halluzinatorisch-deliranten Symptomen (Alkoholabusus!): **„Clonidin-supplementierte Analgosedierung"** mit:
  - Fentanyl-Perfusor: 2,5 mg auf 50 ml NaCl, Fördermenge: 6 ml/h, Steigerung nach Klinik.
  - Clonidin-Perfusor: 0,6 mg auf 50 ml, Fördermenge: 6–8 ml/h, Steigerung nach Klinik.
  - Repetitive Dosen Midazolam 5–10 mg i. v., bei Halluzinationen evtl. Haloperidol 5 mg i. v.
- Täglich Rö Thorax (Atelektasen, Infiltrationen, Sero-Chylothorax, Dilatation Mageninterponat).
- Engmaschige Kontrolle der Sekretmengen aus den Thoraxdrainagen (**cave:** Chylothorax bei Leck des Ductus thoracicus), nach kompletter Lungenentfaltung und Abklemmen über 12 h. Ziehen bei Sekretfluss < 100 ml/24 h.
- Kostaufbau in Abhängigkeit von durchgeführten OP-Verfahren. Bei resezierenden Eingriffen: Wasser/Tee schluckweise ab Tag 1, flüssige Kost (in Abhängigkeit der Interponatfunktion) ab Tag 3, passierte Kost ab Tag 5. Parenterale Supplementierung, wenn < 60–75 % der Energiemenge auf enteralem Weg zugeführt werden können.
- Ab Tag 5: ggf. HNO-Kontrolle (Rekurrensfunktion) bei klin. V. a. Rekurrensläsion.

9.5 Gutartige Ösophaguserkrankungen

Hiatushernie ▶ Kap. 9.6.

9.5.1 Divertikel

▶ Abb. 9.3.

- **Pulsionsdivertikel:** Ausstülpung nur der Ösophagusmukosa (Pseudodivertikel) als Folge einer intraluminalen Druckerhöhung. Bsp. nach Lokalisation:
  - **Zervikales Divertikel** (Zenker, 70 %): Schluckkoordinationsstörung (krikopharyngeale Achalasie), meist an der pharyngealen Hinterwand li lat. (Killian-Muskellücke). Bei 1–2 % Pat.: zweites kleineres Divertikel 1 cm distal des ersten vorhanden.
  - **Epiphrenisches Divertikel** (bis 10 cm vom gastroösophagealen Übergang): vermutlich chron. Funktionsstörung des UÖS.

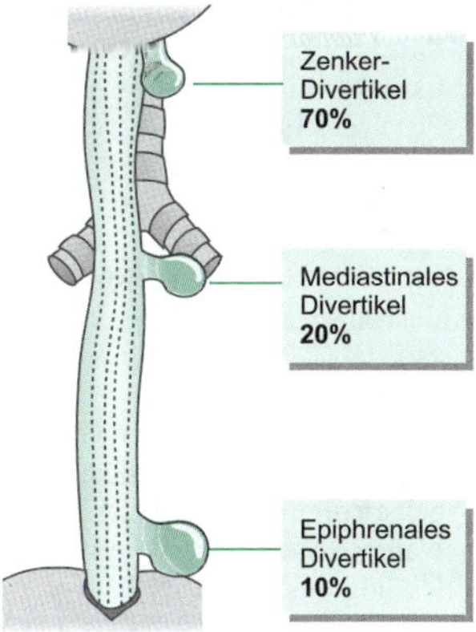

Abb. 9.3 Ösophagusdivertikel [L190]

- **Traktionsdivertikel:** Ausbuchtung der gesamten Ösophaguswand (echtes Divertikel) durch Zug von außen, im Rahmen einer extraluminalen Entzündung, z. B. mediastinale Lymphadenitis/Tbc oder auch einer vorhandenen Motilitätsstörung. Am häufigsten parabronchiales (midösophageales) Traktionsdivertikel (21 %).

Klinik Regurgitation von unverdauten Speiseresten (häufig nachts: Speisereste auf dem Kopfkissen), übler Mundgeruch, evtl. Dysphagie. Charakteristisch ist die Zunahme der Schluckbeschwerden während des Essens. Bei fortgeschrittenen Fällen: ösophageale Obstruktion durch Divertikelinhalt.

Diagnostik
- Transkutane Sono.
- Ösophagogramm mit wasserlöslichem KM.
- Ösophagoskopie: zur lokalen Beurteilung und z. A. von KO (entzündlich, tumorös, ulzerös). **Cave:** Perforationsgefahr!
- Ggf. Mehrpunktmanometrie: zur Abklärung der Pathogenese sinnvoll. **DD:** Achalasie, Kontraktionsstörungen des tubulären Ösophagus, TU.

Therapie
- **Zervikales Divertikel:**
  - OP-Ind. unabhängig vom Beschwerdebild, keine kons. Behandlung. Standardverfahren: nach Divertikelabtragung extramuköse Myotomie des funktionsgestörten OÖS, einschließlich des M. cricopharyngeus. (Aufklärung: Perforation, Mediastinitis, Stimmbandparese, Fistel, Rezidiv).
  - Bei kleinen Divertikel Myotomie ohne Abtragung.
  - Bei Hochrisiko-Pat. oder mittelmäßigem Divertikel: Myotomie plus Divertikulopexie.
  - Alternative: transorale videoendoskopische Myotomie oder Stapler-Divertikulostomie.
- **Epiphrenisches Divertikel:** OP-Ind. wie beim zervikalen Divertikel. Divertikulektomie mit extramuköser Kardiomyotomie (Länge 1,5–3 cm). Thorakoskopischer Zugang sehr gut möglich, einfacher über laparoskopischen Zugang (**cave:** Reflux, evtl. Fundoplicatio).
- **Parabronchiales Divertikel:** OP-Ind. bei Beschwerdesymptomatik: Divertikulektomie, ggf. mit ösophagogastrischer Myotomie (Heller-Myotomie), ggf. Fistelverschluss.

9.5.2 Achalasie

Definition Propulsive Peristaltik im tubulären Ösophagus gestört. Unfähigkeit zur schluckreflektorischen Sphinktererschlaffung. Sphinktertonus meist nicht erhöht!

Ätiologie
- Ausfall der intramuralen Ganglienzellen (Auerbach-Plexus) durch (spekulativ) chron. Kardiaspasmus: Durchblutungsstörungen im Ösophagus, O_2-Mangelversorgung, Untergang der Ganglienzellen
- Neurotoxische Viren, Autoimmunprozesse (Amyloidose, Sarkoidose, juveniles Sjögren-Sy.), MEN 2B
- Symptomatisch: Kardia-Ca, Chagas-Krankheit (Trypanosomen)

Klassifikation nach Chicago basierend auf der High-Resolution-Manometrie (HRM)

- **Typ I:** ösophageale Amotilität und fehlende UÖS-Relaxation
- **Typ 2:** panösophagealer Druckaufbau und fehlende UÖS-Relaxation
- **Typ 3:** spastischer Ösophagus/deutlich erhöhter Druck im tubulären Ösophagus und fehlende UÖS-Relaxation

Klinik Schleichende, progressive Dysphagie mit Regurgitation und langsamem Gewichtsverlust über Mon. bis J. (rascher Gewichtsverlust: V. a. Kardia-Ca!), retrosternale Schmerzen. Eventuell Aspiration, rezid. Bronchopneumonien. Die Achalasie gilt als Präkanzerose, daher regelmäßige endoskopisch Kontrollen.

Diagnostik (außer HRM)

- **Rö-Ösophagogramm:** typische Sektglasform/Vogelschnabel-Zeichen, fadendünne Stenose am ösophagogastralen Übergang, Flüssigkeitsspiegel im dilatierten Ösophagus.
- **Endoskopie:** Retentionsösophagitis (Soor, Hefen, Bakterien) mit Speiseresten, Stenose mit dem Endoskop gut passierbar. Ausschluss eines Ösophagus-Ca.
- **Endosonografie:** gleichförmige Verdickung der Muscularis propria ohne exzentrische Aufhebung der Wandstruktur (wie bei der malignen Ösophagusstenose).

Therapie

- Medikamentöse Ther.: z. B. Nifedipin 3 × 10–30 mg/d, 30–45 min vor den Mahlzeiten oder Isosorbiddinitrat 5 mg 10–15 min vor Mahlzeiten. Nur in wenigen Fällen erfolgreich.
- Pneumatische Dilatation (bei **Erfolglosigkeit (3 × Versuch) der Dilatation** Myotomie indiziert).
- Laparoskopische Myotomie mit partieller Fundoplicatio zur Defektdeckung und Refluxprophylaxe.
- POEM (perorale endoskopische Myotomie), hohe Erfolgsrate, aber postinterventionell Reflux bei bis zu 40 %
- Botulinumtoxin-(BT-)Injektion (1 ml Botox® 20–25 IU/ml in alle 4 Quadranten 1 cm prox. der Z-Linie). Rezidiv > 50 % nach 6–12 Mon. und Bedarf einer Re-Injektion. Nach multiplen Sitzungen gute Ergebnisse in 60–85 % der Pat. nach 2 J. Reserveverfahren bei High Risk Pat.

> Der motilitätsgestörte Ösophagus kann möglicherweise nach enger Fundoplicatio die effektive Antirefluxbarriere nicht mehr überwinden.

9.5.3 Gutartige Ösophagustumoren

Epidemiologie

Häufigkeit ca. 0,5 % aller Ösophagus-TU. Am häufigsten Leiomyome oder GIST (54 %; ▶ Kap. 10.7), Polypen (22 %) und selten Zysten (8 %) und andere mesenchymale/epitheliale TU.

Leiomyome

Lokalisation Meistens (60 %) im distalen Ösophagus (intraluminär, submuköses TU-Wachstum).

Histologische Differenzialdiagnose Leiomyosarkom, GIST.

Therapie Die Ind. zur Resektion beruht primär auf der zu erwartenden Größenzunahme und der sicheren Klärung der Histologie. Lokale Verfahren:

- **Enukleation:** Thorakotomie, oft auch thorakoskopisch möglich. Kleine intramural gelegene, gut abgekapselte TU und Zysten. Keine Eröffnung des Ösophaguslumens. Adaptierende Muskelnähte. Eventuell Pleuralappen.
- **Lokale submuköse Resektion:** bei gestielten TU mit breiter Basis, die nicht endoskopisch abzutragen sind.

Polypen

Verteilung Bevorzugter Sitz im oberen Ösophagus.

Histologische Unterteilung Fibrome, Fibrolipome, Myome, Lipome.

Therapie Endoskopische Abtragung an der Basis, ggf. mit Endoloop-Anlage.

9.6 Hiatushernie und gastroösophagealer Reflux

9.6.1 Hiatushernien

Axiale Hiatushernie (Typ I)

Definition Lageveränderung der Kardia durch den Hiatus oesophagei in der Längsachse unter Ausbildung eines Bruchsacks. Häufigste Form (> 95 %). Meist asymptomatisch. Sodbrennen, Dysphagie.

Komplikationen Zunächst Gleitbruch, später fixierte Kardiaverlagerung (sekundärer Brachyösophagus). Krankheitswert allein durch möglichen gastroösophagealen Reflux bei Insuff. des UÖS.

Diagnostik und Therapie **Bedeutung:** Die meisten Pat. mit axialer Hiatushernie haben keinen Reflux und keine Refluxösophagitis! Dagegen besteht eine enge Korrelation zwischen Refluxkrankheit und axialer Hiatushernie!

Paraösophageale Hiatushernie (Typ II)

Selten (5 %). Verlagerung von Magenfundus bis zum vollständigen Magen (upside-down stomach) paraösophageal in den Mediastinalraum. Fixpunkt ist die subdiaphragmal gelegene Kardia.

Komplikationen Dysphagie, schleichende Anämie, Ulkus am Schnürring (diaphragmale Bruchpforte) mit Blutung, Passagestörungen (Bild der Pylorusstenose), chron. Einklemmung, respir. Beschwerden.

Diagnostik Ösophagogramm mit Refluxprüfung (69 % path. Reflux und 75 % verminderte Funktion des UÖS), Endoskopie mit Biopsie (in 10 % Ulkus am Schnürring, **cave:** Früh-Ca).

Therapie OP-Ind. bei Beschwerden gegeben. Bei asymptomatischen Pat. ist die traditionelle prophylaktische OP eher nicht sinnvoll: Da die Mortalität des elektiven

Eingriffs 1,4 % beträgt und das jährliche Risiko des Auftretens von notfalloperationsbedürftigen Beschwerden < 2 % ist, wird von einer OP abgeraten.

OP-Verfahren Reposition, hintere Hiatusplastik mit oder ohne Netz (**cave:** Hiatus communis mit Aorta), Fundoplicatio, Fundophrenikopexie.

Gemischte Hiatushernie (Typ III, IV)

Kombination beider Formen (Intrathorakalverlagerung der Kardia). Oft Vergrößerung einer zuerst bestehenden axialen Hiatushernie. Bei Typ IV können sich auch andere Organe (Kolon, Milz, Dünndarm) im Bruchsack befinden.

Therapie OP-Ind. prinzipiell gegeben, bes. bei relevantem Reflux. Notfall-OP bei KO (z. B. Magenvolvulus, Perforation, schwere Blutung, Obstruktion).

OP-Verfahren Reposition, Hiatuseinengung, Gastropexie, Fundoplicatio (▶ Abb. 9.4).

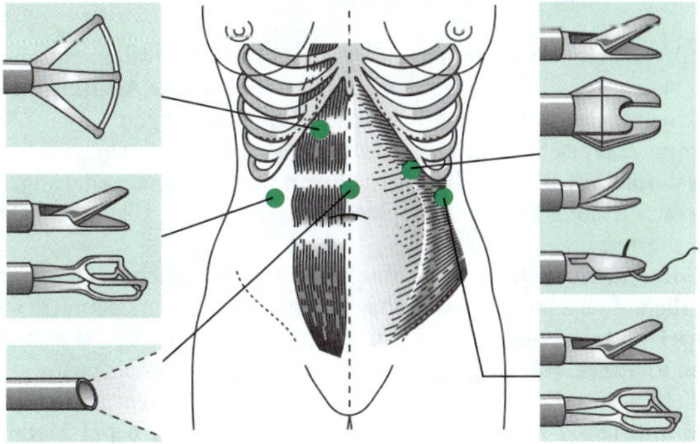

Abb. 9.4 Trokarplatzierung bei laparoskopischen Eingriffen im Oberbauch [L106]

9.6.2 Gastroösophagealer Reflux, Refluxkrankheit

ICD-10: K 21.X: subjektive Beschwerden sowie objektive Schädigung der Ösophagusmukosa aufgrund des Refluxes des Mageninhalts.

Antirefluxmechanismen

- **Hiss-Winkel:** Winkel zwischen Ösophaguslängsachse und Magenfundus. Neugeborene 85°, Erw. 50–60°. Bei Werten um 90°: Kardia-Insuff.
- **Zwerchfellzwinge:** distale Ösophagusenge.
- **Phrenoösophageale Membran:** Laimer-Membran – elastische Aufhängung.
- **Intraabdomineller Druck:** sicherer Sphinkterverschluss bei regelrechter Lage der Kardia in der sog. abdominalen Ausgleichszone.

Bei intrathorakaler Kardialage überschreitet der intraabdominale Druck den insuffizienten Sphinkterverschlussdruck → Reflux.

9

Pathophysiologie der Refluxösophagitis

Fakultative Folge des Refluxes. Der Schweregrad wird bestimmt durch:

- **Kontaktzeit des Refluats** mit der Ösophagusmukosa (**cave:** besonders nachts!).
- Zusammensetzung des Refluats: HCl, Pepsin, Gallensäuren.
- **Defensive Faktoren** der Ösophagusmukosa: zyklischer Zusammenbruch?
- **Weitere Faktoren:** Alkohol, Nikotin, Medikamente (z. B. Anticholinergika, Antikonzeptiva), abdominale Druckerhöhung (Gravidität, Aszites, Adipositas), Kardiaintubation (Magensonde, Stent).

Klinik Retrosternales Sodbrennen, meistens postprandial, Druckgefühl (**cave:** nach kardialer Abklärung weitere ösophageale Diagn.!) und Aufstoßen (sauer: Magensaft; bitter: galliger Reflux), Regurgitation, tagsüber evtl. Besserung (Pufferung durch Nahrungsaufnahme).

Chronisch-rezidivierende Erkrankung
In 80 % Rezidive innerhalb von 6–12 Mon., > ⅔ der Fälle im Stadium 0 (Refluxkrankheit ohne Ösophagitis) erleiden innerhalb von 3 J. ein Rezidiv!

Diagnostik Es gibt kein singuläres Verfahren, mit dem allein eine Reflux-Erkr. bewiesen bzw. ausgeschlossen werden kann. Das betrifft die Anamnese sowie endoskopisch-histologische und funktionsdiagn. Untersuchungen.

- **Anamnese:** typische Refluxbeschwerden, Medikamentenanamnese.
- **Endoskopie mit Biopsie:** bester Nachweis von Refluxveränderungen. Dysplasien (Entwicklung Barrett-Metaplasie/-Ca), Stenosen, Ulzera, Schatzki-Ring, Hiatushernie.
- **Rö-Untersuchung (KM-Breischluck):** kein radiologischer Refluxnachweis erforderlich. Beurteilung der Ösophagusmotilität und Darstellung des Refluxes.
- **24h-pH-Metrie:** beste Untersuchung zur Quantifizierung des gastroösophagealen Refluxes. **Wichtig:** nächtlicher Reflux oft stärker als postprandial. Auch zur Ther.-Kontrolle nach medikamentöser Sekretionshemmung.
- **Kombinierte pH-Metrie/Impedanzmessung (sog. 24-h-pH-Metrie-MII):** zur Korrelation zwischen Symptomen und Refluxereignissen. Bei Refluxsymptomen und fehlendem Ansprechen auf eine empirische PPI-Ther., bei verdächtiger Refluxkrankheit ohne typische Symptome und/oder Pat. mit V. a. extraösophageale Manifestationen. Durchführung ohne Gabe von PPI oder anderen Säureblocker.
- **Bilitec:** Messung des duodenogastroösophagealen Refluxes (alkalisch) anhand des Bilirubins als Markersubstrat. Nicht mehr indiziert zur Abklärung von Refluxbeschwerden.
- **Manometrie (high-resolution):** zur Bestimmung des UÖS-Drucks und der Funktion des tubulären Ösophagus. Bei Vorliegen eines Endobrachyösophagus zur präop. Sphinkterlokalisation sinnvoll.

Stadieneinteilung der Refluxösophagitis (Los-Angeles-Klassifikation)

- **Grad A:** eine oder mehrere Erosionen von max. 5 mm Länge
- **Grad B:** eine oder mehrere Erosionen auf den Faltenkuppen, davon mind. eine > 5 mm
- **Grad C:** Erosionen, die sich über mehrere Faltenkuppen erstrecken, aber max. 75 % der Zirkumferenz betreffen
- **Grad D:** > 75 % der Zirkumferenz reichende Erosionen

Konservative Therapie

- **Allgemein:** Gewichtsreduktion bei adipösen Pat., häufig kleine Mahlzeiten, ballaststoffreiche Nahrung, Vermeiden säurehaltiger Getränke und individuell unverträglicher Nahrungsmittel, Schlafen mit erhöhtem Oberkörper, Vermeidung von Spätmahlzeiten, Alkohol- und Nikotinverzicht.
- **Spezifisch:** PPI, z. B. Omeprazol 20 mg/d, Pantoprazol 40 mg/d, über 4 Wo. (Los-Angeles A/B) oder 8 Wo. (Los Angeles C/D). Darunter in 80 % der Fälle Heilung, in seltenen Fällen bei weiterer Beschwerdesymptomatik Steigerung der Dosis als Langzeittherapie. Ziel ist die Abheilung der Läsionen (Schweregrad Los Angeles A–D). Ther.-Versagen, wenn Ösophagitis nach 8 Wo. PPI in einfacher Standarddosis und weiteren 8 Wo. in doppelter Standarddosis nicht heilt.
- Endoskopische Verlaufskontrolle mit ggf. Klärung der Ther.-Resistenz.

> **!** **Therapieversager**
> Eine Rezidivprophylaxe mit H_2-Blockern, Prokinetika oder Filmbildnern gleicht der Effektivität einer Placebotherapie! Daher vor OP-Ind. auf Durchführung einer optimalen medikamentösen Ther. achten. Rezidivprophylaxe ist nur mit PPI effektiv möglich (teuer)!

Operative Therapie

(▶ Abb. 9.5).

- **Technik:** laparoskopische Fundoplicatio, ggf. mit Hiatushernienversorgung.
- **Indikation:** langfristige Behandlungsbedürftigkeit, komplizierte GERD (LA Grad C/D, peptische Striktur), Unverträglichkeit gegenüber PPI-Ther.

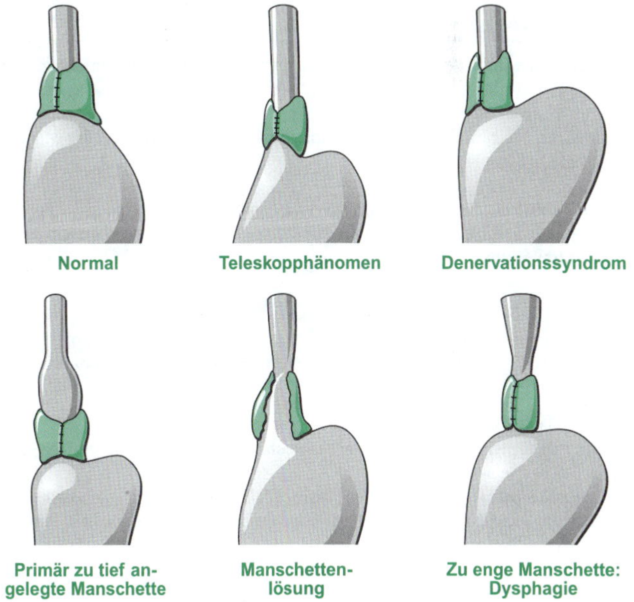

Abb. 9.5 Fundoplicatio und deren Komplikationen [L106]

9

- **360°-Fundoplicatio (Nissen):** Nach der Fundusmobilisation wird eine kurze, lockere Manschette (1–2 cm) über einen intraösophageal liegenden 40–60-Ch-Bougie angelegt. **KO:** Manschettenlösung, zu enge Manschette (Gas-Bloat-Sy.), Teleskop-Phänomen (Auskrempelung von Magenfundusanteilen durch die Manschette), zu tief angelegte Manschette, Denervations-Sy. (z. T. funktionell, Läsion der Vagusäste).
- **Partielle 270°-Fundoplicatio (Toupet):** Ind. bei gestörter tubulärer Ösophagusmotilität. Vergleichbarer Antirefluxerfolg wie Nissen-OP.
- **Roux-Y-Anastomose:** Methode der Wahl als Rezidiveingriff nach Antireflux-OP bei Risikopat. oder alkalischer Refluxösophagitis. Komb. aus distaler Magenresektion (Reduzierung der Gastrinzellmasse) und refluxfreier (Gallensäuren) Magenableitung.

Cave
Der Ther.-Erfolg einer adäquaten PPI-Ther. ist vergleichbar mit dem einer laparoskopischen Fundoplicatio.

Cave
Laparoskopische Technik der offenen Variante bevorzugt; > 90 % (sehr) gute Ergebnisse. Hauptfehler: ungenügender Verschluss der Zwerchfellschenkel und insuffiziente Manschettennaht. Refluxrezidive sollten zunächst wieder mit PPI behandelt werden.

9.6.3 Barrett-Ösophagus

Definition Histologischer Nachweis von spezialisiertem intestinalem metaplastischem Zylinderepithel im Ösophagus.
Präkanzerose, in ca. 15 % der Fälle Übergang in ein Adeno-Ca. Nach effektiver Antirefluxchirurgie oder medikamentöser Behandlung keine Regression der Meta- oder intraepitheliale Neoplasie zu erwarten.

Diagnose Endoskopische Diagn. mittels hochauflösender Videoendoskopie, Diagnosesicherung mit gezielter Biopsie aller suspekten Areale und anschließender 4-Quadranten-Biopsie.

Cave
Bei Diagnose einer intraepithelialen Neoplasie im Barrett-Ösophagus soll eine Referenzpathologie durch einen externen Pathologen eingeholt werden.

Therapie Nach Vorhandensein von intraepithelialen Neoplasien:
- **Ohne intraepitheliale Neoplasie:** Kontrolle nach 1 J., bei Bestätigung Kontroll-ÖGD alle 3–4 J.
- **Low-grade-intraepitheliale-Neoplasie (LGIN):** falls sichtbar, endoskopische Resektion, sonst Kontroll-ÖGD im 1. J. halbjährlich, dann jährlich. Alternativ kann eine Ablation mit RFA erfolgen.
- **High-grade-intraepitheliale-Neoplasie (HGIN):** endoskopische Resektion mit anschließender Rest-Barrett-Ablation, Kontroll-ÖGD nach 3 Mon., dann für 2 J. ½-jährlich, danach jährlich. Bei Pat. mit oberflächlicher Sub-

mukosainfiltration und ohne Risikokriterien (pT1 und sm1; < 500 µm, L0, V0, G1/2, < 20 mm, keine Ulzeration) kann die endoskopische Resektion eine Alternative zur Ösophagusresektion sein.

9.7 Maligne Ösophagustumoren

WHO-Klassifikation: epitheliale Karzinome, mesenchymale Sarkome und sonstige Tumoren. Am häufigsten Adenokarzinome und Plattenepithel-Ca.

9.7.1 Plattenepithelkarzinom

Epidemiologie Inzidenz der Plattenepithel-Ca (PEK) abnehmend. Sehr hohe Prävalenz in Asien (> 90 % der Ösophagus-TU). In Amerika und Europa jedoch Zunahme der Adeno-Ca. Bevorzugt im 6. und 7. Lebensjahrzehnt, M : F = 5 : 1.

Risikofaktoren Alkohol, Rauchen, Strahlentherapie im Hals-Thorax-Bereich, synchrone und metachrone Kopf-/Hals-TU, Achalasie, Stenosen nach Säure- und Laugenverätzungen.

Klinik Progressive Dysphagie (v. a., wenn Ösophaguslumen < 13 mm), kurzfristiger Gewichtsverlust, retrosternale Schmerzen. Gastrointestinale Blutung, ggf. mit chron. Anämie. Odynophagie (Schmerzhaftigkeit beim Schlucken, 20 % der Fälle). Heiserkeit, bronchopulmonale Beschwerden, rezid. Aspiration bei Infiltration der Umgebung und tracheobronchialer Fistelung. Meistens intrathorakale Metastasierung. Späte hämatogene Metastasierung in Lunge, Leber und Knochen. Tastbare Hals-LK bei lymphogener Metastasierung.

Diagnostik

- **TU-Lokalisation und -Sicherung:** Endoskopie mit Histologiegewinnung aus allen suspekten Läsionen.
- **Festlegung „klinisches Stadium" (lokales TU-Wachstum und Fernmetastasierung):** Endosonografie, Multidetektor-CT mit oralem und zusätzlich i. v. KM (Thorax/Abdomen, ggf. Hals bei zervikalen TU), Sono Abdomen--Leber, Bronchoskopie (TU auf Höhe oder oberhalb der Karina), ggf. PET CT (bei V. a. Fernmetastasierung), ggf. diagn. Laparoskopie (Leber-Peritoneum).

TNM-Klassifikation ▶ Tab. 9.1, ▶ Tab. 9.2, Es wird zwischen klin. und path. Stadium unterschieden.

Therapie ▶ Kap. 9.7.2.

- **Allgemeine Ther.-Entscheidung:** im Rahmen einer interdisziplinären TU-Konferenz
- **Endoskopische Ther.** bei hochgradigen intraepithelialen Neoplasien oder Mukosa-Ca (T1a, L0, V0, keine Ulzerationen, Grading G1/G2) im Plattenepithel
- **Chirurgische Ther. ± RCT**

Goldstandard

Primärtumorresektion und Wiederherstellung der Nahrungspassage bei allgemeiner Operabilität, lokoregionärem TU und ausgeschlossener Fernmetastasierung. Präop. multimodale Ther. bei lokal fortgeschrittenen TU (T3/4 und/oder N+). Neo-

Tab. 9.1 TNM-Klassifikation der Ösophaguskarzinome nach UICC (8. Auflage, 2017)

TNM-Klassifikation	
T0	Kein Anhalt für Primärtumor
Tis	Carcinoma in situ
T1a	TU infiltriert Lamina propria oder Muscularis mucosae
T1b	TU infiltriert Submukosa
T2	TU infiltriert Muscularis propria
T3	TU infiltriert Adventitia
T4a	TU infiltriert Pleura, Perikard, V. azygos, Zwerchfell oder Peritoneum
T4b	TU infiltriert andere Nachbarstrukturen wie Aorta, Wirbelkörper oder Trachea
N0	Keine regionären LK-Metastasen (> 6 LK untersucht)
N1	1–2 regionäre LK-Metastasen
N2	3–6 regionäre LK-Metastasen
N3	> 6 regionäre LK-Metastasen
M0	Keine Fernmetastasen
M1	Fernmetastasen

Tab. 9.2 Stadieneinteilung der Ösophaguskarzinome (Plattenepithelkarzinome) nach AJCC/UICC (8. Auflage, 2017)

UICC klinisches Stadium (cTNM)		UICC pathologisches Stadium (pTNM)	
0	Tis, N0, M0	**0**	Tis, N0, M0
I	T1, N0-N1, M0	**IA**	T1a, N0, M0
		IB	T1b, N0, M0
			T2, N0, M0
II	T2, N0–N1, M0	**II**	T3, N0, M0
	T3, N0, M0		T1, N1, M0
III	T1–T2, N2, M0	**IIIA**	T1, N2, M0
	T3, N1–N2, M0		T2, N1, M0
		IIIB	T2, N2, M0
			T3, N1–N2, M0
			T4a, N0–N1, M0
IVA	T4a, T4b, Jedes N, M0	**IVA**	T4a, N2, M0
	Jedes T, N3, M0		T4b, jedes N, M0
			Jedes T, N3, M0
IVB	Jedes T, Jedes N, M1	**IVB**	Jedes T, jedes N, M1

adjuvante RCT (CROSS-Schema) bei Platten- und Adeno-Ca, periop. (neoadjuvant und adjuvant, FLOT-Schema) CTx bei Adeno-Ca. Entscheidend beim Staging ist die Endosonografie! Nach Abschluss einer präop. Ther. erneuter Ausschluss von

Fernmetastasen erforderlich. Bei schwerer Mangelernährung immer präop Ernährungs-Ther., selbst wenn die OP verschoben werden muss. OP im Intervall 4–6 Wo. nach Abschluss der neoadjuvanten Ther.

Resektionsausmaß

- Standardverfahren ist die thorakoabdominelle Ösophagektomie mit Magenhochzug und intrathorakaler Anastomose (Iwor-Lewis-Ösophagektomie). Hierbei sollten minimalinvasive Verfahren als Standardmethode angewandt werden (Hybrid-Ösophagektomie, total minimalinvasiv, robototer-assistiert).
- Im **zervikalen Ösophagus:** totale Ösophagektomie oder zervikale Ösophagusresektion über einen zervikalen Zugang (McKeowon-Ösophagektomie.)

Chirurgische Technik

- **Transthorakale subtotale Ösophagektomie**
  - **Abdominaler Teil:** laparoskopische Magenschlauchbildung durch Resektion der kleinen Kurvatur, Durchtrennung des Lig. gastrocolicum- und Aa.-gastricae-breves-Gefäße, Lymphadenektomie (LAD; Stationen 1–3, 7–9, 11p und ggf. 12a). Ggf. Pyloroplastik.
  - **Thorakaler Teil:** re anterolaterale Thorakotomie im 4.–5. ICR. Subtotale Resektion des Ösophagus mit mediastinaler LAD. Absetzen des Ösophagus im oberen Thorax, Magenhochzug und intrathorakale zirkuläre Klammernahtanastomose. Durchführung heute präferentiell minimalinvasiv (ggf. roboterassistiert)
  - **LAD:** 2-Feld-LAD ist Standard (abdominal, thorakal, mediastinal), bei Plattenepithel-Ca auch zervikale LAD (dann 3-Feld-LAD). **Cave:** deutlich erhöhte Morbidität (Rekurrensläsionen bis 70 %) bei radikaler 3-Feld-LAD!
  - Minimalinvasive Techniken inkl. Roboterchirurgie bieten den Vorteil einer schnelleren Rekonvaleszenz bei gleicher onkologischer Radikalität.

Rekonstruktion

- **Interponatwahl:**
  - Isoperistaltischer Magenschlauch: gute funktionelle Ergebnisse.
  - Kolon: Nach vorangegangener Magenresektion, bei Kindern 1. Wahl. Meist re Hemikolon isoperistaltisch, sonst li Hemikolon antiperistaltisch.
  - Jejunum: nur in Ausnahmefällen.
- **Interponatlage:** bei primärer Rekonstruktion im hinteren Mediastinum, bei geplanter Bestrahlung des hinteren Mediastinums oder bei zweizeitiger Rekonstruktion nach zervikaler Speichelfistel retrosternal.

Anastomosentechnik

Meist End-zu-Seit-Anastomose als Klammernahtanastomose mit Zirkularstapler (25–28 mm). Manuelle Naht: einreihig, mehrschichtig „auf Stoß“ (**cave:** Ösophagus immer allschichtig, da die Submukosa das stabile Nahtlager bildet!). Insuff.-Rate technikunabhängig ca. 10 %.

- **Spannungsentlastung:** Fixation des Ersatzorgans an der Pleura parietalis oder zervikal an der prävertebralen Halsfaszie
- **Deckung** (fakultativ): durch Plikatur oder gestielten Netzlappen (reiches lymphatisches Netzwerk → Fähigkeit zur „biologischen Reinigung“)

Postop. Behandlung ▶ Kap. 9.4.3. Übersicht über die KO ▶ Tab. 9.3.

Tab. 9.3 Komplikationen nach Ösophagusresektionen

Kategorie	Komplikation	Beschreibung	Behandlungsoptionen
Allgemein	Infektionen	Wundinfektion, Pneumonie, Sepsis	Antibiotika, Drainage, intensivmedizinische Überwachung
	Thrombembolie	Tiefe Venenthrombose, Lungenembolie	Antikoagulation, Kompressionsstrümpfe, Physio-Ther.
	Kardiovaskulär	Vorhofflimmern, Myokardinfarkt, Hypo-/ Hypertonie	Antiarrhythmika, Betablocker, Flüssigkeitsmanagement, Intensivüberwachung
Pulmonal	Postop. Pneumonie	Aspirations-, ggf. beatmungsassoziierte Pneumonie	Antibiotika, Atem-Ther., Beatmung falls erforderlich
	Atelektase	Kollaps von Lungenarealen durch Minderbelüftung	Physio-Ther., Atemtraining, ggf. CPAP-Ther.
	Pleuraerguss	Flüssigkeitsansammlung im Pleuraspalt	Pleurapunktion oder Drainage
	ARDS (Acute Respiratory Distress Syndrome)	Schwere Lungen-Insuff. nach OP	Intensivmedizinische Beatmung, ECMO bei schwerem Verlauf
Anastomosen-KO	Insuff. der Anastomose	Undichtigkeit der Nahtstelle mit Gefahr einer Mediastinitis	Nahrungskarenz, parenterale Ernährung, endoskopisch (Stent, Endo-Vac, Clip), Re-OP bei schwerem Verlauf
	Strikturen	Narbige Engstellung der Anastomose mit Dysphagie	Endoskopische Dilatation, ggf. Stenting
Gastrointestinal	Delayed Gastric Emptying	Verzögerte Magenentleerung nach Magenhochzug	Pylorusdilatation, Botoxinjektion, Prokinetika (Metoclopramid, Erythromycin), Ernährungs-Ther.
	Ileus	Mechanischer oder paralytischer Darmverschluss	Nahrungskarenz, Magensonde, ggf. chirurgische Intervention (nur bei mechanischem Ileus)
	Reflux	Gastroösophagealer Reflux	PPI, Ernährungsanpassung
	Dumping Syndrom	Frühdumping (nach 10–30 min): schnelle Magenentleerung und Flüssigkeitsverschiebung Spätdumping (1–3 h): überschießende Insulinfreisetzung	Ernährungs-Ther., Medikamentös (Acarbose, Somatostatin-Analoga, GLP-1-Analoga [off-label])
Blutungs- und Gefäßkomplikationen	Nachblutung	Postop. Blutung aus Nahtstellen oder Gefäßen	Transfusionen, operative Revision, endoskopische Blutstillung
	Chylothorax	Lymphleckage durch Verletzung des Ductus thoracicus	Fettarme, MCT-reiche Diät, ggf. totale parenterale Ernährung (TPN), Drainage, ggf. interventioneller bzw. operative Verschluss des Ductus thoracicus

Tab. 9.3 Komplikationen nach Ösophagusresektionen *(Forts.)*

Kategorie	Komplikation	Beschreibung	Behandlungsoptionen
Neurologisch	Recurrensparese	Stimmbandlähmung durch Schädigung des N. recurrens	Logopädie, ggf. Stimmbandaugmentation oder operative Rekonstruktion
	Enzephalopathie	Postop. kognitive Dysfunktion, z. B. durch Hypoxie oder Sepsis	Behandlung der Grunderkrankung, Delirmanagement

Prognose: Mittlere Überlebenszeit im Spontanverlauf nach Diagn.: ca. 7 Mon. 5-JÜR nach OP: Stadium I–II > 40 %, Stadium III–IV < 20 %, Resektionsrate 50–60 %, Krankenhausletalität 3–10 %.

Nichtchirurgische Maßnahmen

Radiochemotherapie

- **Präoperativ (neoadjuvant):**
  - Keine alleinige neoadjuvante CTx ohne simultane Radiotherapie.
  - Bei cT2-TU kann eine präop. RCT durchgeführt werden.
  - Bei cT3/4- und/oder N+-TU soll eine präop. RCT durchgeführt werden.
  - Regime: 5-FU/Cisplatin, Carboplatin/Paclitaxel, (CROSS Schema).
- **Postoperativ (adjuvant):**
  - Nach R0-Resektion eines Plattenepithel-Ca → nicht empfohlen.
  - Nach R0-Resektion eines Adeno-Ce des ösophagogastralen Übergangs bei erhöhtem Risiko bei nicht neoadjuvant behandelten Pat → kann durchgeführt werden. Keine Datenlagen für verbessertes Überleben.
- **Definitive Therapie:**
  - Wenn der TU im Rahmen einer interdisziplinären TU-Konferenz als nicht resektabel erachtet wird oder wenn Pat. funktionell nicht operabel ist.
  - Bei Pat. mit lokalisiertem Plattenepithel-Ca des zervikalen Ösophagus oder resektablen cT3/cT4-TU des intrathorakalen Ösophagus.
- **Palliative Chemotherapie (inoperables Ca)**
  - Bei inoperablen Plattenepithel-Ca → kann angeboten werden (Erhalt der Lebensqualität). Komb. Cisplatin + Fluoropyrimidin.
  - Bei inoperablen Adeno-Ca → soll angeboten werden (Verlängerung der Überlebenszeit).
- **Palliative Radio(chemo)therapie (inoperables Ca):** bei lokalen Symptomen (Blutung, Stenose, Kompression).

Laserablation

Risikoarme palliative Behandlung exophytisch wachsender TU.

Stenosenüberbrückung

Selbstexpandierende Stents unterscheiden sich in Design, Material und Methode der Freisetzung. **Vorteil:** atraumatische Implantation über einen Einführungskatheter (keine aggressive Dilatation mit Perforationsgefahr).

- **Indikation:** Linderung der Dysphagie.
- **Metall-Stents:**
  - Gecovert: Ther. der Wahl bei TU mit Fisteln.
  - Ungecovert: niedrigere Migrationsrate, aber häufigere Rezidivstenosen.
- **Plastikstents:** gleich effektiv wie Metall-Stents. Höhere Tendenz zur Migration.

Supportive Therapietechniken

- **Perkutane endoskopische** (PEG) oder **laparoskopische** (PLG) **Gastrostomie:** zur Sicherstellung einer ausreichenden Ernährung und Flüssigkeitssubstitution
- **Portimplantation** (▶ Kap. 2.10.2): zur parenteralen Ernährung, evtl. zur risikoarmen Zytostatikaapplikation, i. v. Schmerztherapie

9.7.2 Adenokarzinom des gastroösophagealen Übergangs (AEG-Karzinom), sog. Kardiakarzinom

Definitionen Adeno-Ca des gastroösophagealen Übergangs 5 cm oral und aboral der anatomischen Kardia (Übergang der zweischichtigen Ösophagusmuskelwand zur dreischichtigen Muskulatur der Magenwand).

Cave

- **„Chirurgische“** Kardia ist das orale Ende des serosabedeckten Magens bzw. der Beginn der tubulären nicht serosabedeckten Speiseröhre.
- **„Endoskopische“** Kardia ist das orale Ende der typischen Magenschleimhautfalten.

Klinik und Diagnostik Wie beim Plattenepithel-Ca (▶ Kap. 9.7.1). **Metastasierung:** hauptsächlich entlang der kleinen Magenkurvatur (A. gastica sinistra) zum TC und ins Retroperitoneum. **Cave:** longitudinale Metastasierung.
Stadieneinteilung: ▶ Tab. 9.4.

Tab. 9.4 Stadieneinteilung der Ösophaguskarzinome (Adenokarzinome) nach AJCC/UICC (8. Auflage, 2017)

UICC klinisches Stadium (cTNM)		UICC pathologisches Stadium (pTNM)	
0	Tis, N0, M0	0	Tis, N0, M0
I	T1, N0-N1, M0	IA	T1a, N0, M0
		IB	T1b, N0, M0
IIA	T1, N1, M0	IIA	T2, N0, M0
IIB	T2, N0, M0	IIB	T1a-T1b, N1, M0
III	T2, N1, M0	IIIA	T1, N2, M0
	T3-T4a, N9–N1, M0		T2, N1-N2, M0
			T3-T4a, N0,M0
		IIIB	T2, N2, M0
			T3, N1–N2, M0
			T4a, N1, M0
IVA	T1-T4a, N2, M0	IVA	T4a, N2, M0
	T4b, N0-N2, M0		T4b, jedes N, M0
	Jedes T, N3, M0		Jedes T, N3, M0
IVB	Jedes T, Jedes N, M1	IVB	Jedes T, jedes N, M1

Klassifikation nach Siewert je nach Lokalisation des Tumorzentrums
- **Typ I:** Zentrum oral der endoskopischen Kardia
- **Typ II:** Zentrum direkt in Höhe der anatomischen Kardia
- **Typ III:** Zentrum aboral der endoskopischen Kardia

Therapie Wie beim Plattenepithel-Ca (▶ Kap. 9.7.1):
- **Resektion:** Ther. der Wahl (▶ Abb. 9.6).
- **Bei Tis-/T1a-TU** lokale Eradikation (endoskopische Mukosaresektion – EMR oder ESD). **Cave:** keine histologischen Aussagen über LK-Status möglich! Mögliches TU-Wachstum unter der regenerierten Mukosa in seltenen Fällen möglich!
- **Bei T1b- bis T4-TU** radikale TU-Resektion mit D2-LAD.
- **OP-Techniken:**
  - **Bei Typ-I-Ca:** Ösophagektomie (thorakoabdominelle Ösophagusresektion, Magenhochzug mit intrathorakaler Anastomose und 2-Feld-LAD).
  - **Bei Typ-II-Ca:** unklare Studienlage. Transhiatale erweiterte Gastrektomie (D2-LAD und Rekonstruktion mittels Roux-Y Ösophagojejunostomie) oder thorakoabdominelle Ösophagektomie mit Magenhochzug (je nach Zentrum, Erfahrung).
  - **Bei Typ-III-Ca:** totale Gastrektomie (erweiterte D2-LAD und Rekonstruktion mittels Roux-Y Ösophagojejunostomie).
- **Radiochemotherapie:** s. Plattenepithelkarzinom (▶ Kap. 9.7.1).

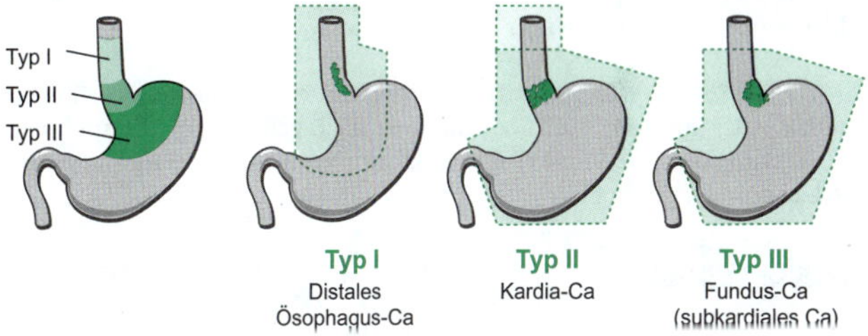

Abb. 9.6 Klassifikation des Kardia-Ca und Resektionslinien [L106]

9.8 Verletzungen des Ösophagus

9.8.1 Ösophagusverätzungen

Ätiologie Im Kindesalter (v. a. 1–3 J.) überwiegend durch versehentliches Trinken unbekannter oder falsch deklarierter Flüssigkeiten (**cave:** Kindesmisshandlung!). Bei Erw. überwiegend in suizidaler Absicht.
- Säuren schädigen v. a. Magen und Duodenum (Koagulationsnekrose).
- Laugen (Kolliquationsnekrose) bewirken V. a. Schäden an den physiol. Ösophagusengen (reflektorischer Kardiaverschluss) und am Magen.

Klassifikation

Nach histopathologischen Kriterien

- **Grad I:** oberflächliche Mukosaläsionen, Hyperämie, Ödem. Abheilung ohne Narbenbildung.
- **Grad II:** Mukosa- und Submukosaläsionen, Ulzera, Blutungen. Ausheilung als Narbe.
- **Grad III:** Nekrose aller Wandschichten, Perforationsgefahr, Mediastinitis, Peritonitis.

Endoskopische Klassifikation (nach Zargar)

- **Grad 0:** Normalbefund
- **Grad I:** Ödem/Hyperämie der Mukosa
- **Grad IIa:** oberflächige Ulzerationen, Erosionen und Exsudat
- **Grad IIb:** tiefe, diskrete und zirkuläre Ulzerationen
- **Grad IIIa:** umschriebene Nekroseareale, braunschwarze Beläge
- **Grad IIIb:** ausgedehnte zirkuläre Nekroseareale
- **Grad IV:** Perforation

Pathologie der Laugenverätzung

- **Nekrosephase** (1.–4. d)**:** Mukosainflammation, tox. Ödem, Demarkierung, Leukozyten-/Makrophagenmigration
- **Granulationsphase** (bis 4. Wo.)**:** Nekrosenabstoßung (**cave:** Blutung), Gefäß- und Fibroblasteneinsprossung, fibroelastische Umwandlung
- **Vernarbungsphase** (bis 3. Mon.)**:** Epithelialisierung, Retraktion des neu gebildeten fibrösen Fasergewebes

Pathologie der Säureverätzung Reflektorischer Pylorospasmus verlängert die Verweildauer der Substanz, führt zu einer oberflächigen Koagulationsnekrose und Thrombosierung der tiefen mukosalen Gefäße mit protektiver Wirkung gegen eine weitere Läsionsausbreitung in der Wand.

80 % aller Strikturen werden innerhalb der ersten 8 Wo. manifest, > 90 % im 1. J.

Klinik

- Schmerzen in Mund und Rachenraum (**cave:** evtl. auch Aspiration), Hypersalivation, tox. Glottisödem (Stridor, Dyspnoe). Ab Stadium II evtl. Schocksymptomatik.
- In 3–5 % Ösophagusperforation mit akuter Mediastinitis (Letalität 50–70 %).
- **Spät-KO:** Perforation (mit Pleuraerguss, Pneumothorax, Mediastinitis, Mediastinalemphysem).

Diagnostik

- Inspektion von Mund und Rachen → Glottisödem? Intubation erforderlich?
- Rö Thorax bei Pat. mit respir. Problemen: Freie Luft? Medialstinalemphysem? Hautemphysem?
- Endoskopie: zentrale Stellung in der Beurteilung des Lokalbefunds (Gradeinteilung nach Zargar) und der Behandlungsstrategie (**cave:** Perforation durch Endoskopie).
- Ösophagogramm mit wasserlöslichem KM, z. B. Bronchografin (**cave:** ösophagotracheale Fistel).

Therapie

> **Kontraindiziert**
> Magenspülung (Perforation des geschädigten Ösophagus), Emetika (Zweitpassage der Ätzsubstanz), chemische Antagonisierung (zusätzliche thermische Schädigung durch Reaktionswärme).

- Stabilisierung der Vitalfunktionen, Schmerz-Ther.
- **Steroide:** keine Effektivität
- **Antibiose:** bei Pat. mit V. a. Perforation; z. B. Cefotaxim 3 × 2 g/d i. v., evtl. zusätzlich Metronidazol 2 × 0,5 g/d i. v.
- **Frühbougierung:** Beginn direkt nach der Verätzung in 3-tägigen Abständen
- **OP-Indikation:** immer bei Perforation, Peritonitis Grad III; fakultativ bei Grad II: akutes Abdomen, akuter Thorax, instabile Vitalfunktionen trotz max. Intensiv-Ther.

OP-Verfahren

- Frühe Ind.-Stellung zur radikalen OP. Bei V. a. transmurale Ösophagusnekrose abdominothorakale Ösophagusresektion (evtl. mit Gastrektomie, ▶ Kap. 10.3.2), Speichelfistel, jejunale Ernährungssonde, Rekonstruktion nach Stabilisierung durch Koloninterponat.
- Bei transmuraler Magenwandverätzung Laparotomie und Gastrektomie mit Blindverschluss von Ösophagus und Duodenum, jejunale Ernährungssonde.
- Auch bei nicht transmuraler Verätzung Re-Laparotomie nach 24 h zur sequenziellen Lavage und lokalen Kontrolle (häufig Befundverschlechterung wegen verzögerter Nekrosenbildung).

9.8.2 Traumatische Ösophagusperforationen

Ätiologie 70 % iatrogen (Endoskopie, bes. starre; Bougierung, Senkstaken-Sonde, Magensonde), 15 % Fremdkörper, 10 % Stich- oder Schussverletzungen und schwere Thoraxtraumata. Endoskopische Perforationen: überwiegend zervikal (51 %, meist oberhalb des Ösophagusmunds), weniger häufig im terminalen Ösophagus (30 %). Letalität abhängig von:

- **Frühdiagnose:** in den ersten 24 h: 14 %. Danach 27 %.
- **Lokalisation:** zervikal 6 %, intrathorakal 34 %, intraabdominell 29 %.
- **Risikofaktoren:** Alter > 60 J., Ösophagitis, Ösophagus-Ca, Divertikel, Perforation > 2,5 cm Länge, Spontanruptur.

Klinik Häufig Schmerzen, Fieber, seltener Mediastinalemphysem, Dysphagie, Dyspnoe, Peritonitis bei abdominaler Perforation. Keine Symptome 7 %.

Diagnostik Rö Thorax: Pneumomediastinum, Pneumo-Serothorax, subdiaphragmale Luftsichel. Ösophagografie (nur wasserlösliche KM!), Endoskopie, CT zur Beurteilung der Umgebungsstrukturen.

Therapie

- **Immer Antibiose:** z. B. mit Cefotaxim 3 × 2 g/d i. v., evtl. zusätzlich Metronidazol 3 × 0,5 g/d i. v., antimykotische Ther. (z. B. Caspofungin).
- **Bei zervikalen Perforationen** kons. Ther.-Versuch möglich: belüftete Magensonde zur Aspirationsprophylaxe, bei größeren Defekten zervikale Entlastung

und paraösophageale mediastinale Drainage, ggf. Muskelflap (Sternocleidomastoideus) zur Deckung.
- Gedeckte kurze Perforation (< 3 cm), Kreislaufstabilität ohne Zeichen einer Mediastinitis unter engmaschiger Kontrolle → evtl. kons. Ther.-Versuch, meist durch Stenteinlage oder Endospongeanlage, ggf. Verfahrenwechsel. Bei Pleuraerguss großlumige Bülau-Drainage, bei distalen Perforationen Versuch der Abdichtung mittels gecovertem Stent.
- **Ansonsten immer** und bei klin. Verschlechterung frühzeitige Ind. zur operativen Freilegung und Versorgung!
- **Bei guten Wundverhältnissen** innerhalb von 24 h zweireihige Naht (Mukosa und Muskularis) über einem dicken Magenschlauch (36 Ch), Deckung (Fundoplicatio, Thal-Plastik, Diaphragma-Patch, Omentum), gute Mediastinaldrainage, Thoraxdrainage.
- **Bei Wandnekrose** Diskontinuitätsresektion des Ösophagus mit Anlage einer Speichelfistel und Gastrostomie. Rekonstruktion im Intervall nach optimaler Vorbereitung. OP-Vorgehen: transabdominelle stumpfe Ösophagusdissektion und zervikale Ausleitung terminale Ösophagusfistel, Anlage jejunale Ernährungssonde. Rekonstruktion der Nahrungspassage frühzeitig (nach ca. 3 Mon.), da Pat. in katabolen Zustand und Magenatrophie → erschwerte Rekonstruktion und erhöhte Morbidität.

9.8.3 Fremdkörperverletzungen

Epidemiologie 80 % bei Kindern, 12 % der Ösophagusrupturen. Fremdkörper bleiben meist vor den 3 Ösophagusengen (▶ Abb. 9.1) hängen.

Klinik Akute Dysphagie, retrosternale Schmerzen.

Wichtigste Komplikationen Asphyxie (Lage im Rachen, Ösophaguseingang), Durchspießungsmediastinitis mit Hautemphysem, Hämoptysen und Peritonitis.

Therapie Notfallmäßige laryngoskopische Bergung (Rachen), ansonsten sofortige Ösophagoskopie und Fremdkörperextraktion. Nur selten operative Entfernung notwendig. Anschließend immer erneute Endoskopie oder KM-Darstellung der Speiseröhre (Vollständigkeit, Läsionen). Keine proteolytische Enzyme. Bei Peritonitis ▶ Kap. 9.8.4.

9.8.4 Spontane Ösophagusruptur

Syn.: Boerhaave-Sy.; 15 % der Ösophagusrupturen.

Pathogenese Pathogenese nicht eindeutig geklärt. Vorausgehendes heftiges Erbrechen könnte bei Spasmus des OÖS zum Barotrauma der Speiseröhre führen. Offensichtlich ist nicht der absolute Druck, sondern der Druckanstieg/Zeit entscheidend. Typischerweise rupturiert die bis dahin unauffällige Speiseröhre suprakardial mit schlitzartigen Wandlängendefekten von 2–12 cm.

Klinik Vernichtender Spontanschmerz nach heftigem Erbrechen, Dyspnoe, Kreislaufinstabilität.

Diagnostik Wie bei den traumatischen Ösophagusperforationen (▶ Kap. 9.8.2).

Diagnostik Mallory-Weiss-Sy. (subkardial gelegene längs verlaufende Mukosaeinrisse). Hauptsymptom: Hämatemesis. Keine mediastinale/intraperitoneale Luft.

Therapie

- **Konservativ:** bei gedeckter Perforation, geringen Symptomen und fehlenden Sepsiszeichen kons. Behandlungsversuch möglich (antibiotische Ther., z. B. Ticarcillin-Clavulanate für 7–14 d, Drainage, parenterale Ther.).
- **Primäre Naht:** Débridement und schichtweiser Verschluss im frühen Intervall (< 24 h). Nach 24 h ggf. Lappendeckung (interkostaler Muskellappen).
- **Diversion:** wenn primäre Naht unmöglich, Pat. instabil und vorhandene ösophageale Krankheit bekannt. Zervikale Ösophagostomie, meist mit Diskontinuitätsresektion mit Gastro-/Jejunostomie zur Ernährungsbehandlung, großzügige Drainage von Mediastinum und Thorax (Perforation immer in li Pleura). Zweizeitige Rekonstruktion nach Rekonvaleszenz (▶ Kap. 9.8.2).
- **Stent- oder Endospongeanlage:** bei Perforationen < 6 cm ohne Beteiligung des prox. zervikalen Ösophagus oder des ösophagogastralen Übergangs. Anschließend Débridement, ggf. mit Drainieren des extraluminalen Verhalts. Bei Boerhaave-Sy. selten alleine ausreichend.

> **! Cave**
> Perforation bei nicht vorbereiteten Pat. (im Gegensatz zur Perforation bei Gastroskopie), daher bes. hohes Risiko durch schwere Mediastinitis.

10 Magen und Duodenum

Till Hasenberg

10.1 Checkliste Anatomie

Magen

- **Kardia:** in Höhe Th11–12. Nur vorn mit Peritoneum überzogen, dorsaler Anteil an der Zwerchfellfaszie fixiert (stärkste Magenfixation; **cave:** organoaxialer Magenvolvulus bei Upside-down stomach).
- **Restlicher Magen:** intraperitoneal, überwiegend in der li Regio hypochonriaca.
- **Mesenteriale Duplikaturen:** fungieren als elastische Haltebänder und Leitstrukturen (Omentum minus, Lig. gastrocolicum, Lig. gastrolienale).
- **Muskulatur:** Längsmuskulatur erst im Antrum zirkulär. Ringmuskulatur bildet den Sphincter pylori. Fibrae obliquae längsorientiert im Korpus-/Fundusbereich.
- **Sekretion:**
  - Hauptzellen: Pepsinogene zur Proteinspaltung.
  - Belegzellen: HCl-Produktion, Intrinsic-Faktor.
  - Nebenzellen und Zylinderepithelzellen sezernieren einen zähflüssigen Schleim.
  - Pylorusschleimhaut: verzweigte, tubuläre Drüsen, die einen alkalisch-neutralisierenden Schleim sezernieren.
  - G-Zellen: Gastrin.
- **Gefäßversorgung** (▶ Abb. 10.1): gut ausgebildete Verbindung zwischen Versorgungsgebiet aus dem Truncus coeliacus und der AMS (**cave:** blutendes Ulkus). Obere oder untere gastrointestinale Blutung ist definiert als Blutung oberhalb oder unterhalb des Treitz-Bands!
  - **Arterienbogen an der kleinen Magenkurvatur:** A. gastrica sinistra (aus Truncus coeliacus), A. gastrica dextra (aus A. hepatica propria).

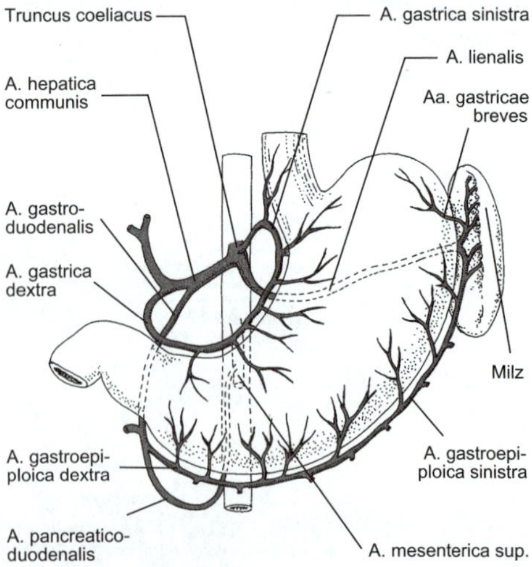

Abb. 10.1 Gefäßversorgung des Magens [L190]

   - **Arterienbogen an der großen Magenkurvatur:** A. gastroomentalis sinistra (aus A. lienalis), A. gastroomentalis dextra (aus A. gastroduodenalis), Aa. gastricae breves (aus A. lienalis).
- **Lymphabfluss** (Japanese Research Society for Gastric Cancer):
   - **Kompartiment I:** LK entlang der großen und kleinen Kurvatur (D1-LK-Dissektion).
   - **Kompartiment II:** LK entlang des Pankreasoberrands, Truncus coeliacus, Milzhilus, Leberhilus (D2-LK-Dissektion).
   - **Kompartiment III:** retroperitoneale LK paraaortal, parakaval, retroduodenal, Mesenterialwurzel (D3-LK-Dissektion).

> Die zöliakalen LK sind das Sammelbecken für alle primären Metastasierungswege der Magendrainage, Abfluss über den Ductus thoracicus zur Virchow-Drüse = LK li supraklavikulär.

Duodenum

- **Anatomische Unterteilung:** Pars sup. mit Bulbus duodeni (intraperitoneal), Pars descendens mit Papillae duodeni major et minor (retroperitoneal), Pars inferior (retroperitoneal) bis zur Flexura duodenojejunalis (Hauptfixationspunkt in Höhe L2 durch den M. suspensorius duodeni = Treitz)
- **Funktionelle Unterteilung:** suprapapillärer, infrapapillärer Abschnitt (Papilla vateri)
- **Gefäßversorgung:**
   - **Dorsaler Arterienbogen:** A. pancreaticoduodenalis sup. (aus A. gastroduodenalis, **cave:** Bulbushinterwand), A. pancreaticoduodenalis inf. post. (aus A. mesenterica superior)
   - **Ventraler Arterienbogen:** A. retroduodenalis (aus A. gastroduodenalis), A. pancreaticoduodenalis inf. ant. (aus AMS)

10.2 Diagnostische Methoden

Bildgebende Verfahren

- **Ösophagogastroduodenoskopie:** makroskopische Befundung, Histologiegewinnung, ther. Intervention (z. B. Blutstillung, Dilatation von Stenosen, Polypabtragung)
- **Sono:** Screening Lebermetastasen, bei allen Notfallpat. mit abdominaler Symptomatik

> Bei Pankreatitis oft Normalbefund! Indirekte Zeichen: freie Flüssigkeit in der Bursa omentalis, zystischer oder solider Prozess.

Endosonografie

- **Tumorstaging:** TU-Tiefenwachstum und regionäre LK-Infiltration.
- **Wertigkeit:** sehr gute Darstellung von TU-Tiefenausdehnung und Organwandschichtung, regionären LK und Pankreasprozessen. Die Endosono ist die sensitivste Methode zur Beurteilung der T-Kategorie. Sie ist für die Entscheidung, ob eine neoadjuvante CTx erfolgen soll, bestimmend.

Tumorstadien Tis–T1 oft nur unzureichend beurteilbar! Eindringtiefe bis 3 cm, LK am Truncus coeliacus oft nicht mehr ausreichend beurteilbar.

Weitere Verfahren

- **CT** (evtl. MRT): keine primäre Lokalisationsdiagnostik (**cave:** tangentiale Magenwandanschnitte, die einen Tumor vortäuschen!). Bessere Beurteilbarkeit durch Hydro-CT-Technik möglich. Sicherung einer Fernmetastasierung (Leber, LK) oder zur CT-gesteuerten Punktion (Histologie).
- **Staging-Laparoskopie:** Insbes. in Kombination mit laparoskopischem Ultraschall werden bei lokal fortgeschrittenen TU ca. 20–30 % Zusatzbefunde (Peritonealkarzinose, Leberzirrhose, Lebermetastasen) entdeckt, die das ther. Konzept beeinflussen. Bei allen neoadjuvanten Ther.-Protokollen gefordert, um eine palliative Situation zu erkennen!

10.3 Perioperatives Management

10.3.1 Präoperative Maßnahmen

- **Labor:** kleines BB, Gerinnung (Quick, PTT, TZ, Fibrinogen), Serumuntersuchung (E'lyte, Krea, Harnstoff, Totalprotein, Albumin, Amylase, BZ, Transaminasen, Cholinesterase, Bili)
- **Blutgruppe und Erythrozytenkonzentrate:** Bereitstellung in Reserve vor Resektion 2–3 EK, ansonsten keine

10.3.2 OP-Verfahren

- **Pyloroplastik** bei Magenausgangsstenose oder im Rahmen einer trunkulären Vagotomie (▶ Abb. 10.2), z. B. im Rahmen einer Ösophagusresektion mit Magenhochzug (funktionelle Magenentleerungsstörung):
  - Pyloroplastik nach Heineke-Mikulicz: Pylorus je 3 cm nach oral und aboral längs inzidieren und quer vernähen.
  - Submuköse Pyloroplastik: querovaläre Exzision von Serosa und Muskularis im Pylorusbereich unter Schonung der Mukosa. Seromuskuläre Naht.
- Bei langstreckiger Stenose **Pyloroplastik nach Finney:** die pylorusnahen Bereiche von großer Kurvatur und Duodenum mobilisieren. Duodenum und

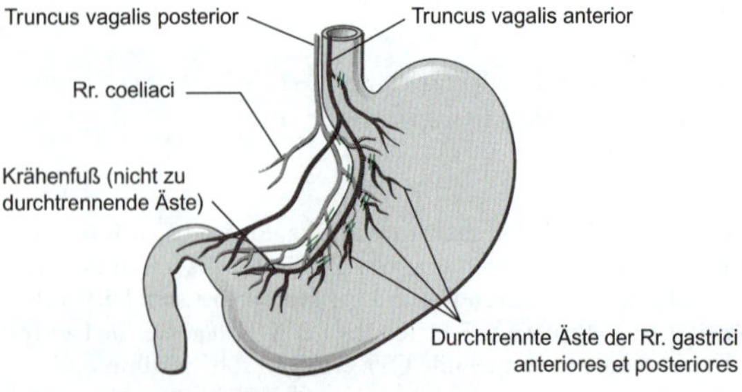

Abb. 10.2 Proximale gastrale Vagotomie [L106]

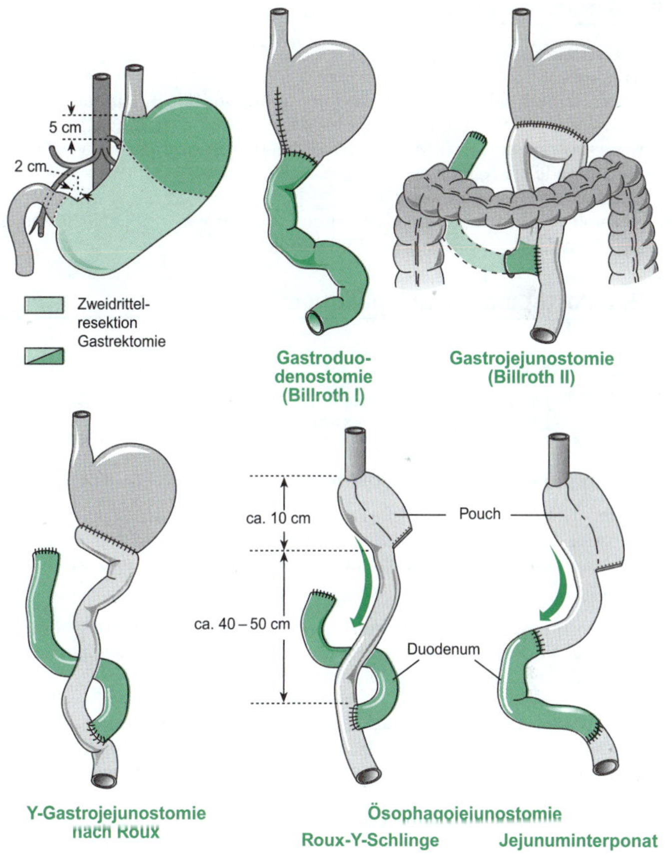

Abb. 10.3 Magenresektionsverfahren [L106]

Antrum über eine Länge von 5–6 cm seitlich annähern und mit einem Haltefaden den distalen Eckpunkt markieren. Eröffnung von Magen und Duodenum durch einen nach kaudal offenen U-Schnitt. Seromuskulär fortlaufende Hinterwand- und Vorderwandnaht (komplette Seit-zu-Seit-Anastomose).

- **B-I-Resektion** (▶ Abb. 10.3): stufenförmige Magenresektion unter Einschluss der kleinen Kurvatur bis zur Kardia, Rekonstruktion durch Gastroduodenostomie.
- **B-II-Resektion** (▶ Abb. 10.3): stufenförmige Magenresektion unter Einschluss der kleinen Kurvatur bis zur Kardia (bei Ca: zentrale Ligatur der A. gastrica sinistra). Standardrekonstruktion mittels ca. 40–50 cm langer Jejunumschlinge (Gastrojejunostomie) als Roux-Y-Schlinge.
- **Gastrektomie:** totale Magenentfernung. Rekonstruktion durch refluxfreie Roux-Y-Jejunumschlinge (evtl. mit Pouch).

10.3.3 Postoperative Behandlung

Nach Gastrektomie:
- Antibiotika: nur periop. als Single Shot.
- Nahrung: nach subtotaler Gastrektomie Substitution Vit. B_{12}, nach Billroth II/ Roux-en-Y ggf. Substitution der fettlöslichen Vitamine (A, D, E, K).
- Nach Gastrektomie oder Magenteilresektion soll eine intraop. eingelegte Magensonde vor Narkoseausleitung gezogen werden.
- Drainagenanlage: keine Vorteile.
- Anastomosenkontrolle nach Gastrektomie: nur bei V. a. Insuff. mittels wasserlöslichem KM ▶ Kap. 10.6.3, ggf. Endoskopie.

10.3.4 Postoperative Komplikationen

Dumping-Syndrom
Syn.: Postalimentäres Früh-/Spätsyndrom. Häufigste Beschwerden nach Magenresektion und Billroth-II-Rekonstruktion!

Frühdumping (reaktive Hypovolämie)

Ätiologie Unbekannt. Die schnelle Passage der Nahrung in den Dünndarm führt zum Anstieg der Osmolarität und zur Abnahme des zirkulierenden Blutvolumens. Dadurch werden vasoaktive Substanzen freigesetzt (z. B. Serotonin, Bradykinin, Kallikrein).

Klinik Postprandial (ca. 15–30 min) funktionelle gastrointestinale Störungen (Völlegefühl, Übelkeit, Erbrechen, Diarrhö) und vasomotorische Symptome (Hitzegefühl, Schwitzen, Tachykardie, Blutdruckabfall).

Diagnostik Sorgfältige Anamnese, Gastroskopie, oraler Glukosetoleranztest und eiweiß-/fettreiche Provokationsmahlzeit unter gleichzeitiger Blutdruck- und Herzfrequenzkontrolle (Schweregrad), H_2-Atemtest (bakterielle Fehlbesiedelung).

Therapie **Konservativ:** in > 90 % der Fälle ausreichend. Während der Mahlzeit nicht trinken, wenig Kohlenhydrate (freie Zucker), reichlich Protein, langsam und häufig essen (6 Mahlzeiten). Quellstoffe: Goa, Pektin.

Spätdumping (reaktive Hypoglykämie)

Ätiologie Übersteigerte Freisetzung von Insulin sowie von insulinotropen Peptidhormonen nach schneller Passage von Kohlenhydraten in das obere Intestinum.

Klinik Meist 2–3 h nach Nahrungsaufnahme, Symptome der Hypoglykämie/ Neuroglukopenie (Schwächegefühl, Schwitzen, Hunger), Fehlen von vasomotorischen Symptomen.

Diagnostik ▶ Kap. 10.3.4 „Frühdumping“.

Therapie Fast ausschließlich konservativ, wie beim Frühdumping.

Syndrom der zuführenden Schlinge

Syn.: Afferent-Loop-Syndrom. Nur bei klassischer Billroth-II-Rekonstruktion ohne Roux-Y-Schlinge und ohne Fußpunktanastomose.

Klinik Morgendliches oder spätpostprandiales Erbrechen größerer Gallemengen. Druckgefühl im re Oberbauch und Beschwerdefreiheit nach Erbrechen.

- **Typ I:** technisch ungünstig angelegte B-II-Anastomose. Mageninhalt entleert sich statt in die abführende in die zuführende Jejunumschlinge, plötzliche Überdehnung, bakterielle Fehlbesiedelung durch Stase.
- **Typ II:** funktionell wirksame Stenose der zuführenden Jejunumschlinge unmittelbar im Anastomosenbereich. Dadurch Retention von Galle und Pankreassekret.

! In beiden Fällen ist die Gefahr einer Duodenalstumpfinsuff. durch erheblichen Druckanstieg im Duodenum sehr hoch!

Diagnostik CT, Gastroskopie, Rö (hoher Ileus), MDP (bei Typ I Darstellung der B-II-Anastomose), Labor (Bili ↑, α-Amylase ↑), Sono (gestaute Gallengänge), ggf. hepatobiliäres Sequenzszinti (bei Typ II Anreicherung des Radiopharmakons im gestauten Duodenum und erheblich verzögerter Abfluss).

Therapie

- **Prävention:** Billroth II vermeiden. Zuführende Schlinge 30–40 cm, keine antekolische Anastomose, Mesokolon verschließen.
- **Operative Korrektur:** Anlegen einer Braun-Fußpunktanastomose, Umwandlung von BII in BI oder in eine Roux-Y-Rekonstruktion.

Syndrom der abführenden Schlinge

Definition *Syn.:* Efferent-Loop-Syndrom. Zunehmende Obstruktion durch narbige Striktur im Mesokolonschlitz, Narbenbildung bei rezid. Ulcera peptica jejuni oder innerer Hernienbildung. Motilitätsstörung nach Denervierung (bes. nach Vagotomie!). Bei retrokolischer B-II- oder Roux-Y-Rekonstruktion möglich.

Klinik Erbrechen großer Mengen Flüssigkeit, Galle und grober Speisereste, Tympanie ohne tastbare Resistenzen.

Diagnostik Rö, MDP, Endoskopie, CT-Oberbauch (Pankreatitis?).

Therapie Chirurgische Aufhebung des mechanischen Hindernisses. Bei B-II-Rekonstruktion i. d. R. Neuanlage der Gastrojejunostomie und Fixation des Magens am Mesokolon transversum bei retrokolischer Gastrojejunostomie.

Alkalische Refluxgastritis

Definition Durch Duodenalsaft induzierte Refluxgastritis mit Magenerythem, oberflächlichen Erosionen, Blutungen und nachfolgender Schleimhautatrophie.

Klinik Chron. epigastrische Schmerzen mit Galleerbrechen.

Diagnostik Gastroskopie mit PE, Bilitec-Untersuchung (keine Routine, ▶ Kap. 9.6.2).

Therapie Ziel: Interposition einer Jejunumschlinge zwischen Restmagen und Duodenum: Umwandlung der B-II-Rekonstruktion mit Omegaschlinge in Roux-Y-Rekonstruktion (Darmschlinge 45–60 cm), Jejunuminterposition nach Henley (isoperistaltische 40 cm lange Jejunumschlinge).

10

Ulcus pepticum jejuni

Definition Rezidivulzera nach subtotaler Magenresektion in 1–5 % der Fälle, typischerweise in der intestinalen Mukosa lokalisiert. Selten Überschreitung der Nahtlinie.

Ätiologie

- **Inadäquater Primäreingriff:** unvollständige Vagotomie, belassene Gastrinzellmasse (Antrumrest nach B-II-Resektion: Excluded Antrum): Alkalisches Duodenalmilieu führt zu dauernder Gastrinproduktion (**cave:** Zollinger-Ellison-Sy.).
- **Ulzerogene Medikamente:** NSAR, Kortikosteroide.

Diagnostik Gastroskopie mit PE, Serumgastrinbestimmung, Nachweis eines Excluded Antrum (▶ Abb. 10.4) durch ^{99}Tc-Szintigrafie.

Therapie Zunächst konservative Ther. wie beim Ulcus ventriculi (▶ Kap. 10.5.1), trunkuläre (thorakale) Vagotomie, evtl. Nachresektion des Antrums und Neuanlage der Gastroenteroanastomose nach Roux-Y.

Karzinom im operierten Magen

Epidemiologie Risiko steigt 15–20 J. postop. nach Magenresektion. Häufigkeit: 4–6 %.

Klinik und Diagnostik Überwiegender Anteil asymptomatisch, daher häufig Diagnose erst bei fortgeschrittenen Tumorstadien. Bei magenresezierten Pat. Kontrollgastroskopie mit Stufenbiopsien ab 15 J. postop. oder bei Symptomen. Höhere Rate hämatogener Metastasierung. Ansonsten wie beim primären Magen-Ca (▶ Kap. 10.6).

Therapie Restgastrektomie mit radikaler En-bloc-D2-Lymphadenektomie, evtl. Erweiterung mit En-bloc-Resektion adhärenter infiltrierter Nachbarorgane (Left Upper Quadrant Evisceration). Rekonstruktion mit Ösophagojejunostomie (Roux-Y).

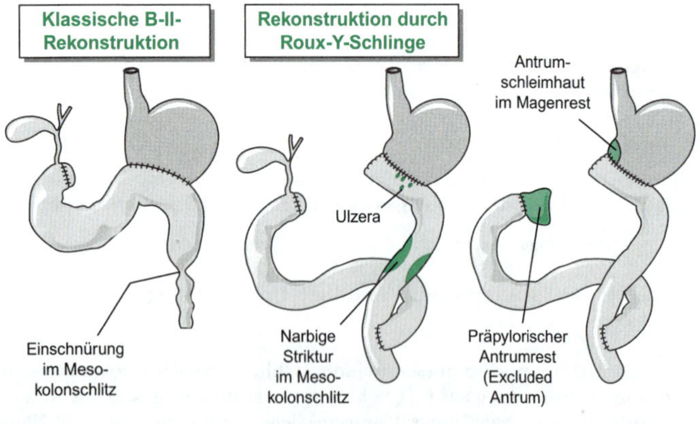

Abb. 10.4 Komplikationen nach Magenteilresektion [L106]

Prognose Postop. Morbidität ca. 30 %, Klinikletalität 1–5 % (bei erweitert radikalen Verfahren bis 10 %). Prognosefaktoren entsprechen denen beim Magen-Ca. Nach kurativer Resektion stadienabhängig 5-JÜR von 25–65 %.

10.4 Stressgastritis

Definition Akute multiple Schleimhautschäden (Erosionen, Ulzera, hämorrhagische Gastritis) bei Intensivpat. (Polytrauma, Verbrennungen, Sepsis, Schock, große OP). Am häufigsten Durchblutungsstörungen (Low Flow States). Durch umfassendes Monitoring heute selten.

Prophylaxe Protonenpumpeninhibitoren (PPI), z. B. Pantoprazol (40 mg/d i. v.)

> **!** Alkalischer intragastraler pH erhöht Keimbesiedelung → bei liegender Magensonde erhöhte Gefahr der Aspirationspneumonie!

Diagnostik Gastroskopie mit Biopsie (Histologie meist unergiebig). **DD:** peptisches Ulkus (Helicobacter-pylori-(HP-)Status → Eradikation!), Magen-Ca, Refluxösophagitis.

Therapie

- **Konservativ:** Magensonde anlegen. Entbehrliche Medikamente absetzen. PPI oder H_2-Rezeptor-Antagonisten verabreichen. Substitutionslösungen krystalloide und kolloide (EK/TK/GFP = 1 : 1 : 1) zur Vermeidung einer dilutionalen/hypothermischen Koagulopathie. Endoskopische Blutstillung oft erfolgreich, ggf. Embolisation.
- **Chirurgisch:** Heute sehr seltene Ind. aufgrund der sehr effektiven medikamentösen/endoskopischen Therapie. Meist Notfalleingriff bei Re-GIT-Blutung mit hämodynamischer Instabilität. Zunächst Versuch der lokalen Blutstillung (Umstechungen) oder bei bekannter distaler Lokalisation subtotale Gastrektomie mit trunkulärer Vagotomie (▸ Kap. 10.6.5). Bei diffuser, unbeherrschbarer Blutung frühzeitiger Entschluss zur totalen Gastrektomie (▸ Kap. 10.6.5).

10.5 Ulkuskrankheit

10.5.1 Ulcus ventriculi et duodeni

Definition und Ätiologie Schleimhautdefekt, der über die Muscularis mucosae in die Magen- bzw. Darmwand penetriert. **Ätiologie:** wichtige Risikofaktoren: HP-Infektion (> 90 % bei Duodenal-, 75 % bei Magenulzera) und Einnahme NSAR. Protektive Faktoren ↓ → Ulcus ventriculi; Hyperazidität → v. a. Ulcus duodeni.

Klinik Sodbrennen, Regurgitation: gastroösophagealer Reflux (▸ Kap. 9.6.2).

- **Ulcus ventriculi:** Schmerzen: Nur in ca. 50 % der Fälle typisch epigastrisch, 70 % der Ulkusrezidive stumm! Übelkeit, Erbrechen in 66 % (ohne Pylorusstenose).
- **Ulcus duodeni:** häufiger nächtliche Schmerzen, typisch 2–5 h postprandial. Übelkeit, Erbrechen in 50 %.

10

Das typische Beschwerdebild des peptischen Ulkus findet sich bei allenfalls ⅓ der symptomatischen Ulkuspat.

Diagnostik Endoskopie: sicherste Methode mit multipler Probenentnahme am Ulkusrand, histologischer Aufarbeitung und Helicobacter-Urease-Schnelltest (HUT-Test) in 6 h ablesbar.

Konservative Therapie (▶ Tab. 10.1). Es gibt keine besondere Ulkusdiät. Möglichst Absetzen ulzerogener Medikamente (z. B. Antiphlogistika, Glukokortikoide), Nikotinverzicht.

Follow-up
Erfolgskontrollen bei beschwerdefreien Pat. frühestens 4–6 Wo. nach Ther.-Ende durch Endoskopie inkl. Urease-Test und Histologie oder C13-Atemtest.

Tab. 10.1 Geeignete Protokolle zur HP-Eradikation

Arzneimittel	Dosis	Ther.-Dauer
Erstlinientherapie: Quadrupeltherapie[1]		
PPI	Omeprazol, Esomeprazol, Rabeprazol 2 × 20 mg/d o. Lansoprazol 2 × 30 mg/d o. Pantoprazol 2 × 40 mg/d	10 d
Bismut-Kalium-Salz	4 × 140 mg/d	10 d
Tetrazyklin	4 × 125 mg/d	
Metronidazol	4 × 125 mg/d	
Zweitlinientherapie		
Nach erfolgloser primärer 4-fach Therapie sollte eine Resistenztestung erfolgen und anschließend eine angepasste Therapie mit einer Standard-Triple-Therapie oder einer Fluorochinolon-haltigen Tripletherapie über 14 d erfolgen.		
Modifizierte Tripletherapie („Italienische Tripletherapie")		
PPI	Omeprazol, Esomeprazol, Rabeprazol 2 × 20 mg/d o. Lansoprazol 2 × 30 mg/d o. Pantoprazol 2 × 40 mg/d	7–14 d
Metronidazol	2 × 400–500 mg/d	
Clarithromycin	2 × 250–500 mg/d	
Modifizierte Tripletherapie („Französische Tripletherapie")		
PPI	Omeprazol, Esomeprazol, Rabeprazol 2 × 20 mg/d o. Lansoprazol 2 × 30 mg/d o. Pantoprazol 2 × 40 mg/d	7–14 d
Amoxicillin	2 × 1000 mg/d	
Clarithromycin	2 × 500 mg/d	
Drittlinientherapie		
Nach Versagen einer Zweitlinientherapie sollen weitere Therapieversuche nur durch einen Spezialisten mit Zugang zu einer HP-Resistenztestung erfolgen.		

[1] Fixe Kombination (Pylera®) zugelassen kombiniert mit Omeprazol 20 mg.

- **HP-pos. Ulzera:**
  - **Eradikation** (▶ Tab. 10.1): Dadurch heilen > 90 % der Duodenalulzera.
  - **PPI:** bei Magenulzera für 8–12 Wo, bei Duodenalulzera für 4–8 Wo. Effektiver als **H_2-Blocker** (Hemmen die histaminstimulierte Säuresekretion, z. B. Ranitidin 2 × 150 mg).
- **HP-neg. Ulzera:**
  - **NSAR-induzierte Ulzera:** PPI für 8 Wo oder lebenslang bei NSAR-Dauereinnahme.
  - **Nicht NSAR-induzierte Ulzera:** PPI für 4–8 Wo.
  - **Ulcus ventriculi:** endoskopische Kontrolle inkl. Biopsien aus Ulkusrand und -grund bis zum endgültigen Abheilen.
  - **Ulcus duodeni:** keine Routinekontrollen nach Beendigung der Akutphase. HP-Kontrollen.

Follow-up
Erfolgskontrollen bei beschwerdefreien Pat. frühestens 4–6 Wo. nach Ther.-Ende durch Endoskopie inkl. Urease-Test und Histologie oder C13-Atemtest.

Chirurgische Therapie Durch die hocheffektive medikamentöse und endoskopische Ther. im Allgemeinen nur noch bei Ulkuskomplikationen (▶ Kap. 10.5.2).

10.5.2 Ulkuskomplikationen

Obere gastrointestinale Blutung

Definition Aus einem im Geschwürgrund arrodierten Gefäß. Lebensbedrohlich bei Arrosion einer Organarterie (A. gastrica sinistra, A. gastroduodenalis).

Blutungsaktivität (Einteilung nach Forrest)
- **Typ 1:** aktive Blutung
  - **Typ 1A:** spritzende arterielle Blutung
  - **Typ 1B:** existente Sickerblutung
- **Typ 2:** inaktive Blutung
  - **Typ 2A:** thrombosierter sichtbarer Gefäßstumpf
  - **Typ 2B:** Koagelauflagerung auf einer Ulkusläsion
  - **Typ 2C:** Hämatinauflagerung auf einer Ulkusläsion
- **Typ 3:** Läsion ohne Zeichen der stattgehabten Blutung

Klinik
- **Blutungsintensität:** Kritischer Hb-Wert liegt zwischen 5–7 g/dl, > 6 EK zur Stabilisierung notwendig.
- **Spontanverlauf:** 65 % der oberen GIT-Blutungen sistieren spontan, 30 % stehen zunächst und rezidivieren, 5 % persistieren. 90 % der frühen Blutungsrezidive treten innerhalb von 72 h nach Erstblutung auf.
- **Antikoagulanzien** Unabhängig vom Blutstillungsverfahren sollten Störungen der Blutgerinnung erkannt und ggf. anitkoagulatorische Substanzen abgesetzt oder antagonisiert werden.

Konservative Therapie Die Notfallendoskopie dient der Lokalisation der Blutung, der Bestimmung des Blutungstyps, der Blutstillung und der DD (Ösophagusvarizen, Mallory-Weiss-Sy., Ulcus Dieulafoy, erosive Gastritis).

> **!** Die endoskopische Ther. (Unterspritzung, Laser) kann eine Typ-1A-Blutung zunächst bestenfalls in einen Typ 2A überführen! Kontrolle innerhalb von 24 h. Dann Ind. zur frühelektiven OP überprüfen oder evtl. weitere endoskopische Kontrollen alle 24 h.

Chirurgische Therapie

- **Ind.:** endoskopisch keine Blutstillung oder Blutungslokalisation unmöglich. Blutstillung durch interventionelle Endoskopie bei Forrest 1A: frühelektive OP innerhalb von 36 h. Hämodynamische Instabilität trotz Transfusion mit initialem Verbrauch von > 3 EK. Kontinuierliche Blutung mit Transfusionsbedarf von > 3 EK/24 h.
- **Ulcus ventriculi:** immer Exzision und keine Übernähung (Histologie, sichere Versorgung der submukösen Gefäße, keine Rezidivblutung), evtl. distale Magenresektion nach Billroth I oder II. **Cave:** Bes. gefährlich sind minorseitige Ulzera durch A. gastrica sinistra!
- **Ulcus duodeni:** Durchstechungsligatur der Blutung im Ulkusgrund. **Cave:** Bulbushinterwand → A. gastroduodenalis! Unterbindung supra- und infraduodenal (art. Gastroomentalis dextra) oft nur unter schwieriger Präparation möglich, sollte dennoch immer angestrebt werden → Komplikationen!
- **Mallory-Weiss-Sy.:** lokale Umstechung (bei zus. Hiatushernie Gastropexie).
- **Ulcus simplex Dieulafoy:** lokale Exzision = definitive Ausschaltung der Blutungsquelle (evtl. gezielte Umstechung).

Perforation

Klinik Akuter Schmerzanfall mit nachfolgendem beschwerdefreien Intervall, dann langsam zunehmende diffuse Schmerzsymptomatik bis zum Peritonismus.

Diagnostik Rö Thorax und Abdomenübersicht: freie Luft sichtbar. **Cave:** 10–20 % der Duodenalulzera → keine Luft sichtbar.
Bei V. a. Perforation Ind. für ein CT Abdomen (evtl. mit oralem und i. v. KM) großzügig stellen. Es weist eine hohe Sensitivität und Spezifität auf und kann bereits geringe Mengen freier Luft, die Lokalisation der Perforation oder ggf. entzündliche Veränderungen zeigen.

Chirurgische Therapie

> **Notfall-OP!**
> - **Ulcus duodeni:** Übernähung und Ligatur der Aa. gastroduodenalis und gastroomentalis dextra.
> - **Ulcus ventriculi:** Ulkusrandexzision (Histologie, sichere Blutstillung). Bei Exzision eines intrapylorischen Ulkus Kombination mit Pyloroplastik.
>   - Laparoskopisch: Ulkusübernähung bei frischen Perforationen innerhalb von 6 h an der Magenvorderwand sicher möglich.
>   - Nach alleiniger Übernähung konservative Ulkustherapie. Karzinomausschluss muss endoskopisch in ca. 3 Wo. nachgeholt werden.

> **Laparoskopische Versorgung**
> Bei Perforation am Bulbus duodeni sichere Schonung des Lig. hepatoduodenale (Ductus choledochus!). Bei älteren Perforationen wird die sichere Naht durch die Begleitperitonitis und die Strukturauflockerung erheblich erschwert.

Magenausgangsstenose

Definition Durch chron. rezid. Ulzera Sklerosierung und Verziehung des Pyloruskanals.

Klinik und Diagnostik Postalimentäres saures Erbrechen, Magenektasie, hypochlorämische Alkalose (**cave:** venöse BGA ausreichend!), Exsikkose, MDP, Gastroskopie.

Therapie
- **Konservativ:** Versuch der endoskopischen Dilatation, medikamentöse Ulkustherapie
- **Chirurgische Therapie:** nach erfolglosem Dilatationsversuch: distale Magenresektion mit Roux-Y-Rekonstruktion (Billroth II)

Gastrokolische Fistel

Definition Penetration eines chron. Ulkus in das Kolon → kompletter Dünndarmbypass: keine Digestion und Resorption mehr.

Klinik Massiver Gewichtsverlust, voluminöse Stühle mit unverdauten Nahrungsbestandteilen, Diarrhö, Koterbrechen (Rückfluss aus dem Kolon), Exsikkose, progressive Osteoporose (Ca^{2+}-Resorption ↓), Anämie.

Diagnostik Kolonkontrasteinlauf, Kolo-, Gastroskopie, CT-Abdomen mit rektaler KM-Füllung, MDP, H_2-Atemtest pos. (Kolonflora).

Therapie Absolute Ind. zur OP: Resektion des fisteltragenden Kolonabschnitts, Versorgung des Ulkus (▶ Kap. 10.5.1).

10.6 Magenkarzinom

Epidemiologie Inzidenz in den letzten J. deutlich rückläufig. Auffällige Verschiebung der Inzidenz zum Kardiakarzinom und zu proximalen TU. Das Magenkarzinom zählt zu den häufigsten Malignomen (M : F = 2 : 1). Erkrankungsgipfel zwischen dem 55. und 70. Lj.

Klassifikation
- Lauren-Klassifikation (▶ Kap. 10.6.1)
- TNM-Klassifikation (▶ Kap. 10.6.2)

10.6.1 Lauren-Klassifikation (gilt nur für Adenokarzinome)

- **Intestinaler Typ (epidemischer Typ):** Männer und Ältere häufiger betroffen; bevorzugt in Risikogebieten. Überwiegend Drüsen, auskleidende Zellen ähnlich intestinalen Zylinderzellen, meist gut begrenzt, kompakt gebaut (ca. 45 %). Sicherheitsabstand bei Resektion 5 cm.

- **Diffuser Typ (endemischer Typ):** beide Geschlechter gleich häufig betroffen. Pat. meist jung. Vermutlich von genetischen Faktoren abhängig. Überwiegend schlecht kohäsive Zellen, weite Infiltration der Magenwand, schlecht begrenzt, weit verstreute Tumorzellen (ca. 36 %), oft submuköses Wachstum. Sicherheitsabstand bei Resektion 8 cm. Schlechtere Prognose.

> **!** **Cave**
> - Jeder TU mit „diffusen“ Anteilen (ca. 20 %) sollte wie ein Ca vom diffusen Typ behandelt werden!
> - HP-Infektion: 2-fach erhöhtes Magen-Ca-Risiko.
> - TU, deren Zentrum innerhalb der proximalen 2 cm der Kardia liegt und die den ösophagogastralen Übergang miteinbeziehen, werden als Ösophaguskarzinome klassifiziert.

10.6.2 TNM-Klassifikation

▶ Tab. 10.2.

Tab. 10.2 Stadieneinteilung der UICC (8. Auflage, 2017)

UICC-Stadien		TNM-Klassifikation	
0	Tis, N0, M0	**Tx**	Primärtumor kann nicht beurteilt werden
IA	T1, N0, M0	**T0**	Kein Anhalt für Primärtumor
IB	T1, N1, M0	**Tis**	Carcinoma in situ: intraepithelialer TU ohne Infiltration der Lamina propria, hochgradige Dysplasie
	T2, N0, M0	**T1**	TU infiltriert Lamina propria, Muscularis mucosae (T1a) o. Submukosa (T1b)
IIA	T1, N2, M0	**T2**	Tumor infiltriert Muscularis propria
	T2, N1, M0	**T3**	Tumor infiltriert Subserosa
	T3, N0, M0	**T4**	Tumor perforiert Serosa (viszerales Peritoneum) (T4a) o. infiltriert benachbarte Strukturen (T4b)[1,2,3]
IIB	T1, N3a, M0	**Nx**	Regionäre LK können nicht beurteilt werden
	T2, N2, M0	**N0**	Keine regionären LK-Metastasen (> 15 LK untersucht)
	T3, N1, M0		
	T4a, N0, M0		
IIIA	T2, N3a, M0	**N1**	Metastasen in 1–2 regionären LK
	T3, N2, M0	**N2**	Metastasen in 3–6 regionären LK
	T4a, N1/N2, M0	**N3a**	Metastasen in 7–15 regionären LK
	T4b, N0, M0	**N3b**	Metastasen in > 15 regionalen LK
IIIB	T1/T2, N3b, M0 T3/T4a, N3a, M0 T4b, N1, N2, M0	**M0**	Keine Fernmetastasen
IIIC	T3/T4a, N3b, M0T4b, N3, M0		
IV	Jedes T, jedes N, M1	**M1**	Fernmetastasen[4]

Tab. 10.2 Stadieneinteilung der UICC (8. Auflage, 2017) *(Forts.)*

Cave: Die Beurteilung des LK-Status nach UICC ist nicht gleichbedeutend mit den Befunden der LK-Kompartimente! (▶ Kap. 10.1).
[1] Benachbarte Strukturen des Magens sind Milz, Colon transversum, Leber, Zwerchfell, Pankreas, Bauchwand, Nebennieren, Niere, Dünndarm und Retroperitoneum
[2] Intramurale Ausbreitung in Duodenum oder Ösophagus wird nach der tiefsten Infiltration in diesen Organen oder im Magen klassifiziert
[3] Ein TU, der sich in das Ligamentum gastrocolicum oder gastrohepaticum ausbreitet – ohne Perforation des viszeralen Peritoneums – wird als T3 klassifiziert
[4] Fernmetastasen schließen peritoneale Metastasen (Aussaat) und pos. Peritonealzytologie sowie TU im Netz mit ein, soweit diese nicht Teil einer kontinuierlichen Ausbreitung sind

10.6.3 Frühkarzinom (Early Gastric Cancer)

Definition TU-Infiltration auf Mukosa und Submukosa begrenzt, unabhängig von einer LK-Infiltration. Diagnose nur durch histologischen Befund möglich!

Lokalisation > 50 % im Antrum-Pylorus-Bereich, 2 % an der Kardia, in ca. 10 % multizentrisches Wachstum.

- **LK-Metastasen:** bei Mukosa-Ca 5 %, bei Submukosa-Ca bis zu 30 %.
- **Tumordurchmesser:** meist > 2 cm → oft gut endoskopisch sichtbar.

Low-Risk-Kriterien für eine endoskopische Resektion im Stadium IA T1a sind:

- Läsionen bis zu einer Größe < 2 cm in erhabenen Typen
- Läsionen bis zu einer Größe < 1 cm in flachen Typen
- Histologischer Differenzierungsgrad gut oder mäßig (G1/G2)
- Keine makroskopische Ulzeration
- Invasion begrenzt auf die Mukosa
- Kein Residualtumor nach endoskopischer Resektion

Therapie Endoskopische Resektionsverfahren bei Low-Risk-Tumoren:

- **Endoskopische Mukosaresektion (EMR):** Wesentliche KO sind Perforation (ca. 1 %) und Blutung (< 5 % in erfahrenen Zentren).
- **Endoskopische Submukosadissektion (ESD):** Resektion in der Muscularis propria. Wesentliche Komplikationen sind Perforation und Blutung (< 5 % in erfahrenen Zentren).

Wertung Falls die histopathologische Aufarbeitung eine TU-Infiltration bis in die Submukosa (T1b) zeigt, muss eine chirurgische Resektion mit systematischer Lymphadenektomie (LAD) erfolgen, da dann in bis zu 30 % der Fälle bereits LK-Metastasen vorliegen.

10.6.4 Diagnostik

Diagnose meist erst im fortgeschrittenen Stadium, da die Anfangssymptome zunächst fehlinterpretiert werden. „Diagnostischer Delay" bis zur OP meist > 6 Mon.!

- **Anamnese:** Völlegefühl, fauliges Aufstoßen (Foetor ex ore), peristierende Bauchschmerzen, kurzfristiger Gewichtsverlust, Stenosesymptomatik, Anämie, Magenulkus (25 %).
- **Gastroskopie mit Biopsie:** Treffsicherheit > 99 %.

- **Endosono:** zur Beurteilung der Wandschichtung (T1 vs. T2 oder T1/2 vs. T3/4) und der perigastralen LK (mit niedriger Sensitivität).
- **Abdomen-Sono:** Umgebungsuntersuchung, Filiaausschluss.
- **CT:** Thorax/Abdomens inklusive Becken mit i. v. KM zum Ausschluss von Filiae und zur Beurteilung der LK-Situation. Zur Beurteilung der Serosainfiltration kann eine Distension des Magens mit oralem KM oder Wasser durchgeführt werden. Das PET-CT soll nicht für das routinemäßige Staging erfolgen.
- **Staging-Laparoskopie:** verbessert die Ther.-Entscheidungen beim lokal fortgeschrittenen Magen-Ca (insbes. cT3, cT4) und sollte vor Beginn der neoadjuvanten Ther. durchgeführt werden.
- **Tumormarker:** CEA, CA 19-9, CA 72-4. Zur Verlaufskontrolle und möglicherweise Rezidivfrüherkennung.

10.6.5 Therapie

Operative Therapie

Etwa 80 % aller Magen-Ca sind resezierbar. R0-Resektion in ca. 80 % möglich. Resektionen auch bei alten Pat. (> 80 J.) ohne wesentlich erhöhtes Risiko durchführbar.

Komplikationen Periop Mortalität < 5 %, Anastomoseninsuff. 5–7 % (fast ausschließlich von der ösophagojejunalen Anastomose, Mortalität ≤ 30 %). Dumping-Sy. (20 % nach subtotaler Gastrektomie)

Resektion

- **Ziel:** radikalen Resektion im Stadium IB–III in Kombination mit einer D2-LAD. Eine subtotale Gastrektomie kann durchgeführt werden, wenn sichere freie Tumorränder erzielt werden können.
- **Bei TU des distalen Drittels:** subtotale Gastrektomie mit D2-LAD (Stationen 1–12) + retroduodenale LK (Station 13) + paraaortale LK re (Station 16).
- **Bei TU des mittleren Drittels:** totale Gastrektomie mit D2-LAD (Stationen 1–12).
- **Bei TU des proximalen Drittels:** transhiatal erweiterte Gastrektomie mit D2-LAD (Stationen 1–12) + paraaortale retroperitoneale LK li (Station 16)
- **Splenektomie:** Ind. gegeben nur bei LK-Besatz im Milzhilus und an der großen Kurvatur gelegenem Ca (meist Stadium IIIb/IV) zur sicheren R0-Resektion. Bei subtotaler Magenresektion keine Indikation. Keine „En-principe"-Splenektomie!
- **Pankreaslinksresektion:** indiziert nur bei direkter Tumorinfiltration.

Rekonstruktion

- **Bei subtotaler Gastrektomie:** refluxfreie retrokolische/anterokolische Roux-Y-Schlinge in der isoperistaltischen Richtung.
- **Bei totaler Gastrektomie:**
  - Refluxfreie retrokolische Roux-Y-Schlinge mit Ösophagojejunostomie.
  - Evtl. Pouch-Rekonstruktion: Ösophagojejunoplication mit Roux-Y-Ableitung (bei Pat. mit guter Prognose).

Postoperative Behandlung

- Allgemeine Maßnahmen ▶ Kap. 10.3.3.
- **Kostaufbau:** Eine enterale Sondenernährung sollte frühzeitig innerhalb von 24 h postop. begonnen werden. Im Verlauf: diätetische Beratung, ggf. Schulung im Umgang mit einer vorhandenen Feinnadelkatheterjejunostomie.

- **Vit. B_{12}:** Substitution mittels 1 mg Hydroxycobalamin: 6 Injektionen innerhalb von 2–3 Wo., dann 1 mg alle 6 Mon. parenteral lebenslang zur Erhaltungstherapie (Intrinsic-Faktor-Mangel → megaloblastäre Anämie). Orale Substitution (2 mg/d) grundsätzlich auch möglich.
- Mikroverkapselte **Pankreasenzyme** (bei fast 50 % geringe Steatorrhö, Kalziumresorptionsstörungen).

Frühpostoperative Komplikationen

- **Anastomoseninsuff.:** meist begrenzter Defekt. Stenteinlage und zunächst konservative Ther., jejunale Ernährung über feine Ernährungssonde möglich, Magensaftableitung. Säuresekretionshemmung durch PPI (z. B. Pantoprazol). Bei Anschluss an Drainage klare Flüssigkeiten trinken lassen → Spüleffekt. Evtl. zusätzliche interventionelle Drainageplatzierung, op. Revision oder Neuanlage in Ausnahmefällen frühpostop.
- **Anastomosenschwellung:** meist doch gedeckte Anastomoseninsuff. (konservative Behandlung).
- **Duodenalstumpfinsuff.:** ohne Peritonitis und Anschluss an die Drainagen konservative Ther. (weiter parenterale Ernährung, ggf. Sekretionshemmung durch Somatostatin/Octreotide). Ansonsten op. Revision und Deckung durch ausgeschaltete Roux-Y-Schlinge.
- **Abszesse:** Sono-/CT-gesteuerte Punktion und Drainage.
- **Nachblutung:**
  - Intraluminär: endoskopische Blutstillung, evtl. Relaparotomie mit direkter Gefäßversorgung oder Neuanlage der Anastomose.
  - Extraluminär: Relaparotomie zur Versorgung einer aktiven Blutung (A. gastrica sinistra/A. lienalis).

Begleitende Therapie

> **!** **Voraussetzungen:** Alter, guter Allgemein- und Ernährungszustand. Bei gleichzeitiger Peritonealkarzinose oder Lebermetastasen (diagnostische Laparoskopie) kein Langzeitüberlebensgewinn nachgewiesen.

- **Periop. CTx (präop. begonnen und postop. fortgesetzt):**
  - Sollte/soll durchgeführt werden: bei lokalisierten uT3 und resektablen uT4a TU.
  - Kann durchgeführt werden: bei lokalisierten uT2-TU.
- **Adjuvante CTx** (postop.): kein Standard. Kann angeboten werden bei Pat. mit R0-Resektion und D2-LAD bei Vorliegen von Risikofaktoren.
- **Präop. Radiochemotherapie:** soll außerhalb von Studien bei Magen-Ca nicht durchgeführt werden.
- **Adjuvante Radiochemotherapie** (postop.): interdisziplinäre Entscheidung im Tumorboard in begründeten Risikosituationen.
- Ergibt sich eine R1- oder eine R2-Resektion ohne Fernmetastasen, ist eine Nachresektion zur Erzielung einer R0-Situation durchzuführen. Ist diese nicht möglich, kann eine postop. Radiochemotherapie nach Konsens in der interdisziplinären Tumorkonferenz durchgeführt werden.

10.7 Gastrointestinale Stromatumoren (GIST)

Definition Seltene stromale/mesenchymale subepitheliale TU des GIT. Die meisten GIST entstehen durch aktivierende Mutationen in KIT (ca. 75 %) oder PDGFRA (ca. 10 %) mit konstitutiver Tyrosinkinaseaktivität.

Epidemiologie

- **Lokalisationen:** Magen 40–60 %, Dünndarm 25–30 %, Duodenum 5 %, Kolon/Rektum 5–15 %, Ösophagus < 1 %.
- **Durchschnittsalter** 64 J., meist sporadisch, 5 % familiär.

Klinik

- **Blutung:** 28–50 %.
- **Asymptomatisch (Zufallsbefund):** 13–18 %.
- **Abdominale Schmerzen:** 8–17 %.
- **Akutes Abdomen:** 2–14 %.

Diagnose Nur durch Elektronenmikroskopie und Immunhistochemie (CD117-95 %, **DOG-1** 97 %, **PKC-theta** 72 %, **CD34** 70 %, **SM-Actin** 40 %, **S100** 5 %, **Desmin** sehr selten). Der Nachweis der Expression von CD117 (c-kit) unterstützt die Diagnosestellung (95 % der GIST sind KIT-pos.). Die GIST-Tumoren sind überwiegend durch eine aktivierende c-kit-Mutation (Tyrosinkinase) gekennzeichnet.

Differenzialdiagnosen Schwannome (S100), Leiomyome/Leiomyosarkome (SMA, Desmin).

Risikoeinstufung

- **Nach Miettinen:** Einstufung von primären GIST unter Berücksichtigung von Tumorgröße, Lokalisation und Mitoserate ▶ Tab. 10.3.
- **Grading:**
  - Maligner GIST: 1 sicherer oder 2 High-Risk-Faktoren.
  - Unsicheres malignes Potenzial: 1 High-Risk-Faktor.
  - GIST mit sehr niedrigem Risiko: keine High-Risk-Faktoren.
- Zusätzlich bedeutsam zur Frage der Malignität ist die Mitosenzahl: Cut-off-Point bei 5 Mitosen/50 HPF.

Klassifikation TNM-Klassifikation (▶ Tab. 10.4).

Therapie Zentrale Bedeutung hat die chirurgische komplette Resektion: Keilresektion unter Mitnahme eines Sicherheitssaums von 1–2 cm. Im Bedarfsfall erfolgt eine Segment- oder En-bloc-Resektion. Systematische LAD nicht erforderlich aufgrund der Seltenheit von LK-Metastasen. Ist eine primäre R0-Resektion nicht möglich, ist eine neoadjuvante Ther. mit dem TKI Imatinib (bei KIT-/PDGFRA-Mutationen) indiziert mit ggf. nachfolgender Resektion.

Tab. 10.3 Risikoeinstufung von primären GIST nach Miettinen (2006)

Tumorparameter			Patienten mit Progress im Langzeitverlauf und Risiko der Metastasierung			
Grad	**Tumorgröße [cm]**	**Mitoserate**	**GIST Magen**	**GIST Jejunum, Ileum**	**GIST Duodenum**	**GIST Rektum**
1	≤ 2	≤ 5/50 HPF[1]	0 %, kein Risiko	0 %, kein Risiko	0 %, kein Risiko	0 %, kein Risiko
2	> 2–≤ 5	≤ 5/50 HPF[1]	1,9 %, sehr niedrig	4,3 %, niedrig	8,3 %, niedrig	8,5 %, niedrig
3a	> 5–≤ 10	≤ 5/50 HPF[1]	3,6 %, niedrig	24 %, moderat	34 %, hoch[3]	57 %, hoch[3]
3b	> 10	≤ 5/50 HPF[1]	12 %, moderat	52 %, hoch		
4	≤ 2	> 5/50 HPF[1]	0 %, –[2]	50 %, –[2]	–[4]	54 %, hoch
5	> 2–≤ 5	> 5/50 HPF[1]	16 %, moderat	73 %, hoch	50 %, hoch	52 %, hoch
6a	> 5–≤ 10	> 5/50 HPF[1]	55 %, hoch	85 %, hoch	86 %, hoch[3]	71 %, hoch[3]
6b	> 10	> 5/50 HPF[1]	86 %, hoch	90 %, hoch		

[1] HPF = High Power Fields
[2] Tumorkategorie mit sehr wenigen Fällen
[3] In den Gruppen 3a und 3b sowie 6a und 6b werden geringere Fallzahlen zusammengefasst
[4] In dieser Kategorie wurden keine Tumoren in die Studie eingeschlossen

Tab. 10.4 Magen/Omentum – GIST-Stadieneinteilung nach AJCC UICC (8. Auflage, 2018)

Magen/Omentum GIST		TNM-Klassifikation	
IA	T1/T2, N0, M0, niedrige Mitoserate	Tx	Primärtumor kann nicht beurteilt werden
IB	T3, N0, M0, niedrige Mitoserate	T0	Kein Anhalt für Primärtumor
II	T1/T2, N0, M0, hohe Mitoserate	T1	Tumor ≤ 2 cm
	T4, N0, M0, niedrige Mitoserate	T2	Tumor > 2 cm u. ≤ 5 cm
IIIA	T3, N0, M0, hohe Mitoserate	T3	Tumor > 5 cm u. ≤ 10 cm
IIIB	T4, N0, M0, hohe Mitoserate	T4	Tumor > 10 cm
IV	Jedes T, N1, M0, jede Mitoserate	N0	Keine o. unbekannte regionäre LK-Metastasen
	Jedes T, jedes N, M1, jede Mitoserate	N1	LK-Metastasen vorhanden
		M0	Keine Fernmetastasen
		M1	Fernmetastasen

10.8 Maligne Lymphome des Gastrointestinaltrakts

Klassifikation Bezogen auf die Gesamtzahl aller Non-Hodgkin-Lymphome (NHL, ▶ Tab. 10.5) liegt der Anteil der primären gastrointestinalen Lymphome bei ca. 10 %. Der GIT ist somit die häufigste extranodale Manifestation. Am häufigsten ist der Magen (ca. 60 %) betroffen.
Die **primären NHL** gehen vom lymphatischen Gewebe der Schleimhaut aus (Mucosa-associated Lymphoid Tissue, MALT). Am weitaus häufigsten ist das niedrig maligne B-Zell-Lymphom, das relativ oft hoch maligne Anteile entwickelt. T-Zell-Lymphome am GIT sind äußerst selten.
Stadium III der Ann-Arbor-Klassifikation ist bei Lymphomen des GIT extrem selten, Ther. wie Stadium IV.

Komplikationen Insbes. Blutung (v. a. Magen) und Perforation (v. a. Dünndarm).

Diagnostik
- **Endoskopie:** typisch tiefe Ulzerationen (80 % Helicobacter-Nachweis) oder multiple Erosionen. Bei V. a. submuköses Wachstum: Endosono, ggf. mit FNB (nicht routinemäßig).
- **Organdiagnostik:** wie beim Magen-Ca, CT (Staging: Thorax, Abdomen).

Tab. 10.5 Stadieneinteilung primärer Non-Hodgkin-Lymphome des Magens

Lugano-Klass. erweitert	Magenbefall	LK-Befall regionär[1]	LK-Befall nicht reg. infradiaphragmat.	LK-Befall nicht reg. supradiaphragmat.	Kontinuierl. Befall von Nachbarorganen/-geweben	Diskontinuierl./dissem. Befall extragastraler Organe	Modifizierte Ann-Arbor-Klass.
I 1	Mukosa, Submukosa	0	0	0	0	0	E I 1
I 2	Muscularis propria, Subserosa, Serosa	0	0	0	0	0	E I 2
II 1	↔	+	0	0	0	0	E II 1
II 2	↔	↔	+	0	0	0	E II 2
II E	↔	0	0	0	+	0	E I 2
II 1 E	↔	+	0	0	+	0	E II 1
II 2 E	↔	↔	+	0	+	0	E II 2
IV	↔	↔	↔	+	↔	+	E III, E IV

↔ jede Ausprägung mögl.
[1] Def. regionärer LK entsprechend jener für Magen-Ca
E Extended: kontinuierlich den Magen überschreitender Befall

- **Abgrenzung primär nodales Wachstum:** exakte Untersuchung aller peripheren LK-Stationen (LK-PE möglichst nicht inguinal: häufig reaktiv-entzündliche Veränderungen!), HNO- und dermatologische Untersuchung, Skelettszinti, PET/CT, Beckenkammbiopsie.
- **Laboruntersuchungen:** Diff-BB, Retikulozytenbestimmung, BSG, Leberenzyme, Serumelektrophorese, β2-Mikroglobulin, Immunelektrophorese, Liquoruntersuchung (obligat bei lymphoblastischem Lymphom und V. a. ZNS-Beteiligung).

Therapie

- Frühe Stadien: Eradikation des Helicobacter pylori, da die Lymphome i. d. R. HP-pos. sind. Bei nicht erfolgreicher Eradikation Bestrahlung.
- Hochmaligne Lymphome: CTx wie bei hochmalignen Lymphomen, danach Nachbestrahlung.
- **Chirurgische Ther.:** Ind. nur bei KO durch Blutung, Perforation oder Stenose. Auch bei Nichtansprechen der konservativen Ther. wird die OP nur bei KO durchgeführt.
- **OP-Taktik:** Beseitigung der Symptome, ohne eine onkologische Resektion anzustreben. Keine LAD wie bei Ca. Taktik wie bei benignem Ulkus.
  - Blutung: Resektion des Lymphoms, ggf. Unterbindung eines zuführenden Gefäßes.
  - Perforation: Exzision des Lymphoms oder Magenteilresektion (Billroth II). Bei Penetration in andere Organe, z. B. Pankreas, Hinterwand des Lymphoms am Pankreas belassen.
  - Stenose: Magenresektion je nach Lokalisation, meist Billroth II mit Rekonstruktion über eine nach Roux-Y ausgeschaltete Jejunumschlinge.

11 Adipositaschirurgie

Hinrich Köhler, Till Hasenberg

11.1 Definition

Definition
"Adipositas ist eine chron., komplexe Erkr., die durch exzessive Fettakkumulation gekennzeichnet ist und die Gesundheit neg. beeinflussen kann."
World Health Organization (2024): Adipositaschirurgie behandelt das Symptom Übergewicht.

- **Häufige adipositasassoziierte Begleiterkrankungen:** Diab. mell. Typ 2, Dyslipoproteinämie, Hyperurikämie, KHK, Herzinfarkt, Herzinsuff., art. Hypertonie, Schlafapnoe, Fettleber (MAFLD), degenerative Erkr. des Bewegungsapparats, polyzystisches Ovarsyndrom sowie Karzinome (Endometrium, Mamma, Prostata, Darm).
- **Metabolisches Syndrom:** gleichzeitiges Auftreten von art. Hypertonie, Insulinresistenz/Diab. mell., Dyslipidämie und abdominaler Adipositas → bes. häufig bei morbider Adipositas.

Morbide Adipositas = krankhaftes Übergewicht: BMI > 40 kg/m²

$$BMI = (Körpergewicht[kg] / Körpergröße[m])^2$$

Indikation Wenn eine kons. Ther. über mind. 6 Mon. (Ernährungs-, Bewegungstherapie- u. psychologische Begutachtung) erfolglos geblieben ist (d. h. keine Reduktion des Ausgangsgewichts um > 15 % bei einem BMI von 35–39,9 kg/m² bzw. von > 20 % bei einem BMI > 40 kg/m²).

Primäre Ind.: keine kons. Ther. im Vorfeld notwendig bei Pat. mit BMI ≥ 50 kg/m² bzw. bei Pat., bei denen ein kons. Therapieversuch interdisziplinär als nicht erfolgsversprechend eingestuft wird, oder bei Pat. mit Begleit- und Folgeerkrankungen, die keinen Aufschub eines operativen Eingriffs erlauben.
Metabolische Ind.: bei Diabetikern mit BMI > 40 kg/m² (unter bestimmten Umständen auch bei BMI > 30 kg/m²), bei denen eine Verbesserung der diabetischen Stoffwechsellage im Vordergrund steht. Auch hier ist keine kons. Ther. notwendig (Leitlinie Chirurgie der Adipositas, https://awmf.org/de/leitlinien/detail/050-001).

Merke
OP-Ind.: BMI > 40 kg/m² oder BMI > 35 kg/m², wenn schon typische adipositasassoziierte Begleiterkrankungen (s. o.) vorliegen.

Klassifikation ▶ Tab. 11.1.

Präoperative Diagnostik
- Gastroskopie
- Labor speziell: TSH, Kortisol, BZ-Tagesprofil, ggf. Vit.-D-Spiegel
- Psychiatrisch-psychosomatische Einschätzung und Beratung
- Eingriffsspezifische Ernährungsberatung

Tab. 11.1 Klassifikation des Körpergewichts mithilfe des BMI

Klassifikation	Gewicht (kg/m²)
Untergewicht	< 18,5
Normalgewicht	18,5–24,9
Übergewicht	25,0–29,9
Adipositas Grad I	30,0–34,9
Adipositas Grad II	35,0–39,9
Adipositas Grad III (krankhafte = morbide Adipositas)	40,0–49,9
Adipositas Grad IV (Superadipositas)	> 50

Kontraindikationen

- Instabile psychopathologische Zustände, eine unbehandelte Bulimia nervosa oder aktive Substanzabhängigkeit (Alkohol/Drogen).
- Konsumierende Grunderkrankungen, maligne Neoplasien, unbehandelte endokrine Ursachen, chron. Erkr., die sich durch einen postop. katabolen Stoffwechsel verschlechtern.
- Vorliegende oder unmittelbar geplante Schwangerschaft.
- **Schwere kardiopulmonale Beeinträchtigung:** lässt sich i. d. R. durch gute internistische und anästhesiologische Vorbereitung konditionieren. Im Gegenteil werden bereits Schlauchmagenbildungen als Vorbereitung morbid Adipöser auf eine Transplantation oder andere komplexe OP durchgeführt.
- **Altersgrenzen** als Ausschlusskriterium: gibt es nicht mehr.
  - Allerdings müssen bei Minderjährigen eine bes. strenge präop. Diagn. und Aufklärung erfolgen.
  - > 65 J. werden das biologische Alter geschätzt und die Vorteile eines deutlichen Gewichtsverlusts dem Risiko der OP gegenübergestellt.
- **Nach Thyreoidektomie** mit Hypoparathyreoidismus sollen keine Bypass-Verfahren durchgeführt werden, eine ausreichende Kalziumsubstitution lässt sich nicht erreichen.

Re-Evaluation empfohlen, wenn die genannten KI erfolgreich behandelt oder (insbes. psychopathologische Zustände) in einen stabilen Zustand überführt werden.

11.2 Operative Verfahren

Verfahrenswahl

Die tradierte Vorstellung, dass Adipositas-OP durch eine funktionelle oder anatomische Magenverkleinerung (Restriktion) oder verminderte Aufnahme insbes. von Makronährstoffen (Malabsorption) wirken, deckt sich nicht mit aktuellen Forschungsergebnissen, die komplexe Wirkmechanismen mit ausgeprägten neuroendokrinen Effekten aufzeigen, die zu einer Verminderung des Appetits und einer nachhaltigen Beeinflussung des Energie- und Glukosestoffwechsels führen.

- Standardverfahren:
  - **Schlauchmagenbildung.**
  - **Proximaler Roux-Y-Magen-Bypass.**

  - **Omega- oder Ein-Anastomosen-Magen-Bypass.**
  - **Gastric Banding** (sehr selten geworden, < 1 %).
  - **BPD-DS** (sehr selten, < 1 %).

  In Deutschland machen der Magen-Bypass und die Schlauchmagenbildung mit je ca. 10.000 Eingriffen/J. > 95 % der OP aus.
- In die Entscheidung sollte der aufgeklärte Pat. miteinbezogen werden.
  - Die **Schlauchmagenbildung** stellt mit gut 60 % den häufigsten adipositaschirurgischen Eingriff weltweit dar. Diese OP zeigt eine gute Gewichtsreduktion. Ein relevanter Nachteil ist die Entwicklung eines De-Novo-Reflux bei gut 20 % der Pat., mit ggf. notwendiger Umwandlung in ein Bypass-Verfahren. Ein Vorteil ist der Erhalt der normalen Magen-Darm-Passage mit der ungehinderten Möglichkeit einer endoskopischen Diagn. und Vorteilen bei der Resorption von Mikronährstoffen oder Medikamenten. Bei starken Rauchern kann wegen der Gefahr von Anastomosenulzera (bei Bypass-Verfahren) eher ein Schlauchmagen empfohlen. Der Schlauchmagen ist technisch auch bei extremer Adipositas oder Voroperationen mit entsprechend schwieriger intraabdomineller Anatomie i. d. R. sicher durchführbar.
  - Der **proximalen Roux-Y-Magen-Bypass** ist die zweithäufigste Adipositas-OP in der Welt. Er zeichnet sich durch eine gute Gewichtsreduktion aus und zeigt nachhaltige Effekte auf den Diab. mell. (Vollremission > 80 %) und eine ösophageale Refluxerkrankung. Für den Magen-Bypass liegen die zuverlässigsten Langzeitdaten vor. Gerade bei extremer Adipositas oder Vor-OP kann er technisch herausfordernd sein.
  - Der **Ein-Anastomosen-Bypass** (One-anastomosis gastric bypass [OAGB]) ist ein neueres adipositaschirurgisches Verfahren, das pos. auf einen Diab. mell. wirken soll und auch bei höherem BMI oder schlechter Compliance sicher eingesetzt werden kann.
  - Bei **Superadipositas (BMI > 60 kg/m²)** kann eine Schlauchmagenbildung (oder eine endoskopische Magenballontherapie) als 1. Schritt im Rahmen einer Zweistufentherapie geplant werden, um später nach initialer, aber unzureichender Gewichtskontrolle risikoarm einen Wechsel auf ein Magen-Bypass-Verfahren durchzuführen.
  - **Gastric Banding:** spielt aufgrund geringerer gewichtsreduzierender Effekte, vermehrter Langzeitkomplikationen und der daraus resultierenden Notwendigkeit einer hohen Compliance und einer engmaschigen Nachsorge praktisch keine Rolle mehr. Da aber in der Vergangenheit viele Bänder implantiert wurden, sind Kenntnisse über diese Verfahren notwendig
  - **Biliopankreatische Diversion mit Duodenalswitch (BPD-DS):** sehr seltene, da invasivste, OP-Methode. Erzielt den höchsten langfristigen Gewichtsverlust und die höchste Rate an Vollremission des Diab. mell. Durch Erhalt des Pylorus werden Dumping-Symptome vermieden, es resultiert eine gute Lebensqualität. **Cave:** Präparation und Anastomosierung am postpylorischen Duodenum weisen ein hohes Risikoprofil auf. Die Letalität ist mit 0,5–5 % höher als bei allen anderen Verfahren. Langfristig hohes Risiko für Mangelsymptome (Protein, Eisen, Vitamine etc.).

Magen-Bypass und Schlauchmagen

- Magen-Bypass und Schlauchmagen scheinen aktuell für die meisten Pat. der beste Kompromiss bei der Abwägung von Risiko und Wirkung zu sein.
- Langzeiterfahrungen seit über 40 J. für den Magen-Bypass und seit über 20 J. für den Schlauchmagen.
- Nach Magen-Bypass ist ein Verlust des Übergewichts von durchschnittlich 60–70 % zu erwarten (nach Schlauchmagen 50–70 %),
- Der wesentliche Gewichtsverlust findet im 1. postop. Jahr statt, im 2. Jahr kommt es zu einer Stabilisierung. Die OP ist jedoch keine Garantie für ein permanent normales Gewicht. Vielmehr muss der Operierte aktiv daran arbeiten, das Erreichte zu halten. Hierzu gehören:
  - Mind. 2 ×/Wo. Sport.
  - Beibehaltung proteinreicher kleiner Portionen (Kalorienmenge/d).
- 80 % der Magen-Bypass-Operierten schaffen es langfristig, eine Gewichtskontrolle zu halten.

Schlauchmagenbildung (Sleeve-Resection)

- Die große Kurvatur des Magens wird von präpylorisch bis zum His-Winkel skelettiert (▶ Abb. 11.1).
- Kleinkurvaturseitig wird eine Magensonde (32–50 Charr) platziert.
- Die Resektion erfolgt von dist. nach prox. und beginnt 4–7 cm präpylorisch mit einem grünen Magazin eines Endocutters.

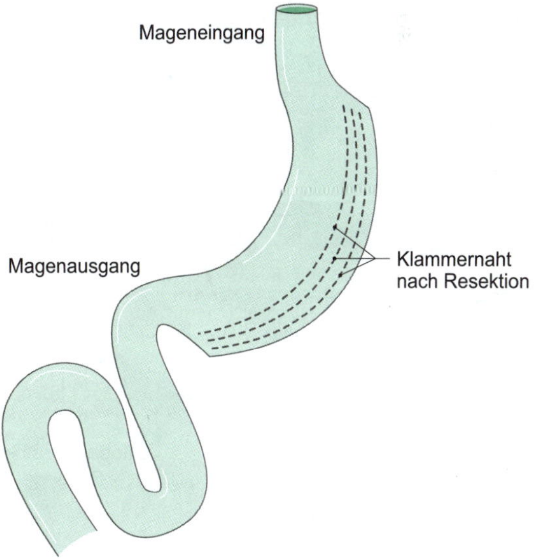

Abb. 11.1 Schlauchmagen-Bildung [L141]

- Nach prox. wird dann entlang der Magensonde auf den His-Winkel zu das Resektat schrittweise vom kleinkurvaturseitigen Schlauchmagen separiert. Es werden nach prox. Magazine mit abnehmender Klammerhöhe verwendet.
- Die Klammernaht kann partiell oder vollständig übernäht oder durch klammernahtverstärkende Materialien gesichert werden.
- Blutungen aus der Klammernaht werden übernäht oder mit Titanclips gesichert. Das Resektat wird über eine Minilaparotomie geborgen.

Proximaler Roux-Y-Magen-Bypass

- Mit einem Linear-Cutter wird ein kleiner Vormagen von ca. 15 ml gebildet, der vollständig vom Restmagen separiert wird (▶ Abb. 11.2).
- Die Nahrungspassage wir dann nach Roux-Y rekonstruiert.
- Ein laparoskopisch antekolisch und antegastrisches Vorgehen hat sich durchgesetzt. Das Jejunum wird 60–80 cm vom Treitz-Band mit weißem Magazin durchtrennt. Der biliopankreatische Schenkel wird markiert, der alimentäre Schenkel wird zum Pouch geführt. Die Gastrojejunostomie wird mit Linear-Cutter und ventraler Übernähung oder seltener mit Zirkular-Stapler angelegt, noch seltener per Handnaht.

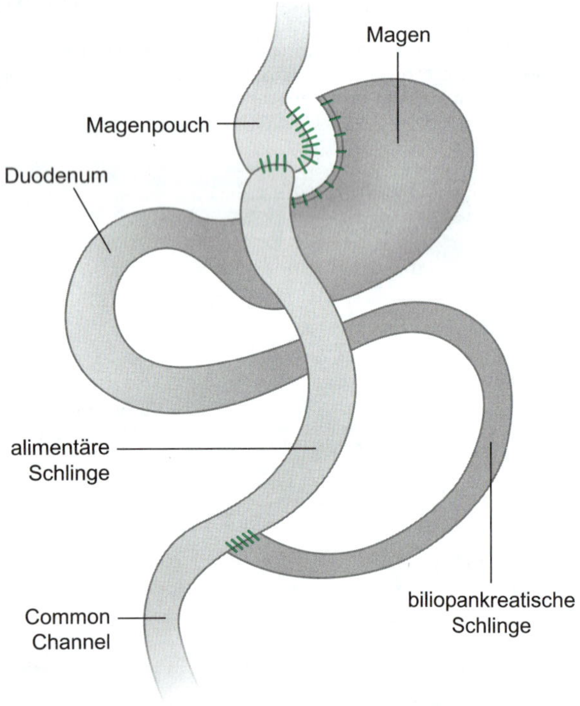

Abb. 11.2 Schema: Roux-Y-Magenbypass [L141]

- Eine Enge der Anastomose wird bewusst angestrebt, um eine restriktive Komponente zu erzielen.
- Die Fußpunktanastomose wird 100–150 cm distal der Gastrojejunostomie End-zu-Seit zum biliopankreatischen Schenkel angelegt. Hier werden ein Linear-Cutter, weißes Magazin, mind. 45 mm für die Hinterwand und fortlaufende Handnaht für die Vorderwand gewählt. Die beiden Mesenterialschlitze werden oft verschlossen, um innere Hernien zu vermeiden.

> Da bei dieser OP nichts entfernt, sondern nur umgeleitet wird, ist der Magen-Bypass voll reversibel.

Eine Evidenz für die Schenkellängen gibt es nicht (Optimal Small Bowel Limb Lengths of Roux-en-Y Gastric Bypass. Justin Eagleston; Abdelrahman Nimeri. REVIEW 19 July 2023 Pages: 345). Die Gesamtdünndarmlänge ist variabel von < 300 cm bis > 900 cm. Die Gefahr eines zu kurzen common channel < 200 cm hinter der Fußpunktanastomose wird durch Messen des Gesamtdünndarms vermieden, verlängert aber die OP-Zeit und birgt die Gefahr von Dünndarmläsionen.

Omega- oder Ein-Anastomosen-Bypass

▶ Abb. 11.3.

- Mit einem Linear-Cutter wird ein sehr langer kleinkurvaturseitiger Pouch gebildet.
- Der Dünndarm wird bei Treitz beginnend idealerweise bis zum Zökum gezählt (3–8 m).
- Die Anastomose wird End-zu-Seit vom dist. Punkt des Pouch auf den Dünndarm angelegt, meistens mit linearem Cutter und ventraler Übernähung. Kommt es zu einer Stenose des abführenden Schenkels, resultiert Gallereflux, und eine Anlage einer Fußpunkt-Anastomose wird erforderlich.
- Für den Abstand der Anastomose zum Treitz-Band gibt es keine Evidenz, meistens ca. 180 cm. Manche Autoren berücksichtigen die BMI-Höhe und wählen zwischen 150 und 250 cm. Der Abstand zum Zökum sollte 300 cm

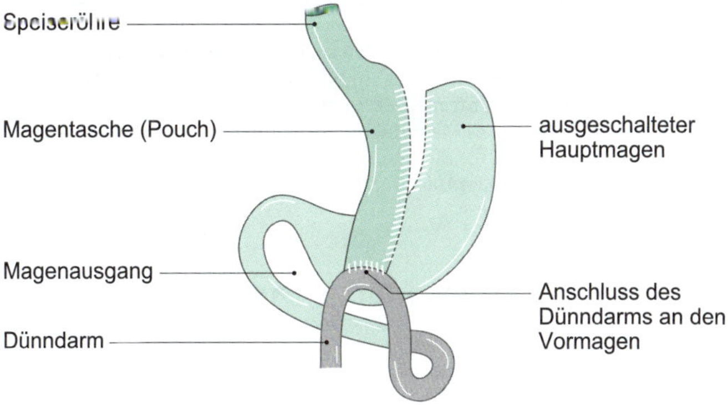

Abb. 11.3 Omega- oder Ein-Anastomosen-Bypass [L141]

nicht unterschreiten, sonst droht Malabsorption bei lückenhafter Supplementeinnahme.

Gastric Banding (verstellbares Magenband)

- Ein Silikonband wird um den prox. Magen geführt, um eine Engstelle (Restriktion) zu erzeugen (▶ Abb. 11.4).
- Das Band wird durch die Pars flaccida und vor der Basis der Zwerchfellschenkel entlang, oberhalb der Bursa omentalis zum His-Winkel geführt.
- Ventral werden das Band verschlossen und der Verschluss meistens kleinkurvaturseitig platziert. Lateral davon werden 1–4 seroseröse Nähte vom Fundus zum Pouch angelegt, um ein Slipping (Verrutschen) des Bands nach distal zu verhindern.

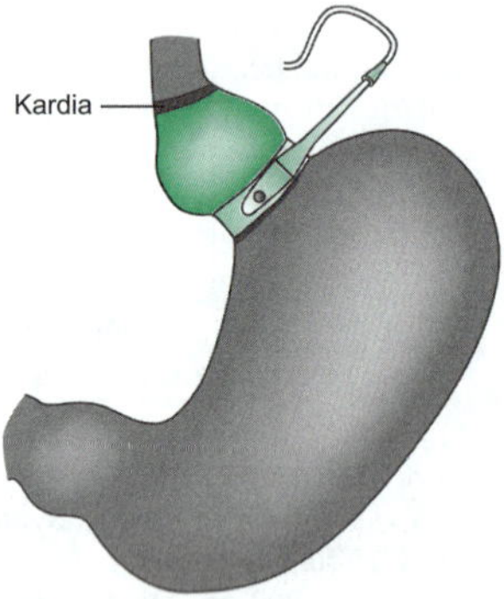

Abb. 11.4 Schema: Gastric Banding [L157]

Durch die Dehnung der Magenwand oberhalb des Bands wird in den ersten Jahren ein gewisses Sättigungsgefühl erzeugt, danach überwiegt allein die mechanische Enge. Die Innenseite des Implantats kann über einen Schlauch, der zu einem in der Bauchdecke positionierten Port führt, mit Kochsalzlösung gefüllt werden. So kann das Band individuell enger oder weiter gestellt werden. Die Punktion des Ports ist nur mit Huber-Nadeln zulässig.

BPD-DS

- Ein etwas weiterer Schlauchmagen (54–60 Charr) wird gebildet. Dann wird das prox. Duodenum ca. 2 cm postpylorisch mit Linear-Cutter abgesetzt (▶ Abb. 11.5).
- Danach werden der Dünndarm ca. 250 cm oral der Ileozökalklappe durchtrennt und der aborale Darm mit dem postpylorischen Duodenum anastomosiert. Aufgrund der kurzen Strecke empfiehlt sich eine Handnaht.
- Mit Linear-Cutter, weißes Magazin, mind. 45 mm für die Hinterwand und fortlaufende Handnaht für die Vorderwand wird der biliopankreatische Schenkel jetzt End-zu-Seit 100 cm oral der Ileozökalklappe mit dem Ileum anastomosiert.

11.3 Perioperatives Management

- **Lagerung:**
  - Je schwerer der Pat., desto wichtiger ist die Lagerung. Gel-Polster sind großzügig zu verwenden.
  - Der wache Pat. soll sich vor Narkoseeinleitung auf dem OP-Tisch bequem und mit 30° erhobenem Oberkörper positionieren (halbsitzende Position).

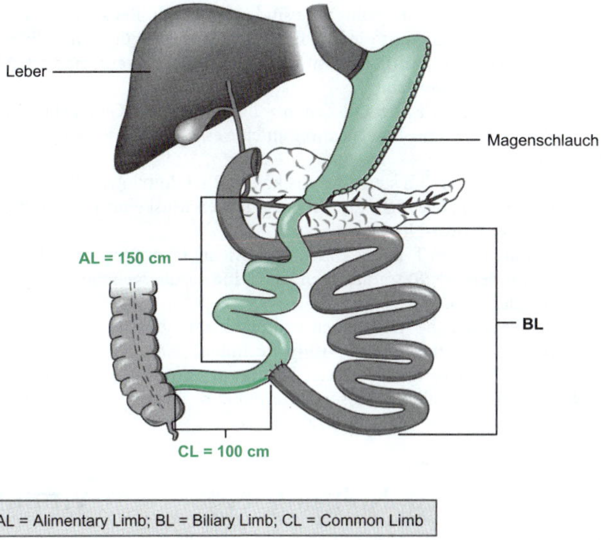

Abb. 11.5 Biliopankreatische Diversion – Duodenaler Switch (BPD-DS) [L157]

- **Narkoseeinleitung:**
  - Die Narkoseeinleitung ist von schwierigen anatomischen Verhältnissen bei extrem kurzer O_2-Reserve des Pat. geprägt.
  - Bei adipösen Rauchern kommt es oft zu schwerem Bronchialspasmus nach Einleitung.
  - Restfüllung des Magens trotz Nüchternheit und insuffizienter Kardiaschluss erhöhen das Aspirationsrisiko.
  - Während und nach der Narkose besteht die Gefahr des peripheren Alveolarkollaps.
- **Atemmanagement:** ▶ Tab. 11.2.

Tab. 11.2 Atemmanagement	
F_iO_2	≤ 0,8
Voratmung mit CPAP-Maske	3–5 min
Druckkontrollierte Beatmung	Tidal 6 ml/kg KG
Atemfrequenz	15–25/min
PEEP	8–10 cmH_2O
Hyperkapnie	Moderat
Rekrutierungsmanöver nach Einleitung	Intubation
Extubation ohne Sog	Unter Blähen
Vor Extubation	Kein Absaugen durch Tubus
Nach Extubation	CPAP-Maske

- **Zugänge:** Die Anlage aller Zugänge bei Adipösen ist erschwert.
  - Sichere periphervenöse Zugänge sind erforderlich. Bei schwierigen Venenverhältnissen ist die Ind. für einen ZVK großzügig zu stellen.
  - Bei unsicherer Blutdruckmessung über Manschette kann eine art. Messung erwogen werden.
  - Ein Urinkatheter ist bei OP-Zeiten > 2 h erforderlich. Gerade bei Frauen ist dann das Risiko postop. Harnwegsinfekte erhöht (**DD:** Fieber 2. d postop.).
- **Risiken:**
  - Bei OP-Zeiten > 3 h steigt das Risiko der Rhabdomyolyse. Es kommt durch das Eigengewicht des Pat. zu glutäalen Muskelnekrosen mit der Gefahr einer Crush-Niere.
  - Steigt die CK am 1. und 2. d postop. stark an, ist mit forcierter Diurese zu beginnen. Bei Extremformen kann eine vorübergehende Dialyse erforderlich sein.
- Nach erfolgter intraop. Dichtigkeitsprüfung kann die Flüssigkeitsaufnahme p. o. (Tee/Wasser) unmittelbar postop. beginnen.
- Schnelle Mobilisierung ist der beste Schutz vor Thrombose und Lungenembolie. Neben medikamentöser Thromboseprophylaxe soll eine frühe Mobilisierung am OP-Tag angestrebt werden.

11.4 Ernährung, Nahrungsergänzung, Vitamine

Ein langsamer Kostaufbau über 1–2 Mon. postop. sollte durch Anleitung einer geschulten Ernährungsfachkraft erfolgen. Danach wird eine ausgewogene Ernährung mit hohem Proteinanteil und geringem Energiegehalt angestrebt.

- Auf eine Flüssigkeitszufuhr von mind. 1,5 l/d sowie Eiweißzufuhr von mind. 60 g/d ist zu achten.
- Nahrungsergänzung und Vitaminsupplementation sind nach allen OP notwendig (▶ Tab. 11.3).

Tab. 11.3 Nahrungsergänzungsmittel nach Adipositas-OPs

	Schlauchmagen	Roux-Y-Magen-Bypass
Protein	Mind. 60 g/d	
Folsäure	MVM-Präparat 2 ×/d	600 µg/d
Vitamin B_1	2 ×/d MVM-Präparat, keine Dosisempfehlung	
Vitamin B_{12}	Oral: 1.000 µg/d; i. m.: 1.000–3.000 µg/d alle 3–6 Mon.	
Vitamin A	MVM-Präparat 2 ×/d	
Vitamin D	Mind. 3.000 IU/d, Serumkonzentration > 30 ng/ml	
Vitamine E und K	2 ×/d MVM-Präparat, keine Dosisempfehlung	
Kalzium (Zitrat)	1.200–1.500 mg/d	
Eisen	MVM-Präparat 2 ×/d	50 mg/d
Magnesium	200 mg/d	
Zink	MVM-Präparat 2 ×/d	
Kupfer	Keine Empfehlung	Kupfer-Präparat 2 ×/d (insgesamt 2 mg/d Kupfer)
Selen	Keine Empfehlung	MVM-Präparat 2 ×/d

MVM.: Multivitamin-Mineralstoff-Präparat

11.5 Schwangerschaft und Geburt

Nach bariatrischer OP und starker Gewichtsreduktion sind Schwangerschaften und Geburten risikoärmer, sollten aber in den ersten 1–2 Jahren, in der Phase der stärksten Gewichtsreduktion, vermieden werden. Die Konzeptionswahrscheinlichkeit steigt bereits direkt nach OP und vor Gewichtsabnahme. Eine ausreichende Substitution von Vitaminen, v. a. Folsäure, muss gewährleistet sein. Nach Magen-Bypass ist die „Pille" als Empfängnisverhütung nicht sicher wirksam.

11.6 Nachsorge

Eine lebenslange Nachsorge durch einen Arzt und eine Ernährungsberaterin, die beide mit der Thematik vertraut sind, wird empfohlen, um eine langfristige Gewichtskontrolle zu erzielen und KO frühzeitig zu erkennen.

- Im 1. J. sollten 3–4 Nachsorgetermine angeboten werden, danach mind. 1 ×/J.
- Laborkontrollen zur Früherkennung von Mangelerscheinungen sollten jährlich erfolgen. Die häufigsten Parameter sind Hb, Eisen, Vit. D, Albumin.

> Eine Anämie kann sich gerade bei menstruierenden Frauen durch Eisen- oder Vitamin-B_{12}-Mangel entwickeln. Des Weiteren kann sich ein Proteinmangel oder Kalziummangel mit sekundärem Hyperparathyreoidismus entwickeln.

11.7 Komplikationen

Seit Einführung der laparoskopischen Techniken haben sich die KO-Raten aller adipositaschirurgischen Eingriffe, die zu einem Großteil aus der Laparotomie der adipösen Bauchdecke resultierten, drastisch reduziert. Eine lange Immobilität entfällt.

- Intraabdominale KO (▶ Tab. 11.4, ▶ Tab. 11.5, ▶ Tab. 11.6) lassen sich bei morbider Adipositas mit herkömmlichen Methoden nur schwer erfassen. Sono und Rö-Übersichtsaufnahme sind nur eingeschränkt beurteilbar. Auch die

Tab. 11.4 Magenbypass – Komplikationen

Anastomosenstenose	Bougierung in kleinen Schritten
Anastomosenulkus	PPI und Sucralfat
Innere Hernie	Beschwerden unspezifisch, Notfall-OP
Dumping	Ernährungsberatung
Anämie	Eisen- oder Vit.-B_{12}-Substitution
Choledocholithiasis	ERCP über Trokar im Restmagen (OP) oder herkömmliche Choledochusrevision
Anastomoseninsuff.	Re-Laparoskopie, Übernähung oder Drainage, Stent, Endo-Vac, Double-J-Drainage
Blutung aus der Klammernaht in den Restmagen frühpostop.	Koagel verlegen den Abfluss über Fußpunktanastomose, Schock, drohende Ruptur der Klammernaht: Laparoskopie und Hämatomabsaugung
Reflux	Abflussproblem: Anastomosenstenose, innere Hernie oder Fußpunktstenose

Tab. 11.5 Schlauchmagen – Komplikationen	
Refluxösophagitis	Umwandlung Magenbypass
Stenose	Stent, Bougierung, Umwandlung Magenbypass
Klammernahtinsuffizienz	Stent, Drainage, Endo-Vac, Double-J-Drainage

Tab. 11.6 Gastric Banding – Komplikationen	
Slippage	Band verrutscht oder kippt nach kaudal
Pouchdilatation	Band zu eng eingestellt
Ösphagusdilatation, Motilitätsstörung	Band zu eng eingestellt
Bandmigration, Erosion	Band erscheint im Magenlumen

klin. Untersuchung des morbid Adipösen ist oft irreführend. Bildgebung der Wahl sind eine dynamische Rö-Durchleuchtung des oberen GIT mit oralem KM und/oder ein Abdomen-CT.

- Ein Alarmzeichen ist eine persistierende Tachykardie über 120/min. Es sollte frühzeitig eine klärende Re-Laparoskopie erfolgen.
- Die Langzeitfolgen nach Schlauchmagen durch stillen Reflux und eine hohe Rate an Neo-GERD sind noch nicht abzusehen. Nach 5 J. sollte eine Gastroskopie erfolgen.
- Ein **Slippage** des Magenbands oder eine Pouchdilatation tritt in 5–10 % der Fälle auf. Die Pat. klagen über zunehmende Enge bis vollständige Blockade selbst für Trinken und rezid. Erbrechen. Oft besteht bereits seit einiger Zeit Sodbrennen.
  - Erstmaßnahme: vollständige Entblockung des Bands unter Rö-Kontrast-Passage.
  - Lässt sich eine Flüssigkeitspassage nicht erreichen und beklagt der Pat. Oberbauchschmerzen: Ind. zur dringlichen Bandentfernung → Vermeidung einer Fundusnekrose.
- Nach Diätfehler kann es zu einer **Bolusobstruktion** kommen. Oft wird der Nahrungsbrocken nach einiger Zeit retrograd herausgebracht oder passiert die Enge. Selten ist ein Entblocken oder eine gastroskopische Bergung erforderlich.
- Eine **Migration** ist i. d. R. kein Notfall. Der Betroffene bemerkt eine fehlende Restriktion oder es kommt zu einem Portinfekt. Die Diagnose wird gastroskopisch gestellt. Bei vollständiger Migration kann das Band mit einem speziellen Schneider gastroskopisch geborgen werden. In der Regel erfolgt die Implantatbergung elektiv laparoskopisch. Entlang des Portschlauchs wird das Band mit ventraler Eröffnung des Magens freigelegt und geborgen. Der ventrale Defekt wird übernäht.

12 Darmerkrankungen

Franziska Peters, Jörg-Peter Ritz, Lars Bönicke

12.1 Checkliste Anatomie

Franziska Peters, Jörg-Peter Ritz

12.1.1 Dünndarm

- Der Dünndarm reicht vom Magenausgang (Pylorus) bis zur Bauhin-Klappe.
- Er lässt sich in drei unterschiedlich lange Abschnitte einteilen:
  - Duodenum (Zwölffingerdarm).
  - Jejunum (Leerdarm).
  - Ileum (Krummdarm).
- Länge etwa 5 m.
  - Duodenum ca. 25 cm.
  - Übergang zwischen Jejunum und Ileum ist fließend.
- Bis auf Teile des Duodenums liegt der Dünndarm intraperitoneal und ist durch seine Aufhängung am Mesenterium sehr mobil.
  Dadurch eignet er sich im Rahmen resezierender Eingriffe zum Ersatz entfernter Organe bzw. zur Anlage notwendiger Anastomosen in der hepatobiliären Chirurgie, z. B. biliodigestive Anastomose.
- Die Wand besteht aus 4 Schichten: Mukosa, Submukosa, Muskularis, Serosa (viszerales Peritoneum).
- Gefäßversorgung: A. gastrica dextra, A. pancreaticoduodenalis sup., A. pancreaticoduodenalis inf. und A. mesenterica superior (AMS), Abfluss über V. mesenterica sup. in die V. portae.
- Lymphabfluss: zahlreiche mesenteriale LK entlang der Arterien.

12.1.2 Dickdarm und Rektum

- Als Dickdarm bezeichnet man den Darm von der Bauhin-Klappe (Ileozäkalklappe) bis zum Anus.
- Er wird wie folgt unterteilt:
  - Coecum mit Appendix vermiformis.
  - Colon ascendens.
  - Colon transversum.
  - Colon descendens.
  - Colon sigmoideum.
  - Rektum.
- Länge etwa 150 cm.
  - Das Colon ascendens geht an der Flexura coli dextra ins Colon transversum über, das an der Flexura coli sinistra in das Colon desc. übergeht.
  - Das Rektum beginnt an der Anokutanlinie (ACL) und ist in Europa 16 cm lang (gemessen mit dem starren Rektoskop):
    - Unteres Drittel 0–6 cm ab ACL.
    - Mittleres Drittel 6–12 cm ab ACL.
    - Oberes Drittel 12–16 cm ab ACL.
- Colon ascendens und desc. liegen teilweise retroperitoneal.
- Die Wand besteht aus 4 Schichten: Mukosa, Submukosa, Muskularis, Serosa (viszerales Peritoneum).
- Die äußere Längsmuskelschicht des Dickdarms ist im Bereich des Kolons zu drei kräftigen Gewebesträngen, den sog. Taenien (T. libera, T. mesocolica, T. omentalis), verdickt.

12

- Gefäßversorgung:
  - Über AMS: A. ileocolica und A. colica dextra (nur in 15 % vorhanden; versorgt Colon ascendens), A. colica media (Colon transversum).
  - Über A. mesenterica inferior (AMI): A. colica sinistra (Colon descendens), Aa. sigmoideae (Sigma), Aa. rectales sup. (oberes Rektumdrittel).
  - Über A. iliaca int.: A. rectalis media und inf. (mittleres, unteres Rektumdrittel).
  - Riolan-Anastomose: Gefäßarkade, die die darmfern gelegenen Äste der Aa. colicae media und sinistra miteinander verbindet und so eine Anastomose zwischen AMS und AMI bildet.
  - Drummond-Anastomose: Gefäßarkade, die die darmnah gelegenen Äste der Kolongefäße miteinander verbindet und so eine Anastomose zwischen AMS und AMI bildet.
  - Die venöse Drainage erfolgt über die gleichnamigen Venen: V. mesenterica sup. und inf., V. rectalis sup. über V. mesenterica inferior (VMI) in die V. portae und Vv. rectales media und inf. in die V. cava inf.
  - Ein tiefes Rektum-Ca kann somit direkt über die V. cava unter Umgehung des Pfortadersystems in die Lunge metastasieren.
- Lymphabfluss: entlang der Arterien zahlreiche LK, deren Abfluss in die Cysterna chyli mündet. Tiefsitzendes Rektum-Ca auch in LK entlang der A. rectalis media und inf. außerhalb des Mesorektums.
- Autonome Innervation: parasympathisch bis zur li Flexur über den N. vagus, distal davon über den sakralen Nervenplexus, sympathische Innervation über den Grenzstrang.

12.2 Diagnostik

Franziska Peters, Jörg-Peter Ritz

12.2.1 Labor und Funktionsdiagnostik

- Labor: BB (Leukos, Hb und Hkt.), Gerinnungsparameter, CRP (Infektausmaß), E'lyte und Krea (Durchfall), CEA (Tumormarker).
- Fäkaler okkulter Blut-Test (FOBT): Screeningtest zur Sekundärprävention von Darmkrebs, der okkultes Blut in Stuhlproben nachweist; 2 Varianten: gFOBT = guajakbasierte FOBT bzw. Guajak-Tests (z. B. Haemoccult-Test®) und iFOBT = immunologischer FOBT (höhere Sensitivität und Spezifität).
- Stuhltests auf pathogene Keime zur Diagnose von Durchfallerregern.
- Calprotectin: ein von neutrophilen Granulozyten stammendes Protein, das sich bei intestinalen Entzündungsreaktionen im Stuhl nachweisen lässt. 90-prozentige Sensitivität für Morbus Crohn.

12.2.2 Bildgebende Verfahren

Sono: erstes diagn. Mittel zur Abklärung abdomineller Beschwerden. Günstig, flächendeckend vorhanden, bettseitig möglich, aber untersucherabhängig. Mögliche path. Befunde: freie Flüssigkeit, Appendixkokarde, erweiterte Darmschlingen, Pendelperistaltik. Gut geeignet zum Ausschluss von DD.
Endosonografie des Rektums: zur Abklärung unklarer analer Schmerzen und zum Staging beim Rektum-Ca. Bei der Festlegung des T-Stadiums in frühen Stadien dem MRT überlegen.

Rö Abdomen im Stehen und in Linksseitenlage: Basis-Diagn. zur Abklärung abdomineller Beschwerden. Mögliche path. Befunde:

- Freie Luft bei Hohlorganperforation unter den Zwerchfellschenkeln. Das Fehlen freier Luft schließt eine Perforation jedoch nicht aus.
- Spiegel bei Ileus (Luft-Flüssigkeit-Trennlinie); Verteilung gibt Hinweis darauf, ob Dünn- oder Dickdarmileus vorliegt. Auch bei Gastroenteritis können Spiegel nachweisbar sein.
- Koprostase.
- Aerobilie als Zeichen einer Fistel des Gallenwegsystems zum Duodenum. Nach Anlage einer biliodigestiven Anastomose oder einer Papillotomie im Rahmen einer ERCP ohne Krankheitswert.
- Fremdkörper.
- Meteorismus/Megakolon: Bei Erweiterung des Kolons > 7 cm besteht Perforationsgefahr.

Rö Thorax: zum Nachweis freier Luft durch die vollständige Abbildung der Zwerchfellkuppeln besser geeignet als ein Rö des Abdomens. Pneumonie und Pleuraerguss als DD bei Oberbauchbeschwerden.

Kontrastmittel-Passage: sowohl diagn. als auch ther. Nutzen durch stark abführende Wirkung. Verzögerte Passage des KM durch den Magen-Darm-Trakt z. B. bei Adhäsionen. Bei bereits deutlich erweiterten Dünndarmschlingen sollte diese Untersuchung vermieden werden, da sie zu einem starken Flüssigkeitseinstrom in das Darmlumen und somit zu einer Dekompensation des Pat. führen kann.

CT: weiterführende Diagn. bei unklaren Befunden, insbes. bei akutem Abdomen oder V. a. Malignom.

MRT: keine Strahlenbelastung. In der Notfallsituation häufig nicht einsetzbar. Bei spezifischen Fragestellungen dem CT überlegen, z. B. Staging Rektum-Caoder Diagn. CED.

MR-Sellink: Untersuchung des Dünndarms mit oraler KM-Gabe (Hydro-Lsg. bestehend aus 2 % Mannitol) bzw. Applikation von KM über eine nasogastrale Sonde. Die Emission der Protonen in der Hydro-Lsg. erzeugt ein hyperintenses Signal. Dynamische Aufnahmen können zur Diagnose von Stenosen, TU und entzündlichen Veränderungen im Dünndarm verwendet werden.

Angiografie: zwei wesentliche Ind. bei Darmerkr.: gastrointestinale Blutung (nur erfolgversprechend bei starken Blutungen, d. h. > 1 ml/min) und Stenosen/Verschluss der AMS AMI, jeweils mit Option der interventionellen Ther.

Szintigrafie bei Blutung: Nutzung markierter Erys: sehr sensitiv bei geringen oder rezid. gastrointestinalen Blutungen < 1 ml/min. Nachteil: nur grobe Aussage zur Lokalisation. Wird selten angewandt.

PET-CT: bei Darmerkr. seltene Ind., max. in der Rezdiv-Diagn. des kolorektalen Ca (KRK).

Kolon-Kontrasteinlauf: Darstellung von Anastomosen nach linksseitiger Resektion, insbes. nach tiefer anteriorer Rektumresektion z. A. von Fisteln vor Rückverlagerung eines protektiven Ileostomas.

Defäkografie: Als MR-Defäkografie mit höchster Aussagekraft bzgl. einer path. Beckenbodenarchitektur (z. B. Rekto-, Enterozelen, Intussuzeptionen).

Kolontransitzeit (sog. Hinton-Test): nur noch selten eingesetztes Verfahren in der Obstipationsabklärung. Üblicherweise nimmt der Pat. tägl. per os 20 röntgendichte Marker unterschiedlicher Form über einen Zeitraum von 6 d ein. Zur Beurteilung und Zählung der verbliebenen Marker und ihrer Verteilung wird am 6. d ein Rö-Bild des Abdomens gemacht. Die Gesamttransitzeit im Kolon sollte weniger als 68–72 h betragen.

12.2.3 Endoskopische Verfahren

Hiermit ist eine Beurteilung der Schleimhaut möglich, zudem sind interventionelle Maßnahmen durchführbar (z. B. Probenentnahme, Polypektomie).
Proktoskopie: starres Instrument. Beurteilung bis ca. 10 cm ab ano, z. B. zur Beurteilung von Hämorrhoiden, Fisteln, Anal- und tiefsitzenden Rektum-Ca.
Rektoskopie: starres Instrument. Beurteilung bis ca. 20 cm ab ano, v. a. zur Höhenlokalisation beim Rektum-Ca eingesetzt.
Koloskopie: flexibles Instrument. Beurteilung des gesamten Kolonrahmens bis ins terminale Ileum, z. B. zur Diagn. von Kolon- und Rektum-Ca, CED, unteren gastrontestinalen Blutungen, Divertikeln, Polypen, etc.
Doppelballonendoskopie: Durch rezid. Blockung und damit Auffädelung des Intestinums zwischen 2 Ballons ist zumindest theoretisch die Beurteilung des gesamten Dünndarms möglich.
Kapselendoskopie: Videokapsel per os. Beurteilung des Dünndarms, z. B. Lokalisation von Blutungen, TU, etc. Nicht bei Stenosen einsetzen, um keinen Ileus zu provozieren!

12.2.4 Leitsymptome und Differenzialdiagnosen

Leitsymptome
- Bauchschmerzen
- Übelkeit und Erbrechen
- Durchfall
- Teerstuhl

Differenzialdiagnosen Abhängig von der Lokalisation der Schmerzen:
- Epigastrisch
  - Herz: akuter Myokardinfarkt
  - Ösophagus: (Reflux-)Ösophagitis, Ösophagusspasmus, Mallory-Weiss-, Boerhaave-Sy.

  Lunge: (Unterlappen-)Pneumonie, Lungenembolie, Pleuritis
- Periumbilikal: Pankreas: Pankreatitis (akut oder chron.)
- Re oberer Quadrant
  - Gallenwege: Cholezystitis, Cholezysto-/docholithiasis, Cholangitis
  - Leber: Hepatitis, akute venöse Stauungsleber, Leberhämatom, Pfortaderthrombose, Budd-Chiari-Sy.
  - Duodenum: Ulcus duodeni
- Re unterer Quadrant
  - Darm: Appendizitis, Ileitis terminalis (Morbus Crohn), Zökumdivertikulitis, Obstipation
- Li oberer Quadrant
  - Magen: Gastritis, Ulcus ventriculi
  - Milz: Milzinfarkt, Milzruptur
- Li unterer Quadrant: Darm: Sigmadivertikulitis
- Re oder li unterer Quadrant
  - Leiste: inkarzerierte Hernie
  - Harnwege: akuter Harnverhalt, Koliken durch Nieren- oder Uretersteine, Urozystitis
  - Weibliche Geschlechtsorgane: Salpingitis und Adnexitis. Ovarialzystenruptur. extrauterine Schwangerschaft/Tubenruptur, Ovarialtorsion
  - Männliche Geschlechtsorgane: Hodentorsion

12.3 Perioperatives Management

Franziska Peters, Jörg-Peter Ritz

Seit den 1990er-Jahren hat ein grundlegendes Umdenken im periop. Management stattgefunden. Bezeichnet werden entsprechende Konzepte als Fast Track bzw. Enhanced Recovery After Surgery (ERAS). Es handelt sich dabei um multimodale, interdisziplinäre und interprofessionelle Ansätze zur periop. Betreuung von Patienten. Ziel dieser Konzepte ist es, die Homöostase des Organismus und die Autonomie des Pat. so weit wie möglich zu erhalten bzw. so rasch wie möglich wiederherzustellen, um postop. Dysfunktionen zu vermeiden, KO zu verhindern und eine rasche Entlassung des Pat. in die ambulante Versorgung zu ermöglichen. Um diese Ziele zu erreichen, umfassen entsprechende Konzepte eine Reihe von Punkten, u. a.

- Intensivierte präop. Vorbereitung und Optimierung
- Vermeidung von langen Nüchternzeiten und Flüssigkeitsverlusten
- Frühzeitige postop. Mobilisierung
- Multimodale Schmerztherapie
- Minimierung des Zugangstraumas (minimal-invasiv)

Die pos. Effekte des Konzepts wurden mittlerweile bei nahezu allen OP-Verfahren, op. Disziplinen und in unterschiedlichen Gesundheitssystemen belegt (z. B. Reduktion der 30-Tage-Komplikationsrate um die Hälfte und eine Verkürzung der stationären Liegedauer um 2,5 d, ohne dass die Wiederaufnahmerate erhöht war). Im Jahr 2023 ist daher die S3-Leitlinie „Perioperatives Management bei gastrointestinalen Tumoren" (POMGAT) erschienen.

12.4 Untere gastrointestinale Blutung

Franziska Peters, Jörg-Peter Ritz

Definition Eine gastrointestinale Blutung (GIB) ist eine akute oder chron. Blutung im Bereich des Magen-Darm-Trakts. Bei der unteren gastrointestinalen Blutung (UGIB) liegt die Blutungsquelle aboral des Treitz-Bands.

Ätiologie

- Vaskuläre Ursachen (Hämorrhoiden, Angiodysplasien, v. a. im re Hemikolon, rektale Varizen bei portaler Hypertension und Ischämien)
- Divertikulose
- Benigne und maligne TU
- Entzündliche Ursachen (CED, infektiöse Kolitis, insbes. Clostridioides-difficile-Infektion, bakt. Enteritiden)
- Selten
  - Medikamentös-tox. (insbes. NSAR-Kolitis)
  - Strahlenkolitis
  - Meckel-Divertikel
  - Endometriose mit extragenitaler Manifestation

Klinik Vom unbemerkten Blutverlust mit allmählichem Abfall des Hb (okkultes Blut, mikrozytäre Anämie) bis hin zum massiven perianalen Blutverlust mit hämorrhagischem Schock. Regelmäßige klin. und paraklinische Kontrollen indiziert (RR, Puls, Hb, Gerinnung), da intermittierende Blutungen typisch sind.

Diagnostik

- Anamnese, inkl. Blutungszeichen, Medikamentenanamnese (z. B. NSAR, Antikoagulanzien, Chemotherapeutika, Antibiotika), Vor-OP oder Vorerkrankungen (z. B. Leberzirrhose, Alkohol- und Nikotinabusus, etc.).
- Körperl. Untersuchung, inkl. Symptome der Blutungsanämie, Überwachung der Vitalparameter und digital-rektale Untersuchung.
- Labor mit Hb und Hkt. (bei hochakuter Blutung initial nicht erniedrigt) sowie Laktatbestimmung (Erhöhung spricht für das Vorliegen einer schweren Anämie bzw. einer Schocksituation).
- Bei kreislaufrelevanter Blutung: Abnahme von Kreuzblut mit Anforderung von EK.
- (Notfall-)Endoskopie zur Lokalisation der Blutungsquelle, wenn Hämorrhoidenblutung ausgeschlossen.
  - Zunächst ÖGD.
  - Im 2. Schritt Koloskopie, idealerweise nach Darm-Lavage.
  - Eine Stabilisierung der Kreislaufsituation ist i. d. R. Voraussetzung für eine endoskopische Abklärung und Intervention.
    - Pat. mit einer Vigilanzminderung sollten großzügig intubiert werden, um das Risiko einer Aspiration zu minimieren.
    - Bei nicht nüchternen Pat. kann eine Magenentleerung durch Gabe von Erythromycin gefördert werden (Off-Label Use, aber gängige Praxis).
  - Endoskopien bieten den Vorteil der gleichzeitigen Blutstillung.
- Bei V. a. Dünndarmblutung bzw. nicht lokalisierbarer Blutungsquelle:
  - CT-Angiografie.
  - Falls neg.:
    - Kapselendoskopie.
    - Doppelballonendoskopie.
    - Blutungsszintigrafie.

Therapie Ist abhängig von der Lokalisation der Blutung, der Blutungsintensität, der Genese, dem Risiko einer Rezidivblutung und den Komorbiditäten des Pat.
Stationäre Aufnahme und rasche Abklärung vordringlich bei

- Alter > 60 J.,
- Kreislaufsymptomatik (Tachykardie und/oder Hypotonie),
- Vorliegen kardialer, renaler, hepatischer und/oder maligner Komorbidität,
- endoskopischem Nachweis einer TU- oder einer aktiven Blutung,
- starken Blutungszeichen,
- akuter Blutungsanämie (Abfall des Hb ohne Veränderung des MCV).

Eine ambulante Abklärung einer oberen GIB ist möglich bei Erfüllung der Low-Risk-Kriterien nach dem Glasgow-Blatchford Bleeding Score:

- Herzfrequenz < 100/min.
- Syst. Blutdruck ≥ 110 mmHg.
- Serum-Harnstoff ≤ 6,5 mmol/l.
- Hb-Konzentration ≥ 13 g/dl beim Mann bzw. > 12 g/dl bei der Frau.
- Kein Teerstuhl oder andere Blutungszeichen.
- Fehlen einer Synkope.
- Fehlen von Komorbiditäten (Herz/Leber).

Ther.-Algorithmus bei unterer GIB (nach Ausschluss einer Hämorrhoidenblutung):

1. Versuch der endoskopischen Blutstillung mittels Clip, Koagulation, Unterspritzen, Gewebekleber, etc.
2. Bei frustraner endoskopischer Blutstillung:
   - Angiografie mit Intervention wie z. B. Coiling oder
   - operative Sanierung der Blutung. Hierfür ist eine vorherige Lokalisation der Blutung elementar.

Prognose

- Zur Prognosebestimmung kann der AIMS65-Score herangezogen werden (▶ Tab. 12.1).
- Krankenhausmortalität:
  - 0 Punkte: 0,3 %.
  - 1 Punkt: 1,2 %.
  - 2 Punkte: 5,3 %.
  - 3 Punkte: 10,3 %.
  - 4 Punkte: 16,5 %.
  - 5 Punkte: 24,5 %.

Tab. 12.1 AIMS65-Score

Parameter	Ja	Nein
Albumin < 3 g/dl	1	0
INR > 1,5	1	0
Beeinträchtigter mentaler Zustand	1	0
Syst. RR ≤ 90 mmHg	1	0
Alter ≥ 65 J.	1	0

12

12.5 Peritonitis und intraabdominelle Abszesse

Franziska Peters, Jörg-Peter Ritz

Definition Eine Peritonitis ist eine diffuse oder lokalisierte Entzündung des Bauchfells (Peritoneum).

Ätiologie

- Primäre Peritonitis (ca. 20 %) – ohne akute abdominelle Begleiterkrankung:
  - Sie entwickelt sich infolge einer aufsteigenden Keimverschleppung in die Bauchhöhle über das Lymph- oder Blutsystem.
    - Insbes. spontan bakt. Peritonitis bei Aszites.
    - Auch bei Tbc, Adnexitis oder als abakterielle Form, z. B. bei Lymphom, möglich.
- Sekundäre Peritonitis (ca. 80 %) -- mit akuter abdomineller Vorerkrankung wie:
  - Hohlorganperforation, z. B. Magen-/Duodenalulcus, Sigmadivertikulitis.
  - Intraabdominelle Infektion, z. B. Cholecystitis, Appendizitis.
  - Postop. KO, z. B. Anastomosen-Insuff., unsterile Punktion.
  - Durchwanderungsperitonitis, z. B. Ileus, Mesenterialischämie.
  - Traumatisch, z. B. Stichverletzung.
  - Reizperitonitis (initial abakteriell, im Verlauf häufig sekundäre Superinfektion):
    - Gallige Peritonitis, z. B. bei Cysticusstumpf-Insuff. nach Cholecystektomie
    - Intraop. belassene Fremdkörper, z. B. Tupfer
    - Urinleckage
    - Intraabdominelle Blutung
    - Barium-Peritonitis (bei V. a. Perforation keine Gabe von bariumhaltigen KM per os)
- Tertiäre Peritonitis: persistierende bzw. rezid. Peritonitis nach Behandlung einer sekundären Peritonitis, z. B. bei Immunsuppression
- Quartäre Peritonitis: intraabdomineller Abszess

Klinik

- **Schmerz:** häufig akut einsetzend, sog. „Vernichtungsschmerz", insbes. bei Perforation
- **Allgemeine Zeichen:** Übelkeit und Erbrechen, Fieber, Kreislaufinstabilität, Exsikkose (Verschiebung mehrerer Liter Flüssigkeit ins ödematöse Peritoneum möglich), septischer Schock

Diagnostik

- Orientiert sich am klin. Erscheinungsbild
- Je kritisch kranker der Pat., desto rascher und invasiver die Diagn.
- Anamnese:
  - Fokussiert
  - Relevante Vorerkrankungen wie entzündliche Darmerkrankungen, Divertikulose, Ulkusleiden, Leberzirrhose
  - Übelkeit, Erbrechen, Stuhlgang (Diarrhö, Ileus, Blutabgang)
  - Miktion (Nephrolithiasis, Pyelonephritis, Hämaturie)
  - Fieber, Schüttelfrost
  - Schmerzcharakter: Art (z. B. Kolik) und Lokalisation, Dauer, Intensität, Auslösbarkeit, Ausstrahlung
- Körperl. Untersuchung
  - Peritonismus (lokalisiert oder generalisiert): Bauchdecke „bretthart"
  - Untersuchung der Erschütterungsempfindlichkeit
    - Stehenden Patienten auffordern, sich aus dem Zehenspitzenstand auf die Fersen fallen zu lassen
    - Nach Ankündigung an der Liege rütteln
  - Auskultation: spärliche/keine Darmgeräusche bei Paralyse = „Grabesstille"
  - Aszites: bei vorbekannter Leberzirrhose hinweisend auf spontan bakterielle Peritonitis
- Apparative Untersuchung
  - Basisdiagnostik: Sono sowie Rö Thorax und Abdomen
  - CT/MRT zur weiteren Abklärung, insbes. bei Kreislaufinstabilität großzügige Ind., falls in Basisdiagnostik kein wegweisender Befund nachweisbar
  - Bei Aszites und V. a. spontan bakterielle Peritonitis: diagnostische Punktion zum Erregernachweis, Zellzahlbestimmung und Zytologie
  - Ggf. diagn. Laparoskopie

Therapie

Primäre Peritonitis: i. d. R. kons. Ther. mittels Antibiotika.

Sekundäre Peritonitis:

- Chirurgisch:
  - Grundlage der Ther. ist die chirurgische Sanierung des abdominellen Infektionsfokus, z. B. Appendektomie bei Appendizitis oder Sigmaresektion bei frei perforierter Sigmadivertikulitis.
  - Spülung (Lavage), ggf. Drainage-Einlage.
  - Bei ausgedehnter, v. a. älterer Peritonitis ggf. geplante Second-Look-OP notwendig.
- Kons. (ergänzend zu den chirurgischen Maßnahmen):
  - Bei instabilem Pat. Intensivtherapie.
  - Frühzeitige, zunächst kalkulierte i. v. Antibiotika-Ther.
  - Analgetika-Ther.
  - Volumensubstitution.
  - Magensonde legen bei Übelkeit u./o. Erbrechen.

Komplikation intraabdominelle Abszesse

- Können insbes. nach diffuser Peritonitis oder im Rahmen von Anastomosen-/Nahtinsuff. postop. entstehen.
- **Klinik:** Fieber/Schüttelfrost, ansteigende Entzündungswerte und Verschlechterung des AZ. Schmerzen sind häufig eher moderat. Ggf. tastbare Resistenz. Übelkeit/Erbrechen bei reflektorischer Paralyse.
- **Diagn.:** Sono u./o. CT.
- **Lokalisation:** nach Oberbaucheingriffen zumeist subphrenisch oder subhepatisch, Douglas-Abszess nach Eingriffen im Unterbauch, Schlingenabszesse nach diffuser Peritonitis (▶ Abb. 12.1).
- **Ther.:** interventionelle Drainageanlage (CT- oder Sono-gestützt). Falls nicht möglich, op. Revision notwendig.

Prognose

- Je nach Ätiologie unterscheiden sich die Peritonitisformen durch Schwere und Prognose voneinander. Letale Verläufe sind insbes. ohne zeitnahe Ther. möglich.
- Zur Einstufung des Schweregrads stehen verschiedene Prognoseindizes zur Verfügung, z. B. der Mannheimer Peritonitis-Index (▶ Tab. 12.2), die eine Ableitung des Letalitätsrisikos aufgrund chirurgischer Angaben erlauben.
- Liegt der MPI ≤ 20, ist die erwartete Letalität der Pat. nahezu 0 %. Bei einem MPI > 29 ist eine Sterblichkeit von mehr als 50 % zu erwarten.

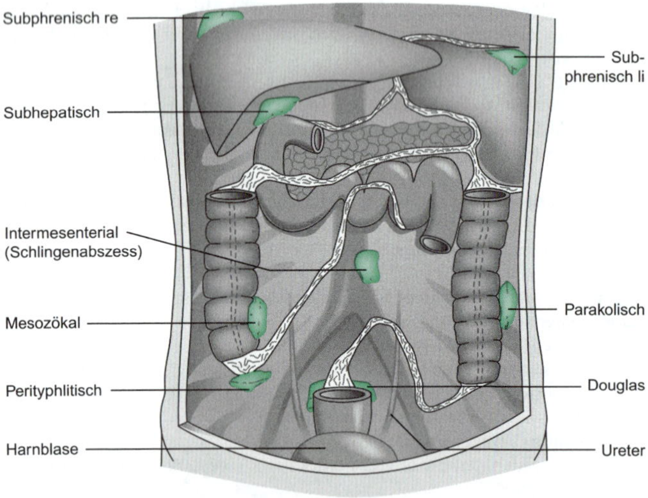

Abb. 12.1 Intraabdominelle Abszesse [L190]

Tab. 12.2 Mannheimer Peritonitis-Index (MPI)

Risikofaktor	Punkte
Alter > 50 J.	5
Geschlecht weiblich	5
Organversagen	7
Malignom	4
Dauer der Peritonitis vor der OP > 24 h	4
Ausgangspunkt ist nicht der Dickdarm	4
Diffuse Ausbreitung	6
Klares Exsudat	0
Trüb-eitriges Exsudat	6
Kotig-jauchiges Exsudat	12

12.6 Ileus

Franziska Peters, Jörg-Peter Ritz

Definition Störung der Darmpassage im Bereich von Dünn- oder Dickdarm, umgangssprachlich Darmverschluss.

Klassifikation
- Mechanischer Ileus: Störung der Darmpassage aufgrund eines mechanischen Hindernisses
- Paralytischer Ileus: Störung der Darmpassage aufgrund einer Motilitätsstörung des Darms

Ätiologie **Mechanischer Ileus:**
- Intraluminale Ursachen, z. B. Stenose durch TU, Koprostase, Invagination, Fremdkörper.
- Kompression des Darms von außen, z. B. Adhäsionen, Briden, Peritonealkarzinose, selten Retroperitonealfibrose (Morbus Ormond, Strahlenfibrose).
- Veränderte Darmwand, z. B. bei CED oder intramural wachsenden TU (GIST).
- **Sonderfall Strangulationsileus:** unter Mitbeteiligung der Mesenterialgefäße, die zu einer segmentalen Minderdurchblutung, v. a. am Dünndarm, führt.
  - Inkarzeration: v. a. bei Hernien (Leisten-, Schenkel-, Narben-, Nalbelhernie) oder durch Briden bedingt.
  - Invagination: Einstülpung eines oralen Darmanteils in einen aboralen. Ursache außerhalb des Kindesalters i. d. R. TU (maligne/benigne).
  - Volvulus: Torsion des Darms um die Mesenterialachse (bis 360°), bei (älteren) Erw. zumeist bei Sigma elongatum.
- Häufigkeiten nach Lokalisation des Passagestopps
  - Dünndarmileus in 80 % der Fälle: Ursachen sind meist Adhäsionen (65 %) oder Hernien (15 %).
  - Dickdarmileus in 20 % der Fälle: Ursachen sind meist maligne Stenosen (70 %) oder entzündliche Prozesse (10 %).

Paralytischer Ileus:
- Primäre Formen sind insgesamt selten, z. B. Neuropathien und Aganglionose (Morbus Hirschsprung).

- Sekundäre Formen sind hingegen häufig.
  - Reflektorisch: durch Manipulation, Trauma oder entzündliche Reizung im Rahmen peritonitischer Prozesse, z. B. postop. Atonie, Atonie bei Pankreatitis oder bei retroperitonealem Hämatom.
  - Im Rahmen von Immobilisation z. B. nach Trauma oder auch im Rahmen extraabdomineller Infektionen wie etwa einer Pneumonie.
  - E'lyt-Störung, insbes. Hypokaliämie und Hyperkalzämie, selten auch Hyperkaliämie.
  - Medikamentös, insbes. Opioide.
  - Vaskulär, z. B. bei Darmischämie.
  - Neurogen, z. B. bei Kompression des Rückenmarks oder autonomer Neuropathie bei Diab. mell. sowie Morbus Parkinson.

Klinik

- Übelkeit, Erbrechen, Meteorismus, Stuhl- und Windverhalt
- Zusätzlich bei mechanischem Ileus: krampfartige abdominelle Schmerzen

Diagnostik

- **Labor und Anamnese,** inkl. Vor-OP am Abdomen, Zeitpunkt und Befund der letzten Koloskopie, Stuhlgangveränderungen und B-Symptomatik.
- **Klin. Untersuchung:**
  - Auskultation des Abdomens:
    - Mechanischer Ileus: hochgestellte, klingende, rege Darmgeräusche.
    - Paralytischer Ileus: „Totenstille".
  - Palpation, inkl. Bruchpforten!
  - Digital-rektale Untersuchung.
- **Bildgebung:**
  - Bei milder Klinik
    - Sono des Abdomens.
    - Rö Thorax/Abdomen im Stehen oder in Linksseitenlage (▶ Abb. 12.2)
    - Im Anschluss ggf. KM-Passage (diagn. und ther.).
  - Weiterführende Diagn.:
    - CT-Abdomen mit oraler und i. v. Kontrastierung: Goldstandard bei Diagn. des mechanischen Ileus. Großzügige Ind.-Stellung insbes. bei instabilen und/oder älteren Pat. mit klin. vermuteter komplexer Pathologie.
    - Zusätzliche Ind.: ausbleibende Besserung unter kons. Ther.-Versuch.

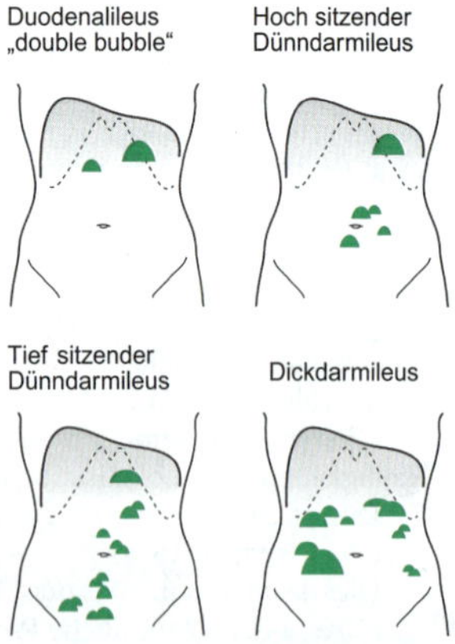

Abb. 12.2 Rö-Befunde beim Ileus [L106]

Therapie

Basistherapie des Ileus:

- Legen einer Magensonde
- Analgesie
- Behandlung von Hypovolämie und E'lyt-Störungen
- Bei Sepsis oder Zeichen der Infektion: antibiotische Ther.

Ther. des paralytischen Ileus: konservativ.

- Ursache des paralytischen Ileus therapieren, z. B. Opioide absetzen, Abszesse drainieren, etc.
- KM-Passage. Alternativ Prokinetika wie Neostogmin (in allen Fällen Off-Label-Use) und abführende Maßnahmen wie Klysma u./o. Einlauf.

Ther. des mechanischen Ileus:

- Kons. Ther.-Versuch: bei Fehlen einer absoluten OP-Ind. und klin. stabilen Pat. möglich:
  - Magensonde und ausreichende Flüssigkeitsgabe, ggf. parenterale Ernährung.
  - Engmaschige klin. Kontrollen.
  - KM-Passage.
  - Bei Stenosen im li Hemikolon oder Rektum: Versuch der endoskopischen Dekompression und Absaugung als Bridging zur OP. In palliativer Situation auch Stent-Einlage möglich.
- **Op. Ther.:**
  - Absolute OP-Ind.: Ischämie, Gefäßstrangulation, Nachweis eines eindeutigen Kalibersprungs in der Bildgebung, inkarzerierte Hernie, Peritonitis.
  - Zudem ist eine OP nach fehlgeschlagenem kons. Ther.-Versuch indiziert.
  - Ileus-Risiko-Score nach Schwenter: Bei Zutreffen von ≥ 3 Faktoren ist zugunsten einer Notfall-OP zu entscheiden
    - Protrahierter Symptomverlauf mit Bauchschmerzen über 4 d.
    - Peritonismus und Vollbild des akuten Abdomens.
    - CRP > 75 mg/l.
    - Leukozytose > 10.500/µl.
    - Freie Flüssigkeit > 500 ml im Abdomen.
    - Reduzierte KM-Aufnahme der Darmwand.
  - Bestandteile der op. Ther.:
    - Dekompression des Darms.
    - Beseitigung der Ileusursache (z. B. durch Resektion der Umgehung der Stenose, Entlastung des Darms durch oral gelegenes Stoma oder Bridenlösung/Hernienversorgung, etc.).
    - Vitalitätsprüfung des Darms und Resektion avitaler Darmanteile.
    - Rekonstruktion der Passage bzw. Stomaanlage in unterschiedlichen Varianten möglich (▶ Tab. 12.3).
  - Bei Malignomverdacht/-nachweis onkologische Resektion des betroffenen Darmabschnitts notwendig.
  - Laparoskopische Techniken bevorzugen, wenn eine entsprechende Expertise vorliegt und die Ursache laparoskopisch vollständig behandelbar ist.

Komplikation Ileuskrankheit.

- Distension des Darms → Erhöhung des intraluminalen Drucks → Anstieg der Wandspannung → resultierende Störung der Mikrozirkulation → Schädigung der Darmwand mit lokaler Hypoxie und Freisetzung biogener Amine → Darmwandödem → Einstrom von großen Flüssigkeitsmengen in das Darmlumen → Hypovolämie, Hypalbuminämie, E'lyt-Störungen (Hypokaliämie!), Hämokonzentration und nachfolgend reduziertem Herzminutenvolumen
- Endstadium: MOV (Kreislaufinstabilität, respir. Insuff., Nierenversagen und Leber-Insuff.).
- Auch wenn der alte Lehrspruch „Über einem Ileus darf die Sonne nicht untergehen" mittlerweile überholt ist, darf insbes. der Moment des Wechsels einer erfolglosen kons. Ther. in ein op. Vorgehen nicht verpasst werden!

12

Tab. 12.3 Varianten zur Rekonstruktion der Passage bzw. Stomaanlage bei Ileus

Variante	Bemerkung
Primäre Anastomose ohne protektives Stoma	Zu erwägen bei gutem AZ, wenig dilatiertem Darm und/ oder Dünndarmresektion
Primäre Anastomose mit protektivem, doppelläufigem Stoma	• Vorteile: schnelle Genesung, niedrige Rate an klin. relevanten Anastomoseninsuffizienzen • Nachteile: zweizeitiges Vorgehen. Rückverlagerung des Stomas geht mit eigener Morbidität einher. Malabsorptions-Sy. und Hautirritation insbes. bei Ileostomata. Eingeschränkte Lebensqualität
Mit Anlage eines endständigen Kolostomas: Diskontinuitätsresektion nach Hartmann ohne primäre Anastomosierung des Darms	Nachteile: Wenige Pat. bekommen letztlich eine Kontinuitätswiederherstellung. Somit hohe Rate dauerhafter Stomata. Ggf. zweizeitiges Vorgehen bei der Kontinuitätswiederherstellung, da potenzielle Kontinuitätswiederherstellung mit eigener Morbidität einhergeht. Malabsorptions-Sy. und Hautirritation insbes. bei Ileostomata. Eingeschränkte Lebensqualität

12

Prognose

- Mechanischer Ileus: hohe Letalität (ca. 5–25 %)
- Paralytischer Ileus: je nach Grunderkrankung sehr unterschiedlich

12.7 Erkrankungen des Dünndarms

Franziska Peters, Jörg-Peter Ritz

12.7.1 Meckel-Divertikel

Definition

- Überrest des embryonalen Ductus omphaloentericus (Dottergang)
- Echtes Divertikel (Ausstülpung aller Wandschichten)
- Meist im terminalen Ileum bis ca. 100 cm oral der Ileozökalklappe
- Immer antimesenterial liegend

Epidemiologie

- Prävalenz: 1,5–3 %.
- Lebenszeitrisiko für KO: 5 %.
- Geschlechterverhältnis: M > F (ca. 2,5 : 1).
- 50–60 % werden innerhalb der ersten 2 Lj. symptomatisch.
- 15 % werden erst nach dem 4 Lj. symptomatisch.

Klinik

- Meist asymptomatisch.
- Symptome entstehen beim Auftreten von KO.
- KO sind stark altersabhängig:
  - Kinder < 4 J.: v. a. mechanischer (Sub-)Ileus.
  - Erw.: v. a. Blutungen, auch Entzündungen und Littré-Hernien möglich. Eine maligne Entartung ist im höheren Alter möglich.
- Die KO-Rate sinkt mit zunehmendem Alter. Daher übersteigt das Risiko für postop. KO bei Entfernung irgendwann das Risiko für das Auftreten von Symptomen bei Belassen eines Meckel-Divertikels.

Diagnostik Zufallsbefund intraop., daher selten präop. Diagn.

Therapie
- Asymptomatische Meckel-Divertikel bedürfen keiner Ther.
- Symptomatische Meckel-Divertikel werden reseziert. Vorgehen:
  - Durchmusterung des ganzen Dünndarms von aboral nach oral.
  - Resektion/Abtragung des Divertikels bzw. des divertikeltragenden Darmabschnitts entweder als tangentiale Abtragung mit linearem Klammernahtgerät, Keilresektion oder Ileumsegmentresektion.
  - Prüfung des resultierenden Darmlumens auf mögliche Stenosen.

12.7.2 Mesenteriale Ischämie

Definition
- Bei einer bestehenden Verengung von Mesenterialgefäßen kann postprandial die vermehrt benötigte Blutzufuhr nicht gewährleistet werden, sodass rezid. dumpfe Bauchschmerzen auftreten, sog. Angina abominalis.
- Durch ein Fortschreiten der Verengung u./o. einen akuten thromboembolischen Verschluss kann das Vollbild einer akuten Mesenterialischämie auftreten.
- Durch die steigende Lebenserwartung und die weit verbreitete Verfügbarkeit von Bildgebungen ist eine Zunahme der Inzidenz zu beobachten.
- Ursächlich in ca. 1 % der Fälle eines akuten Abdomens, insbes. Personen > 65 J. betroffen.
- Geschlechterverteilung: F > M.

Anatomie und Physiologie Mesenteriale Gefäßversorgung:
- Hauptarterien
  - Truncus coeliacus
    - Pankreas, Magen, Milz (über A. splenica)
    - Magen, Duodenum, Leber, Gallenblase, Pankreas und Omentum majus (über A. hepatica communis)
    - Ösophagus, Magen (über A. gastrica sinistra)
  - AMS
    - Duodenum, Pankreaskopf (über A. pancreaticoduodenalis inf.)
    - Jejunum und Ileum (über Aa. jejunales und Aa. ileales)
    - Zökum, Appendix vermiformis (über A. ileocolica)
    - Colon ascendens (über A. colica dextra)
    - Colon transversum (über A. colica media)
  - AMI
    - Colon descendens (über A. colica sinistra)
    - Colon sigmoideum (über Aa. sigmoideae)
    - Oberes Rektum (über A. rectalis sup.)
    - Wichtige Anastomosen
- Verbindung zwischen den Versorgungsgebieten (hierüber Kollateralisierung möglich):
  - Pankreatikoduodenale Arkaden
    - Gefäße: Aa. pancreaticoduodenales
    - Verbindung von Truncus coeliacus und AMS
  - Riolan-Anastomose
    - Gefäße: A. colica media und A. colica sinistra
    - Verbindung von AMS und AMI

  - Sudeck-Anastomose
    - Gefäße: A. rectalis sup. und A. rectalis media
    - Verbindung von AMI und A. iliaca interna
- Ischämietoleranz
  - Dünndarm
    - Ab 15 min: strukturelle Mukosaveränderungen
    - Ab 3 h: deutliche Mukosadefekte
    - Ab 6 h: Zerstörung der Mukosabarriere
    - Anschließend: morphologische Veränderungen der Darmwand
  - Leber, Magen, Pankreas, Milz: 60–120 min
  - Dickdarm: bis zu 3 d

Ätiologie

Chronischer Mesenterialarterienverschluss:

- Typische Ursache: mesenteriale Arteriosklerose (98 % der Fälle)
  - Langsame Stenosierung der Mesenterialgefäße
  - Kompensation durch Kollateralisierung möglich
- Pathophysiologie: Minderdurchblutung durch das Zusammenspiel mehrerer Faktoren
  - Postprandiale Steigerung der Durchblutung bei Dehnung des Darms → Strömungswiderstand ↑ → Minderperfusion → Schmerzattacken bzw. Angina abdominalis
  - Fortschreitende Stenose bzw. mehrere Gefäßstenosen → ischämische Kolitis
  - Akuter thrombotischer Verschluss → akute Mesenterialischämie
- Risikofaktoren
  - Allgemeine Risikofaktoren für die Entstehung einer Arteriosklerose
  - Spezielle Risikofaktoren für eine Dekompensation
    - Alter > 60 J.
    - Paralytischer Ileus über längere Zeit
    - Versorgungsgebiet der AMS betroffen
    - Dialysepflichtige Niereninsuffizienz

Akuter Mesenterialarterienverschluss:

- Akuter embolischer Verschluss:
  - Typische Ursache: Embolus aus dem li Herzen (90 % der Fälle).
    Bei akutem art. Gefäßverschluss ist keine Kompensation über Kollateralen möglich.
  - Typische Lokalisation: Stromgebiet der AMS (85–90 % der Fälle). Gefahr einer Ischämie von Jejunum und Ileum sowie rechtsseitigem Kolonrahmen.
  - Risikofaktoren:
    - Vor allem Herzrhythmusstörungen (insbes. Vorhofflimmern mit absoluter Arrhythmie).
    - Zudem weitere kardiale Vorerkrankungen wie Herzklappenfehler, KHK, Z. n. Myokardinfarkt, Kardiomyopathie, Herzinsuff., art. Hypertonie, Aneurysma des li Ventrikels und/oder Z. n. vorangegangenen Embolien.
- Akuter thrombotischer Verschluss:
  - Typische Ursache: Thrombosierung bei vorbestehendem chron. Mesenterialarterienverschluss.
    Tendenziell bessere Kompensationsmöglichkeit durch bereits bestehende Kollateralen im Rahmen des chron. Mesenterialarterienverschlusses.
  - Risikofaktoren: akute oder chron. Endothelschädigung, angeborene oder erworbene Thrombophilie.

Nicht-okklusive Mesenterialischämie (NOMI):
- Typische Ursache: HZV erniedrigt und/oder mesenteriale Vasokonstriktion, häufig im Rahmen einer intensivmedizinischen Behandlung
- Risikofaktoren: Herzinsuff., Tachyarrhythmie, Hypovolämie, herzchirurgische Eingriffe mit HLM, Katecholamingabe (insbes. bei hoher Dosierung), abdominelles Kompartment-Sy., Einnahme von Digitalis oder Ergotamin und Phäochromozytom

Mesenterialvenenthrombose (MVT):
- Typische Ursache: angeborene oder erworbene Thrombophilie führt zu einem akuten venösen Gefäßverschluss.
- Pathophysiologie: venöse Stauung → Ödembildung → Beeinträchtigung der mesenterialen Mikroperfusion → Ischämie.
- Risikofaktoren: genetische Prädisposition, portale Hypertension, Pankreatitis, Einnahme oraler Kontrazeptiva bzw. Östrogene, Z. n. chirurgischem Trauma, Z. n. tiefer Beinvenenthrombose.

Klinik
- Chron. Mesenterialischämie:
  - Leitsymptom der chron. art. Mesenterialischämie ist die auch als Claudicatio intermittens abdominalis bezeichnete Angina abdominalis.
  - Stadieneinteilung ▶ Tab. 12.4.
- Akute Mesenterialischämie: Stadieneinteilung ▶ Tab. 12.5.

Tab. 12.4 Stadieneinteilung der chronischen Mesenterialischämie

Stadium	Symptomatik
I	Symptomlose Stenose
II	Angina abdominales (intermittierender, postprandialer Schmerz) Stuhlunregelmäßigkeiten
III	Ischämischer Ruheschmerz Malabsorptions-Sy. Evtl. ischämische Kolitis, Teerstuhl
IV	Kompletter Verschluss mit Bild einer akuten art. Mesenterialischämie Diffuser, krampfartiger Abdominalschmerz, blutiger Stuhl

Tab. 12.5 Stadieneinteilung der akuten Mesenterialischämie

Stadium	Symptomatik	Untersuchungsbefund
Initialstadium (0–6 h)	Stärkster, diffuser, krampfartiger Abdominalschmerz Übelkeit, Erbrechen und Diarrhö Reduzierter AZ	Abnorme Peristaltik (wechselnd stark) Palpatorisch weiches Abdomen (meist ohne Abwehrspannung)
Latenzstadium (6–12 h)	Nachlassen der Schmerzen Hämatochezie (Rasche) Verschlechterung des AZ	Abnahme der Peristaltik Darmgeräusche nicht mehr auskultierbar („fauler Frieden")
Spätstadium (> 12 h)	Unerträgliche Schmerzen Paralytischer Dünndarmileus mit Übelkeit und Erbrechen Hämorrhagische Durchfälle Schocksymptomatik (ca. 20 % der Fälle)	Auskultatorische „Totenstille" Akutes Abdomen mit Abwehrspannung (brettharter Bauch)

Besonderheiten der Symptomatik je nach Ätiologie:
- Embolische art. Verschlüsse: Symptomatik ist abhängig vom betroffenen Gefäß:
  - Truncus coeliacus: häufig asymptomatisch.
  - AMS: ausgeprägtes Ischämie-Sy. mit Verlauf in Stadien (▶ Tab. 12.4).
  - AMI: häufig asymptomatisch.
- Thrombotische art. Verschlüsse: Symptomatik ist abhängig von vorbestehender Arteriosklerose und Kollateralisierung:
  - Schleichender Beginn mit postprandialen Schmerzen und Abneigung vor dem Essen.
  - Diarrhö, Gewichtsverlust, Anorexie.
- Nicht-okklusive Perfusionsstörung:
  - Häufig schleichender Beginn der Schmerzen.
  - Sepsiszeichen.
  - Aufgetriebenes Abdomen.
- Thrombotische venöse Verschlüsse: Symptomatik ist abhängig vom Ausmaß der Thrombose:
  - Eher unspezifische Abdominalschmerzen.
  - Fieber.
  - Distension des Abdomens.
  - Übelkeit, Erbrechen.
  - Blutige Stühle.
- Bei einer Trias aus Abdominalschmerz, Leukozytose und kardialer Vorerkrankung muss an die Verdachtsdiagnose akute Mesenterialischämie gedacht werden!

Diagnostik

Labor:
- Keine spezifischen Laborparameter.
- Bei V. a. akute mesenteriale Ischämie an die frühzeitige Abnahme von Blutkulturen denken.
- Entzündungsparameter: CRP ↑, Leukozytose.
- Laktat ggf. erhöht. Ein normales Laktat schließt eine Ischämie aber nicht aus!
- Gerinnungs-Diagn.: D-Dimere, Gerinnungsstörung (insbes. bei Mesenterialvenenthrombose).
- BGA: metabolische Azidose.

Apparative und interventionelle Diagn.:
- Bei dem V. a. auf akute Mesenterialischämie ist das Diagnostikum der Wahl eine Angio-CT (auch bei erhöhtem Krea mit KM!).
  - Zeichen der Darmischämie:
    - Darmschlingen: Dilatation, Kalibersprung, verminderte KM-Aufnahme.
    - Darmwand: Verdickung, Ödem, Pneumatosis intestinalis.
    - Portalvenöse Gefäße: Gasembolie (Spätzeichen!).
    - Aszites.
  - Nachweis von Gefäßstenosen:
    - Mesenterialarterien: Stenosen o. Verschluss, bei NOMI ggf. Gefäßspasmen bzw. Wurstkettenzeichen.
    - Mesenterialvenen: Thrombosen u./o. venöse Stauung, ggf. schießscheibenartige Darstellung der V. mesenterica superior
  - Sonstiges:
    - Gefäßverläufe und -varianten.
    - Nebenbefunde.
  - Hohe Sensitivität (96 %) und Spezifität (94 %).

- Falls kein Angio-CT verfügbar ist, gibt es folgende Alternativen:
  - Katheterangiografie:
    - Vorteil: direkte interventionelle Ther. möglich (z. B. PTA).
    - Nachteil: ggf. Verzögerung weiterer Ther.-Maßnahmen, KO einer invasiven Diagn. (z. B. Blutung, Fistelbildung).
  - Angio-MRT:
    - Vorteil: keine Strahlenbelastung.
    - Nachteile: niedrigere Auflösung als CT, lange Messzeiten, ggf. Artefakte durch bereits vorhandene Stents.
- Bei V. a. eine chron. Mesenterialischämie ist folgende Diagn. möglich:
  - Sono Abdomen, ggf. Farbduplexsonografie.
    - Freie Flüssigkeit im Abdomen.
    - Darmwandödem bzw. aufgehobene Wandschichtung.
    - Motilitätsstörung.
    - Distendierte Darmschlingen.
    - Fehlende Doppler-Signale als Zeichen von Gefäßabgangsstenosen.
  - Koloskopie.
    - Schleimhaut: blass, ödematös.
    - Gefäßzeichnung aufgehoben.
    - Ulzera mit livide verfärbter Umgebung und Fibrinbelag.
  - CT bzw. CT-Arteriografie: Bei einer Stenose > 70 % im Bereich des Truncus coeliacus oder der AMS mit entsprechender Symptomatik kann die Diagnose einer chron. Mesenterialischämie gestellt werden.

12

Therapie

Chron. Mesenterialischämie:

- Kons. Ther.:
  - Ind.:
    - Asymptomatische Stenosen.
    - Begleitend bei symptomatischen Stenosen.
    - Palliative Situation oder Patientenwunsch.
  - Vorgehen:
    - Kardiovaskuläre Prävention.
    - Bei Angina abdominalis: Diät (häufige kleine Mahlzeiten, ballaststoffarme Kost).
- Interventionelle Ther. bei symptomatischen Stenosen:
  - Aufdehnung mittels angiografischer PTA und Stent-Implantation.
  - Nachsorge:
    - Postinterventionelle Kontrolle mittels Duplexsonografie.
    - Duale Thrombozytenaggregationshemmung für 3–12 Mon.
- Op. Ther.:
  - Ind.:
    - Eine interventionelle Ther. ist aufgrund anatomischer Gegebenheiten unmöglich.
    - Z. n. erfolgloser interventioneller Ther.
  - Elektive op. Revaskularisation:
    - Thrombendarteriektomie, ggf. mit Patchplastik der Gefäßwand.
    - Bypass-Anlage (antegrad bzw. aortomesenterial, retrograd bzw. aorto-/iliakomesenterial oder Replantation in Aorta).
    - Bei Aneurysma: Revaskularisierung im Rahmen der Aneurysmaversorgung.

Akute Mesenterialischämie:

- Die akute Mesenterialischämie ist ein das Leben des Pat. bedrohender Notfall.
- Die rasche Wiederherstellung der mesenterialen Durchblutung sowie Resektion ischämischer Darmanteile ist der einzig potenziell kurative Ther.-Ansatz.
- Kons. Ther.:
  - Ind.:
    - Palliative Situation bzw. Ausmaß der Darmschädigung nicht mit dem Leben vereinbar.
    - Weit periphere Embolie mit diskreter Symptomatik.
    - Pat.-Wunsch.
  - Vorgehen:
    - In Palliativsituation: Oberstes Ziel ist die Symptomfreiheit des Pat., daher ausreichend Schmerz-Ther., z. B. mittels Morphinperfusor.
    - Bei nur diskreter Symptomatik: Schmerz-Ther., initiale Nahrungskarenz mit Infusions-/Ernährungs-Ther., ggf. Prokinetika und Sicherstellen einer hämodynamisch stabilen Kreislaufsituation sowie ther Antikoagulation.
- Interventionelle Ther.:
  - Indiziert bei akuten Mesenterialgefäßverschlüssen ohne Peritonitis oder Darmwandnekrose.
  - Angiografische Optionen:
    - Entfernung des Embolus oder Thrombus: mechanisch mittels Katheter oder als lokale Fibrinolyse.
    - Rekanalisierung bzw. Verringerung der Stenose: PTA mit Stent-Implantation.
- Chirurgische Ther.:
  - Ind.:
    - Langstreckiger Verschluss der AMS bzw. Beteiligung der Aorta.
    - Interventionelle Verfahren erfolglos oder nicht verfügbar.
    - Peritonitis.
    - Kritischer AZ, Schocksymptome.
    - Akute Darmischämie oder Darmwandnekrose.
  - Durchführung:
    - Revaskularisierung: Katheterembol- bzw. Thrombektomie, Bypass-Anlage oder direkte Gefäß-Re-Implantation in die Aorta.
    - Resektion avitaler und nicht-revitalisierbarer Darmabschnitte.
    - Ggf. Rekonstruktion (Anastomose) oder zunächst Blindverschluss des Darms und Second Look nach 12–24 h zur Beurteilung der Vitalität und Anlage der Anastomose.
    - Die alleinige Resektion ischämischer Darmanteile ist nicht ausreichend! Ohne begleitende Wiederherstellung der Durchblutung ist keine kausale Ther. erfolgt!
  - Ther.-begleitende intensivmedizinische Behandlung.

NOMI:

- Beseitigung der Ursache(n)
- Kons. Ther.
  - Optimierung des kardialen Auswurfs
  - Flüssigkeitsgabe
  - Ggf. Transfusion bei Anämie
  - Ggf. Ausgleich von Störungen des Säure-Basen-Haushalts
  - Wenn möglich, Reduktion der Katecholamin-Ther.
- Interventionelle Ther.: intraarterielle Gabe vasodilatatorischer Substanzen (z. B. Papaverin, Prostaglandin E1)
- Op. Ther.: indiziert bei Peritonitis

12

Mesenterialvenenthrombose:
- Kons. Ther.
  - Antikoagulation mit unfraktioniertem Heparin
  - Ggf. systemische Thrombolyse
  - Bei septischer Thrombose: systemische Antibiotikagabe
- Interventionelle Ther.
  - Portalvenöse Rekanalisation
  - Transjugulärer intrahepatischer portosystemischer Shunt (TIPS)
- Op. Ther.: indiziert bei Peritonitis oder Ausbleiben einer Verbesserung nach Antikoagulation

Prognose
- Letalität:
  - Ischämische Kolitis: 9–17 %.
  - Akute Mesenterialischämie: 60–80 %.
  - NOMI: 50–70 %.
- Prognostische Faktoren:
  - Behandlungszeitpunkt: Entscheidend ist v. a. die schnelle Behandlung!
    - Unter 2 h: vollständige Abheilung ohne Resektion wahrscheinlich (Letalität 10 %).
    - Bis 12 h: Abheilung auch ohne Resektion möglich (Letalität > 30 %).
    - Bis 24 h: Notwendigkeit der Darmresektion wahrscheinlich (Letalität > 60 %).
    - Über 24 h: hohes Risiko für ausgedehnte Darmwandnekrosen (Letalität 80–100 %).
  - Lokalisation: periphere Verschlüsse im Vergleich zu zentralen Verschlüssen mit besserer Prognose verbunden.
  - Ausmaß des betroffenen Darms:
    - Isolierte Ischämie des Dünndarms (< 25 % des Darms): Letalität 18 %.
    - Multiple Ischämien des Dünndarms (< 50 % des Darms): Letalität 60 %.
    - Multiple Ischämien des Dünn- und Dickdarms (> 50 % des Darms): Letalität > 80 %.
  - Alter und Komorbidität.

12.7.3 Morbus Crohn

Definition Der Morbus Crohn ist eine chron.-entzündliche Darmerkrankung (CED), die bevorzugt das terminale Ileum und das Kolon befällt, prinzipiell aber das gesamte Intestinum betreffen kann. Zudem sind extraintestinale Manifestationen der Erkr. häufig. Charakteristisch ist der diskontinuierliche, transmurale und segmentale Befall (sog. skip lesions) der Darmschleimhaut.

Ätiologie
- Unbekannt.
- Risikofaktoren:
  - Nikotinabusus: Nikotinkonsum ist der einzige bisher bekannte Risikofaktor, der vermeidbar ist.
  - Familiäre Disposition (zahlreiche Gene bekannt, z. B. Mutation des NOD2-Gens).

Klinik Klassisch ist ein schubförmiger Verlauf, wobei die Wahrscheinlichkeit, innerhalb eines Jahres einen weiteren Schub zu erleiden, bei bis zu 30 % liegt.

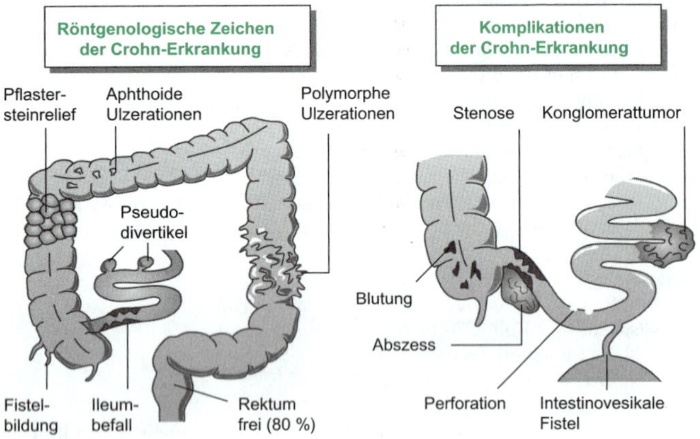

Abb. 12.3 Röntgenologische Befunde und Komplikationen beim Morbus Crohn [L190]

Intestinale Symptome (▸ Abb. 12.3):

- Meist unblutige, chron. Diarrhö.
- Appendizitisähnliche Symptome.
- Tenesmen.
- Konglomerat-TU im Unterbauch.
- Anale bzw. perianale Befunde – häufig die ersten Symptome!
  - Fisteln (40 %).
  - Anorektale Abszesse.
  - Außerdem Fissuren, Marisken, ekzematöse Herde.
- Intestinale Stenosen und Strikturen.
- Intestinale Fisteln (bei 35 % aller Pat.):
  - Innere Fistel: enteroenteral (71 % aller intestinalen Fisteln) als häufigste Form, enterovesikal (12 %), enterosalpingeal (< 1 %).
  - Äußere Fistel: enterokutan (16 %), enterovaginal (1 %).

Malabsorptionssyndrom: Je nach befallenem Darmabschnitt variiert die Symptomatik:

- Gewichtsverlust
- Wachstumsstörungen bei Kindern
- Anämie
- Durch gestörte Rückresorption von Gallensäuren
  - Chologene Diarrhö
  - Gallensäureverlustsyndrom mit Steatorrhö, Mangel an fettlöslichen Vit., Cholelithiasis und/oder Urolithiasis

Extraintestinale Symptomatik:

- **Gelenke:** Arthritis (z. B. Arthralgien, Arthritiden, Sakroiliitis, ankylosierende Spondylitis mit klin. Bild eines Morbus Bechterew).
- **Auge:** Uveitis, Iritis, Episkleritis.
- **Leber/Gallengänge:** primär sklerosierende Cholangitis (seltener als bei Colitis ulcerosa).

- **Hautveränderungen:**
  - Hautveränderungen im Sinne einer Acrodermatitis enteropathica (psoriasisähnliche Dermatitis um die Augen, die Nase und den Mund, am Gesäß, Damm und an den Gliedmaßenenden) durch Zinkmangel verursacht.
  - Erythema nodosum.
  - Pyoderma gangraenosum.
    - Pathogenese: Fehlregulation neutrophiler Granulozyten und vermehrte Ausschüttung proinflammatorischer Zytokine.
    - Sehr schmerzhafte herdförmige Hautveränderungen. Oftmals anfangs aus Blasen, Papeln und Pusteln bestehend. Ausgelöst durch ein banales Trauma (Pathergie-Phänomen).
    - Vor allem an den Streckseiten der unteren Extremität.
    - Im Verlauf Entwicklung zu tiefen Ulzera mit zentraler Nekrose.
- **Orale Manifestation:**
  - Unspezifisch:
    - Aphthöse Ulzerationen der Mundschleimhaut.
    - Stomatitis.
  - Spezifisch:
    - Pyostomatitis vegetans (mit multiplen cremefarbenen Punkten oder Flecken gesprenkelte Gingiva und Mukosa).
    - Cheilitis granulomatosa (hartnäckige Schwellung der Lippen).

12

Diagnostik

- **Basisdiagnostik:** Bei klin. V. a. Morbus Crohn:
  - Labor:
    - Entzündungsparameter ↑.
    - Anämie, ggf. Zeichen eines Eisenmangels (Ferritin ↓, Transferrin-Sättigung ↓).
    - ASCA (Anti-Saccharomyces-cerevisiae-AK) pos. bei ca. 60 %.
  - Stuhldiagnostik:
    - Stuhluntersuchung z. A. einer durch Bakterien verursachten Gastroenteritis.
    - Evtl. Bestimmung von Calprotectin im Stuhl: Protein aus neutrophilen Granulozyten. Es erscheint bei intestinalen Entzündungsreaktionen im Stuhl (Sensitivität > 90 % für Morbus Crohn; insbes. zur Abgrenzung von funktionellen Beschwerden hilfreich).
- **Endoskopie:**
  - **Ileokoloskopie** mit Stufenbiopsien aus terminalem Ileum, Kolon und Rektum zur histologischen Bestätigung:
    - Segmental-diskontinuierlicher Befall.
    - Ulzera in Landkartenform oder länglich („Schneckenspuren“ oder engl. „Snail Trails“).
    - Weitere aphthöse hämorrhagische Mukosadefekte („Pinpoint Lesions“).
    - Pflastersteinrelief der Schleimhaut.
    - Fissuren.
    - Erythem.
  - **Ösophagogastroskopie:**
    - Beurteilung einer möglichen Beteiligung von Ösophagus, Magen und Duodenum.
    - Z. B. Aphthen der Schleimhaut sichtbar.
- **Ausbreitungsdiagnostik:** zur Beurteilung des Befallsmusters und insbes. von möglichen intestinalen Stenosen und Fisteln:

- Abdomen-Sono: bei jedem Schub und jeder Verlaufsuntersuchung indiziert.
  - Ödematöse Verdickung der Darmwand.
  - Kokarden-Phänomen.
  - Evtl. Abszess-/Fistelnachweis.
- MRT des Dünndarms nach Sellink: insbes. bei Erstdiagnose zu Zwecken des „Stagings" der Krankheitsaktivität und des Verteilungsmusters oder bei unzureichender sonografischer Beurteilbarkeit im Krankheitsverlauf (▶ Abb. 12.3).

Therapie Neben Allgemeinmaßnahmen stehen im akuten Schub und zur Remissionserhaltung medikamentöse Ther. im Vordergrund. Interventionelle und op. Ther. sind insbes. bei KO oder Versagen der kons. Ther. angezeigt.

12

Medikamentöse Therapie:

- Akuter Schub:
  - Leichte Entzündungsaktivität:
    - 1. Wahl: topische Glukokortikoidgabe (z. B. Budesonid).
    - Bei KI gegen topische Glukokortikoide oder auf Pat.-Wunsch: symptomatische Ther. oder Mesalazin.
    - Bei distalem Befall: Lokaltherapie mit Glukokortikoid/Mesalazin z. B. als Klysma.
    - Insbes. bei Kindern kann der Versuch einer sog. enteralen Ernährungs-Ther. bzw. Diät unternommen werden.
  - Mäßige bis hohe Entzündungsaktivität, kein Ansprechen auf Budesonid, ausgedehnter Dünndarmbefall und/oder extraintestinale Manifestationen: systemische Glukokortikoidgabe (z. B. Prednisolon).
  - Steroidrefraktärer Verlauf: Ther.-Eskalation.
    - Immunsuppressiva.
    - Medikamentöse TNF-α-Hemmung („Biologicals").
    - Ggf. in Komb. mit Azathioprin oder 6-Mercaptopurin (Beachte: Thiopurin-Methyltransferase-Polymorphismus).
    - Alternativ: Methotrexat.
  - Chirurgische Ther.-Optionen bei schweren Verläufen immer berücksichtigen und evaluieren.
    - Insbes. narbige Stenosen sind einer medikamentösen Ther. nicht zugänglich.
    - Bei Kindern: Die OP-Ind. sollte bei umschriebenem Befall des terminalen Ileums und anhaltender Krankheitsaktivität geprüft werden (insbes. bei Wachstumsverzögerung).
- Remissionserhaltung (und steroidabhängiger Verlauf):
  - Immunsuppressiva:
    - Dauer-Ther. mit Azathioprin, 6-Mercaptopurin oder TNF-α-Hemmern (wie Infliximab, Adalimumab).
    - Reservemittel: Methotrexat.
  - Ind. zum Remissionserhalt je nach individuellem Risikoprofil.
- Antibiotika-Ther. bei infektiösen KO:
  - Metronidazol in Monotherapie oder in Komb. mit Ciprofloxacin oder Ceftriaxon
  - Ziel: Mitbehandlung einer bakt. Entzündung mit Beteiligung von Anaerobiern, z. B. bei Fisteln, die zu ausgeprägten systemischen Entzündungszeichen führen oder durch eine alleinige chir. Ther. nicht beherrschbar sind.

Operative und interventionelle Therapie:

- Stellenwert: i. d. R. sekundär, da beschränkt auf Versagen der kons. Ther. bzw. KO (Ausnahme: isolierter Ileozökalbefall):
  - Strenge Ind.-Stellung.
  - Bei akuter Entzündung vor elektiver OP: kons. Ther.-Versuch.
- Vorteile:
  - Ggf. Zugewinn an Lebensqualität.
  - Durch zeitgerechte OP Verhinderung von
    - Wachstumsretardierung (Kinder und Jugendliche mit Morbus Crohn),
    - weiterer körperl. Schwächung.
- Nachteile:
  - Keine Heilung durch op./interventionelle Ther. möglich.
  - Hohes Rezidivrisiko.
  - Op. Risiken.
- Ther.-Prinzipien:
  - Möglichst darmsparende Chirurgie.
  - Möglichst minimal-invasives Vorgehen.
  - Möglichst Verzicht auf Drainagen
  - Bei Anastomosen:
    - Anlage möglichst in entzündungsfreiem oder -armem Abschnitt.
    - Ggf. mit vorgeschaltetem protektivem Stoma.
    - Der mikroskopische Befund der Resektionsränder hat keinen Einfluss auf das Auftreten eines Anastomosenrezidivs. Die Resektionsränder müssen demnach mikroskopisch nicht entzündungsfrei sein. Der Eingriff sollte möglichst darmsparend erfolgen, um der Entwicklung eines Kurzdarm-Sy. vorzubeugen.
- Absolute Ind. für eine chirurgische bzw. interventionelle Ther.:
  - Schwere KO (z. B. Perforation mit Peritonitis, Ileus, Blutung, tox. Megakolon).
  - Hochgradige Dysplasien und Malignome.
  - Symptomatische Fisteln:
    - Enterovesikal/-genital.
    - Enterokutan, stark sezernierend.
    - Retroperitoneal.
    - Gastrokolisch mit funktionellem Kurzdarm-Sy.
- Relative Ind.:
  - Nicht-Ansprechen auf kons. Ther.
  - Intestinale Stenosen.
  - Abszesse.
  - Symptomatische Fisteln: interenterische und perianale Fisteln.
  - Niedriggradige Dysplasie.

Nachsorge

- Regelmäßige Koloskopie zur Kontrolle aufgrund des erhöhten Risikos für ein KRK indiziert
- Untersuchungsintervall abhängig von Krankheitsaktivität und -dauer

12.7.4 Dünndarmtumoren

Definition Als Dünndarm-TU bezeichnet man gutartige oder bösartige Raumforderungen bzw. TU, die vom Dünndarmgewebe ausgehen.

Epidemiologie

- Inzidenz: ca. 6/100.000 Einwohner/J.
- Mehrheitlich benigne.
- Maligne Dünndarm-TU sind insgesamt selten (ca. 1–3 % aller malignen gastrointestinalen TU)
  - 50 % neuroendokrine Neoplasien (NEN).
  - 10 % gastrointestinale Stromatumoren (GIST).
  - Selten, z. B. Adenokarzinome oder Lymphome

Klinik Symptome treten zumeist erst im fortgeschrittenen Stadium auf, hierzu zählen:

- Blutungen
- Übelkeit/Erbrechen
- Bauchschmerzen
- Bild eines mechanischen Ileus

Diagnostik

- Sono
- CT Abdomen
- MR-Sellink
- Kapselendoskopie (nicht bei vermuteter Stenose!)

Therapie

- Dünndarmresektion
- Bei R1-Resektion adjuvante CTx wie beim Kolon-Ca

Prognose Bei Malignität 5-JÜR von ca. 20 %.

12.7.5 Prinzipien der Dünndarmchirurgie

OP-Verfahren

- Übernähung:
  - Bei kleinen Defekten, z. B. nach Stichverletzungen, oder auch intraop. Läsionen möglich.
  - Bevorzugt quer zur Längsachse des Dünndarmes, um Stenosen zu vermeiden.
- Strikturoplastik:
  - Bei kurzstreckigen Dünndarmstenosen, v. a. im Rahmen einer CED, möglich,
  - Eröffnung der Striktur/Stenose in Längsrichtung. Verschluss mittels Naht quer zur Längsrichtung.
- Segmentresektion (▶ Abb. 12.4):
  - Falls eine Resektion nötig ist, wird das Mesenterium darmwandnah durchtrennt, um eine ausreichende Durchblutung zu gewährleisten.

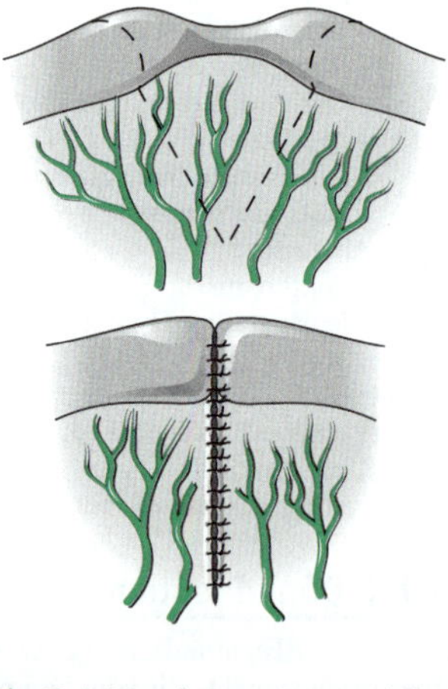

Abb. 12.4 Dünndarmsegmentresektion [L106]

- Im durchscheinenden Licht (Diaphanoskopie) sind die Gefäßverläufe gut erkennbar und können selektiv mittels Ligatur oder Energy Device durchtrennt werden.
- Prinzipiell gilt: so wenig Darm wie möglich entfernen, um ein Kurzdarm-Sy. zu vermeiden.
- Kontinuitätswiederherstellung als End-zu-End oder Seit-zu-Seit Anastomose üblich, sowohl in Handnaht- als auch in Klammernahttechnik durchführbar.
- Mesoschlitz mittels Naht verschließen.

• Ileo- oder Jejunalstoma (▶ Abb. 12.5):
  - Aufgrund des hohen Volumenverlusts über ein Dünndarmstoma sollte dieses – wann immer möglich – vermieden werden.
  - Falls notwendig, möglichst distal (terminales Ileum) anlegen.
  - Aufgrund des aggressiven Dünndarminhalts immer prominent anlegen.
  - Präop. Markierung am stehenden und liegenden Pat. durchführen, um postop. Versorgbarkeit zu gewährleisten.

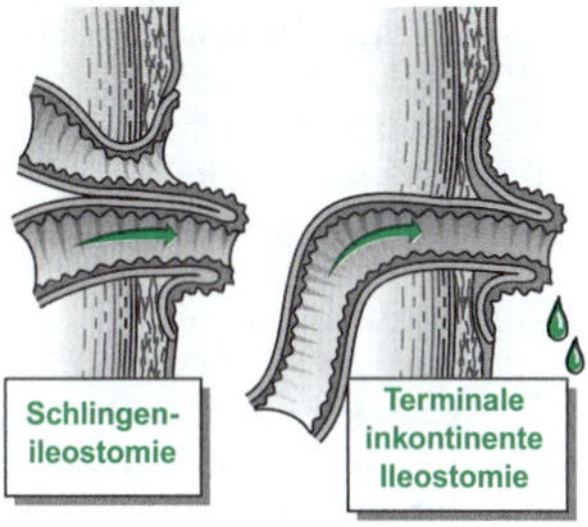

Abb. 12.5 Ileostomie [L106]

Komplikationen

• Anastomoseninsuffizienz.
• Anastomosenstenose.
• **Dünndarmfisteln:**
  - **Definition:**
    - Path. Verbindung zwischen Dünndarmabschnitten oder zwischen dem Dünndarm und umliegenden Strukturen.
    - Innere (z. B. ileokolische = interenterische Fistel) und äußere Fistel (z. B. ileokutane = enterokutane Fistel).
    - Low-output- (< 200 ml/d) oder High-output-Fistel (> 200 ml/d) in Abhängigkeit von der Fördermenge.
  - **Ätiologie:**
    - KO nach chirurgischen Eingriffen durch Abszessbildung an Nahtstellen, Anastomosen-Insuff. sowie intraop. unerkannte Veränderungen oder Verletzungen der Darmwand.
    - Auch spontan bei CED oder als Folge einer Strahlentherapie auftretend.
  - **Klinik:**
    - Abhängig von Art und Höhe der Fistel.
    - Enterokutane Fisteln: starke Hautverätzungen durch aggressiven Dünndarminhalt. E'lyt- und Flüssigkeitsverluste.
    - Enterovesikale Fisteln: auffällig durch rezid. Harnwegsinfekte (KO: Urosepsis).
    - Innere Fisteln: Peritonitis und Sepsis möglich, Kurzdarm-Sy.
  - **Diagnostik:**
    - CT u/o MRT.
    - Ggf. gynäkologische Untersuchung, Zysto- oder Koloskopie.
    - Bei unklaren Befunden Mohn-Test (1 TL Mohn per os).
  - **Therapie:** wenn symptomatisch, op. Sanierung anstreben.

- **Kurzdarm-Sy.:**
  - **Definition:**
    - Darmversagen, üblicherweise infolge einer Darmresektion (insbes. des Dünndarms).
    - Darmversagen = Eine eingeschränkte resorptive Kapazität des Darms führt zu einer Störung der Protein-, Energie-, Flüssigkeits- u./o. Mikronährstoffbilanz.
  - **Ätiologie:**
    - Quantitative Ursache: ausgedehnte Dünndarmresektionen, meist im Rahmen von CED, Abdominaltrauma oder Mesenterialischämie.
    - Qualitative Ursache: fehlende Darmfunktion trotz Vorhandensein des Darms, z. B. bei chron. Strahlenenteritis.
  - **Klinik:**
    - Stadium I – Hypersekretion (1–2 Wo.) in der akut-postop. Phase: starker Flüssigkeits- und E'lyt-Verlust, (häufig wässrige) Durchfälle oder sehr hoher Stoma-Output, Gewichtsverlust und Unterernährung. Alle Nährstoffe werden schlecht resorbiert. Hypergastrinämie sowie Hyperbilirubinämie.
    - Stadium II – Adaptation (48 h bis 24 Mon.): Verbliebener Dünndarm adaptiert im Laufe der Zeit, kann gewisse Funktionen kompensieren. Restdünndarmlänge von < 40 cm führt zum irreversiblen Dünndarmfunktionsverlust.
    - Stadium III – Stabilisation (3–36 Mon.): Situation stabilisiert sich je nach Ausmaß des Kurzdarm-Sy.; erst dann ist die dauerhaft erforderliche Ther. absehbar.
  - **Diagnostik:**
    - Anamnese.
    - OP-Bericht (resezierte Dünndarmareale, verbliebene Darmlänge).
    - Labor (Malabsorptions-Sy. ab Dünndarmlänge < 1 m).
  - **Therapie:**
    - Ernährung: Für jeden Pat. muss individuell ein Ernährungskonzept angepasst werden. Initial totale parenterale Ernährung (PTE; ggf. lebenslang bei ausbleibender oder unzureichender Darmadaptation). Orale Ernährung möglichst zeitnah beginnen, kann je nach Darmadaptation im Verlauf ggf. gesteigert werden. Viele kleine, hochkalorische Mahlzeiten (6000–8000 kcal/d).
    - Medikamentöse Behandlung: verschiedene Ansatzpunkte, z. B. Verlängerung der Passagezeit und damit Förderung der Resorption, Stärkung des intestinalen Wachstums, Reduktion der Flüssigkeits- und Natriumverluste, Verbesserung der Fettabsorption, etc.
    - Op. Ther.: „Verlängerung" der Passage durch Rückverlagerung von Stomata, Kontinuitätswiederherstellung, Sanierung von Fisteln, etc.; Dünndarmtransplantation als ultima ratio.
  - **Prognose:** je kürzer der Restdarm, desto ungünstiger die Prognose.

12.8 Erkrankungen der Appendix

Franziska Peters, Jörg-Peter Ritz

12.8.1 Appendizitis

Definition Entzündung der Appendix vermiformis (des sog. Wurmfortsatzes).

Ätiologie Obstruktion des Appendixlumens durch
- Koprolithen,
- lymphatische Hyperplasie,
- TU (benigne/maligne) oder Fremdkörper (selten).

Klinik
- Schmerz:
  - Zunächst diffuse epigastrische/periumbilikale Schmerzen (viszeraler Schmerz).
  - Wanderung des Schmerzes in den re Unterbauch nach ca. 4–24 h (somatischer Schmerz).
- Vegetative Symptomatik:
  - Übelkeit und Erbrechen.
  - Inappetenz.
  - Wind- und Stuhlverhalt.
- Fieber, Schüttelfrost.
- Dysurie.
- Sonderfälle:
  - Die Perforation der Appendix kann zu einer vorübergehenden Schmerzreduktion mit anschließend diffusem Bauchschmerz bei Peritonitis führen.
  - Die Appendix weist eine hohe Lagevarianz auf. Dadurch kann die Schmerzlokalisation atypisch sein.
  - Bei Schwangeren kann der Schmerz aufgrund des vergrößerten Uterus höher lokalisiert sein.
  - Bei Älteren oder Kindern kann die Klinik geringer oder untypisch ausgeprägt sein.

Diagnostik

Appendizitiszeichen:
- Schmerzhafte Druckpunkte (▶ Abb. 12.6):
  - McBurney-Punkt: Druckschmerz auslösbar zwischen dem lat. und mittleren Drittel auf der gedachten Linie zwischen re Spina iliaca ant. sup. und Bauchnabel.
  - Lanz-Punkt: Druckschmerz auslösbar zwischen re und mittlerem Drittel auf der gedachten Linie zwischen beiden Spinae iliacae.
- Schmerzhafte Manöver:
  - Blumberg-Zeichen: kontralateraler Loslassschmerz (im re Unterbauch) nach Palpation des li Unterbauchs.
  - Douglas-Schmerz: Schmerzen beim Palpieren des Douglas-Raums bei der digital-rektalen Untersuchung.
  - Psoas-Zeichen: Schmerzen im re Unterbauch durch Anheben des re Beins gegen einen Widerstand.
  - Rovsing-Zeichen: Schmerzen im re Unterbauch durch Ausstreichen des Kolons längs des Kolonrahmens in Richtung Appendix.

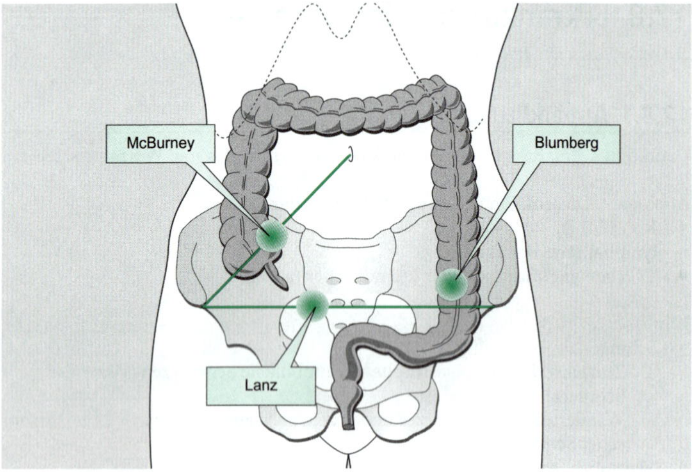

Abb. 12.6 Druckpunkte bei Appendizitis [L106]

- Zusätzliche Zeichen sind Schonhaltung (gebeugte Hüfte), Erschütterungsschmerz

Labor:

- Entzündungsparameter
  - Leukozytose (kann bei älteren Menschen fehlen)
  - CRP-Erhöhung
  - Bei Peritonitis: möglicherweise Leuko- bzw. Thrombozytopenie als Zeichen der Sepsis
- Urinstatus: wichtig zur differenzialdiagnostischen Abgrenzung von Harnwegsinfekten/Harnleitersteinen
- Blutkulturen: bei Fieber/Schüttelfrost
- Schwangerschaftstest: bei Frauen im gebärfähigen Alter

Bildgebung:

- Immer vor Einleitung einer Ther.
- 1. Wahl: Sono.
  - Vorteil: ubiquitär verfügbar, rezid. Untersuchungen möglich, DD-Abklärung möglich.
  - Nachteil: Aussagekraft abhängig von Expertise der untersuchenden Person.
  - Ziel: rasche Diagnosesicherung.
  - Präther. Klassifizierung in unkomplizierte bzw. komplizierte Appendizitis notwendig, um sinnvollen Ther.-Algorithmus ableiten zu können.
  - Path. Befunde
    - Appendixdurchmesser > 6 mm.
    - Kokarden-Phänomen (Syn.: Target-, Zielscheiben- oder Schießscheiben-Phänomen).
    - Wandverdickung.
    - Flüssigkeit um die Appendix.
    - Appendix nicht komprimierbar.
    - Bei Perforation: freie intraabdominelle Luft.

- Weitere Verfahren (fakultativ, v. a. bei unklaren Befunden):
  - CT:
    - Vorteile: hohe Aussagekraft (Sensitivität: 76–100 %, Spezifität: 83–100 %), meist ohne Zeitverzögerung verfügbar, gute Diskriminierung zwischen unkomplizierter und komplizierter Appendizitis möglich.
    - Nachteil ist die Strahlenbelastung.
  - MRT:
    - Vorteile: hohe Aussagekraft (Sensitivität: 97 %, Spezifität: 95 %), keine Strahlenbelastung.
    - Nachteile: aufwändig, nicht überall jederzeit verfügbar.

Appendizitis-Scores:

- Dienen der Einschätzung der Wahrscheinlichkeit einer akuten Appendizitis anhand klin. Parameter.
- Eine Einteilung in unkomplizierte und komplizierte Appendizitis ist damit allerdings nicht möglich.
- Die am häufigsten verwendeten Scores sind:
  - Alvarado-Score (▶ Tab. 12.6)
  - AIR-Score (Appendicitis Inflammatory Response Score, Andersson's Score)

12

Therapie Ther. der Wahl ist nach wie vor die laparoskopische Appendektomie. Die konventionelle Appendektomie (▶ Abb. 12.7) kommt nur noch in Ausnahmefällen beim Erw. zur Anwendung:

- Zeitfenster: innerhalb von 24 h. Ausnahme: freie Perforation oder septischer Pat.: zeitnahe OP anstreben.
- Sonderfall: perithyphilitischer Abszess:
  - Antibiotika-Ther. und interventionelle Abszessdrainage bei komplizierter akuter Appendizitis mit perityphilitischem Abszess.
  - Eine Appendektomie im Intervall ist im Anschluss nur bei rezid. Beschwerden indiziert.

Tab. 12.6 Alvarado-Score

Item	Punkte
Übelkeit oder Erbrechen	1
Appetitlosigkeit	1
Schmerz im re Unterbauch	2
Schmerzwanderung in den re Unterbauch	1
Druckschmerz/Abwehrspannung	1
Körpertemperatur > 37,5 °C	1
Leukozytose	2
Linksverschiebung der Granulopoese	1

Interpretation:
- 0–4 Punkte = Appendizitis wenig wahrscheinlich
- 5–6 Punkte = uneindeutig
- 7–8 Punkte = Appendizitis wahrscheinlich
- 9–10 Punkte = Appendizitis sehr wahrscheinlich

Alternative bei unkomplizierter Appendizitis: alleinige Antibiotikatherapie.

- Hohe initiale Erfolgsrate, aber im Vergleich zur Appendektomie erhöhte Rezidivrate.
- Kontraindiziert in der Schwangerschaft, da in dieser Pat.-Klientel eine erhöhte Fehlgeburts- und Abortwahrscheinlichkeit im Vergleich zur laparoskopischen Appendektomie in Studien beobachtet wurde.
- Eine verzögert durchgeführte Appendektomie nach erfolgloser antibiotischer Ther. hat das Outcome schwangerer Pat. zudem verschlechtert.

Prognose Letalität:

- Bei unkomplizierter Appendizitis und adäquater (op.) Behandlung: 0,001 %
- Bei Perforation und Peritonitis: 1 %

Schlechtere Prognose im höheren Lebensalter (> 60 J.)

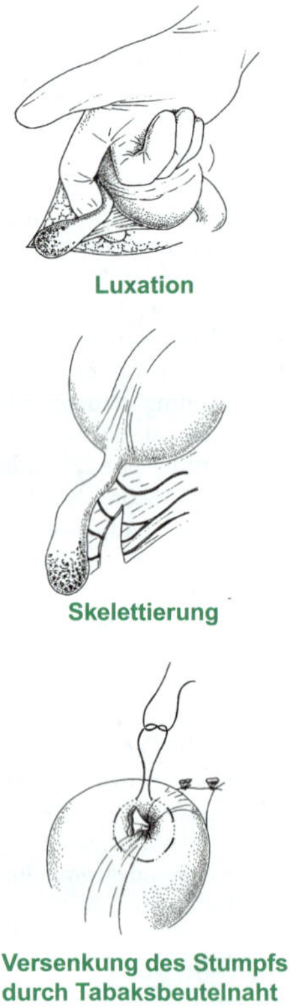

Abb. 12.7 Appendektomie [L190]

12.8.2 Appendixtumoren

Definition Neoplasien der Appendix sind eine heterogene Gruppe unterschiedlicher TU, die die Appendix vermiformis betreffen. Sie machen ca. 0,5 % aller gastrointestinalen Neoplasien aus.

Formen

- Adenome der Appendix
- Muzinöse Neoplasien der Appendix
  - Low-grade muzinöse Neoplasie der Appendix (LAMN)
  - High-grade muzinöse Neoplasie der Appendix (HAMN)
- Adeno-Ca der Appendix
- Neuroendokrine Neoplasie (NEN) der Appendix
  - Neuroendokriner TU (NET) der Appendix
  - Neuroendokrines Ca (NEC) der Appendix
  - Gemischt neuroendokrine/nicht-neuroendokrine Neoplasien (MiNEN) der Appendix

Klinik

- Keine spezifischen Symptome
- Appendizitisähnliche Beschwerden
- Unspezifische abdominelle Beschwerden, ggf. Bauchumfangsvermehrung, B-Symptomatik

Diagnostik
- Häufig intraop. Zufallsbefund bei Laparoskopie unter dem V. a. akute Appendizitis
- Ggf. erst postop. Diagnose durch Histologie
- Falls präop. bekannt, bei malignen Tumoren Staging wie beim Kolon-Ca

Therapie und Prognose Abhängig von der Entität.

12.9 Erkrankungen des Dickdarms

Franziska Peters, Jörg-Peter Ritz

12.9.1 Divertikulose, Divertikulitis

Definition
- **Divertikulose:** Ausstülpungen der Mukosa und Submukosa durch muskelschwache Lücken in der Kolonwand (▶ Abb. 12.8)
  - Meist Sigmadivertikulose (bis zu 90 % der Fälle)
  - Selten Zökumdivertikulose mit angeborenen echten Divertikeln
- **Divertikelkrankheit:** Sammelbegriff für alle symptomatischen Formen einer Divertikulose (z. B. mit Bauchschmerzen, Stuhlunregelmäßigkeiten)
- **Divertikulitis:** Entzündung eines Divertikels und seiner Umgebung, i. d. R. akutes Krankheitsbild

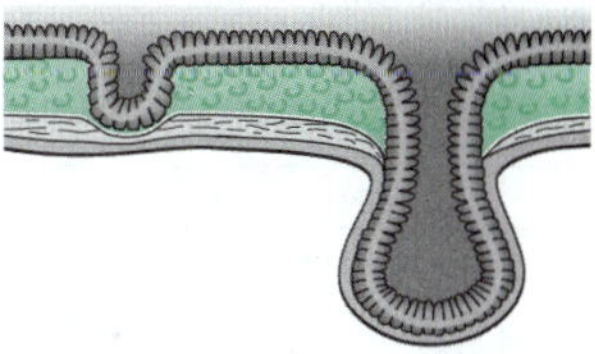

Abb. 12.8 Kolondivertikel [L190]

Die Einteilung der Divertikelkrankheit erfolgt nach Classification of Diverticular Disease (CDD, ▶ Tab. 12.7).

Ätiologie Eine Divertikulitis entsteht vermutlich dadurch, dass Stuhl bzw. schwer verdauliche Nahrungsreste in den Divertikeln Druckläsionen an der verdünnten Divertikelwand erzeugen, die dann eine Entzündung der Divertikel nach sich ziehen

Klinik
- Klassische Symptom-Trias der Divertikulitis:
  - Schmerzen im li Unterbauch.
  - Fieber.
  - Leukozytose.
- Zusätzliche Symptome können Nausea, Diarrhö oder auch Obstipation sein.
- Aufgrund der ähnlichen Symptomatik wird die Sigmadivertikulitis auch als „Linksappendizitis“ bezeichnet.

Diagnostik **Divertikulose:** häufig Zufallsbefund im Rahmen einer Koloskopie zur Krebsvorsorge oder in einer CT des Abdomens aus anderem Grund.
Divertikulitis:
- Laboruntersuchung:
  - Leukozytose.
  - CRP-Erhöhung.

Tab. 12.7 Classification of Diverticular Disease (Stand: November 2021)

Typ	Bezeichnung	Befunde
0	Asymptomatische Divertikulitis	Zufallsbefund, keine Krankheit
1	Unkomplizierte Divertikelkrankheit/Divertikulitis	
1a	Divertikulitis/Divertikelkrankheit ohne phlegmonöse Umgebungsreaktion	Auf die Divertikel beziehbare Symptome; Entzündungszeichen und/oder Entzündungsbefunde in der Bildgebung (Wandverbreiterung, entzündetes Divertikel)
1b	Divertikulitis mit phlegmonöser Umgebungsreaktion	Entzündungszeichen; phlegmonöse Divertikulitis (Kolonwand, Mesenterium) in der Bildgebung; ggf. mit Flüssigkeitsstraßen (ohne Luft)
2	Komplizierte Divertikulitis	
2a	Mikroabszess	Gedeckte Perforation, kleiner Abszess (≤ 3 cm); minimale parakolische Luft
2b	Makroabszess	Parakolischer oder mesokolischer Abszess (> 3 cm)
2c	Freie Perforation	Freie Perforation, freie Luft/Flüssigkeit, generalisierte Peritonitis
2c1	Eitrige Peritonitis	
2c2	Fäkale Peritonitis	
3	Chron. Divertikelkrankheit	
3a	Persistierende/rezid. Symptome, die auf eine Divertikulose bezogen werden (SUDD)	
3b	Rezid. Divertikulitis ohne KO	
3c	Rezid. Divertikulitis mit KO	Stenose, Fistel, Konglomerat
4	Divertikelblutung	Nachweis der Blutungsquelle

  - Urinstatus: dient z. A. von DD wie Urolithiasis oder Harnwegsinfekte, wobei Harnwegsinfekte auch nebenbefundlich bei Divertikulitis auftreten können.
- Bildgebung:
  - Abdomen-Sono: Methode der 1. Wahl bei V. a. Sigmadivertikulitis.
    - Direkter Nachweis entzündeter Divertikel möglich.
    - Echoarme Darmwandverdickung auf > 5 mm mit Aufhebung der Wandschichtung und ggf. Kokarden-Phänomen.
    - Entzündliche Fettgewebsreaktion in der Umgebung.
    - Ggf. Nachweis freier Flüssigkeit oder eines Abszesses.
  - KM-gestützte CT des Abdomens: indiziert, wenn Sono-Befund nicht ausreicht, um Diagnose zu sichern oder die Divertikulitis zu klassifizieren. Zudem indiziert bei Verschlechterung des Pat. unter konservativer Ther.
    - KM-Gabe rektal, oral und i. v. anstreben.
    - Mögliche Befunde: entzündliche Schwellung und Wandverbreiterung, Fettgewebsimbibierung, freie Luft bei Perforation.
    - Zudem hochsensitiver Nachweis von KO (Abszess, Fistel, Perforation) möglich.
  - Rö Thorax/Abdomen: bei Vorliegen eines akuten Abdomens z. A. von freier Luft.

Endoskopie: Koloskopie.

- Durchführung im entzündungsfreien Intervall nach Abklingen der Akutsituation (i. d. R. nach 6–8 Wo.).
- Sollte insbes. z. A. von Stenosen oder Malignomen durchgeführt werden. Die Detektionsrate von Malignomen ist nach einem Divertikulitisschub höher als in einer Vorsorgekoloskopie.

Therapie **Unkomplizierte Divertikulitis:**

- Primär kons. Ther. mit Analgetika.
- Bei vorliegenden Risikofaktoren für einen komplizierten Verlauf (chron. Nieren-Erkr., Immunsuppression, art. Hypertonie, allergische Disposition, hohe Entzündungswerte, septisches Krankheitsbild) wird eine antibiotische Ther. empfohlen.
- Bei fehlenden Risiko-Ind. kann unter der Voraussetzung einer engmaschigen klin. Kontrolle auf eine antibiotische Ther. verzichtet werden.
- In 4–10 % der Fälle einer unkomplizierten Divertikulitis kommt es zu bleibenden Beschwerden („smoldering diverticulitis"), was bei Einschränkung der Lebensqualität eine Ind. für einen chirurgischen Elektiveingriff sein kann.

12

Komplizierte Divertikulitis:

- Stets Ind. zur antibiotischen Ther. gegeben.
- Bei der Wahl des Antibiotikums sollten das vorhandene polymikrobielle Erregerspektrum berücksichtigt und sowohl Anaerobier als auch gramneg. Keime abgedeckt werden, z. B. mit Cefuroxim oder Ciprofloxacin, jeweils in Komb. mit Metronidazol.
- Bei Makroabszess sollte eine interventionelle Drainageanlage geprüft werden.
- Etwa ⅓ der Pat. mit akuter komplizierter Divertikulitis wird wegen einer Rezidivdivertikulitis erneut stationär behandelt, zumeist innerhalb eines Jahres.
- Die Ind. zur OP wird immer zurückhaltender gestellt.
  - Eine absolute OP-Ind. besteht bei freier Perforation (innerhalb von 6 h).
    - Ther. der Wahl: Sigmaresektion mit primärer Anastomosenanlage, ggf. mit vorgeschaltetem protektiven Ileostoma.
    - Eine Diskontinuitätsresektion nach Hartmann sollte nur bei septischen und instabilen Pat. durchgeführt werden.
    - Der orale Resektionsrand bei der Sigmaresektion sollte direkt prox. der akut oder chron. entzündlich veränderten Darmabschnitte gewählt werden.
    - Eine Resektion weiterer divertikeltragender Darmabschnitte ohne entzündliche oder postentzündliche Veränderung sollte nicht erfolgen.
    - Der aborale Absetzungsrand sollte im oberen Rektum liegen.
    - Bei freier Perforation mit eitriger Peritonitis kann alternativ eine laparoskopische Lavage mit Drainage durchgeführt werden.
  - Eine relative OP-Ind. besteht bei Typ 2b nach erfolgreicher kons. Therapie. Hier kann eine OP im entzündungsfreien Intervall angeboten werden (nach etwa 6 Wo.).
  - Die OP erfolgt idealerweise minimalinvasiv im Rahmen eines Fast-Track-Konzepts.

Rezidivierende Divertikulitis:

- Bei rezid. unkomplizierter Divertikulitis (Typ 3b) wird die Ind. zur Sigmaresektion hauptsächlich vom Pat. selbst gestellt, abhängig von der Einschränkung der Lebensqualität.
- Beeinflussende Faktoren:
  - Schwere der Schübe.
  - Zeitintervall zwischen den Schüben.

  - Behandelbarkeit.
  - Beschwerdefreiheit im Intervall.
  - Die reine Anzahl der Schübe erhöht nicht das Risiko einer KO und spielt daher für die OP-Ind. keine Rolle.
- Rezid. komplizierte Divertikulitis (Typ 3c) mit Fistelbildung oder Stenose: op. Ther. im Sinne einer Sigmaresektion.

Divertikelblutung:
- Behandlung wie untere gastrointestinale Blutung (▶ Kap. 12.4)
- Sistiert häufig spontan

Prognose
- Progression (Divertikulose → Divertikelkrankheit): Lebenszeitrisiko 4–20 %.
- Rezidivrate nach kons. Ther.: 9–47 %.
  Risikofaktoren:
  - Junges Lebensalter < 40–50 J.
  - Z. n. komplizierter Divertikulitis.
  - Chron.-rezid. Divertikulitis.
  - Multimorbidität.
  - Immunsuppression.
- Rezidivrate nach op. Ther.: ca. 7 %.
  - Risikofaktoren:
    - Junges Lebensalter < 50 J.
    - Z. n. > 2 vorangegangenen Divertikulitiden.
    - Präop. Reizdarm-Sy.
    - Unkomplizierte Divertikulitis als OP-Ind.
    - Kolosigmoidale Anastomose.
    - Fehlender Divertikulitisnachweis in der path. Untersuchung.
    - Postop. persistierende Beschwerden.
  - Das Risiko steigt jährlich nach OP an (z. B. von ca. 1 % nach 1 J. auf ca. 7 % nach 5 J.).
- Letalität der Divertikulitis:
  - Unkomplizierte Divertikulitis: < 5 %.
  - Frei perforierte Divertikulitis: bis zu 15 %.
- OP-Letalität:
  - Elektive OP: < 2 %.
  - Notfall-OP: bis > 10 %.

12.9.2 Colitis ulcerosa

Definition Chron.-entzündliche Darmerkrankung, die vom Rektum ausgehend kontinuierlich nach oral fortschreitet, aber auch extraintestinale Manifestationen auslösen kann. Daher ist das Rektum nahezu immer befallen. Nur Rektum und Sigma sind in etwa 50 % d. F. betroffen, während das Kolon bis zur li Flexur bzw. das gesamte Kolon jeweils in etwa 25 % d. F. betroffen sind.

Ätiologie
- Es wird davon ausgegangen, dass eine Störung der Immunregulation eine anhaltende Entzündungsreaktion verursacht.
- **Risikofaktoren:**
  - Genetische Prädisposition:
    - Pos. Familienanamnese: Der bedeutendste unabhängige Risikofaktor bei der Entstehung von Colitis ulcerosa.

  - Genloci: Aktuell sind über 160 bekannt, die das Risiko für die Entwicklung einer CED beeinflussen.
- Intestinales Mikrobiom:
  - Beeinflusst durch Wechselwirkung mit dem Immunsystem sowie teilweise auch durch metabolische Effekte das individuelle Erkr.-Risiko.
  - Eine Veränderung des gastrointestinalen Mikrobioms kann daher grundsätzlich das Erkr.-Risiko erhöhen bzw. reduzieren.
- Medikamente:
  - Nicht-steroidale Antirheumatika.
  - Orale Kontrazeptiva und postmenopausale Hormonersatz-Ther.
- Nikotinkonsum: Ehemalige Raucher weisen ein erhöhtes Risiko auf, an Colitis ulcerosa zu erkranken (und die Erkr. ist oft schwerer und langstreckiger).
- Ernährung: Hoher Anteil an Fetten und tierischen Proteinen erhöht das Risiko ebenso wie ein Vit.-D-Mangel.

- **Protektive Faktoren:**
  - Appendektomie: Sie reduziert das Erkr.-Risiko bei Pat. vor dem 20. Lj. um knapp 70 % (und im Erkr.-Fall kommt es zudem zu weniger schweren Verläufen).
  - Rauchen: scheint einen protektiven Effekt auf die Entwicklung einer Colitis ulcerosa zu haben (und besitzt zudem einen pos. Effekt auf den Verlauf der Erkr.).

Klinik

- Leitsymptom: bis zu 20 blutig-schleimige Durchfälle pro Tag (auch nachts), häufig in Komb. mit krampfartigen Bauchschmerzen (Tenesmen) sowie Allgemeinsymptomen wie Müdigkeit, Appetitlosigkeit und Gewichtsverlust.
- Extraintestinale Manifestationen sind seltener als bei Morbus Crohn:
  - Arthritiden, ankylosierende Spondylitis.
  - Primär sklerosierende Cholangitis (PSC) mit erhöhtem Risiko für cholangiozelluläre und Kolon-Ca.
  - Erythema nodosum.
  - Pyoderma gangraenosum.
  - Iritis, Uveitis, Episkleritis.

Diagnostik Neben Anamnese und körperl. Untersuchung ist folgende Diagn. indiziert:

- Laborchemie:
  - BB: Leuko-, Thrombozytose, Hb z. A. einer Anämie.
  - Eisenhaushalt zur Abklärung einer ggf. vorhandenen Anämie: Ferritin und Bestimmung der Transferrinsättigung bzw. des löslichen Transferrinrezeptors.
  - Entzündungsparameter: CRP-Erhöhung.
  - Nierenfunktion: Retentionsparameter zur Abklärung einer möglichen Exsikkose.
  - Leberfunktion: zur Abklärung einer PSC:
    - Transaminasen
    - Cholestaseparameter
  - Antikörper (im Einzelfall, keine Routine-Diagn.!): pANCA-Erhöhung in 60–70 % d. F.
- Stuhl-Diagn.:
  - Erstdiagnostik: bakteriologische Stuhluntersuchung z. A. pathogener Keime.

- Folgediagnostik:
  - Keine Wdh. der Stuhl-Diagn. bei jedem Schub.
  - Bei schweren oder refraktären Verläufen: Diagn. auf C.-difficile-Infektion und Zytomegalievirus(CMV)-(Re)Infektionen.
  - Verlaufsdiagnostik für Schleimhautentzündung: Calprotectin und ggf. Lactoferrin.

- Bildgebung:
  - Sono: Kolonwandverdickungen.
  - MR-Sellink
    - Wandungen des prox. Dünndarms unauffällig.
    - In seltenen Fällen Backwash-Ileitis (Übergreifen der Entzündung aufs terminale Ileum).
- Ileokoloskopie:
  - Bei V. a. eine Colitis ulcerosa sollte eine Ileokoloskopie mit Biopsien erfolgen.
  - Anhand der endoskopischen und histopathologischen Befunde können i. d. R. die Diagnose gestellt und das Ausmaß der Erkr. beurteilt werden.
  - Idealerweise Mitbetrachtung des Ileums zur Abgrenzung vom Morbus Crohn.
  - Im Verlauf:
    - Ggf. erneute endoskopische/histopathologische Untersuchung (z. B. bei klin. unklaren Fällen und zur Ther.-Kontrolle).
    - Überwachungskoloskopien bei Colitis ulcerosa.
  - Bei Vorliegen einer Kolonstenose: ausgiebige Biopsie-Entnahme aus der Stenose. Zusätzlich bildgebende Diagn. (i. d. R. CT oder MRT), da immer malignitätssuspekt.
  - Typischer Befund:
    - Entzündlich gerötete Schleimhaut, ödematöse Schleimhautschwellung, Verlust der normalen Gefäßzeichnung.
    - Kontaktblutungen, fleckige Einblutungen in die Kolonschleimhaut.
    - Ulzera mit Fibrinbelägen.
    - Zusätzlich bei fortgeschrittener Krankheit: Pseudopolypen durch verbleibende intakte Schleimhautinseln und Schleimhautzerstörung mit Haustrenverlust („Fahrradschlauch"-Aspekt).

Therapie

Konservative Therapie:

- Ziele der Therapie:
  - Rasches Erreichen einer klin. Remission.
  - Langfristiger Erhalt der klin. und endoskopischen Remission mit Steroidfreiheit.
- Um dies zu erreichen, sollte nach einer erfolgreichen Schub-Ther. eine langfristige Remissionserhaltungs-Ther. durchgeführt werden
- Medikamente, die bei der Colitis ulcerosa eingesetzt werden:
  - Glukokortikoide (lokal, systemisch) – nur vorübergehend, keine Langzeittherapie!
  - 5-Aminosalicylsäure = 5-ASA (Mesalazin).
  - Immunsuppressiva: Azathioprin, 6-Mercaptopurin, Ciclosporin, Tacrolimus.
  - Biologicals: TNF-α-Blocker (z. B. Infliximab), Integrin-Blocker (z. B. Vedolizumab).
  - JAK-Inhibitoren (z. B. Tofacitinib).
  - IL-12- und IL-23-Inhibitoren (Ustekinumab).

Tab. 12.8 Schubtherapie bei der Colitis ulcerosa

Ausbreitung	Leichter bis mäßiger Schub	Schwerer und fulminanter Schub
Distale Colitis ulcerosa	5-ASA lokal, evtl. zusätzlich p. o. Bei Erfolglosigkeit: zunächst zusätzliche Gabe topischer Steroide (Budesonid als Klysma) Bei Wirkungslosigkeit: systemische Steroide (Prednisolon p. o.)	5-ASA lokal (evtl. zusätzlich p. o.) in Komb. mit topischen (Budesonid als Klysma) und systemischen Steroiden
Ausgedehnte Colitis ulcerosa	5-ASA p. o. in Komb. mit 5-ASA lokal	Systemische Steroide (Prednisolon p. o.), evtl. in Komb. mit 5-ASA p. o. Evtl. TNF-α-Blocker, Ustekinumab, Ciclosporin A, Tacrolimus oder Infliximab + Thiopurin. Ultima ratio: Tofacitinib

12

In Abhängigkeit von Ausmaß und Schwere der Erkr. unterscheidet sich die medikamentöse Ther. während eines Schubs (▶ Tab. 12.8).

Remissionserhaltung:

- Standardtherapie: 5-ASA p. o.
- Bei Proktitis und li-seitiger Colitis ulcerosa empfiehlt sich primär eine lokale Applikation (Klysmen).
- Bei Unverträglichkeit kann der E.-coli-Stamm Nissle gegeben werden.
- Bei erneuten Schüben unter Remissions-Ther. können Azathioprin, TNF-α-Blocker oder Vedolizumab angewendet werden.

Op. Therapie:

- Im Gegensatz zum Morbus Crohn ist die Colitis ulcerosa chirurgisch heilbar.
- Ind. zum elektiven Vorgehen:
  - Frustrane jahrelange kons. Ther.
  - Karzinomprävention bzw. -Ther.
- Notfall-Ind.: akute KO wie nicht kontrollierbare massive Blutungen oder Perforation.
- Ziel: vollständige Entfernung der betroffenen Kolon- und Rektumschleimhaut im Sinne einer Proktokolektomie (Entfernung des gesamten Kolons bzw. Rektums) mit ileoanaler Pouchanastomose.

Prognose

- Die Mortalität der Colitis ulcerosa ist zwar eher gering, die psychosoziale Beeinträchtigung der Pat. ist jedoch hoch.
- Eine Langzeit-Ther. mit 5-ASA reduziert das Risiko für die Entstehung eines Kolon-Ca um bis zu 75 %.
- Bei ausgedehnter und langjähriger Colitis ulcerosa besteht ein relevantes Ca-Risiko.

12.9.3 Polypen

Definition Jede unklare Schleimhautvorwölbung in das Lumen von Kolon oder Rektum.

Ätiologie

- Neoplastischer Polyp (zumeist Adenom):
  - Neoplasie epithelialen Ursprungs.
  - Großteil der KRK entwickelt sich aus Adenomen (Adenom-Karzinom-Sequenz).
  - Steigendes Malignitätsrisiko: tubuläres Adenom < tubulovillöses Adenom < villöses Adenom.
- Entzündlicher Polyp:
  - Benigne Schleimhautveränderung.
  - Auftreten z. B. bei CED.
- Hyperplastischer Polyp:
  - Benigne Schleimhautveränderung.
  - Sägezahnartige Oberfläche (Serratierung).
  - Meist kleine, sessile Läsionen < 5 mm im Rektum.
- Sessiles serratiertes Adenom:
  - Ähnliche Morphologie wie hyperplastischer Polyp, allerdings hohes Entartungsrisiko.
  - Typischerweise > 5 mm. Lokalisation meist im re-eitigen Kolon.
- Hamartom:
  - Atypische Ausdifferenzierung von Keimmaterial.
  - Angeboren, evtl. Sy.-assoziiert.

12

Klinik

- Zumeist asymptomatischer Zufallsbefund im Rahmen einer Koloskopie
- Evtl. schleimiger, blutiger Stuhl
- Evtl. Stuhlveränderungen (Obstipation oder Diarrhö)

Diagnostik

- Rekto-/Koloskopie
- Endosonografie bei Adenomen im Rektum

Therapie

- Koloskopische Entfernung und histologische Beurteilung
  - ≤ 5 mm: Biopsiezange
  - > 5 mm: elektrische Schlinge
  - Großflächige Adenome (v. a. villöse), bei denen eine sichere Schlingenabtragung nicht möglich ist: transanale endoskopische Mikrochirurgie (TEM) oder endoskopische Submukosadissektion
- Bei großen, endoskopisch nicht abtragbaren Polypen oder Malignitätsverdacht: op. Resektion

Nachsorge

- Regelmäßige Koloskopie
- Kontrollzeiträume abhängig von der Histologie

12.9.4 Toxisches Megakolon

Definition Akute, lebensbedrohliche Dilatation des Dickdarms als seltene KO von CED.

Ätiologie Pseudomembranöse Kolitis (C.-difficile-Infektion), Colitis ulcerosa, Morbus Crohn, Chagas-Krankheit, Amöbenruhr, Shigellose, Morbus Hirschsprung.

Klinik Akutes Abdomen (gebläht) mit septischem Krankheitsbild, erhöhte Perforationsgefahr.

Diagnostik
- Rö Abdomen/CT Abdomen
- Endoskopie
- Nachweis von Clostridien-Toxin

Therapie
- Im Anfangsstadium ggf. kons. Ther. möglich (< 48–72 h)
- Anlage einer Dekompressionssonde
- Bei ausbleibender Besserung: op. Ther.
  - Kolektomie und terminales Ileostoma in der Akutsituation
  - Im Verlauf Kontinenzherstellung (z. B. Anlage eines ileoanalen Pouch)

Prognose Bei Perforation Letalität bis zu 50 %.

12.9.5 Kolorektales Karzinom (KRK)

Definition KRK sind maligne, epitheliale TU des Kolons (▶ Abb. 12.9) oder des Rektums, die von der Schleimhaut des Dickdarms ausgehen.

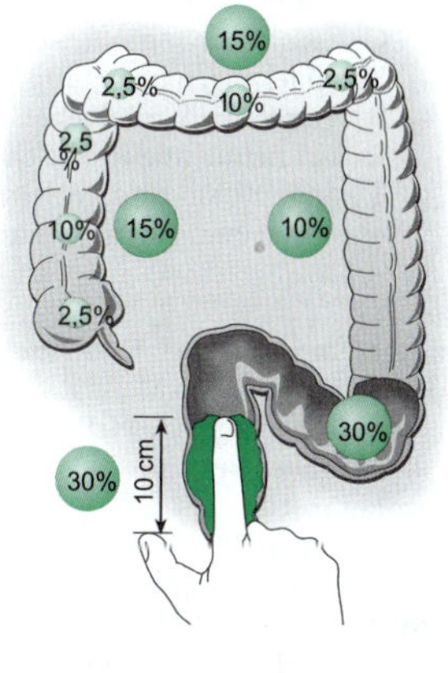

Abb. 12.9 Lokalisation des Kolonkarzinoms [L106]

Ätiologie Risikofaktoren für die Entwicklung eines KRK:
- Lebensstilfaktoren
  - Hoher Alkoholkonsum
  - Tabakrauchen
  - Ballaststoffarme, fett- und fleischreiche (v. a. rotes Fleisch) Ernährung
  - Übergewicht
- Genetische Faktoren (ca. 5 % der Kolon-Ca)
  - Pos. Familienanamnese (v. a. Verwandte 1. Grades): Ca-Risiko etwa doppelt so hoch wie in der Normalbevölkerung (ca. 10–12 % gegenüber ca. 5–6 %)
  - Erbliche polypöse Erkr. (wie die familiäre Adenomatöse Polyposis [FAP], das Peutz-Jeghers-Syndrom oder die juvenile Polyposis)
  - Hereditäres nicht-polypöses kolorektales Karzinom (HNPCC) mit autosomal-dominanter Vererbung (Risiko für KRK ca. 60 %)
- Risikoerkrankungen
  - Mamma-, Korpus- und Ovarial-Ca (Risiko für KRK ca. 10 %)
  - Langjährige Pancolitis ulcerosa (Risiko 20 %) oder Morbus Crohn (seltener)

Pathogenese 95 % Adeno-Ca aus Adenomen (am häufigsten) oder Epitheldysplasien (z. B. Colitis ulcerosa).

Adenom-Karzinom-Sequenz (TU-Progressionsmodell nach Vogelstein):

- Mutation des Tumorsuppressorgens APC (veränderte Signalübertragung) führt zu
  - kleinen Adenome mit
  - geringgradiger Dysplasie.
- Mutation des Onkogens K-RAS führt dann dazu, dass
  - die Adenome wachsen (> 1 cm) und
  - die Dysplasie zunimmt (mittelgradig).
- Mutation oder Verlust des Tumorsuppressorgens DCC (Zelladhäsionsproteindefekt) führt im weiteren Verlauf dazu, dass
  - die Adenome weiterwachsen (> 2 cm) und
  - die Dysplasie fortschreitet (hochgradig).
- Mutation oder Verlust des Tumorsuppressorgens p53 führt letztlich zur malignen Entartung (Ca).

Klinik

- Oft lange asymptomatisch.
- Zuverlässige Frühsymptome fehlen.
- Klin. Hinweise:
  - Blut im Stuhl (sichtbar oder okkult; je heller das Blut, desto distaler ist das Karzinom lokalisiert).
  - Ggf. Anämiesymptome.
  - Veränderungen beim Stuhlgang (Frequenz, Konsistenz).
  - B-Symptomatik mit Fieber, Leistungsminderung und Gewichtsverlust.
  - Evtl. zunehmende Kreuzschmerzen.
  - TU im li Kolon sind i. d. R. schneller symptomatisch (früher Obstruktionserscheinungen) als weiter oral gelegene Ca.

Diagnostik

Anamnese und körperl. Untersuchung:

- Erste diagnostische Maßnahme bei verändertem Stuhlverhalten, Blut im Stuhl oder ungewolltem Gewichtsverlust: digital-rektale Untersuchung.
- 30–50 % aller Rektum-Ca können so getastet werden.

Labordiagnostik:

- Bestimmung TU-Marker CEA nach Diagnosesicherung und zum Verlauf
- Nicht als Screeningverfahren geeignet

Apparative Diagnostik:

- Komplette Koloskopie (mit Biopsieentnahme)
- Alternativ (wenn Koloskopie nicht oder nur teilweise möglich, z. B. wegen Stenose): CT-Kolonografie (virtuelle Koloskopie, keine Diagnosesicherung mittels Biopsie möglich)
- Staging: Metastasensuche über:
  - Abdomen-Sono (Lebermetastasen)
  - Rö-Thorax in 2 Ebenen (Lungenmetastasen)
  - Bei unklarem Befund CT von Thorax bzw. Abdomen und Becken
  - Bei Rektum-Ca zusätzlich:
    - MRT zur Erfassung der lokalen TU-Ausbreitung (T-Stadium und Messung des Abstands zur mesorektalen Faszie) und des LK-Status
    - Starre Rektoskopie zur Bestimmung des genauen Abstands der TU-Unterkante zum Anokutanlinie: entscheidend für die Ther.-Auswahl
    - Rektale Endosonografie (bei lokal begrenztem TU) zur prätherapeutischen Einschätzung der Tiefeninfiltration des TU (T-Status)

Genetische Testung: bei V. a. genetische Ursache (wie z. B. FAP, HNPCC): Testung von Pat. und bei Nachweis eines Sy. auch von Familienangehörigen, um sie einem intensivierten Screeningprogramm zuzuführen.

Pathologie

- Zur Diagnose eines Ca ist der Nachweis einer Invasion der TU-Zellen über die Basalmembran hinaus notwendig.
- Wenn Biopsie nicht tief genug, häufig lediglich die Diagnose einer „hochgradigen intraepitheliale Dysplasie".
- Low-grade-Adeno-Ca im Stadium G1 oder G2:
  - Gut bis mäßig differenziert gegenüber Normalgewebe. Histologisch atypische Drüsenformationen (tubulär, papillär oder kribriform). Infiltration der Submukosa erkennbar.
  - Ggf. Schleimproduktion nachweisbar.
- High-grade-Adeno-Ca im Stadium G3 oder G4 (schlecht differenziert bzw. undifferenziert):
  - Anaplastische (undifferenzierte) Adeno-Ca.
  - Muzinöse Adeno-Ca (massive Schleimproduktion, sog. Gallert-Ca).
  - Siegelringzell-Ca (mit intrazellulärer Schleimanhäufung).
- Restliche 5 % der KRK:
  - Adenosquamöse Ca (Mischform zwischen Adenom und Plattenepithel-Ca) und Plattenepithel-Ca (selten).
  - Kleinzellige Ca (Rarität).
  - Medulläre Ca (bei HNPCC).
  - Maligne Karzinoide.
  - Leiomyosarkome.
  - Maligne Melanome.
  - Intestinale Kaposi-Sarkome (bei AIDS).
- Bei V. a. HNPCC: immunhistochemische und molekularpathologische Untersuchung des TU-Gewebes.

Stadieneinteilung Nach dem Staging sind die Tumoren nach TNM- (▶ Tab. 12.9) und UICC-Stadium (▶ Tab. 12.10, ▶ Tab. 12.11) definierbar.

Therapie

- Stadienabhängig (▶ Tab. 12.12, ▶ Tab. 12.13, ▶ Abb. 12.10).
- Kolon-Ca ohne Fernmetastasen sind postop., Kolon-Ca mit Metastasen und alle Rektum-Ca sind prätherapeutisch in einer TU-Konferenz vorzustellen.

Nachsorge ▶ Tab. 12.14.

Prognose Die Prognose des Darmkrebses ist im mittleren Bereich aller Krebs-Erkr. zu finden. Die relative 5-JÜR für KRK liegt bei 63 % für Frauen und bei 62 % für Männer.

12

Tab. 12.9 TNM-Klassifikation des KRK

TNM	Ausdehnung
Tx	Primärtumor kann nicht beurteilt werden
T0	Kein Anhalt für Primärtumor
Tis	Carcinoma in situ
T1	Infiltration der Submukosa
T2	Infiltration der Muscularis propria
T3	Infiltration der Subserosa (intraperitoneale Anteile), Infiltration des perikolischen, perirektalen Fettgewebes (sekundär retroperitoneale Anteile)
T4	Perforation des viszeralen Peritoneums (T4a) oder Infiltration anderer Organe/Strukturen (T4b)
Nx	Regionäre LK können nicht beurteilt werden
N0	Keine regionären LK-Metastasen
N1	1–3 regionäre LK
N2a	4–6 regionäre LK
N2b	≥ 7 regionäre LK
M0	Keine Fernmetastasen
M1a	Fernmetastasen: Fernmetastasen in 1 Organ (kein Peritoneum)
M1b	Fernmetastasen: Fernmetastasen in 2 oder mehr Organen (kein Peritoneum)
M1c	Peritonealbefall mit oder ohne Fernmetastasen in anderen Organen

Tab. 12.10 UICC-Klassifikation Kolonkarzinom

Stadium	Primärtumor	Lymphknoten	Fernmetastasen
0	Tis	No	M0
I	T1, T2	N0	M0
IIA	T3	N0	M0
IIB	T4a	N0	M0
IIC	T4b	N0	M0
IIIA	T1, T2	N1	M0
	T1	N2a	M0
IIIB	T3, T4	N1	M0
	T2, T3	N2a	M0
	T1, T2	N2b	M0
IIIC	T4a	N2a	M0
	T3, T4a	N2b	M0
	T4b	N1, N2	M0
IVA	Jedes T	Jedes N	M1a
IVB	Jedes T	Jedes N	M1b
IVC	Jedes T	Jedes N	M1c

Tab. 12.11 UICC-Klassifikation Rektum-Ca

Stadium	Primärtumor	Lymphknoten	Fernmetastasen
0	Tis	N0	M0
I	T1, T2	N0	M0
IIA	T3a (< 1 mm)	N0	M0
	T3b (1–5 mm)		
	T3c (5–15 mm)		
	T3d (> 15 mm)		
IIB	T4a	N0	M0
IIC	T4b	N0	M0
IIIA	T1, T2	N1	M0
IIIB	T3, T4	N1	M0
IIIC	Jedes T	N2	M0
IV	Jedes T	Jedes N	M1

Tab. 12.12 Stadiengerechte Therapie des Kolon-Ca

TNM	Leitliniengerechte Ther.-Empfehlung
Tis bis T1	• Endoskopische Resektion • Weiteres Vorgehen abhängig von Histopathologie – Low-Risk-Situation (pT1, G1, G2, L0) und – Komplette Resektion (R0): keine Nachresektion – Inkomplette Resektion: komplette endoskopische/lokale chirurgische Nachresektion – High-Risk-Situation: radikale chirurgische Resektion • Keine adjuvante CTx
T2, N0, M0	• Radikale chirurgische Resektion • Keine adjuvante CTx
Bis T4, N0, M0	• Radikale chirurgische Resektion • Adjuvante CTx individuell erwägen
Jedes T, N1, M0	• Radikale chirurgische Resektion • Adjuvante CTx
Jedes T, jedes N, M1	• Individuelles Konzept aus CTx, Resektion von Metastasen und Primarius • Bei limitierter Peritonealkarzinose kann in ausgewählten Fällen in Abhängigkeit vom PCI (▶ Abb. 12.10) die Ind. zur Peritonektomie und hyperthermen intraoperitonealen Chemoperfusion (HIPEC) bestehen

Tab. 12.13 Stadiengerechte Therapie des Rektum-Ca

TNM	Leitliniengerechte Ther.-Empfehlung
Tis bis T1	• Low-Risk-Situation und Karzinom < 3 cm: lokale Exzision, bevorzugt transanale endoskopische Vollwandresektion • High-Risk-Situation: Rektumresektion/-exstirpation
T2, N0, M0	• Rektumresektion/-exstirpation

Tab. 12.13 Stadiengerechte Therapie des Rektum-Ca *(Forts.)*

TNM	Leitliniengerechte Ther.-Empfehlung
Bis T4, N0, M0 Jedes T, N1, M0	• TU im mittleren und unteren Drittel – Rektumresektion/-exstirpation – I. d. R. neoadjuvante RCT oder Radio-Ther. • TU im oberen Drittel – I. d. R. Rektumresektion – Adjuvante CTx – Bei hohem Risiko für inkomplette Resektion: neoadjuvante RCT oder Radio-Ther. und Rektumresektion
Jedes T, jedes N, M1	Individuelles Vorgehen je nach Befund

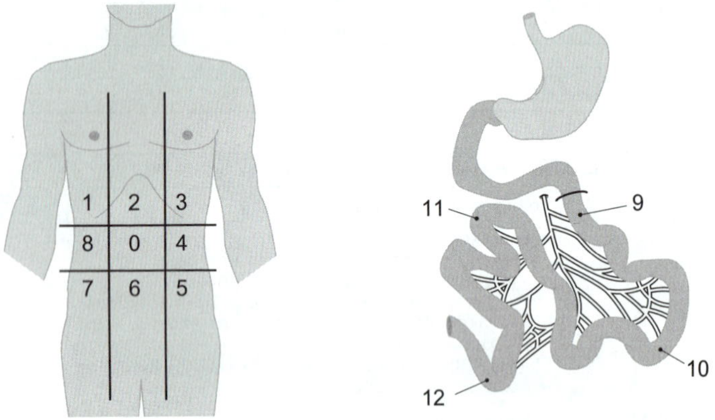

Regionen	Größe der Läsion	Läsion-Größen-Score
0 Central	——	LS0 Kein Tumor
1 Rechts oben	——	LS1 Tumor bis zu 0,5 cm
2 Epigastrium	——	LS2 Tumor bis zu 5 cm
3 Links oben	——	LS3 Tumor > 5 cm oder konfluierend
4 Links seitlich	——	
5 Links unten	——	
6 Pelvis	——	
7 Rechts unten	——	
8 Rechts seitlich	——	
9 Oberes Jejunum	——	**PCI** ☐
10 Unteres Jejunum	——	
11 Oberes Ileum	——	
12 Unteres Ileum	——	

Abb. 12.10 PCI-Score [F1061-001]

Tab. 12.14 Nachsorge des nicht-metastasierten KRK

Maßnahmen		Nach 3 Mon.	Nach 6 Mon.	Nach 1 J.	Nach 18 Mon.	Nach 2 J.	Nach 3, 4 und 5 J.
Kolon- und Rektum-Ca	Anamnese, körperl. Untersuchung, CEA, Sono Abdomen		X	X	X	X	X
	Koloskopie		Innerhalb von 6–12 Mon. postop., danach alle 5 J.				
Nur Rektum-Ca	CT	X					
	Ggf. Sigmoideoskopie		X	X	X	X	
	Rö Thorax			X		X	X

12.9.6 Morbus Hirschsprung

Definition Der Morbus Hirschsprung (Megacolon congenitum) ist eine angeborene Aganglionose des Kolons, die insbes. rektosigmoidal auftritt. Im betroffenen Darmabschnitt kommt es zu einer funktionellen Stenose mit Dilatation der vorgeschalteten Darmabschnitte.

Ätiologie

- Ätiologie: multifaktoriell (unklar)
- Genetik: multigenetische Vererbung
  - Hauptgenort: RET-Protoonkogen (Chromosom 10q11.2)
  - Phänotypische Ausprägung: sehr variabel
- Assoziation mit syndromalen Erkr.: u. a.
  - Trisomie 21 (0,6–3 %)
  - Multiple endokrine Neoplasie (insbes. MEN 2: 2,5–5 %)
  - Waardenburg-Sy.
  - Undine-Sy. (20 %)
  - Smith-Lemli-Opitz-Sy.

Klinik

- Neugeborenenperiode
  - Verzögerter Mekoniumabgang (> 24–48 h nach Geburt)
  - Distale Darmobstruktion: abdominelle Distension, Erbrechen, Symptome eines Ileus
  - Begleitende Enterokolitis bzw. toxisches Megakolon
- Jenseits der Neugeborenenperiode
  - Schwere chron. Obstipation im Kindesalter
  - Überlaufkopresis
  - Symptome eines (Sub)Ileus bzw. tox. Megakolons
  - Gedeihstörung
  - Harnunregelmäßigkeiten

Diagnostik

Anamnese/Untersuchung:

- Stuhl- bzw. Obstipationsanamnese
- Hinweise auf weitere Fehlbildungen oder syndromale Erkr.

- Digital-rektale Untersuchung
  - Regelrechte Anlage des Anus
  - Ampulle leer und eng
  - „Explosionsartige" Entleerung von Stuhl und Luft nach rektaler Manipulation
- Familienanamnese

Apparative Diagnostik:
- Rö-Kontrasteinlauf
  - Kalibersprünge zwischen gesunden und betroffenen Darmabschnitten
  - Oral der Stenose: aufgeweitete, luft- und stuhlgefüllte Darmschlingen
  - Ggf. hypoganglionäre Transitionszone: trichterförmige Übergangszone zwischen normalem und aganglionären Abschnitt
  - Aganglionose: funktionelle Stenose
- Rö Abdomen: ggf. Darstellung luft- und stuhlgefüllter Darmschlingen prox. der Stenose
- Anorektale Manometrie
  - Ind.: therapierefraktäre Obstipation jenseits der Neugeborenenperiode
  - Prinzip: Messung des anorektalen Ruhedruckprofils
  - Path.: fehlender rektoanaler Inhibitionsreflex
    - Falsch pos. Befunde ≤ 62 %
    - Falsch neg. Befunde ≤ 24 %

Histopathologische Untersuchung:
- Stufenbiopsien inkl. Submukosa 2, 3 und 6 cm oral der Linea dentata
- Zeitpunkt: ≥ 6.–8. Lebenswoche
- Typische Befunde
  - Histopathologisch
    - Vollständig fehlende Ganglienzellen im Plexus myentericus und Plexus submucosus
    - Hyperplasie cholinerger Nervenfasern in der Submukosa
  - Enzymhistochemisch: Erhöhung der Acetylcholinesterase
  - Immunhistochemisch
    - Darstellung hyperplasierter cholinerger Nervenfasern
    - Fehlender Nachweis der Ganglienzellen

Molekulargenetische Diagnostik:
- Ind.
  - Langstreckige Aganglionose
  - Assoziation mit syndromaler Erkr
  - Familiäre Häufung
- Durchführung
  - RET-Mutationsanalyse
  - Ggf. weitere genetische Diagn.

Therapie

Sofortmaßnahmen:
- „Bowel Management": Entlastung mittels Darmrohr, ggf. rektale Spülungen
- Bei Enterokolitis: Antibiotika- und Infusions-Ther.
- Ggf. bei Ileus/Darmperforation: Anlage eines Anus praeter

Chirurgische Ther.:
- Ind.: bioptisch gesicherter Morbus Hirschsprung
- Ziel: vollständige Resektion des aganglionären Segments

Prognose

- Prognose: i. d. R. gut bei frühzeitiger Ther.
- Spätkomplikationen nach op. Versorgung
  - Stuhlinkontinenz (12 %)
  - Obstipation (10 %)
  - Rezid. Enterokolitis (≤ 16 %)
  - Harninkontinenz (ca. 6 %)
  - Sexuelle Dysfunktion (10 %)

12.9.7 Prinzipien der kolorektalen Chirurgie

Resezierende Verfahren

- Grundlegendes Prinzip der onkologischen Chirurgie: radikuläre Unterbindung der venösen und art. Stammgefäße als Bestandteil der in der Tumorchirurgie geforderten LAD mit radikaler Entfernung des zugehörigen Mesokolons/Mesorektums.
- **Hemikolektomie re** (▶ Abb. 12.11)**:** Resektion von Zökum, Colon ascenden und re Flexur unter Mitnahme von einigen Zentimetern terminalen Ileums; radikuläre Ligatur der A. ileocolica, der A. colica dextra (falls vorhanden) und des re-seitigen Asts der A. colica media. Systematische LAD durch Mitnahme des den Gefäßen zugehörigen Mesenteriums (Complete mesocolic excision, CME). End-zu-End-, Seit-zu-End-oder Seit-zu-Seit-Ileotransversostomie.
- **Erweiterte Hemikolektomie re** (▶ Abb. 12.11)**:** wie Hemikolektomie re unter Mitnahme des Colon transversum. Radikuläre Ligatur der A. colica media. End-zu-End-, Seit-zu-End- oder Seit-zu-Seit Ileotransversostomie (li Flexur).
- **Transversumresektion:** Resektion des Colon transversum inkl. beider Flexuren. Radikuläre Unterbindung der A. colica media. End-zu-End- oder Seit-zu-Seit-Ascendo-Descendostomie.
- **Hemikolektomie li** (▶ Abb. 12.11)**:** Resektion der li Hälfte von Colon transversum, li Flexur, Colon descendens und Sigma. Radikuläre Ligatur der AMI und des li Asts der A. colica media mit entsprechender LAD. End-zu-End-Transverso-Rektostomie.
- **Sigmaresektion** (▶ Abb. 12.11)**:** Resektion des Colon sigmoideum. Ligatur der AMI.
- **Anteriore Rektumresektion** (▶ Abb. 12.11)**:** Resektion von Colon sigmoideum und Rektum. Als tiefe anteriore Resektion (TAR) bis dicht an den Analkanal unter Erhaltung der puborektalen Schlinge. Unterbindung von AMI. und VMI vor (High Tie) oder direkt hinter (Low Tie) dem Abgang der A. colica sinistra. Systematische LAD. Rekonstruktion als Stapler- oder Handanastomose. Nach TAR ist die Anlage eines protektiven Loop-Ileostomas indiziert.
- **Totale/partielle mesorektale Exzision (TME/PME):** Bei einer TAR wird das Mesorektum komplett entfernt, um eine weitgehende Schonung autonomer Nervenplexus und die En-bloc-Entfernung der Lymphabflusswege zu gewährleisten. Bei höher liegenden Rektum-Ca kann eine PME ausreichend sein. Durch korrekte Anwendung der TME-Prinzipien ist eine Senkung der Lokalrezidivrate von früher 30–40 % auch ohne neoadjuvante RCT auf < 10 % möglich.
- **Abdomino-perineale Rektumexstirpation:** Resektion von Anus, Schließmuskel, Rektum und Colon sigmoideum. Radikuläre Ligatur der AMI, zentrale Ligatur der VMI. Systematische LAD. Anlage eines endständigen Sigmoideostomas. Direkter Verschluss oder plastische Deckung des perinealen Defekts.

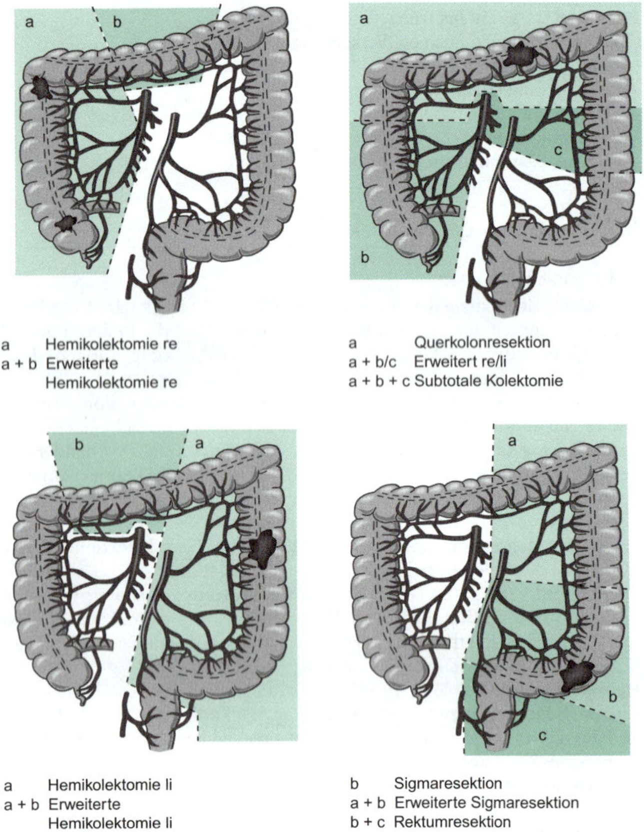

Abb. 12.11 Resektionsverfahren am Dickdarm [L190]

- **Subtotale Kolektomie** (▶ Abb. 12.11)**:** Resektion von Colon ascendens, transversum und descendens. Ileosigmoideostomie bzw. bei Mitnahme des Sigmas Ileorektostomie. Gelegentlich in der TU-Chirurgie erforderlich (z. B. bei Doppel-Ca).
- **(Restaurative) Proktokolektomie:** Resektion des gesamten Kolons und Rektums bis zur Linea dentata. Rekonstruktion mit ileoanalem Pouch oder terminalem Ileostoma als definitive Lösung bei FAP und Colitis ulcerosa mit drohendem oder nachgewiesenem Ca.
- **Minimal-invasive Kolonresektionen:** Koloneingriffe können mit vergleichbaren onkologischen Ergebnissen minimal-invasiv (laparoskopisch oder robotisch) durchgeführt werden.
- **Diskontinuitätsresektion nach Hartmann:** Resektion des betroffenen Darmabschnitts. Anlage eines endständigen Kolostomas und Blindverschluss des

distalen Schenkels (▶ Abb. 12.12) oder Ausleiten desselben als Schleimfistel (Split-Stoma), z. B., wenn das distale verbleibende Restkolon sehr lang ist.

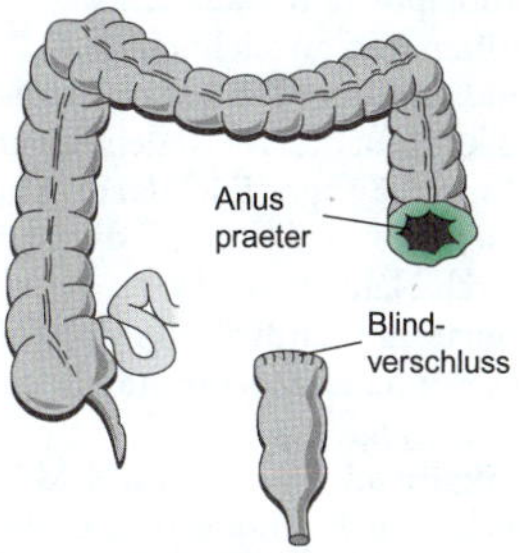

Abb. 12.12 Diskontinuitätsresektion nach Hartmann [L106]

Nicht-resezierende Verfahren

- **Palliative Umgehungsverfahren:** möglichst isoperistaltisch angelegte Seit-zu-Seit-Bypass-Anastomose zwischen prä- und poststenotischem Darmabschnitt, z. B. Ileotransversostomie bei nicht-resektablem Ascendenstumor (▶ Abb. 12.13).
- **Kolotomie:** z. B. zur Polypabtragung oder Fremdkörperentfernung. Antimesenteriale Eröffnung der Taenia libera, Entfernung des Polypen/Fremdkörpers und Verschluss der Kolotomie.

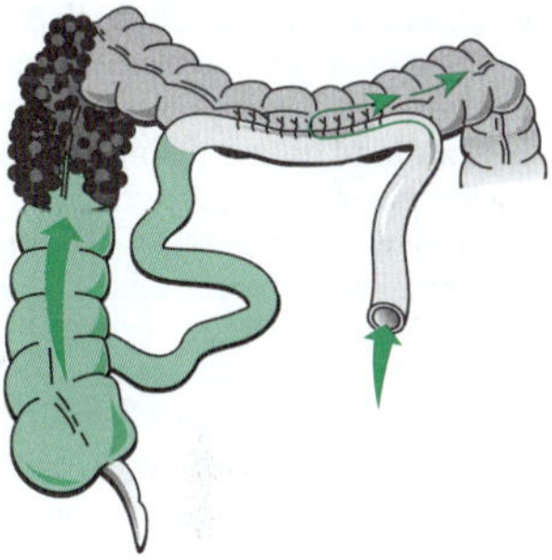

Abb. 12.13 Seit-zu-Seit-Ileotransversostomie (Hemikolektomie re) [L106]

Anus praeter (AP)

Vorgehen und Formen Dient der zeitweiligen oder ständigen Stuhlableitung (Formen ▶ Abb. 12.14).

- Präop. auf günstige Platzierung achten (Hautfalten, Gürtel), um postop. Versorgungsproblemen vorzubeugen.

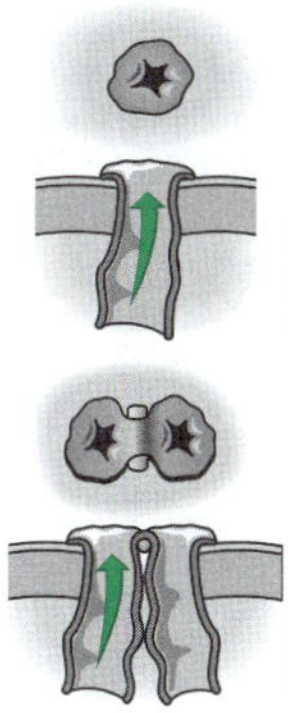

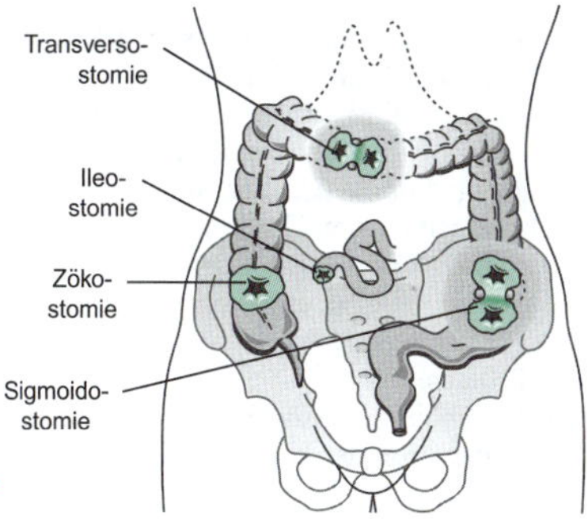

Abb. 12.14 Formen des Anus praeter [L106]

- Stomaposition daher am wachen Pat. im Sitzen, Stehen und Liegen überprüfen und anzeichnen.
- **Endständiger Dickdarm-Anus-praeter:** einnähen im Hautniveau durch Einzelknopfnähte. Meist definitiver AP, aber auch als temporäre Anlage möglich.
- **Doppelläufiger Dickdarm-Anus-praeter:** spannungsfrei transkutan ausgeleitete Darmschlinge, die gegen Ende der OP eröffnet und im Hautniveau durch Nähte fixiert wird.
- **Ileostoma (endständig/doppelläufig):** wird wegen des aggressiven Dünndarminhalts stets prominent durch 2–4 cm langen Überstand über Hautniveau angelegt.
- **Zökalfistel:** Das Zökum wird im Hautniveau eingenäht. Heute weitgehend verlassene Methode, die nur der Druckentlastung dient (keine vollständige Kotableitung). Vorteil: kann sich nach Beseitigung des distalen Passagehindernisses spontan verschließen.

Indikationen

- **Protektiver Anus praeter:** als doppelläufiger Anus praeter zum Schutz einer gefährdeten Anastomose nach Sigma- oder Rektumresektion oder zur Ruhigstellung des nachfolgenden Darms bei Entzündungen.
- **Entlastungs-Anus-praeter:** doppelläufige vorübergehende Stuhlableitung im Ileuszustand bis zur definitiven Versorgung, z. B. bei stenosierendem Rektum-Ca vor einer neoadjuvanten Ther.
- **Palliativer Anus praeter:** definitive Stuhlableitung bei fortgeschrittenem inoperablem Tumorleiden. Möglichst weit aboral anlegen, um übermäßige Flüssigkeitsverluste zu vermeiden.

Postoperative Komplikationen nach Dickdarmeingriffen

- Anastomoseninsuffizienz:
  - Tritt i. d. R. bis zum 7. postop. Tag auf.
  - **Ursache:** nicht abschließend geklärt. Sicher zu einer Anastomosen-Insuff. führt eine nicht spannungsfreie Anastomose, schlechte Durchblutung der Darmstümpfe oder fehlerhafte Nahttechnik Häufigkeit nach aboral zunehmend.
  - **Diagnose:** klin. Verdacht bei lokalem Druckschmerz, Fieber, Leukozytose, Atonie, zunehmender AZ-Verschlechterung. Bei klin. Verdacht Sicherung durch CT oder bei li-seitigen Anastomosen Endoskopie.
  - **Therapie:** häufig op. Revision erforderlich (Split-Stomata, doppelläufiges Deviationsstoma, Anastomosenauflösung oder -neuanlage). Nur bei stabiler Klinik, streng lokalisierter Peritonitis und ausreichender Drainage kons. Behandlungsversuch erwägen. Nach TAR mit protektiver Ileostomaanlage EndoVAC-Ther. möglich.
- Anus-praeter-Komplikationen:
  - Retraktion/Ausriss.
  - Stenosen bei zu enger Faszienlücke.
  - Parastomale Hernie.
  - Prolaps.
  - Durchblutungsstörung bei ausgedehnter Skelettierung.
  - Mazeration der Haut durch aggressiven Darminhalt, v. a. bei Ileostoma.
- Störung der Blasen- und Sexualfunktion
  - Bes. nach Rektumeingriffen auftretende Störungen.
  - Neurogene Blasenstörung durch Schädigung vegetativer Nervenfasern.
  - Nach Rektumeingriffen treten in 40–50 % Potenzstörungen auf:

– Relativ selten (ca. 15 %) ist ein vollständiger Erektionsverlust.
– Häufiger ist ein Ejakulationsverlust bzw. eine retrograde Ejakulation (Schädigungen von Nn. erigentes und Plexus hypogastricus).

- Blutung.
- Platzbauch.
- Wundheilungsstörung.

12.10 Proktologie

Lars Bönicke

12.10.1 Das Kontinenzorgan

Rektum und Anus als funktionelle Einheit gewährleisten die Stuhl- und Windkontinenz.

Muskelapparat

- **M. sphincter ani internus** (autonom innerviert, Feinkontinenz durch Dauertonus, Durchtrennung untere ⅓ ohne signifikante Beeinträchtigung der Kontinenz möglich),
- **M. sphincter ani externus** (willkürlich, Grobabdichtung), unterteilt in unteren subkutanen Anteil, mittleren superfizialen und hohen profunden Anteil, der mit dem
- **M. puborectalis** eine Einheit bildet (Erhaltung des anorektalen Winkels bei voller Ampulla recti).

Haut-Schleimhaut-Grenzen

- **Anokutane Linie** (von außen sichtbare Begrenzung des unbehaarten Analkanals; unverhorntes Plattenepithel)
- **Linea dentata** (Krypten mit Ausführungsgängen der Proktodealdrüsen, Übergang Analkanalhaut in Analschleimhaut; Übergangsepithel)
- **Linea anorectalis** (Übergang in Rektumschleimhaut, einschichtiges Zylinderepithel)

Sensibilität

- **Analkanal und äußere Analhaut** (Feinkontinenz, hochgradige Sensibilität, z. B. starke Schmerzen bei Perianalvenenthrombose und Analfissur).
- **Übergangsschleimhaut** oberhalb Linea dentata (sensorische Kontinenz, reduziert sensibel, z. B. schmerzarme Hämorrhoidensklerosierung möglich).
- **Rektumschleimhaut** (nicht sensibel, z. B. PE ohne Anästhesie möglich). Allerdings sind Dehnungsrezeptoren im Rektum vorhanden (vermitteln den Defäkationsreiz!).

Corpus cavernosum recti

Plexus haemorrhoidalis, Schwellkörper oberhalb der Linea dentata.

12.10.2 Erkrankungen der Analregion

Hämorrhoiden

Definition Erweiterung und Prolaps des arteriovenösen Plexus haemorrhoidalis sup. oberhalb der Linea dentata (▶ Tab. 12.15).

Tab. 12.15 Hämorrhoiden

Stadien	Befund	Klinik	KO
I	Knoten oberhalb Linea dentata (nicht tastbar)	Blutung, Pruritus, Brennen Eher keine Schmerzen	Massive Blutung
II	Beginnende Fibrose, beim Pressen Knoten unterhalb L. dentata, spontane Reposition	Blutung, Pruritus, Brennen, Nässen Eher keine Schmerzen	Thrombose (schmerzhaft)
III	Prolaps nach Defäkation, manuelle Reposition möglich	Prolapsgefühl, Pruritus, schleimige Sekretion, Blutung Eher keine Schmerzen	Thrombose, Inkarzeration (schmerzhaft)
IV	Wie III, jedoch Reposition unmöglich, evtl. Übergang zum Analprolaps	Prolapsgefühl, Pruritus, schleimige Sekretion, Blutung Eher keine Schmerzen	Thrombose, Inkarzeration (schmerzhaft)

Ätiologie Vor allem chron. Obstipation mit verlängertem Pressen bei der Defäkation, konstitutionell, fraglich bei Schwangeren im letzten Trimenon vermehrt. Cushion-Theorie: Dislokation des physiol. intraanalen arteriovenösen Plexus, der kissenartig für die Feinkontinenz sorgt, unter den o. g. pathophysiol. Faktoren nach distal oder sogar vor die Analöffnung (Hämorrhoiden Grad III/IV) infolge der Degeneration fibroelastischer Fasern, bildet hierdurch die path. Hämorrhoiden.

Lokalisation 3 Hauptkolumnen bei 3, 7, und 11 Uhr in Steinschnittlage, Satellitenknoten (Hämorrhoiden zwischen den 3 Hauptlokalisationen) möglich.

Diagnose Anamnese (helles Blut **auf** dem Stuhl, keine Schmerzen), Inspektion (Pat. pressen lassen), Palpation (Hämorrhoiden sind **nicht** tastbar, Sphinktertonus?), Proktoskopie. Bei Thrombose nur Inspektion (Schmerzen). Bei Blutung immer Ausschluss eines Ca (Kolo-/Rektoskopie).

Differenzialdiagnose Anal- oder Rektum-Ca, Rektumpolyp, Analfibrom, Analfissur, Perianalvenenthrombose, Analabszess und Fistel.

Therapie ▶ Abb. 12.15.

- **Stadium I:** kons. mit Stuhlregulierung (z. B. indischer Flohsamenschalen 1 × 1 TL), Gewichtsreduktion, steroidfreie Zäpfchen oder Salben (z. B. Faktu®), gründliche Analhygiene.
- **Stadium II–III:** Sklerosierung durch Unterspritzung (z. B. Aethoxysklerol®), besser Gummibandligatur (Baron-Ligatur). **Cave:** Nachblutung und Schmerzen bei zu tiefem Sitz des Gummirings, Macumar KI.
- **Stadium III–IV:** Im Allgemeinen OP-Indikation. Hämorrhoidektomie nach Milligan-Morgan oder nach Parks. Bei Stadium III und zirkulärem Prolaps

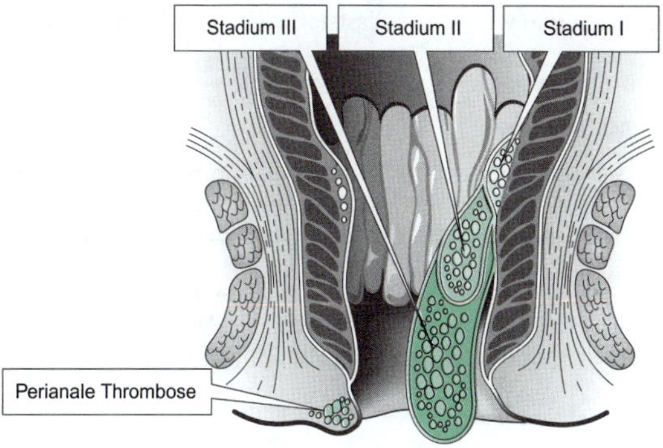

Abb. 12.15 Hämorrhoiden und perianale Thrombose [L106]

alternativ Entfernung der Hämorrhoiden mit einem 31-mm-Rundstapler (OP nach Longo) hinsichtlich der Reduzierung postop. Schmerzen vorteilhaft im Vergleich zu konventionellen OP-Verfahren. Langzeituntersuchungen zur Longo-OP weisen eine höhere Rezidivrate im Vergleich zu den klassischen Verfahren aus.
- Bei thrombosierten oder inkarzerierten Hämorrhoiden aufgrund von erhöhter Gefahr einer postop. Analstenose zunächst kons. Vorgehen mit Kühlen und Analgesie, erneute Beurteilung nach Abklingen.

OP-Prinzipien
- Hautinzision an Anokutanlinie, submuköse Präparation, Umstechung des zuführenden Gefäßes und Exzision des Knotens.
- Bei OP nach Milligan-Morgan Resektion der Schleimhaut über den Kolumnen und offene Wundbehandlung. Unbedingt intakte Analschleimhautbrücken zwischen den Kolumnen belassen! Bei OP nach Parks lediglich fakultative Resektion überschüssiger Schleimhautbrücken und fortlaufende Naht der Schleimhaut; distalen Hautschnitt offen lassen.
- Bei starker Blutung sofortige Hämorrhoidalarterienligatur (HAL), bei der die Arterien, die kurz oberhalb der blutenden Hämorrhoidenknoten liegen und diese versorgen, transanal umstochen werden. Auf eine Doppler-Sonografie zur genaueren Lokalisation der Arterie kann verzichtet werden. Bei nicht stillbarer Blutung ggf. Hämorrhoidektomie.
- Bei ausgeprägten Hämorrhoiden (evtl. Satellitenknoten) ggf. in 2 Sitzungen vorgehen (bei Schleimhautnekrose droht Schmierinkontinenz).

Komplikationen **Nachblutung** (Kontrolle), Harnverhalt, **Inkontinenz** (meist passager, bei zu aggressiver OP permanente Inkontinenz möglich), selten **Stenose** des Analkanals. Sepsis-Sy., extreme KO wie Rektumzerreißung mit Scheiden- bzw. Prostataverletzung sind sehr seltene Komplikationen (< 0,1 %).

Nachbehandlung Konsequente Schmerzther., Salbenbehandlung, Lokalanästhetika (z.B. Posterisan akut®), ggf. topisch Kalziumantagonisten (Diltiazemsalbe 2 %), Duschen nach jedem Stuhlgang, Stuhlregulierung (z. B. Flohsamenschalen 1–3 EL/d).

Diät (ballaststoffreiche Kost, Leinsamen), Nahrungskarenz nicht notwendig. Ggf. Gewichtsreduktion und weiterhin ballaststoffreiche Ernährung anregen.

Perianalvenenthrombose und Marisken

Perianalvenenthrombose

Definition Akut auftretendes, meist Schmerzen verursachendes Blutgerinnsel im Bereich der subkutan verlaufenden Venen des Plexus haemorrhoidalis caudalis am Analrand oder im Analkanal (häufig mit Hämorrhoiden verwechselt! ▶ Abb. 12.15).

Klinik Schmerzhafter prallelastischer bläulich-livider Knoten im Bereich der Linea anocutanea oder im distalen Analkanal. Plötzliches Auftreten, im akuten Stadium heftige Schmerzen, mäßige Blutung beim Stuhlgang.

Diagnostik Inspektion, Palpation.

Differenzialdiagnose Hämorrhoiden. Analfissur mit Vorpostenfalte, Abszess.

Therapie Heilt immer spontan ab. Daher abhängig vom Leidensdruck des Pat. und vom Zeitpunkt der Konsultation. In den meisten Fällen kons., kühlen, analgesierende, abschwellende Salben (z. B. Posterisan akut®). Bei starkem Leidensdruck wenige Tage nach Auftreten Stichinzision mit Bergung oder Exzision des Thrombus in Lokalanästhesie (z. B. Xylocain®).

Marisken

Definition Schlaffe Hautfalten am Anus, meist ohne Krankheitswert. I. d. R. nach Perianalthrombose entstanden.

Klinik Häufig symptomlos, Pruritus, Analekzeme, evtl. Probleme bei der Analhygiene.

Diagnostik Inspektion, Palpation.

Therapie Keine. Nur bei Symptomatik Abtragung.

Analfissur

Definition Schmerzhafter Längsriss der distalen Analkanalhaut zwischen Linea anocutanea und Linea dentata fast immer bei 6 Uhr, seltener bei 12 Uhr in Steinschnittlage.

Ätiologie Erhöhter Sphinktertonus d. Obstipation, zunächst akute Fissur, dann Chronifizierung durch schmerzbedingten Sphinkterspasmus. Im chron. Stadium häufig distale Hautverdickung, die von außen sichtbar ist (Vorpostenfalte). Ausbildung einer Fistel.

Klinik Schmerzen während und nach dem Stuhlgang, hellrote Blutung, Pruritus, Nässen, Stuhlentleerungsstörung als Folge des Defäkationsschmerzes.

Diagnostik Schmerzen und hellrotes Schmierblut ausschließlich am Toilettenpapier als wichtiger diagn. Hinweis. Inspektion des leicht gespreizten Anokutanrings (Vorpostenfalte?). Digitale Untersuchung: sehr schmerzhaft (Lokalanästhesie) und

Sphinkterkrampf. Wenn möglich, Proktoskopie. Bei Unklarheit Endosonografie oder Untersuchung in Narkose.

Differenzialdiagnose Analasbzess, Rhagaden (oberflächliche kleine Hautrisse mit Pruritus ani), Analfistel, Hämorrhoiden, Anal-Ca.

Therapie Die Spontanheilungsrate akuter Analfissuren gilt als hoch. Unter kons. Ther. heilen 60–90 % der akuten Analfissuren.

- **Akute Analfissuren:** kons. mit lokal analgesierenden abschwellenden Salben (z. B. Posterisan akut®, Faktu®), milde Laxanzien (z. B. Macrogol) zur Stuhlregulierung, lokale Applikation von Kalziumantagonisten (Diltiazem-Salbe 2 %)
- **Bei chron. Fissur, Rezidiven und primären Ther.-Versagern** lokale Applikation von Kalziumantagonisten (Diltiazem-Salbe 2 %) präferiert. Alternativ lokal applizierte Nitrate (Rectogesic®), ungünstiger wegen NW (Kopfschmerz). Botolinumtoxin geringfügig effizienter, aber teuer. Operativ durch Fissurektomie (Exzision der Fissur). Zweitlinientherapie lat. Sphinkterotomie: evtl. erhöhtes Risiko für permanente Sphinkterinsuffizienz.

12

Nachbehandlung Duschen nach jedem Stuhlgang, Stuhlregulierung mit mildem Laxans z. B. Macrogol 1–3 EL/d, Diät (ballaststoffreiche Kost, Leinsamen), Nahrungskarenz nicht notwendig.

Periproktitischer (anorektaler) Abszess

Definition Entzündung der Proktodealdrüsen bzw. Analgänge in Höhe der Linea dentata (▶ Abb. 12.16). Die Ausbreitung des Abszesses bestimmt den späteren Verlauf der häufig im Anschluss entstehenden perianalen Fistel. Gehäuftes Auftreten bei Morbus Crohn und Colitis ulcerosa.

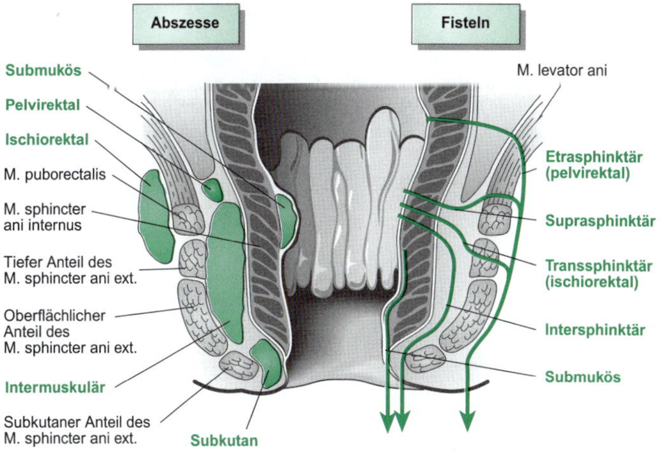

Abb. 12.16 Periproktitische Abszesse und Fisteln [L106]

Klinik Heftige periproktitische Schmerzen, fluktuierender, prallelastischer TU, Rötung, Fieber, Schüttelfrost. Kann extreme Ausmaße annehmen und den Anus umschließen **(Hufeisenabszess).**

Ausbreitungswege der periproktitischen Abszesse (nach Leitlinie):

- **Submukös** (dann häufig von einer Analfissur ausgehend).
- **Intersphinktär** (80 %, zwischen Mm. sphincter ani int. und ext., sog. perianaler Abszess).
- **Ischioanal** (15 %, durch den M. sphincter ani ext. hindurch in die Fossa ischiorectalis, ischiorektaler Abszess).
- **Supralevatorisch** (1 %, oberhalb der Pars profunda M. sphincter ani externi, d. h. über die puborektale Schlinge in die Fossa pelviorectalis, pararektaler Abszess).
- Abszess kann ischiorektal Grube der Gegenseite erreichen, dann Entwicklung eines Hufeisenabszesses.

12

Diagnose Inspektion, Palpation, Prokto-, Rektoskopie, ggf. Endosonografie oder MRT bei Rezidiv oder supralevatorischem Verlauf.

Therapie Immer OP-Ind.! Schnellstmöglich bei starken Schmerzen u./o. septischer Konstellation, bei geringen Beschwerden oder – falls schon perforiert – semielektiv.

- Bei äußerer Schwellung stets Entlastung in Spinalanästhesie oder Allgemeinnarkose: perianale ovaläre Inzision in Steinschnittlage über Punctum maximum unter Beachtung des M. sphincter ani externus. Wichtig: Breiten Abfluss schaffen! Stumpfe Erweiterung, komplette Drainage, kein Austamponieren. Anschließend mehrfach tägl. Spülung.
- Ggf. sehr vorsichtige intraop. Fistelsuche. Bei eindeutigem Nachweis nach Beurteilung von erfahrenem Operateur können oberflächliche Fisteln primär gespalten werden, bei hohen Fisteln ggf. Fadendrainage und elektive Fistel-OP.

Nachbehandlung Tägl. Spülung. Nach jedem Stuhlgang duschen, Stuhlregulierung (z. B. indischer Flohsamen 1 × 1 TL).

Analfistel

Ätiologie Ausgangspunkt: meist Proktodealdrüseninfektion (kryptoglandulär). Primäre Fisteln ohne Grunderkrankung,sekundäre Fisteln bei Morbus Crohn, Colitis ulcerosa, selten Tbc. Ein vorangegangener Abszess ist typisch, muss aber nicht gewesen sein.

Meist sind eine innere Fistelöffnung im Bereich einer Analkrypte und eine äußere Fistelöffnung im Bereich der perianalen Haut vorhanden. Die innere Fistelöffnung kann obliterieren (inkomplette äußere Fistel), die äußere nicht angelegt sein (inkomplette innere Fistel).

Klinik Analer Pruritus, trübe, evtl. putride Sekretion (Wäsche verschmutzt?). Selten Defäkationsbeschwerden, rezid. Abszedierungen.

Diagnose

- Inspektion der Analregion.
- Palpation (innere Fistelöffnung induriert tastbar?).
- Vorsichtige Sondierung (**cave:** Via falsa). Farbstoffinjektion (z. B. Methylenblau).
- Prokto-, Rektoskopie (Farbstoffaustritt an innerer Fistelöffnung?).
- Rektale Endosonografie oder MRT bei hohen Fisteln bzw. unklarem Verlauf.

Einteilung der Analfisteln nach Parks

- **Intersphinktär (I):** häufigste Form, zwischen M. sphincter ani int. und ext.
- **Transsphinktär (II):** durch den M. sphincter ani ext. unterhalb der puborektalen Schlinge.
- **Suprasphinktär (III):** selten. Ausbreitung bis über die puborektale Schlinge durch die Levatorplatte und nach kaudal zur Haut.
- **Extrasphinktär (IV):** sehr selten. Durchbruch durch die Levatorplatte, endgültiger Fistelgang Rektum--Haut. Ursache nicht kryptoglandulär.

> **!** Jede Behandlung einer Analfistel ist grundsätzlich mit dem Risiko einer Kontinenzminderung verbunden. Eine op. „Entdachung" mit Teildurchtrennung des Sphinkterapparats sollte nur bei Fisteln Typ I u. II, aber nicht Typ III u. IV erfolgen (Gefahr der Inkontinenz).

Differenzialdiagnose Analfissur, entzündliche Darmerkr., Analekzem.

Therapie In Steinschnittlage und Allgemeinanästhesie. Prinzip: Spaltung der gesamten Fistel unter Erhaltung der Kontinenz, sonst hohe Rezidivwahrscheinlichkeit.

- Inspektion der Analregion und vorsichtige Sondierung der äußeren Fistelöffnung (**cave:** Via falsa).
- Darstellung der inneren Fistelöffnung mit dem Analspreizer. Farbstofffüllung, Sondierung.
- Spaltung der intersphinktären und der niedrig transsphinktären Fisteln bei geringer Masse an durchtrenntem Sphinkter, ansonsten primäre Fadendrainage des Fistelgangs und sekundärer Fistelverschluss.
- Hohe transsphinktäre und suprasphinktäre Fisteln müssen i. d. R. **mehrzeitig** durch einen erfahrenen Spezialisten behandelt werden. Nach Leitlinien empfohlene Verfahren sind der plastische Fistelverschluss (Ausschneiden der Fistel unter Sphinkterschonung, Verschluss des inneren Fistelostiums durch einen Verschiebelappen aus Mukosa oder Rektumwand) oder die Durchtrennung des Sphinkters mit Kürettage des Fistelgewebes und Rekonstruktion des Sphinkters. Ein weiteres, neues minimal-invasives Verfahren ist die Ligatur des intersphinktären Fisteltrakts (LIFT).
- In Anbetracht möglicher postop. Sphinkterinsuffizienzen bei radikaler Behandlung von komplexen Fisteln werden zunehmend weniger invasive Verfahren erprobt. Für die Okklusion durch Biomaterialien (Fibrinkleber, Kollagen, autologe Stammzellen, Fistelplug) ist insgesamt eine deutlich geringere Heilungsrate zu konstatieren.

Komplikationen Inkontinenz, v. a. bei zu großzügiger Spaltung der Sphinktermuskulatur, Rezidivfistel.

> **!** Zurückhaltung bei Morbus Crohn und Colitis ulcerosa. Die Fisteln können hier bei Therapie der Grunderkrankung spontan ausheilen.

Nachbehandlung Wie nach Spaltung eines periproktitischen Abszesses. Wundtaschen bis zur vollständigen Abheilung offenhalten (spreizen).

Analkarzinom

Definition Relativ seltenes Malignom, 1–3 % aller Dickdarmtumoren. M : F = 1 : 1, Altersgipfel > 50 J. Meist Plattenepithel-Ca, selten Melanome, Basaliome, Lymphome, sehr selten Adeno-Ca von den Proktodealdrüsen ausgehend. Metastasen: lymphogen (früh) über iliakale und perirektale LK (in 15 % bei Erstdiagnose Befall der Leisten-LK), hämatogen (spät) in Lunge über V. cava und Leber über V. portae (▶ Tab. 12.16). HPV-Infektion und Rauchen sind gesicherte Risikofaktoren. Ein besonderes Risiko besteht für homosexuelle Männer und Frauen mit anamnestischem Zervix-Ca.

Tab. 12.16 Stadieneinteilung Analkarzinom TNM-Klassifikation (7. Aufl. 2010)

Tis	Carcinoma in situ
T1	TU ≤ 2 cm in größter Ausdehnung
T2	TU > 2 cm, aber nicht > 5 cm in größter Ausdehnung
T3	TU > 5 cm in größter Ausdehnung
T4	TU jeder Größe mit Infiltration benachbarter Organe (z. B. Vagina, Urethra oder Harnblase)
N0	Keine regionären LK.Metastasen
N1	Metastase(n) in perirektalen LK
N1a	Metastasen in inguinalen, mesorektalen LK u./o. LK der A. iliaca int.
N1b	Metastasen in LK der A. iliaca ext.
N1c	Metastasen in LK der A. iliaca ext. u. Metastasen in inguinalen, mesorektalen LK u./o. LK der A. iliaca int.
N2	Metastase(n) in inguinalen LK einer Seite und/oder in LK an der A. iliaca int. einer Seite
N3	Metastasen in perirektalen und inguinalen LK u./o. in LK an der A. iliaca bds. oder in bilateralen Leisten-LK
M0	Keine Fernmetastasen
M1	Fernmetastasen
Stadium 0	Tis, N0, M0
Stadium I	T1, N0, M0
Stadium IIa	T2, N0, M0
Stadium IIb	T3, N0, M0
Stadium IIIa	T1–T3, N1, M0T4, N0, M0
Stadium IIIb	T4, N1–N3, M0 Jedes T, N2–N3, M0
Stadium IV	Jedes T, jedes N, M1

Klinik Meist von außen sichtbarer TU, Blutung, Schmerzen, Fremdkörpergefühl, Pruritus, Stuhlunregelmäßigkeiten, Inkontinenz.

Diagnose
- Inspektion (blumenkohlartiger TU, Hautinduration oder -ulzeration?), inguinale Palpation.
- Digital-rektale Untersuchung (Ausdehnung, zirkulär stenosierend, weiche Konsistenz, blutend?).

- Proktorektoskopie (Größe, Beziehung zur Linea dentata) mit PE.
- Endosonografie, CT Thorax und Abdomen (Leber/Lungenmetastasen?), MR Becken (Ausdehnung, LK-Metastasen?).
- Bei unklaren analen Veränderungen immer ein Anal-Ca ausschließen.

Differenzialdiagnose Rektum-Ca, Hämorrhoiden, Perianalthrombose, Analfissur.

Therapie
„Multimodales stadiengerechtes Therapiekonzept".
Lokale Exzision des TU ist nur frühen TU-Stadien vorbehalten (Tis, T1N0). Ther. der Wahl: kombinierte RCT (5-JÜR ca. 75 %). Eine Rektumamputation ist nur noch ausnahmsweise bei Ther.-Versagen notwendig (Salvage-Ther.).

Analprolaps, Rektumprolaps

Definition ▶ Abb. 12.17, ▶ Tab. 12.17.
- **Analprolaps:** Ausstülpung der Analhaut bzw. Analschleimhaut, Sphinkterapparat meist intakt.
- **Rektumprolaps:** rezid. Vorfall aller Wandschichten des Rektums fakultativ mit Inkontinenz unterschiedlicher Ausprägung. Verminderter Sphinkter-Ruhetonus.

Abb. 12.17 Anal- (radiäre Falten, links) und Rektumprolaps (zirkuläre Falten, rechts) [L190]

Tab. 12.17 Analprolaps – Rektumprolaps

	Analprolaps	Rektumprolaps
Ätiologie	Meist Hämorrhoiden III. Grades, Sphinkterapparat meist intakt	Sphinkterapparat geschädigt, Beckenbodenschwäche v. a. bei älteren Frauen u. Multipara vorkommend
Klinik	Schmierinkontinenz, rezid. Blutungen, Reposition nicht immer möglich	Inkontinenz, Nässen, Blut- u. Schleimabgang, ödematöse Schleimhaut, Druckulzera, Reposition möglich
Diagnostik	**Radiäre** Schleimhautfältelung, Inspektion, pressen lassen, Vortreten der Analhaut	**Zirkuläre** Schleimhautfältelung, Inspektion, pressen lassen, Austritt von Rektumschleimhaut
DD	Rektumprolaps, Anal-Ca	Analprolaps, Anal-Ca

Therapie
- **Analprolaps:** Bei mobilem Prolaps OP nach Longo. Hämorrhoidektomie nach Milligan-Morgan oder Parks, bei Kindern evtl. Sklerotherapie.
- **Rektumprolaps:**
  - Akut **manuelle Reposition,** ggf. Ödem vorsichtig ausdrücken.

- **Operativ:** laparoskopische Rektopexie: Mobilisation des Rektums wie bei tiefer Rektumresektion (allerdings unter Erhalt der dorsalen Rektumgefäße); Fixation des Rektums ventral oder präsakral in einem hier verankerten Kunststoffnetz. Resektionsrektopexie: zusätzlich Sigma-/Rektumresektion zur Verbesserung einer Obstipation, aber höhere Komplikationsrate.
- **Bei hohem OP-Risiko** transanale Resektion der prolabierten Rektumschleimhaut mit Raffung der Muskulatur.

Acne inversa

Definition Multifaktorielle, chron., entzündliche Veränderungen der Terminalhaarfollikel mit Schmerzen, foetiden Absonderungen und Narbenbildung.

Klinik Vorkommen bes. in Axillar-, Inguinal- und Perianalregion (apokrine, schweißdrüsentragende Gebiete).

Diagnostik Kriterien gemäß Hidradenitis Suppurativa Foundation:
- Typische Hautveränderungen.
- Typische Lokalisation (s. o.).
- Rezidivierend chronischer Verlauf.

Klassifikation ▶ Tab. 12.18.

Tab. 12.18 Hurley-Klassifikation der Acne inversa

Stadium I	Solitäre oder multiple Läsionen/Abszesse ohne Vernarbungen oder Fistelbildung
Stadium II	Rezid. solitäre oder multiple isolierte Läsionen oder Abszesse mit Fistel-, Strang- und Narbenbildungen
Stadium III	Flächiger Befall mit multiplen narbigen Strängen, Fistelungen und Abszessen

Therapie Bisher wenig Evidenz zu den Ther.-Verfahren, die in kons., systemisch-kons. und op. eingeteilt werden. Daher handelt es sich im Folgenden eher um eine Empfehlung als einen durch Evidenz abgesicherten Standard (▶ Tab. 12.19). Geringste Rezidivrate nach radikaler Wundexzision mit anschließender sekundärer Wundheilung (< 10 %), Verfahren begrenzt durch Ausdehnung der Erkr.; wenig ernste Langzeitkomplikationen bei der Acne inversa.

Tab. 12.19 Therapie der Acne inversa

Stadium	Therapie	Details
Hurley I	Medikamentös	Antibiotika, bei Frauen antiandrogene Ther.
Hurley II	Medikamentös und operativ	Systemische Antibiotika, lokale Chirurgie
Hurley III	Präop. Antibiotikagabe plus radikale chirurgische Ther.	Evtl. Anti-TNF-α

13 Milz und lymphatisches System

David Varga-Szabó

13.1 Checkliste Anatomie

Milz

Liegt intraperitoneal li subdiaphragmal. 2–3 getrennte Milzsegmente, mit i. d. R. gelappten Rändern. Enge topografische Beziehungen durch das Lig. gastrolienale zu **Magenfundus** und **A. gastroepiploica sin.** und das Lig. splenorenale zu den **Milzgefäßen** und zum **Pankreasschwanz.** Das Lig. phrenicocolicum bildet die untere Begrenzung der „Milznische".

Variationen

- **Nebenmilz:** in 10–35 % überwiegend am Milzhilus und Pankreasschwanz
- **Polysplenie:** Organ in mehreren lobulär angelegten Teilen
- **Splenose:** über die gesamte Peritonealhöhle verstreute Milzknoten nach traumatischer Milzruptur oder Splenektomie
- **Milzagenesie:** häufig mit Symmetriefehlbildungen
- Bei **Beckenektopie** splenogonadale Fusion möglich

13

Blutversorgung

- **A. lienalis** aus dem Truncus coeliacus. In 80 % Aufteilung in 2 Endäste, zusätzlich häufig früh aus der A. lienalis abgehende obere und untere Polarterien.
- **V. lienalis** entsteht am Milzhilus aus mehreren Segmentvenen. Zuflüsse: Vv. gastricae breves **(cave: Splenomegalie bei portaler Hypertension),** V. gastroepiploica sin., zahlreiche Pankreasvenen, V. mesenterica inferior.

Funktionen

▶ Tab. 13.1.

Tab. 13.1 Milzfunktionen

Major-Funktionen	
Filtration	• Hämolyse u. Phagozytose von gealterten Erythrozyten • Phagozytose, z. B. von intraerythrozytären Parasiten (Malaria) • Remodeling von Zellmembranen
Immunologisch	• Processing von Antigenen • Homing von Lymphozyten • Lymphozytentransformation u. -proliferation • Antikörper- u. Lymphokineproduktion • Makrophagenaktivierung
Minor-Funktionen	
Reservoir	Von Thrombozyten, Granulozyten, Eisen
Hämatopoese	• Erythro-, Granulozyto-, Megakaryozytopoese (nicht primär) • Lymphozyten- u. Makrophagenproduktion

13.2 Milzerkrankungen

Milzverletzungen ▶ Kap. 4.5.9.

13.2.1 Leitsymptome und Differenzialdiagnosen

Splenomegalie

Ausdruck einer Allgemeinerkrankung mit sekundärer Beteiligung der Milz. Umschriebene Vergrößerung: bei Zysten oder Hämangiomen.

Differenzialdiagnose

- **Mäßige Splenomegalie:**
  - Infektionen: z. B. Mononukleose, Sepsis, Endokarditis, Tbc, Malaria, Hepatitis, HIV
  - Portale Stauung bei Pfortaderthrombose, Leberzirrhose, Thrombose der V. lienalis.
  - Akute Leukämie, Morbus Hodgkin, Non-Hodgkin-Lymphome.
  - Hämolytische Anämie, Kollagenosen, Sarkoidose, Hyperthyreose, Hämosiderose, Hämochromatose
- **Ausgeprägte Splenomegalie:** Polycythaemia vera, Osteomyelosklerose, v. a. CML, Non-Hodgkin-Lymphome; Kala-Azar (Leishmaniose); Speicherkrankheiten (z. B. Morbus Gaucher)

13

Schmerzen

Im li Oberbauch: Splenomegalie; Milzinfarkt; ein- oder zweizeitige Milzruptur (▶ Kap. 4.5.9); nach Trauma (▶ Kap. 4.5.9); Schock (Endotoxinschock).

13.2.2 Diagnostik bei unklarer Splenomegalie

- **Anamnese:** Auslandsaufenthalt (Hepatitis, Malaria usw.), chron. Entzündung (z. B. rheumatoide Arthritis, Osteomyelitis), Alkohol (Leberzirrhose), B-Symptomatik (Fieber, Nachtschweiß, Gewicht ↓, Leistungsknick → Malignom?).
- **Palpation:** Eine normal große Milz ist nicht palpabel.
- **Labor:** LDH, direkter Coombs-Test (Ausschluss Hämolyse); GOT, GPT, γ-GT, α-Amylase, Lipase (Leber, Pankreas); BB (Polyglobulie). Bei klin. Verdacht **dicker Tropfen** zur Malariadiagnostik.
- **Sono:** Bestimmung von Milzgröße (Normal: 4 × 7 × 11 cm), herdförmige Milzveränderungen (TU, Zysten, Infarkte, Hämatome).
- **CT mit KM:** Methode der Wahl, wenn keine eindeutige Diagnose durch Sono möglich oder zum Ausschluss aktiver Blutung, objektive Verlaufskontrolle nach Trauma.
- **MRT:** Wertigkeit wie CT. Bessere Darstellung bei Hämangiomen, AV-Fisteln, Aneurysmen.
- **Szinti:** ^{51}Cr-markierte hitzegeschädigte Erys sequestrieren in der Milz; Bestimmung von Größe und Speichermuster (path. gesteigerter Abbau). **Ind.:** hämatologische Erkrankungen.
- **Punktion:** sonografiegesteuerte Feinnadelbiopsie bei Tumorverdacht.

13.2.3 Operative Prinzipien

Splenektomie

Indikationen Nicht beherrschbare Parenchymblutung, traumatische Ruptur (bei Kindern Erhaltungsversuch!), idiopathisch thrombozytopenische Purpura. Relative Ind. bei hämolytischer Anämie, Splenomegalie, Morbus Hodgkin, Hypersplenismus.

> ! 4–6 Wo. vor elektiver Splenektomie immer Impfung nach Empfehlung der STIKO bzw. des RKI wegen Infektanfälligkeit bis hin zu OPSI-Syndrom (▶ Kap. 13.2.4). Sonst 2–3 Wo. postop. Impfempfehlungen: www.rki.de/DE/Content/Kommissionen/STIKO/Empfehlungen/Impfempfehlungen_node.html

Operationstechnik

> ! Bei Blutung vorsichtige manuelle Kompression des mobilisierten Pankreasschwanzes! Kein blindes Setzen von Klemmen → Pankreasverletzung mit Fistel!

- **Offenes Vorgehen:**
  - Verfahren gerät zunehmend in den Hintergrund.
  - Elektive Splenektomie: linksseitiger Rippenbogenrandschnitt.
  - Staging-Laparotomie: mediane Oberbauchlaparotomie.
  - Eröffnung der Bursa omentalis durch das linksseitige Lig. gastrocolicum. Ligatur der A. lienalis möglichst hilusnah, um Minderdurchblutungen von Pankreaskorpus und -schwanz zu vermeiden. Thrombozytentransfusion – wenn erforderlich – erst nach Ligatur. Durchtrennen der Ligg. splenocolicum, splenorenale, inferior gastrosplenicum und splenophrenicum. Selektive Versorgung der Aa. gastricae breves an der großen Magenkurvatur (**cave:** Magenperforation durch infiziertes Wandhämatom oder unerkannt bei zu naher Präparation), selektive Durchstechungsligaturen der Hilusgefäße.
  - Versorgung der Gefäße zunehmend mit Ultraschalldissektor und/oder Gefäßstapler
  - a) OP bei hämatologischer Erkr.: nach Nebenmilzen (in 15–30 % der Fälle) suchen und diese mitentfernen → Rezidiv!
  - b) Traumatische Organverletzung: Entfernung von Nebenmilzen unnötig und evtl. gefährlich (OPSI-Syndrom ▶ Kap. 13.2.4).
- **Laparoskopisches Vorgehen:** (▶ Abb. 13.1). Obwohl die laparo-

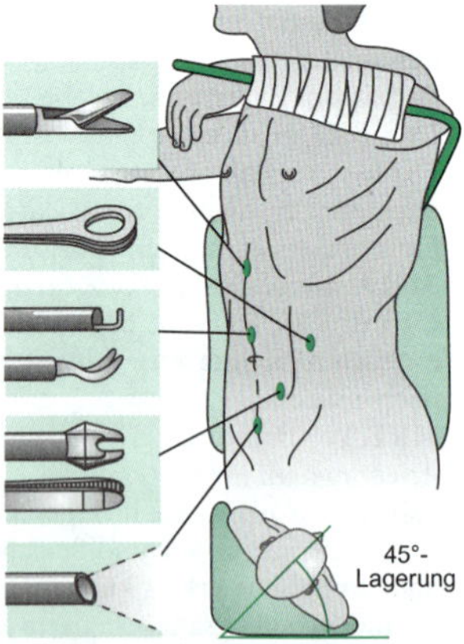

Abb. 13.1 Trokarplatzierung bei laparoskopischer Splenektomie [L106]

skopische Splenektomie eine technische Herausforderung ist, ist sie heute die bevorzugte Methode.

- **Lagerung:** Rückenlagerung (bessere Exploration zur Diagn. von Nebenmilzen), Rechtsseitenlagerung (die Organe fallen vom Hilus weg, dadurch gute Gefäßdarstellung), 45° Rechtsseitenlagerung (Double Access kombiniert die Vorteile).
- **Vorgehen:** Eröffnung der Bursa omentalis, Präparation und Clipligatur der A. lienalis, Mobilisation und Durchtrennung der Ligg. splenocolicum und splenorenale, Präparation nach kranial und Versorgung der Brevesgefäße und der oberen Polgefäße. Präparation des Hilus und Versorgung mit dem Endo-Cutter, Ablage der Milz in einen Endo-Bag. Extraktion über Miniinzision oder nach Morcellation (**cave:** keine Verschleppung von zerkleinertem Milzgewebe in die Abdominalhöhle!).

Organerhaltende Operationen

Orthotope Milzerhaltung

Nur bei absolut klaren Verletzungsverhältnissen erlaubt, d. h. Kontusion kleiner Parenchymschäden. Langwierige Erhaltungsversuche vermeiden.

> Nach Ausschluss hilärer Verletzungen oder von Kreislaufinstabilität können durchschnittlich nur ca. 50 % erfolgreich erhalten werden.

Kontraindikationen Kreislaufinstabilität, schwere Begleitverletzungen, insbes. Verletzungen der großen Gefäße, Infektion (z. B. durch Eröffnung des Kolons mit bakterieller Peritonitis), Gerinnungsstörung.

Technik (oft Kombination mehrerer Techniken erforderlich).

- Naht (Material ▶ Kap. 2.8.1): schwierig bei fragilem Parenchym und dünner Organkapsel. Quere Nähte reißen die Gefäße der Länge nach auf. Evtl. Aufsteppen eines Omentumflaps.
- Fibrinkleber, Kollagenvlies: nur für kleine, oberflächliche Einrisse. **Cave:** beim Kleben Aufsprühdruck nicht > 3 bar.
- Argon-Beamer, elektrische Sprühkoagulation: Non Contact Methode zur Verschorfung der Oberfläche (Infrarotkoagulation ungünstig durch direkten Kontakt mit dem Gewebe und beim Abheben oft erneute Blutung).
- Resorbierbares Netz (meist Vicryl): Einhüllung der gesamten Milz in eine Netztasche. Durch Knotung Kompression des Gesamtorgans.
- Abschließend evtl. temporäre Tamponade.

Partielle Splenektomie

Erfolgreiche, sichere Technik zur Erhaltung der Milzfunktion in Einzelfällen, wenn nur ein Pol reseziert werden soll.

Indikationen Insbes. Kinder und Jugendliche; Milzzysten, Speicherkrankheiten (Morbus Gaucher), solitärer Milzabszess, Hamartom.

Technik Präliminäre Okklusion der A. lienalis. Atraumatische komplette Mobilisation der Milz, Präparation der Milzpolarterie und Ligatur. Nach Demarkation Resektion 1 cm im Gesunden. Selektive Clipversorgung der Gefäße, Versorgung der

Resektionsfläche mit dem Argon-Beamer und hämostatischem Vlies (z. B. Tacho Comb®). Temporäre Tamponade.

13.2.4 Postoperative Behandlung

- Zieldrainage empfohlen, nach 2–3 d ziehen
- Sono-Kontrolle (Hämatom, Erguss)
- Laborkontrolle (Hb, Thrombos, Leukos, CRP)
- Postop. Antibiotikaprophylaxe (gegen Pneumokokken) bei noch nicht erfolgter Impfung
- Thromboseprophylaxe: frühe Mobilisation, gute Hydratation, frühe Initiierung prophylaktischer Antikoagulation bei Thromboserisiko
- Thrombozytenaggregationshemmung ab Thrombozytenzahl > 1000/nl
- Beendigung anderer Therapien: Ausschleichen von Steroiden, Absetzen
- Splenektomiepass

Postoperative Komplikationen

- **Pneumonie:** Atemgymnastik, Antibiose je nach Krankenhauskeimspektrum. Antibiogramm!
- **Pleuraerguss:** vor allem li, nach Befund Entlastungspunktion oder Drainage.
- **Subphrenischer Abszess:** Sono-/CT-gesteuerte Drainage und Spülung mit NaCl 0,9 %.
- **Pankreatitis** (▶ Kap. 16.8; evtl. mit Pankreasfistel): Ableitung der Fistel über Drainage. Evtl. Octreotid 3 × 1 Amp. s. c. (Sandostatin® zur Sekretionshemmung).
- **Organverletzungen** (Magen, Kolon, Pankreas): chirurgische Versorgung.
- **Thrombembolische KO:** höchste Thrombozytenwerte nach ca. 14 d. Übliche Thromboseprophylaxe. Mobilisation!

Postsplenektomiesepsis (OPSI-Syndrom)

Definition Overwhelming Post Splenectomy Infection: schwerste, in 50 % rasch tödlich verlaufende Sepsis bis zu 20 J. nach Splenektomie, bes. hohes Risiko bei Pat. mit einem OP-Alter < 2 J. Erreger: 50 % Pneumokokken, 15 % Meningokokken, 10 % Haemophilus influenzae Typ B.

Ätiologie Lienales Restgewebe bei einer Splenosis oder der autologen Replantation besitzt wahrscheinlich nur unzureichende Phagozytoseaktivität.

Prophylaxe

- 3–4 Wo. **vor elektiver** Splenektomie Impfungen nach Empfehlung des RKI bzw. der STIKO, andernfalls 2–3 Wo. nach Splenektomie. Boosterimpfung nach 3 J. (Kinder) und 5 J. (Erw.).
- Kinder sollten Langzeitprophylaxe mit Penicillin V (3–5 J.: 2 × 200.000 IE/d: > 5 J.: 2 × 400.000 IE/d; bei schlechter Compliance auch Depot-Penicillin 1,2 Mio. IE i. m. [Tardocillin 1200] alle 4 Wo.) erhalten. Oder Amoxicillin (2 × 10 mg/kg KG).
- Bei Penicillinallergie: Erythromycin 1 × 10 mg/kg KG.
- Erw.: Langzeitprophylaxe mit Penicillin V (2 × 1 Mio. IE/d).
- Antibiotikaprophylaxe für 1–2 J. nach Splenektomie bzw. OPSI-Sy.
- Jährliche Grippeimpfung und Impfung gegen COVID 19.

13.2.5 Nicht traumatologische Milzerkrankungen

Milzzysten

Definition Primär (z. B. kongenital); sekundär (z. B. parasitär, Echinokokkus; traumatisch).

Klinik Eventuell Verdrängungserscheinungen, Völlegefühl, unklare Oberbauchschmerzen.

Diagnose Sono, KM-CT, Echinokokken-Titer bestimmen.

Therapie
- **OP-Ind.:** > 4 cm und symptomatisch (relative Ind. bei asymptomatischen Pat.!).
- Resektionsversuch oder Splenektomie (▶ Kap. 13.2.3) bei drohender Ruptur und bei Verdrängungserscheinungen. Alternativ: laparoskopische Entdachung, evtl. mit Drainage. **Echinokokkuszyste:** Splenektomie.

Maligne Milztumoren

Rund-Spindelzell-, Retikulo-, Lympho-, Angiosarkom, Metastasen; insgesamt sehr selten.

Therapie Splenektomie.

Erkrankungen der Milzstielgefäße

- **Aneurysma, arteriovenöse Fistel: Cave:** Gefahr der Ruptur in die Bauchhöhle oder Penetration in Pankreas und Magen-Darm-Trakt. Kombinierte Darm-Pankreasschwanz-Splenektomie.
- **Milzvenenthrombose:** häufig entzündlich (Pankreas!), führt zur Splenomegalie, Ausbildung von Ösophagusvarizen (▶ Kap. 15.6.1). Durch Splenektomie Druckentlastung.

13.2.6 Hypersplenismus

Splenomegalie (splenomegale Markhemmung), Panzytopenie (v. a. Thrombo-, Granulozytopenie) meist durch Knochenmarkinfiltration im Rahmen einer CLL. Nach präop. Vakzination kann durch die Splenektomie eine Normalisierung des peripheren Blutbilds erreicht werden.

> Splenektomie hat eine schnelle Rückbildung des Hypersplenismus zur Folge; ist jedoch keine ursächliche Ther. der zugrundeliegenden Erkrankung. Alternativ zur Splenektomie: zentrale Ligatur oder Okklusion/Coiling der Milzarterie.

13.2.7 Thrombozytopenie

Immunthrombozytopenische Purpura (Morbus Werlhof)

Klinik Milz und LK nicht vergrößert (**cave:** Lymphom). Hochgradige Thrombozytopenie bei stark verkürzter Lebenszeit. Im Knochenmark normal oder vermehrt junge Megakaryozyten. Rumpel-Leede-Stauungsversuch pos., Erythrozyten- und Leukozytenzahlen normal, Coombs-Test neg.

Therapie Kortikosteroide (Prednisolon 1–2 mg/kg KG/d). Wenn nach 4 Wo. keine entscheidende Besserung → Ind. zur Splenektomie (Entfernung des Hauptorts der Sequestration).

Verlauf In 75 % schnelle (partielle) Remission. **Cave:** Als Ursache für Rezidive kommen zurückgelassene Nebenmilzen infrage!

Thrombotisch-thrombozytopenische Purpura (Morbus Moschcowitz)

Definition Diffuse endotheliale Schädigung mit Plättchenokklusion der Mikrozirkulation (Mikrothromben). Trotz optimierter Ther. 20 % Letalität. 15–30 % rezidivieren innerhalb von wenigen Wo. nach Ende der Ther.

Therapie Zunächst medizinischer Notfall! Plasmaaustausch mit FFP, Kortikosteroide, evtl. Vincristin, ASS bei Rebound-Thrombozytose. Thrombozytengabe kontraindiziert. Keine Heparingabe. Ind. zur Splenektomie heutzutage nur noch selten gegeben.

13.3 Lymphsystem

Lymphe besteht u. a. aus Proteinen, Cholesterinen, Bakterien, freien Zellen. Analog zu den Venen gibt es ein tiefes und oberflächliches Lymphgefäßsystem im Bereich der Extremitäten. Der Transport der Lymphe unterliegt den gleichen Mechanismen wie der des Venenstroms. LK: Abwehr-, Filter- und Speicherorgane.

13.3.1 Leitsymptome und Differenzialdiagnose

- Schwellung oberflächlicher LK: ▶ Abb. 13.2.
- Schwellung innerer LK: obere Einflussstauung (mediastinale LK), Ödem der unteren Extremität und Genitalregion (Becken-LK).
- Lymphangitis (▶ Kap. 13.3.4).

Differenzialdiagnose Lymphknotenschwellung

Zervikale Lymphknoten

Meist bei unspezifischer oder spezifischer Entzündung im Zuflussgebiet bzw. im Rahmen einer generalisierten LK-Erkr.

> **!** Junior Resident Node: fälschlich als LK getasteter, vorderer Muskelbauch des M. omohyoideus an der Kreuzungsstelle mit der Skalenusmuskulatur.

- Akut entzündlich: LK weich und schmerzhaft; Erkr. der Tonsillen, Zähne, Kieferhöhlen, Morbus Pfeiffer (Mononucleosis infectiosa).
- Chron. entzündlich: LK miteinander verbacken indolent. V. a. spezifische Infektionen: Tbc, Lues, Toxoplasmose.
- Mit Unterlage verbackene, indolente, harte LK: maligne Lymphome, LK-Metastasen.
- Glomus-caroticum-TU nur horizontal verschieblich: Karotissinussyndrom; Karotisaneurysma (pulsierende Schwellung!).
- Laterale Halszyste: prallelastisch, mediokranialer Rand des M. sternocleidomastoideus, evtl. mit sichtbarem Fistelgang.

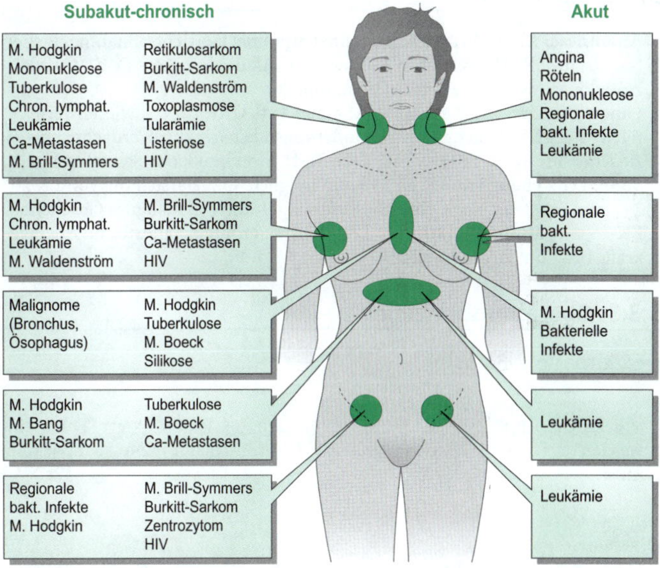

Abb. 13.2 DD LK-Schwellung [L106] Abkürzung: M. = Morbus

- Mediane Halszyste, thyreoglossale Zyste: unterhalb des Os hyoideum, evtl. sichtbarer Fistelgang.
- Zystische Hygrome: meist weich, auspressbar, Translumination möglich.
- Pulsionsdivertikel (▶ Kap. 9.5.1), Schilddrüsenknoten (▶ Kap. 7.1.5).

Axilläre Lymphknoten

▶ Abb. 13.2.
- Entzündungen oder Ca, z. B. von Arm, Mamma, Hals, Lunge
- Schweißdrüsenabszesse (Schmerzen auf Druck! Lokale Entzündungszeichen)
- Nervengeschwülste, Angiome, zystische Hygrome, Lipome

Inguinale Lymphknoten

- Fortleitung von Entzündungen an den Beinen: **Cave!** Zwischenzehenmykose. Kurzfristige Tropenanamnese → Pest (meist inguinal = Bubonenpest).
- Metastasen (z. B. Melanom an Fuß/Bein, Anal-Ca, tiefsitzendes Rektum-Ca, Prostata-Ca, genitale Ca).
- Entzündungen von Analgegend, Rektum, Prostata, Genitale; Koxitis.
- Leistenabszesse, Senkungsabszess (entlang des M. iliopsoas).
- Femoral-/Leistenhernie.
- Varixknoten, Aneurysmen, Lymphzysten.
- **LK-Vergrößerungen:** Hinweis auf Phlebitis. Phlebothrombose!

13.3.2 Diagnostik

- **Anamnese:** Akut, chron.? **Allgemeinsymptome:** Gewichtsabnahme, Fieber, Nachtschweiß, Abgeschlagenheit, Juckreiz? Alkoholschmerz (V. a. Morbus Hodgkin)? Auslandsaufenthalt? Tierkontakt?
- **Labor:** BB, Diff.-BB (Leukämie, Anämie), evtl. CRP, Leber-, Nierenwerte, E'lyte. Bei entzündlichen LK-Veränderungen je nach klin. Verdacht spezifischer Test (z. B. TPHA, HIV, Tine-Test). Mononukleose-Schnelltest.
- **Sono:** Darstellung von LK ab 3–5 mm möglich. **CT:** Darstellung von LK ab 2–3 mm möglich. Nur Größenbestimmung. **Ind.:** V. a. malignes Geschehen.
- **LK-Exstirpation/-Punktion** (= LK-Biopsie): größte diagnostische Aussagekraft. **Ind.:** unklare Schwellung.

13.3.3 Operationsprinzipien

LK-Exstirpation/-Biopsie

> ! Vor Exstirpation mit dem Pathologen klären, ob der LK fixiert (Formalin) werden darf oder als Nativpräparat (z. B. Leukämiediagn.) untersucht werden muss.

13

Indikationen

- Diagn. von unklaren LK-Befunden, z. B. Malignomverdacht
- Stadieneinteilung beim **Morbus Hodgkin,** Leukämiediagnostik
- Bakteriologische Untersuchung (Erregernachweis am exstirpierten LK)

Allgemeine Richtlinien

- **Lokalanästhesie** bei oberflächlichen, besser: **Allgemeinanästhesie** bei tiefen LK.
- Scharfes und stumpfes Herauspräparieren des LK, ohne ihn durch Anfassen mit der Pinzette oder Elektrokauter zu schädigen.
- Ligatur zu- und abführender Lymphbahnen des betroffenen LK verringert das Risiko einer Lymphfistel (Serom).

Zervikale Lymphknoten

> ! Auch bei oberflächlicher Lymphadenitis tuberculosa Allgemeinnarkose!

- Bei kaltem Abszess (= Einschmelzung bei Lymphadenitis tuberculosa) keine Drainage legen. Fistelbildung!
- **KO:** Schädigung von N. facialis, N. accessorius, N. phrenicus. **Cave:** Ductus thoracicus! Lymphfistel!

Axilläre Lymphknoten

- **Lagerung:** Fixation des Arms in 90°-Elevation.
- **Zugang:** immer quere Inzision. **Cave:** Beugekontraktur durch Längsschnitt.
- **KO:** Schädigung von N. thoracicus longus (Ausfall des M. serratus ant.), N. thoracicus dorsalis (Ausfall des M. latissimus dorsi), V. axillaris, Plexus brachialis.

Inguinale Lymphknoten

- **Lagerung:** Bein in leichter Außenrotation, Beugung im Kniegelenk, **Anästhesie** je nach Lage der LK (Exstirpation/Biopsie s. o.).
- **Zugang:** direkt über dem getasteten Knoten, bei größeren Inzisionen Längsschnitt (geringere Schädigung von Lymphbahnen).
- **KO:** N. cutaneus femoris lateralis (starke Schmerzen, Sensibilitätsausfall ventrolateral), N. genitofemoralis und N. inguinalis (Sensibilitätsstörung: Genitale, Oberschenkel/Leistenhaut), N. femoralis (Ausfall M. quadriceps).
- **Cave:** postop. geschwollene inguinale LK evtl. erstes Symptom einer Phlebothrombose!

13.3.4 Erkrankungen des Lymphsystems

Maligne Lymphome

Morbus Hodgkin, Non-Hodgkin-Lymphome: internistische Ther., ggf. Splenektomie bei Splenomegalie.

Lymphangitis

Definition Entzündung der intra- und subkutanen Lymphgefäße. Erreger meist Strepto- oder Staphylokokken.

Klinik Scharf begrenzter roter Streifen, meist von Hautläsionen der oberen und unteren Extremitäten ausgehend.

Differenzialdiagnose Beginnendes Erysipel (▶ Kap. 5.4.3), Erysipeloid, Phlegmone (▶ Kap. 5.4.4).

Therapie Sanierung der Eintrittspforte (z. B. Abszess- oder Panaritiumspaltung). Sonst konservativ: Ruhigstellung, feuchte Verbände, bei septischen Begleiterscheinungen Antibiotika (Penicillin V 3 × 1,5 Mio. IE/d p. o., später nach Antibiogramm).

Lymphadenitis

Definition Entzündliche Prozesse oberflächlicher und tiefer LK. Oft gleichzeitig oder vorausgegangene Lymphangitis. Erreger meist Staphylo- und Streptokokken.

Klinik

- LK-Vergrößerung, Druckschmerzhaftigkeit, bei stärkeren Entzündungen verbunden mit Rötung und Schwellung der Subkutis und Kutis. Akute Lymphadenitis des Halses neigt zur Abszedierung, chron. Form ist indolent und derb.
- **Ausgangspunkt:** Entzündungsherd im Zuflussgebiet. Eintrittspforte häufig nicht mehr nachweisbar. Hämatogene Streuung möglich.

Therapie Mit Penicillin V anbehandeln. Wenn innerhalb von 24 h kein Befundrückgang, bei Staphylokokken Oralcephalosporin, z. B. Cefaclor 2 × 1 g p. o. für 10–12 d; oder Dicloxacillin p. o.; Sanierung des Ausgangsbefunds. Bei Ther.-Versagen andere Ursachen ausschließen (evtl. Probeexzision ▶ Kap. 13.3.3).

> Bei stärkerer Entzündung oder Fieber primär Penicillin G (3 × 10 Mega/d) bzw. i. v. Cephalosporin (z. B. Gramaxin 3 × 2 g/d).

Lymphgefäßverletzungen

Verlauf meist asymptomatisch. Klin. Bedeutung bei Unterbrechung der „Engpässe" (Kniekehle, Leistenbeuge).

- **Äußere Lymphfistel, subkutane Lymphzyste:** nach Trauma, OP: häufig nach postop. Drainage von Axilla oder Leistenbeuge. **Ther.:** spontane Abheilung abwarten, evtl. anfangs leicht komprimierende, sonst antiseptische Verbände. Eventuell Zyste steril abpunktieren. Bei Persistieren op. Ther.
- Unterbrechung des Ductus thoracicus (▶ Kap. 22.8.6).

Lymphödem

Ätiologie

- **Primär** (idiopathisch): sporadisch, familiär
- **Sekundär:** nach TU-Chirurgie, Trauma, postthrombotisch, Infektion, Filariose, Podokoniose

Klinik Das Erscheinungsbild beginnt mit einer ödematösen Schwellung des Weichteils, die dellbar und spontan reversibel ist. Es verschlechtert sich über eine Umfangsvermehrung, die spontan irreversibel, aber dennoch dellbar ist. Im nächsten, abschließenden Stadium 3 steht die Umfangsvermehrung, die irreversibel ist, ohne Dellbarkeit im Vordergrund. Ausschließlich nur beim Lymphödem können die Phalangen ebenfalls geschwollen sein (Kaposi-Stemmer-Zeichen), Bisgaard-Kulisse (Achillessehnenloge) verstrichen, Ausbildung von Querfurchen an den Grundgelenken an Fingern und Zehen, Papillomatose der Haut, bis hin zur Elefantiasis nostras. Erscheinungsbild variiert von diskreter abendlicher Schwellung bis zur massiven Elefantiasis.

Diagnostik

- **Anamnese:** Beginn, Zeitgang, Dauer, Lokalisation, Allgemeinsymptomatik, z. B.: Peripheres, einseitiges Lymphödem am Vorfuß kann Hinweis auf ein Malignom im Abdomen mit Okklusion der Lymphbahn sein.
- **Untersuchung:** asymmetrische (zur Gegenseite) Umfangsvermehrung, Dellbarkeit, Kaposi-Stemmer-Zeichen, Querfurchen, Papillomatosis, „Orangenhaut" (speziell: Peau d'orange bei Mamma-Ca).
- **Apparative Diagnostik:**
  - Sono des Subkutangewebes.
  - Sono der Lymphbahnen.
  - Funktionsszinti.
  - Indirekte MR-Lymphangiografie.

  Alle apparativen Diagnostiken dienen dem Staging des Lymphödems und der Aufklärung über primäre oder sekundäre Genese des Lymphödems.

Differenzialdiagnose

- Lipodystrophia paradoxa: Lipödeme charakteristisch durch Fettansammlung an unterer Extremität. Fuß-/Knöchelbereich nicht von der Schwellung erfasst, Ausbildung eines supramalleolären Fettkragens. Betroffen sind beide Beine gleichzeitig.
- Venöses Stauungsödem (**cave:** Armschwellungen nach Brust-OP sind immer Lymphödeme, Phlebografie ist hier nicht indiziert!).
- Akute tiefe Venenthrombose der Extremitäten. akutes Auftreten, Schwellung schmerzhaft mit Spannungsgefühl, Bein oft überwärmt, Haut gespannt, nicht dellbar. Payr-, Homans- und Meyer-Zeichen. Diagnose mit Duplex-Sono.
- **Cave:** Bei Luftnot parallel an LAE denken!
- Postthrombotisches Syndrom. Selbstmutilation! (Schnürfurchen?).

Therapie

- Erfolgsaussichten hängen vom Stadium des Lymphödems ab. Je früher, desto besser.
- Im Vordergrund steht die **konservative Behandlung** → ab Stadium 1: manuelle Lymphdrainage und Kompressionstherapie mit flachgestrickten Kompressionsstrümpfen. Lebenslange Behandlung mit Lymphdrainage und Kompression (KPE) in 2 Stufen:
  - Über 6 Wo. Lymphdrainage und Bandagierung.
  - Nachfolgend auf die verschlankte Extremität Anpassen eines Kompressionsteils. Keine weiteren Bandagen!
- Wenn ambulant mit 3 ×/Wo. KPE erfolglos, dann lymphologische Fachklinik zur Optimierung der konservativen Ther.
- **Ind. zur op. Ther.:** bei Erfolglosigkeit aller konservativen Möglichkeiten.

OP-Techniken

- Volumenverschlankung durch Entfernung der subkutanen Proteoglykan-Matrix (lymphologische Liposkulptur [Absaugung]).
- Postop., konservatives Management zum Training der Lymphbahnen ist über 6 Wo. Bestandteil der OP.
- **Supramikrochirurgie:**
  - Tiefe lymphvenöse Anastomosen: Shunt zwischen Lymphgefäß und tiefen Venen.
  - Lymph-Lymph-Anastomosen: Shunt zwischen zwei Lymphgefäßen.
  - Autologe Lymphbahntransplantation: Bypass-Chirurgie zur Überbrückung eines Arrests.

Postoperative Behandlung Alle Eingriffe erfordern eine forcierte Kompressionstherapie. Ziel der op. Behandlung ist, die Notwendigkeit der komplexen Entstauungstherapie nachhaltig zu verringern.

Prognose Ad vitam gut. Konservative Ther. ist nebenwirkungslos. Operative Ther. muss individuell geplant werden. Zielsetzung ist, die konservative Ther. überflüssig zu machen.

14 Gallenblase und Gallenwege

Leendert Develing

14.1 Checkliste Anatomie

- Die Gallenblase liegt an der Unterseite der Leber und bildet die anatomische Grenze zwischen re und li Leberhälfte (Grenze Segment IVb und V; ▶ Kap. 15.1).
- Der D. cysticus vereinigt sich mit dem D. hepaticus communis zum D. choledochus. Dieser zieht re im Lig. hepatoduodenale hinter das Duodenum und endet gemeinsam mit dem D. pancreaticus in der Papilla vateri. Mündet der D. choledochus in den D. Wirsungianus (85 % der Fälle), besteht für beide ein gemeinsamer Ausführungsgang (Common Channel). Hier Steineinklemmung und Rückstau von Galle und Pankreassekret in das Pankreasgangsystem mit Entwicklung einer akuten Pankreatitis möglich.
- **Art. Versorgung:** A. cystica aus der A. hepatica dextra; variantenreicher Verlauf (▶ Abb. 14.1). Bei Verletzung der A. hepatica dextra im Rahmen einer laparoskopischen Cholezystektomie besteht in 90 % der Fälle eine ausreichende Kollateralisierung über die A. hepatica sinistra und akzessorische Leberarterien (passagere postop. Leberenzymerhöhung).
- **Venöser Abfluss:** sowohl zur Pfortader als auch direkt in die Lebersinusoide.
- **Lymphabfluss:** Abfluss zur Leberpforte und deren LK. Wächterknoten der Gallenblase („Mascagni-Lymphknoten") in 78 % der Fälle erkennbar, liegt der A. cystica an.

14

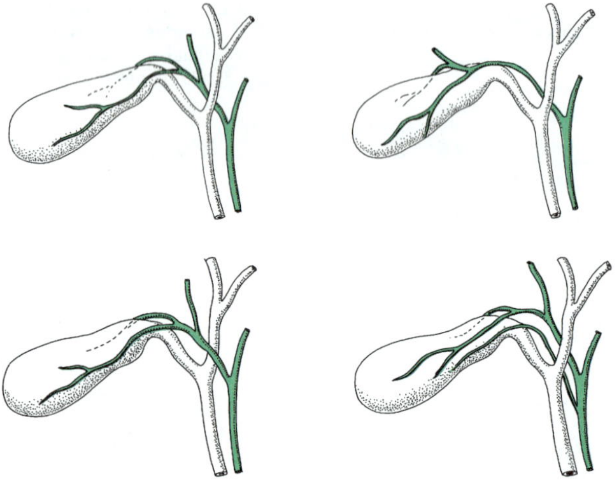

Abb. 14.1 Variationen der A. cystica [L190]

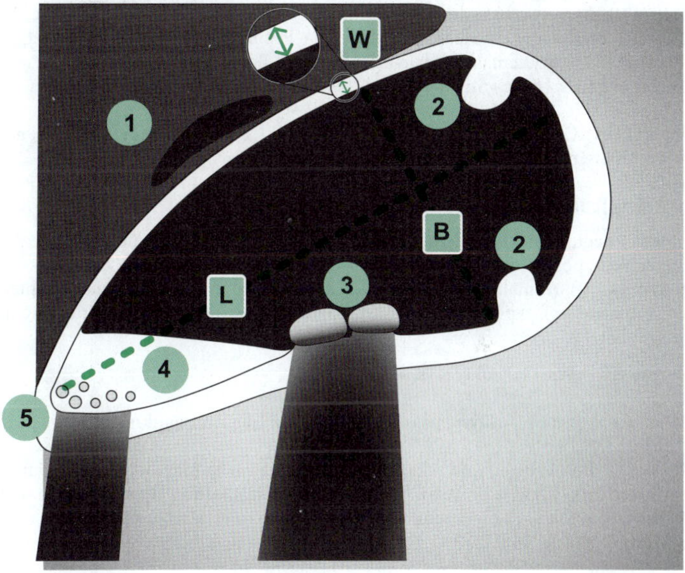

Abb. 14.2 Sono von Gallenblasenpathologien [P1618, L141] 1: perizystische Flüssigkeit, 2: Polyp, 3: Konkremente, 4: Sludge, 5: Mikrolithiasis, B: Breite, L: Länge, W: Wanddicke

14.2 Erkrankungen der Gallenwege

Zu Diagnostik auch ▶ Kap. 16.3.

Perkutane Sonografie der Gallenblase (▶ Abb. 14.2)
Ressourcen- und zeitsparend und bei ausreichender Erfahrung auch durch Chirurgen durchzuführen.

- Pat.-Position: Rückenlage, Linksseitenlage, stehend.
- Schallkopfwahl: konvex 3,5 MHz zur Orientierung, immer auch mit linear 7–12 MHz (bessere Auflösung, genauere Messung von Läsionen)
- Wichtigste **Kriterien für die OP-Indikation bei Steinleiden:** Nachweis von echoreichen Konkrementen und lokaler Druckschmerz (radiologisches Murphy-Zeichen)
- Gallenblasenwand leberseitig zu messen, Normwert < 5 mm. Wandschichtung nur bedingt aussagekräftig.
- Läsionen beurteilen auf Größe, Schlagschatten, Wandständigkeit und Mobilität (dafür Wechsel der Patientenlage), ggf. zusätzlich Durchblutung.

14.2.1 Cholelithiasis

Ätiologie Entstehung meist in der Gallenblase durch Störungen des Lösungsgleichgewichts der Lebergalle und Motilitätsstörungen der Gallenwege. Im Alter von 50 J. haben etwa 10 % der Männer und 20 % der Frauen Gallenblasensteine; ca. 25 % aller Steinträger entwickeln Beschwerden. Familiendisposition. Prädisposition durch „5 F" (fourty, female, fat, fair-haired, fertile). Bei 30 % Galle bakteriell infiziert. Entartungsrisiko durch Steinleiden nur bei Pat. aus Ostasien leicht erhöht.

Steintypen Cholesterinstein (ca. 80 %), Bilirubin-(Pigment-)Stein (ca. 20 %), gemischter Stein (Cholesterin-Pigment-Kalkstein).

Unkomplizierte Cholecystolithiasis

Klinik Beginn mit viszeralem Oberbauchschmerz, „Gastritisschmerz", Fettunverträglichkeit, pos. Murphy-Zeichen, keine erhöhten Laborparameter (▶ Kap. 16.3.1, ▶ Kap. 16.3.2). Allmähliches Übergreifen der Entzündung auf alle Wandschichten mit somatischem, typisch lokalisiertem „Galleschmerz", evtl. mit Ausstrahlung in re Schulter.

Diagnostik Wie Gallenkolik (s. u.).

Differenzialdiagnose Dyspepsie, Ulcus duodeni, Gastritis, Pankreatitis.

Therapie Bei geringen und seltenen Beschwerden bei Konkrementgröße > 5 mm abwarten möglich. Ansonsten Cholezystektomie, fast immer laparoskopisch. Bei schwierigem Situs, KO während der Laparoskopie oder Malignomverdacht konventionell (▶ Kap. 14.3.2).

Gallenkolik

14

Definition Zeichen für Steinaustreibung aus der Gallenblase in den D. cysticus bzw. aus dem D. choledochus in das Duodenum (Papillenpassage).

Klinik Dauerschmerz mit krampfartigen Schmerzspitzen (Kolik) im re Mittel- und Oberbauch mit evtl. Ausstrahlung in die re Schulter (Dauer: Minuten bis Stunden). **Begleitsymptome:** Übelkeit, ggf. leichter Ikterus, evtl. mit Temperaturerhöhung bis 38 °C, Leukozytose, Stuhlentfärbung und Braunfärbung des Urins. Bei Palpation Druckschmerz über der Gallenblase.

Komplikationen Gallenblasenhydrops oder -empyem, akute Cholangitis, Perforation mit biliärer Peritonitis, akute Pankreatitis, cholezystoduodenale Fistel, Gallensteinileus.

Diagnostik Klinik, Labor, Sono, EKG, Endosono, ERCP.

Differenzialdiagnose Ulcus duodeni et ventriculi (▶ Kap. 10.5.1), Pankreatitis (▶ Kap. 16.8), akute Appendizitis (▶ Kap. 12.8.1), Nierenkolik, Lungenembolie, Herzinfarkt; andere Ursachen des akuten Abdomens (▶ Kap. 4.4).

Vorgehen bei Gallenkolik

- Venöser, peripherer Zugang mit gleichzeitiger Blutentnahme (BB, E'lyte, CRP, Leberwerte, Bili, CK, Amylase/Lipase, Glukose, Gerinnung, Blutgruppe).
- Analgesie: Die medikamentöse Ther. einer Gallenkolik sollte mit NSAR oder Paracetamol, ggf mit leichtem Opiat erfolgen. Zusätzlich können

Spasmolytika (z. B. N-Butylscopolamin) und bei starken Schmerzen Opioide (z. B. Piritramid) eingesetzt werden.
- Bei V. a. Choledochusstein (Anstieg γGT und AP): Endosono, ggf. ERCP mit Papillotomie und Steinextraktion; anschließend Cholezystektomie innerhalb von 72 h (▶ Kap. 14.3.2, ▶ Kap. 14.3.4).
- Bei Versagen der ERCP: Cholezystektomie innerhalb 48 h bei Ikterus mit intraop. Cholangiografie und ggf. Implantation einer T-Drainage bei nicht sicher beseitigtem Gallenwegshindernis (▶ Kap. 14.3.2).
- Nach Papillotomie erhöhtes Risiko für aszendierende Cholangitis. Daher hier großzügige Ind. zur (laparoskopischen) Cholezystektomie innerhalb von 4 Wo.

Akute Cholezystitis/Cholangitis

Ätiologie Eingeklemmter Zystikus- oder Choledochusstein. Zystikusstein → Gallenblasenhydrops mit nachfolgender Infektion und ggf. Empyem. Choledochusstein → eitrige Cholangitis, Hepatocholangitis, Pankreatitis, Stauungsikterus. Erreger meist aszendierende oder hämatogen gestreute E. coli, Klebsiellen, Enterokokken, Bacteroides und Clostridium perfringens.

Klinik Übelkeit und Erbrechen, Schmerzen im re Oberbauch, Fieber > 38 °C, Schüttelfrost, Ikterus, Koliken, Murphy-Zeichen.

Diagnostik
- Sono (Steinnachweis, sonografisches Murphy-Zeichen, ggf. Verdickung der Gallenblasenwand > 4 mm), Endosono, ggf. ERCP bei V. a. Choledochusstein.
- **Labor:** Leukozytose, CRP, γGT, AP, ggf. Bili ↑ (bes. bei Choledochusstein).

Differenzialdiagnose Wie bei Gallenkolik (s. o.); akute Hepatitis, Pyelonephritis, Leberabszess, (auch ▶ Kap. 4.4, ▶ Kap. 15.5.1).

Vorgehen bei akuter Cholezystitis
- Erstmaßnahmen und weiteres Vorgehen wie bei Gallenkolik (s. o.).
- Ther. der akuten Cholezystitis i. d. R. chirurgisch mittels Cholezystektomie. Diese erfolgt möglichst < 72 h nach Auftreten der Beschwerden. KO sind nach neueren Studien (ACDC-Studie) bei Früh-OP insgesamt nicht häufiger als im Intervall. Darüber hinaus wird die gesamte stationäre Behandlungsdauer durch ein einzeitiges Vorgehen reduziert.
- Bei sehr hohem OP-Risiko (z. B. ASA IV, doppelte Thrombozytenaggregationshemmung): perkutane Gallenblasendrainage anstatt Notfall-OP (Drainageanlage < 72 h nach Auftreten der Beschwerden).
- Bei einer akuten Cholezystitis mit Zeichen der Sepsis, Cholangitis, Abszess oder Perforation oder Alter > 70 J. oder Diab. mell. sollte antibiotisch therapiert werden, als kalkulierte Initialtherapie über 3–5 d mit Ampicillin + Sulbactam oder Cephalosporinen der Gruppe 3a/4 (Ceftriaxon/Cefepim) mit Metronidazol.
- Bei Zeichen der Cholangiolithiasis → „ther. Splitting", d. h. präop. oder postop. ERCP mit Papillotomie und Steinextraktion. Op. Ther. wird auf die (laparoskopische) Cholezystektomie beschränkt.

14.2.2 Gallenblasenpolyp

Ätiologie Cholesterinablagerungen, neoplastische Gewebsveränderungen.

Klinik In der Regel asymptomatisch.

Diagnostik

- Sono (Größe, Wandständigkeit, Durchblutung), Größe ≥ 5 mm: Endosono
- Bei Größe > 18 mm, möglicher Infiltration oder Lymphadenopathie: Endosono, CT, MRT.
- **Labor:** Leberwerte, CA 19-9.

Differenzialdiagnose Gallenblasenkarzinom, Cholezystolithiasis

Therapie

- Größe 1–5 mm: ggf. Sonokontrolle im Intervall.
- Größe 6–9 mm: Bei Alter > 60 J, primär sklerosierende Cholangitis, fernöstlicher Abstammung oder flacher Morphologie: laparoskopische Cholezystektomie. Ansonsten Sonokontrolle nach 6, 12 und 24 Mon., bei Größenkonstanz nach 2 J. Abschluss.
- Größe 10–17 mm: laparoskopische Cholezystektomie.
- Größe > 18 mm: offene Cholezystektomie (in Zentren auch laparoskopisch).

14.2.3 Gallenblasenkarzinom

Nicht selten wird die Diagnose eines Gallenblasen-Ca erst intraop. gestellt, dann allerdings in einem meist fortgeschrittenen Erkrankungsstadium. Porzellangallenblase = fakultative Präkanzerose (Entartungswahrscheinlichkeit ca. 6 %), daher nach Diagnosestellung Cholezystektomie.

Klinik Unspezifisch: Oberbauchbeschwerden (≤ 50 %), Ikterus (≤ 50 %), Gewichtsverlust (≤ 30 %), Anorexie (≤ 20 %), Übelkeit und Erbrechen (≤ 20 %). Diagnose nicht selten als Zufallsbefund nach Cholezystektomie wegen Gallensteinleidens oder Cholezystitis (≤ 70 %) → sog. Incidental Carcinoma oder Inapparent Carcinoma.

Diagnostik

- Sono Abdomen
- ÖGD und endoskopisch retrograde Cholangiografie (ERC); bei Ikterus mit Stenteinlage
- Perkutane transhepatische Cholangiografie und Drainage (PTCD) bei erfolgloser ERC
- Spiral-CT
- Magnetresonanz-Cholangiogramm (MRC)
- 18-FDG-PET/CT
- Koloskopie bei V. a. Tumordurchbruch

Therapie

- **Neoadjuvante Ther. mit Chemo- und Immuntherapie noch nicht etabliert, vorzugsweise in Rahmen von Studien.**
- **Kurative Ther.** erfordert die chirurgische En-bloc-Resektion. In einzelnen Fällen kann wahrscheinlich durch eine zusätzliche Leberteilresektion sowie eine LK-Dissektion des Lig. hepatoduodenale und der Leberpforte die Prog-

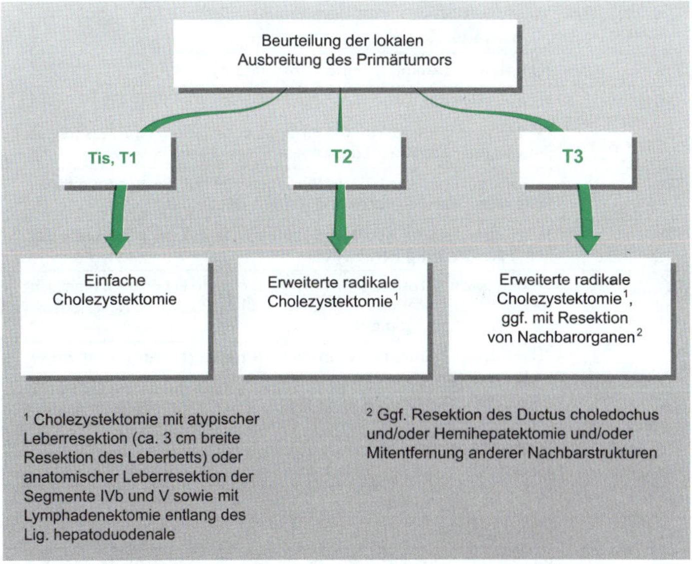

Abb. 14.3 Beurteilung und chirurgische Therapie des Primärtumors [L157]

nose verbessert werden. Bei Verdacht während laparoskopischer Cholezystektomie → Konversion zum offenen Vorgehen.

- **Chirurgische Ther.** ▶ Abb. 14.3. Abweichend davon wird auch schon bei T1b/pT1b (Infiltration der Muskulatur, ▶ Tab. 14.1) eine erweiterte Cholezystektomie mit Leberteilresektion empfohlen.

Entwicklungen der letzten Jahre wie die **robotisch assistierte Cholezystektomie** (längere OP-Dauer, höhere Kosten), die **SILS** (Single Incision Laparoscopic Surgery) mit Verwendung eines einzelnen Nabelports oder **NOTES** (Natural Orifice Transluminal Endoscopic Surgery) transvaginal haben in größeren Studien **keine** Vorteile gegenüber der üblichen laparoskopischen Technik gezeigt.

- **Vorgehen beim inzidentellen (postop. entdeckten) Gallenblasen-Ca:**
  - Carcinoma in situ (pTis) und pT1: Cholezystektomie ausreichend, sofern Resektionsränder tumorfrei.
  - Fortgeschrittenes Ca (> pT1b): Re-OP erforderlich. Nach laparoskopischer Cholezystektomie, falls kein Bergebeutel verwendet wurde, muss der Trokarzugang, über den die Extraktion der Gallenblase erfolgte, exzidiert werden. Oberstes Ziel ist hier in jedem Fall eine R0-Resektion. Die LK-Dissektion scheint bes. in frühen Stadien die Prognose zu verbessern.
- **Palliativ:** Bei Beteiligung der intra- und extrahepatischen Gallengänge: endoskopische und interventionell-radiologische Behandlungsverfahren. Im Einzelfall kann chirurgische extrahiläre Gallengangsableitung sinnvoll

Tab. 14.1 TNM-Klassifikation Gallenblasenkarzinom (Brierley/Gospodarowicz/Wittekind, 8. Auflage 2016)

T1a	TU infiltriert Lamina propria (Schleimhaut)
T1b	TU infiltriert die Wandmuskulatur
T2	TU infiltriert perimuskuläres Bindegewebe, aber keine Ausbreitung jenseits der Serosa o. in die Leber
T2a	TU infiltriert perimuskuläres Bindegewebe auf der peritonealen Seite, aber keine Ausbreitung jenseits der Serosa
T2b	TU infiltriert perimuskuläres Bindegewebe auf der Leberseite, aber keine Ausbreitung in die Leber
T3	TU perforiert Serosa u./o. infiltriert direkt die Leber u./o. ein Nachbarorgan (z. B. Magen, Duodenum, Kolon, Pankreas, Netz, extrahepatische Gallengänge)
T4	TU infiltriert Stamm der V. portae o. A. hepatica o. infiltriert 2 o. mehr Nachbarorgane/-strukturen
N0	Keine regionären LK-Metastasen
N1	Metastasen in 1–3 regionären LK
N2	Metastasen in ≥ 4 regionären LK
M0	Keine Fernmetastasen
M1	Fernmetastasen
pN0	Regionäre LAD u. histologische Untersuchung üblicherweise von > 10 LK
Stadium 0	Tis, N0, M0
Stadium Ia	T1a, N0, M0
Stadium Ib	T1b, N0, M0
Stadium IIa	T2a, N0, M0
Stadium IIb	T2b, N0, M0
Stadium IIIA	T3, N0, M0
Stadium IIIB	T1–T3, N1, M0
Stadium IVA	T4, jedes N0, N1, M0
Stadium IVB	Jedes T, N2, M0Jedes T, jedes N, M1

sein. Die Ind. zur Durchführung einer (Kombinations)immunotherapie mit Durvalumab soll abgewogen werden.

! Keine Probelaparotomie, wenn nicht auch ggf. die technisch anspruchsvollen OP (evtl. Leberresektionen kombiniert mit Gefäßrekonstruktion) mit entsprechender postop. Versorgung durchgeführt werden können!

Prognose 5-JÜR: Stadium IA 85–100 %, Stadium IB 30–40 % (bei radikaler Resektion allerdings bis 80 %). Im Stadium ≥ IIB sind länger überlebende Pat. selten.

14.2.4 Gallengangkarzinom

Epidemiologie und Lokalisation I. d. R. erst in späten Stadien diagnostiziert, nur etwa 25–30 % in Frühstadien. Kurative Ther. derzeit nur durch chirurgische Resektion möglich. Das extrahepatische Gallengangsystem wird in 3 Abschnitte untergliedert (nach Longmire), die zentralen Gallengang-Ca (Klatskin-Tumoren) werden nach Bismuth-Corlette eingeteilt (▶ Abb. 14.4).

Klinik Unspezifisch: schmerzloser Ikterus (≤ 90 %), Oberbauchbeschwerden (≤ 50 %), Gewichtsverlust (≤ 30 %), Anorexie (≤ 20 %), Übelkeit und Erbrechen (≤ 20 %), Pruritus. Fieber und Schüttelfrost weisen auf eine Cholangitis hin.

Diagnostik Exakte Lokalisation des TU bzw. der (tumorösen) Stenose innerhalb des Gallengangsystems in Relation zur Hepatikusgabel bzw. zum Leberhilus. Beschreibung der extraluminalen TU-Ausdehnung in Bezug auf Nachbarstrukturen/-organe, insbes. Gefäßstrukturen (A. hepatica, Portalvene).

- Sono Gallenblase, Leber und restliches Abdomen
- Triphasisches CT des Abdomens (art., portalvenöse und spätvenöse KM-Phase)
- PET-CT-Scan
- ERC mit Gallengangbiopsie oder -zytologie

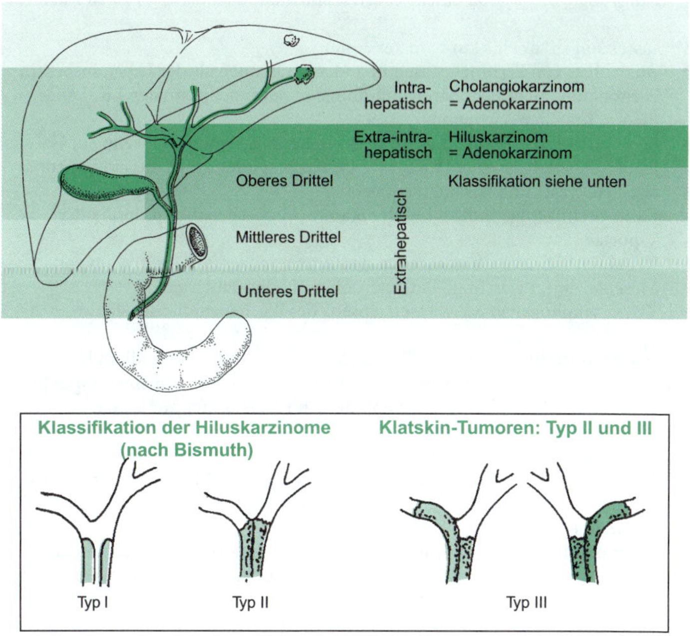

Abb. 14.4 Einteilung der Gallengang-Ca [L190]

- MRT mit MRCP
- Endosonografie
- 18-FDG-PET/CT

Therapie

- **Neoadjuvante Therapie mit Chemo- und Immuntherapie noch nicht etabliert, vorzugsweise** im Rahmen von Studien.
- Grundlegende Prinzipien: R0-Resektion mit weiten longitudinalen und zirkumferenziellen Sicherheitsabständen, Monobloc-Resektion des TU.
- TU des mittleren und distalen Drittels: partielle Pankreatikoduodenektomie (OP nach Whipple bzw. pyloruserhaltend nach Traverso/Longmire).
- Hilusresektion: Bei TU vom Typ Bismuth-Corlette I und II kann eine formale R0-Resektion mit knappem Sicherheitsabstand erreicht werden. Deshalb nur bei eingeschränkter allgemeiner oder funktioneller Operabilität.
- Hilusresektion mit linksseitiger Leberteilresektion: Dissektion in der direkten Umgebung des TU zur Präparation von re Leberarterie und re Pfortaderast.
- Rechtsseitige Trisegmentektomie: Resektion der Segmente IV–VIII inkl. des Segments I und prinzipielle Pfortaderresektion → höchste Radikalität wird erreicht. Verfahren der Wahl beim Klatskin-Tumor. Daten zum notwendigen Ausmaß und zur prognostischen Bedeutung der LAD sind kontrovers.
- Lebertransplantation: wird **bisher nicht als primäre Ther.** beim Gallengang-Ca **empfohlen.** In seltenen Fällen (frühes, aber nichtresektables perihiläres Cholangio-Ca, ohne lymphonodale oder intra-/extrahepatische Metastasierung) sollte die Option einer Lebertransplantation jedoch geprüft werden.

Voraussetzungen für eine kurative Resektion

- Ausschluss von Fernmetastasen in anderen Organen als der Leber, insbes. in Peritoneum, nicht regionären abdominalen oder mediastinalen LK, Lunge, Pleura, Knochen, Nebennieren u. a.
- Lebermetastasen vorhanden: kurativer Eingriff nur möglich, wenn auf Gallenblasenbett, Segmente IVb und V beschränkt oder durch zusätzliche sonstige Leberresektion komplett entfernbar
- Keine breitflächige Infiltration der Stämme der A. hepatica propria oder V. portae
- Kein breitflächiges Überschreiten der Organgrenzen mit Infiltration von Mesenterium, Zwerchfell, Retroperitoneum oder Bauchwand
- Keine lymphogenen Metastasen jenseits des Lig. hepatoduodenale

Prognose Nach R0-Resektion 5-JÜR bei Stadium IA 100 %, bei Stadium IB 30–40 % (bei radikaler Resektion allerdings bis 80 %). Im Stadium ≥ IIB sind länger überlebende Pat. nach klassischer resezierender Chirurgie bisher nur selten.

Palliative Therapie

- Bei distalem TU Gallenableitung durch Anlage einer biliodigestiven Anastomose (Hepatojejunostomie). Alternativ endoskopische Drainage (Nachteil: regelmäßiger Wechsel, Okklusion, Cholangitis).
- Bei proximalen TU evtl. Anlage einer Hepatojejunostomie: Resektion der Vorderkante Lebersegment III mit Eröffnung gestauter Gallengänge und Ableitung mittels Roux-Y-Schlinge.
- Stent-Implantation bzw. Stent-Implantation mit fotodynamischer Ther. (Standard).
- Radio- und/oder Chemo- und/oder Immuntherapie.

14.3 Operative Therapie der benignen Gallenblasen- und Gallenwegserkrankungen

14.3.1 Präoperative Maßnahmen

- Allgemeine OP-Vorbereitung.
- Aufklärung (Bedeutung der Gallenblasenentfernung, postop. Galleabflussverhältnisse, notwendige Zusatzeingriffe, z. B. Papillotomie, allgemeine OP-Risiken und KO erwähnen).
- Bei elektiver Cholezystektomie in Deutschland muss mindestens 10 Tage vor dem Eingriff auf die Möglichkeit einer Zweitmeinung hingewiesen werden (G-BA-Beschluss vom 20.10.2022).
- Ggf. je nach Krankheitsbild präop. Gallenwegsentlastung (▶ Kap. 16.3.3).

! **Lagerung:** Bei allen Eingriffen am Gallenwegssystem Rückenlage (▶ Kap. 2.4.1, ▶ Abb. 2.5). Bei laparoskopischen Eingriffen Abduktion der unteren Extremitäten.

14.3.2 Cholezystektomie

Laparoskopische Cholezystektomie

Indikationen Methode der Wahl bei Gallensteinleiden, akuter Cholezystitis und den anderen schweren Verlaufsformen der Cholezystolithiasis. Vorteil der schnelleren postop. Pat.-Mobilisierung.

(Relative) Kontraindikationen Gallenblasenempyem oder -gangrän, endoskopisch nicht sanierbare Choledocholithiasis, Erkr. des Herzens und Lungenemphysem (erhöhter intraabdominaler Druck), Verwachsungsbauch, Malignitätsverdacht.

Technik Entfernung der Gallenblase mit laparoskopischem Instrumentarium. 3–4 Standardzugänge. Pneumoperitoneum mit ca. 3–5 l CO_2-Gas und intrabdominalem Druck von 12–15 mmHg. Darstellung von Gallenblase und Calot-Dreieck. Die Gangstrukturen in diesem Bereich müssen zweifelsfrei identifiziert sein. Anschließend retrograde Cholezystektomie nach Clipligatur des D. cysticus und der A. cystica mit Extraktion der Gallenblase. Ggf. Einlage einer Zieldrainage, Ausleitung re Bauchwand. Gallenblasenpalpation und -eröffnung vor Präparatabgabe, zur Kontrolle auf evtl. inzidentelle TU.

Nachbehandlung ▶ Kap. 14.3.2, Konventionelle Cholezystektomie.

Komplikationen Gleiche KO wie bei der konventionellen Cholezystektomie, zusätzlich Steinverlust in die Bauchhöhle (Abszessgefahr). Gallengangsverletzungen treten bei der laparoskopischen Cholezystektomie nicht mehr häufiger auf.

Sicherheitskontrolle: *Critical view of safety*
Standardisiertes Vorgehen nach internationalen Leitlinien, zur zweifelsfreier Darstellung der Hilusanatomie:

1. Komplette Präparation des Calot-Dreiecks mit Durchtrennung des überliegenden Peritoneums und Befreiung von Fett.
2. Freilegung des hilusnahen Drittels des Gallenblasenbettes mit ventral- und dorsalseitiger Einsicht.
3. Identifizierung von **zwei** tubulären Strukturen (D. cysticus und A. cystica), die eindeutig zur Gallenblase führen. Fotodokumentation, wenn möglich

Intraoperative Fluoreszenzdarstellung der Gallenwege
Mit Nahinfrarot-Lichtquelle und entsprechendem Kamerasystem ist eine intraop. Fluoreszenzdarstellung mittels i. v. Applikation von Indometacingrün möglich: Identifikation von D. cysticus in > 90 %, D. choledochus in > 80 % der Fälle.
Indikationen
Empyem, Z. n. Leber-/Magen-/Duodenum-OP, Revisionseingriffe, auch Routineeinsatz möglich (Verkürzung OP-Dauer, weniger Konversionen).
Technik
I. v. Gabe von Indometacingrün, > 45 min vor Darstellung der Gallenwege (d. h. vor Narkoseeinleitung). Dosis: 1,6–2,5 ml bei 25 mg/10 ml; ggf. späterer Zusatz von 0,3 ml.

14

Konventionelle Cholezystektomie

Indikationen Jedes Gallensteinleiden, das nicht laparoskopisch angehbar ist (▶ Kap. 14.3.2, Laparoskopische Cholezystektomie): ca. 3 % der Cholezystektomien.

Technik Rippenbogenrandschnitt, Exploration der Bauchhöhle, ggf. Gallenblasenentlastung durch Punktion.
Ausschälung der Gallenblase auf 2 Wegen möglich:

- **Antegrade Cholezystektomie:** einfachere Darstellung von D. cysticus und A. cystica, jedoch stärkere Blutung bei der Ausschälung. Teils stumpfe, teils scharfe Auslösung vom Gallenblasenfundus beginnend dicht an der Gallenblasenwand bis zum Infundibulum unter Elektrokoagulation der kleinen, von der Leber einstrahlenden Gefäße. Darstellung von A. cystica und D. cysticus. Gallenblasenpalpation und -eröffnung vor Abgabe, zur Kontrolle auf evtl. inzidentelle Gallenblasen-TU.
- **Retrograde Cholezystektomie:** Vorteil der geringeren Blutung bei Gallenblasenausschälung. Nachteil der präparatorischen Unsicherheit bei Verklebungen oder starker Entzündung der Gallenblase (hier auch erhöhte Gefahr der Verwechslung von D. cysticus und D. choledochus mit iatrogener Gallenwegsläsion) und der höheren Verletzungsgefahr oder Ligatur einer atypisch kreuzenden A. hepatica dextra. Präparation: siehe laparoskopisches Vorgehen. Gallenblasenpalpation und -eröffnung vor Abgabe, zur Kontrolle auf evtl. inzidentelle Gallenblasen-TU.

! Verlauf des D. cysticus sowie Verzweigungsgrad der A. hepatica communis mit dem Abgang der A. cystica können stark variieren!

- Ggf. Einlage einer Zieldrainage, Ausleitung re Bauchwand.
- Schichtweiser Wundverschluss.

Nachbehandlung Antibiotika bei primär infektiösen Formen (akute Cholezystitis/Cholangitis), Magensonde i. d. R. sofort postop. entfernen, OP-Tag Tee, Zieldrainage am 2. d ziehen bei geringer blutig-seröser Sekretion; ab 1. d aufbauende Kost. Labor (BB, Bili, Amylase, AP, γ-GT) 1. d.

Komplikationen Gallenfistel (bes. bei aberrierenden Gallengängen, z. B. D. hepatocysticus), Cholaskos mit Peritonitis, Choledochusstenose bei zu naher Zystikusligatur, Nachblutung.

14.3.3 Choledochusrevision

Technik Durchführung nach Cholezystektomie und Cholangiografie, wenn Gangstein nachgewiesen, der nicht mittels ERCP entfernt werden kann (z. B. nach B-II-Magenresektion): Inzision mit feinem Skalpell zwischen atraumatischen Haltefäden und Eröffnung mit der Pott-Schere auf ca. 1 cm. Steinextraktion mit biegsamem Steinlöffel oder Fogarty-Katheter. Abschließend Austastung mit biegsamer Sonde über Papille hinaus oder bei multiplen Konkrementen Cholangiografie oder -skopie. Nach jeder Choledochusrevision Einlage einer T-Drainage (Drainage aus Gummi zu bevorzugen: stärkere Umgebungsreaktion im Gegensatz zu Silikondrainagen, daher raschere Abdichtung zur Peritonealhöhle, sodass nach dem Ziehen evtl. austretende Galle keinen Kontakt mit der Bauchhöhle bekommt). Mit den Möglichkeiten der endoskopischen Diagn. und Ther. (ERCP, endoskopische Sphinkterotomie) ist die Choledochusrevision zu einer sehr seltenen Eingriffsausweitung der Cholezystektomie geworden. Die Choledochusrevision ist auch laparoskopisch möglich, aber komplikationsträchtiger.

Nachbehandlung Wie bei Cholezystektomie. Zieldrainage zunächst belassen. Gallenwegsdarstellung mit KM nach ca. 1 Woche, bei Normalbefund T-Drain ziehen. Zieldrainage erst 24 h nach T-Drain entfernen. Regelmäßige Laborkontrollen und Sekretmengenkontrollen (**Cave:** Okklusion des T-Drains).

14.3.4 Galleableitende Palliativoperationen

Choledocho- bzw. Hepatikojejunostomie

Indikationen Entlastung der Leber bei inoperablem TU des oberen Choledochusabschnitts.

Technik Möglichst beidseitiger Anschluss (re und li Leberhälfte); Darstellung des entsprechend gestauten Ganganteils proximal der Stenose. Aufnähen einer antimesenterial längsinzidierten, Jejunumschlinge (Omega-loop oder Roux-Y-Konstruktion) an den Gallengang. Eventuell endoluminäre Drainage der abführenden Jejunumschlinge mit Ausleitung durch einen Witzel-Kanal und die Bauchdecke nach außen.

Cholezystoduodeno- bzw. Cholezystojejunostomie

Indikationen Nachweislich sich füllende Gallenblase bei offenem D. cysticus und papillennahem inoperablem Tumorverschluss. Aufgrund vielfältiger Möglichkeiten endoskopischer Palliativtherapie (Tumorstent) nur noch sehr selten indiziert.

15 Leber und Pfortader

Roland Croner, Claudius Jürgens, Hans Lippert

15.1 Checkliste Anatomie

- Die Leber ist bis auf einen kleinen Bezirk auf der Oberseite (Pars affixa) mit Peritoneum überzogen (Gallenblase einbezogen). Die Ligamente (Ligg. triangulare dextrum + sinistrum, falciforme, teres hepatis, hepatogastricum, hepatoduodenale ▶ Abb. 15.1) stabilisieren das Organ (Kipp-/Rotationsbewegungen) und führen die zu- und abgehenden Gefäße.
- Das **Lig. falciforme** setzt sich ventral in das Lig. teres und an der Unterfläche in der Fissura sagittalis sinistra fort.
- **Hauptgrenzspalte (Cantlies-Linie):** wichtige funktionelle Orientierungslinie zwischen Gallenblase und V. cava inf., teilt die Leber chirurgisch in li und re Hälfte.
- Die Segmentstruktur der Leber orientiert sich an den Ästen der V. portae, der A. hepatica und der sie begleitenden Gallengänge sowie der korrespondierenden venösen Abflussgebiete. Insgesamt sind 8 Segmente vorhanden (▶ Abb. 15.1).
- Im **Lig. hepatoduodenale:** A. hepatica propria (li), D. choledochus (re), V. portae (dorsal).

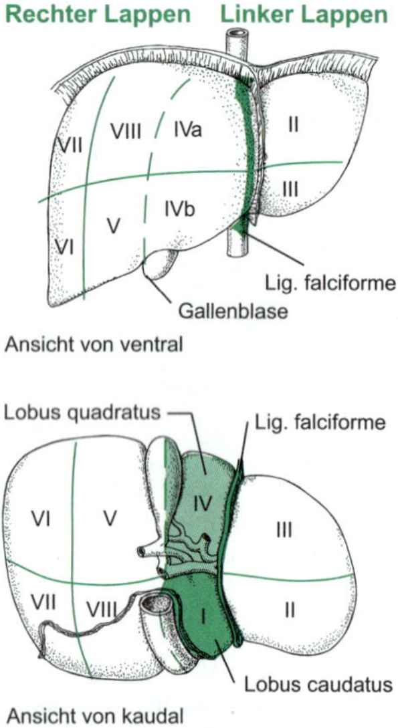

Abb. 15.1 Segmenteinteilung der Leber [L190]

- Leberdurchblutung: **75 % über V. portae** (50–70 % der O_2-Versorgung), 25 % über A. hepatica (30–50 % der O_2-Versorgung).
- Venöser Abfluss:
  - Hauptabfluss: kavaler Hilus durch Zusammenfluss der Lebervenen (oft li und mittlere Vene in einem Stamm).
  - Nebenabfluss: direkt retrohepatisch der Segmente I (Lobus caudatus), VI/VII (dorsale re Segmente) in die V. cava.
- Lymphabfluss: 80 % von Porta hepatis und Gallenblase neben A. hepatica, Pfortader und D. choledochus zum Truncus coeliacus und Abgang der AMS. **Typische LK-Filter** liegen an der A. hepatica, Pfortader und im Choledochus-Duodenum-Winkel (Marker-LK).
- **V. portae:** venöse Quellzuflüsse:
  - V. lienalis: von Milz, großer Magenkurvatur und Pankreas.
  - V. mesenterica inf.: von li Kolon (ab Mitte Transversum) und Rektum.
  - V. mesenterica sup.: von Duodenum, Pankreas, Dünndarm bis Colon transversum.
  - V. coronaria ventriculi: von der kleinen Magenkurvatur und vom Pankreasoberrand.

15.2 Leitsymptome der Lebererkrankungen

15.2.1 Ikterus

Definition Gelbfärbung von Skleren und (Schleim-)Haut bei einem erhöhten Gesamt-Bili (Normwert < 1,2 mg/dl, < 21 µmol/l).

Pathophysiologie Bili ist Endprodukt des Metabolismus von Hämo-, Myoglobin, Zytochrom im RES. Das unkonjugierte (indirekte) Bili ist im Blut an Albumin gebunden. Durch Konjugation in der Leber entsteht wasserlösliches, direktes Bili. Die Ausscheidung erfolgt mit der Galle in den Darm, hier Umwandlung in Urobilinogen. 80 % davon werden im Stuhl ausgeschieden, 20 % über den enterohepatischen Kreislauf zur Leber zurückgeführt. Bei erhöhtem Anfall von Urobilinogen wird es vermehrt im Urin ausgeschieden.

Ätiologie ▶ Abb. 15.2.

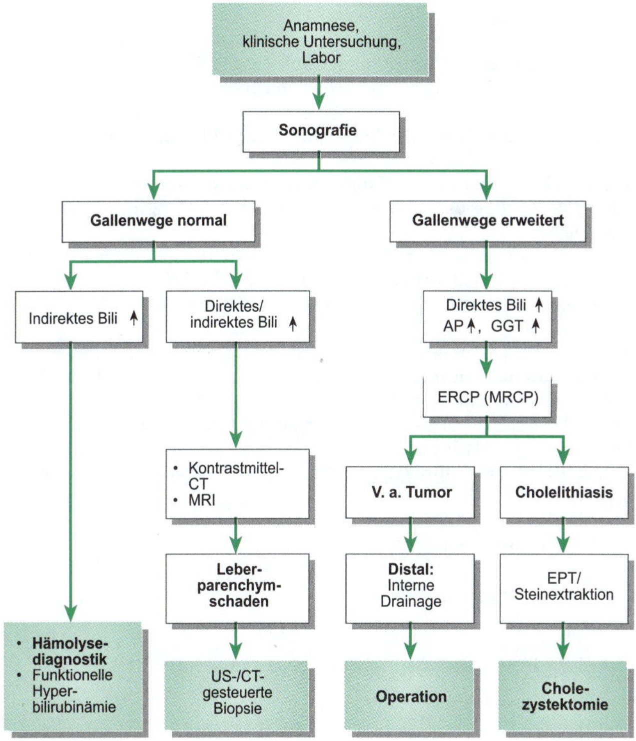

Abb. 15.2 Abklärung des Ikterus [L106]

- **Prähepatischer Ikterus:** Hämolyse, ineffektive Erythropoese, Resorption ausgedehnter Hämatome (Hämolyseparameter).
- **Hepatischer Ikterus, Konjugationsstörung:**
  - Physiol.: Neugeborenen-Ikterus.
  - Gilbert-Meulengracht-Sy. (Icterus juvenilis intermittens): meist autosomal-dominant vererbte Störung der Glukuronyltransferase.
  - Crigler-Najjar-Sy.: absoluter Glukuronyltransferasemangel.
- Medikamente: z. B. Allopurinol, Chloramphenicol, Rifampicin, Anabolika, Paracetamol, Azathioprin, Methotrexat, Steroide, Tuberkulostatika.
- **Hepatischer Ikterus, Exkretionsstörung:** Hepatitis, Leberzirrhose, Stauungsleber, Medikamente, Alkohol-/Fettleber, Schwangerschaft, bakt. Infektion (z. B. Pneumonie).
- **Posthepatischer Ikterus:** Leberabszess, Echinokokkuszyste, Lebermetastasen, Leberhilustumoren (Klatskin-Tumoren ▶ Kap. 14.2.4), Lymphome der Leberpforte, Choledocholithiasis (▶ Kap. 14.2.1), TU oder Striktur (meist postop.) der Gallenwege, Cholangitis (▶ Kap. 14.2.1), Pankreaskopf-Ca (▶ Kap. 16.7), Pankreatitis (▶ Kap. 16.8), Ulcus duodeni (▶ Kap. 10.5.1), Parasiten (Askariden).

Vorgehen bei Ikterus

Anamnese:

- Juckreiz, dunkler Urin, heller Stuhl: **Cholestase** (▶ Kap. 14.2.1).
- Übelkeit, Abgeschlagenheit, Fieber (evtl. mehrere Tage **vor** Ikterus): **Hepatitis.**
- Hohes Fieber, Schüttelfrost: **Cholangitis** (▶ Kap. 14.2.1), Leberabszess, Leptospirose.
- Schmerzcharakter: Kolik bei **Choledocholithiasis** (▶ Kap. 14.2.1), bei schmerzlosem Ikterus V. a. Pankreaskopf-Ca/dist. Gallengangs-Ca (Courvoisier-Zeichen)
- Schmerzen: im Rücken V. a. **Pankreatitis** (▶ Kap. 16.8); im Bauch, ggf. Ausstrahlung in re Schulter (Phrenikus-Reizung): Galle, Leber.
- Massiver Gewichtsverlust: **Lebermetastasen, Pankreas-Ca** (▶ Kap. 15.5.3, ▶ Kap. 16.7).
- Alkoholkonsum (Zirrhose), Drogen und Medikamentenanamnese.
- Bluttransfusion, Drogenabhängige. Kontakt mit Personen mit Hepatitis oder infektiöser Mononukleose.
- Auslandsreisen (Hepatitis A), Sexualanamnese (HIV, Hepatitis B, C).
- Vorausgegangene OP? Bekannter TU.
- Ischämie als Ursache für Ikterus, Ikterus bei Intensivpatienten (Schockleber, Sepsis).

Differenzialdiagnose

▶ Tab. 15.1.

Tab. 15.1 DD des Ikterus

	Prähepatisch (hämolytisch)	Hepatisch (parenchymatös)	Posthepatisch (cholestatisch)
Im Serum			
Indirektes Bili	↑	↔ (↑)	↔
Direktes Bili[1]	↔	↑	↑
GOT (ASAT), GPT (ALAT), GLDH	↔	↑↑	↑
AP, γ-GT	↔	↑	↑↑
LDH	↑↑	↑	(↑)
Im Urin			
Bili	↔	↑ (Urin dunkel)	↑ (Urin dunkel)
Urobilinogen	↑	↑/↓	↑/↔
Stuhlfarbe	Dunkel	Hell oder dunkel	Hell
Juckreiz	Nein	Evtl.	Ja

[1] Quotient direktes Bili/Gesamt-Bili > 0,5 spricht für posthepatische Cholestase

15.2.2 Atrophie-Hypertrophie-Komplex

Ätiologie Am häufigsten entsteht eine segmentale oder Leberlappenatrophie durch eine diffuse Leberzirrhose ohne kompensatorische Hypertrophie der Restleber. Der Atrophie-Hypertrophie-Komplex entsteht dagegen bei zentralen, einseitigen Verschlüssen der Gallenwege oder der Pfortader mit kompensatorischer Hypertrophie des kontralateralen, nicht beeinträchtigten Leberlappens.

- **Portale Atrophie:** bei 25 % der Pat. mit hilärem Cholangio-Ca mit gleichzeitigem Verschluss des gleichseitigen Portalgefäßes; selten in der Frühphase ikterisch! Asymptomatisch nach Trauma, nach Vor-OP (Cholezystektomie) mit Verletzung der Pfortader.
- **Biliäre Atrophie:** bei Pat. mit Strikturen und Abflusshindernissen auf Segmentebene oder eines D. hepaticus (TU, PBS, Steine, Verletzung nach Cholezystektomie).
- **Fibrose** verursacht durch mit metabolischer-Dysfunktion assoziierte steatotische Lebererkrankung (MASLD), nichtalkoholische Leberverfettung (MASH) und alkoholische Steatohepatitis (ASH), chron. Infektionen.
  Der Grad der Leberfibrose ist als unabhängiger Faktor mit Mortalität und leberbezogenen Folgeerkrankungen assoziiert.
- **Leberzirrhose:**
  - Durch chron. Entzündung kommt es zum Untergang von Leberzellen, zu zunehmender Bindegewebsvermehrung, fibrösen Septen und Regeneratknoten.
  - Einteilung des Schweregrads der Zirrhose mit Child-Pugh- und MELD-Score.
  - Die Komplikationen der Leberzirrhose (portale Hypertension, Aszites, hepatische Enzephalopathie, Funktionsverlust der Leber, Entwicklung eines HCC) sind Gründe für die hohe Letalität.
- Eine hepatische Dekompensation kann durch eine Verschlechterung der Grundkrankheit, Alkoholexzesse, extrahepatische Allgemeinerkrankungen, Infektionen, Narkosen und OP sowie durch hepatotoxische Medikamente

ausgelöst werden. Pat. mit MELD-Score > 14 und bei Komplikationen der Zirrhose → Vorstellung In einem Transplantationszentrum.

Diagnostik

- Objektive anatomische Darstellung der Leber: Spiral-CT mit KM, MRI, ggf. zusätzliche angiografische oder biliäre Diagn. (CT/MRT Angio; ERCP/MRCP).
- Therapeutisch nutzt man den Effekt vor ausgedehnten Leberresektionen durch Embolisation des Pfortaderasts der tumortragenden Seite, um eine Hypertrophie der gesunden Restleber zu erreichen (Pfortaderembolisation) oder durch den offenen Leber-Split mit Pfortaderligatur (ALPSS ▶ Kap. 15.4.2).
- Fibrioscan: Leberelastizitätsmessung mittels Ultraschall; Berechnung der Lebersteifigkeit in kPa.
- Leberfunktionsprüfung: LiMax-Test (optional).
- Leberspezifische KM-Sono (CEUS)
- LI-RADS-Klassifikation bei der bildgebenden Diagn. (Liver-Imaging-Reporting and Data-System) zur Dignitätsbeurteilung von Leberläsionen in der Zirrhoseleber: 5-stufige Einteilung für die Wahrscheinlichkeit einer Leberläsion von definitiv gutartig (LR-1) bis definitiv HCC (LR-5).

15.2.3 Aszites

Definition Krankhafte Flüssigkeitsansammlung in der freien Bauchhöhle. Symptom einer schweren Erkr. mit Ind. zur dringlichen Diagnostik. Ursache zu 75 % hepatisch.

Ätiologie

- **Hepatische Ursache:**
  - Leberzirrhose, akute Leberschädigung, Budd-Chiari-Sy./sinusoidales Obstruktions-Sy.
  - Pfortaderthrombose
- **Kardiale Ursache:** Rechtsherzinsuff., Pericarditis constrictiva, Globalherzinsuff.
- **Maligne Ursache:** Peritonealkarzinose, intraabdominale TU, Metastasenleber
- **Entzündliche Ursache:** bakt. Peritonitis, Tbc
- **Selten: Hypalbuminämie** (nephrotisches Sy., Albuminverlust-Sy., chylös, Pankreatitis, Pankreasfisteln, Myxödem)

Klassische Hypothesen der Aszitesentstehung (▶ Abb. 15.3).
Volumenmangel- („Underfilling“), Überlauf- („Overflow“), Vasodilatations-Hypothese.

Diagnostik Eine diagn. Punktion sollte bei unklarem Aszites erfolgen (Technik ▶ Kap. 2.11.6).

- **Labor:** Gesamteiweiß im Aszites (Transsudat < 30 g/l; Exsudat > 30 g/l) und Serum-Aszites-Albumin-Gradient (SAAG):
  - SAAG > 1,1 g/dl: Hinweis auf portale Hypertension.
  - SAAG < 1,1 g/dl: Hinweis auf entzündliche oder maligne Ursache.
  - Zellzahl: Leukozyten > 500/µl bzw. neutrophile Granulozyten > 250/µl: Infektion wahrscheinlich. Cholesterin > 45 mg/dl: Hinweis auf maligne Ursache. Dann Zytologie und CEA im Aszites.
- **Bakteriologie:** Punktat direkt in Blutkulturflaschen geben (direkt am Pat., immer mind. 10 ml, ggf. Spezialfärbungen).
- **Zytologie:** Standard bei V. a. malignen Aszites. Anstieg der Sensitivität bei mehreren Proben. Maligner Aszites häufig milchig trüb/chylös (Abflussbehinderung D. thoracicus) oder hämorrhagisch.
- **DD:** Pseudochylöser Aszites bei geplatzter Ovarialzyste → Fettgehalt niedriger.

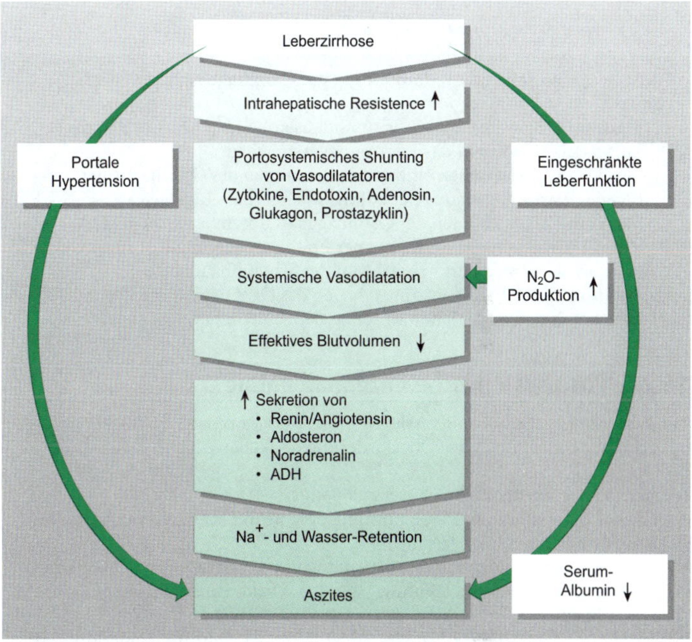

Abb. 15.3 Aszitesentstehung [L106]

Therapie ▶ Kap. 15.6.

15.2.4 Portosystemischer Kollateralkreislauf

Definition Bei einem Druckgradient > 12 mmHg zwischen Pfortader und Lebervenen (hepatisch venöser Druckgradient, HPVG) kommt es zur Eröffnung von Kollateralen. **Bis zu 85 % des Pfortaderbluts können so an der Leber vorbeigeleitet werden.**

- Ösophagusvarizen und Fundusvarizen (▶ Kap. 15.6.1), Blutfluss über die V. coronaria ventriculi und die Vv. gastricae brevis zur V. cava superior. Die Risikostratifizierung erfolgt endoskopisch durch das Erfassen der Varizengröße und sog. Red Signs (schmale Bereiche auf den Varizen mit dünner Wand und hohem Rupturrisiko) unter Berücksichtigung des Zirrhosestadiums.
- Hämorrhoidalplexus: Shunt über V. mesenterica inf. und Vv. rectales inf. zur V. cava inf., Hämorrhoiden nicht wesentlich häufiger!
- Caput medusae: Rekanalisation der V. umbilicalis im Lig. teres hepatis. Shunt zu den epigastrischen Venen der vorderen Bauchwand.
- Venöse Kollateralen zwischen Leber- oder Milzoberfläche und Zwerchfell, im Retroperitonealraum und zwischen Omentum und vorderer Bauchwand.
- Spontaner splenorenaler Shunt von der V. lienalis zur V. renalis.

Stadien

Endoskopische Schweregradeinteilung der Ösophagusvarizen (nach Paquet)
- **Stadium I:** Erweiterungen der submukösen Venen, die jedoch nach Luftinsufflation durch das Endoskop verstreichen.
- **Stadium II:** Es bestehen einzelne in das Lumen des Ösophagus hervorragende Varizen, die auch bei Luftinsufflation bestehen bleiben.
- **Stadium III:** Das Lumen des Ösophagus ist durch hervorragende Varizenstränge eingeengt. Als Zeichen einer Epithelschädigung (Erosion) können rötliche Flecken („cherry spots") auf der Schleimhaut bestehen.
- **Stadium IV:** Die Varizenstränge haben das Ösophaguslumen verlegt, es bestehen i. d. R. zahlreiche Erosionen der Schleimhaut.

15.2.5 Portosystemische Enzephalopathie

Zerebrale Stoffwechselstörungen durch Intox. (NH_3, aromatische AS, Phenole u. a.) bei primärer Umgehung oder Überforderung der Leberentgiftungsfunktion.

Formen der portosystemischen Enzephalopathie
- **Chron. persistierend** (15 %): Enzephalopathie mit schweren permanenten neurol. und zerebralen Ausfällen.
- **Akut episodisch** (25 %): intermittierend auftretende Störungen. Immer auslösende Ursache suchen (Blutung, spontan – bakt. Peritonitis, Exsikkose, Diuretikaüberdosierung).
- **Latent** oder **subklin.** (60 %): klin. unauffällige Pat., nur mit empfindlichen psychometrischen Testmethoden nachweisbar.

Diagnostik Labor: NH_3, neurol. Fachbegutachtung, Schriftprobe, Zeichentest, EEG.

15

Therapie Behandlung der Grunderkrankung; nichtresorbierbare Disaccharide (Lactulose) Antibiotioka (Neomycin, Rifaximin).

15.3 Diagnostische Methoden

15.3.1 Laboruntersuchungen

Laborwerte ▶ Abb. 15.4.
- **Leberparenchym:**
  - **Transaminasen:** Bei Zellschäden treten GOT (AST) und GPT (ALT) ins Serum über. Hohe Sensitivität bei Leberzellschäden, GOT hat aber eine niedrige Leberspezifität (Herzinfarkt ↑). **Cave:** Bei Leberzirrhose und Parenchymverlust können die Transaminasen abfallen oder nicht mehr nachweisbar sein.
  - **De-Ritis-Quotient** (GOT/GPT-Ratio, Normwert < 0,7) erhöht bei Cholestase, tox. Leberschäden, venöser Abflussstörung; bei Hepatitiden erniedrigt.
  - **GLDH** (mitochondriales Enzym): Erhöhung bei Leberzellnekrosen.

Cholestase	Akute Hepatitis	Leberinsuffizienz
AP ↑ γ-GT ↑ Dir. Bili ↑ Quotient gesamtes Bili/dir. Bili > 0,5 weist auf extrahepat. Cholestase Fe ↔ Transaminasen ↔ /↑	GPT ↑↑ GOT ↑↑ (GPT > GOT) Fe ↑ γ-GT ↑ Bilirubin ↑ Quick ↓	Quick ↓ CHE ↓ Albumin ↓ γ-Globuline ↑ Indir. Bili ↑ NH_3 ↑
Leberzirrhose	**Alkoholfettleber**	**PBC:**
Aktivitätszeichen: γ-Globul. ↑ IgG ↑ Fe i.S. ↑ Je nach Grad des Parenchymverlusts Zeichen der Leberinsuff.	γ-GT ↑↑ (typischerweise Normalisierung in der Klinik) Transaminasen ↑ (GOT > GPT) Meist CHE ↓, Quick ↓ IgA ↑, TG ↑	IgM ↑, γ-Globuline ↑ AMA ↑ (Titer: > 1:100) γ-GT, AP ↑, BSG ↑↑ Transaminasen meist normal **PSC:** pANCA

Abb. 15.4 Übersicht Leberlabor: typische Laborkonstellationen [L106]

- **Gallenwege:**
  - **γGT:** hohe Leberspezifität, erhöht bei bilärer Cholestase, Alkoholabusus, Fettleber und med. tox.
  - **AP:** eine geringere Leberspezifität. Bei V. a. Cholestase nur in Verbindung mit γGT, auch erhöht bei Knochenstoffwechselerkrankung.
  - **Bili** und Differenzierung in indirektes und direktes Bili zur DD des Ikterus oder der Erfassung einer gestörten Konjugationsfähigkeit der Leber.
- **Lebersynthese-/Metabolismusleistung:** Albumin, CHE und Gerinnungsfaktoren des Prothrombinkomplexes werden in der Leber produziert. Bei Leberinsuff. sind Quick (Prothrombinkomplex: F II, VII, IX, X), F V, F XIII), CHE, AT III und Albumin ↓. Bei alkoholischer Fettleber sind ggf. CHE und Quick ↑ (Induktion).
- **Sonstige Tests:**
  - NH_3-Bestimmung zur Abschätzung der Leberinsuff. (**cave:** nach GI-Blutung massiver Anfall durch Proteinabbau im Darm, Verlaufskontrollen).
  - Serodiagnostik bei V. a. akute Virushepatitis.
  - AMA ↑ mit M_2- und M_4-Fraktion bei CNDC/PBC.
  - Tumormarker: AFP bei V. a. primäres Leberzell-Ca, CEA bei V. a. intestinale Metastasen, CA 19-9 bei cholangiozellulärem Ca, V. a. Pankreas-Ca zur Verlaufskontrolle (cave: Cholestase).
  - Bei Hämochromatose zusätzlich Ferritin und Transferrin ↑, Cu^{2+} ↑ bei Cholestase und Zirrhose.
  - **LiMax-Test:** basiert auf hepatozytenspezifischen Metabolismus von Methacetin. Optionale Untersuchung zur Kalkulation des funktionellen Leberrestvolumens notwendig.

15.3.2 Bildgebende Verfahren

ERCP ▶ Kap. 3.3.4, PTC ▶ Kap. 3.3.5.

Sonografie

- Diagn. Standardbasisuntersuchung der Leber: kostengünstig, nichtinvasiv, schnell und überall durchführbar, **aber** vom Untersucher abhängig.
- Entscheidende Notfalluntersuchung zur Abklärung des hepatobiliären Systems beim akuten Abdomen (Nachweis der extrahepatischen Obstruktion in > 95 %). Sehr gute Darstellung des Leberparenchyms mit den unterschiedlichen diffusen und fokalen Veränderungen.
- Kontrastverstärkte Sono (CEUS): erhöht die Detektionsrate fokaler Leberläsionen und ermöglicht eine Dignitätseinschätzung mit hoher Sensitivität vergleichbar dem MRT.
- **Intraop. Ultraschall (IOUS):** Dient der besseren Segmentzuteilung von Lebertumoren im Rahmen der segmentorientierten Resektion und der Aufdeckung von evtl. präoperativ nicht erkannten Läsionen.

Computertomografie

- **Spiral-CT mit KM in 3 Phasen** (art., portalvenös, Parenchymphase): sehr weit verbreitet, daher weiterhin oft die Schlüsseluntersuchung in der Leberdiagnostik. Bei KM-Gabe Nierenfunktion beachten!
  - Aber: geringere Relevanz in der DD von lebereigenen Tu als das MRT.
  - Beste Staging-Untersuchung bei primären Leber-TU und -metastasen.
  - Topografische Darstellung fokaler Läsionen bis 1 cm, morphologische Differenzierung und Dichtemessung, nichtinvasive angiografische Darstellung der A. hepatica, V. portae und 3-D-Rekonstruktion durch Postprocessing möglich. TU-Staging.
  - Zystische Prozesse: KM-Gabe weist die regelmäßige Zystenwandung nach und schließt maskierte Malignome aus; evtl. Mikroverkalkungen beim Echinococcus alveolaris.
  - Leberabszesse: nach KM-Gabe deutliches Rand-Enhancement.
  - Hämangiom: kann mit großer Sicherheit als benigner Prozess klassifiziert werden. In der Nativschicht hypodens, wird nach KM-Gabe von isodens bis hyperdens („zentripetal").
  - FNH (fokale noduläre Hypoplasie): Nativ-CT hypodens/isodens, zeigt nach KM-Gabe Anreicherung. Nicht spezifisch.
  - Leberzelladenom: inhomogen; Zonen niedriger Dichte u. U. frische Einblutungen. Nicht spezifisch.
  - Lebermetastasen: i. d. R. mehr oder weniger scharf begrenzte hypodense Areale. Hyperdense Metastasen finden sich bei Fettleber, bei Verkalkungen (z. B. hepatozelluläres Ca, z. T. kolorektale Lebermetastasen).
  - Lipiodol-CT: durch zusätzliche Gabe von Lipiodol (TACE ▶ Kap. 15.5.3) durch Trapping in den path. TU-Gefäßen verbesserte HCC-Größen- und Lokalisationsdiagnostik.

Magnetic Resonance Imaging (MRI = Kernspintomografie)

Die Sensitivität im Nachweis fokaler Leberläsionen ist im Vergleich zur CT erhöht und vergleichbar mit CEUS. Referenzmethode zum Spiral-CT. Goldstandard in der Diagn. lebereigener TU.

15

Vorteile

- Möglich bei Pat. mit Allergie gegen jodhaltige KM.
- Möglich bei Pat. mit Niereninsuff. zur Vermeidung einer KM-Belastung.
- Leberspezifische KM verbessern Sensitivität und Spezifität des MRT.
- Bessere Differenzierung FNH/Leberadenom.
- Diffusionsbildgebung kann die Detektion kleiner HCC-Herde verbessern.

Nachteile

- Ausschluss von Schrittmacherpat.
- Ausschluss von Pat. mit Metalleinschlüssen, -implantaten (außer Titan).
- Klaustrophobische Pat.: entweder Ausschluss oder Narkose.
- Relativ lange Scanzeiten können zu Bewegungsartefakten führen.

MRCP (MR-Cholangiopankreatikografie)

Nichtinvasive Darstellung der ableitenden Gallenwege und des D. pancreaticus ohne KM-Gabe. Schnittbilddiagn., Gang- und Gefäßdarstellung durch eine Untersuchung (One-Stop-Shop).

Vorteile Die Gangstrukturen werden physiol. dargestellt (kein Überspritzen, keine Dilatation), keine Morbidität (im Vergleich zur ERCP).

Indikation Staginguntersuchung, wenn keine Intervention geplant ist.

MR-Angiografie

Nichtinvasive Darstellung von A. hepatica und V. portae zur OP-Planung (alternativ CT-Angiografie).

Nuklearmedizinische Untersuchungen

Durch die Fortschritte in der Technik der Schnittbildverfahren (Sono, CT, MRI) sind nuklearmedizinische Untersuchungen weitgehend überholt worden. Ihre Ind. liegt nicht mehr in der Detektion, sondern vielmehr in der Charakterisierung einer Läsion. Schlechter Tracer-Uptake bei gleichzeitig vorliegender Leberzirrhose!

- **Hepatobiliäre Sequenzszintigrafie** oder Choleszintigrafie mit ^{99m}Tc-markierten Iminodiacetic-Acid-Derivaten (IDA); Abgrenzung galleableitender TU (FNH) gegenüber anderen (Adenom, Ca).
- **Blutpoolszintigrafie** mit markierten eigenen Erys zur Differenzierung Hämangiom/Leber-TU. Hämangiom nach 3–4 h als Herd szintigrafisch nachweisbar.
- **Kombination beider:** zur Differenzierung fokaler Leberläsionen.

Positronenemissionstomografie (PET)

^{18}F-FDG-PET bei Pat. mit kolorektalen Lebermetastasen: Sensitivität bei TU > 1 cm 95 %, < 1 cm 75 %. Detektion extrahepatischen TU-Wachstums (sakrales Rezidiv, LK-Metastasen, weitere Organmetastasen). Die PET kann das chirurgische Vorgehen beeinflussen und unnötige Laparotomien vermeiden. Bei TU-Markeranstieg kann eine hepatische Metastasierung oder ein Lokalrezidiv mit einer Sensitivität von 93 % nachgewiesen werden. Bei hepatitischer Zirrhose Wertigkeit eingeschränkt!

PET/CT, PET/MRT

Hybridscanner kombiniert morphologische und metabolische Bildgebung. Deutliche Reduktion unsicherer Befunde im FDG-PET und sichere anatomische Zuordnung.

Angiografie

Ind. heutzutage nur noch zur Frage der Gefäßinfiltration bes. im Leberhilus oder der Gefäßanatomie vor regionaler CTx. Ansonsten haben CT und MRI diese Untersuchung weitgehend überflüssig gemacht.

Angiografie des Pfortadersystems

- **Indirekte Splenoportografie:** selektive Darstellung der Aa. hepatica und lienalis, in der venösen Phase Darstellung der V. portae, immer auch Darstellung der AMS (dystope oder akzessorische A. hepatica dextra).
- **Direkte Splenoportografie:** bei nicht aussagekräftiger indirekter Untersuchung zum Ausschluss einer Pfortaderthrombose und Druckmessung vor geplanter Shuntanlage (normaler Pfortaderdruck: 4–9 mmHg). **Cave:** ausgeglichener Gerinnungsstatus!

15.3.3 Leberbiopsie

Indikation Nur bei klin. relevanter Konsequenz und nach Ausschöpfung der gegebenen diagn. Möglichkeiten.

Voraussetzungen Perkutane, meist US- oder CT-gesteuerte Leberpunktion. **KI:** Quick < 50 %, Thrombos < 40/µl, PTT > 45 sec, hämorrhagische Diastase, Peritonitis.

Feinnadelaspirationszytologie (FNAC), transjuguläre Biopsie

19–22 G (Chiba, Menghini), Komplikationsrate extrem gering, Sensitivität 70–100 %, Spezifität > 95 %, **neg. prädiktiver Wert nur 71 %,** auch bei mehrfacher Biopsie → d. h., FNAC sehr guter Test bei pos. TU-Befund, ein neg. Befund schließt eine maligne Erkr. nicht hinreichend aus! Schwierige Unterscheidung zwischen hyperplastischen Regeneratknoten und gut differenziertem HCC! Eine Feinnadelbiopsie kann transjugulär über die Lebervenen erfolgen.

Feinnadelbiopsie (Tru-cut)

15

Mit dickerer Nadel wird ein Gewebezylinder zur histologischen Untersuchung gewonnen. Bei fokalen Läsionen keine gesicherte Verbesserung der Diagnosesicherheit. Perkutane Biopsie riskanter als intraop. kontrollierter Einsatz.

Indikation Diagnosesicherung insbes. vor multimodaler Ther. oder in palliativer Situation. Ansonsten besser chirurgische Exploration und intraop. Histologiegewinnung (z. B. durch Laparoskopie).

Komplikationen < 0,1 %. Blutung, Galleleck (bes. bei Cholestase), Infektion. Mögliche TU-Zellverschleppung im Stichkanal und peritoneal. Daher nicht präop. bei potenziell resektablen TU.

15.4 Perioperatives Management

15.4.1 Präoperative Maßnahmen

Labor ▶ Kap. 15.3.1, präop. Reinigung des Darms ▶ Kap. 15.6.1.

Lungenfunktion

- Blutgasanalyse zur Abschätzung von Diffusionsstörungen.
- Spirometrie zur Abklärung einer Restriktion, Obstruktion.

- Rekompensation bei COLD durch Inhalationen, evtl. β_2-Mimetika, Mukolytika, topische Steroide.

Herz-Kreislauf-Funktion EKG, ggf. Echokardiografie bei klin. Zeichen der Herzinsuff.

Leberzirrhose Bei Leberzirrhose (▶ Tab. 15.2) sollte(n) präop.
- das Gerinnungspotenzial normalisiert sein,
- eine anabole Stoffwechselsituation vorliegen,
- ein Aszites rückgebildet sein,
- schwerwiegende Risikofaktoren fehlen (Albumin ↓, Bili ↑, CRP ↑, Leukos ↑).

ReMELD-Na-Score (Refitted Model for Endstage Liver Disease)
Einstufung der Schwere von Lebererkrankungen und zur Einstufung der Dringlichkeit für die Organzuteilung bei der Lebertransplantation für Pat.-Alter > 18 J.
Berechnung des ReMELD-Na-Scores aus Krea i. S., Bili i. S., INR und Natrium i. S.

Tab. 15.2 Schweregradeinteilung der Leberzirrhose nach Child-Pugh

Punkte	Bili	Albumin	Quick (oder INR)	Neurol. Symptome	Aszites
1	< 2 mg/dl	> 3,5 g/dl	> 70 % (< 1,7)	Nein	Nein
2	2–3 mg/dl	3–3,5 g/dl	40–70 % (1,7–2,2)	Gering	Therapierbar
3	> 3 mg/dl	< 3,5 g/dl	< 40 % (> 2,2)	Schwer	Therapierefraktär
Bewertung					
• **Grad A:** 5–7 Punkte • **Grad B:** 8–10 Punkte • **Grad C:** 11–15 Punkte					

15.4.2 Prinzipien der Leberchirurgie

Zugang Rückenlage (▶ Kap. 2.4.1). Rippenbogenrandschnitt mit medianer Verlängerung nach kranial zum Xiphoid (umgekehrte L-Inzision), ggf. Verlängerung nach li (Mercedes-Stern-Inzision).
Die Leberresektion kann minimal invasiv (laparoskopisch oder robotisch) über Trokare (8–12 mm) erfolgen. Einzelne Lebersegmente oder Segmentkombinationen können minimal invasiv reseziert werden.
Lebertransplantation: Bei einer irreversiblen, progredienten akuten oder chron. Lebererkrankung ist die Ind. zur Transplantation unter dem Aspekt der Dringlichkeit und Erfolgsaussicht zu prüfen. Die Vorgehensweise wird geregelt durch die AWMF-Leitlinie 029.2023, die Leitlinie HCC 2023 der Fachgesellschaften und die Richtlinie zur Lebertransplantation der Bundesärztekammer.

Resektionsverfahren (anatomisch und atypisch)

▶ Abb. 15.5.
- **Segmentale Leberresektion:** orientiert sich an den Segmentgrenzen. Mono-, Bi- und Polysegmentektomie möglich.

15

- **Zentrale Leberresektion:** Segment IV, V, VIII.
- **Hemihepatektomie re:** Resektion entlang der Hauptgrenzspalte (Gallenblase/V. cava). Segmente V–VIII.
- **Hemihepatektomie l:** Segmente I–IV.
- **Linkslaterale Resektion:** Resektion entlang der Fissura umbilicalis (Lig. falciforme); Segmente II und III.
- **Trisektorektomie (erweiterte Hemihepatektomie):** Werden bei einer Hemihepatektomie die entsprechenden paramedianen Doppelsegmente V/VIII bzw. I/IV mit entfernt, spricht man von einer Trisektorektomie li (Segmente I–IV + V/VIII) bzw. re (Segmente V–VIII + IV).

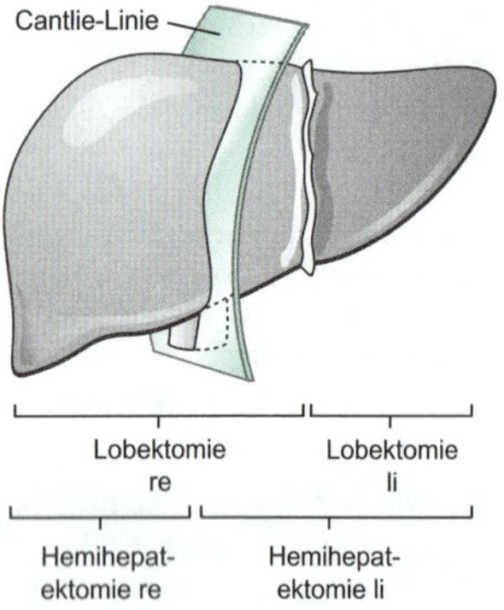

Abb. 15.5 Leberresektionen [L106]

- **Wedge-Exzision, Enukleation:** keil- oder muldenförmige Exzision kleinerer Leber-TU, die sich nicht an anatomischen Gegebenheiten orientieren. Häufiger Vorteil: geringerer Parenchymverlust im Vergleich zur anatomischen Resektion.

Steigerung der Resektabilität

Zur Steigerung der Resektabilität bei zu erwartendem zu geringem Restlebervolumen stehen verschiedene Verfahren zur Verfügung:

- **Pfortaderembolisation:** Durch eine präop. PVE der zu resezierenden Leberhälfte wird eine Hypertrophie der kontralat. Seite induziert (interventionell bessere Ergebnisse als offen). Kontrolle durch CT-Volumetrie. OP nach 4 Wo.
- **ALPSS** (Associating Liver Partition and Portal Vein Ligation for Staged Hepatectomy)**:** Offener Leber-Split mit Pfortaderligatur induziert rasche Hypertrophie des gesunden Leberrests. 2. OP nach 1 Wo. möglich.
- **Mehrzeitige Leberresektionen:** Bei initial irresektablem Befund kann die Resektion zweizeitig erfolgen. Zunächst werden alle TU einer Seite entfernt, um nach erfolgter Regeneration dieses Lappens die verbliebenen TU der zweiten Hälfte zu resezieren.
- **Neoadjuvante Ther.:** Dadurch können ein Downsizing von TU erreicht und eine sekundäre Resektabilität ermöglicht werden (**cave:** CASH [chemotherapieassoziierte Steatohepatitis]).
- Komb. von Resektion und ablativen Verfahren: Resektion der Haupttumormasse und z. B. zusätzlich intraop. Radiofrequenztherapie oder Mikrowellenablation.

Technik der Parenchymdurchtrennung

▶ Kap. 2.5.

Die zur Verfügung stehenden technischen Optionen erscheinen vergleichbar. Der jeweilige Einsatz ist von den Vorlieben des Operateurs abhängig.

- **Finger-Fracture** oder **instrumentelle Dissektion (Crush-Clamp-Technik):** Das weiche Parenchym wird zerdrückt, feste Strukturen wie Gefäße und Gallengänge werden ligiert oder umstochen.

- **Ultraschalldissektion** (25.000 Hz): selektive Parenchymdurchtrennung mit US-Dissektoren. Feste bindegewebige Strukturen wie Gefäße und Gallengänge bleiben erhalten und können selektiv versorgt werden. In der zirrhotischen Leber langsamere, aber sicherere, blutarme Präparation möglich.
- **Wasserstrahldissektion:** mit den neueren Apparaten schnelle und effiziente Technik. Durch einen Wasserstrahl und gleichzeitige Absaugung wird das Parenchym durchtrennt, Gefäße und Gallengänge werden freigelegt und können selektiv versorgt werden. Sehr übersichtliche, anatomische Präparation und glatte Resektionsflächen.
- **Harmonic Scalpel** (55.000 Hz): In 2 unterschiedlichen Stufen kann man das Parenchym durchtrennen und koagulieren. Die Koagulationsläsion ist sehr begrenzt, daher wenig Nekrosenbildung. Sehr sichere Durchtrennung des Parenchyms. Auch ohne vaskuläre Okklusion möglich (bes. bei Leberzirrhose!).
- **Staplerresektion:** unselektive Durchtrennung des Lebergewebes mit Klammernahtgeräten nach vorherigem stumpfem Quetschen (kurzer Zeitaufwand, aber hohe Kosten).

Laparoskopische Leberchirurgie: Nahezu alle Eingriffe der offenen Leberchirurgie sind mit der entsprechenden Expertise auch laparoskopisch durchführbar. Vorteile: geringere Komplikationsrate, schnellere Rekonvaleszenz, Senkung der Morbidität bei Pat. mit Leberzirrhose. Mit der Robotik kann eine höhere Präzision der OP-Technik erreicht werden.

- Schweregrad nach dem Iwate Score darstellbar: Anteriore Minorresektionen haben den niedrigsten Schwierigkeitsgrad.
- Blutungsprävention durch Capno-Peritoneum, niedrigen ZVD und konsequente Blutstillung bei laparoskopischer Technik.
- Pringle-Manöver auch minimal invasiv möglich. Dissektion oberflächlich mit Hochenergiegeräten (Ultracision®, Liga Sure® oder Thunderbeat®). Tiefe Dissektion z. B. mit CUSA®.

Besonderheiten bei Leberoperationen

Minimierung des Blutverlusts

- Die **manuelle Kompression** der Leber während der Parenchymdissektion ermöglicht eine sichere Reduktion des Blutverlusts.
- **Senkung des ZVD** durch die Anästhesie auf Werte < 5 mmHg (Lagerung, PEEP, Volumenzufuhr).
- **Pringle-Manöver:** Abklemmung des gesamten Leberhilus (= art. und portale Blutzufuhr) mit einem Tourniquet. Abklemmzeiten bis zu 60 min (bei Zirrhose 15 min und Reperfusion) problemlos möglich; ggf. intermittierend oder präischämische Konditionierung.
  - Vorteile: schnell, einfach, sicher; hämodynamisch geringe Reaktionen.
  - Nachteile: Backflow-Bleeding aus der V. cava (evtl. zusätzliche Okklusion der Lebervenen), persistierende art. Blutung über aberrante Versorgung möglich (li A. hepatica aus der A. gastrica sinistra). Reperfusionsschaden der Leber.
- **Vaskuläre Hemiokklusion:** einseitige Okklusion der zentralen Strukturen im Leberhilus der zu resezierenden Seite. Temporär bei geplanter Segmentresektion, definitiv bei Hemihepatektomie (typische Leberresektion).
  - Vorteile: gute Blutungskontrolle, keine portale Hypertension, alternierende Abklemmung bei zentraler Segmentresektion.
  - Nachteile: aufwendige Präparation des Leberhilus (**cave:** Zirrhose).

- **Totale vaskuläre Exklusion (evtl. in Hypothermie):** zusätzlich zum Pringle-Manöver Abklemmen der V. cava infra- und suprahepatisch.
  - Nachteile: aufwendige Präparation notwendig, erhebliche hämodynamische Effekte (portale Hypertension, systemische Hypotension, Herzrhythmusstörungen).
  - Kontraindikation: Leberzirrhose, keine intermittierende Öffnung möglich, bei unzureichender Inflow-Okklusion massive Blutung.
- **Intraoperative dynamische Leberfunktionsprüfung mit Indocyaningrün (ICG):** erlaubt eine bessere Darstellung der Leberdurchblutung und der biliären Anatomie. Bei präoperativer Gabe können Lebertumore detektiert werden.

Intraoperativer Ultraschall

Routinemäßiger Einsatz bei Leber-OP zur Detektion okkulter intrahepatischer Läsionen primärer und sekundärer TU. Besonders bei Leberzirrhose präzise Identifikation und Lokalisation. Real-Time-Darstellung vaskulärer Strukturen (Farb-/Power-Doppler) und die Beziehung des Tumors dazu, Möglichkeit der Echo-guided Surgery (Biopsie, Platzierung von Sonden für ablative Verfahren). Voraussetzung für die laparoskopische Leberchirurgie.

Parenchymverlust

Zirrhoseleber: Der bindegewebige Umbau der Leber lässt eine Regeneration analog der Normalleber nicht zu. Das TU-Volumen ist aber kein Verlust von Zirrhoseparenchym. **Taktischer Grundsatz:** Keine radikale Lappenresektion bei kleinem TU, sondern Enukleationsresektion mit minimalem Sicherheitsabstand und max. Parenchymerhalt!

Ablative Tumortherapie

15

Wichtigste Verfahren

Radiofrequenzablation (RFA), Mikrowellenablation, laserinduzierte Thermotherapie (LITT), Kryochirurgie, perkutane Ethanolinjektion (PEI), selektive interne Radiotherapie (SIRT).

Indikationen

Die Verbesserung der interventionellen Verfahren führt zu einer zunehmenden Interdisziplinarität und einer zunehmenden Individualität in der Ther.-Entscheidung. Die RFA zeigt bei kleinen HCC von ca. 3 cm gute Ergebnisse und wird in den Leitlinien als gleichwertig zur Resektion angesehen. Bei größeren TU sinkt die Erfolgsrate rapide. Aufgrund der großen Verbreitung steht die RFA in ihrer Bedeutung klar vor LITT oder Kryotherapie. Die PEI spielt wegen Nebenwirkungen und schlechterer Wirksamkeit keine Rolle mehr. Die SIRT zeigt vielversprechende Ansätze auch bei größeren Leber-TU und könnte beim HCC eine Alternative zur TACE sein. Ausreichende Studienergebnisse liegen hier jedoch noch nicht vor.
Allgemeine Ind.: kein Nachweis extrahepatischen TU-Wachstums, Leber-TU technisch oder funktionell (z. B. HCC in Zirrhose) nicht resektabel. Bei neuroendokrinen Lebermetastasen evtl. auch im Sinne eines ablativen Debulking zur Verbesserung der klin. Symptomatik und medikamentösen Behandlung.

Ausschlusskriterien

> 5 cm, > 5 Metastasen, kritische Organbeziehungen zu Magen, Gallenwegen (Hilus!), Gallenblase, Nebenniere, re Kolonflexur, Zwerchfell.

Kritische Entwicklung

- Anwendung bei potenziell resektablen TU (vitale TU-Zellen in der Ablationszone). Daher **Forderung:** vor Beginn einer ablativen Ther. Vorstellung in einem hepatobiliären Zentrum zur Abklärung der Ind. zur Resektion oder Transplantation (evtl. Bridging Procedure auf der Warteliste).
- **Bewertung:** Vielfach handelt es sich um neue, nicht immer mit ausreichenden Langzeitergebnissen abgesicherte Verfahren (Ausnahme: RFA bei HCC). Der Einsatz muss immer in einer interdisziplinären TU-Konferenz besprochen werden.

Postoperative Nachbehandlung

- **Labor:** tägl. Hb, BB, Leberenzyme, Bil, CHE, Laktat, Gerinnung.
- **Kostaufbau:** nach kleineren Resektionen (Enukleation, Keilresektion) ab 1. d postop., nach großen Resektionen ab 2. d.
- **Drainagen:** Zieldrainage ggf. am 1.–2. d kürzen, am 3.–4. d ziehen (nach Fördermenge).
- **T-Drainage:** Tiefhängen 1.–6. d, bei unkompliziertem Verlauf dann Abklemmen und Rö-Kontrolle ohne Druck am 9.–11. d, bei unauffälligem Rö und Labor dann ziehen.
- **Transhepatische Endlosdrainagen:** auf Ablauf 1.–6. d, ggf. mit 10 ml Ringer-Lösung von kranial nach kaudal anspülen, Rö-Darstellung nach 5–6 d (evtl. Korrektur), bei unauffälligem Labor und unauffälliger Klinik abstöpseln.
- **Sono/CT:** bei unklarem Fieber, Hämatom, Serom/Biliom (Punktion und Drainage), Gallenwege gestaut (ERCP, ggf. Ind. zu Re-Laparotomie)?

15.4.3 Postoperative Leberinsuffizienz

! Komplikationen bei Pat. mit akutem Leberversagen oder Zirrhose.

Klinik

- Enzephalopathie und Hirnödem
- Infektion
- Blutung
- Nierenversagen
- Kardiovaskuläre Instabilität
- Hypoglykämie
- Aszites
- Spontan bakterielle Peritonitis

Hepatorenales Syndrom

Pat. mit akuter oder chron. Lebererkrankung mit Leberzirrhose und Aszites. Als Folge entsteht eine mesenteriale Vasodilatation mit renaler Flussminderung und somit funktionellem Nierenversagen. Es kommt zu Oligurie und zum Anstieg des Krea i. S. in Abwesenheit eines akuten Schockgeschehens, akuten Flüssigkeitsverlusten oder nephrotoxischen Medikamenten. Keine Zeichen einer prärenalen Oligurie oder akuten Tubulusnekrose; insgesamt äußerst schlechte Prognose.

Diagnostik Absinken der Syntheseleistung (CHE, Albumin, Quick), kontinuierlicher Anstieg von Bili, AP, Transaminasen (Laktat, NH_3).

Therapie Noxen vermeiden (hepatotoxische Medikamente!). Darmdekontamination: Lactulose/Rifaximin, optimale O_2-Sättigung (CPAP, Intubation), Volumentherapie (Kontrolle durch invasives Monitoring = Pulmonaliskatheter, Picco-System) mit Einsatz von Terlipressin/Katecholaminen; enterale Ernährung, Anämiebehandlung, Vermeidung von Hypoglykämien, optimale Sepsistherapie, ggf. Überprüfung der Ind.-Stellung zur Lebertransplantation.

Spezielle Komplikationen

- **Blutung:** akut hämodynamisch wirksam → sofortige OP-Ind.; hämodynamisch stabil → Gefahr der Infektion aufgrund der Öffnung des Gallengangsystems. Sono-Kontrollen (**cave:** subhepatischer Abszess → CT-/US-gesteuerte Drainage).
- **Gallige Sekretion/Gallefistel:** wenn am 3. d im Drainagesekret die Gallekonzentration noch über dem 3-Fachen der Bili-Konz. gemessen wird, liegt eine Gallefistel vor (Drainage-Serum-Bili-Verhältnis). Einteilung der Gallefisteln nach Nagano:
  - Typ A: Leckage kleiner Gallengänge an der Leberresektionsfläche; meist selbstlimitierend,
  - Typ B: Leckage von inadäquat verschlossenem Gallengang an der Resektionsfläche.
  - Typ C: Verletzung des Hauptgallengangs im Leberhilus.
  - Typ D: Leckage an einem abgesetzten Gallengang ohne Verbindung zum Hauptgallengang.
- Qualität und Menge der Drainageabsonderung prüfen. ERCP zur Lokalisation des Gallelecks. Ggf. Papillotomie oder Stent zur Behandlung einer geringen Leckage. Bei zentralem Galleleck oder Sekretion > 150 ml/d Ind. zur Re-Laparotomie (Infektprophylaxe).

15

Chirurgische Eingriffe bei Pat. mit Leberzirrhose

Das Risiko einer akuten Dekompensation der Leberfunktion bei einer Leberzirrhose oder die Entwicklung eines akut-auf-chron. Leberversagen periop. besteht bei allen abdominellen Eingriffen. Das trifft v. a. für Notfall- und komplexe abdominelle Eingriffe zu. Zur Abschätzung der Leberfunktion sollten präop. der MELD-Score, der Child-Pugh-Score sowie im Serum Na^+, Krea. Quick-Wert, Transaminasen, AP und Bili bestimmt werden.

15.5 Erkrankungen der Leber

15.5.1 Leberabszess

Pyogener Leberabszess

Ätiologie

- **Aszendierend über den biliären Weg:** aszendierende Cholangitis (mit 33 % häufigste Ursache), Askaridiasis.
- **Hämatogen aus dem Pfortaderquellgebiet** (20–30 %): perforierte Appendizitis, Divertikulitis, Darmulzera, Typhus, zerfallende Darm-Ca, Amöbiasis.
- **Hämatogen:** Tonsillitis, Osteomyelitis, Furunkulose u. a.

- **Posttraumatisch.**
- **Erreger:** E. coli (ca. 30–40 %), Klebsiellen (ca. 20–30 %), Enterokokken (ca. 22 %). Mischinfektionen häufig.

Klinik Septisch-tox. Bild mit hohem Fieber und Schüttelfrost, rascher Allgemeinverfall, lokalisierte Peritonitis, Leberschmerz; aber gelegentlich schleichender Verlauf mit unspezifischer Symptomatik: Appetitlosigkeit, subfebrile Temperaturen, Abgeschlagenheit.

Diagnostik CT und Sono: Randsaum-Enhancement, ggf. Lufteinschlüsse in Raumforderungen, Erregergewinnung im Rahmen der Drainageanlage und Antibiogramm. **DD:** Echinokokkuszyste, extrahepatischer Abszess.

Therapie

- **Geschlossene Katheterdrainage:** Einlage von Saug-/Spülkatheter unter Sono- oder CT-gesteuerter Punktion. So lange belassen, bis sich die Höhle gereinigt hat (Rö-Darstellung: Größenveränderung, Gallenganganschluss, Katheterfehllage?). Zusätzlich systemische Antibiotika-Ther. (Antibiogramm!).
- **OP-Ind. (selten!):**
  - Keine Entfieberung nach korrekter Katheterdrainage und suffizienter Antibiotika-Ther.
  - Keine Verkleinerung der Abszesshöhle nach ca. 14-tägiger Katheterdrainage.
  - Bei multiplen Abszessen nach Fehlschlagen gezielter Antibiose.
  - Abszesse nach Eingriffen am biliären System mit Gallenganläsion.
- **OP-Technik:**
  - Transperitoneale Drainage.
  - Gallengangrevision, evtl. galleableitende Verfahren.
  - Leberteilresektionen.
  - Sanierung der Streuquelle (z. B. Sigmaresektion im Intervall bei Sigmadivertikulitis).

15

Amöbenleberabszess

Ätiologie Tropische Entamoeba histolytica (Reiseanamnese!); hämatogene Verschleppung im Rahmen einer akuten oder rezid. intestinalen Amöbiasis. Beim frischen Abszess sitzen die vitalen Amöben in den Randbezirken des Abszesses, im sog. „gesunden" Lebergewebe. Erst später Einschmelzung. M > F. Meist re Leberlappen betroffen.

Klinik Symptome meist fulminanter als beim septischen Abszess. Perforation in Subphrenium und Lunge, hämatogene Aussaat. Hepatomegalie, schmerzhafte Leber, Diarrhö, evtl. Ikterus.

Diagnostik Sono und CT, Hämagglutinations-Test (Amöbenserologie). **DD:** pyogener Abszess.

Therapie

- Metronidazol 30 mg/kg KG i. v., entspricht 3 × 800 mg/d über 10 d, dann 10 d halbe Dosierung. Zusätzlich Kontaktamöbizid, z. B. Resochin® 2 d 2–3 g/d, dann über 3 Wo. 1 × 0,5 g/d.
- Drainage nur nach Einschmelzung.
- OP nur bei drohenden KO (Ruptur, Gallestau mit Ikterus) oder unwirksamer transkutaner Drainage.

15.5.2 Zystische Lebererkrankungen

Leberzyste, Zystenleber

Definition

- **Leberzyste:** solitär, langsames verdrängendes Wachstum.
- **Zystenleber:** Multiple Zysten durchsetzen das gesamte Organ. Oft weitere Organe betroffen (z. B. Niere).

Diagnostik KM-CT, Sono.

Differenzialdiagnose Metastasenleber. Bei Solitärzyste: Echinococcus cysticus. Bei Wandunregelmäßigkeiten oder papillären Strukturen V. a. Zystadeno-Ca.

Komplikationen Ruptur, Abszedierung, Einblutung, Passagestörungen.

Therapie

- Solitäre oder multiple kleine Zysten nicht behandeln, sonografische Kontrollen.
- Ind. zur OP:
  - Zystenleber selten. Im Spätstadium mit beginnender Leberinsuff. ist an eine Lebertransplantation zu denken. Generell keine kurative Resektion bei multizystischer Lebererkr. möglich, bestenfalls temporäre Massenverkleinerung/Dekompression.
  - Große solitäre Zysten (> 5 cm), bei lokaler Beschwerdesymptomatik und zugänglicher Lage laparoskopische Zystenentdachung mit Omentumplombe. Zystenpunktion und Sklerotherapie eher abzulehnen (sehr hohe Rezidivrate, Infektionsgefahr).

Echinokokkosen

15

Erreger

- **Echinococcus multilocularis (alveolaris):** Synonym Fuchsbandwurm. Infektion z. B. durch kotbeschmutzte Waldbeeren. keine Kapsel. Infiltrierendes, destruierendes Wachstum. **KO:** bei Einbruch in Gefäße Metastasierung möglich.
- **Echinococcus granulosus (cysticus):** Synonym Hundebandwurm. Gekapselt. Meist solitäres Wachstum. In 30 % extrahepatischer Sitz (Lunge, Pankreas, Muskulatur). **KO:** Sekundärinfektionen, Ruptur.

Ätiologie Wirte des Wurms sind Hunde, Füchse, Katzen. Wurmeier werden durch den Kot ausgeschieden, fäkal-orale Übertragung auf Mensch, Rind, Schaf. Im Darm schlüpfen die Larven aus den Eiern, über Darmwand und Pfortader gelangen sie in die Leber, über den großen Kreislauf in Lunge und Gehirn.

Klinik Je nach Lokalisation unterschiedlich große Leber mit Ikterus, Lungen- und Hirnbefunde (je nach Sitz: Dyspnoe, Hämoptoe, Jackson-Anfälle, Lähmungen), Urtikaria, bei Zysteninfektion septische Temperaturen. Bei Befall mit E. alveolaris führt die Erkr. unbehandelt nach 3 J. zum Tod. Bei E. cysticus ist Spontanheilung selten.

Diagnostik ELISA-Test zur Differenzierung zwischen beiden Echinokokkusformen (98 % Treffsicherheit), indirekte Immunfluoreszenz (IFT), indirekte Hämagglutination (IHA).

- CT, Sono: bei E. alveolaris präop. Gefäßrekonstruktion (Parasitenverschluss der V. cava?) zur OP-Planung.
- Rö: Kalkschalen (E. cysticus) bzw. Kalkspritzer (E. alveolaris).

> ! Punktion wegen Gefahr der intraabdominalen Erregerverschleppung kontraindiziert!

Therapie der zystischen Echinokokkose

- Prinzipiell ist die chirurgische Ther. indiziert. KI: nur allgemeine KI, hohes Alter, Schwangerschaft. Trotz Fortschritten in der operativen Technik allerdings in 2–25 % Rezidive.
- Prinzipien der operativen Ther.: Verhinderung der Ausschwemmung (Bauchtücher mit hypertoner NaCl-Lsg.), Neutralisation und Entfernung des Zysteninhalts (NaCl 15–20 %, Formalin 4 %, Wasserstoffperoxid 10 %) und Entfernung größtmöglicher Zystenanteile.
- Chirurgische Ther.-Formen: Zystendachresektion und Entfernung des Zysteninhalts, Zystendachresektion und partielle Perizystektomie, totale Perizystektomie, Leberteilresektion.
- PAIR: Interventionelle Methode bei inoperablen Pat.: Punktion-Aspiration-Injektion-Re-Aspiration.
- **Medikamentöse Ther.:** in ca. 30 % der Fälle Heilung möglich, in 30–50 % der Fälle Zystenverkleinerung, in 20–40 % der Fälle Resistenz. Daten sind uneinheitlich und zeigen nicht, dass eine alleinige CTx eine günstige Alternative zur adäquaten Chirurgie bietet!
  - Präop. Ther.: Nach WHO kann sie zur Rezidivprophylaxe eingesetzt werden (spätestens 4 d vor der OP). Diese Empfehlung ist aber nicht allgemein akzeptiert.
  - Postop. Ther.: 3 Mon. routinemäßig, 6 Mon. bei multipler Lokalisation/extraabdominalem Befall.

> Schlüssige Daten zur prä- oder postop. medikamentösen Ther. fehlen weiterhin.

15

Therapie der alveolären Echinokokkose

> - Ther. der Wahl bleibt die radikale operative Entfernung des Parasitengewebes (nach den Kriterien der Tumorchirurgie).
> - Eine Radikal-OP gelingt nur in ca. 20–30 % der Fälle! Palliative Eingriffe haben heute kaum noch eine Berechtigung.

- **Radikal-OP:** keine generelle präop. CTx empfohlen. Evil. zunächst inoperable Pat. später radikal operabel. 2-jährige adjuvante med. Prophylaxe.
- **Lebertransplantation:** Problem der postop. Rezidive bzw. Fernmetastasen unter Immunsuppression. WHO empfiehlt längerfristige medikamentöse Ther. (lebenslang?).
- **Palliation:** lebenslange CTx? In 37 % Rezidive nach Absetzen einer 2-jährigen CTx bei inoperablen Pat.
- **Serologieverlauf:** bei Inoperabilität wenig aussagekräftig, postop. relativ sichere Abschätzung der Radikalität der Leberresektion!

- **Medikamentöse Ther.:**
  - Mebendazol: therapeutische Serum-Plasmaspiegel > 200 nmol/l. Schema: 3 d 2 × 500 mg/d, 3 d 3 × 500 mg/d, dann 40–50 mg/kg KG/d in 3 Dosen (postprandial!) über mind. 13 Mon.
  - Albendazol: therapeutische Serum-Plasmaspiegel 600–3.000 nmol/l. Schema: 10–15 mg/kg KG/d in 3 Dosen (postprandial!), Dosisanpassung nach Serumspiegel. Dauer: je nach klin. Erfolg bis zu 2 Jahre. Neuerdings kontinuierliche Gabe im Gegensatz zur früher empfohlenen zyklischen Ther. (4 Wo. Therapie, 2 Wo. Pause).

15.5.3 Lebertumoren und tumorähnliche Läsionen

Gutartige Lebertumoren

Klinik Häufig Zufallsbefunde; gelegentlich unspezifische Beschwerden mit Druckgefühl im rechten Oberbauch.

FNH (fokale noduläre Hyperplasie)

Direkter Zusammenhang mit Kontrazeptiva-Einnahme nie bewiesen! Einfluss der Kontrazeptiva auf Wachstum wahrscheinlich. Weibliche Prädominanz (F : M = 8 : 1). Zweithäufigster benigner Leber-TU nach dem Hämangiom.

- **OP nicht indiziert:**
  - Diagnose ist ausreichend durch mehrere Untersuchungsverfahren (Sono, KM-Sono, Angio-Bolus-CT, MRT, hepatische biliäre Sequenzszintigrafie ▶ Kap. 15.3.2) gesichert.
  - Es wird kein Wachstum beobachtet.
  - Es liegen keine Beschwerden vor, Befunde sind nach Absetzen der Kontrazeptiva rückläufig.
    Kontrolle nach 6 Mon. (danach in größeren Abständen).
- **OP indiziert,** wenn große Knoten, Schmerzen und unklare Untersuchungsbefunde vorliegen. Gleichzeitige Abgrenzung zwischen FNH und HCC (fibrolamellär) schwierig.

Leberzelladenom

Deutlich seltener. Weibliche Prädominanz (F : M = 10 : 1). Oft unter Einnahme von Kontrazeptiva. MRT mit hepatobiliärem KM erlaubt die sichere Diagnose. Biopsie erlaubt molekulare Differenzierung mit Risikostratifizierung.

- **OP-Ind.** besteht immer bei Gefahr der Ruptur mit Blutung (bis 40 %) und bei Entartungsgefahr (Geschlecht, Größe, Wachstumsverhalten und Subtypenanalyse). **Cave:** Potenzial der Transformation zum HCC.
- Eine Rückbildung nach Absetzen von Kontrazeptiva ist beschrieben.

Hämangiome

Häufigster benigner Leber-TU. Meist solitär und größenkonstant (F : M = 2–6 : 1).

- Generell keine OP-Ind. bei kleinen TU, Blutungsgefahr eher gering; sonografische Verlaufskontrollen. DD mit CEUS oder MRT.
- **OP-Ind.** bei Riesenhämangiomen (> 10 cm) und bei Beschwerden oder Größenzunahme in den Verlaufskontrollen:
  - Blutungsgefahr: bes. bei jungen Pat., die Kontaktsportarten betreiben.
  - Diagn. Grenzen bei Riesenhämangiomen. Hier handelt es sich evtl. um Mischtumoren. Ein **Hämangioendothelsarkom** kann übersehen werden.

Primäre maligne Lebertumoren

Hepatozelluläres Karzinom (HCC 80–90 %)

Ätiologie Meist auf dem Boden einer vorbestehenden Zirrhose (90 %) durch Alkohol oder eine chron. Hepatitis-B/C-Virusinfektion, aber auch zunehmend bei nichtalkoholischer Fettlebererkrankung (MASH). Weltweit 600.000 Neuerkrankungen/J.; Zunahme der Inzidenz in Deutschland um 25 % in den letzten 10 J.

Klinik

- Oberbauchschmerzen, Inappetenz, Gewichtsverlust, Anämie, Ikterus. Intrahepatische Metastasierung in 50 %. LK-, Lungen- und Knochenmetastasen in ca. 10 % der Fälle.
- Schlechte Prognose: 5-JÜR 10–20 %, da Diagnosestellung meist erst in inkurablem Stadium; nur 10–15 % der Pat. kurativ behandelbar.

Diagnose Sono als Früherkennung (regelmäßige Sono-Untersuchung bei Pat. mit Leberzirrhose). Bei verdächtigem Herdbefund kontrastverstärkte triphasische Schnittbildgebung (CEUS, CT, MRT). Die Diagnose kann bei Vorliegen einer Leberzirrhose und typischem Perfusionsverhalten in der Schnittbildgebung ohne Histologie gestellt werden. TU-Marker (AFP) dienen der Verlaufsbeurteilung.

Therapie

- Die Ther.-Entscheidung bei HCC sollte in einer interdisziplinären Leber- oder TU-Konferenz gefällt werden. Vorliegen und Ausprägungsgrad der Leberzirrhose sind dabei maßgeblich für die Ther.-Entscheidung.
- Kurative Ther.-Optionen des HCC: LTx, Leberteilresektion und lokal ablative Verfahren. Dabei ist die LTx innerhalb definierter Kriterien (Mailand-Kriterien) die Ther. der Wahl für das HCC in Zirrhose (Eradikation der Präkanzerose). Mailand-Kriterien: 1 Knoten ≤ 5 cm oder bis zu 3 Knoten bis max. je 3 cm.
- Standard-Ther. bei nicht metastasiertem HCC ohne Zirrhose ist die potenziell kurative Resektion unter Berücksichtigung der allgemeinen Resektionsindikationen.
- Die Behandlung erfolgt stadienabhängig nach BCLC-Einteilung (Barcelona Clinic Liver Cancer, ▶ Tab. 15.3)
  - **Stadium 0/A:** In nicht zirrhotischer Leber ist die Resektion Ther. der Wahl. Dies kann in geeigneten Fällen (Child-Stadium A/B, keine portale Hypertension) auch in zirrhotischer Leber erwogen werden. Bei zirrhotischer Leber in diesem Stadium muss die Ind. zur LTx überprüft werden (Mailand-Kriterien). Bei KI gegen OP und frühem Stadium ist die lokale

Tab. 15.3 HCC-Stadieneinteilung nach BCLC (Barcelona Clinic Liver Cancer)

Stadium				
0	A	B	C	D
Sehr frühes Stadium	Frühes Stadium	Intermediärstadium	Fortgeschrittenes Stadium	Endstadium
1 HCC-Läsion < 2 cm, Ca in situ	Singulär oder 3 Läsionen ≤ 3 cm oder 1 Läsion ≤ 5 cm	Multilokulär	Multilokulär, N1, M1	ECOG 2, Child-Pugh C
OP, Ablation, ggf. LTx		TACE, ggf. SIRT	Sorafenib (TACE/SIRT)	BSC

thermische Ablation (Radiofrequenz, Mikrowellen, Laseranwendung) möglich.
  - **Stadium B:** Hier ist die TACE die Standardtherapie (intraarterielle CTx mit Doxorubicin oder Mitomycin C, mit Embolisation der vaskulären Versorgung, z. B. durch Lipiodol oder Partikel). Überlebenszeitverlängerung im Vergleich zur alleinigen supportiven Ther. belegt. In Studien zeigt die SIRT eine gute Verträglichkeit mit möglicherweise besseren Ergebnissen.
  - **Stadium C:** Standard-Ther. ist die orale Behandlung mit Multikinaseinhibitor (Sorafenib). Bei geringer extrahepatischer Last und Unverträglichkeit gegenüber Sorafenib sind TACE und SIRT Ausweichverfahren.

Intrahepatisches cholangiozelluläres Karzinom (iCCA 10 %)

Definition Etwa 6 % der CCC (▶ Kap. 14.2.4, ▶ ▶ Abb. 14.3) sind intrahepatische Ca ohne Infiltration der extrahepatischen Gallenwege. Typischerweise bei Diagnose schon weit fortgeschrittene TU mit LK-, pulmonalen und ossären Metastasen. Ikterus und Aszites sind oft präterminale Zeichen.

Pathologie Nodulärer, sklerotischer Typ, seltener papillärer Typ mit besserer Prognose.

Therapie Chirurgische Resektion mit LAD unter Nutzung von Reserveverfahren (PVE/ALPSS) nach den üblichen Radikalitätsprinzipien (5-JÜR N– 25–40 %, N+ 0 %). Postop.: ggf. adjuvante Ther. mit Capecitabin. Fermetastasen: systemische Ther. (Gemicitabin/Cisplatin). Funktionell irresektable TU: Evaluation einer Lokaltherapie.

Lebermetastasen

Lebermetastasen kolorektaler Karzinome

- Festlegung der Ther. in einem interdisziplinären Tumorboard. Die Beurteilung der Resektabilität muss durch einen erfahrenen Leberchirurgen erfolgen.
- Synchrone Metastasen: simultane OP möglich, ggf. zweizeitig bei großem Primär-TU und erweiterte Leberresektion mit vorheriger CTx, ggf. Liver First bei kleinem Primarius und ausgedehnter Leberresektion.
- Metachron: OP-Ind. gegeben, wenn Primärtumor kurativ entfernt wurde und die Metastase primär resektabel erscheint. Ausschluss eines lokoregionären Rezidivs und extrahepatischer Fernmetastasen (Ausnahme: resektable pulmonale Metastasen, die radikal reseziert werden können).
- Resektion bedeutet einzige potenziell kurative Behandlungsoption. Ausweitung der OP-Ind. durch PVE, neoadjuvante CTx, zweizeitige Leberresektionen und Komb. mit lokal ablativen Maßnahmen. Bei multiplen, großen oder zentralen Metastasen, die nur potenziell resektabel erscheinen, soll die neoadjuvante CTx (5-FU, Leucovorin, Oxaliplatin oder Capecitabin) abgeklärt werden, um ggf. eine sekundäre Resektabilität zu erzielen.
- Bei multiplem Befall:
  - Nach Pfortaderembolisation der TU-Seite und Hypertrophie der Gegenseite: Resektion.
  - Bei gutem AZ evtl. Konzept der 2-Stage-OP (zunächst Resektion der größten TU-Last, im Intervall CTx, dann radikale Resektion der restlichen Metastasen).
  - Resektion und zusätzlich ablatives Verfahren (kurative Intention).

15

Lebermetastasen nicht kolorektaler Tumoren

- Gastropankreatische neuroendokrine TU:
  - Klassifikation nach Größe, Lokalisation und Differenzierung (G1–3).
  - Fast 50 % haben bereits LK- oder Lebermetastasen bei Erstdiagnose. Etwa die Hälfte aller GP-NET produziert Hormone (Insulin, Serotonin, Gastrin).
- Leberresektion möglich bei niedrigem KI-67-Index (G1, G2) und Ausschluss extrahepatischer TU-Manifestation. Ausnahme palliative Resektion bei kons. nicht therapierbarem Karzinoid-Sy.
- Es gelten die Kriterien der erweiterten Leberresektion wie bei kolorektalen Lebermetastasen (zweizeitige OP, PVE, Komb. mit lokal ablativen Maßnahmen).
- In der palliativen Situation kommen neben lokal ablativen Maßnahmen (RFA) auch lokoregionäre Verfahren wie TACE oder SIRT in Betracht. Alternativ CTx (Cisplatin, Etposid), Somatostatinanaloga, PRRT.
- **Bronchial-, Mamma-Ca, Melanom, Magen-Ca:** OP-Ind.:
  - Bei solitärem Befall der Leber.
  - Nach kurativer Behandlung des Primärtumors.
  - Bei Oligometastasierung: Ther.-Option auch bei metastasiertem Magen- und Ösophagus-Ca.

Palliative Therapie inoperabler Lebertumoren

Behandlungsziel: Überlebenszeitverlängerung, verbesserte Lebensqualität.
Systemische CTx: Die Ind. zur CTx richtet sich nach zugrunde liegender Grunderkrankung, Krankheitsstadium und AZ des Pat.

15.6 Portale Hypertension

Ätiologie Erhöhung des portalen Drucks (> 20 cmH_2O) durch Widerstandserhöhung im Abstromgebiet der V. portae. Am häufigsten intrahepatischer Block (Leberzirrhose durch chron. Alkoholabusus, Hepatitis, granulomatöse oder Stoffwechselerkrankungen, Parasitosen, kongenitale Fibrosen); selten prähepatischer Block (Pfortader-, Milzvenenthrombose, kongenitale Fehlbildungen); sehr selten posthepatischer Block (Budd-Chiari-Sy.).

Klinik Neben den Zeichen der Leberzirrhose ist häufig die Ösophagusvarizenblutung erstes Symptom. Kollateralkreisläufe (Ösophagusvarizen, Caput medusae, Hämorrhoiden), häufig Leberzeichen (Spider naevi, Palmarerythem), Splenomegalie, Anämie (Hypersequestration), Aszites (Stauung, Hypalbuminämie), Enzephalopathie (insuffiziente Entgiftung durch Leberumgehung).

Diagnose

- Anamnese, Klinik.
- Gastroskopie: Ösophagusvarizen, häufig gleichzeitig Magen- und Duodenalulzera.
- Duplexsono (▶ Kap. 21.1.2): portaler Flow und Flussrichtung.
- Angiografie (▶ Kap. 3.8.4): selektive Zöliako- und Mesenterikografie über A. femoralis (art. Leberdurchblutung, venöse Phase lässt Beurteilung der Pfortader zu), selektive Lebervenenangiografie über V. jugularis int. Hohe Invasivität, praktisch keine Ind.
- Lebervenenverschlussdruck.

- Labor: BB, Gesamteiweiß, Bili, γGT, GOT, GPT, AP, CHE, Gerinnung.
- Beurteilung der Leberfunktion (Child-Pugh-Klassifikation ▶ Tab. 15.2; MELD-Score).
- Diagn. Parazentese bei neu aufgetretenem Aszites.

Therapieprinzipien

- Kausale Ther. bei intrahepatischem Block nicht möglich.
- Symptomatische Ther., Noxenkarenz (**cave:** lebertoxische Medikamente), antivirale Ther., Diätberatung, ggf. Aszitespunktion. Eventuell endoskopische Ligatur von Ösophagusvarizen zur Blutungsprophylaxe erwägen.

Medikamentöse Aszitestherapie

- **Stufe I (Basistherapie):**
  - Grundlage ist die Restriktion der Natriumaufnahme (1–2 g/d). Dies entspricht weniger als 4,6 g Kochsalz; Verzicht auf „Zusalzen".
  - Flüssigkeitsrestriktion ist i. d. R. nur bei Hyponatriämie erforderlich.
  - Absetzen von ACE-Hemmern und NSAR, die zur Verminderung der GFR beitragen.
- **Stufe II (Diuretikatherapie):**
  - Wenn keine Niereninsuff. vorliegt, erfolgt bei mäßigem Aszites die Ther. mit Spironolacton 100 mg/d; bei Nichtansprechen kann die Dosis kurzfristig bis auf 400 mg/d gesteigert werden. **Cave:** Nierenfunktionsstörung, Hyperkaliämie.
  - Komb. mit Schleifendiuretikum (z. B. Furosemid 40 mg), um einer Hyperkaliämie vorzubeugen (Verhältnis 100 mg Spironolacton zu 40 mg Furosemid; max. 400 mg Spironolacton und 160 mg Furosemid).
  - Täglich Kontrolle von Gewicht und Elektrolyten. Möglichst nicht mehr als 1 l/d ausschwemmen. Abbruch der diuretischen Ther. bei Anstieg der renalen Retentionswerte.
- **Stufe III** (10–20 % therapierefraktär → interventionelle Ther.):
  - Aszitespunktion (2–6 l) Volumenersatz ab 5 l Aszites mit Albumin.
  - Transjugulärer intrahepatischer portosystemischer Shunt (TIPS) bei therapierefraktärem Aszites (**cave:** hepatische Enzephalopathie).
  - Peritoneovenöser Shunt (z. B. Denver-Shunt), peritoneovesikaler Shunt (subkutan implantierbare ALPHA-Pumpe), wenn TIPS-Anlage nicht möglich ist. **KI:** Nieren-, Herzinsuff., Gerinnungsstörungen, Infekt. Selten indiziert: invasiv und hohe KO-Rate.

Komplikationen Elektrolytentgleisung (K^+-Korrektur auch bei grenzwertig normalen Werten!), Hernien, Verbrauchskoagulopathie, Lungenödem, Infektionen, hepatorenales Sy., hepatische Enzephalopathie.

- Bei Verschlechterung eines Pat. mit Aszites V. a. bakt. Peritonitis (in 50 % ohne klassische Peritonitiszeichen).
- Bei Pat. mit Leberzirrhose und Aszites sowie Krea > 1,5 mg/dl Gefahr der Entwicklung eines hepatorenalen Syndroms. Komb.-Ther. aus Vasokonstriktoren und Albumin.
- Bei Auftreten von KO einer Leberzirrhose stets Ind. und Möglichkeit einer LTx überprüfen.

15

15.6.1 Ösophagusvarizenblutung

Definition 60 % der Pat. mit Leberzirrhose entwickeln Ösophagusvarizen. Ungefähr ⅓ blutet akut. Letalität der 1. Blutung 30 %, bei Rezidiven deutlich weniger (Selektion der Pat. mit noch kompensierter Leberfunktion!), frühes Blutungsrezidiv in ca. 60 %, Gesamtletalität um 35 %. Jede Blutung verschlechtert die Leberfunktion. Meist ist ein Anstieg des MELD-Scores zu verzeichnen.

Bei Notfallendoskopie bluten nur noch 20 % aktiv! Führende Todesursache ist die Aspiration, nicht die Blutung!

Therapie

Vorgehen bei Ösophagusvarizenblutung
- Verlegung auf die Intensivstation. Monitoring der Vitalparameter. Bei Gefahr der Aspiration sofortige **Intubation** zur Sicherung der Atemwege und Aspirationsprophylaxe. **Cave: PEEP** (venöse Druckerhöhung!).
- **Schockbehandlung** (▶ Kap. 4.2).
- **Volumengabe** über großlumige peripher venöse Zugänge mit kristalloiden und kolloidalen Infusionen, ZVD von 0–3 mmHg anstreben.
- Kreuzblut und Bereitstellung von Ery-Konzentraten.
- Medikamentöse Senkung des Pfortaderdrucks: Terlipressin (Vasopressin-Analogon). Kann die akute Blutung bei 80 % der Pat. zum Stillstand bringen.
- **Notfallendoskopie: Gummibandligatur ist Ther. der Wahl. Alternativ:** intra- oder paravasale Sklerosierung mit Plidocanol 1 %. **KO:** Nekrose, Narben = Stenose, Ulzera. **Cave:** Ausschluss weiterer Blutungsursachen (erosive Gastropathia hypertensiva!).
- **Ballontamponade** mit Sengstaken- oder Linton-Nachlas-Sonde (Letztere bes. bei Fundusvarizen): wenn Notfallendoskopie nicht verfügbar oder zur Überbrückung bis zur Endoskopie. Blutstillung in 80 %. Entblockung nach 6–8 h, bei Blutungsstillstand weitere 24 h sicherheitshalber liegen lassen.
- **Prophylaktische Antibiotikagabe** (Chinolon oder Cephalosporin der 3. Generation) **reduziert die Rate an bakt. Infektionen und Rezidivblutungen und die Krankenhausletalität.**
- **Darmdekontamination: bei erheblicher Blutung Schwenkeinläufe zur Kolonentleerung,** 3 × 20–30 ml Laktulose p. o., 4–6 g Neomycin oder Paromomycin zur Darmdekontamination.
- Alternativen bei therapierefraktärer Blutung: endoskopischer Metall-Stent oder TIPS-Anlage.

15.6.2 Portosystemische Shunt-OP

Definition Zur Druckentlastung der portalen Hypertension. Blutungsprophylaxe. Je lebernäher der Shunt, umso besser die Dekompression der portalen Hypertension, aber umso reduzierter die Leberdurchblutung und die Gefahr der Enzephalopathie.
Häufige Shuntformen:
- **Nichtselektive Shunts:** vollständige Umgehung der Leber: portokaval (End-zu-Seit = Eck-Fistel), mesenterikokaval (Drapanas), proximal splenorenal (Linton).
- **Selektiver Shunt:** distal splenorenal (Warren).

15

Notfall-Shunt

Indikationen Trotz kons. Maßnahmen weiter bestehende/rezid. Blutung.

Technik
- Bevorzugtes Verfahren: interventioneller TIPS (▶ Kap. 15.6.3).
- In seltenen Fällen bei optimalen Bedingungen chirurgischer Shunt → Methode der Wahl: **portokavaler End-zu-Seit-Shunt.**
  - Vorteil: kurze OP-Zeit, sichere Dekompression, geringe Thromboserate.
  - Nachteil: kompletter Shunt mit definitiver Unterbrechung des hepatopedalen Pfortaderflows.
- Alternative Verfahren: **mesenterikokavaler Interpositions-Shunt.**

Elektiver Shunt

Die Anlage eines prophylaktischen Shunts ohne vorausgegangene Varizenblutung ist nicht indiziert (OP-Letalität 10 %, Enzephalopathierate 30 %).

Kontraindikationen Leberzirrhose Child-Stadium C (OP-Letalität 50 %!).
- **Portokavaler End-zu-Seit-Shunt** (s. u.).
- **Portokavaler Seit-zu-Seit-Shunt:** kaum noch indiziert (nur Budd-Chiari-Sy.), große Gefahr des hepatofugalen Blutflusses mit weiterer Verschlechterung der Leberfunktion.
- **Proximal-splenorenaler Shunt:** Splenektomie, kompletter Shunt.
- **Mesenterikokavaler Shunt:** als Interponat- (H-Shunt, Drapanas) oder laterroterminale Anastomose (Auvert).
- **Distal-splenorenaler Shunt** (Warren; inkompletter Shunt): transsplenische Dekompression von ösophagogastralen Varizen, Erhaltung eines portalvenösen Flows. Funktionstüchtigkeit ist entscheidend abhängig von der Weite der Milzvene und dem Flow, sorgfältige Pankreasdissektion. Zusätzlich Dissektion der kleinen Kurvatur und Unterbindung der V. coronaria ventriculi: primäre Ther.-Maßnahme bei nichtalkoholbedingter portaler Hypertension, durch optimale Blutungsprophylaxe normale Lebenserwartung, OP-Letalität 10 %, Enzephalopathierate 10 %, Shunt-Thromboserate 6 %, Rezidivblutungsrate 13 %.

Komplikationen
- Vorausgegangene OP an den Gallenwegen mit Adhäsionen erhöht KO-Rate. Dann statt portokaval besser gleich splenorenaler/mesenterikokavaler Shunt.
- Hauptgefahren der Anastomosen: Knickbildung, Torsion, Zug, Kollaps bei niedrigem Flow.

15.6.3 Transjugulärer intrahepatischer portosystemischer Stent Shunt (TIPS)

Definition Alternatives Verfahren zu den portosystemischen Shunt-OP (▶ Kap. 3.11.4). Durch den TIPS wird eine künstliche Verbindung zwischen Pfortader und ableitenden Lebervenen geschaffen. Dadurch lässt sich der hohe Pfortaderdruck senken.

Prinzip Einbringen einer Metallgitterendoprothese (Stent) auf perkutanem, transjugulärem Weg mittels Spezialkatheter in die Leber. Dort wird der Stent über einen Führungskatheter zwischen Lebervenen- und Pfortadersystem platziert (intrahepatischer Stent). Standardverfahren der interventionellen Radiologie.

Indikationen

- Ösophagus- und Fundusvarizenblutung (elektiv: nur bei rezid. Blutungen trotz Ther.; Notfall: bei > 4 Blutkonserven/24 h trotz Ther.).
- Therapierefraktärer Aszites.
- Alternative zur Shunt-OP vor Lebertransplantation (wenn keine KO).

Probleme

- Pfortaderthrombose **(rel. KI).**
- Verschluss beider Jugularvenen, V.-cava-Thrombose.
- Sepsis, Peritonitis, Leberabszess, bakterielle Cholangitis **(KI).**
- Leberzirrhose (verhärtetes Parenchym).
- Hohe frühzeitige Verschlussrate (engmaschige Duplexkontrollen), im Langzeitverlauf > 1 J.-Verschlussrate dem chirurgischen Shunt gleich.

16 Pankreas

Andreas Minh Luu, Christoph Wullstein

16.1 Checkliste Anatomie

Im Oberbauch lokalisierte Drüse. Unterteilung in Pankreaskopf-, -korpus und -schwanz. Übergang Pankreaskopf zu -körper auf Höhe der mesenterikoportalen Achse, Übergang Pankreaskorpus zu -schwanz am li-lateralen Aortenrand (▶ Abb. 16.1). Exokriner Anteil 98 % des Organs. Gibt Verdauungsenzyme zur Denaturierung von Proteinen, Lipiden, Kohlenhydraten und Nukleinsäuren aus Azinuszellen ab (z. B. Lipase, Amylase, Trypsinogen). Tägl. Sekretion von 2 l Pankreassekret (95 % Wasser). Endokriner Anteil: 1–2 % → Glukosehomöostase mittels Insulin, Glukagon und Somatostatin.

16.1.1 Gefäßversorgung

Pankreaskopf

- Aa. pancreaticoduodenalis sup. ant./post. (← A. gastroduodenalis ← A. hepatica com. ← Truncus coeliacus)
- Aa. pancreaticoduodenalis inf. ant./post. (← AMS)
- Vv. pancreaticoduodenales ant. und post. → V. mesenterica sup. oder V. portae

Pankreaskorpus/-schwanz

- Versorgung über Äste der A. lienalis: A. pancreatica dorsalis, A. pancreatica magna, A. cauda pancreatis und multiple Rami pancreatici. Münden alle in der A. pancreatica inferior. Gefäßabgänge aus der AMS sind optional.
- Vv. pancreatici → V. lienalis

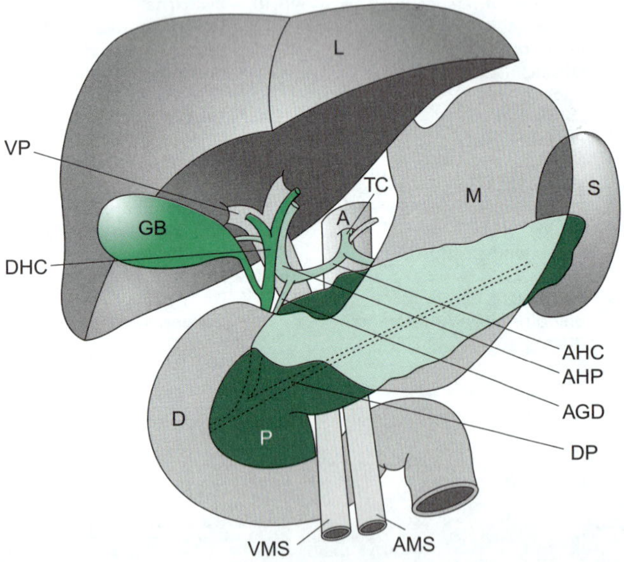

Abb. 16.1 Oberbauchanatomie [P1619, L141] A = Aorta, AHC = A. hepatica communis, AHP = A. hepatica propria, D = Duodenum, DHC = Ductus hepaticus communis, DP = Ductus pancreaticus, GB = Gallenblase, L = Leber, M = Magen, P = Pankreas, S = Milz, VP = V. portae

Lymphbahnen Drei Stationen am Pankreaskopf (Nodi lympoidei [Nll.] subpylorici, pancreatici et pancreaticoduodenales) drainieren in die Nll. mesenterici superiores, die an der AMS gelegen sind.
Nll. pancreatici superiores und inferiores drainieren die Lymphe von Pankreaskopf, -korpus und -schwanz zu den LK am Truncus coeliacus. Weitere Stationen am Milzhilus und der AMS.

> **!** **Cave vor Whipple-OP**
> - Die A. hepatica dextra entspringt in bis zu 20 % der AMS!
> - Bei relevanter Truncus-coeliacus-Stenose keine Whipple-OP, da die Leberdurchblutung über die Pankreasarkade und somit der A. gastroduodenalis erfolgt. Ggf. Angiografie oder Duplexsonografie zur Quantifizierung der Truncusdurchblutung.

16.2 Leitsymptome und Differenzialdiagnosen

16.2.1 Anamnese

Häufig unspezifische Beschwerden. Symptome abhängig von Lokalisation und physiol. Einschränkung.
Bauchschmerzen ± gürtelförmiger Ausstrahlung in den Rücken, schmerzloser Ikterus, Pruritus, Übelkeit, Erbrechen (durch Duodenalstenose), Gewichtsverlust, Appetitverlust, dunkle Urinverfärbung („bierbraun"), Steatorrhoe (exokrine Pankreas-Insuff.), acholischer Stuhlgang, neu aufgetretener oder aggravierter pankreopriver Diab. mell.
Noxen: Alkohol-, Nikotinkonsum.
Vorerkrankungen: bes. Hyperparathyreoidismus, Hypertriglyzeridämie.
Familien- und Sozialanamnese: Neoplasie? Beruf?

16.2.2 Differenzialdiagnosen für Pankreatopathien

Cholezysto-, Choledocholithiasis, GERD, Magen- oder Duodenalulkus, Magen-Duodenal-Ca, Wirbelsäulen-Sy., Bauchaortenaneurysma.

16.3 Diagnostik

16.3.1 Klinische Untersuchung

Inspektion Haut- bzw. Sklerenikterus, Kachexie, Grey-Turner- oder Cullen-Zeichen (Eckchymosen an Flanke oder periumbilikal bei schwerer nekrotisierender Pankreatitis), Sister-Mary-Joseph-LK (Nabelmetastase als Zeichen eines fortgeschrittenen Pankreas-Ca).

Palpation Druckschmerz im Oberbauch ohne Abwehrspannung (Gummibauch), palpabler TU, Murphy-Zeichen (schmerzbedingter Inspirationsstopp bei Palpation an der Gallenblase bei Cholezystitis), Courvoisier-Zeichen (palpable indolente hydropische Gallenblase bei chron. Galleabflüssstörung; DD Pankreas-Raumforderung). Charcot-Trias II als Cholangitis-Zeichen (re-seitige Oberbauchschmerzen, Fieber, Ikterus) – Risiko bei einliegendem DHC-Stent erhöht.

16.3.2 Labor

Kleines BB, Gerinnung, Serum insbesondere: γGT, AP, Bili gesamt + direkt, Lipase (3 × ↑ = Pankreatitis), Amylase (ähnliche Sensitivität wie Lipase, niedrigere Spezifität), E'lyte (Hypokalzämie bei schwerer Pankreatitis, Hyponatriämie bei fortgeschrittenem Pankreas-Ca durch paraneoplastisches SIADH möglich [Syndrom der inadäquaten ADH-Sekretion]), GOT, GPT, CRP.
Bei aktivem Schub einer chron. Pankreatitis kann die Lipase normwertig oder erniedrigt sein!
↓ Fäkale Elastase-1 (exokrine Pankreas-Insuff.)
↑ HbA_{1c}, oraler Glukosetoleranztest (endokrine Pankreas-Insuff.)
Spezielle Marker:

- CA 19-9 (**cave:** auch bei Cholestase ↑. Werte > 1000 U/ml = Risiko für Metastasierung erhöht)
- CEA (in Punktat von Pankreaszysten)
- NSE, Chromogranin A: Marker für neuroendokrine TU (falsch hoch bei PPI-Einnahme)
- IgG und IgG4 bei Autoimmunpankreatitis

16.3.3 Bildgebende Verfahren

Sonografie

Indikation Diagnostikum der 1. Wahl. TU- und Metastasensuche, Parenchymtextur (Binnenecho, Kalzifikationen), Aszites, Pankreasgangdilatation, Cholestase.

Limitierungen Gasüberlagerungen, eingeschränkte Reproduzierbarkeit, untersucherabhängig.

Computertomografie

Indikation Goldstandard zur exakten Darstellung von Pankreasläsionen. Sollte als biphasisches Dünnschicht-CT mit einer Schichtdicke ≤ 3 mm (art. und portalvenöse Phase) erfolgen.

> **! Cave**
> Hinweise auf lokale Irresektabilität (▶ Tab. 16.1)? Atypische Gefäßverläufe: Verlauf der A. hepatica dextra und sinistra?

Magnetresonanztomografie

Indikation Bei V. a. Pankreas-Ca sollte leitliniengerecht ergänzend eine Leber-MRT mit MRCP (Magnetresonanz-Cholangiopankreatikografie) erfolgen. Vor allem die Sensitivität für flüssigkeitsgefüllte Läsionen < 1 cm ist hier höher als beim CT. Die MRCP ermöglicht die Darstellung von Gallen- und Pankreasgang mit Hinweisen auf Stenose oder Dilatation. Double-Duct Sign bei Pankreaskopf-Ca.

> **! Cave**
> Akzessorische Gallengänge können separat in den DHC, selten in die Gallenblase oder den Ductus cysticus münden.

Tab. 16.1 Kriterien für resektable, borderline-resektable und nicht-resektable Pankreaskarzinome

Resektabilität	Arteriell	Venös
Resektabel	• Kein Kontakt zu TC, AMS, AHC	• Kein Kontakt zu PA/VMS • Kontakt ≤ 180° der PA **ohne** Konturirregularität
Borderline-resektabel	Pankreaskopf: • Isolierter AHC • AMS ≤ 180° • Kontakt zu normvarianter Arterie	• VMS/PA > 180° • VMS/PA ≤ 180° **mit** Konturirregularität/Thrombose (Resektion) • VCI
	Pankreaskorpus/-schwanz • TC ≤ 180° • TC > 180° ohne Aorta **und** intakter A. gastroduodenalis	
Nicht resektabel	Fernmetastasen	
	Pankreaskopf:AMS/TC > 180°	Pankreaskopf: nicht rekonstruierbare PA/VMS
	Pankreaskörper/-schwanz: • > 180° AMS/TC • TC + Aorta	Pankreaskorpus/-schwanz: • nicht rekonstruierbare PA/VMS

Abkürzungen: AMS = A. mesenterica sup., AHC = A. hepatica com., PA = Pfortader, TC = Truncus coeliacus, VMS = V. mesenterica sup.

Endosonografie

Indikation Choledocholithiasis, Pankreas-TU, falls CT-morphologisch keine sichere TU-Darstellung erfolgte, Papillenprozesse, zystische Läsionen. Gute Darstellung intramuraler Knötchen, insbes. bei KM-Endosonografie. Aus Zystenpunktat Bestimmung von Lipase/Amylase und CEA. Verzicht auf Punktion bei Operabilität bei V. a. ein Ca. Untersucherabhängig.

FDG PET CT

Indikation Alternatives Verfahren zur Leber-MRT mit Diffusionswichtung. **Cave:** keine flächendeckende Vergütung und Verfügbarkeit.

Somatostatinrezeptor PET/CT

Indikation Darstellung Somatostatin-Rezeptor-pos. neuroendokriner Tumoren (NET) mittels eines Tracer-markierten Somatostatin-Analogons (z. B. DOTATOC, DOTATATE, DOTANOC).

Endoskopische retrograde Cholangiopankreatikografie (ERCP)

Indikation Choledocholithiasis, unklare Gallenwegstenose (Pankreas-Ca, Gallengang-Ca). Ermöglicht Galledrainage nach Papillotomie und ggf. Konkrementbergung. Ggf. DHC-Stenteinlage. Reduziert die Bilirubinämie und Gefahr der Cholangiosepsis.
Stenting nur, wenn OP nicht zeitnah erfolgen kann u./o. Bili > 15 mg/dl, weil eine Cholangitis das OP-Outcome verschlechtert.

Limitierung Nur Darstellung von Gangveränderungen, nicht des TU. Gewinnung des Pankreassekrets zur zytologischen Untersuchung. Geringe Sensitivität. **Cave:** post-ERCP-Pankreatitis (3–5 %).

Eine Sono und Schnittbildgebung sollte **vor** der Drainage des Gallengangs erfolgen!

Perkutane transhepatische Cholangiodrainage (PTCD)

Indikation Nur in Palliativsituation zur Galledrainage, wenn ERCP bei Duodenalstenose nicht möglich ist oder eine Vor-OP (partielle Pankreatoduodenektomie, Billroth-II) den endoskopischen Zugang erschwert.

16.4 OP-Techniken

16.4.1 Zugangswege

Konventionelle Chirurgie Noch häufigster Zugang in Deutschland: quere Oberbauch- oder Medianlaparotomie.

Minimal-invasive Chirurgie Zunehmend laparoskopische und robotisch-assistierte Pankreas-OP. Häufiger bei Pankreaslinksresektionen als bei Pankreaskopfresektionen. Laparoskopie: schnellere Rekonvaleszenz, weniger intraop. Blutverlust, weniger Magen-Darm-Atonie, längerer OP-Zeit bei gleicher Rate an Major-KO (Clavien-Dindo ≥ III). Die laparoskopische partielle Pankreatoduodenektomie hat sich noch nicht etabliert und ist in Diskussion. Erste Studien zeigen, dass die robotisch-assistierte der offenen ebenbürtig scheint. Weitere Studien sind jedoch noch notwendig.

16.4.2 OP-Verfahren

Partielle Pankreatoduodenektomie

Resektion von Pankreaskopf, Duodenum, wahlweise pyloruserhaltend (Traverso-Longmire, pylorus-preserving pancreatoduodenectomy = PPPD), pylorusresezierend (PRPD) oder klassisch als Kausch-Whipple-OP mit distaler Magenresektion (▶ Abb. 16.2). Die Rekonstruktion erfolgt mittels zweireihiger End-zu-Seit Pankreatikojejunostomie und Einzelknopfnähten, End-zu-Seit Hepatikojejunostomie (fortlaufend oder in Einzelknopftechnik) und einreihiger End-zu-Seit Gastro-/Duodenojejunostomie (▶ Abb. 16.3). Alternativ kann die Pankreasanastomose als Pankreatogastrostomie mit Ableitung des Pankreas in die Magenhinterwand erfolgen. Die Pankreasfistelrate ist bei beiden Techniken gleich. Bei fortgeschrittenen TU ggf. Teilresektion der Pfortader/VMS.
Pankreatikojejunostomien und Pankreatogastrostomien gelten als gleichwertig in punkto Pankreasfisteln. Pankreatogastromien bergen jedoch eine höhere Nachblutungsgefahr.

Pankreatektomie

Indiziert bei Läsionen, die die mesenterikoportalvenöse Achse überschreiten. Zu erwägen, bei Pat. mit deutlich erhöhtem Risikoprofil, Risikopankreas (lipomatöses Pankreas mit Pankreasgang < 3 mm) und bestehendem insulinpflichtigem Diab. mell. zur Vermeidung einer klin. relevanten Pankreasfistel Grad B oder C.

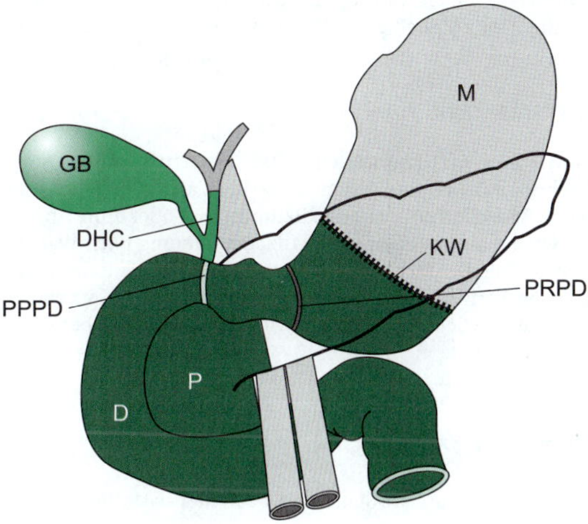

Abb. 16.2 Resektat bei partieller Pankreatoduodenektomie (grau): Pankreaskopf, Duodenum, Ductus hepaticus communis, Gallenblase, ± Pylorus (PRPD) ± distaler Magen (Kausch-Whipple-OP) [P1619, L141] D = Duodenum, DHC = Ductus hepaticus communis, GB = Gallenblase, KW = Resektionsgrenze bei Kausch-Whipple-OP, M = Magen, P = Pankreas, PPPD = pyloruspreserving Pancreatoduodenectomy, PRPD = pylorusresecting Pancreatoduodenectomy

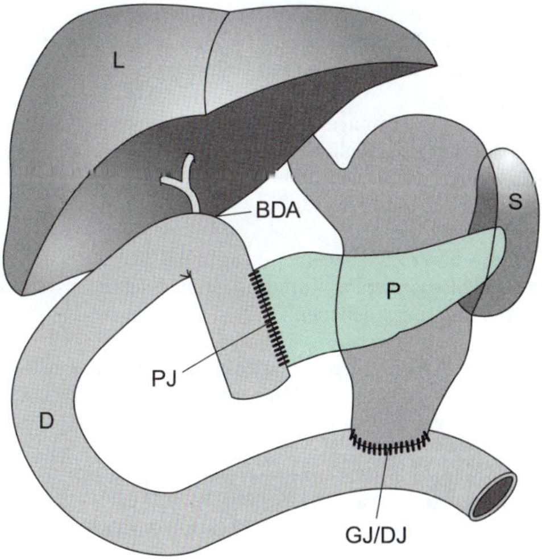

Abb. 16.3 Rekonstruktion bei partieller Pankreatoduodenektomie [P1619, L141] BDA = biliodigestive Anastomose, D = Duodenum, DJ = Duodenojejunostomie, GJ = Gastrojejunostomie, L = Leber, M = Magen, P = Pankreas, PJ = Pankreatikojejunostomie, S = Milz

16

Blutzuckerspiegel nach Pankreatektomie hochnormal einstellen (Ziel: 180–200 mg/dl), da ohne die Alpha-Zellen einer Hypoglykämie nicht gegenreguliert werden kann.

Pankreaslinksresektion

Resektion li der mesenterikoportalen Achse. Absetzung mittels Stapler oder in Fischmaultechnik möglich und gleichwertig. Bei Ca einschließlich Splenektomie. Milzerhaltende Resektion bei benignen Befunden mit oder ohne Absetzen der Lienalis-Gefäße (Warshaw oder Kimura). Milzdurchblutung nach Warshaw über die Gastricae-breves-Gefäße. Technisch einfacher, aber erhöhte Rate an Milzinfarkten und perigastralen Varizen. Laparoskopischer/robotischer Ansatz etabliert.
Die Pankreasfistelrate liegt bei 30 % und wird durch Fibrinkleber oder Lig.-teres-Patches nicht beeinflusst.

16.5 Postoperatives Management

Monitoring Intermediate Care Station oder op. Intensivstation. Zügige Verlegung auf Normalstation.

Anordnungsbeispiel Flüssigkeitssubstitution (2 l Kristalloid-Lsg./d), Metamizol 1 g i. v. 1–1–1–1, Piritramid i. v. 3,75 mg bei Bedarf, Pantoprazol 40 mg 1–0–0, NMH.

Visite Wundkontrolle, Drainagequalität, Entfernung von Nahtmaterial, ZVK, PDK, transurethraler Dauerkatheter beachten.

Ernährung Zügige Entfernung der Magensonde abhängig von Retention. Kostaufbau stufenweise (trinken, flüssige Kost, leichte Kost, Vollkost). Ergänzend Pankreatin (20.000–40.000 Ph.Eur.E/Hauptmahlzeit). Nebenmahlzeit ab 10.000 Ph.Eur.E. Pankreatin ist säurelabil, daher immer mit PPI verabreichen.

Drainagenmanagement Drainagelabor (Amylase) am 3. postop. Tag. Entfernung abhängig von Fördermenge, Qualität und AZ des Pat.
Drainagequalität: serös, serös-blutig, blutig-serös, blutig, gallig (bernsteinfarben), gelb-bräunlich trüb (V. a. Pankreasfistel).

Anmelden Physio-Ther., Diabetesberatung + BZ-Tagesprofil, Schmerzdienst, Sozialdienst, bei onkologischen Pat. Tumorboard-Vorstellung, psychoonkologisches Konsil, ggf. Portkatheteranlage planen.

Post-Splenektomie Falls nicht präop. erfolgt, Impfung gegen Pneumokokken, Meningokokken und Haemophilus influenzae ab 14. postop. Tag. Asplenieausweis aushändigen (www.asplenie-net.org).

Procedere Entlassungstag, Weiterversorgung Reha, Geriatrie, heimische Versorgung, Pflegedienst? Wann Wiedervorstellung? Wann Vorstellung in Onkologie? Anbindung Selbsthilfegruppe (https://bauchspeicheldruese-pankreas-selbsthilfe.de)?

16.6 Komplikationen

16.6.1 Postoperative Pankreasfistel (POPF)

Definition Häufigste KO nach Pankreaseingriffen. Vorliegen bei Amylasekonzentration im Drainagesekret > 3 × Serumnormalwert. Klassifikation ▶ Tab. 16.2. Meist asymptomatisch. 15–30 % nach Pankreaskopfresektionen und 20–40 % nach Pankreaslinksresektionen. Sekundär-KO: Magen-Darm-Atonie, Arrosionsblutungen oder Abszesse.

Risikofaktoren Pankreasgangdurchmesser < 3 mm, weiche Parenchymtextur, hoher BMI.

Management
- Fieber, Schmerzen, Infektkonstellation → ggf. CT-Drainage, resistogrammgerechte Antibiose.
- POPF C → zeitnahe Restpankreatektomie. Bei POPF C nach Whipple-OP kann eine Restpankreatektomie notwendig werden. Die Mortalität einer POPF C beträgt 40 % und steigt mit jedem verzögerten Tag.

Tab. 16.2 Klassifikation der postop. Pankreasfisteln (POPF) nach ISGPS

Biochemical Leak	POPF B	POPF C
POPF ohne klin. Relevanz	Klin. relevante Ther.-Änderung: • Antibiotikatherapie • Transgastrale, perkutane oder angiografische Intervention	Re-OP Organversagen Tod

16.6.2 Magenentleerungsstörung

Definition Erfordernis einer Magensonde > 4 d oder erneute Anlage nach dem 3. p. o. Tag. Tritt in 12–20 % nach partiellen Pankreatoduodenektomien auf.

Symptome Übelkeit, Erbrechen, Aufstoßen, Schluckauf, Schmerzen, Unvermögen, zu essen.

Diagnostik Distendiertes Abdomen. Sono: distendierter Magen.

Therapie Magensondenanlage. Nahrungskarenz → Flüssigkeitssubstitution + parenterale Ernährung, Erythromycin 3 × 100 mg i. v. für 3 d (Off Label), 2nd Line Metoclopramid 3 × 10 mg i. v. Bei prolongierter Symptomatik ÖGD und Pylorusbougierung/Botoxinstillation, falls erforderlich.

16.6.3 Insuffizienz der biliodigestiven Anastomose (BDA)

Definition Seltene KO: 2–4 %. Früh-Insuff. innerhalb der ersten 3 d, i. d. R. technisch begründet. Spät-Insuff. ab d 3 durch Ischämie, Spannung oder infolge einer POPF.

Risikofaktoren Schmaler, dünnwandiger DHC, akzessorische Gallengänge, Anastomose prox. der Hepaticusgabel oder zu weit distal.

Diagnostik Galliges Drainagesekret (Bili), Flüssigkeit an BDA (Sono, CT).

Symptome I. d. R. unspezifisch – allenfalls Fieber, selten Schmerzen.

Therapie

- Früh-Insuff. (≤ 72 h) → op. Revision mit Neuanlage der BDA.
- Spät-Insuff. (ab 72 h) → konservativ. Drainage belassen, ggf. CT-gesteuerte Anlage bei bereits entfernter Drainage bei Verhalt, Revision und Neuanlage als Ultima ratio (schlechtes Outcome).

16.6.4 Postpankreatektomieblutung

Definition Jede Blutung nach einem Pankreaseingriff. Insgesamt selten (3–8 %), aber lebensbedrohlich! Lokalisation: Pankreasresektionsfläche, Gefäßstümpfe, alle Anastomosen. Frühe Nachblutung (bis 24 h), späte Nachblutung (> 24 h) → meistens nach 5–8 d.
Eine Pankreasfistel kann zu einer fulminanten Arrosionsblutung aus dem Stumpf der A. gastroduodenalis nach partieller Pankreatoduodenektomie führen.

> **!** Die Nachblutung aus einer Pankreatogastrostomie erfordert eine notfallmäßige Gastroskopie!

Symptome Schocksymptomatik (Hypotonie, Tachykardie, Blässe), schlagartig gefüllte blutige Drainagen ± Magensonde.

> **!** Nach einer ersten Indikatorblutung (kann unscheinbar wirken) kann es innerhalb von 3 d zu einem zweiten fulminanteren Blutungsereignis kommen!

Diagnostik **Direkt** Angio-CT (Blutungslokalisation), Labor (kleines BB, Gerinnung, Serum).

Therapie

- Frühe Nachblutung → op. Revision.
- Späte Nachblutung → interventionelles Stenting, seltener Coiling.
- Bei Pankreatogastrostomie → ÖGD und Blutstillung.
- Ultima ratio: Re-Laparotomie.
- **Management bei Arrosionsblutung:** Hilfe holen! 2 venöse Zugänge platzieren, Kreislaufstabilisierung. Blutentnahme, EK kreuzen, u. U. ungekreuzte EK aus dem Labor holen. CT-Angio. Verlegung auf Intensivstation. Stenting vs. OP?

16.7 Pankreaskarzinom

Definition Bösartige Erkr. des Pankreas, in 95 % durch Entartung des exokrinen Pankreas entstanden. Aus prämalignen Vorstufen des Gangepithels (PanIn: Pancreatic Intraepithelial Neoplasia). Seltenere Formen: maligne zystische, azinäre oder endokrine TU.

Ätiologie

- Unbekannt
- Risikofaktoren: Alter, Rauchen, starker/exzessiver Alkoholkonsum, Adipositas, Diab. mell., chron. Pankreatitis, genetische Prädisposition

Epidemiologie Jährlich 20.230 Neuerkrankte in Deutschland. Mortalitätsrate gleich hoch wie Inzidenz. Vierthäufigste Krebstodesursache. Geschlechtsverhältnis M : F = 50 : 50. Mittleres Erkr.-Alter 72 J. (F), 76 J. (M). 5-JÜR 11 % (niedrigste in Deutschland neben Mesotheliom). Diagnose häufig erst im fortgeschrittenen Stadium.

Diagnostik

- **Bildgebung:**
  - **CT-Abdomen/Thorax:** KM-gestützte CT mit portalvenöser und art. Phase. Bei KM-Allergie → KM-MRT.
  - **MRT/MRCP:** TU-Darstellung. Beurteilung des pankreatobiliären Gangsystems. Abgrenzung zu zystischen Läsionen. Bei Resektabilität des Primärherds Leber-MRT mit Diffusionswichtung.
  - **FDG-PET CT:** Alternative zur Leber-MRT
  - **Endosonografie:** ergänzend bei diagn. Unsicherheit. Bei V. a. ein resektables Pankreas-Ca primäre Resektion und keine Biopsie. Biopsie nur, wenn das Ergebnis eine Ther.-Änderung zur Folge hätte, z. B. vor CTx (neoadjuvant oder palliativ) oder bei V. a. Metastasen eines anderen Malignoms.
  - **ERCP:** präop. DHC-Stenting nur bei Cholangitis oder wenn OP nicht innerhalb von 2 Wo. erfolgt. Bürstenzytologie: niedrige Sensitivität, nicht zur Gewebediagnostik.
- **Labor:**
  - Kl. BB, Lipase, Amylase, γGT, AP, Bili gesamt./direkt, GOT, GPT, Krea, Harnstoff, E'lyte, LDH, Gesamteiweiß, CRP.
  - Tumormarker CA 19-9. Der Tumormarker CA 19-9 kann bei Cholestase falsch pos. sein und deutlich erhöhte Werte vorweisen.
- **Staging-Laparoskopie:** Ind.: fortgeschrittener TU, Aszites, CA 19-9 > 500 U/ml ohne Cholestase z. A. okkulter Fernmetastasen (z. B. Leber oder Peritoneum).

Klassifikation ▸ Tab. 16.3.

Tab. 16.3 TNM-Klassifikation für Pankreas-Ca nach UICC, 8. Auflage. 2017.

Stadium	Tumor	LK	Metastasenn
0	Tis (Carcinoma in situ)	N0	M0
IA	T1 (Tumor bis 2 cm Ø)	N0	M0
IB	T2 > (Tumor 2–4 cm Ø)	N0	M0
IIA	T3 (Tumor > 4 cm Ø)	N0	M0
IIB	T1–T3	N1	M0
III	• T1–T3 • T4 (Infiltration TC, AMS ± AHC)	Jedes N	M0
IV	jedes T	Jedes N	M1
N1 = 1–3 befallene regionale LK, N2 = ≥ 4 LK befallen,			

Therapie

Chirurgische Therapie:

- Ind.: Nur die komplette chirurgische Resektion gilt als kurativ. Sofern R0-Resektion möglich, auch Infiltration von Nachbarorganen (z. B. Kolon, Nebennieren, Magen) keine KI zur OP. Keine ausschließliche Systemtherapie oder Radio(-chemo)therapie).
- Bei Fernmetastasen keine Resektion. Bei intraop. identifizierten Fernmetastasen eines resektablen Primarius keine Resektion.
- Beurteilung der Resektabilität abhängig vom Gefäßkontakt eines Pankreas-Ca.
- Präop.: Antibiotikaprophylaxe. Keine generelle Empfehlung zur Somatostatingabe.
- Verfahren:
  - Pankreaskopf-Ca: partielle Pankreatoduodenektomie (▶ Abb. 16.2, ▶ Abb. 16.3).
  - Pankreasisthmus-überschreitendes Ca: Pankreatektomie (▶ Kap. 16.4.2)
  - Pankreaskorpus-/-schwanz-Ca: Pankreaslinksresektion, ggf. subtotale Pankreaslinksresektion, ggf. Pankreatektomie. (▶ Kap. 16.4.2).

Adjuvante Therapie:

- **R0-Resektion:** adjuvante Ther. (6 Mon.) bei ECOG-Performance Status 0–2. Keine Altersbeschränkung. Beginn bis 12 Wo. Postop. Keine RCT.
  - ECOG 0–1: mFOLFIRINOX
  - ECOG > 1–2: Gemcitabin/Gemcitabine + Capecitabin; [5-FU bei Gem.-Unverträglichkeit]
- **R1-Resektion:** additive Ther. (6 Mon.).

Neoadjuvante Therapie:

- Neoadjuvante CTx/Chemostrahlentherapie bei Borderline-resektablen Befunden.
  Überlebensvorteil bei R0/R1-Situation.
- mFOLFIRINOX, Gemcitabine/nab Paclitaxel.

Inoperables/metastasiertes Pankreas-Ca:

- ECOG 0–1: FOLFIRINOX, Gemcitabine + nab Paclitaxel.
- ECOG ≥ 2: Gemcitabine (eher als 5-FU); Gemcitabin + nab Paclitaxel; Gemcitabine + Erlotinib (TKI).
- ECOG 3–4: BSC: supportive Ther.; ggf. lokale RCT bei Schmerzen.
- BRCA-1/2-Mutation: platinbasierte Erstlinientherapie. Erhaltungstherapie einschließlich PARP-Inhibitoren bei Metastasierung mit BRCA-1/2-Mutation.
- Immuntherapie: nach Ausschöpfen aller ther. Optionen. Immun-Checkpoint-Inhibitoren bei Mismatch-Reparatur-Defizienz oder Mikrosateliteninstabilität (MSI).
- Targeted therapies: spielen aktuell keine Rolle (z. B. Cetuximab, Bevacizumab).

Radiochemotherapie: Ind.: zur Verbesserung der lokalen Kontrolle bis ECOG 2 bei lokal fortgeschrittenem TU ohne Metastasen. Komb.-Partner: Gemcitabin oder Capecitabin.

Palliative Strahlentherapie: Ind.: Symptomkontrolle insbes. bei ossären oder zerebralen Metastasen

Nachsorge Strukturierte Nachbetreuung mittels klin. und bildgebener Kontrollen (CT-Abdomen) nach kurativer Resektion sollte angeboten werden. Ein Nachsorgeprogramm wird laut S3-Leitlinie stadienunabhängig nicht empfohlen.

16.8 Pankreatitis

16.8.1 Akute Pankreatitis

Definition Primär sterile Entzündung der Bauchspeicheldrüse gekennzeichnet durch unphysiol. Enzymaktivierung, die zu Entzündungsreaktion mit Ödem, Gefäßschädigung und Zelluntergang führt.

Ätiologie

- **Häufigste Ursachen**
  - Cholelithiasis und Alkoholabusus (30–50 %)
  - Medikamente (0,1–2 %): Furosemid, Hydrochlorothiazid, Acetaminophen, Cisplatin, Enalapril, Erythromycin, Östrogene, Mercaptopurin, Methyldopa, Metronidazol, Simvastatin, Steroide, Sulfasalazin, Valproat
  - Sonstige Auslöser: Hypertriglyzeridämie (10 %), ERCP (in 3–5 % der ERCPs), hereditär, Trauma, viral (Mumps), autoimmun, Skorpion-Stich (Tityus trinitatis)
- **Risikofaktoren:** Nikotin, Diab. mell. Typ 2

Diagnostik

- Vorliegen von mindestens 2 Kriterien:
  - Oberbauchschmerzen ± gürtelförmige Ausstrahlung in den Rücken
  - Serum-Lipase ≥ 3 × der Norm
    - **Cave:** in 18 % nicht der Fall, insbes. bei äthyltox. Genese
    - Korreliert **nicht** mit Schweregrad der Pankreatitis
  - Charakteristische bildmorphologische Befunde

Der Lipasewert korreliert nicht mit dem Schweregrad der Pankreatitis.

- **Anamnese:**
  - Schmerzlokalisation und -charakter (dumpfer Oberbauchschmerz, gürtelförmiges Ausstrahlen).
  - Vegetative Anamnese: Übelkeit/Erbrechen, Stuhlgang (Steatorrhoe), Miktion (bierbrauner Urin), Gewichtsverlust.
  - Vorerkrankungen: Gallensteine, Hypertriglyzeridämie, primärer Hyperparathyreoidismus, Familienanamnese, Alkohol-/Nikotinkonsum, ERCP.
- **Inspektion:** distendiertes Abdomen. Bei Gallengangobstruktion Ikterus (biliäre Pankreatitis). Bei schwerer Pankreatitis: Grey-Turner Zeichen/Cullen-Phänomen (Ekchymosen an Flanken/periumbilikal).
- **Körperliche Untersuchung:** Oberbauchdruckschmerzen, „Gummibauch", keine Abwehrspannung bei retroperitonealer Lage. U. U. paralytischer Ileus mit distendiertem Abdomen.
- **Labor:** kleines BB, Lipase, γGT, AP, Bili gesamt/direkt, GPT, GOT, Gesamteiweiß, Krea/Harnstoff, GFR, Na^+, K^+, Ca^{2+}, Phosphat, Quick, INR, PTT, Triglyzeridspiegel (> 1000 mg/dl bei triglyzeridinduzierter Pankreatitis).
- **Sonografie:** inhomogenes Binnenecho des Pankreas, u. U. Nekrosen, Pseudozysten, Cholezysto-/-docholithiasis. DHC-Weite, intra-/extrahepatische Cholestase, Pankreaskopfraumforderung, Leberhomogenität, freie Flüssigkeit?
- **CT-Abdomen mit KM (biphasisch/nativ):** innerhalb der ersten 48 h oft noch unspezifisch. Daher erst nach 3–4 d durchführen. Exsudative, ödematöse

oder nekrotisierende Pankreatitis, Nekrosen (Ausbildung nach 48 h), Pseudozysten, freie Flüssigkeit?
- **Endosonografie:** ggf. bei V. a. Choledocholithiasis, Pankreasraumforderung, transgastrale Drainagenanlage (s. Interventionen).
- **ERC/ERCP:** nur bei V. a. biliäre Pankreatitis zur Sanierung des DHC mit Papillotomie und Konkrementbergung. Dann aber nur ERC ohne Darstellung des Pankreasgangs, keine rein diagn. ERCP.
- **MRCP:** selten im Frühstadium. Darstellung des pankreatobiliären Gangsystems, Double-Duct Sign (DD Pankreaskopf-Ca).

Klassifikation ▶ Tab. 16.4.

DD Akute Cholezystitis, Ulcus duodeni/ventriculi, akuter Myokardinfarkt, Aortenaneurysma.

Konservative Therapie

Allgemeines:
- Primär kons. und symptomatisch
- 80 % unkompliziert ohne Nekrosen und geringer Letalität (1 %)
- Bei erwartet schwerer Pankreatitis → Intermediate Care/Intensivstation.

Volumentherapie: zielgerichtet mit Ringer-Laktat:
- 5–10 ml/kg KG bis
  - Herzfrequenz < 120/min,
  - Mittlerer art. Druck 65–85 mmHg,
  - Diurese 0,5–1 ml/kg KG,
  - Hkt. 35–44 %.
- Falls keine zielgerichtete Volumentherapie erfolgen kann: initial 200–250 ml/h.

Tab. 16.4 Schweregradeinteilung der akuten Pankreatitis nach revidierter Atlanta-Klassifikation und determinantenbasierter Klassifikation

Schweregrad	Revidierte Atlanta-Klassifikation	Determinanten-basierte Klassifikation
Mild	Kein OV Keine lokale/systemische KO → Letalität: 0,1 %	Kein OV und Keine (peri-)pankreatischen Nekrosen → Letalität: 0,1 %
Moderat	Transientes OV < 48 h Lokale/systemische KO → Letalität: 2,1 %	Transientes OV < 48 h und/oder sterile (peri-)pankreatische Nekrosen → Letalität: 4 %
Schwer	Persistierendes OV > 48 h Einzel-/Multi-OV Lokale/systemische KO → Letalität: 52,2 %	Persistierendes OV > 48 h oder infizierte (peri-)pankreatische Nekrosen → Letalität: 39,2 %
Kritisch	-	Persistierendes OV > 48 h **und** infizierte (peri-)pankreatische Nekrosen → Letalität: 54,1 %

OV = Organversagen

16

> Die Einfuhr kann bei bestehendem Flüssigkeitsdefizit in den ersten 24 h zwischen 4 und 6 l/d liegen.

Analgesie: gemäß WHO-Schema (▶ Kap. 24):
- Beginn mit z. B. Metamizol 1 g. i. v. 1–1–1–1
- Bei starken Schmerzen Opioide (Buprenorphin, Pethidin)
  Cave: Darmparalyse, Atemdepression
- Bei starken Schmerzen Periduralanästhesie (unter Kreislaufüberwachung auf Intensivstation)
- Simultane Stressulkusprophylaxe mit PPI

Ernährung:
- **Milde Pankreatitis:** oraler Kostaufbau ab Tag 1 nach stationärer Aufnahme. Keine total-parenterale Ernährung.
- **Schwere Pankreatitis:** auch frühe enterale Ernährung (ggf. mittels nasogastraler oder nasojejunaler Sonde), möglichst innerhalb 48 h.
  → reduziert Infektionsrisiko, Intensivaufenthalt und Mortalität.
  - Grundsätzlich Karenz der enteralen Ernährung bis 96 h möglich.
  - Enterale, bei Unvermögen parenterale Ernährung spätestens ab 96 h.

Antibiotikatherapie: bei milden Verläufen keine, bei septischem Krankheitsbild und V. a. infizierte Nekrosen Carbapenem.
Thromboseprophylaxe: NMH/UFH (Niereninsuff.).
Biliäre Pankreatitis:
- Keine ERCP bei milder/schwerer Pankreatitis ohne Cholangitis u./o. fehlender Choledocholithiasis oder fehlender Gallengangobstruktion.
- ERCP + Sphinkterotomie: Cholangitis, Choledocholithiasis, Gallengangobstruktion.
- Cholezystektomie bei milder Pankreatitis während des Primäraufenthalts. Zweizeitig bei schwerer Pankreatitis.

Interventionelle Therapie Möglichst spät und wenig invasiv.
Indikation: ausgedehnte infizierte Nekrosen oder Abszesse.
Interventionen:
- Nekrosektomie/Abszessdrainage
  - Transgastral/transduodenal (Stenteinlage, „Lumen Apposing Metall Stents" [LAMS])
  - Perkutan
  - Retroperitoneoskopisch
- Konventionelle Nekrosektomie nur in Ausnahmefällen

Komplikationen
- Abszesse
- Pseudozysten
  - Remissionsrate 50 % innerhalb 6 Wo.
  - Komplettremission bis 6. Mon. möglich
  - Interventionelle Drainagenanlage nach Konsolidierung der Pseudozystenwand frühestens nach 6 Wo.
  - Einblutungen möglich
- Pankreopriver Diab. mell., exokrine Pankreas-Insuff.

Nachsorge

- Ind.: jede „nicht-milde" Pankreatitis, jede äthyltox. Pankreatitis, unklare Ätiologie + Alter > 40 J., Beschwerdepersistenz
- Jährlich: klin. Untersuchung, Testung auf exokrine und endokrine Insuff. (Stuhl-Elastase, HbA_{1c}, Nüchternglukose)

16.8.2 Chronische Pankreatitis

Definition Erkr. der Bauchspeicheldrüse, bei der das Pankreasgewebe durch rezid. Entzündungsschübe durch fibrotisches Gewebe ersetzt wird. Folgen: fortschreitende endo- und exokrine Insuffizienz. Charakteristische KO: chron. Schmerzsyndrom, Pseudozysten, Pankreas-/Gallengang-, Duodenalstenosen, Gefäß-KO, Malnutrition. Risikofaktor für Pankreas-Ca.

Ätiologie Alkoholabusus (häufigste Ursache) + Nikotinkonsum (auch unabhängig von Alkoholkonsum) [80 %], Autoimmunerkrankungen, Malignome, genetische Veränderungen (Genmutation PRSS-1, SPINK1 und CPA1), primärer Hyperparathyreoidismus, idiopathisch.

Diagnostik

- **Anamnese:** Schmerzen, Gewichtsverlust, Steatorrhö (bei Einschränkung > 90 %), Noxen.
- **Exokrine Pankreasinsuffizienz:** fäkale Elastase-1 (Normwert > 200 µg/g; **cave:** bis 500 µg/g kann eine milde/moderate Insuff. nicht sicher ausgeschlossen werden!), 13C-Atemtest (Messung eines 13C-Metaboliten in der Atemluft).
- **Sono:** schlechteste Sensitivität/Spezifität, gute Verfügbarkeit, wenig invasiv, untersucherabhängig.
- **Endosonografie:** erlaubt Beurteilung von Parenchym, Nekrosen, Kalzifikationen, Pseudozysten, Gangdilatationen, Ther. bei Pseudozysten, infizierten Nekrosen. Evtl. KM-Verstärkung: Darstellung unterschiedlicher Vaskularisierungsmuster.
- **CT-Abdomen:** triphasisch (art., portalvenös, nativ). Kalzifikationen (treten in 90 % der Pat. im Verlauf auf), Pseudotumor, Gangdilatationen. Nativ-CT zum Abgrenzen von Verkalkungen gegenüber KM.
- **MRT/MRCP:** Visualisierung von Pankreasparenchym, Pseudozysten und pankreatobiliärem Gangsystems (T2-Wichtung). Keine Darstellung von Kalzifikationen.
- **ERCP:** keine primäre Rolle bei erhöhtem Risiko einer Post-ERCP-Pankreatitis.

Therapieprinzipien **Akuter Schub:** ▶ Kap. 16.8.1.
Therapiekonzepte: Rezidivprophylaxe (Alkohol-, Nikotinkarenz), Vermeidung der Progression, Behandlung von KO (z. B. Schmerzen, Gallengang-, Pfortaderstenose).

Konservative Therapie **Schmerztherapie:** gemäß WHO-Stufenschema (▶ Kap. 24):

- Periphere Analgetika: Paracetamol 2–3 × 500–1000 mg/d, Metamizol 1–4 × 500–1000 mg/d.
- Niederpotente Opioide: Tramadol 4 × 100 mg/d o. 2–3 × 200 mg retard, Tilidin 3 × 50–200 mg retard.
- Hochpotente Opioide: Piritramid 6 × 15–30 mg/d, Buprenorphin 3–4 × 0,2–0,4 mg/d. Morphin bis zur Schmerzfreiheit titrieren (kein Ceiling-Effekt).
- Evtl. Periduralanästhesie.

Exokrine-Insuffizienz:
- Ernährungsberatung: ausreichende Substitution: Nährstoffe, Vit., Spurenelemente, isokalorische Kost. Keine mittelkettigen Triglyzeride unter Enzymsubstitution.
- Bei Steatorrhoe/Meteorismus/Maldigestion (bspw. Gewichtsverlust): Pankreatin.
  Pankreatin: Hauptmahlzeiten 40.000–50.000 Einheiten Ph. Eur (Einstiegsdosis; evtl. Verdopplung – Verdreifachung der Dosis; evtl. adjuvante Säurehemmung, da Pankreatin säurelabil ist). Zu Nebenmahlzeiten die Hälfte. Erfolgskontrolle: Gewichtszunahme, längerfristig Normalisierung des Vit.-Status, Sistieren abdomineller Beschwerden. Bei Überdosierung: Obstipation.
  Endokrine Insuffizienz: bei pankreoprivem Diab. mell. Insulin (Anbindung an Diabetologie).

Interventionelle Therapie **Pseudozysten:** bei Bestehen > 6 Wo. und Symptomatik → erst transgastrale/-duodenale Drainagenanlage. OP erst bei Rezidiv, dann Pseudozystojejunostomie. Asymptomatische Zysten > 5 cm ab Wo. 6 (Kann-Empfehlung zur Drainage). Entfernung von Drainagen frühestens 6 Wo. nach Rückbildung der Zyste.
Gallengangstenosen: Behandlung zur Vermeidung einer sekundär sklerosierenden Cholangitis. Interventionell mittels Kunststoffprothesen, Metall-Stent oder OP. Bei distalen Stenosen durch Pankreaskalzifikationen → OP.
Pankreatikolithiasis/Pankreasgangstenosen: ERCP, Papillotomie, Dilatation, Konkrementbergung oder Stoßwellenlithotrypsie, evtl. Stentanlage.
Pseudoaneurysmen: angiografische Ther.

Operative Therapie

- **Indikationen:**
  - Bei Opioid-Ther. > 6 Mon. bei chron. Schmerz-Sy. ± dilatiertem Pankreasgang.
  - Ohne Befundverbesserung nach 3-monatiger endoskopischer Ther.
  - Bei V. a. resektables Pankreas-Ca (▶ Kap. 16.7) endoskopische Punktion bei atypischen Läsionen möglich
  - Persistierende klin. Symptome (Magenausgangs-/Duodenal-, Gallengangstenose)
- **Verfahren:**
  - **Duodenumerhaltende Pankreaskopfresektion (DEPKR):** indiziert bei chron. Pankreaskopfpankreatitis. Ursprünglich mit subtotaler Pankreaskopfresektion unter Erhalt des Duodenums und Isthmusdurchtrennung mit End-zu-Seit-Pankreatikojejunostomie und Seit-zu-Seit-Pankreatojejunostomie (Beger). Berner-Modifikation erfolgt ohne Isthmusdurchtrennung.
  - Partielle Pankreatoduodenektomie (▶ Kap. 16.4.2): bei Läsion im Pankreaskopf
  - Pankreaslinksresektion (▶ Kap. 16.4.2): ± Splenektomie: bei Läsion im Pankreasschwanz
  - Pankreatektomie (▶ Kap. 16.4.2): bei Läsion, die den Pankreasisthmus überschreitet
  - **Drainage-OP:** bei chron. Pankreatitis mit Pankreasgangdilatation Anlage einer Seit-zu-Seit-Pankreatojejunostomie (Partington-Rochelle). Bei ausgeprägter symptomatischer Pseudozyste, die nicht interventionell transgastral drainiert werden kann, nach frühestens 6–8 Wo. Pseudozystojejunostomie möglich, wenn die Zystenkapsel stabil ist.

Nachsorge

- **Ind.:** jede „nicht-milde" Pankreatitis, jede äthyltox. Pankreatitis, unklare Ätiologie + Alter > 40 J., Beschwerdepersistenz
- Jährlich: klin. Untersuchung, Testung auf exokrine und endokrine Insuff. (Stuhl-Elastase, HbA_{1c}, Nüchternglukose)

16.9 Neuroendokrine Neoplasien

Definition Heterogene TU, die von neuroendokrinen Zellen ausgehen (▶ Tab. 16.5) und sowohl hormoninaktive (70–90 %) als auch hormonaktive (10–30 %; ▶ Tab. 16.6) Formen vorweisen. Ubiquitäres Auftreten (65 % GIT, 25 % Lunge). 30 % der GI-NEN im Pankreas.

Ätiologie Entstehen aus disseminierten neuroendokrinen Zellen und können Hormone und biogene Amine bilden. 95 % sporadische Entstehung, 5 % hereditär: Von Hippel-Lindau Sy., Neurofibromatose Typ 1, multiple Endokrine Neoplasie Typ 1/2 (MEN).

Diagnostik

- **Labor:** Chromogranin A (PPI 14 d vorher absetzen, sonst falsch pos. Werte); NSE.
- SSTR-PET-CT: bis zu 90 % Somatostatinrezeptor-pos. (SSTR 1–5). Somastostatin-Analoga: DOTATOC, DOTATATE, DOTANOC.

Tab. 16.5 WHO-Einteilung der neuroendokrinen Neoplasien, 2019

NEN-Hauptgruppe	Differenzierung	Grading	Proliferationsrate (Ki67-Index)
Neuroendokriner Tumor	Gut differenziert	G1	< 3 %
		G2	3–20 %
		G3	> 20 %
Neuroendokrines Karzinom (NEC)	Schlecht differenziert	G3	> 20 %

Tab. 16.6 Hormonaktive pankreatische neuroendokrine Neoplasien

Tumor	Symptome	Hormon/aktive Substanz
Insulinom	Hypoglykämie	Insulin
Gastrinom	Zollinger-Ellison Sy.: GI-Ulzera[1], GI-Blutung, Diarrhö	Gastrin
Glukagonom	Diab. mell., nekrolytisches migratorisches Erythem	Glukagon
VIPom	Verner-Morrison-Sy.: wässrige Diarrhö, Achlorhydrie, Hypokaliämie	Vasoaktives intestinales Peptid (VIP)
Somatostatinom	Cholelithiasis, Diab. mell.	Somatostatin
PTH-related peptide sezernierender TU	Hyperkalzämie → Polyurie, Nephrolithiasis	PTH-related peptide

[1] GI- = Gastrointestinal

- ^{18}F-FDG-PET: bei NEC, optional präop. oder zum Nachweis ossärer Metastasen.
- Bei V. a. MEN Typ 1: simultane Nebenschilddrüsenadenome (95 %) und Hypophysenadenome (30–40 %) möglich.
- Diagnostik je nach Tumorverdacht: ▶ Tab. 16.7.

Tab. 16.7 Diagnostik bei V. a. hormonaktiven NET

Tumor	Diagnostik
Gastrinom	• ↑ ↑ Nüchterngastrinspiegel; • Gastrale pH-Metrie: pH < 2 • Sekretintest: Gastrinanstieg
Insulinom	72-h-Fastentest: ↑ Insulinspiegel, ↑ C-Peptid
Glukagonom	Glukagon
VIPom	VIP
PTH-related peptide sezernierender TU	PTHrelated peptide, Kalzium, Posphat

Therapie

Operative Therapie:

- TU-Größe ≤ 2 cm (T1):
  - Hormoninaktiv: jährliche Verlaufskontrollen mittels Bildgebung (auch bei MEN-I).
  - Hormonaktiv: onkologische Resektion.
- Tumorgröße > 2 cm: onkologische Resektion (▶ Kap. 16.4).
- Bis T4-Stadium + M1:
  - Ki-67 ≤ 10 % mit resektablen Lebermetastasen: radikale Resektion.
  - Ki67 ≤ 10 % und irresektable Metastasen: System-Ther.
- Resektabler Primärherd (Pankreaskorpus/-kauda) + irresektable Metastasen:
  - Ki-67 ≤ 10 % und ASA I–II: palliative Pankreaslinksresektion/Splenektomie.
  - Ki-67 > 10 % oder ASA ≥ III: System-Ther.
- Lebermetastasierung nach Resektion des Primarius: selten und in sehr ausgewählten Fällen Lebertransplantation bei Lebermetastasierung < 50 % des Lebervolumens. Ausschluss extrahepatischer Metastasen, Stable Disease über 6 Mon., G1–2, Ki-67 < 10 %, < 60 J
- Neuroendokrines Karzinom G3: Eine primäre OP bei fortgeschrittenen NEC ist kontraindiziert.

Adjuvante Therapie:

- Keine Datenlage zu adjuvanter Ther. bei G1/G2.
- Bei NEC (G3) platinbasierte System-Ther. möglich. Prospektive Studien ausstehend.

Systemtherapie:

- Möglichkeiten/Ziel: keine Heilung, nur Symptomkontrolle u. Proliferationshemmung.
- First-Line Ther. bei hormonaktiven → Somatostatinanaloga (Octreotid, Lanreotid).
- Second-Line Ther.: IFN-α als Add-On zur Symptomkontrolle.
- NET G1/2 irresektabel ± Metastasen:
  - Somatostatinanalogon (Ki-67 < 10 %).

- **Progressive disease:** Streptozosin/5-FU; Everolimus/Sunitinib; Temozolomid ± Capecitabine.
- Ther.-Versagen: PRRT bei SSR-pos.

- NET G3:
  - Temozolomid/Capecitabine, Streptozosin/5-FU.
  - ↓
  - Everolimus/Sunitinib.
  - ↓
  - PRRT.
- NEC G3:
  - First-Line: Cisplatin/Carboplatin + Etoposid.
  - Second-Line: FOLFIRI, FOLFOX, CAPTEM ± Bevacizumab.
  - Ther.-Versagen: PRRT. Nur in ausgewählten Fällen bei NEC G3.

Nachsorge Klin. Untersuchungen, Laborkontrollen, Schnittbildgebung einschließlich SSTR-spezifische Bildgebung (z. B. SSTR-PET/CT)
Nach R0/R1-Resektion und bei fortgeschrittenen Stadien Schnittbildgebung + SSTR-Bildgebung:

- NET G1/G2 (Ki-67 < 5 %): alle 6 Mon, (CT oder MRT)
- NET G2 (Ki-67 > 5 %): alle 3 Mon.
- NEC G3: alle 2–3 Mon.

Lebenslange Nachsorge. Ab 5 J. postop. Follow-Up-Intervalle auf 1–2 J. erweiterbar, außer bei NEC G3.

> Spätrezidive können bei neuroendokrinen TU nach 10–20 J. auftreten.

Prognose Medianes Überleben bei metastasierten NEC 11–12 Mon.

16.10 Zystische Pankreastumoren

Inzidenz ansteigend durch zunehmende Verfügbarkeit an Schnittbildgebung und demografischen Wandel. Häufig Zufallsdiagnose → Prävalenz: 2–15 %. 80 % der inzidentell diagnostizierten zystischen TU sind Nebengang-IPMN (▶ Tab. 16.8). WHO-Unterteilung in epithelial/nicht epithelial und neoplastisch/nicht neoplastisch.

16.10.1 Intraduktal papilläre muzinöse Neoplasien (IPMN)

Definition Zystische epitheliale Neoplasie der Muzin produzierenden Zellen des Pankreashauptgangs u./o. der Nebengänge. Präkanzerose mit relevantem Entartungsrisiko in ein IPMN-assoziiertes Ca abhängig von Lokalisation und Morphologie.
Drei Formen: Hauptgang- (HG-), Nebengang- (NG-) oder gemischte IPMN (▶ Abb. 16.4).

- HG-IPMN: (mehr-)segmentale Dilatation des Hauptgangs ohne Abflusshindernis > 5 mm mit erhöhtem Entartungsrisiko in ein IPMN-assoziiertes Ca.
- NG-IPMN kommunizieren immer mit dem Hauptgang. Entartung selten.

Tab. 16.8 Übersicht über die häufigsten zystischen Pankreastumoren

	Pankreas-pseudozyste	IPMN	MCN	SCN
Häufigkeit	30–60 %	25–30 %	5–10 %	10–15 %
Alter (Jahre)	50–60	60–80	40–50	60–70
Geschlecht (M : F)	60 : 40	60 : 40	0 : 100	60 : 40
Lokalisation	Ubiquitär	V. a. Kopf	V. a. Schwanz	Überall
Multifokalität	Selten	HG: 10 %, NG: ≤ 40 %	Nein	Selten
Ganganschluss	Ja	Ja	Nein	Nein
Malignitätsrisiko	Nein	HG: 33–60 %, NG: ca. 3 %	10–15 %	< 1 %
Prognose	Sehr gut	HG: gut NG: sehr gut	Sehr gut	Exzellent

Abkürzungen: HG = Hauptgang; IPMN = intraduktale papilläre muzinöse Neoplasie; MCN = muzinös-zystische Neoplasie; NG = Nebengang; SCN = serös-zystische Neoplasie

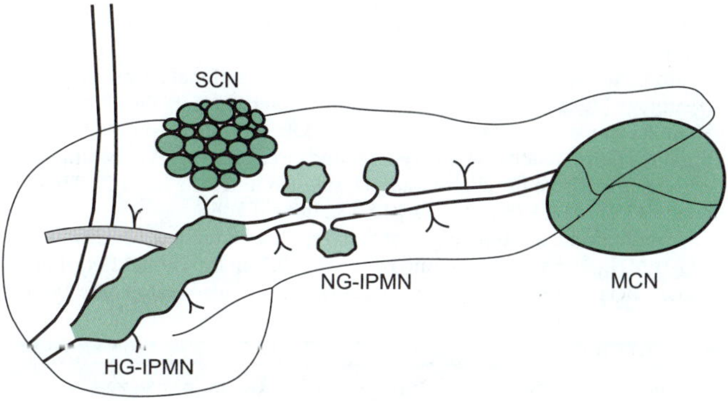

Abb. 16.4 Zystische Pankreastumoren [P1619, L141] HG-IPMN = Hauptgang-IPMN, MCN = muzinös zystische Neoplasie, NG-IPMN = Nebengang-IPMN, SCN = serös zystische Neoplasie

Ätiologie Entstehen durch papilläres Wachstum von Muzin produzierendem Epithel der Pankreasgänge. Geschlechtsverhältnis M : F = 60 : 40. Prävalenz steigt im Alter. Malignitätsrisiko bei HG-IPMN 33–60 %, bei NG-IPMN 3–25 %. 5-Jahres Transformationsrisiko von NG-IPMN in High-Grade Dysplasie oder invasives Ca ≤ 3,3 %. NG-IPMN < 10 mm: Entwicklung von Worrisome-Features in 4,8 % innerhalb von 5 Jahren.

Risiko für simultanes Pankreas-Ca 3–5 × höher als in Normalpopulation, typischerweise bei NG-IPMN. Überwiegend im Kopf lokalisiert, in bis zu 40 % multifokal. Multifokalität erhöht nicht das Risiko für High-Grade Dysplasien oder assoziierte Ca, daher nur Ther. der gefährdetsten Läsion. Prognose nach Resektion eines

IPMN-assoziierten Ca verglichen mit einem Pankreas-Ca ist bei gleichem Tumorstadium gleich.

Diagnostik

- **Klin. Untersuchung:** kann unspezifisch oder komplett unauffällig sein. Oberbauch-/Rückenschmerzen, Ikterus, palpabler TU bei großen Läsionen.
- **Labor:** kleines BB, CRP, Lipase, Amylase, γGT, AP, Bili gesamt/direkt, GOT, GPT, CEA, CA 19-9, HbA_{1c}.
- **Bildgebung:**
  - **CT-Abdomen:** biphasisch. Zystische Läsionen oder Pankreasgangdilatationen imponieren hypodens. DD Gangaufstau bei vorgeschalteten TU.
  - **MRCP:** zystische Läsion in T2-Wichtung gut sichtbar. Darstellung des pankreatobiliären Gangsystems. Hauptgangbeteiligung?
- **Gastroenterologische Intervention:**
  - **Endosonografie ± KM:** Intramurale Knötchen? Keine Punktion, wenn bei High-Risk-Stigmata bereits OP-Ind. steht. Sensitivität durch Zystenpunktion 28,7 % (Muzin, CEA, Amylase/Lipase ± Glukose).
  - **ERCP:** nur bei Ikterus. Keine Routineuntersuchung zur Gewinnung einer Zytologie bei geringer Sensitivität (10–50 %) und Risiko einer post-ERCP-Pankreatitis.
  - **Pankreatoskopie:** möglich zur intraop. Festlegung von Resektionsgrenzen.

  Cave: Überdiagnostik, Low-Papillary Lesions auch bei Low-Grade Dysplasien.
- **Kyoto Guidelines:** Die aktuelle Leitlinie der International Association of Pancreatology (2024; ehem. Fukuoka-Leitlinie) unterscheidet High-Risk-(HR-) Stigmata von Worrisome Features (WF; ▶ Tab. 16.9). Erste sind Prädiktoren für eine High-Grade Dysplasie (HGD) und ein assoziiertes Ca. Multiple WF erhöhen das Risiko für High-Grade-Dysplasien und assoziierte Ca. HGD/CA-Risiko 22 %, 34 %, 59 %, 100 % bei 1, 2, 3 oder ≥ 4 WF.

  Morphologische Subtypen: gastrischer Typ (am häufigsten, oft Low-Grade NG-IPMN), intestinaler Typ und pankreatobiliärer Typ (hohes Entartungsrisiko). Bei assoziierten Ca sind der gastrische und pankreatobiliäre Typ mit

Tab. 16.9 Kriterien für High-Risk Stigmata und Worrisome Features gemäß der IPMN Kyoto Guideline der International Association of Pancreatology (2024)

High-Risk Stigmata	Worrisome Features	
Ikterus	Klinisch:	Akute Pankreatitis
• Intramurale Knötchen ≥ 5 mm • Solider Zysteninhalt		CA 19-9 ↑ Erstdiagnose/Aggravation DM
PG ≥ 10 mm		
Zytologischer Nachweis eine(r)/s HG-Dysplasie/ Adeno-Ca	Bildmorphologische Kriterien:	Zystengröße ≥ 3 cm Intramurale Knötchen < 5 mm Wandverdickte Zystenwand PG 5–9 mm Abrupte Kaliberirregularität des PG Lymphadenopathie Zystenwachstum ≥ 2,5 mm/J.

Abkürzungen: PG = Pankreasgang, HG = Hauptgang, DM = Diabetes mellitus duktalen Adeno-Ca assoziiert. Intestinale Typen mit Kolloidkarzinomen assoziiert (bessere Prognose als duktale Adenokarzinome).

Therapie Bei HR-Stigmata und OP-Fähigkeit Resektion. Bei WF-Features: OP-Empfehlung bei rezid. Pankreatitiden, multiplen WF und OP-Fähigkeit. Zwingend zu berücksichtigen: AZ, Komorbiditäten, Lebenserwartung und Pat.-Wunsch.

- **Onkologische Resektion** mit Schnellschnittuntersuchung (▶ Kap. 16.4.2):
  - Pankreaskopfläsion: partielle Pankreatoduodenektomie.
  - Pankreaskorpus-/-schwanzläsion: Pankreaslinksresektion.
  - Isthmusüberschreitender TU: Pankreatektomie.
- **Intraop. Schnellschnittergebnis:** Schnittrand tumorfrei? Bei Low-Grade Dysplasien am Schnittrand muss nach aktueller Empfehlung der Kyoto-Leitlinie keine Nachresektion erfolgen. Studienlage uneinheitlich. Beim resezierten Ca mit High-Grade Dysplasie am Schnittrand darf der Pankreasrest bei älteren und multimorbiden Pat. belassen werden, da das prognosebestimmende Ca bereits entfernt wurde.
- **Chemotherapie, Radiatio:**
  - Keine Datenlage zu (neo-)adjuvanter oder palliativer CTx, Radiatio.
  - Daher bei Ca-Nachweis adjuvante CTx analog eines duktalen Pankreas-Adeno-Ca.

Nachsorge

- Alle resezierten IPMN können mit metachron entstehenden neuen Pankreasläsionen einhergehen.
- Nachsorge bei IPMN-assoziierten Ca analog eines Pankreas-Ca, bis Pat. unfit für eine OP ist.
- Bei nichtinvasiven IPMN jährliche Nachsorge. Bei WF halbjährlich, bis Pat. unfit für eine OP ist.
- **Kontrollschema bei NG-IPMN:**
  - MRT/MRCP, CA 19-9, HbA_{1c}, körperl. Untersuchung. Bei auffälligem Befund: CT, Endosonografie
  - < 2 cm: zuerst nach 6 Mon., dann alle 18 Mon. bei Größenkonstanz.
  - ≥ 2 cm und < 3 cm: 2 × alle 6 Mon., dann jährlich.
  - ≥ 3 cm: alle 6 Mon.
- **Procedere nach 5 Jahren Follow up:** Beendigung bei unveränderten NG-IPMN < 2 cm ohne WF/HRS und Pat., die nicht für eine Resektion qualifizieren oder eine Lebenserwartung < 10 J. haben

16.10.2 Serös zystische Neoplasie

Definition Gutartiger zystischer TU mit sehr geringem Entartungsrisiko (1–3 %), der im gesamten Pankreas auftreten kann. Typischerweise asymptomatisch und sehr langsam wachsend.

Ätiologie

- Aus zentroazinären Zellen. Zystenwand aus glykogenreichem Epithel, das seröse Flüssigkeit bildet. 10–15 % der zystischen Pankreas-TU. Frauen um die 60 Jahre. Kein Kontakt zum Pankreasgang.
- Einteilung: mikrozystisch (45 %), makrozystisch (32 %), Mischtyp (18 %), solider Typ (5 %).
- Malignitätsrisiko < 1 %.

Diagnostik Ergänzend zu ▶ Kap. 16.10.1.

- **CT/MRT/MRCP/Endosonografie:** mikro-/makrozystische Läsion mit Honigwabenmuster. Zentrale verkalkte Narbe in 10 %.
- **Zystenpunktat:** wenig CEA/Lipase/Amylase/Muzin.

Therapie

- Üblicherweise konservativ. Bei langsamen Wachstum Verlaufskontrollen fakultativ.
- Onkologische Resektion nur bei V. a. Ca (rascher Größenprogress oder unklare Diagnose, z. B. seröses Zystadeno-Ca, muzinöses Zystadenom) oder bei symptomatischem TU.

16.10.3 Muzinös zystische Neoplasie (MCN)

Definition Muzin-bildender zystischer Pankreas-TU mit Entartungspotenzial (10–15 %). Überwiegend im Pankreasschwanz lokalisiert. Frauen zwischen 40 und 50 Jahre. Malignitätsrate resezierter MCN bis 34 %.

Ätiologie Unbekannt.

Diagnostik Ergänzend zu ▶ Kap. 16.10.1.

- **CT/MRT/MRCP/Endosonografie:** große, multilobulierte Zyste mit dicker Wand ± intramuraler Kalzifikation. Ganganbindung selten (< 15 %).
- **Zystenpunktat:** Muzin/Glukose/CEA ↑, Amylase ↓. Bei MCN Sensitivität von Zystenglukose vs. CEA 91 % vs. 56 %, Spezifität 86 % vs. 96 %. Evtl. dysplastische/maligne Zellen.

Therapie

- **OP-Ind.:** TU > 4 cm, solide Zystenanteile, B-Symptome, Tumormarkererhöhung, dyplastische/maligne Zellen im Zystenpunktat und Worrisome-Features (▶ Kap. 16.10.1).
- **Watch and Wait:** wenn o. g. Aspekte nicht gegeben sind. Monate 6, 12, 24 und jährlich, wenn keine Veränderungen vorliegen. Keine generelle Empfehlung über die Intervalle.

Prognose 5-JÜR nach Resektion maligner MCN 60–80 %.

16.11 Periampulläre Tumoren

Definition und Einordnung Periampulläre TU umfassen eine heterogene Gruppe von Erkr. im Bereich der Papilla vateri, darunter gutartige (z. B. Papillenadenome) und bösartige TU wie Papillen-, Duodenal- und distale Gallengang-Ca (▶ Tab. 16.10).

Diagnostik

- **ÖGD mit Seitblick (Punktion):** ermöglicht gezielte Biopsien. Sensitivität zur Bestimmung der Dignität beträgt 62–85 %.
- **Endosonografie:** Beurteilung der Tumorausdehnung und regionaler LK.
- **ERCP:** indiziert zur Diagn. und ggf. biliärer Drainage (kein präop. Stenting bei Bilirubin < 15 mg/dl).

Tab. 16.10 Übersicht der periampullären Tumoren					
Tumorart	**Definition**	**Epidemiologie**	**Ätiologie/ Risikofaktoren**	**Therapie**	**Adjuvante Therapie**
Papillenadenom	Gutartiger epithelialer TU der Papilla vateri	Selten (0,2 % der GI-Neoplasien)	Sporadisch, FAP	Endoskopische Resektion (≤ 2 cm); sonst chirurgisch	–
Papillen-Ca	Maligner TU der Papilla vateri, intestinaler/pankreatobiliärer Typ	0,5–0,9/100.000	Adenome, FAP, PSC, chron. Pankreatitis	Partielle Pankreatoduodenektomie + LAD	Intestinal: CAPOX/ FOLFOX Pankreatobiliär: Gem/ FOLFIRINOX
Dudenal-Ca	Meist Adeno-Ca des Duodenums	0,3/100.000	FAP, Lynch-Sy., Morbus Crohn, Zöliakie	Endoskopisch (nur bei T1 Low-Risk); sonst PD	Platinhaltig analog Kolon-Ca
Distales Gallengang-Ca	Extrahepatisches Cholangio-Ca distal der D.-cysticus-Mündung	0,3–0,5/100.000	PSC, chron. Cholangitis, Hepatitis C, Clonorchis sinensis	Partielle Pankreatoduodenektomie + LAD	Capecitabin (BILCAP) in Prüfung: Cisplatin + Gem

CAPOX: Capecitabine und Oxaliplatin; FOLFIRINOX: Folinsäure, 5-Fluorouracil, Irinotecan und Oxaliplatin; FOLFOX: 5-Fluorouracil; Folinsäure und Oxaliplatin, Gem: Gemcitabin

- **CT Abdomen/Thorax, MRT/MRCP:** Staging und Suche nach Lebermetastasen. Charakteristisches Double-Duct Sign.
- **Laborparameter:** Tumormarker und Leberwerte (▶ Kap. 16.7).

16.11.1 Papillenadenom

Definition Gutartiger TU der Papilla vateri, meist aus einreihigem Zylinderepithel des Ductus choledochus/pancreaticus oder intestinaler Schleimhaut.

Ätiologie Meist sporadisch. Erhöhte Inzidenz bei Familiärer Adenomatöser Polyposis (FAP). Präkanzerose (Adenom-Karzinom-Sequenz).

Epidemiologie Häufigster Papillen-TU (70–80 %). Selten (0,2 % der gastrointestinalen Neoplasien). Durchschnittsalter 65 J.

Therapie

- Endoskopische Papillenresektion (≤ 2 cm). Größere Läsionen in Piecemeal-Technik.
- Bei endoskopisch nicht abtragbaren Adenomen → op. Entfernung mittels transduodenaler Papillenresektion mit Re-Insertion von Ductus choledochus und Ductus pancreaticus.
- Bei Malignitätsverdacht: partielle Pankreatoduodenektomie mit systematischer LAD.

16.11.2 Papillenkarzinom

Definition Maligner TU der Papilla vateri. Histologisch intestinaler und pankreatobiliärer Typ.

Ätiologie Sporadisch oder im Rahmen von FAP, chron. Pankreatitis oder PSC.

Epidemiologie 0,5–0,9/100.000. Zumeist 7.–8. Lebensdekade, hereditär deutlich früher (z. B. bei FAP 45 J.).

Therapie

- Partielle Pankreatoduodenektomie mit systematischer LAD.
- Unschlüssige Datenlage bei metachronen resektablen Metastasen. Eine primäre Resektion einschließlich Metastasektomie muss individuell diskutiert werden.
- Adjuvante CTx: keine eindeutige Datenlage. Abhängig vom Subtyp (intestinal vs. pankreatobiliär) evtl. Vorgehen analog Kolon- bzw. Pankreas-Ca.
  - Intestinaler Typ: platinhaltige Systemtherapie (z. B. FOLFOX- oder CAPOX-Schema).
  - Pankreatobiliärer Typ: abhängig vom AZ modifiziertes FOLFIRINOX oder Gemcitabine.
- Palliative Therapie:
  - ERCP mit DHC-Stenting
  - Bei TU mit Duodenalstenose und Überlebenswahrscheinlichkeit > 2 Mon. ggf. Anlage einer Gastroenterostomie (interventionell oder operativ) ± Anlage einer biliodigestiven Anastomose im Sinne eines Doppelbypass.
  - Palliative CTx.

16.11.3 Duodenalkarzinom

Definition Maligner epithelialer TU des Duodenums, überwiegend Adeno-Ca.

Ätiologie Können aus Polypen als Vorstufe entstehen (Adenom-Karzinom-Sequenz). 50 % spontan, 50 % hereditär (z. B. FAP, Lynch-Sy.). Weitere Risikofaktoren: Morbus Crohn, Zöliakie.

Epidemiologie 0,3/100.000.

Therapie

- Endoskopische Ther.: Bei Low-Risk-T1-Ca und KI für eine OP → in speziellen Zentren endoskopische Resektion
- Operative Ther.: partielle Pankreatoduodenektomie mit systematischer LAD
- Adjuvante Ther.: platinhaltiges CTx-Protokoll analog dem Kolon-Ca
- Bei Irresektabilität palliative CTx
- Palliative Duodenalstentanlage oder nach Prognose und AZ interventionelle/chirurgische Anlage einer Gastroenterostomie
- Ggf. palliative DHC-Stentanlage

16.11.4 Distales Gallengangkarzinom

Definition Bösartiger TU des extrahepatischen Gallengangsystems unterhalb der D.-cysticus-Mündung. Den cholangiozellulären Ca zugehörig (neben intrahepatischen und perihilären Cholangio-Ca).

Ätiologie Unbekannt. Risikofaktoren: chron. Cholangitis und Obstruktionen, primär sklerosierende Cholangitis (PSC), Hepatitis C, parasitär (Clonorchis sinensis).

Epidemiologie 0,3–0,5/100.000 Einwohner.

Therapie

- Operative Ther.: bei Resektabilität partielle Pankreatoduodenektomie mit systematischer LAD.
- Adjuvante CTx: Capecitabine. Die ATTICA-1-Studie untersucht die Wirksamkeit adjuvanter Gabe von Cisplatin + Gemcitabine verglichen mit reiner Nachsorge. Die Ergebnisse werden in Kürze erwartet.

17 Organspende

Wenzel Schöning

17.1 Allgemeine Bestimmungen

Zur besonderen Problematik der Organlebendspende wird auf die aktuelle Literatur verwiesen. Weiterhin hoch spezialisiertes Verfahren, geknüpft an besondere Voraussetzungen, um die Anzahl und Qualität von Spenderorganen zu erhöhen. Etabliert und sinnvoll sind nur Leber- und Nierenlebendspende. Insbes. die Leberlebendspende bleibt hoch spezialisierten Transplantationszentren mit großer Erfahrung in hepatobiliärer Chirurgie vorbehalten.
Durch die **Lebendspendetransplantation** soll eine Reduzierung der Mortalität, eine Reduzierung der Wartelisten und eine Verhinderung der Verschlechterung des AZ der auf die Organspende wartenden Pat. erreicht werden.
Nach dem DSO-Jahresbericht von 2024 stetige Zunahme der Nierenlebendspende seit Mitte der 1990er-Jahre bis 2022. Danach stabile Rate um 30 %. In manchen Transplantationszentren ca. 40 % aller Nierentransplantationen mittels Nierenlebendspende, mittlerweile auch bis zu 20 % der Lebendspenden AB0-inkompatibel. Insbes. präemptive Lebendnierenspende mit den besten Kurz- und Langzeitergebnissen.

17.1.1 Transplantationsgesetz

Das Transplantationsgesetz (TPG, seit 1997 in Kraft) hat die Transplantationsmedizin als bundesweite **Versorgungsaufgabe** bestätigt und gesetzlich etabliert. Bei der Novellierung des Transplantationsgesetzes im Jahr 2012 wurde dieses durch zwei verschiedene Gesetze geändert.

- Das erste Gesetz schreibt konkrete Änderungen in den Abläufen und Zuständigkeiten der Organspende vor. In erster Linie dient es der Umsetzung der im Juli 2010 erlassenen „EU-Richtlinie über Qualität und Sicherheitsstandards für zur Transplantation bestimmte menschliche Organe". Damit werden in Europa einheitliche und klare gesetzlich festgelegte Standards für die Qualität und die Sicherheit in der Organtransplantation hergestellt. Neben hohen Qualitäts- und Sicherheitsanforderungen geht es v. a. um verbesserte Abläufe und Strukturen in den Krankenhäusern:
  - Benennung von Entnahmekrankenhäusern und Bestellung von Transplantationsbeauftragten.
  - Neue Kompetenzen für die DSO.
  - Mehr Transparenz und Kontrolle.
  - Absicherung von Lebendspendern umfassend geregelt.
- Das zweite Gesetz etabliert die Entscheidungslösung im TPG: Die bisherige „erweiterte Zustimmungslösung" ändert sich damit in die „Entscheidungslösung". Damit verbunden ist das erstmals in § 1 TPG formulierte Ziel, die Bereitschaft zur Organspende in Deutschland zu fördern. Die Krankenkassen und privaten Krankenversicherungsunternehmen wurden verpflichtet, ihren Versicherten, die das 16. Lj. vollendet haben, die Informationen zur Organspende und einen Organspendeausweis innerhalb von 1 J. nach Inkrafttreten des Gesetzes und dann alle 2 J. zu übersenden.

2020 wurde nach erneuter Debatte bei weiterhin bestehendem „Organmangel" der Gesetzesvorschlag der **doppelten Widerspruchslösung,** nach der jeder, der sich nicht zu Lebzeiten in einem Widerspruchsregister vermerken lässt, als Organspender gegolten hätte, abgelehnt.
Stattdessen wurde einem alternativen Gesetzesvorschlag zur Entscheidungslösung zugestimmt. Damit wurde beschlossen, dass die Abgabe einer Erklärung zur Organ- und Gewebespende künftig auch in Ausweisstellen möglich ist. Ferner ist

vorgesehen, dass die Hausärzte ihre Pat. regelmäßig zur Eintragung in das zu errichtende Onlineregister ermutigen sollten. Bürger haben nun die Möglichkeit, ihre Entscheidung einfach zu dokumentieren, jederzeit zu ändern und zu widerrufen (https://www.organspende-info.de/organspende-register/?mtm_campaign=organspende-sea-2024-register&gad_source=1).
In einem separaten Gesetz wurde eine Stärkung der Transplantationsbeauftragten und eine Erhöhung der Vergütung der Organspende für die Entnahmekrankenhäuser beschlossen.

Deutsche Stiftung Organtransplantation (DSO)
Die Organisation der Gemeinschaftsaufgabe Organspende wird seit 2000 von der Deutschen Stiftung Organtransplantation durchgeführt.
DSO-Infotelefon Organspende: 0800/90 40 400; Spendermeldungen 24 h erreichbar, je nach DSO Region: www.dso.de/organspende/fachinformationen/organspendeprozess/24h-spendermeldung; z. B. NRW: 0800/33
Die Vermittlung der Organe erfolgt durch Eurotransplant (www.eurotransplant.org): „*Die vermittlungspflichtigen Organe sind von der Vermittlungsstelle nach den Regeln, die dem Stand der Erkenntnisse der medizinischen Wissenschaft entsprechen, insbes. nach Erfolgsaussicht und Dringlichkeit für die geeigneten Patienten zu vermitteln.*" (§ 12 Abs. 3 TPG).
Die Regelung der Organvergabe erfolgt somit nach den Richtlinien der Bundesärztekammer bzw. der Unterorganisationen. In Deutschland seit 2006 z. B. Lebertransplantatallokation patientenspezifisch nach Dringlichkeit unter Zuhilfenahme des MELD-Scores (Model for End-Stage Liver Disease), allerdings mit Ausnahmeregelungen, sog. Standard- und Non-Standard-Exceptions.

17.1.2 Voraussetzungen zur Organspende

Hirntod

Definition Feststellung des endgültigen, nicht behebbaren Ausfalls der Gesamtfunktion von Großhirn, Kleinhirn und Hirnstamm unter noch aufrechterhaltener Herz-Kreislauf-Funktion durch künstliche Beatmung und ggf. Kreislaufunterstützung

Voraussetzung Akute primäre oder sekundäre Hirnschädigung und **Ausschluss** von Intoxikation, dämpfender Wirkung von Medikamenten, Relaxation, primärer Hypothermie, Kreislaufschock, Koma bei metabolischer, endokriner oder entzündlicher Erkr.

Klinik Hirntodfeststellung mittels klin. Untersuchung: Die Untersuchungen sind von zwei dafür qualifizierten Ärzten (langjährige Erfahrung in der Behandlung von Intensivpatienten mit schweren Hirnschäden, einer davon Neurologe oder Neurochirurg) unabhängig voneinander durchzuführen und zu dokumentieren (Formblatt der Bundesärztekammer, ▶ Abb. 17.1, ▶ Abb. 17.2).

Die beiden Ärzte, die den Hirntod feststellen, dürfen weder an der Entnahme oder der Übertragung der Organe beteiligt sein noch der Weisung eines der beteiligten Ärzte unterstehen.

Durchführung der Untersuchung

Feststellung der klinischen Symptome:

- Tiefe Bewusstlosigkeit (Koma)
- Ausfall der Spontanatmung (Apnoe)
- Ausfall aller Hirnstammreflexe (Hirnstammareflexie)
  - Pupillenreaktion
  - Okulozephaler Reflex
  - Hornhautreflex
  - Schmerzreaktion im Gesicht
  - Tracheal- und Pharyngealreflex

Anlage 1

A. PROTOKOLLBOGEN ZUR FESTSTELLUNG DES IRREVERSIBLEN HIRNFUNKTIONSAUSFALLS AB BEGINN DES DRITTEN LEBENSJAHRES

Protokollbogen Nr. ☐ 1 ☐ 2 ☐ 3 ☐ 4 *(bitte den Protokollbogen in Druckschrift ausfüllen)*

Untersucher/-in:

Name: ____________________

Vorname: ____________________

Facharztbezeichnung: ____________________

Richtliniengemäße Qualifikation erfüllt: ja ☐

Patient/-in:

Name: ____________________

Vorname: ____________________

geb.: ____________ Alter: __________

Krankenhaus und Station: ____________________

____

1. Voraussetzungen

Diagnose(n): ____________________

primäre Hirnschädigung, <u>supra</u>tentoriell	☐	primäre Hirnschädigung, <u>infra</u>tentoriell	☐
sekundäre Hirnschädigung	☐		

Zeitpunkt des Krankheitsbeginns: ____________________

Als Ursache der aktuellen und unten protokollierten Untersuchungsbefunde sind ausgeschlossen:

Intoxikation	ja ☐	primäre/therapeutische Hypothermie	ja ☐
dämpfende Medikamente	ja ☐	metabolisches oder endokrines Koma	ja ☐
Relaxation	ja ☐	Kreislaufschock	ja ☐

Blutdruck systolisch: ________ mmHg Mittlerer arterieller Druck: ________ mmHg

Körpertemperatur: ______ °C

2. Klinische Symptome des Ausfalls der Hirnfunktion

Bewusstlosigkeit (Koma) ja ☐

	rechts	*links*	*nicht prüfbar*
Pupillen weit/mittelweit	☐	☐	☐
Lichtreflex fehlt	☐	☐	☐
okulozephaler/vestibulookulärer Reflex fehlt	☐	☐	☐
Kornealreflex fehlt	☐	☐	☐
Trigeminus-Schmerzreaktion fehlt	☐	☐	☐
Pharyngeal-/Trachealreflex fehlt	☐		☐

<u>Apnoe-Test:</u>

Ausgangs-p_aCO_2: __________ mmHg/kPa (Temperatur-korrigiert)

Kein eigener Atemantrieb (Apnoe) bei p_aCO_2 ________ mmHg/kPa (Temperatur-korrigiert) ☐

Apnoe-Test nicht möglich/nicht beurteilbar, weil ____________________

Kommentar:

Die unter 1. und 2. dokumentierte Befunderhebung wurde abgeschlossen am ____________ um ________ Uhr.

____________________ ____________________

Name *(Druckschrift)* Unterschrift

Die hier dokumentierte Befunderhebung ist das Ergebnis des <u>ersten</u> Untersuchungsgangs.

Für den Irreversibilitätsnachweis sind weitere Untersuchungen erforderlich, nämlich

- klinische Untersuchungen nach mindestens ☐ 12 Stunden / ☐ 72 Stunden (siehe 3.1.) oder
- ergänzende Untersuchungen (siehe 3.2.).

____________________ ____________________ ____________________

Name *(Druckschrift)* Unterschrift Datum

Seite 1 von 2

Abb. 17.1 Protokoll zur Feststellung des Hirntods [W867]

A. PROTOKOLLBOGEN ZUR FESTSTELLUNG DES IRREVERSIBLEN HIRNFUNKTIONSAUSFALLS AB BEGINN DES DRITTEN LEBENSJAHRES
Protokollbogen Nr. ☐1 ☐2 ☐3 ☐4

Patient/-in:
Name: ____
Vorname: ____
geb.: ____

3. Irreversibilitätsnachweis

3.1. Zweiter Untersuchungsgang nach Wartezeit

Übereinstimmende Befunde wurden bereits im 1. Untersuchungsgang vor _____ Stunden von 2 Untersuchenden protokolliert ja ☐

Name *(Druckschrift)* ____ Unterschrift ____ Datum/Uhrzeit ____ Uhr

3.2. Ergänzende Untersuchung (Befund und Beurteilung gemäß beigefügtem unterschriebenen Befundbericht)

☐ EEG
isoelektrisches (Null-Linien-) EEG, mindestens 30 Minuten abgeleitet ja ☐ nein ☐

☐ FAEP
frühe akustisch evozierte Hirnstammpotentiale Welle III–V beidseits erloschen ja ☐ nein ☐

☐ SEP
zerebrale Medianus-SEP-Komponenten beidseits erloschen ja ☐ nein ☐

☐ Zerebrale Zirkulationsuntersuchung
- ☐ Perfusionsszintigraphie
- ☐ zweimalige Doppler-/Duplexsonographie
  1. Untersuchung von ______ Uhr bis ______ Uhr
  2. Untersuchung von ______ Uhr bis ______ Uhr
- ☐ CT-Angiographie
- ☐ selektive zerebrale Angiographie

Zerebraler Zirkulationsstillstand festgestellt ja ☐ nein ☐

Vor- und Nachname* ____ Datum: ____ Uhrzeit: ____ Uhr
**Einzutragen (in Druckschrift) ist der Name des Arztes/der Ärztin, der/die die ergänzende Untersuchung befundet hat.*

Kommentar:

4. Feststellung des Todes
(auszufüllen nur nach dem letzten und abschließenden Untersuchungsgang; ersetzt nicht die amtliche Todesbescheinigung (Leichenschauschein)):

Hiermit wird bestätigt, dass obige Feststellungen und Befunde/Befundberichte mit denen von Protokollbogen Nr. ____________ übereinstimmen und den irreversiblen Hirnfunktionsausfall als sicheres Todeszeichen belegen.

Damit ist der Tod des Patienten festgestellt am: ____ um ____ Uhr.

Name *(Druckschrift)* ____ **Unterschrift** ____ **Name** *(Druckschrift)* ____ **Unterschrift** ____

Seite 2 von 2

Abb. 17.1b *(Forts.)*

Feststellung der Irreversibilität der Ausfallssymptome: Je nach Art der Hirnschädigung (primär oder sekundär) und nach Alter des Pat. erfolgt dies durch eine erneute klin. Untersuchung; wieder durch beide unabhängigen Untersucher nach einem entsprechend definierten Zeitintervall bzw. durch die Durchführung von apparativen Zusatzuntersuchungen. Diese sind bei Kindern < 2 J. und Neugeborenen zusätzlich zur Wartezeit obligat (Leitfaden für die Organspende: www.dso.de/organspende/fachinformationen/organspendeprozess/leitfaden-für-die-organspende, ▶ Abb. 17.3).

Dokumentation Alle Untersuchungsergebnisse, Datum, Uhrzeit und untersuchende Ärzte müssen auf dem standardisierten Protokoll des wissenschaftlichen Beirats der Bundesärztekammer dokumentiert werden (Formular der Bundesärztekammer [BÄK], ▶ Abb. 17.1, ▶ Abb. 17.2).

Zulässigkeit

Seit Novellierung des TPG von 2012 „Entscheidungslösung" (§ 3 Abs. 1 und 2 TPG; ▶ Kap. 17.1.1): *„Eine Organentnahme, bei Verstorbenen oder bei Lebenden (§ 8), darf nur bei Vorlage einer Einwilligung durchgeführt werden."* D. h., eine Zustimmung ist erforderlich, entscheidend ist der (vermutete) **Wille des Verstorbenen.**

Anlage 2

B. PROTOKOLLBOGEN ZUR FESTSTELLUNG DES IRREVERSIBLEN HIRNFUNKTIONSAUSFALLS BIS ZUM VOLLENDETEN ZWEITEN LEBENSJAHR

Protokollbogen Nr. ☐ 1 ☐ 2 ☐ 3 ☐ 4 *(bitte den Protokollbogen in Druckschrift ausfüllen)*

Untersucher/-in:

Name: ____________

Vorname: ____________

Facharztbezeichnung: ____________

Richtliniengemäße Qualifikation erfüllt: ja ☐

Patient/-in:

Name: ____________

Vorname: ____________

geb.: ____________ Alter: ____________

Krankenhaus und Station: ____________

1. Voraussetzungen

Diagnose(n): ____________

primäre Hirnschädigung, supratentoriell ☐ primäre Hirnschädigung, infratentoriell ☐

sekundäre Hirnschädigung ☐

Zeitpunkt des Krankheitsbeginns: ____________

Als Ursache der aktuellen und unten protokollierten Untersuchungsbefunde sind ausgeschlossen:

Intoxikation	ja ☐	primäre/therapeutische Hypothermie	ja ☐
dämpfende Medikamente	ja ☐	metabolisches oder endokrines Koma	ja ☐
Relaxation	ja ☐	Kreislaufschock	ja ☐

Blutdruck systolisch: ________ mmHg Mittlerer arterieller Druck: ________ mmHg

Körpertemperatur: ______ °C

2. Klinische Symptome des Ausfalls der Hirnfunktion

Bewusstlosigkeit (Koma) ja ☐

	rechts	*links*	*nicht prüfbar*
Pupillen weit/mittelweit	☐	☐	☐
Lichtreflex fehlt	☐	☐	☐
okulozephaler/vestibulookulärer Reflex fehlt	☐	☐	☐
Kornealreflex fehlt	☐	☐	☐
Trigeminus-Schmerzreaktion fehlt	☐	☐	☐
Pharyngeal-/Trachealreflex fehlt	☐		☐

Apnoe-Test:

Ausgangs-p_aCO_2: ________ mmHg/kPa (Temperatur-korrigiert)

Kein eigener Atemantrieb (Apnoe) bei p_aCO_2 ______ mmHg/kPa (Temperatur-korrigiert) ☐

Apnoe-Test nicht möglich/nicht beurteilbar, weil ____________

Kommentar:

Die unter 1. und 2. dokumentierte Befunderhebung wurde abgeschlossen am ____________ um ________ Uhr.

Name *(Druckschrift)* ____________ Unterschrift ____________

Seite 1 von 2

Abb. 17.2 Protokoll zur Feststellung des Hirntods *(Forts.)* – Wissenschaftlicher Beirat der Bundesärztekammer (Stand: 17.7.2006) [W867]

B. PROTOKOLLBOGEN ZUR FESTSTELLUNG DES IRREVERSIBLEN HIRNFUNKTIONSAUSFALLS BIS ZUM VOLLENDETEN ZWEITEN LEBENSJAHR Protokollbogen Nr. ☐ 1 ☐2 ☐3 ☐4	**Patient/-in:** Name: ____ Vorname: ____ geb.: ____

3. Ergänzende Untersuchung (Befund und Beurteilung gemäß beigefügtem unterschriebenen Befundbericht)

☐ EEG
isoelektrisches (Null-Linien-)EEG, mindestens 30 Minuten abgeleitet ja ☐ nein ☐

☐ FAEP
frühe akustisch evozierte Hirnstammpotentiale Welle III–V beidseits erloschen ja ☐ nein ☐

☐ Zerebrale Zirkulationsuntersuchung
☐ Perfusionsszintigraphie (einmalig nach dem 2. Untersuchungsgang)
☐ zweimalige Doppler-/Duplexsonographie 1. Untersuchung von ____ Uhr bis ____ Uhr
2. Untersuchung von ____ Uhr bis ____ Uhr
☐ selektive zerebrale Angiographie
Zerebraler Zirkulationsstillstand festgestellt ja ☐ nein ☐

Name des Arztes* ____________ Datum: ____________ Uhrzeit: ________Uhr

**Einzutragen (in Druckschrift) ist der Name des Arztes/der Ärztin, der/die die ergänzende Untersuchung befundet hat.*

Kommentar:

Die hier dokumentierte Befunderhebung ist das Ergebnis des <u>ersten</u> Untersuchungsgangs.

Es sind erneute Untersuchungen erforderlich
☐ nach mindestens 72 Stunden (Alter bis 28 Tage)
☐ nach mindestens 24 Stunden (Alter 29 Tage bis zum vollendeten zweiten Lebensjahr).
Die Diagnostik kann erst nach dieser Wartezeit abgeschlossen werden.

Name *(Druckschrift)* Unterschrift Datum

4. Irreversibilitätsnachweis

Die hier dokumentierte Befunderhebung ist das Ergebnis des <u>zweiten</u> Untersuchungsgangs.

Name *(Druckschrift)* Unterschrift Datum

5. Feststellung des Todes
(auszufüllen nur nach dem letzten und abschließenden Untersuchungsgang; ersetzt nicht die amtliche Todesbescheinigung (Leichenschauschein)):

Hiermit wird bestätigt, dass obige Feststellungen und Befunde/Befundberichte bei mindestens 4 klinischen Untersuchungen (je 2 beim ersten und je 2 beim zweiten Untersuchungsgang) und die Befunde/Befundberichte der ergänzenden Untersuchungen mit denen von Protokollbogen Nr. ____________ übereinstimmen und den irreversiblen Hirnfunktionsausfall als sicheres Todeszeichen belegen.

Damit ist der Tod des Patienten festgestellt am: ____________ um ____________ Uhr.

Name *(Druckschrift)* **Unterschrift** **Name** *(Druckschrift)* **Unterschrift**

Seite 2 von 2

Abb. 17.2b *(Forts.)*

Gesprächsführung

Zeitpunkt der Erstinformation Eventuell ein orientierendes Konsil mit der DSO (Spendermeldungen 24 h erreichbar [je nach DSO-Region]: www.dso.de/organspende/fachinformationen/organspendeprozess/24h-spendermeldung). Unbeeinflussbar fortschreitender Verlust der Hirnstammfunktionen bei Pat. mit akuter primärer oder sekundärer Hirnschädigung und kontrollierter Beatmung. Das orientierende Konsil dient der Klärung der Voraussetzungen für eine Organspende (Feststellung des Todes/Hirntoddiagnostik, Entscheidung zur Organspende) und dem Ausschluss einer medizinischen Kontraindikation (▶ Kap. 17.2).

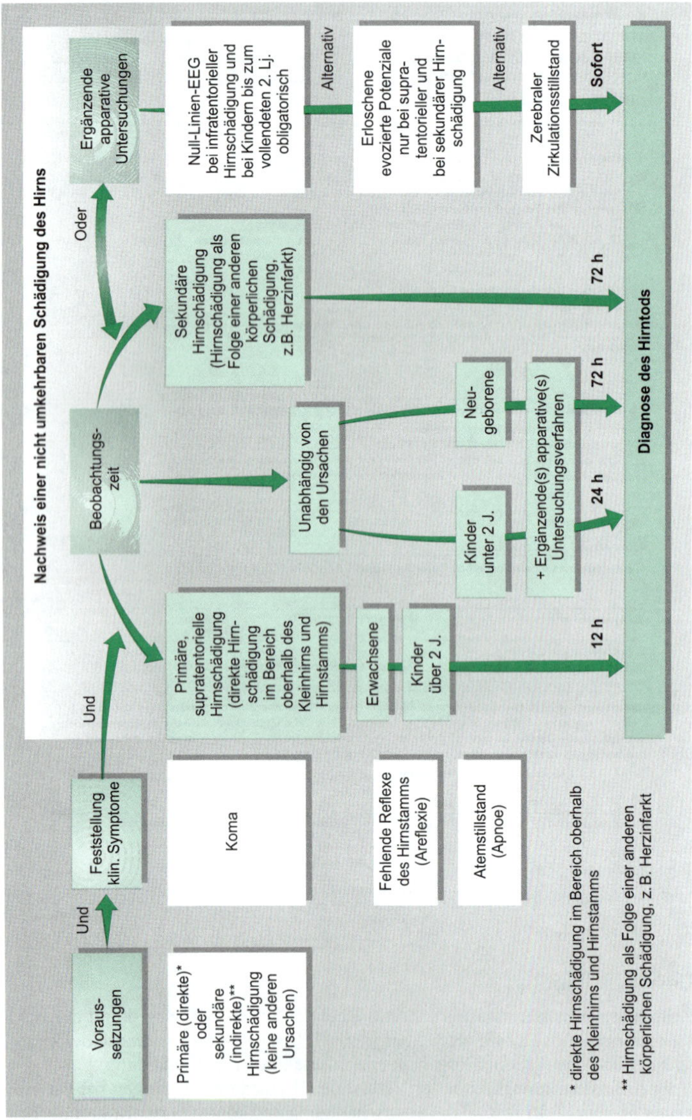

Abb. 17.3 Schematischer Ablauf der Hirntoddiagnostik [L106]

Eine Altersbegrenzung existiert nicht, entscheidend sind die aktuellen Organfunktionen.

Zustimmung/Ablehnung

- **Aufklärung der Angehörigen** über:
  - Entstehung, Verlauf und Prognose der Grunderkrankung.
  - Alle diagnostischen und therapeutischen Maßnahmen.
  - Die Einleitung der Hirntoddiagnostik.
  - Das Ergebnis der Hirntoddiagnostik.
- **Spenderausweis/schriftlicher Wille** des Verstorbenen liegt vor (nur in ca. 15 % der Fälle): Angehörige werden informiert (müssen nicht entscheiden).
- **Kein Spenderausweis:** Angehörige werden befragt nach:
  - Dem mündlich geäußerten Willen des Verstorbenen.
  - Dem mutmaßlichen Willen des Verstorbenen.
  - Ihrer eigenen Entscheidung, wenn der mutmaßliche Wille nicht hinreichend sicher festzustellen ist.

> **!** **Entscheidungsträger**
> Zu Lebzeiten selbst durch schriftliche Erklärung (i. d. R. Spenderausweis) ausgewiesen. Ansonsten:
> - Ehepartner, eingetragene Lebenspartner, Personen mit besonderer persönlicher Verbundenheit
> - Volljährige Kinder
> - Eltern, Vormund
> - Volljährige Geschwister
> - Großeltern
>
> Angehörige müssen in den vergangenen 2 J. persönlichen Kontakt zum Verstorbenen gehabt haben.

Zeitpunkt der Entscheidung

- Nach dem orientierenden Gespräch (DSO-Konsil) und nachdem die Angehörigen den Tod ihres Familienmitglieds verstanden und angenommen haben.
- **Ausnahme:** Angehörige sprechen im Verlauf das Thema Organspende von sich aus an.

Gesprächsatmosphäre

- Geschützte Privatsphäre, separater Raum mit ruhiger Atmosphäre
- Klärung des Gesprächskreises mit den Angehörigen: weitere Familienmitglieder oder Freunde, Seelsorger, Mitarbeiter der Station (ärztlich, pflegerisch), evtl. Koordinator der DSO
- Mitfühlende Gesprächsführung, kein Zeitdruck
- Bei Bedarf Angehörigen angemessene Bedenkzeit einräumen
- Gesprächsdokumentation

17.2 Medizinische Eignung

Leitmotiv Versorgung möglichst aller Pat. auf der Warteliste.
Bei Knappheit von Spenderorganen („Organmangel") große Warteliste mit ca. 20 % Sterblichkeit (Leber).

Grundsätzliches Prinzip Es geht nicht darum, einen individuellen Pat. mit einem optimalen Spenderorgan zu behandeln (und damit eine unbekannte Zahl von anderen Empfängern auf der Warteliste unbehandelt zu lassen), sondern darum, möglichst viele Pat. mit vertretbarem Risiko zu therapieren.

Strategie Vorrangig gesucht wird nicht ein optimales Spenderorgan, vielmehr steht die Frage im Mittelpunkt, warum ein vorhandenes Spenderorgan nicht zur Transplantation geeignet sein könnte. Von Bedeutung sind dabei die medizinische Eignung, abhängig von Kontraindikationen, der Ausschluss von übertragbaren Krankheiten und die Beurteilung der aktuellen und zu erwartenden Funktionsfähigkeit (▶ Kap. 17.3).

Medizinische Kontraindikationen

- HIV-Infektion
- **Akute** Infektion mit Hepatitisviren (HBV, HCV)
- Floride Tuberkulose
- Sepsis bei nachgewiesenen multiresistenten Keimen
- Nicht kurativ behandeltes Malignom (Ausnahme: einige Hirntumoren)

Spender mit erweiterten Kriterien (BÄK)

International bisher kein Konsens über den Begriff „marginaler Spender" bzw. Spender mit erweiterten Kriterien. Daher vom wissenschaftlichen Beirat der BÄK-Kommission Organtransplantation – festgelegte **Marginalitätskriterien.**

Marginalitätskriterien für die Leber

- Spenderalter > 65 J.
- Verfettung der Spenderleber
- Hypernatriämie > 155 mmol/l
- Aktive oder durchgemachte Hepatitis-B-Infektion (Anti-HBc-pos.)
- Hepatitis-C-pos. Spender
- Sepsis mit pos. Blutkultur
- Drogenabhängigkeit
- Intensivtherapie/Beatmung > 1 Wo.
- Erhöhte Leberwerte (Transaminasen > 3 ×, Bili > 3 ×)

Marginalitätskriterien für Niere

- Spenderalter > 65 J.
- Spender 50–59 J. + 2 von 3 Kriterien
  - Krea > 1,5 mg/dl
  - Hypertonie
  - Zerebrovaskuläre Hirntodesursache

Das **Vorliegen von Marginalitätskriterien schließt einen potenziellen Organspender nicht von der Spende aus.**
Die Kriterien dienen lediglich als Hinweise zur Risikoabschätzung der künftigen Transplantatfunktion. Hierzu wurden auch weitere Scores entworfen, die alleinig Spendermerkmale, jedoch teilweise auch Spender- und Empfänger- bzw. Transplantationsmerkmale in Betracht ziehen.

Konsequenz

- Erweiterung des Spenderpools und Akzeptanz von Organen auch kritischer Qualität.
- Eine obere Altersgrenze existiert nicht.

- Nahezu jeder hirntote Pat. ist ein potenzieller Organ- und/oder Gewebespender.
- Potenzielle Spender werden auf jeder Intensivstation in jedem Krankenhaus behandelt.

17.3 Diagnostik beim Spender vor Organentnahme

Die Untersuchungen klären die medizinische Eignung des potenziellen Organspenders, somit den Umfang der Organspende (welche Organe/Gewebe können transplantiert werden), sichern den Empfängerschutz und unterstützen die Organvermittlung/-akzeptanz.

Zeitpunkt

- Im Rahmen der Behandlung der Grunderkrankung
- Am Tag der Todesfeststellung (Aktualität)
- Nach Zustimmung zur Organentnahme

Der diagn. Aufwand sollte beim Konsil mit der DSO besprochen werden. Er richtet sich nach dem klin. Verlauf und den identifizierten Risikofaktoren. Laborparameter oder apparative Untersuchungen, die durch die Infrastruktur des Krankenhauses nicht abgedeckt sind, veranlasst die DSO extern.

Labor

- Blutgruppe
- Arterielle Blutgase
- BB, evtl. Diff-BB
- BZ
- Urinstatus (inkl. Ausschluss Proteinurie) und -sediment
- Klin. Chemie: Na^+, K^+, Krea, Harnstoff, Amylase, Lipase, HbA_{1c}, AP, GOT, GPT, γ-GT, Bili (total und direkt), LDH, CK, CK-MB, Quick (INR), Albumin, Fibrinogen, PTT, CRP.

Infektionsdiagnostik

- Virologie: Anti-HIV1 und Anti-HIV2 inkl. HIV-p24-Antigen, HBsAg, Anti-HBc, Anti-HCV, Anti-CMV, Anti-EBV (bei erhöhtem Risiko für HIV- oder HCV-Infektion PCR-Abklärung, die über grundsätzliche Spendereignung entscheidet)
- Antikörper gegen Toxoplasmose, Treponema pallidum
- Kulturen: Blut-/Urinkulturen und/oder Kulturen aus bronchoalveolärer Lavage (Differenzialdiagnose bei schweren Infektionen und bei Sepsis)

Apparative Diagnostik

- EKG
- Rö Thorax, ggf. CT Thorax
- Sono Abdomen, ggf. KM-gestütztes CT Abdomen
- Ggf. (transösophageale) Echokardiografie
- Eventuell Bronchoskopie
- Selten: Koronarangiografie

Dokumentation Alle Untersuchungsergebnisse, Datum, Uhrzeit und untersuchende Ärzte müssen auf dem standardisierten Protokoll des wissenschaftlichen Beirats der Bundesärztekammer dokumentiert werden.

17.4 Organprotektion

Definition Organerhaltende „Therapie" des potenziellen Organspenders auf der Intensivstation.

Basismonitoring
- EKG
- Invasive arterielle Druckmessung
- Zentralvenöse Druckmessung
- Kerntemperaturmessung
- Pulsoxymetrie
- Stündliche Bilanzierung von Ein- und Ausfuhr
- Na^+, K^+, Hkt., BZ, art. Blutgase (alle 2–4 h)

Zielgrößen

Die nachstehenden **Zielgrößen** sollten während der organprotektiven Intensivtherapie angestrebt und überwacht werden:
- Mittlerer arterieller Druck (MAD) 70–100 mmHg
- Zentralvenöser Druck (ZVD) 7–10 mmHg
- Herzfrequenz (HF) 70–100/min
- Periphere arterielle Sauerstoffsättigung (SaO_2) > 95 %
- Art. Blutgase im Normbereich
- Zentralvenöse bzw. gemischtvenöse Sauerstoffsättigung (SvO_2) > 70 %
- Zentrale Körpertemperatur > 35 °C.
- Urinvolumen 1–2 ml/kg KG/h.
- Na^+ 135–145 mmol/l
- K^+ 3,5–5 mmol/l
- Hkt. 20–30 %
- BZ < 180 mg%
- Laktat < 3 mmol/l

Komplikationen und Therapiestrategien

Hypotonie

Bei Hypotonie durch Hypovolämie/relative Hypovolämie (Verlust Vasomotorenregulation):

17

> Die **Gabe von Hydroxyäthylstärke (HAES)** gilt wegen der Gefahr von Tubulusnekrosen als kontraindiziert. Humanalbumin oder Gelatine sind Alternativen.

- Absetzen von Medikamenten mit blutdrucksenkender Wirkung oder Nebenwirkung
- Zieldruck (MAD 70–90 mmHg) durch kombinierte Volumen-Katecholamin-Ther.

  - Noradrenalin- oder hoch dosierte Dopamingabe (Anwenderentscheidung), bis Zieldruck erreicht
  - Volumenersatz mit kristalloiden oder kolloidalen Volumenersatzlösungen, bis ZVD 7–9 mmHg
- Bei Erfolglosigkeit: Dobutamin, bis Zieldruck erreicht.
- Sukzessive Reduktion der Noradrenalin-Dopamin-Dosis unter Beibehaltung der Zielgrößen.
- Wenn Zieldruck unter o. g. Ther. nur durch hohe Katecholamindosen zu erreichen ist, Applikation von Methylprednisolon (Urbason®) in einer Dosis von 100 mg/h (**cave:** Wirkungseintritt ca. 1–2 h nach Beginn der Urbason®-Gabe).

Diabetes insipidus centralis

Bei Diabetes insipidus centralis (Urinvolumen > 5 ml/kg KG/h mit spezifischem Gewicht < 1005) ADH-Substitution: Minirin® (Desmopressin) 0,5–4 µg als Bolus i. v., bei fehlender Ansprechbarkeit nach 30 min BZ-Kontrolle, ggf. Korrektur. Ansonsten Wiederholung der Minirin®-Gabe. Nachfolgende Anurie: Zeichen des Volumenmangels, Substitution.

Hypernatriämie/Hypokaliämie

- **ZVD < 5 mmHg:** Korrektur mit Glukoselösung 5 % in Kombination mit Insulin unter BZ-Kontrolle.
- **ZVD > 10 mmHg:** Furosemid-Gaben und Substitution der Ausscheidungsmenge durch elektrolytfreie Lösung, separate Kaliuminfusion unter engmaschiger Elektrolytkontrolle.

Lungenprotektive Therapie und Beatmung

Ziele:
- Optimale Oxygenierung bei möglichst niedriger inspiratorischer O_2-Konzentration.
- Vermeidung und Behandlung von Atelektasen.

Eine konsequente Fortführung der Mukolyse, Befeuchtung der Atemgase, Sekretabsaugung und Lagerungsmaßnahmen bis 135° sind zur Prophylaxe von Atelektasen angezeigt und wichtige Maßnahmen bei Organspendern, insbes. bei geplanter Lungentransplantation. Zur Protektion der zu transplantierenden Lunge sollten ein Spitzendruck < 30 mbar und ein Tidalvolumina von 6–8 ml/kg KG eingehalten werden.

Für eine sichere Oxygenierung ist eine Ventilation mit dem niedrigst möglichen F_iO_2 und einem PEEP von 8–10 cm H_2O, unter Beachtung der individuellen pathophysiologischen Situation, empfehlenswert. Ein PEEP-Verlust durch Diskonnektion ist zu vermeiden, damit keine Atelektasen entstehen. **Besser:** geschlossenes Absaugsystem, Abklemmen des Tubus vor Wechsel des Beatmungssystems.

17.5 Organentnahme

17.5.1 Allgemein

- Durchführung wie jede andere OP.
- Chirurgisch-technisch einwandfrei (u. U. bis zu 7–8 Empfänger abhängig).
- Wahrung der Würde des Verstorbenen, bedingungslose Respektierung der letzten Wünsche des Spenders bzw. der Angehörigen.

- **Cave:** Unter Umständen mehrere Teams (Abdominal-Team [ggf. Dünndarm-/Multiviszeral-Team gesondert], Herz-Team, Lungen-Team) → genaue Absprachen erforderlich.
- Bei Ankunft im Spenderkrankenhaus stellt der entnehmende Chirurg (1. Chirurg des jeweiligen Teams) sich selbst und alle Beteiligten des Entnahmeteams vor. Generell ist auf eine gute Kommunikation mit allen an der Organentnahme beteiligten Personen und Teams zu achten, um eine reibungslose, fehlerfreie und zügige Entnahme zu ermöglichen. Der entnehmende Chirurg kontrolliert alle relevanten Spenderbefunde und führt eine körperliche Untersuchung (inkl. DRU) beim Spender durch.

17.5.2 Instrumentarium

Grundinstrumentarium

- Laparotomie- und Gefäßsieb
- Diathermie und Bipolar
- Bauch- und Thoraxsperrer
- Sternumsäge oder -meißel
- 2 Sauger mit hoher Kapazität
- Mehrere Nierenschalen
- Mind. 2 große Organschalen
- 1 Beistelltisch pro Entnahmeteam
- Nahtmaterial/Knochenwachs in Absprache mit Entnahmechirurgen
- Bauchtücher > 50 Stück

Spezielles Instrumentarium

Wird i. d. R. vom Entnahmeteam mitgebracht.

- Perfusionsbesteck
- (Steriles) Bronchoskop
- Klammernahtgeräte
- Perfusionslösungen (z. B. HTK, Perfadex, UW, Celsior)
- Steriles Eis (gefrorene NaCl-0,9 %-Beutel)
- Organbeutel
- 4 °C kaltes NaCl 0,9 %

17.5.3 Chirurgisch-technische Aspekte der Multiorganentnahme

Ablaufphasen

Ablauf erfolgt in **definierten Phasen:**

- Vorbereitende Präparation und Beurteilung der Organqualität
- Päparation unmittelbar vor Perfusion (Heparin, Kanülierung, venöse Entlastung)
- Perfusion (simultan alle Organe, Kühlung)
- Entnahme der Organe (Reihenfolge: Herz, Lungen, Dünndarm [u. U. noch während Perfusion], Leber, Pankreas, Nieren)
- Entnahme (von Teilen) der Milz für Cross-Match-Untersuchungen
- Versorgung des Leichnams

- Feinpräparation der Organe ex situ
  - Am Spenderort: Inspektion, Überprüfung auf Anomalien, Läsionen, ggf. Nachperfusion
  - Am Empfängerort: Feinpräparation vor Implantation, ggf. Gefäßrekonstruktion

Bei Einwilligung in Gewebespende: Entnahme von Kornea, peripheren Gefäßen, Knochen und Haut durch separates Gewebeexplantationsteam erst nach Abschluss der Multiorganentnahme.

Entnahmetechnik

Das abdominale Team beginnt den Eingriff mit medianer Längslaparotomie und Sternotomie. Allgemein wird zwischen „dissection in the cold" und „warm dissection technique" unterschieden. Letztere wird in den German Procurement Guidelines der Deutschen Transplantationsgesellschaft von 2011 nicht mehr empfohlen (**cave:** Vasopasmus, erhöhter O_2-Bedarf). Wird sie dennoch angewandt, sollte nach den entsprechenden abdominalen Präparationsschritten eine Erholungsphase von ca. 30–60 min erfolgen, bevor mit der kalten Perfusion begonnen wird. Werden thorakale Organe ebenfalls entnommen, ergibt sich diese Ruhephase während der vorbereitenden Präparation dieser Teams.

OP-Schritte

Hautinzision vom Jugulum bis Symphyse (Diathermie empfohlen).

Sternotomie und Laparotomie

1. Stumpfe Dissektion Fossa jugularis, subxyphoideal
2. Diathermiedissektion des retrojugulären Ligaments
3. Sternotomie (Meißel, Säge) ggf. erst bei Perfusion (wenn kein Thorax-Team)
4. Knochenwachs für Sternumhälften, danach Handschuhwechsel
5. Einbringen von Retraktoren in Thorax und Abdomen

Exploration

Kanülierung und Entnahmevorbereitung:

1. Mobilisation des re Hemikolons + Kocher-Manöver
2. Komplettexposition der VCI (von Höhe Aortalbifurkation bis über NV-Kreuz)
3. Freilegen Aortalbifurkation und AIC bds. (**cave:** untere Nierenpolarterien)
4. Anschlingen der Aorta (2 × mit 2er- oder 1er-Seide oder Äquivalent)
5. Anschlingen VCI (1 × mit 2er- oder 1er-Seide oder Äquivalent)
6. Cholezystektomie oder einfache Ligatur des D. cysticus

Exposition suprazöliakale Aorta:

1. Vorsichtige Palpation AH communis, propria, dextra und sinistra
2. Mobilisation li Leberlappen
3. Dissektion Lig. triangulare sinistrum bis VCI
4. Spaltung Omentum minus (**cave:** akzessorische/aberrante AHS)
5. Eröffnen des Hiatus (diatherme Spaltung des Crus dextrum)
6. Retraktion des Ösophagus nach li
7. Inzision der aortalen Serosa
8. Stumpfe retroaortale Dissektion
9. Anschlingen suprazöliakale Aorta (1 × mit 2er- oder 1er-Seide oder Äquivalent)

Vor Kanülierung Pause für thorakale(s) Team(s). Genauere technische Aspekte der thorakalen Entnahme sowie auch der hoch spezialisierten Dünndarm- oder Multiviszeralentnahme (selten) sind den German Procurement Guidelines zu entnehmen. Schutz der abdominalen Organe mit feuchten Bauchtüchern, während thorakales Team die vorbereitende Präparation vornimmt. Ein Mitglied des abdominalen Teams bleibt am Spender und assistiert gegebenenfalls.
Wenn thorakale(s) Team(s) bereit zur Kanülierung sind, Vollheparinisierung mit ca. 25.000 IE Heparin (300 IE/kg KG) 3 min vor Kanülierung. Dann zunächst thorakale Kanülierung, umgehend gefolgt von abdominaler Kanülierung.
Kanülierung:
1. Ligatur distale Aorta (vorgelegter Faden) bzw. li AIC, re AIC (s. u. Nierenentnahme)
2. T-Inzision Aorta (bzw. li AIC) und Insertion der Kanüle
3. Proximale Fixierung (vorgelegter Faden)

Perfusion:
1. Absprache mit thorakalem Team!
2. Cross-clamp.
3. Suprahepatische VCI-Inzision (supradiaphragmal! Ggf. durch thorakales Team).
4. Start Perfusion.
5. Ligatur distale VCI und Inzision.
6. Sofortige topische Kühlung mit NaCl 4 °C und Eis.

Abdominale Perfusion mit 8–10 l HTK aortal (ca. 10 min, z. B. Custodiol®).

Leberentnahme

Ablauf
1. Längsspaltung V. cava.
2. Durchtrennen der V. cava oberhalb des Nierenvenenkreuzes.
3. Nierenvenenpatch bds. oder Cava-Manschette für re, li ohne Patch. VRS präparieren, bis über Aorta nach li.
4. Spaltung Aorta von kaudal nach kranial bis kurz unterhalb Abgang AMS.
5. Präparation AMS nach distal (wenn keine Pankreasentnahme) bis (Ausschluss) akzessorische/aberrante AHD.
6. Durchtrennung Aorta oberhalb der AR dextra/sinistra (ausreichender Patch!) vom Lumen her.
7. Durchtrennung Lig. hepatoduodenale von re nach li (GG, AGD, V. portae am Confluens). Dissektionslinie nah am Pankreas bzw. durch das Pankreas (wenn keine Pankreasentnahme); zielt nach medial auf die A. lienalis, weiter magenwandnah zur Schonung akzessorische/aberrante AHS.
8. Durchtrennung A. lienalis, Absetzen A. gastrica sinistra (bei akzessorischer A. hepatica sinistra magenwandnah).
9. Durchtrennung der Aorta suprazöliakal unterhalb der Ligatur.
10. Zeigefinger in aortale Manschette und Auslösen der Aorta vor der WS.
11. Inzision des Diaphragmas und Ausschneiden der VCI suprahepatisch mit Diaphragmasaum.
12. Mobilisation der Leber aus dem Retroperitoneum (Mittelfinger in V. cava).
13. Hierbei Ablösen des Diaphragmas bzw. teilweise Mitentfernung.
14. Lagerung der Leber in NaCl 4 °C während weiterer Entnahme.

Back-Table
- Kontrolle auf Kapsel- und Gefäßverletzungen (Organreport)
- Ausspülen des DHC mit Konservierungslösung

- Spülen der art. Strombahn mit HTK/Heparin/Lidocain
- Verpacken
  - 1. Beutel: Organ + HTK
  - 2. Beutel: steriles Wasser (NaCl 0,9 %) + 1. Beutel
  - 3. Beutel: 2. Beutel
  - Kein Eis, keine Luft in den Beuteln
  - Extrabeutel fixiert am 3. Beutel mit iliakalen Gefäßachsen (A. + V.)
    - 1. Beutel: Gefäßachsen + HTK
    - 2. Beutel: steriles Wasser (NaCl 0,9 %) + 1. Beutel
    - 3. Beutel: 2. Beutel

Pankreasentnahme

Kanülierung und Entnahmepräparation

- Allgemeine Vorbereitung (Mobilisation des re Hemikolons + Kocher-Manöver etc., OP-Schritte).
- Wie bei Leberentnahme (s. o.).

Exploration Palpation und später Visualisierung der Äste von TC und AMS zur Klärung der vaskulären Variationen. Präparation des Pankreas in No-Touch-Technik (mobilisierte Milz als „Handgriff“).

Präparation „anatomischer Landmarken“:

1. Präparation der Strukturen im Lig. hepatoduodenale (GG, AHP, AGD, AHC, PV)
2. Cholezystektomie bzw. Ligatur des D. cysticus
3. Darstellen (und Anschlingen) A. lienalis kurz hinter TC
4. Durchtrennen Lig. gastrocolicum und Breves-Gefäße
5. Mobilisation der li Kolonflexur
6. Isolierung des duodenalen „C“ (Vorbereitung zum Abstapeln [GIA])
7. Ausdünnen der Mesenterialwurzel (**cave:** A. pancreaticoduodenalis inf.)
8. Absetzen A. gastrica dextra und gastroepiploica dextra

Entnahme Die Entnahme des Pankreas erfolgt nach der Entnahme der Leber. Nach Längsspaltung der Aorta (s. o. Leberentnahme). Absetzen des aortalen Teils der AMS mit Patch (**cave:** AR sinistra, dextra).

Bei der Leberentnahme beachten:

1. Absetzen der AGD und Fadenmarkierung nach distal zum Pankreas
2. Absetzen der A. lienalis nah am TC mit Fadenmarkierung nach distal zum Pankreas
3. Absetzen der A. und V. gastrica sinistra (mit Ligatur)
4. Absetzen der PV oberhalb des Confluens und Fadenmarkierung nach distal zum Pankreas
5. Absetzen des distalen D. choledochus (Ligatur nach distal)

Nach der Leberentnahme beachten:

1. Abstapeln des Duodenums direkt hinter dem Pylorus (GIA, Braunol)
2. Ligatur und Absetzen der VMI am Pankreasunterrand
3. Absetzen der Mesenterialwurzel mit GIA oder TEA (**cave:** Uncinatus und A. pancreaticoduodenalis inf.)
4. Abstapeln des proximalen Jejunums distal von Treitz (GIA, Braunol)
5. Mobilisation des Pankreas aus dem Retroperitoneum (No-Touch-Technik, Milz als Handgriff)
6. Lagerung des Pankreas in NaCl 4 °C während weiterer Entnahme

Back-Table

- Kontrolle auf Kapsel- und Gefäßverletzungen (Organreport).
- Verpacken: wie bei Leberentnahme (s. o.).

Nierenentnahme

Exploration
OP-Schritte.

Kanülierung und Entnahmevorbereitung, s. o. OP-Schritte:
- Mobilisation des re Hemikolons + Kocher-Manöver etc.
- **Cave:** bis zu 3 % untere Polarterien aus AIC
- Bei Vorliegen derselben, Perfusion über AIC

Bei isolierter Nierenentnahme:
- Präparation der Aorta bis oberhalb der AMS.
- Vorlegen einer Ligatur oder später Verschluss mittels Klemme.
- Ggf. Absetzen der AMS. Absetzen der AMI.

Entnahme

1. Ventrale Längsspaltung der V. cava (**cave:** ARD) bis Nierenvenenkreuz
2. Dorsale Längsspaltung der V. cava
3. Re Nierenvene mit Cava-Manschette, li ohne Patch
4. Nierenvenen bds. nach lat. liberieren, li bis über Aorta
5. Ventrale Längsspaltung der Aorta bis AMS
6. Lokalisation der NA-Ostien, gut vom Lumen her einzusehen
7. Dorsale Längsspaltung der Aorta zwischen den lumbalen Ostien
8. Präparation der NA-Patches bds. nach lat.
9. Entnahme der Nieren (kranial nach kaudal, re zuerst, Markierung mit Klemmchen am Fettkörper) inkl. Fettkapsel, Gefäßpatches und Ureter
10. Absetzen des Ureters blasennah
11. Lagerung der Nieren in NaCl 0,9 % 4 °C während weiterer Entnahme und Back-Table-Präparation.

Back-Table

- Oberflächenpräparation (Entfernung des Fettkörpers) zum Ausschluss von Tumoren und Zysten.
- Zysten eröffnen, Zystengrund inspizieren.
- Keine Präparation im Bereich des Hilus oder des unteren Pols!
- Ggf. vorsichtige Sondierung der Arterie(n) bei unklarem Versorgungstyp.
- Eventuell Nachperfusion.
- Verpacken: wie bei Leberentnahme (s. o.).

Schlussphase, zusätzliche Entnahmen

- Entnahme Iliakalgefäße (Arterie und Vene) mit ext./int. Gabel und Interna-Abgängen 1 × zum Pankreas, 1 × zur Leber.
- Entnahme von Milz:
  - 1 Stück/entnommenem Organ.
  - Bei Pankreasentnahme nur vom oberen und unteren Pol.

Versorgung des Leichnams

- Entfernung von Fremdmaterial.
- Sternal und Faszienverschluss (1er-Vicrylschlingen, 1er-PDS-Vicrylschlinge oder Äqivalent).
- Hautklammernaht, Pflasterverband.

18 Allgemeine Traumatologie

Naim Farhat, Jens Richter, Axel Pommer, Lino Toomes

18.1 Frakturen und Luxationen

Jens Richter, Axel Pommer

18.1.1 Frakturformen und -klassifikation

Klassifikation und Einteilung ▶ Tab. 18.1.
Zu weiteren Informationen bzgl. der Klassifikation siehe Kompendium der AO/OTA-Klassifikation der Frakturen [nach https://classification.aoeducation.org/ oder J Orthop Trauma • Volume 32, Number 1 Supplement, January 2018]. Siehe auch „AO/OTA fracture Classification“ App,
Frakturen im Kindesalter ▶ Kap. 18.3, Wundbehandlung ▶ Kap. 2.7.

Fraktursonderformen

- **Fissur:** Spaltbildung im Knochen ohne vollständige Kontinuitätsunterbrechung
- **Insuffizienzfraktur:** Bruch ohne adäquates Trauma, z. B. Osteoporose
- **Pathologische Fraktur:** Bruch ohne adäquates Trauma bei TU/Metastase, Knochenstoffwechselstörungen ua.
- **Atypische Fraktur:** durch gestörte Bruchfestigkeit im Rahmen mehrjähriger Bisphosphonattherapie
- **Ermüdungsfraktur:** durch Dauerbelastung, z. B. „Marschfraktur“ bei Rekruten (Mittelfußknochen) oder Tibia bei Marathonläufern
- **Periprothetische Fraktur:** jeder Bruch im näheren Bereich einer Endoprothese (Knie- und Hüft-TEP haben spezielle Klassifikationen)
- Kindl. Frakturen, Epiphyse ▶ Kap. 18.3
- Wirbelfrakturen

Tab. 18.1 Frakturklassifikationen

Einteilung nach	Frakturtypen
Art der Gewalteinwirkung	• **Meißelfraktur** (Radiusköpfchen) durch linearen Impact • **Abscherfraktur** (Flake Fracture) durch Avulsion • **Abrissfraktur** von Band- u. Sehnenansätzen mit Knochen • **Biegungsfraktur** (Biegungskeil!) • **Torsionsfraktur** (spiralförmig) • **Impressionsfraktur** (Stauchung/Impression eines Gelenkflächenanteils, z. B. Tibiakopf) • **Depressionsfraktur** (Absenken/Abscheren eines Gelenkflächenanteils, z. B. Tibiakopf)
Art der Dislokation	• **Seitverschiebung** (Dislocatio ad latus): lateral, medial, ventral, dorsal; ¼, ⅓, ½ Kortikalis- bzw. Schaftbreite • **Längsverschiebung** (Dislocatio ad longitudinem): Verkürzung = cum contractione, Verlängerung = cum distractione (in cm, mm, Bildpixel) • **Achsenknick** (Dislocatio ad axim): varus, valgus, Ante-, Rekurvation (in Winkelgrad) • **Drehfehler** (Dislocatio ad peripheriam): Innen-, Außenrotation (in Winkelgrad; Bezugsgröße ist das distale Fragment oder Gegenseite)
Verlauf der Frakturlinie	• **Schrägfraktur** mit kurzem o. langem Verlauf • **Querfraktur** • **Defektbruch** mit Verlust von Knochensubstanz
Anzahl der Fragmente	• **Einfacher Bruch** mit 2 Fragmenten • **Mehrfragmentbruch** mit mehr als 2 Fragmenten • **Cave:** den Begriff **„Trümmerbruch“** möglichst vermeiden!

Weichteilschaden

Offene Frakturen

▶ Tab. 18.2.

> ! Bei offenen Frakturen II. und III. Grades besteht dringliche Notfallindikation zur OP!

Therapie Zur Therapie offener Frakturen ▶ Tab. 18.3

Geschlossene Frakturen

Geschlossene Frakturen haben ebenso einen Weichteilschaden. Grad I ist durch oberflächliche Schürfungen, Grad II durch tiefe Schürfungen mit bakterieller Kontamination und Grad III durch ausgedehnte Kontusionen (Decollement, Kompartment-Sy., Muskelquetschungen) gekennzeichnet. Der geschlossene Weichteilschaden wird gerade in der frühen Traumaphase unterschätzt. Der Schaden ist aber für den weiteren Verlauf wichtig, da das postop. Infektions- und KO-Risiko mit zunehmendem Grad steigt.

Therapie Hochlagerung auf Schiene oder Kissen. Ggf. kühlende desinfizierende Wundauflagen. Ansonsten Weichteile trocken und sauber halten. Bei Grad-II-Schäden kommt es innerhalb von 6–8 h zum vermehrten lokalen Bakterienwachstum. Daher entweder frühe OP der Fraktur mit Hautschnitt außerhalb oder Exzision der Kontusionszone.

Tab. 18.2 Einteilung offener Frakturen [nach Bone, JBJS 1989]

Grad I n. Tscherne & Oestern	Hautwunde < 1 cm u. sauber. Durchspießung von innen nach außen. Ausmaß der Muskelkontusion abhängig von Frakturform und Lokalisation, oft gering. Meist ist der Knochen darunter nicht mehr zu sehen. Infektionsrisiko: 0–2 %
Grad II n. Tscherne & Oestern	Hautlazeration > 1 cm mit mäßigem Weichteilschaden. Knochen bedeckt. Ausmaß der Muskelkontusion abhängig von Frakturform und Lokalisation. Oft ist die Fraktur gering bis mittelgradig verschoben. **Cave:** Kompartment. Infektionsrisiko: 2–10 %
Grad III n. Tscherne & Oestern	Sichtbarer Knochen mit extensivem Weichteilschaden. Zerstörung von Haut, Subkutangewebe, Muskulatur. Initial hohes Ausmaß der Frakturdislokation. **Cave:** Verschmutzung, hohes Infekt- und KO-Risiko. Meist Hochrasanztrauma oder Sturz aus Höhe. Hautverschluss i. d. R. primär nicht möglich. Infektionsrisiko: 10–50 %. Subtypen -a, -b, -c:
A n. Gustilo-Anderson	Extensiver Weichteilschaden, sichtbarer Knochen, aber mit Periost bedeckt (Vorteil für die Heilung). Infektrate: 5–10 %
B n. Gustilo-Anderson	Extensiver Weichteilschaden. Sichtbarer Knochen nicht mehr vollständig mit Periost bedeckt (hohes Pseudarthrosenrisiko). Infektrate: 10–50 %
C n. Gustilo-Anderson	Wie B, plus Gefäßverletzung, die eine Reparation erfordert. Infektrate: 25–50 %
Grad IV n. Tscherne & Oestern	Subtotale Amputation. Weniger als ¼ des Weichteilmantels sind intakt, Nerven und Gefäße müssen repariert werden

Tab. 18.3 Therapie offener Frakturen

Grad des offenen Schadens	Therapie
Grad I	Exzision im Rahmen der primären Frakturversorgung, i. d. R. Hautnaht
Grad II	Frühes Débridement. Wenn kein spannungsfreier Hautverschluss möglich, dann VAC-Verband, Z-Plastik oder später Spalthaut. Gelegentlich lokaler Lappen
Grad IIIa	Frühes Débridement. I. d. R. ist kein primärer spannungsfreier Hautverschluss möglich. Daher VAC-Verband o. Ä. Knochen sollte innerhalb von 2 Wo. bedeckt werden, z. B. durch Spalthaut oder lokale Lappenplastik
Grad IIIb	Frühes Débridement. I. d. R. ist kein primärer spannungsfreier Hautverschluss möglich. VAC-Verband nicht auf deperiostiertem Knochen! Deshalb Feuchtverband, sequenzielles Débridement mit Verbandswechsel und frühzeitige Defektdeckung: lokale oder freie Lappenplastik. Angiografie zur Vorbereitung!
Grad IIIc	Wie IIIb. **Cave:** Kein VAC-Verband auf Nerven- oder Gefäßnähte!

18.1.2 Klinik und Diagnostik

Knochenbruchzeichen
- **„Unsichere“:** Schwellung, Schmerzhaftigkeit, Functio laesa.
- **„Sichere“:** Fragmente in offenen Wunden, auffällige Achsenfehlstellungen, Krepitation und abnorme Beweglichkeit. Rö-Bild in 2 Ebenen, ggf. Spezialaufnahme.
- Bei eindeutigem Frakturverdacht keine Knochenbruchzeichen provozieren.

- **Anamnese:** Die Unfallanamnese ist richtungweisend (isolierte Quetschung oder Supination vs. Kettenverletzung durch Sturz aus größerer Höhe). Gerinnungsanamnese, Komorbiditäten bei OP-Ind. nicht unterschätzen.
- **Klin. Untersuchung:** nie isoliert lokal, nie durch die „Hose“ oder den „Ärmel“. Immer angrenzende Gelenke, Gefäße und Nerven einbeziehen. Funktionstests bei Gelenkverletzungen. Polytrauma nach Schockraum-Algorithmus (ATLS oder ETC).
- **Technische Untersuchung:** Abwägung der geeigneten Bildgebung. Pneumothorax? Thorax im Liegen vs. Low-dose-CT des Thorax (höhere Sensitivität im Liegen). Großzügige Ind. zum CT, insbes. bei Gelenkfrakturen. MRT bei bes. Fragestellungen (Rückenmark, Bandscheibe u. a.). Sono bei Kindern, um Rö zu vermeiden oder bei bes. Fragestellungen.

Auf Begleitverletzungen achten: Durchblutung, Motorik, Sensibilität peripher der Fraktur untersuchen und dokumentieren. Bei Weichteilkontusion engmaschige Kontrolle (**cave:** Kompartment-Sy. ▶ Kap. 18.1.6).
Röntgendiagnostik ▶ Kap. 3.1.

18.1.3 Allgemeine Therapieprinzipien

Behandlung ▶ Tab. 18.4.
- Möglichst frühzeitige angemessene Frakturreposition. **Cave:** Weichteilschaden.
- Frühzeitige Volumensubstitution (Nüchternphase, ältere Menschen, Blutverlust ▶ Kap. 4.2.2).

Tab. 18.4 Frakturbehandlung

Ind. für konservative Frakturbehandlung	Ind. für operative Frakturbehandlung[1]
• Frakturen im Kindesalter, die sich je nach Wachstum korrigieren • „Unkomplizierte" und wenig, bis unverschobene Frakturen • Unverschobene Gelenkfrakturen, ohne Instabilität bzw. Inkongruenz • Die meisten Rippenfrakturen (**cave:** instabiler Thorax, Schaukelatmung) • Die meisten Skapulafrakturen (ohne Glenoidbeteiligung) • Die Fraktur kann im Gips adäquat nach der Reposition retiniert, die Achse kann annähernd physiologisch gehalten werden	• Offene Frakturen • Frakturen bei polytraumatisierten Pat.: Lagerung, Dekubitus u. a. • Frakturen mit begleitenden Gefäß- u. Nervenverletzungen • Gelenkfrakturen mit Instabilität oder Inkongruenz • Dislozierte Frakturen, die nicht geschlossen reponierbar sind • Frakturen mit relevanter Achsenfehlstellung • Unterarmfrakturen, die nicht ausreichend reponiert oder retiniert sind • Frakturen bei älteren Pat. (kürzere Liegezeit → geringere Gefahr von Pneumonie, Dekubitus u. Thrombose)

[1] Die OP-Indikation ist individuell abhängig von Verletzung, Alter und Allgemeinzustand, bzw. Co-Morbiditäten!

- Tetanusprophylaxe bei offenen Begleitverletzungen.
- Offene Frakturversorgung bis 6 h posttraumatisch oder nach Abschwellung, sonst Gefahr von Wundheilungsstörungen. Bei nicht einschätzbarem geschlossenem Weichteilschaden eher früh-sekundär.
- Frühzeitige systemische Antibiotika-Ther. bei offenen Frakturen II. und III. Grades gegen grampos. Bakterien: z. B. Cefazolin® 3 × 2 g; bei Allergien alternativ z. B. Clindamycin. Bei drittgradig offenen Frakturen zusätzlich gegen gramneg. Bakterien: z. B. Gentamicin, alternativ Metronidazol.

18.1.4 Konservative Frakturbehandlung

- **Primär funktionelle Behandlung** bei stabilen Frakturen (z. B. Weber-A- oder stabile Weber-B-Fraktur am OSG).
- **Immobilisation** in Schiene, Gips oder Orthese bei Frakturen ohne Dislokationsneigung (Gipstechnik ▶ Kap. 2.9.3).
- **Extensionslagerung** (ist heute ein temporäres Verfahren) bei Frakturen, die sich im Gips nicht retinieren lassen (instabile Frakturen), aber nicht sofort op. stabilisiert werden können.

Technik Lagerung auf Schiene mit Lochstabgerät. Hautdesinfektion Kategorie III (▶ Kap. 2.4.2). Lokalanästhesie (auch der Austrittsstelle). Hautinzision, Steinmann-Nagel oder Kirschner-Draht (KD, 2 mm) durch Knochen bohren bzw. schlagen. Kompressen, Begrenzungsscheiben und Bügel anbringen. Bei KD Bügel spannen, Nagel/Draht kürzen, Extensionsgewicht über Seilzug anhängen (Femur/Tibia 10 % KG, Kalkaneus/Olekranon 5 % KG).

- **Extension an:**
  - **Femur** (suprakondylär) bei Femur-, Beckenfrakturen (▶ Abb. 18.1). Technik: von med. nach lat. am Übergang Femurschaft/Kondylen (oberer Patellarand), ventrales Femurdrittel.
  - **Tuberositas tibiae** bei distalen Femurfrakturen. Technik: von lat. nach med. am ventralen Drittel der prox. Tibia 2 cm distal des Fibulaköpfchens.

   - **Kalkaneus** bei Unterschenkelfrakturen Technik: Fußlagerung in 20°-Außenrotation! Von med. nach lat. am distalen Drittel der Linie Innenknöchelspitze/Fersenrand.

- Extensionszug achsengerecht ausrichten.
- Nagel oder Draht nicht (auch nur oberflächlich) in verletzter Haut und nicht im späteren OP-Gebiet einbringen (Infektionsgefahr).
- Zug über Gelenke vermeiden bzw. nicht längerfristig akzeptieren.
- Sorgfältige Lagerung der Extremität (**cave:** Rotationsfehler/Spitzfuß, Dekubitus).
- Ergibt sich röntgenologisch der V. a. Frakturdistraktion → Extensionsgewicht verringern.

! Bei Kindern: **Cave:** Epiphysenfuge!

- Bei Kindern auch Pflasterzügel- (oder Schaumstoff-) Extension möglich. Z. B. diaphysäre Oberschenkelfraktur < 3 Jahre. Zuggewicht wird durch Pflaster oder angewickelte Schaumstoffplatten (Ventofoam®) übertragen.

18.1.5 Operative Frakturbehandlung (Osteosynthese [OS])

▶ Abb. 18.2, ▶ Abb. 18.3.

Repositionstechniken

Grundsätzlich unterscheidet man in der Traumatologie geschlossene von offenen Repositionstechniken.

Bei der **geschlossenen Reposition** wird die Fraktur nicht geöffnet und durch Druck, Rotation sowie Zug an den angrenzenden Knochen und Gelenken in die korrekte Ausrichtung gebracht. Ge-

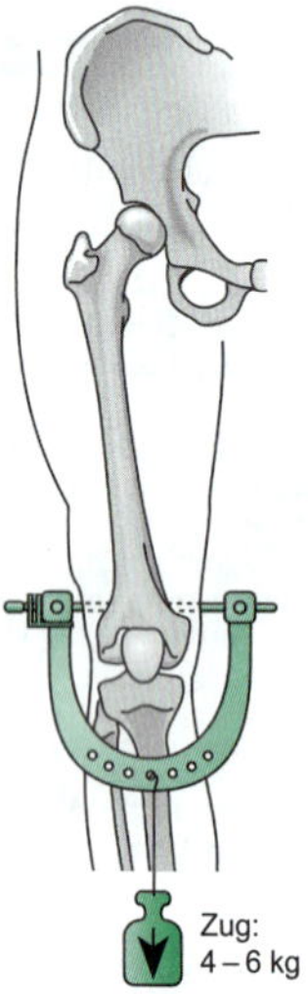

Abb. 18.1 Suprakondyläre Extension bei dislozierten Acetabulumfrakturen [L106]

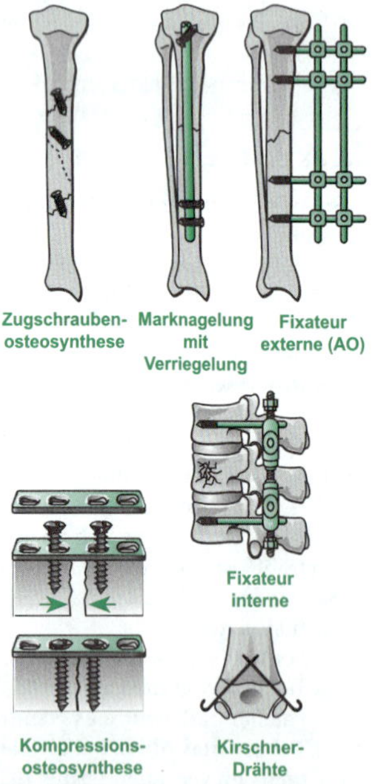

Abb. 18.2 Formen der Osteosynthese [L106]

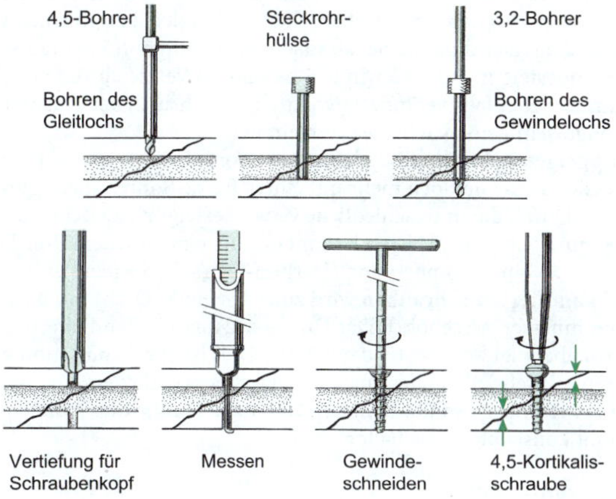

Abb. 18.3 Osteosynthesetechnik [L190]

nügt der manuelle Zug nicht, werden zusätzliche Hilfen eingesetzt. Das kann z. B. ein perkutan eingebrachter K-Draht sein (s. u.), ein dünner spitzer Repositionshaken, ein Fixateur externe (s. u.) oder bei prox. Femurfrakturen die Lagerung auf einem Extensionstisch. Sobald die Fraktur freigelegt wird, kann die **Reposition offen** mit speziellen Repositionsklemmen und Backen erfolgen. Die Mikrovaskularisation der Fraktur wird dadurch vergleichsweise zur geschlossenen Reposition stärker gestört, was sich auf die Heilung auswirkt.

Schraubenosteosynthesen

Schraubentypen: 1. **Kortikalis-,** 2. **Spongiosa-** 3. **kanülierte,** 4. **Doppelgewindeschrauben.**

- Bei der **Kortikalisschraube** wird der Bohrerdurchmesser passend zum Korndurchmesser der Schraube gewählt. Die Schraube fixiert dann entweder ein Fragmentstück oder presst eine Platte an den Knochen. Da man dabei den Knochen an die Platte heranziehen kann, bewirkt man so eine „indirekte" Reposition. Für selbstschneidende Schrauben wird kein Gewindeschneider vor dem eigentlichen Eindrehen der Schraube benötigt. Bei der Zugschraubenosteosynthese soll im Frakturbereich **Kompression** erzeugt werden. Hierfür wird die erste Kortikalis so weit aufgebohrt, dass das Schraubengewinde hier gleiten kann **(„Gleitloch").** In die Gegenkortikalis (2. Bohrloch) wird das Fragment mit einem kleineren Durchmesser durchbohrt (ein Gewinde muss nur bei nicht-„selbstschneidenden" Schrauben geschnitten werden). Beim Eindrehen der Kortikalisschraube zieht diese das Gleitloch gegen das Gewindeloch und erzeugt Kompression. Kombiniert man Gleitloch und Verbindung von zwei parallel verlaufenden Knochen mit einer Kortikalisschraube, z. B. zwischen Fibula und Tibia, bringt man auf der einen Seite die Syndesmose am OSG zusammen, auf der anderen Seite stellt man beide Knochen längentechnisch aufeinander ein. Diese OS nennt man dann **Stellschraube.**

- **Spongiosaschrauben** besitzen einen geringfügig größeren Durchmesser oder einen dünneren Schraubenschaft im Vergleich zu Kortikalisschrauben. Der dünnere Schaft macht sie anfälliger für Schraubenbrüche. Gewindesteigung und Gewindehöhe sind im Vergleich zur Kortikalisschraube ebenfalls verändert, wodurch sie sich auch bei weichem bzw. spongiösem Knochen besser verklemmen.
- **Doppelgewindeschrauben** haben den Vorteil, dass für eine Frakturkompression kein Gleitloch mehr mit einem Extra-Bohrer angelegt werden muss. Durch die unterschiedliche Gewindesteigung zwischen Schraubenkopf und Schraubenspitzen kommt es trotz einheitlichem Bohrlochdurchmesser zu einer Kompression (Herbert-Schraubenprinzip).
- Bei **kanülierten Schrauben** wird zunächst ein K-Draht mit passendem Durchmesser vorgebohrt. Der Draht wird anschließend überbohrt, die Schraube folgt konsekutiv dem Draht. Dies ist zur Stabilisation von Frakturen mit schrägem oder anatomisch unübersichtlichem Verlauf hilfreich, da der einmal gewählte Bohrweg von der Schraube durch den vorgelegten Draht konsekutiv eingehalten wird.

Drahtosteosynthesen

- Stahldrähte (benannt nach dem Erfinder: **Dr. Martin Kirschner,** 1920) in unterschiedlichen Längen und Durchmessern (bei Allergie auch Titan) durchkreuzen die Fraktur zur Reposition (temporär) oder zur Fixation (Adaptationsosteosynthese). Aufgrund der Drahtelastizität muss die Fraktur danach oftmals noch zusätzlich im Gipsverband ruhiggestellt (▶ Abb. 18.2), oder mit einem anderen Fixationsverfahren kombiniert werden (z. B. Fixateur externe). Typischerweise kommen K-Drähte für die intraop. indirekte Reposition von gelenknahen Frakturen (z. B. Kapandji-Technik am Radius) vor der definitiven OS temporär oder definitiv zur Anwendung.
- **Cerclagen-Osteosynthesen** kombinieren 2 K-Drähte als Längsstabilisatoren mit einem als 8 konfigurierten Cerclagendraht, der an beiden Seiten durch Verdrillen gespannt wird. Dadurch wird eine geringe Kompression bzw. Vorspannung auf die Fraktur ausgeübt. Im Bereich von Patella und Olecranon führt Gelenkbeugung (funktionelle Nachbehandlung!) zusätzlich zur Kompression auf die Fraktur, was sowohl die Gelenkfunktion als auch die Frakturheilung pos. beeinflusst.

Plattenosteosynthese

- **Neutralisationsplatten:** Die Platte neutralisiert Torsions- und Biegekräfte. Aus diesem Grund wird sie auf der Knochenseite angebracht, wo sie sowohl anatomisch günstig angebracht werden kann als auch Zugkräfte neutralisiert. Um den op. Weichteil- und Durchblutungsschaden so gering wie möglich zu halten, wird versucht, eine Platte über kurze Hautschnitte (**MIPO-Technik** = minimal invasive perkutane Osteosynthese) über die Fraktur zu schieben. Fixiert man dann nur das proximale und das distale Plattenende, erlaubt man ein höheres Schwingverhalten im Frakturbereich, was auch als **Überbrückungsplattentechnik** bezeichnet wird.
- **Antiglideplatten:** Durch ihre Positionierung zum Frakturverlauf verhindert die Platte ein „Zusammengleiten" bzw. verkürzendes Abgleiten der Fraktur. Hierdurch können mit wenigen Schrauben Knochenlänge und Stabilität gewährleistet werden (z. B. dorsale Plattenanlage bei Fibulafrakturen).
- **Abstützplatten:** speziell geformte Platten (T-, L-Form) zur Sicherung der Fraktur im epi- und metaphysären Knochen.

- **Kompressionsplatten:** Die Lochöffnungen in der Platte haben eine angeschrägte Geometrie, wodurch der Schraubenkopf bis zu 3 mm gleiten kann, wenn das Bohrloch exzentrisch gesetzt wurde (dynamische Kompressionsplatte, LC-DCP). Meist bei quer verlaufenden und kurzen Schrägfrakturen. Alternativ kann bei Halbrohr-, Drittelrohr-, Viertelrohrplatten durch den Einsatz eines Plattenspanners ebenfalls Kompression auf den Fraktur- bzw. Osteotomiespalt erzeugt werden.
- **Winkelplatten:** Anwendung am prox. und distalen Femur, sehr selten am prox. Humerus (früher „Weber-Drehosteotomie"). Es ist zu beachten, dass bereits beim Einführen der Klinge der Schaft der Winkelplatte parallel zum Femur- bzw. Humerusschaft verläuft. Typisch für das Femur sind 130°-, 110°. und 95°-Grad-Winkelplatten). Zumeist werden diese Platten bei Korrekturosteotomien angewendet.
- **Winkelstabile Platten.** Indem sich die Schraubenköpfe im Plattenloch verklemmen, werden diese winkel- und rotationsstabil. Die Ausreißfestigkeit dieser Platten ist im Vergleich zu nicht-winkelstabilen Implantaten deutlich erhöht. Die Gefahr einer sekundären Lockerung sinkt. Frühfunktionelle Nachbehandlungen werden damit möglich, was besonders bei gelenknahen Frakturen vorteilhaft ist.
- **Less Invasive Stabilization System (LISS):** Es handelt sich um eine Sonderform der winkelstabilen Platte, die am Femur oder an der Tibia über kleine und weichteilschonende Schnitte eingeschoben wird. Durch das Prinzip der Winkelstabilität funktionieren diese Platten quasi als Fixateur interne. Spezielle Instrumente und Zielbügel erleichtern die op. Arbeit und sparen Rö-Strahlen. Andere Firmen bieten das Fixateur-interne-Prinzip unter eigenen Plattennamen an.

Dynamische Hüftschraube (DHS)

Zur OS hüftgelenknaher Oberschenkelbrüche.

Prinzip Eine im Hüftkopf zentrierte Schraube gleitet in der Lasche einer am prox. Femur fixierten Platte. Unter Belastung kommt es zur Einstauchung der Fragmente.

Proximaler Femurnagel

Er dient zur OS per-, intra- und hoher subtrochantärer Frakturen.

Prinzip Durch einen über die Trochanter-major-Spitze eingebrachten intramedullären Nagel werden eine lasttragende Schenkelhalsschraube oder eine Spiralklinge in den Femurkopf eingebracht. Diese stützt den Hüftkopf und erlaubt gleichzeitig ein geringes Gleiten der Fraktur, für eine verbesserte Kompression und Heilung. Im Femurschaft wird der Nagel durch zusätzliche Schrauben rotationsstabil fixiert. Eine postop. Vollbelastung ist so möglich. Der Nagel ist in verschiedenen Längen und Durchmessern erhältlich, um verschiedene Femurfrakturtypen zu stabilisieren.

Marknagelosteosynthese

Es ist eine intramedulläre OS v. a. bei diaphysären Frakturen langer Röhrenknochen (Humerus, Femur, Tibia, ▶ Abb. 18.2). Man unterscheidet die aufgebohrte von der unaufgebohrten Marknagelosteosynthese. Quer verlaufende Schrauben können durch passende runde Nagellöcher für eine statische Verriegelung oder durch längsovaläre Löcher für eine dynamische Verriegelung platziert werden. Länge und Durchmesser des Nagels richten sich nach der individuellen Anatomie.

Aufgebohrte Marknagelosteosynthese

Für alle Nagelosteosynthesen gilt das gleiche Prinzip. Der Eintrittspunkt richtet sich nach der Nagelgeometrie. Zunächst wird ein stabiler Bohrdraht in diesen Eintrittspunkt unter Bildwandlerkontrolle eingesetzt, dann werden die Markhöhle eröffnet und die Eintrittszone des Nagels im Knochen mit speziellen Bohrern erweitert. Anschließend benutzt man den Führungsdraht zur korrekten Einführung des Nagels in den Knochen. Nach der Verriegelung durch Querbolzen kann die Fraktur frühfunktionell mit variabler Teilbelastung nachbehandelt werden. Wichtig sind bei diesem Verfahren die korrekte Reposition und Rotationseinstellung vor dem Einbringen des Osteosynthesenagels. Da mit dem Erweitern des Markraums i. d. R. dickere Implantate eingesetzt werden können, die eine höhere Verklemmung und Stabilität bewirken, eignet sich das Verfahren, insbes. bei Revisions-OP, zur Behandlung von Pseudarthrose und bei path. Frakturen.

Unaufgebohrte Marknagelosteosynthese

- **Unaufgebohrter Humerusnagel:** zur Behandlung von akuten offenen und geschlossenen Schaftfrakturen. Der ungebohrte Nagel kann retrograd (vom ellenbogennahen distalen Humerus) und antegrad durch den Humeruskopf eingesetzt werden.
- **Unaufgebohrter antegrader Femurnagel:** zur Behandlung von akuten offenen und geschlossenen diaphysären Femurfrakturen und subtrochantären Frakturen gut geeignet.
- **Unaufgebohrter retrograder Femurnagel:** zur Behandlung von akuten offenen und geschlossenen distalen dia-metaphysären Femurfrakturen gut geeignet.
- **Unaufgebohrter Tibianagel:** zur Behandlung von offenen und geschlossenen akuten Tibiaschaftfrakturen. Insbes. bei drohendem oder manifestem Kompartment-Sy. verbietet sich die Markraumbohrung, sodass die unaufgebohrte Nagelvariante hier ihre Hauptindikation hat.

Fixateur externe

Äußerer Spanner v. a. zur Stabilisierung von Extremitätenfrakturen mit kritischen Weichteilverhältnissen, kindl. Frakturen sowie bei instabilen Beckenbrüchen (▶ Abb. 18.2). Dazu werden Schanz-Schrauben perkutan im nicht frakturierten Knochen eingeschraubt, um diese dann über ein System aus Rohren (Stahl, Aluminium, Carbon) sowie schwenkbaren Klemmbacken miteinander zu verbinden. Durch eine mehrdimensionale Anordnung und gegenseitige Verspannung wird die Stabilität erhöht. Alternativ können auch gespannte Drähte, die sich schräg kreuzen, in Verbindung mit einem Ring-Stangen-System (sog. Ilizarov-Prinzip) verwendet werden.

Fixateur interne

Internes Schraub-Stangen-System zur Stabilisierung von Wirbelkörpern. Instabilitäten, bedingt durch Wirbelfrakturen, Tumoren, Infekte oder Band(scheiben) verletzungen werden so stabilisiert (▶ Abb. 18.2). Eingedrehte Pedikelschrauben mit angemessenem Durchmesser und angemessener Länge verklemmen sich auf beiden Seiten der Wirbelsäule in den Pedikeln (Verbindung dorsal zwischen dem Bogen und dem Wirbelkörper). Über Längsstangen und tulpenförmigen Klemmbacken können ein- bis multisegmentale Stabilisationen sowie Korrekturen erreicht werden. Querverstrebungen sind möglich. Durch die Winkelstabilität ist auch hier die sofortige postop. Mobilisation möglich.

Verbundosteosynthese

Hierbei handelt es sich um eine Sonderform der OS, die zwei unterschiedliche Fixationsverfahren oder Materialien miteinander kombiniert, z. B. Plattenosteosynthese mit Knochenzement (zur Defektfüllung oder additiven Fixation) oder Marknagel in Röhrenknochen einzementiert u. a. Durch den Verbund sollen Sondersituation wie z. B. Tumorosteolysen (**pathologische Fraktur**) oder bes. instabile und weiche Knochenareale für eine frühzeitige Belastung stabilisiert werden.

18.1.6 Komplikationen der Frakturbehandlung

Weichteilinfektionen ▶ Kap. 5.4, Osteomyelitis.

Schäden durch zu enge Verbände

Frische Frakturen nie zirkulär eingipsen (Schwellneigung), sondern Gipsschiene oder besser gespaltenen Rundgips anlegen. Verbandskontrolle nach spätestens 24 h. Pat. auf die klin. Zeichen hinweisen. Klagt ein Pat. über Schmerzen bzw. Druck im Gips, müssen dieser geöffnet und der Hautmantel kontrolliert werden. Weitere KO: Kompartment-Sy., Durchblutungsstörungen, Drucknekrosen, Nervenschäden. Die korrekte Polsterung und die Gipskontrolle sind ärztliche Aufgaben.

> Der klagende Pat. im Gips hat immer recht! Selbst bei fehlenden klin. Zeichen sollte eine Eröffnung des Verbands bis auf die letzte Faser erfolgen!

Gelenksteife (Arthrofibrose), Muskelatrophie

Ätiologie Vor allem bei kons. Frakturbehandlung mit mehrwöchiger Ruhigstellung verkleben Gewebegleitschichten und verkürzen sich Kapselbänder.

Klinik Schmerzhafte Bewegungseinschränkung meist distal der Fraktur, Schwellneigung der umgebenden Weichteile. Muskelatrophie: Umfangsmessungen im Vergleich mit der gesunden Seite. **Cave:** Chronisch Regionales Schmerzsyndrom (CRPS).

Therapie Schmerztherapie nach WHO-Schema. Krankengymnastik, manuelle Ther., Faszien-, Ergo-, Physikaltherapie. Motorschiene für zu Hause. Bleiben Fortschritte aus und steigt das Schmerzniveau, muss die Diagnose eines „chronisch regionalen Schmerzsyndroms" überprüft werden. Andernfalls Ursachen für die Gelenksteife suchen: heterotope Ossifikationen, Gelenk- oder Fragmentfehlstellungen, Bandverkürzungen zur Kompensation von Instabilitäten (z. B. am Ellenbogen).

Achsenfehlstellung

Ätiologie Ungenügende Reposition oder sekundäre Verschiebungen.

Klinik Verkürzung, sichtbare Achsenabweichung, sichtbare Rotationsabweichung, (Fußstellung z. B.). Rö: erkennbare Winkel-, Längendifferenz.

Therapie Osteotomie und Revision der OS mit Korrektur der Achsenfehlstellung, wenn diese funktionell nicht kompensierbar ist.

Refrakturen

Ätiologie Zu kurze Gipsbehandlungen und zu frühe Metallentfernungen erhöhen das Risiko, dass schon geringe Belastungen den Knochen erneut frakturieren. Ein

Implantatbruch ist i. d. R. ein Hinweis auf eine ungenügende Frakturheilung oder auf eine Compliancestörung mit zu früher Vollbelastung der noch nicht geheilten Verletzung.

Klinik Wie bei frischen Frakturen (▶ Kap. 18.1.2).

Therapie Erneute OS, Revision der vorhandenen OS, evtl. mit Spongiosaanlagerung.

Pseudarthrosen, gestörte Knochenheilung

▶ Abb. 18.4.

Knochenheilung erfolgt abhängig von den lokalen Verhältnissen im und am Frakturspalt. Geht diese bei hoher Stabilität von der Osteombildung aus, spricht man von einer **primären Knochenheilung.** In den meisten Fällen gelingt die Frakturheilung über einen Zwischenschritt, der Kallusbildung (**sekundäre Knochenbildung**). Dazu ist eine Vielzahl an enzymatischen und mediatorgebundenen Prozessen beteiligt, vergleichbar mit der Gerinnungskaskade. Störungen können auf unterschiedlichen Ebenen passieren. Für die Praxis sowie für die Prävention relevant sind in diesem Zusammenhang Vit.-D-Mangel, eine länger anhaltende Sepsis, lokale bakt. Entzündungen und Nikotinabusus u. a.

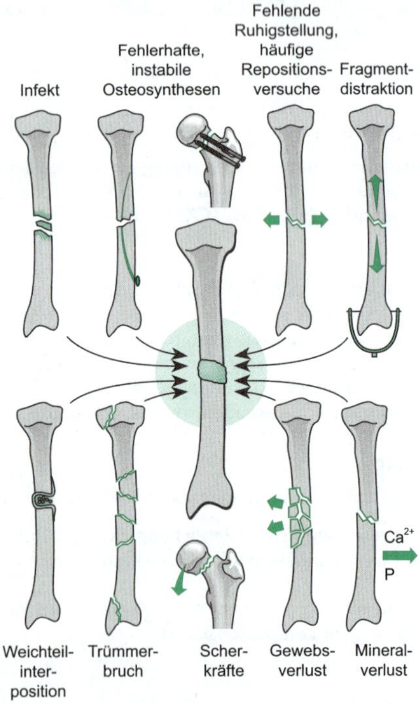

Abb. 18.4 Pseudarthrosen [L106]

Ätiologie Fehlender Fortschritt der knöchernen Heilung nach 3 Mon. = **verzögerte Heilung** bzw. nach 6 Mon. = **Pseudarthrose.**
Die Ursachen lassen sich i. d. R. auf 3 Bereiche eingrenzen:
1. Infektion. Die neg. Mikrobiologie schließt eine „low-grade-Infektion" nicht aus!
2. Störung der lokalen Durchblutung (z. B. nach offener Fraktur).
3. Mechanisch (durch Instabilität, Diastase zwischen den Fragmenten u. a.).

Daher unterscheidet man grob zwei Formen der Pseudarthrose:
- **Vitale Pseudarthrose:** biologisch reaktionsfähig. Radiologisch sieht man hypertrophe Kallusbildungen als Hinweis auf eine gute Vaskularisation.
- **Avitale Pseudarthrose:** biologisch reaktionslos. Radiologisch fehlt die Kallusbildung mehr oder weniger (atroph). Nekrotische Fragmente in Verbindung mit ossären Defekten weisen auf die schlechte Vaskularisation hin.

Klinik Belastungs-, Bewegungs- und Druckschmerzen. Sehr selten liegt klinisch eine abnorme Beweglichkeit vor.

Diagnostik Rö – unter Hinzuziehung der Verlaufsbilder hilfreich. Szinti. Großzügige Ind. zu CT oder PET-CT. Wenn kein Metall mehr vorhanden ist, MRT. Punktion oder PE für Mikrobiologie und Leukozytenzählung im Punktat. Sono auf Flüssigkeitsfilm über dem Plattenlager. Laboruntersuchung i. S. auf Entzündungsparameter (Leukozyten, BSG, CRP, Procalcitonin [PCT]). Angiografie bei V. a. pAVK (Nikotinanamnese, Gefäßkalk im Rö z. B.).

Therapie
Vor jeder Pseudarthrosentherapie sollte die Ursache sorgfältig abgeklärt werden. Grundsätzlich kann man empfehlen:
- Vitale, hypertrophe Pseudarthrose: Stabilität und Kompression erhöhen (selten additiver Gips. Zumeist Revision des Osteosyntheseimplantats, Verfahrenswechsel).
- Avitale, hypotrophe Pseudarthrose:
  - Infekt: Infektsanierung steht im Vordergrund. Débridement oder Resektion und Materialwechsel im Rahmen der Infektbehandlung. Masquelet-Technik, lokale hochdosierte Antibiotikaapplikation. „Bioaktives Glas". Ungenügende Vaskularisation: Interventionelle angiologische Maßnahmen erforderlich? Débridement oder Resektion avitaler Knochenanteile/Segmente. Transplantation autologer Spongiosa (vom Becken, RIA-Verfahren aus großen Röhrenknochen). Knochensegmenttransport. Lokale biologische Stimulation der Knochenheilung (z. B. durch BMP).

Dystrophien

Sudeck-Dystrophie (Algodystrophie)/CRPS (Chronisches Regionales Schmerzsyndrom): Eigenständig ablaufende Erkrankung. Die ursprüngliche Verletzung ist oftmals schon länger abgeheilt. Traumen jeglicher Art können das CRPS initiieren: Prellungen, Kontusionen, Verbrennungen, Frakturen – meist gelenknahe Verletzungen, bevorzugt an Händen und Füßen. Das objektive Trauma korreliert nicht mit dem Risiko für eines CRPS. Kennzeichen der drohenden bzw. manifesten CRPS-Entwicklung sind vergleichsweise sehr intensive Schmerzen und die Intoleranz für jegliche umschließenden Verbände. Daher regelmäßig Schmerzniveau nach VAS abfragen.
Eine angemessene Analgesie (Anlage eines Plexuskatheters zur Schmerzbehandlung) ist essenztiell (▶ Tab. 18.5). **Cave:** Das CRPS wird häufig übersehen und unterschätzt!

Tab. 18.5 CRPS – Stadien, Klinik und Therapie

Stadium	Klinik	Therapie
I **2–8 Wo. nach Trauma**	**Akutphase:** Ruhe- u. Bewegungsschmerz, teigiges Ödem, Hyperhidrosis, Haut überwärmt u. gerötet	Ruhigstellung, Hochlagerung, Schmerzther. n. WHO-Schema, ggf. Plexuskatheter
II **1–3 Mon. nach Trauma**	**Dystrophe Phase:** Bewegungsschmerz, Ödemrückgang, Haut blass, glänzend, Muskelatrophie **Rö:** fleckige Knochenatrophie	Aktive Bewegungen bis zur Schmerzgrenze, Ergother., Schmerzther. n. WHO-Schema. Ggf. Plexuskatheter, wenn bis dahin noch nicht erfolgt. Spiegelther.
III **3–6 Mon. nach Trauma**	**Atrophe Phase:** Haut blass, glänzend, Muskelatrophie, Kontrakturen **Rö:** diffuse Osteoporose	Aktive Übungsther., Quengelschienen, Dehnungsbehandlung, warme Bäder, Ergother.

Kompartment-Syndrom

Definition Volumenzunahme in einem nicht ausdehnungsfähigen Kompartment, zunächst mit Ausfall der Mikrovaskularisation. Je nach Dauer der kapillaren Durchblutungsstörung kommt es im Verlauf mehr und mehr zu Zellnekrosen, die irreparabel sind. Dieses Sy. kann bei allen von Faszien umgebenen Muskeln oder Muskelgruppen auftreten, aber auch Abdominalraum, Thorax und Schädel betreffen.

Wenn man daran denkt, ist die Diagnose schon (fast) gestellt!

Besonderes Risiko beim polytraumatisierten Patienten

- Komb. von SHT, Alkohol-/Drogenintoxikation, Intubation und Muskelrelaxans verschleiert die Symptomatik!
- Im Schock mit erniedrigten diastolischen RR-Werten entwickelt sich das Kompartment-Sy. schon bei wesentlich geringeren Grenzgewebedrücken!

Symptome

- **Früh:**
  - Druckschmerzhafte, verhärtete Schwellung der Muskelloge.
  - Zunehmender und unstillbarer Schmerz.
  - Dehnungsschmerz, später Ausfall der betreffenden Muskulatur.
- **Spät:**
  - Periphere Durchblutung bleibt lange intakt.
  - Sensibler Nervenausfall (z. B. N. peroneus) erst nach Tagen.
  - Paresen eher Folge der Muskelischämie bzw. -nekrosen.
  - Später ischämie- und druckbedingte Nervenläsionen.

Kompartment-Syndrom an Unterarm und Hand

18

Ätiologie Suprakondyläre Oberarmfraktur mit Gefäßschaden und längerer Ischämie. Quetschverletzungen, Gefäßverletzungen, Verbrennungen, Hochdruckinjektionsverletzungen, Lagerungsschäden, Crush-Sy. (z. B. Koagulopathie, Drogenabusus), dislozierte mehrfragmentäre Unterarmfrakturen.

Therapie

- **Unterarm:** Entlastung durch Kompartmentspaltung (jede betroffene Muskelloge: volares Kompartment, Handkompartment mit Finger-, Daumen- und Handgelenkbeugern, streckseitiges Kompartment mit Finger-, Daumen- und Handgelenkstreckern, Kompartment des M. brachioradialis und die beiden prox. radialen Handgelenkstreckerlogen).
- **Mittelhand:** Hier liegen 10 untereinander nicht verbundene Muskellogen vor, die im Bedarfsfall alle gespalten werden müssen. Wichtigstes Kompartment: M. adductor pollicis. Auf der palmaren Seite liegt der Karpaltunnel.

Komplikationen

- **Volkmann-Kontraktur:** Vollbild eines Kompartment-Sy. am Unterarm (selten, aber auch durch zu enge Verbände oder Gips möglich!)
- Ischämische **Kontraktur der Handbinnenmuskulatur:** durch verletzungsbedingte Ruhigstellung in zu engem Gips

Kompartment-Syndrom am Unterschenkel

Ätiologie **Vaskulär** durch Ischämie oder Reperfusion z. B. nach art. Embolie, akuter tiefer Venenthrombose oder **traumatisch** durch Weichteilquetschung bzw. Frakturen mit Einblutung in die Muskellogen. **Postop.** nach langer Hochlagerung der Unterschenkel im Zusammenhang von Fraktur-OP sowie Steinschnittlagerung. Am häufigsten betroffen ist die Tibialis-anterior-Loge.

Stadieneinteilung des Kompartment-Syndroms am Unterschenkel

- **Stadium I:** mögliche, relativ scharf begrenzte, livide Verfärbung entlang der Tibiakante mit Parästhesien bei peripher erhaltenen Pulsen (Dopplersono-Kontrollen).
- **Stadium II:** Ausfälle der Fußheber bei fehlenden peripheren Pulsen, Hyp- bis Anästhesie. Beginnende Nekrosen der ischämisch geschwollenen Muskulatur.
- **Stadium III:** fortgeschrittene Nekrosen der Muskulatur, vollständiger Verlust von Sensibilität und Motorik, beginnende bis manifeste Hautnekrosen.

Diagnostik Im Verdachtsfall ist entweder die umgehende op. Faszienspaltung oder zuvor die apparative Druckmessung aller betroffenen Kompartmentlogen mit einem speziellen Messgerät, alternativ mit einem System der art. invasiven Blutdruckmessung erforderlich. Bei Drücken > 40 mmHg → Fasziotomie. Verlaufskontrollen der Druckmessung, wenn die Werte im Grenzbereich liegen. Die Druckmessung kann ein Kompartment-Sy. jedoch **nie** ausschließen (falsch neg. Befund, Eichfehler u. a.)!

Therapie ▶ Abb. 18.5.

- **Bilaterale Fasziotomie** mit Spaltung folgender Logen:
  - Tibialis ant.
  - Peroneus, Gastrocnemius lat.
  - Gastrocnemius medialis.
  - Tibialis post.
- **Unilaterale parafibulare Fasziotomie:** Längsspaltung der Tibialis-anr.- und Peroneusloge oder **med. Fasziotomie:** Gastrocnemius- und Tibialis-post.-Loge.

! Die dorsale Fasziotomie in der Wadenmitte führt nicht zur Entlastung der Peroneus- und Tibialis-ant.-Loge.

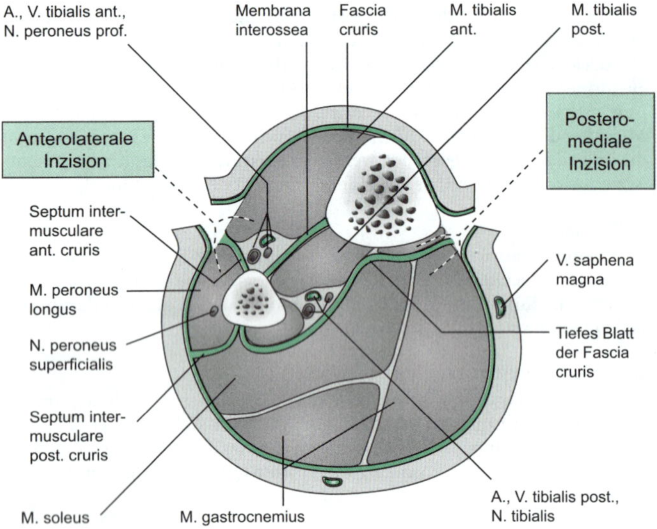

Abb. 18.5 Faszienspaltung bei Kompartment-Sy. am Unterschenkel [L190]

18.1.7 Nachbehandlung

Verlaufsbeobachtung der Frakturheilung

Faustregel
Rö am Unfalltag, nach Reposition und nach Osteosynthese (OS). Bei kons. Behandlung wird die Stellung häufiger radiologisch kontrolliert (z. B. Radiusfraktur: am 3., 7., 14. d und nach 4 bzw. 6 Wo.). Nach einer OS empfiehlt sich die Rö- (oder auch CT-)Dokumentation unmittelbar im Anschluss und etwa nach 4 Wo. (Einfluss der Nachbehandlung – aber vor Abschluss der endgültigen Knochenheilung).

Frakturen, die nicht dislozieren können, z. B. kindl. Wulstbrüche (Einstauchung der Spongiosa und der dünnen Kortikalis im Metaphysenbereich), bedürfen i. d. R. keiner Rö-Kontrolle.

Verlauf der Bruchheilung im Rö-Bild:

- **Stabile Osteosynthese:** keine Knochenresorptionen im Frakturspalt, keine bis geringe reaktive Kallusbildung (primäre bzw. sekundäre Knochenheilung). Der Frakturspalt wird allmählich unscharf und verschwindet je nach Knochensegment in 4–12 Wochen. Bei bes. belasteten Knochen wie z. B. dem Schenkelhals oder dem Os naviculare bzw. Kahnbein und Talus ist die Ind. zur CT-Kontrolle großzügig zu stellen.
- **Überbrückungs-Osteosynthese:** Kallus (sekundäre Knochenheilung) durch Mikrobewegungen an den Fragmentenden, der die Fraktur fixiert („Fixationskallus").

- **Kons. Bruchbehandlung:** zunächst wolkiger Kallus, der sich im weiteren Verlauf immer mehr verdichtet (i. d. R. immer sekundäre Knochenheilung). An den Metatarsalia ist die Kallusbildung immer gering, der Frakturspalt länger sichtbar. Ist der Pat. nach einer angemessenen Zeit schmerzfrei, kann dennoch von einer knöchernen Heilung ausgegangen werden.

Beginn der Lastaufnahme

Nach Ablauf der Konsolidierungszeit sollte eine Fraktur belastungsstabil sein. Durch die OS wird eine Übungs- bzw. Teilbelastungsstabilität direkt postop. erreicht. Treten **unter Teilbelastung Schmerzen** auf, muss die Last reduziert werden.

- **Kons. Frakturbehandlung:** Übungsstabilität nach Etablierung eines fragmentübergreifenden knöchernen Kallus.
- **Operativ behandelte Brüche** sind i. d. R. übungsstabil und oftmals teil-, evtl. auch voll belastungsstabil.

Metallentfernung

Es gibt kaum absolute Ind. für eine spätere Metallentfernung. Selbst das Dogma zur Entfernung einer Stellschraube am Sprunggelenk nach 6 Wo. ist mittlerweile entfallen. OS, die die Gelenkbeweglichkeiten relevant und langfristig behindern, sind weiterhin so früh wie möglich zu entfernen. Dazu gehören die Hakenplatte im Bereich der lat. Klavikula, Transfixationsdrähte zwischen Unterarmknochen und im Bereich der Finger- bzw. Mittelhandgelenke. Je nach Implantat auch überbrückende OS im Fußbereich. Weiterhin sollte bedacht werden, dass große Plattenimplantate aufgrund ihrer unphysiologischen Kraftübertragung langfristig zu einer Osteopenie unter dem Plattenlager führen, was wiederrum ein höheres Re-Frakturrisiko unmittelbar nach der Plattenentfernung für einige Monate nach sich zieht. Für Marknagelosteosynthesen an den Röhrenknochen liegt dieser Effekt nicht vor. Außer die Metallentfernung von prox. Femurnägeln nach pertrochantären Femurfrakturen. Für diese Region wurden ebenfalls erhöhte Re-Frakturraten unmittelbar nach der Materialentfernung beobachtet. Alle anderen Ind. zur Materialentfernung sind relativ. Die Entfernung des Metalls bei jungen Pat. (zu erwartende Lebenszeit und Frakturrisiken im Alter) sowie bei störenden Implantaten (z. B. Klavikula, Patella, Olecranon) werden von Pat. sehr häufig angefordert. Doppelplatten bzw. Implantate an verschiedenen Extremitäten sind in 2 Etappen im Abstand von 4–6 Mon. zu entfernen. Liegen Implantate in unmittelbarer Nähe zu großen Gefäßen oder Nerven (z. B. dorsale Humerusplatte), muss der Pat. über die relative Ind. und das erhöhte Risiko des Nerven- bzw. Gefäßschadens in Folge der Narbenpräparation aufgeklärt werden.

18.1.8 Arthrodesen

Die op. Versteifung von Gelenken ist dann erforderlich, wenn eine Endoprothese keine längerfristige Lösung anbietet und erhebliche Funktionsschmerzen, die kons. nicht weiter zu beherrschen sind, vorliegen. Die häufigsten Ind. sind Versteifungen im Rückfußbereich, von Fußwurzel, Großzehengelenk und im Handbereich. Schulter-, Ellenbogen, Hüft- und Kniearthrodesen sind heute seltenen Sonderindikationen zugeordnet, haben aber z. B. im Rahmen der Versorgung von komplexen Kriegsverletzungen wieder eine Renaissance.

18.1.9 Luxationen

Definition Unvollständiger (Subluxation) oder vollständiger (Luxation) Kontaktverlust gelenkbildender Flächen. Das körperfernere Knochenende wird als das luxierte bezeichnet.

Luxationszeichen
- **„Unsichere":** Schmerz, Funktionsverlust, Schwellung, Bluterguss
- **„Sichere":** Deformität, federnde Fixation, leere Gelenkpfanne, abnorme Lage des Gelenkkopfs

Luxationsformen
- **Erstluxation** bzw. **traumatische Luxation**
- **Atraumatische** bzw. **chron.** (z. B. rheumatische) Luxation
- **Reluxation** oder **rezid.** Luxation
- **Habituelle** Luxation, d. h. Luxation ohne adäquates Trauma, z. B. bei konstitutioneller Fehlanlage des betroffenen Gelenks, am häufigsten bei konstitutioneller Kapsel-Band-Laxizität (weitere Gelenke sind häufig „überbeweglich")
- **Luxationsfrakturen.** Kombinationsverletzungen

! Trotz weitgehend intakter Gelenkfunktion kann eine Luxation vorliegen! Im Zweifel Diagnose durch geeignete Untersuchung „erzwingen" (z. B. durch CT).

Diagnostik Rö-Bild in 2 Ebenen, auch zum Ausschluss einer knöchernen Begleitverletzung. Großzügige Ind. zum CT oder MRT. Bei fraglicher Bandinstabilität gehaltene Aufnahmen.

Therapie Sofortige Reposition, evtl. in Narkose. Auf Begleitverletzungen achten (DMS-Kontrolle, Dokumentation). Nach Reposition Rö. Offene oder nicht reponible Luxation→ OP. Jede Gelenkluxation hat ihre Besonderheiten.
- **Schulterluxation:** fast 100 % Rezidivrisiko, wenn Alter < 20 Jahre. Bei traumat. Luxation TUBS-Konzept. Habituelle Luxationen sollten bevorzugt konservativ behandelt werden (AMBRI-Konzept).
- **Ellenbogenluxation:** i. d. R. traumatisch. Selten gelingt die Reposition ohne Narkose und Vollrelaxation. Bandinstabilitäten heilen kons., wenn sie unilateral ohne weitere Frakturen vorliegen.
- **Handwurzelluxationen:** i. d. R. nicht ohne OP zu reponieren. Aufgrund der komplexen Bandzerreißungen hohes Risiko für spätere Instabilität, Arthrose und konsekutiver (Teil-)Arthrodese.
- **Fingerluxation:** Blickdiagnose. Kann man schon bei der Begrüßung in der Ambulanz reponieren. Ansonsten Rö und Oberst-Fingerblock für die Reposition.
- **Hüftluxation:** i. d. R. traumatisch, nach Sturz oder Verkehrsunfall. Oft auch durch Instabilität einer Hüftendoprothese. Vor der Narkose N.-ischiadicus-/Peroneusuntersuchung. Bei Erstluxation oft Relaxation erforderlich.
- **Knieluxation:** i. d. R. traumatisch. Oft in Verbindung mit höhergradiger Kapsel-Band-Instabilität. **Cave:** Intimaschaden der A. poplitea, daher Überwachung mit Pulsoxymetrie und CT-Angiografie nach Reposition empfohlen. N.-peroneus-Schaden nur sehr selten spontan heilend. Ind. zur Dekompression des Nervs daher großzügig stellen.

- **OSG-Luxation:** selten, traumatisch. Lässt sich oft in Analgosedierung reponieren. Bei höhergradigem Weichteilschaden Fixateur externe, sonst Gips. Puls- und Nervenkontrolle nach Reposition.
- **USG-Luxation:** sehr selten. Oft nicht geschlossen zu reponieren. Dann temporäre Arthrodese mit K-Drähten.
- **Fußwurzelluxation nach Chopart- oder Lisfranc:** i. d. R. nach Sturz, op. zu reponieren. **Cave** Kompartment-Sy. Temporäre K-Draht- oder Schraubenarthrodese.
- **Zehenluxation:** schnelle Reposition erforderlich. Oft genügt für die II.-V. Zehen ein Pflasterzügelverband. Für die Großzehe kons. Behandlung, wenn das Gelenk nach der Reposition stabil ist, sonst z. B. temporäre Drahtosteosynthese.

18.2 Weichteilverletzungen

Lino Toomes

18.2.1 Muskelverletzungen

Muskelprellung

Ätiologie Direktes Anpralltrauma (Fußtritt, Stoßstangenverletzung) mit konsekutiver Hämatombildung, Muskelverhärtung. Zelluntergang, narbige Abheilung.

Komplikationen Myositis ossificans. Bei starker Muskelverhärtung und Hämatombildung Gefahr eines Kompartment-Sy. mit Rabdomyolyse (▶ Kap. 18.1.6). Kreatininkinase (CK) schädigt in sehr hoher Serumkonzentration die Nierentubuli (sog. Crush-Niere).

Diagnostik Sofortiger starker Schmerz, Lähmungsgefühl, schmerzbedingte Bewegungseinschränkung, Hämatombildung (evtl. mit Fluktuation). **Rö:** betroffene Extremität in 2 Ebenen zum Ausschluss einer knöchernen Verletzung. **Sono:** Schwellung, Hämatom, zur Verlaufsbeobachtung. Labor auf CK.

Therapie
- **Konservativ:** wie bei Muskelzerrung (s. u.)
- **Operativ:** bei großem Hämatom und ausgeprägtem Zelluntergang Ausräumung und Drainage

Muskelzerrung, Muskelfaserriss, Muskelriss

Klinik Muskelverkrampfung bzw. -verhärtung, ziehender bis stechender Schmerz, akute Störung der Funktion. Der Verletzte muss schnelle Bewegungsabläufe abbrechen.

Diagnostik
- Lokaler Druck-, Dehn- und Anspannungsschmerz, Schonhaltung **(Zerrung).** Zusätzlich Hämatomverfärbung im akuten Stadium **(Faserriss).** Tastbare Delle, schmerzhafte Funktionseinschränkung (**Teilruptur** der Muskulatur). Kompletter Funktionsverlust **(kompletter Muskelriss).**
- **Sono** (5-MHz-Scanner): Lokalisation und Ausdehnung eines Risses bzw. Hämatoms, ggf. MRT.

Konservative Therapie: PECH-Schema nach Böhmer (Pause, Eis, Compression, Hochlagerung).

Muskelzerrung und -faserriss:

- Sofortmaßnahmen nach dem PECH-Schema (nach Böhmer).
- **1.–3. d: Eistherapie** (mehrmals täglich), **Elektrotherapie** (Galvanisation, Iontophorese); **funktionelle Verbände** (Tape, elastische Binde); **abschwellende Salbenverbände** (z. B. Exhirud®-Salbe, Lasonil®-Salbe), **orale Antiphlogistika** (z. B. Voltaren® 1–2 × 100 mg, Wobenzym® 3 × 2 Drg. über 2–3 Wo.).
- **Ab 4. d:** Interferenzstrom, Ultraschall. Sofortige Belastung, sofern diese schmerzfrei möglich ist, z. B. in Form von Muskeltonisierung, Isometrie.

! Keine Dehnung oder Massage der verletzten Muskulatur innerhalb der ersten 2–3 Wo. (Myositis ossificans!). Passive Dehnung bei Zerrung ab der 3. Wo., bei Muskelfaserriss ab 6. Wo., beim Muskelriss ab der 8.–12. Wo. (aktive Dehnung durch antagonistische Muskulatur vorzeitig schmerzfrei möglich!).

Operative Therapie

- **Ind.:** Muskelrisse von mehr als ⅓ des Querschnitts, erhebliche Diskontinuität, ausgedehntes Hämatom.
- **OP-Technik:** Ausräumung des Hämatoms, Adaptation der rupturierten Enden mit durchgreifenden resorbierbaren Nähten (Material ▶ Kap. 2.8.1).
- **Nachbehandlung:** Ruhigstellung für ca. 4 Wo., Teil- bis Körpergewichtsbelastung bis zur 12. Wo., muskeltonisierende KG unmittelbar postop. Bei Schmerzfreiheit Belastungssteigerung. Sportliche Belastung der betroffenen Gliedmaße bei Zerrung nach 4–6 Wo., bei Faserriss nach 6–8 Wo., bei Muskelriss nach 12 Wo.
- **KO:** Zystenbildung, narbige Ausheilung mit Funktionsverlust, Myositis ossificans (metaplastische Weichteilverkalkung), Re-Ruptur.

18.2.2 Sehnenverletzungen und -erkrankungen

Verletzungen

Bizepssehnen-, Achillessehnen-, Quadrizepssehnen-, Patellasehnenruptur. Im Prinzip kann jede lange und kurze Sehne reißen.

- **Offene Sehnenverletzungen** (Stich, Schnitt) meist an der Hand bzw. den Extremitäten. **Ther.:** Bei sauberen Wundverhältnissen primäre Sehnennaht (▶ Kap. 2.8.2), sonst Sekundärnaht.
- **Geschlossene Sehnenverletzungen** meist in Form von subkutanen Rupturen. Ursächlich ist meist der degenerative Vorschaden, nicht das Trauma. Eine gesunde Sehne kann durch Muskelkontraktion nicht zerreißen, es kommt zu Abrissfrakturen. Zu typischen Lokalisation für eine akute Verletzung ▶ Tab. 18.6.

Diagnostik Klin. Untersuchung, Funktionstests, Sono, ggf. MRT.

Therapie ▶ Tab. 18.6

Tab. 18.6 Akute geschlossene Sehnenrupturen – Lokalisationen und Therapie	
Lokalisation	**Therapie**
Rotatorenmanschette	I. d. R. op. Naht (Arthroskopie, mini-open). Bei nicht rekonstruierbaren Defekten oder Pat.-Alter > 70 J. z. B. Inverse Prothese. Débridement oder endoprothetische Versorgung in Erwägung ziehen
Proximale lange Bizepssehne	Kons. oder Tenodese
Distale Bizepssehne	I. d. R. transossäre Refixation/Fadenanker
Rectus-Sehne	OP bei Sportaktiven, sonst kons.
Proximale Hamstringsehnen	OP bei Sportaktiven, sonst kons.
Quadrizepssehne	I. d. R. frühzeitig op.!
Patellasehne	I. d. R. frühzeitig op.!
Achillessehne proximales Drittel	Kons., venn Partialruptur
Mittlere Achillessehne	Op. bei Sportaktiven. Im Alter oder bei hohen Risikofaktoren kons. möglich
Distale Achillessehne	Op. durch Fixation oder Sehnentransfer
Tibialis-ant.-Sehne	Zumeist op. (Fallfuß)

Paratendinosen und Insertionstendopathien

Ätiologie Bei mechanischer Über- und Dauerbelastung chron. Schädigung des para- und peritendinösen Gewebes (z. B. Achillodynie des Langstreckenläufers, Epicondylitis humeri radialis des Tennisspielers). Tendinitis calcarea.

Therapie Kurzzeitige Ruhigstellung (Schiene), Kühlung, Antiphlogistika (lokal oder systemisch). Stoßwellentherapie. Autologe Plasma-Injektion (ACP), perkutane Denervation (HF-Verfahren) bzw. Kryodenervation. Bei Ther.-Resistenz op. Débridement in Verbindung mit lokaler Denervation (z. B. nach Wilhelm u. Hohmann am Epicondylus lat.). Im Bereich des Achillessehnenansatzes und der Tibialis-post.-Sehne kommen auch Sehnentransfer-OP zum Einsatz.

Ganglien

Definition und Lokalisation Sog. „Überbeine", zystische Ausstülpungen der Gelenkinnenhaut oder Sehnenscheiden. Typische Lokalisation: Streckseite des Handgelenks, Kniekehle, Fußrücken.

Therapie Exstirpation, Rezidivquote: 25–30 %.

18.2.3 Nervenverletzungen

Einteilung der Nervenverletzungen

- **Neurapraxie:** Leitungsunterbrechung ohne anatomische Veränderung (Kontusion). Erholt sich innerhalb von 6–12 Wo. vollständig.
- **Axonotmesis:** Unterbrechung der Axone (Quetschung, Überdehnung) bei intaktem Stützgewebe. Periphere Degeneration. Regeneration von der Verletzung aus nach distal. Höchstmögliche Geschwindigkeit 1 mm/d.
- **Neurotmesis:** Nervendurchtrennung scharf, stumpf oder durch Distraktion. Nach Nervennaht ist die periphere Regeneration oft unvollständig.

Offene Nervenverletzungen

Ätiologie Durchtrennung durch Schnitt, Stich, Schuss.

Klinik Frei liegende Nervenstümpfe an typischer Stelle, motorisches und sensibles Defizit im Innervationsgebiet. Bei frischen Verletzungen Beurteilung der peripheren Innervation oft unsicher. Periphere Sensibilität kann nach Durchtrennung eines Nervs anfänglich scheinbar erhalten sein.

Therapie

- Primäre Nervennaht nur indiziert bei günstigen Bedingungen, versiertem Operateur, sauberen Wundverhältnissen sowie bedeutsamem neurologischem Defizit. Im Zweifelsfall Nervenenden mit atraumatischem Faden markieren, Wundverschluss und Weiterleitung in ein mikrochirurgisches Zentrum.
  - Bei ungünstigen Verhältnissen Frühsekundärnaht der Nerven innerhalb der ersten 3 Wo.
  - Durchtrennte Finger- und Kollateralnerven (primär), partiell durchtrennte Nervenstämme (primär), Nervendefekte werden i. d. R. durch sekundäre Nerventransplantationen oder alloplastische Tubes überbrückt.
- OP-Technik (▶ Kap. 2.8.2): mikrochirurgische epineurale Naht bei Nervenästen, epiperineurale oder faszikuläre Naht bei Nervenstämmen, autologe Nerventransplantation bei Nervendefekten, Dekompression bei Quetschung, Einklemmung.
- Neurotisation nur bei spannungsfreier Anastomose und vitaler Umgebung. Naht durchtrennter Kollateralarterien empfohlen.

Prognose Sensibilität erholt sich besser als Motorik. Periphere Verletzungen heilen besser als zentrale. N. medianus heilt besser als N. ulnaris und N. ulnaris besser als N. radialis. Unter mikrochirurgischer Technik und frühzeitiger Naht (primär und in den ersten Wochen) ist die Prognose besser als nach sekundärer Versorgung.

Geschlossene Nervenverletzungen

Ätiologie Quetschung, Überdehnung, Einklemmung, Ausriss, typ. Lagerungsschaden im OP!

Klinik Meist Neurapraxie, d. h. Funktionsstörung des Nervs ohne Kontinuitätsunterbrechung. Die Beurteilung einer Nervenverletzung und deren Regeneration erfolgt zuerst klinisch. EMG frühestens nach 3 Wo. aussagekräftig.

Therapie

- **Kons.:** KG, Elektrostimulation (Faradisation). Verlaufskontrollen klin., mit EMG und NLG.
- **OP:** bei chron. oder akuter Kompression (Entlastung).

Grundsätzlich sollte im Rahmen der Notfallvorstellung geklärt werden, welche Form der Nervenschädigung vorliegt. Die Neuropraxie des N. ischiadicus und an den oberen Extremitäten hat eine günstige Prognose, die des N. peroneus oft nicht. Im Zweifelsfall ist eine frühe offene Exploration und Dekompression zu empfehlen.

18.2.4 Schleimbeutelerkrankungen

> Schleimbeutel liegen über Knochenvorsprüngen und dienen dem Schutz von Weichteilgewebe (Sehnen, Muskeln, Haut).

Akute posttraumatische Bursitis

Ätiologie Wandläsionen mit Einblutung nach stumpfer Gewalteinwirkung. Meist Bursa olecrani oder Bursa praepatellaris.

Klinik Druckschmerz, Schwellung, Fluktuation.

Therapie
- Bei Einblutung (Fluktuation) Punktion und Kompressionsverband.
- Bei offener Verletzung immer Bursektomie (Infektions- und Fistelgefahr).

Chronische Bursitis

Ätiologie Chron. Reize (Berufsdisposition, Exostosen) auf die Bursawand.

Klinik Indolente oder schmerzhafte, prall-elastische Schwellung. Befund: Wandverdickung und gallertartiger Inhalt.

Therapie Prophylaxe (Knie-, Ellenbogenschoner), Punktion und Kompressionsverband, bei Rezidiv Bursektomie.

18.2.5 Traumatische Amputation

! Ind. zur Replantation dem replantierenden Chirurgen überlassen. Aus Sicht des Notarztes hat prinzipiell jede Amputationsverletzung eine Chance zur Replantation.

Verletzungstypen

Komplette Abtrennung
- **Scharfe, guillotineartige Amputation.** Glatte Schnittfläche, amputierter Teil völlig unversehrt, gute Replantationschancen.
- **Abquetschamputation mit lokalem Gewebeschaden.** Lokal begrenzte Gewebezerquetschung. Nach Resektion der Quetschzone gute Replantationschancen.
- **Abquetschamputation mit ausgedehnter diffuser Gewebeschädigung.** Ausgeprägte, häufig das ganze Amputat betreffende Gewebeschädigung. Wenn überhaupt, dann nur geringe Replantationschancen bei hoher Infektwahrscheinlichkeit.
- **Avulsionsamputation.** Ausriss einer Extremität mit verschiedenen Ausrisshöhen der einzelnen Strukturen (Nerven, Sehnen, Gefäße, Knochen usw.). Schlechteste Prognose hinsichtlich Einheilung und Endergebnissen.

Inkomplette Abtrennung
Gefahr des Durchblutungsstopps oder der Minderdurchblutung.

Notfallmaßnahmen bei traumatischer Amputation

- **Amputationsversorgung:** Amputat **trocken und kühl lagern:** Eingewickelt in sterile, trockene Kompressen wird das Amputat in einen wasserundurchlässigen Kunststoffbeutel gelegt und dieser in einen weiteren Beutel, der Wasser und Eiswürfel enthält **(kein direkter Haut-Eis-Kontakt!).**
- Keine Zeit vertrödeln!
- **Volumensubstitution** mit kristalloider Vollelektrolytlösung (isotonisch).
- **Stumpfversorgung:** keine Klemmen auf Gefäßstümpfe (Schädigung verletzter Gefäßenden). Besser sterilen Kompressionsverband anlegen und Stumpf hoch lagern. Evtl. das verletzte Gefäß manuell komprimieren.

! Bei persistierender Blutung Anlage eines Tourniquets. Venöse Stauung muss sicher vermieden werden!.

- Subtotal amputierte Gliedmaßen ruhigstellen, um das Abknicken noch bestehender Weichteilbrücken zu vermeiden (z. B. pneumatische oder Vakuumschiene).

Therapiereihenfolge bei Replantation

- Äußere Reinigung.
- Desinfektion.
- Débridement.
- Skelettstabilisierung nach Verkürzungsosteotomie (Weichteilspannung!).
- Rekonstruktion und Kontinuitätswiederherstellung von der Tiefe zur Oberfläche.
- Frühmobilisation.
- Gelenkflächeninkongruenzen führen zu Frühharthrose.

18.3 Traumatologie im Kindesalter

Naim Farhat

18.3.1 Chassaignac (Radiusköpfchen-Subluxation)

Synonym: Pronatio dolorosa, Nurse Elbow, Pulled Elbow. 85 % der Kinder sind bis 3 J. alt; Auftreten i. d. R. nach dem Laufenlernen.

Klinik Typische **Anamnese:** Das Kind wurde am Handgelenk plötzlich hochgezogen, hochgerissen oder ließ sich fallen. Dabei wird das noch unfertig geformte Radiusköpfchen aus seiner Führung nach distal heraussubluxiert und in der Führung des Lig. anulare radii verklemmt, sodass der Unterarm in einer Pronationsschonhaltung gehalten wird.

Therapie Bei typischer Anamnese und Klinik kein Rö nötig!

- Mit der einen Hand den Oberarm des Kinds fassen, mit der anderen Hand den Unterarm und das Handgelenk mit einer Bewegung ziehen, beugen und

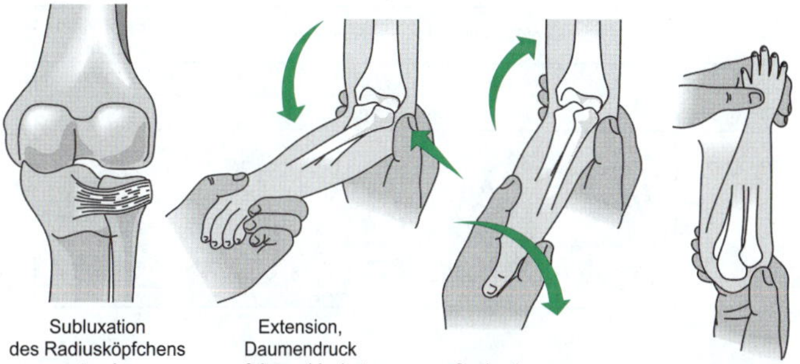

Abb. 18.6 Reposition Radiusköpfchen-Subluxation [L106]

supinieren (▶ Abb. 18.6). Dabei bemerkt man ein typisches „Klicken" und das Kind wird in den nächsten Minuten den Arm wieder schmerzfrei bewegen können (zur Probe ein Spielzeug anfassen lassen!).

- Wenn Reposition nicht möglich (z. B. nach Anamnese über 24 h): Oberarmgipsschiene in leichter Supinationsstellung/90°-Beugung für 1 Wo.
- Nach wiederholtem Auftreten (z. B. 4 × in 4–6 Wo.) Arm für ca. 3 Wo. eingipsen, damit die Gelenkkapsel und das Lig. anulare radii etwas schrumpfen können.

18.3.2 Besonderheiten kindlicher Frakturen

Wegen der unvollständig angelegten Knochenkerne bzw. der unvollständigen Ossifikation ist die radiologische Beurteilung von Frakturen beim Kind bisweilen schwierig.

Definitionen

- **Unvollständige Frakturen:**
  - **Wulst-, Stauchungsfraktur:** metaphysäres, spongiöses Ineinanderstauchen der Fragmente ohne Dislokation.
  - **Bowing-Fraktur:** plastische Verbiegung des Knochens ohne Dehiszenz der Kortikalis.
  - **Grünholzfraktur:** Verbiegung des Knochens mit Fraktur der Kortikalis auf der (konvexen) Zugseite und Dislokation ad axim.
- **Epiphysenfugennahe Frakturen Typ Aitken 0–IV** (▶ Abb. 18.7).
- **Übergangsfrakturen (Sprunggelenk):** unvollständige Epiphysenfrakturen in einem Alter, in dem die Epiphysenfugen schon teilweise verschlossen sind. Formen:
  - Two-plane-Fraktur: Ausbruch eines Teils der Epiphyse ohne metaphysären Keil (an der distalen Tibia: knöcherner Ausriss des Syndesmosenbands aus der Epiphyse = Tubercule de Tilleaux-Chaput).
  - Triplane-I-Fraktur: Ausbruch eines Teils der Epiphyse mitsamt eines metaphysären Keils.

	Epiphysenlösung		Epiphysenfraktur		Epiphysen-stauchung
Salter	I	II	III	IV	V
Aitken	0	I	II	III	IV

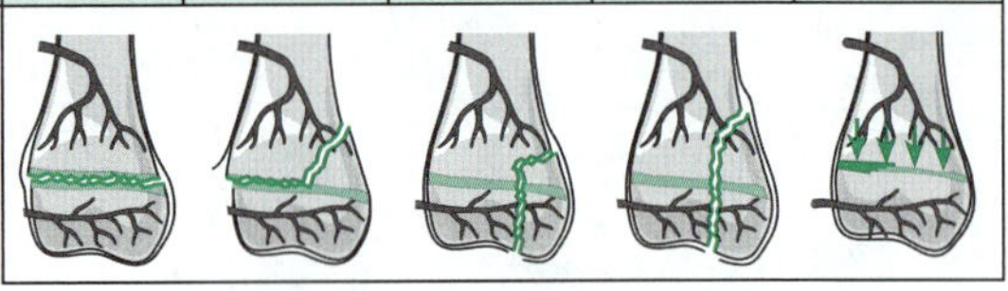

Abb. 18.7 Klassifikation der Epiphysenverletzungen [L106]

- Triplane-II-Fraktur: Das Triplane-I-Fragment ist in sich nochmals in 2 Teile, einen epiphysären und einen metaphysären, zerbrochen.
- Epiphysäre Ausrisse (meist Bandansätze).

Diagnostik

- Sono.
- Rö: Zurückhaltung bei Kontrollen. Kein Rö der Gegenseite. Ggf. eine Ebene ausreichend.
- CT/MRT: ggf. bei Gelenkfrakturen und nach Konsultation der Radiologie.

Therapie ▶ Tab. 18.7.

- **Repositionen:**
  - Schonend, langsam, nicht zu brüsk, relaxierter Pat. in Allgemeinnarkose.
  - Keine häufigen Nachrepositionen, sonst Gefahr der verzögerten Frakturheilung, Refraktur, Wachstumsbeschleunigung.
  - Bei Grünholzfrakturen mit deutlichem Achsenknick Frakturierung der Gegenkortikalis. Sonst besteht die Gefahr der Refraktur (fehlende Durchbauung auf der konvexen Seite).
  - Ruhigstellung in Schiene (Doppellonguette, Sandwichtechnik, Schede-Stellung).
  - Narkosemobilisationen, passive Physiother. oder Krankengymnastik nach Frakturen im Kindesalter selten indiziert, können bleibende Schäden verursachen.
- **Op. Therapie:** Ind. zur op. Frakturbehandlung abhängig vom Alter und unter Beachtung des spontanen Korrekturpotenzials.
- **Ind. für op. Therapie:**
  - Epiphysenfrakturen: Typ Aitken II und III sind Gelenkfrakturen: Gelenkkongruenz muss exakt reponiert und komprimiert werden.
  - Dislozierte, hüftgelenknahe Frakturen (selten; Oberschenkelhals, Femurkopf!).
  - Dislozierte Frakturen ohne spontanes Korrekturpotenzial.
  - Offene Frakturen.
  - Schaftfrakturen im Rahmen eines Polytraumas (Pflegeerleichterung, definitive Versorgung).
  - Pseudarthrosen und in irreversibler Fehlstellung verheilte Frakturen (Korrektur Osteotomie).
  - Dislozierte path. Frakturen (z. B. juvenile Knochenzyste).

Tab. 18.7 Spezielle Therapie kindl. Frakturen

Art der Fraktur	Kons. Ther.	Op. Ther.	Geschlossen/offen[1]	Dauer der Ruhigstellung [Wo.]		
				< 5 J.	5–10 J.	> 10 J.
Klavikula	Rucksack-/Gilchrist-Verband	Lat. Frakturen: KD	G/O	2	2–3	2–3
Humeruskopf, Aitken 0–II	–	KD	G/O	3–4	4	4
Subkapitaler Humerus	Desault- o. Gilchrist-Verband	KD o. Prévot-Nägel	G	3–4	3–4	4
Humerusschaft	Desault- o. Gilchrist-Verband	Prévot-Nägel o. Fixateur externe	G	3	3–4	4
Humerus suprakondylär **Cave:** Rotationsfehler	Gips o. Blount-Schlinge	KD	G/O	3	3	3
Condylus radialis **Cave:** sekundäre Dislokation!	Gips, Rö-Kontrolle nach 1 Wo.	Offene Reposition, Zugschraube	O	4	4	4
Epicondylus ulnaris (zusätzlich Ellbogenluxation)	–	KD, Zugschraube (ältere Kinder)	O	–	4	4
Radiusköpfchen	Dislokation < 30° Gips o. frühfunktionell	Auffädeln von intramedullär mit Prévot-Nagel	G/O	2	2	2
Olekranon	Gips	Zuggurtungs-OS o. KD o. Zugschraube	G/O	3–4	4–5	4–5
Monteggia-Fraktur **Cave:** übersehene Luxation des Radiusköpfchens	Reposition u. Gips	Prévot-Nagel in Ulna	G/O	3–4	4	4
Vorderarmschaft	Reposition u. Gips	Prévot-Nägel	G/O	4	5–6	5–6
Distaler Vorderarm	Reposition u. Gips	KD	G	4	4	4
Distaler Radius, Aitken 0–III	Reposition u. Gips	KD	G/O	4	4–5	4–5

Tab. 18.7 Spezielle Therapie kindl. Frakturen *(Forts.)*

Art der Fraktur	Kons. Ther.	Op. Ther.	Geschlossen/offen[1]	Dauer der Ruhigstellung [Wo.]		
				< 5 J.	5–10 J.	> 10 J.
Handwurzel (Naviculare)	Gips	Rarität! Allenfalls bei Jugendl.!		–	–	6–8
Mittelhand	Gips	KD	G	4	4	4–6
Finger	Reposition u. Gips	Selten! KD, Schrauben	G/O	3	3	3
Becken: Sitzbein/Schambein	Bettruhe	–		3–4	4	4–6
Becken: Symphysensprengung/ Iliosakralfuge	Extension, Beckenschlinge	Fixateur externe	G	–	4–5	4–6
Wirbelsäule HWS	Schanz-Krawatte, Stryker-Schlinge	Crutchfield-Schlinge	G	–	6–8	8–12
Wirbelsäule BWS/LWS	Lagern in Überstreckung auf flacher harter Unterlage, Gipsliegeschale, 3-Punkt-Korsett	Ggf. bei instabiler Fraktur Stabilisierung durch ventrale o. dorsale Fusion	G/O	4–6	4–6	6–8–10
Femurkopf-Epiphysenlösung		Reposition u. KD. Notfall! Ggf. Fixation der Gegenseite in 2. Sitzung.	G	–	–	3–4
Schenkelhals	Selten: Gips	Zugschrauben, KD	G/O	–	4–6	6–8–12
Femurschaft	Vertikalextension < 1 J.	Prévot-Nägel. Fixateur externe, Platte	G/O	4	4–6	6–7
Patella	Gips	Zuggurtung	O	–	4–5	4–6
Unterschenkelschaft **Cave:** metaphysäre Grünholzfraktur prox. Tibia	Oberschenkelgips	Prévot-Nägel. Fixateur externe	G/O	4	4–6	6–8
Distale Tibia: Aitken 0–III, Übergangsfrakturen	Reposition u. Unterschenkelgips	Reposition u. KD, Zugschrauben	G/O	4	5–6	6–8

Tab. 18.7 Spezielle Therapie kindl. Frakturen *(Forts.)*						
Art der Fraktur	**Kons. Ther.**	**Op. Ther.**	**Geschlossen/offen[1]**	**Dauer der Ruhigstellung [Wo.]**		
				< 5 J.	**5–10 J.**	**> 10 J.**
Fibulotalarer Bandausriss	Gips, Aircast-Schiene	Sehr selten Naht (Band o. Periost)	G	–	4–5	5–6
Talus/Kalkaneus	Gips	Sehr selten! KD, Zugschrauben. Nachbehandlung: Entlastung	G/O	–	4–6	6–8
Mittelfuß	Gips	Bei Mehrfachfrakturen KD	G/O	3–4	3–4	4–5
Zehenfraktur	Dachziegelpflaster, Gips	Sehr selten! KD	G/O	3	3–4	4–5

[1] G/O = möglichst geschlossen, evtl. offen; G = immer geschlossen; O = immer offen; KD: Kirschner-Drähte

- **Op. Technik:**
  - Minimalinvasive Methoden bevorzugen. Entsprechend den allgemeinen OP-Richtlinien.
  - Schrauben dürfen die Fuge nicht überschreiten, Bohrdrähte dürfen sie kreuzen. Intramedulläre Osteosynthesen mit K-Drähten oder ESIN (elastische stabile intramedulläre Nägel), z. B. Prévot-Nägeln, Letztere ohne Überschreitung der Epiphysenfugen.

Komplikationen

- **Überschießendes Längenwachstum:** Diaphysäre und metaphysäre Frakturen bewirken Stimulation der Wachstumsfugen, insbes. in Komb. mit einer Verkürzungs- und Seitverschiebungsfehlstellung (Beinlängendifferenzmessung 1 ×/J.).
- **Wachstumsverzögerung/-stopp:** Verkürzung bei Epiphysenfrakturen Typ Aitken II, III und bes. bei Typ IV.
- **Schiefwachstum:** bei asymmetrischer/m Epiphysenfugenstimulation/-verschluss.

Frakturheilung und Korrekturmechanismen im Kindesalter

- **Allgemein gilt:** Je jünger das Kind, desto größer die Toleranzbreite.
- **Seitverschiebung:** Dislokationen um volle Schaftbreite können an bestimmten Lokalisationen des Skeletts bis zu einem Alter von 10–12 J. korrigiert werden.
- **Sagittale und frontale Achsenfehler:** Spontankorrektur erfolgt bis zum 10. Lj. zuverlässiger als danach, an der oberen Extremität eher als an der unteren, in der Sagittalebene besser als in der Frontalebene (Bewegungsebene). Auch eine durch Fehlheilung eintretende Längendifferenz wird an der oberen Extremität besser kompensiert. Tolerabel sind am prox. Oberarm in Varusstellung, am distalen Unterarm und prox. Radius ein Achsenknick bis 30°.

- **Verkürzung:** Bei Heilung in Verkürzung erfolgt reaktiv ein ungezielter Längenzuwachs. Prognose der endgültigen Länge ungewiss.
- **Verlängerung:** Entstehung immer iatrogen, z. B. durch Extension. **Im weiteren Wachstum nicht korrigierbar (Knochen kann sich nicht verkürzen)!**
- **Rotation:** Spontankorrekturen von Rotationsfehlern sind möglich, bes. dort, wo klin. nicht messbare Drehfehler häufig sind: Oberarm und Oberschenkel. Ausgleich erfolgt unzuverlässig. Möglichst exakte Einstellung anstreben.

18.3.3 Klavikulafraktur im Kindesalter

Mit ca. 16 % die zweithäufigste Fraktur der oberen Extremitäten im Kindesalter.

Ätiologie
- Indirektes Trauma: Sturz auf Schulter oder ausgestreckte Hand
- Direktes Trauma: Schlag, Stoß, Anprall, Autositzgürtel
- Geburtstrauma: eingezwängter Schultergürtel, Manipulationen des Geburtshelfers

Diagnostik Rö Klavikula p. a.:
- Fraktur in Schaftmitte (> 90 %) undisloziert oder typische Dislokation durch Muskelzug des M. sternocleidomastoideus nach kranial am med. und des M. pectoralis major nach kaudal am lat. Fragment.
- Lat. Klavikulafraktur (5 %): meist Epiphyseolyse (Aitken-0- oder -I-Fraktur) mit Pseudoluxation aus dem kranial rupturierten Periostschlauch heraus. Imponiert wie eine AC-Gelenksprengung Typ Tossi III, die korakoklavikulären Bänder bleiben jedoch ebenso wie der kaudale Periostschlauch intakt (Aussehen wie geschälte Banane).
- Med. Klavikulafraktur (3 %): ebenfalls mit Epiphyseolyse und Pseudoluxation. Imponiert wie eine SC-Gelenksprengung Typ Allman III, die sternoklavikulären Bänder und der kaudale Periostschlauch bleiben jedoch intakt. Problematisch: Dislokation nach dorsal.
- Luxation Sternoclavicular-Gelenk.
- Distale Klavikulafraktur ▶ Abb. 18.8.
- Kongenitale Pseudarthrose (Rarität). Posttraumatische Pseudarthrosen der Klavikula sind im Kindesalter nicht zu erwarten.

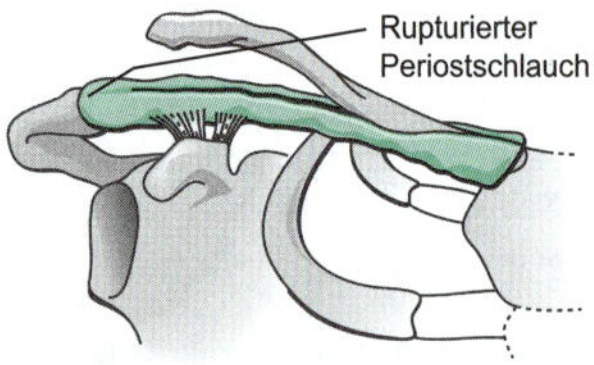

Abb. 18.8 Distale Klavikulafraktur beim Kind [L106]

Differenzialdiagnose Bei NG oder Kleinkindern, die den Schmerz noch nicht lokalisieren können, alle Gründe einer Schonhaltung des Arms, z. B.:
- (Geburtstraumatische) Plexusparese
- Subluxation Chassaignac
- Andere Frakturen der oberen Extremität (subkapitale Humerusfraktur, suprakondyläre Humerusfraktur etc.)
- Schulterluxation (bei Kleinkindern Rarität)

Bei Kindern > 14 J. besteht bei lat. oder med. Klavikulafrakturen die DD zu einer echten AC- bzw. SC-Gelenksprengung.

Konservative Therapie Bei unkomplizierter Fraktur Ther. der Wahl.

- Rucksackverband für 2–3 Wo., der anfänglich regelmäßig nachgespannt wird unter Beachtung von Durchblutung, Motorik und Sensibilität beider Arme. Dieser Verband hat jedoch nur einen redressierenden und schmerzlindernden Effekt und dient nicht der Stellungskorrektur. Ggf. Gilchrist-Verband. Repositionen sind nicht erforderlich wegen der sehr guten Korrekturpotenz (Remodeling nach Übergangsphase mit überschießendem Kugelkallus, kein TU!).
- Keine Rö-Kontrolle.

Operative Therapie **Ind.** (< 1 %, sehr selten): stark dislozierte, lat. oder med. Fraktur und drohende Durchspießung der Haut:

- Offene Fraktur mit Weichteilverletzung nach direktem Trauma
- A.-subclavia-Verletzung

OP-Technik

- Hautschnitt immer problematisch, da in diesem Bereich kein klarer Hautspannungslinienverlauf (Keloidgefahr). Schnittführung entweder parallel zur Klavikula oder mittig senkrecht (Säbelhieb).
- Bei lat. oder med. Fraktur:
  - Temporäre KD-OS/Zuggurtung.
  - Periostschlauchnaht.
- Bei Schaftfraktur oder Pseudarthrose:
  - Prévot-Nagel, Rekonstruktions- oder Drittelrohr-Platte.
  - Bei Pseudarthrose zusätzlich Dekortikation und kortikospongiöser Span.

Komplikationen

- Nerven- oder Gefäßverletzungen: Plexus brachialis, A. subclavia
- Pneumothorax (apikal)
- Weichteilverletzungen bei Direkttrauma oder Durchspießung von innen
- Wachstumsverkürzung bei Frakturen med. oder lat., funktionell ohne Bedeutung
- Vorübergehende Bildung eines kosmetisch störenden Kugelkallus, Remodeling nach 6 Mon., bleibende Deformation oder Asymmetrie des Dekolletés nicht zu erwarten

18.3.4 Suprakondyläre Humerusfrakturen im Kindesalter

Ätiologie

- Sturz auf den gestreckten Arm, der wegen der Laxizität der Seitenbandführung in Hyperextension gehalten wird. Biegekräfte wirken über Olekranonspitze auf die Fossa olecrani: Es resultiert die typische Extensionsfraktur (95 %).
- Bei der Flexionsfraktur wirkt die Gewalt direkt auf das Olekranon bei max. gebeugtem Ellenbogengelenk (2–3 %).

Diagnose

- Fehlstellung, Schwellung, Hämatom über dem distalen Humerus.
- Beweglichkeit im Ellenbogengelenk schmerzbedingt weitgehend eingeschränkt. **Cave:** keine eingehende Prüfung von Beweglichkeit oder Krepitation wegen Schmerzen/Komplikationsgefahr.

- Durchblutung, Pulsstatus und Sensibilität vorsichtig an der Hand prüfen.
- Rö Ellbogen in 2 Ebenen, bei starker Dislokation 1 Ebene ausreichend: Typen I–IV nach von Laer.
  - Typ I: kein (oder minimale Dislokation), pos. Fat Pad Sign.
  - Typ II: leichte bis mäßige Dislokation, meist Grünholzfraktur. Hintere Kortikalis intakt. Dislokation nur in 1 Ebene.
  - Typ III: Dislokation in 2 Ebenen, ggf. Rotationsfehler.
  - Typ IV: vollständige Dislokation in allen 3 Ebenen, kein Kontakt zwischen den Fragmenten. Hntere Kortikalis zerstört; hohe Komplikationswahrscheinlichkeit (▶ Abb. 18.9).

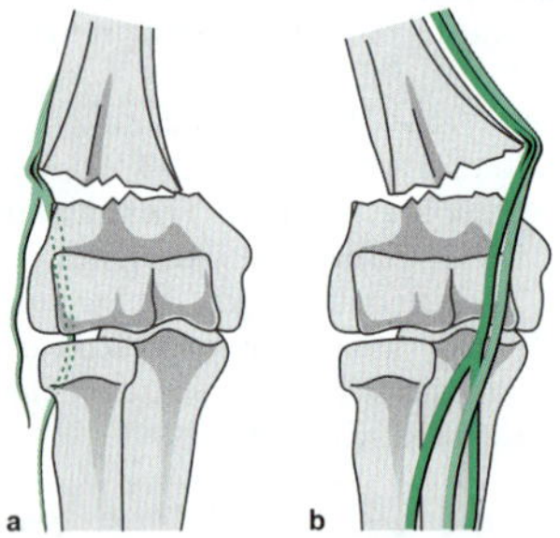

Abb. 18.9 Komplikationen der suprakondylären Humerusfraktur: a) Posteromediale Dislokation bei Frakturtyp IVa (Gefährdung von N. radialis), b) Posterolaterale Dislokation bei Frakturtyp IVb (Gefährdung von N. medianus und A. brachialis) [A300]

Therapieprinzipien

- **Typ I:** keine Dislokation, somit keine Reposition. Blount-Schlinge oder Oberarmgips in 90°-Stellung, keine Kontrollen.
- **Typ II: Dislokation in 1 Ebene:** Dislokation meistens in Sagittalebene (Extensionsfraktur): Blount-Schlinge (kein Gips) in 120° Beugung zur spontanen Reposition. Seitliche Rö-Kontrolle nach 1 Wo., Ruhigstellung für 3 Wo.
- **Typ III und IV:** geschlossene Reposition anstreben und perkutane KD-Spickung, sonst offene Reposition und KD-Spickung. Ruhigstellung in Blount-Schlinge oder Gips für 3 Wo.
- Primär fehlender Radialispuls oder neurologische Ausfälle sind für sich genommen kein Grund zur offenen Reposition, wenn nach geschlossener Reposition sofort eine Normalisierung eintritt.

Geschlossene Reposition

Repositionstechnik bei Typ-III- und Typ-IV-Frakturen

Geschlossene Reposition mit Spickung (▶ Abb. 18.10):

- Allgemeinnarkose in Rückenlage, volle Relaxierung.
- Zug und Gegenzug in voller Streckung in Supination zum Ausgleich der Verkürzung.
- Nach Ausgleich der Verkürzung wird die Seit-zu-Seit-Verschiebung durch seitlichen Druck am distalen Fragment von radial bzw. ulnar ausgeglichen.
- Max. Beugung im Ellenbogengelenk und gleichzeitig Pronation. Die linke Hand des Operateurs dient als Hypomochlion am Oberarm.
- Überprüfung des Repositionsergebnisses:
  - **Klinisch:** Ellenbogen kann voll gebeugt werden. Ist das nicht möglich, ist der Schaft-Kondylen-Winkel nicht wiederhergestellt. Die Olekranonspitze und die beiden palpablen Epikondylen bilden bei spitzwinklig gebeugtem Ellenbogen ein gleichseitiges Dreieck (Bonnet-Dreieck).

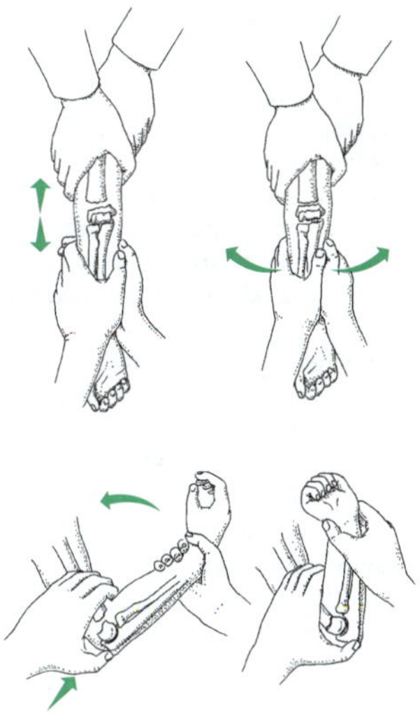

Abb. 18.10 Reposition einer suprakondylären Humerusfraktur [L190]

  - **Radiologisch:** in gebeugtem Ellenbogen und Außenrotation des Oberarms. Seitliche Durchleuchtung zeigt Wiederherstellung des Schaft-Kondylen-Winkels sowie des Vorhandenseins von Drehfehlern („Torsionsnase“). Die Verlängerung einer Linie an der Humerusvorderkante (Roger-Hilfslinie) sollte am Übergang vom hinteren zum mittleren Drittel des Capitulum humeri gehen. Der Ellenbogen wird vom Assistenten in max. Beugestellung und Pronation gehalten.
- Die Reihenfolge der KD richtet sich in erster Linie nach dem distalen Fragment:
  - Bei posteromedialer Fraktur sollte der erste KD von ulnar durch den Epicondylus medialis eingebracht werden.
  - Bei posterolateraler Fraktur sollte der erste KD vom Epicondylus lateralis her eingebracht werden.
  - Kreuzung der KD prox. des Frakturspalts.
  - Verankerung in der Gegenkortikalis des Humerusschafts.
  - Die perkutan eingebrachten KD können entweder aus der Haut herausragen und umgebogen (Vorteil: Entfernung ohne Narkose) oder gekürzt, umgebogen und versenkt werden.
  - Blount-Schlinge oder Oberarmgipsschiene. Rö-Kontrolle nach 3 Wo. und KD-Entfernung.
  - Spontane freie Mobilisation ohne KG für mindestens 3 Wo.

Postoperativ Radialispuls prüfen.

Offene Reposition und Spickdrahtosteosynthese

Zugangswege:
- Posterior
  - Vorteile: gute Sicht, optimale Darstellung in a. p. Richtung.
  - Nachteile: Durchtrennung M. triceps/Osteotomie Olekranon, schlechte Sicht seitlich.
- Lat. (radialer) Zugang bei posteromedialer Dislokation.
  - Vorteil: geringere Traumatisierung, gute Sicht seitlich.
  - Nachteil: keine Sicht von ulnarer Seite.
- Medialer (ulnarer) Zugang bei posterolateraler Dislokation.
  - Vorteil: N. ulnaris wird dargestellt.
  - Nachteil: radiale Seite nicht einsehbar.

- Ventraler Zugang:
  - Vorteil: N. medianus, A. brachialis und Gelenk werden dargestellt.
  - Nachteil: iatrogene Verletzungen.
- Redon-Drainage erforderlich.
- Postop. Ruhigstellung mit Blount-Schlinge/Gipsschiene für 3 Wo.

Komplikationen:

- **Cubitus-varus-Fehlstellung:**
  - Folge radialen Vorschubs und ulnaren Einsinkens, unterstützt durch den medialen Zug von M. biceps und M. triceps.
  - Klinik: Hyperextensionsfehlstellung und Varus. Funktionelle Beeinträchtigung meist gering.
- **Cubitus-valgus-Fehlstellung:**
  - Verlagerung des distalen Fragments nach lat. mit ulnarem Vorschub und radialem Einsinken. Viel seltener als Cubitus varus!
  - **Klinik:** Hyperextensionsfehlstellung, Beugedefizit, Valgus. Funktionelle Beeinträchtigung kann sehr gering sein.
- **Volkmann-Kontraktur** (im Kindesalter Rarität):
- **Gefäß- und Nervenschäden:**
  - Motorik, Sensibilität und Durchblutung der Hand beim Eintreffen des Pat. überprüfen und dokumentieren.
  - Überprüfung des Radialispulses vor, während und nach der Reposition.
  - Bei Fehlen des Radialispulses wird umgehend im OP zunächst geschlossen reponiert und das Wiederauftreten eines normalen kräftigen Radialispulses abgewartet.
  - Vor allem bei den posterolateralen Frakturen kann das prox. Fragment die A. brachialis und den N. medianus aufspießen und eine vollständige Verschlusssymptomatik hervorrufen.
  - Nur wenn nach anatomischer Reposition und Beseitigung aller Interponate keine ausreichende Durchblutung zustande kommt, sollte die A. brachialis freigelegt werden.

18.3.5 Distale Radiusfrakturen im Kindesalter

Ätiologie

- Indirektes Trauma: Sturz auf die dorsal extendierte (Colles-Fraktur) oder volar flektierte (Smith-Fraktur) Hand bei ausgestrecktem Arm (also Komb. von Stauchung und Biegung)
- Direktes Trauma: Schlag, Stoß
- Morbidität: mit ca. 30 % die häufigste der Frakturen der oberen Extremitäten im Kindesalter

Diagnostik Spezielle Formen kindl. Radiusfrakturen:

- Diametaphysärer Übergang: Grünholzfraktur, Bowing Fracture (Biegung).
- Metaphysär:
  - Wulstfraktur (Stauchung).
  - Grünholzfraktur.
  - Epiphyseolysen Typ Aitken 0 oder I = ohne oder mit metaphysärem Keil.
- Epiphysär: Typ Aitken II und III sind am distalen Radius extrem selten.

Differenzialdiagnosen

- Handgelenkdistorsionen.
- Kahnbeinfraktur. Bei akutem Verdacht Rö in 2 Ebenen und Stecher-Projektion (Ulnarabduktion). Sollten bei anhaltenden Schmerzen über Tabatière ohne

Nachweis einer distalen Radiusfraktur durchgeführt werden. Gelegentlich sind Kahnbeinfrakturen auch erst auf Kontrollaufnahmen nach 7–10 d sichtbar (Lysezone).

Konservative Therapie Sehr gute Korrekturfähigkeit von Frakturfehlstellungen, umso mehr, je jünger das Kind und je distaler die Fraktur. Grundsätzlich sollte eine anatomische Stellung angestrebt werden. Toleriert werden können **Seit-zu-Seit-Verschiebungen** bis zur halben Schaftbreite und **Abkippungen** in der Frontal- und Sagittalebene bis zu 30°.

- **Geschlossene Repositionen** sollten in Allgemeinnarkose durchgeführt werden.
- Bei distalen Radiusgrünholzfrakturen soll die auf der Druckseite (Konkavität) der Fraktur intakt gebliebene Kortikalis frakturiert werden (sonst nach Reposition allmähliches Zurückfedern in die Fehlstellung und später Gefahr der Refraktur).
- Die Repositionsmanöver sollen langsam, nicht brüsk durchgeführt und möglichst nicht mehrfach wiederholt werden.
- **Repositionstechnik:**
  - Zug und Gegenzug (Frakturdistraktion), z. B. durch Aushängen im „Mädchenfänger".
  - Verhaken der Fragmente durch momentane Vermehrung der Fehlstellung (Achsenknickung), evtl. über ein Hypomochlion (Radiusbänkchen).
  - Definitives Aufeinanderstellen durch Schub und Druck in Gegenrichtung.
- **Retention im Gips:**
  - Oberarmgips wegen der sonst zu kleinen Angriffsfläche beim Kind (verliert den Gips).
  - Extensionsfrakturen im Gips in Schede-Stellung.
  - Beim Aushärten zur Anspannung der Membrana interossea dorsovolaren Druck auf den Gips ausüben (**cave:** Druckstellen im Gips vermeiden).
  - Technik der Gipsbehandlung: Doppellonguetten in Sandwich-Technik. Ein primär zirkulärer Gips kann nach 8–10 d ggf. gekeilt werden. Rö-Kontrollen der Fraktur im Gips erfolgen standardisiert am 7. d (zum Ausschluss sekundärer Dislokation) und nach 3 Wo. bei Epiphysiolysen und 4 Wo. bei metaphysären Frakturen nach Gipsabnahme (Konsolidierung).
- **Nachbehandlung:** anschließend schmerzlimitierte Bewegungs- und Belastungsfreigabe, keine KG. Sporterlaubnis ca. 4 Wo. später.

Operative Therapie Nur in seltenen Fällen erforderlich. Offene Reposition: sehr selten erforderlich.

- **Ind.:**
  - Geschlossene Irreponibilität infolge Weichteilinterponat
  - Epiphysenfraktur Typ Aitken II und III
  - Starke Instabilität nach Reposition
- **OP-Technik:** Fixation durch perkutan vom Proc. styloideus radii hereingebrachte KD, ggf. Fixateur externe oder seltener Platte.

18.3.6 Femurschaftfraktur im Kindesalter

Ätiologie

- Direktes Trauma (55 %): Schlag, Stoß, Anprall
- Indirektes Trauma (45 %): Biegung, Drehung, Stauchung
- Morbidität: etwa 10 % der Frakturen der unteren Extremität im Kindesalter, häufig kombiniert (Mehrfachverletzungen, Polytrauma)

- Formen
  - Proximales Drittel: 34 %
  - Mittleres Drittel: 54 %
  - Distales Drittel: 12 %

Therapieprinzipien

- Grundsätzlich lässt sich die Femurschaftfraktur bei Kindern bis zum Laufiernalter (1,5 J.) kons. behandeln aufgrund der sehr guten spontanen Korrekturmöglichkeiten für Seit-zu-Seit-Verschiebungen, Achsknicke und Verkürzungsfehlstellungen sowie in etwas geringerem Maße auch für Rotationsfehlstellungen.
- Tendenziell wird heutzutage die Ind. zur OS großzügig bereits ab dem Laufalter (ca. 2. Lj.) gestellt.
- **Absolute OP-Indikation:**
  - Offene Frakturen
  - Mehretagenfrakturen des Oberschenkels
  - Mehrfachverletzungen, Polytrauma (insbes. gleichzeitiges SHT)
  - Begleitverletzungen von Gefäßen und Nerven
  - Path. Frakturen
  - Dislozierte Frakturen ab dem 2. Lj. (Achsknicke in Frontal- und Sagittalebene > 10°, Rotationsfehler > 20°, Seit-zu-Seit-Verschiebungen über halbe Schaftbreite)

Konservative Therapie

- **Inkomplette stabile Frakturen** mit geringfügigen Achsknicken ohne Tendenz zu sekundärer Dislokation:
  - Ruhigstellung im Oberschenkelgips, selten Becken-Bein-Gips für 4 Wo.
  - Bei suprakondylären Wulstfrakturen reicht bei Säuglingen ggf. ein Stärkeverband aus.
- **Komplette Frakturen** mit Dislokationstendenz (0–2 J. alte Kinder):
  - Vertikale Overhead-Extension mit Heftpflasterstreifen (90° Beugung, 20° Abduktion im Hüftgelenk).
  - Extension mit $\frac{1}{7}$–$\frac{1}{10}$ des KG (Gesäß des Kindes soll knapp von der Unterlage abheben).
  - Anlage der Extension in Analgosedierung.
  - Rö-Kontrolle am 2. d. Dann Gewichte adaptieren und Rö 2 d später.
  - Nach 3 Wo. Extensionsabnahme und Rö-Kontrolle.
  - Spontane Mobilisation.

Operative Therapie

- **Geschlossene Reposition und ESIN z. B. mit Prévot-Nägeln:**
  - Lagerung auf Extensionstisch, dabei geschlossene Reposition.
  - Stichinzisionen im Bereich der distalen Femurmetaphyse, med. und lat.
  - Kortikalisfensterung mittels Pfriem.
  - Einbringen der 2 Nägel unter Bildwandlerkontrolle in den Markraum, sodass die Fragmente im Frakturbereich verspannt werden.
  - Vortreiben der Nagelspitzen prox. bis zum Schenkelhals bzw. Höhe Trochanter major.
  - Umbiegen und Abknipsen der Nagelenden distal.
  - Versenken unter der Haut.
  - Hautnähte.
  - **Nachbehandlung:** kein Gips. Rö-Kontrolle nach 4 Wo.; Mobilisation an 2 Unterarmgehstützen (erst ab 7. Lj. sinnvoll) zunächst unter Teil- und

später je nach Frakturtyp relativ rascher Vollbelastung (= prinzipiell übungsstabile OS). ME ab dem 5–6 Mon. Klin. Verlaufskontrollen der Beinlängen jährlich bis 3–4 J. nach Fraktur.
- **Offene Reposition und Fixateur externe, ggf. stabile AO-Plattenosteosynthese:** bei sehr langen, insbes. weit prox. oder distalen Schrägfrakturen, die sich für die ESIN nicht eignen.
- Bei 2.- und 3.-gradig offenen, infizierten Defekt- oder Trümmerfrakturen: **Fixateur externe** oder ESIN (keine KI mehr). **KO:** überschießendes Längenwachstum generell bei Femurschaftfrakturen zu erwarten.

18.3.7 Sprunggelenkfrakturen im Kindesalter

Ätiologie Etwa 5 % der Frakturen der unteren Extremitäten im Kindesalter (ohne die knöchernen Bandausrisse).
- Indirektes Trauma:
  - Supinations- oder Pronationstrauma. Hyperplantar- oder -dorsalflexion
  - Axiale Stauchung
  - Komb. von Stauchung und Pro-/Supination („verkehrtes Aufkommen" mit Fuß nach Sprung)
- Direktes Trauma: Schlag, Stoß (selten).

Besonderheiten kindlicher Knöchelfrakturen
- Außenknöchelfrakturen:
  - Typ **Weber A** (Supinationstrauma): Bei Kindern sind ossäre Bandausrisse aus der distalen Fibulaspitze häufiger als die rein intraligamentären Rupturen.
  - Typ **Weber B:** Fraktur auf Höhe der Syndesmose, also Epiphyseolysen der distalen Fibula Typ Aitken 0/I.
  - Typ **Weber C:** Fraktur oberhalb der Syndesmose bis hinauf zum Fibulaköpfchen. Meist Grünholzfrakturen.
- Bimalleoläre Frakturen: Komb. einer Weber-A- bis -C-Fraktur des Außenknöchels mit einer
  - Innenknöchelfraktur Typ Aitken I–III oder einer
  - Übergangsfraktur Twoplane, Triplane I/II (dann Syndesmose intakt, wenn Syndesmose stärker als die lateralseitige Epiphysenfuge der distalen Tibia).
- Innenknöchelfrakturen kommen auch isoliert vor.

Sämtliche Sprunggelenkfrakturen können auch beim Kind mit oder ohne osteochondrale Absprengungen (Flake-Fraktur) aus dem Talus einhergehen.

Diagnostik
- Standard-Rö in 2 Ebenen: Aufnahme a. p. in 10–30° Innenrotation des Fußes und seitlich
- Eventuell Abbildung des gesamten Unterschenkels bei V. a. hohe Weber-C-Fraktur (prox. Fibula-Druckschmerz)
- Gehaltene Rö-Aufnahmen (**cave:** schmerzhaft! Lat. Aufklappbarkeit bzw. Talusvorschub) nur sinnvoll bei evtl. op. Konsequenzen
- Bei speziellen Fragestellungen evtl. axiales CT (Übergangsfrakturen der distalen Tibia?)

Therapie bei Sprunggelenkfrakturen Aufgrund der Komplikationsmöglichkeiten müssen Sprunggelenkfrakturen exakt reponiert werden (keine Stufen über 1–2 mm).

Im Fall von Epiphyseolysen Typ Aitken 0 und I gelingt eine stabile Reposition meist ohne zusätzliche OS → Ruhigstellung im Unterschenkelgips wie postop. Ther. bei Bandausrissen und -rupturen (s. u.).

- Bei Epiphysenstauchungen Typ Aitken IV sind op. Korrekturen meist erst sekundär möglich, z. B. Umstellungs-, Verlängerungsosteotomien.
- Bei Epiphysenfrakturen Typ Aitken II und III sowie Übergangsfrakturen Typ Twoplane und Triplane I/II wird eine sichere Reposition erreicht durch
  - 1 oder 2 (Triplane-III-Fraktur!) Spongiosazugschrauben parallel zur Epiphysenfuge.
  - 1–2 KD, die die Epiphysenfuge möglichst senkrecht kreuzen und einander oberhalb der Fuge (also metaphysär) kreuzen, damit das epiphysäre Fragment nicht fehlrotiert.
- Anschließende Gipsbehandlung zunächst in einer Unterschenkelgipsschiene, die nach Abschwellen (Hochlagerung) zirkuliert werden kann, für 4 Wo. ME: KD nach 6 Wo., Spongiosaschrauben nach 6 Mon.

Therapie bei Bandausrissen und -rupturen

- Bei epiphysären Bandausrissen (ossär, chondral, periostal) bzw. intraligamentären Rupturen an Innen- oder Außenknöchelseite wird die Ind. zur OP (Zugschraube, KD, transossäre, periostale oder intraligamentäre Naht) zurückhaltend gestellt aufgrund
  - gleich guter Ergebnisse nach op. und kons. Ther.,
  - der Möglichkeit einer sekundären Bandplastik (Weber, Watson-Jones) bei verbleibenden Instabilitäten.
- Ind. zur Primär-OP bei aktiven Profisportlern (kein Zeitverlust) und bei schwerem Trauma mit offensichtlicher Zerreißung sämtlicher Bandstrukturen.
- Kons. Behandlung durch Unterschenkelgipsschiene für 1 Wo., nach Abschwellen der Knöchelregion. In vielen Fällen kann auch auf einen Schienenverband umgestiegen werden (Aircast-Schiene) für 3 Wo., Sportkarenz 3 weitere Wo.; Sporttreiben mit Schiene für 5–6 Mon. zur Rezidivprophylaxe.
- Bei Syndesmoseninstabilität:
  - Bei epiphysärem Ausriss aus der lat. Tibiaepiphyse (= Übergangsfraktur!) wird das Fragment mit einer Spongiosazugschraube refixiert,
  - Bei echter (intraligamentärer) Syndesmosenruptur wird die Syndesmose genäht und die Naht durch eine fibulotibiale Stellschraube gesichert. Einbringen der Stellschraube 2 cm oberhalb der Syndesmose, parallel zum Gelenkspalt in einem Winkel von 30° von dorsolateral nach ventromedial. Entfernung der Stellschraube nach 6 Wo.

Nachbehandlung Klin. und radiologische Verlaufskontrollen bis zum Wachstumsabschluss: Fehlwachstum? Verlängerung/Verkürzung? Inkongruenzen, Frühartrose? Unerwünschte großflächige knöcherne Ausheilungsbrücken zwischen Meta- und Epiphyse können ggf. op. reseziert werden.

Komplikationen

- Fehlwachstum bei Epiphysenstauchungen Typ Aitken IV oder durch Bildung einer knöchernen Ausheilungsbrücke zwischen Epi- und Metaphyse bei Epiphysenfrakturen Typ Aitken II und III.
- Chron. Gelenkinstabilitäten (rezid. Umknicktraumata).
- Gelenkflächeninkongruenzen führen zu Früharthrose.

19 Thermische, elektrische und chemische Verletzungen

Ahmet Bozkurt

In Deutschland werden jährlich ca. 15.000 Brandverletzte stationär behandelt. In 13 % der Fälle erfolgt dies in spezialisierten Brandverletztenzentren. Die Letalität hat sich in den letzten 10 J. kontinuierlich verbessert und liegt derzeit bei ca. 10 %. Erw. erleiden überwiegend Verbrennungen, Kinder Verbrühungen. Häusliche Unfälle ereignen sich ungleich häufiger gegenüber Arbeitsunfällen und sonstigen Unfällen. Eine Sonderstellung in der Behandlung nehmen Verletzungen durch Starkstrom und Verätzungen ein. Im Rettungswesen machen Verbrennungen weniger als 1 % der Notfälle aus.

19.1 Verbrennungen und Verbrühungen

19.1.1 Bestimmung der Verbrennungskörperoberfläche (% VKOF)

- Bereits am Unfallort ermitteln (▶ Abb. 19.1).
- Unerlässliche Grundlage für die Berechnung der Infusionsmenge
- I. d. R. gilt: Handinnenfläche ≅ 1 % KOF (nur beim Erw.).
- **Cave:** Große Unterschiede bei den Proportionen zwischen Kind und Erwachsenem!
- Prognosefaktor.

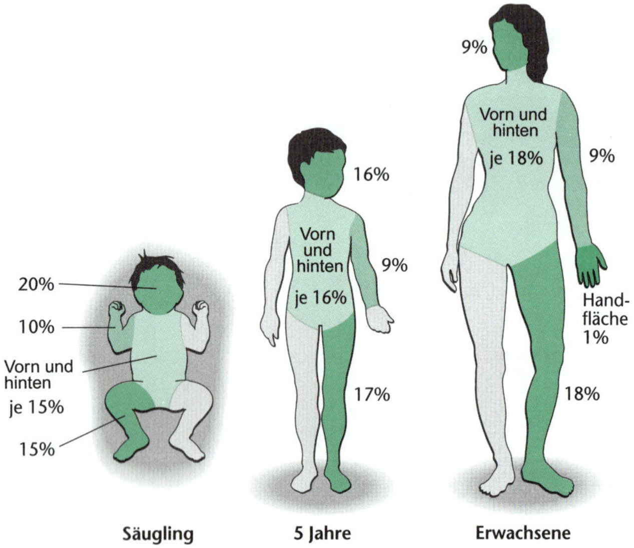

Abb. 19.1 Neuner-Regel nach Wallace [L106]

19.1.2 Einschätzung der Verbrennungstiefe

Die Tiefe einer Verbrennung wird durch die Temperatur, die Dauer der Einwirkung und die Art der Hitzequelle bestimmt.

- **Nadelstichprobe:** Bei III°-Verbrennungen sind die Schmerzrezeptoren zerstört, es werden beim Eindringen der Nadel keine oder geringe Schmerzen angegeben.
- **Haartest:** Bei II°-Verbrennungen lassen sich die Haare nicht einfach entfernen, da die Haarbälge noch intakt sind.
- Die genaue Einschätzung der Verbrennungstiefe gelingt sicher erst ab dem 2.–3. d. Daher tägliche Neueinschätzung vornehmen.
- Die Bestimmung der Verbrennungstiefe entscheidet über das chirurgische Vorgehen (▶ Tab. 19.1).

Tab. 19.1 Einteilung der Verbrennungstiefe und therapeutische Konsequenz

Grad	Tiefe	Symptomkomplex	Art der Abheilung	Therapieform
I	Irritation der Epidermis, Hyperämie	Starke Hautrötung, homogene Schwellung, starke Schmerzen	Heilung ohne Narbenbildung, Textur- oder Pigmentveränderungen	Konservativ
IIa	Isolierte Epidermolyse, Dermis komplett intakt	Blasenbildung, stark nässender roter Wundgrund, starke Schmerzen	Heilung ohne Narbenbildung oder Texturveränderungen, Pigmentveränderungen mögl.	I. d. R kons./ggf. synthetischer Hautersatz (Suprathel®)
IIb	Totale Zerstörung der Epidermis u. Teilzerstörung der Dermis	Weißlicher Aspekt des Wundgrunds, relativ trocken, Schmerzen, Haare noch festsitzend, intradermale Thrombosen mögl.	Ohne Infekt-KO Regeneration mit Narbenbildung, mit Infekt-KO hypertrophe Narbenbildung u. Kontraktur, Heilung über Epithelzellen der Drüsenausführungsgänge u. Haarbalgepithelien	Tangentiale Nekrektomie u. Spalthauttransplantation (ggf. ggf. synthetischer Hautersatz [Suprathel®] bei Kindern)
III	Totale Zerstörung aller Hautschichten u. ihrer Anhangsgebilde	Schrumpfende trockene braungelbliche Koagulationsnekrose mit Thrombosen der subkutanen Venen, keine Schmerzen	Ohne Transplantation keine Heilung möglich	Epifasziale Exzision u. Spalthauttransplantation, Einsatz von dermalen Ersatzmaterialien

19.1.3 Initiale Versorgung des Brandverletzten

Sofortmaßnahmen am Unfallort

- Rettung und Bergung.
- Entfernung der Verbrennungsquelle:
  - Bei Verbrühungen Entfernen der nassen Kleidung.
  - Bei Kontaktverbrennungen Entfernen der Hitzequelle.
  - Bei Flammenverbrennungen Flammen löschen oder ersticken.
- ABCDE-Schema.

- Kühlung:
  - Die Kühlung mit Leitungswasser sollte nur noch bei kleineren umschriebenen Verbrennungen eingesetzt werden.
  - Die Hypothermie des Schwerbrandverletzten ist unbedingt zu vermeiden!
- Feststellung der VKOF (▶ Kap. 19.1.1).
- Adäquate Volumensubstitution:
  - Peripheren Zugang legen, ggf. bei Kindern intraossärer Zugang.
  - Richtgrößen der präklinischen Flüssigkeitstherapie: Erw. u. Kinder ≥ 15 J.: 1.000 ml; Kinder 10–15 J.: 500 ml; 5–10 J.: 250 ml; Kinder < 5 J.: max. 50–125 ml.
  - **Cave:** Kolloidale Lsg. können zwar bei initialer Gabe das zu erwartende Verbrennungsödem begünstigen, sind allerdings bei vorliegenden Begleitverletzungen notwendig!
- Freihalten der Atemwege:
  - Ggf. Bronchospasmolyse mit β2-Sympathomimetikum (z. B. Salbutamol). **Cave:** KHK.
  - Narkoseeinleitung und endotracheale Intubation bei respir. Insuff., Komb.-Verletzungen, ausgedehnten tiefen Verbrennungen im Gesichtsbereich, Verbrennungen > 50 % KOF. Ind. siehe auch AWMF Register-Nr. 187-023 (https://register.awmf.org/de/leitlinien/detail/187-023).
- Suffiziente Analgesie:
  - Piritramid 15 mg = 1 Amp. 2 ml, Fentanyl 0,5 mg = 1 Amp. 10 ml fraktioniert nach Wirkung (**cave:** Atemdepression!); alternativ Ketamin.
  - Schmerz und Angst erhöhen durch vegetative Dysregulation die Schockgefahr.
- Zusätzliche Sedierung nur, wenn erforderlich mit z. B. Midazolam 15 mg = 1 Amp.; 3 ml fraktioniert nach Bedarf.
- Antibiotika und Steroide sind initial nicht indiziert.
- Untersuchung auf Begleitverletzungen.
- Sterile Wundabdeckung mit sterilen Kompressen, Transport in reflektierender Thermofolie (Schutz vor generalisiertem Wärmeverlust).
- Bett in einem Brandverletztenzentrum organisieren, Transportmittel auswählen.
- Beachte: Insgesamt kurze und zielgerichtete Einsatzzeit.

Zentrale Anlaufstelle für die Vermittlung von Krankenhausbetten für Schwerbrandverletzte der Feuerwehr Hamburg: Tel.: 040/4 28 51–39 98 (–39 99) oder Fax 040/4 28 51–42 69, E-Mail: leitstelle@feuerwehr.hamburg.de, Zentrale Anlaufstelle für die Vermittlung von Krankenhausbetten für Schwerbrandverletzte

Einweisungskriterien für Brandverletzte in ein Brandverletztenzentrum (gemäß den Leitlinien der Deutschen Gesellschaft für Verbrennungsmedizin, → www.verbrennungsmedizin.de).

- Verbrennungen an Gesicht/Hals, Händen, Füßen, Anogenitalregion, Achselhöhlen, über großen Gelenken oder sonstiger komplizierter Lokalisation
- Pat. mit > 15 % zweitgradig VKOF
- Pat. mit > 10 % drittgradig VKOF (Kinder > 5 % VKOF)
- Brandverletzte mit mechanischen Begleitverletzungen
- Brandverletzte mit Inhalationstrauma
- Pat. mit Vorerkrankungen oder Alter < 8 J. bzw. > 60 J.
- Alle Pat. mit elektrischen Verletzungen

Erstversorgung in einem Brandverletztenzentrum

Ausführliche Übergabe des begleitenden Notarztes an den Klinikarzt: Art und Umstände des Unfalls, Zeitpunkt des Unfalls, Kühlung ja/nein, Unfall in geschlossenen Räumen? Menge der verabreichten Ringer-Lsg., Erörterung der Ind. zur Intubation. Anamnese? Angehörige?

- Umlagerung.
- **Wiegen** (essenziell für die Berechnung des Infusionsbedarfs)!
- Anschließend 1. Débridement in der Badewanne mit z. B. Polyvidon-Jod-Seife, nur ungeöffnete Blasen belassen, sonstige Gewebepartikel abtragen. Nur am sedierten und schmerzfreien Pat. ist nach Entfernung aller Bekleidungsstücke und der Reinigung des gesamten Körpers die objektive genaue Einschätzung der Verbrennungsoberfläche und der derzeitige Aspekt der Verbrennungstiefe möglich. Ggf. komplette Rasur. Beim unterkühlten Pat. kein Bad, erst Aufwärmung.
- Intensivmedizinische Überwachung, ZVK, art. Zugang, Dauerkatheter (ggf. suprapubischer Blasenkatheter), komplettes Labor inkl. BGA und CO-Bestimmung, Blutgruppe, Ery-Konzentrate, Abstriche (Wunden, Nase und Rachen), Rö Thorax.
- **Bestimmung der VKOF** (▶ Kap. 19.1.1) und **Einschätzung der Verbrennungstiefe** (▶ Kap. 19.1.2). Am 1. und 2. posttraumatischen Tag jeweils Neueinschätzung der Verbrennungstiefe.
- Fotodokumentation.

Volumenersatz und Ernährung

- Berechnung des Volumenbedarfs (Ringer-Laktat-Lsg.).
  - **2–4 ml/kg KG/% VKOF in den ersten 24 h,** die 1. Hälfte in den ersten 8 h, die 2. Hälfte in den verbleibenden 16 h.
  - Kolloidale Lsg. frühestens nach 18 h.
- Der Einsatz von Katecholaminen in der Initialphase sollte gezielt in Orientierung am vorliegenden Problem erfolgen.
- Steuerung der Volumensubstitution über Ausscheidung (1 ml/kg KG/h, mind. jedoch 50 ml/h) und Hkt., nach Anstieg der Ausscheidung und Abfall des Hkt. Einsatz kolloidaler Lsg., ggf. Humanalbumin, in seltenen Fällen FFP.
- **Unmittelbare enterale Ernährung** (ggf. via PEG), bedarfsdeckende enterale Ernährung anstreben. Parenterale Ernährung nur bei KI oder Unmöglichkeit der enteralen Ernährung.

Medikamentöse Maßnahmen

- Ulkusprophylaxe mit z. B. Pantoprazol i. v.
- Mukolyse mit z. B. Acetylcystein
- Thromboseprophylaxe mit z. B. Clexane® s. c.
- Tetanusschutz überprüfen
- Initial **keine** Antibiose und keine Kortikoide

Indikationen für weitere Maßnahmen

- **Escharotomie** (Spaltung des Verbrennungsschorfs bis auf die Faszie): Bei zirkulären IIb°–III°-Verbrennungen der Extremitäten drohen Zirkulationsstörungen und Nervenkompressionen, bei tiefen zirkulären Verbrennungen des Thorax/Hals dient die Escharotomie zur Verbesserung der Thoraxexkursionen und somit zur besseren Ventilation. Ind. zur Escharotomie großzügig stellen. Sie sollte unmittelbar und notfallmäßig durchgeführt werden (Pat. nicht für den nächsten Tag auf den OP-Plan setzen!).

- **Lokalbehandlung mit Feuchtverbänden und Salbe;** teils offene und teils geschlossene Behandlung, Kontrakturprophylaxe mittels Lagerungsschiene, frühe KG.

19.1.4 Chirurgische Therapie

Die vollständige Nekrektomie muss so früh wie möglich und so aggressiv wie möglich erfolgen (Prognosefaktor!). Die erste Sitzung kann je nach Zustand des Pat. am 1.–3. posttraumatischen Tag durchgeführt werden. Als Richtwert gilt: pro operativer Sitzung ca. 20 % KOF nekrektomieren. Durch den Einsatz von blutsparenden Maßnahmen, z. B. Blutsperren und Adrenalinkompressen, Vermeidung der Auskühlung durch wärmende Maßnahmen und Verkürzung der OP-Zeiten durch den Einsatz versierter Operateure und ausreichend großem OP-Team, kann dieser Wert in Einzelfällen erheblich überschritten werden und brauchen die Entnahmestellen nicht in diese Rechnung miteinbezogen zu werden. Aus kosmetischen und funktionellen Gründen hat die Versorgung von Händen, Gesicht/Hals und Füßen Vorrang. Ziel ist es, den Verbrennungsschorf so schnell wie möglich zu entfernen und die débridierten Areale ggf. zunächst passager zu decken.

Hautentnahme

Zur Eigenhautentnahme (▶ Kap. 6.1.3) werden die Extremitäten bevorzugt. Die zirkuläre Entnahme ist möglich, wobei die Gelenkregionen (Knie, Ellenbogengelenk) ausgespart werden. Sie erfolgt mit dem Handdermatom in einer Schichtdicke von 0,2–0,4 mm. Anschließend wird eine Kompressionsblutstillung mit adrenalingetränkten Kompressen durchgeführt. Der sterile Wundverband erfolgt mit Inzisionsfolien (feuchte Kammer), z. B. Opsite®-Folie, zur schnelleren Re-Epithelialisierung (in letzter Zeit vermehrt auch semiokklusive Folien). Bei Kindern sollte die behaarte Kopfhaut nach vorheriger Unterspritzung mit Adrenalin-Ringer-Lösung 1 : 100.000 bevorzugt werden, um weitere Stigmata durch die Hautentnahme zu vermeiden.

Tangentiale Nekrektomie

- **Ind.:** IIb°–III°-Verbrennungen.
- Der Verbrennungsschorf wird tangential mit speziellen Instrumenten (Humby-, Weck-Messer) so weit abgetragen, bis punktförmige Blutungen auftreten (vitale Dermis). Hierbei hoher Blutverlust, Einsatz von adrenalingetränkten Kompressen und Blutsperren. Muss bis in das tiefe Fettgewebe débridiert werden, kommen deshalb passagere Hautersatzverfahren oder eine Vakuumversiegelung zum Einsatz, insofern applizierbar.

Epifasziale Nekrektomie

- **Ind.:** infizierte III°-Verbrennungen.
- Der Verbrennungsschorf wird inkl. des Unterhautfettgewebes bis auf die Faszie entfernt. An den Extremitäten immer Blutsperren verwenden. Insbes. bei Kindern sehr seltene Ind.
- Alternative zur Nekrektomie: enzymatisches Débridement (NexoBrid™)

Autologe Spalthauttransplantation

Auf exponierte Areale (Gesicht, Hände, Füße, z. T. über Gelenken) wird die entnommene Spalthaut (▶ Kap. 6.1.3) als durchgehendes gesticheltes Transplantat (ungemesht) aufgebracht. Auf alle übrigen Areale werden expandierte Gitterhauttransplantate (Meshgraft) aufgebracht. Durch die Mesh-Technik (Expansionsrate 1 : 1,5–1 : 6) werden der Sekretabfluss verbessert und damit die Infektionskomplikationen minimiert sowie die vorhandenen Spenderareale optimal ausgenutzt (Alternative: Meek-Technik). Autologe Spalthaut kann nur auf gut durchbluteten und nekrosefreien Wundgrund transplantiert werden. Fixation mit Klammergeräten.

Passagere Hautersatzverfahren

Stehen zur sofortigen Deckung nicht ausreichend Spenderareale autologer Spalthaut zur Verfügung, muss die exzidierte Wunde bis zur definitiven Transplantation zum Schutz vor Austrocknung und Infektion passager bedeckt werden. Hierzu stehen derzeit homologe Spenderhaut und dermale Ersatzstoffe wie z. B. Integra™ zur Verfügung. Sie beinhalten die Möglichkeit der Neovaskularisation mit dem Vorteil, ggf. auf der Wunde belassen werden zu können, während die zahlreichen synthetischen Hautanaloga tatsächlich nur der passageren Bedeckung dienen. Bei oberflächlichen Verbrennungen hat sich nach dem Débridement Suprathel® v. a. bei Kindern durch eine deutliche Schmerzreduktion und günstige Ausheilungsergebnisse bewährt.

Kultivierte autologe Keratinozytentransplantate

Der Mangel an Eigenhautspenderarealen bei sehr ausgedehnten Verbrennungen (mehr als 60 % VKOF) hat zur Entwicklung von Hautzüchtungsverfahren geführt. Nach vorheriger Biopsie aus unverbrannter Haut können mittels spezieller Kultivierungstechnik in einem Zeitraum von 16–21 d Keratinozytentransplantate (wenige Zelllagen dick) von 10 × 10 cm Größe hergestellt werden. Die sehr fragilen Transplantate (Neigung zu Blasenbildung und hohe Vulnerabilität) besitzen keine Dermis, benötigen mehrere Mon. zur halbwegs sicheren Anheftung an den Wundgrund und weisen eine deutlich höhere Inzidenz für hypertrophe Narben auf, insofern sie auf die Muskelfaszie transplantiert werden müssen. Daher sollten zur Verbesserung der mechanischen Eigenschaften die Keratinozytentransplantate auf vorher transplantierte und vaskularisierte dermale Ersatzstoffe aufgebracht werden. Die Anwendung auf noch erhaltener Dermis kann gute bis sehr gute funktionelle und ästhetische Ergebnisse erbringen.

> **!** Erste Antibiose nur beim Vorliegen sicherer Infektionszeichen, nach Möglichkeit immer Antibiose nach Antibiogramm!

Prognosefaktoren bei Verbrennungen

- Alter des Pat.
- Ausdehnung der Verbrennungsverletzung (% VKOF)
- Tiefe der Verbrennung
- Vorliegen eines Inhalationstraumas (IHT)
- Zeitdauer bis zur Einweisung in ein Brandverletztenzentrum
- Begleitverletzungen, Vorerkrankungen
- Art der Ther. (frühe Nekrektomie, enterale Ernährung)
- Auftreten von KO (▶ Tab. 19.2)

Tab. 19.2 Komplikationen und Präventions- bzw. Korrekturmaßnahmen	
Komplikationsart	**Maßnahmen**
Schock	Adäquate Volumensubstitution
Wundinfektion, Auftreten von multiresistenten Keimen	Bauliche Voraussetzungen eines Brandverletztenzentrums, frühe Nekrektomie
Pneumonie	Intensive Atemgymnastik, strenge Ind. zur Beatmung
Gastrointestinale KO • Ileus (▶ Kap. 12.6) • Ulcus duodeni oder ventriculi (▶ Kap. 10.5.1) • Cholezystitis (▶ Kap. 14.2.1)	Frühzeitige enterale Ernährung
• Sepsis (meist Mehrorganversagen; ▶ Kap. 5.3) • Hämodynamische Instabilität mit Low-output-Sy. • Adult respiratory distress syndrome (ARDS) • Akutes Nierenversagen (ANV) • Thrombozytopenie • Störungen der plasmatischen Gerinnung • Darmatonie, Ileus, Durchwanderungsperitonitis	• Aggressive frühe Nekrektomie, Vermeidung von Kreuzinfektionen • Nierenersatzverfahren • Moderne Beatmungsregime • Wechsellagerung • Interdisziplinäre Versorgung

Die Prognose schwerer Verbrennungen hat sich durch Innovationen in der Intensivtherapie in den letzten 2 Jahrzehnten deutlich verbessert.

Die häufigste Todesursache Brandverletzter bleibt trotz verbesserter Therapiestrategien nach wie vor die Sepsis!

19.1.5 Inhalationstrauma

Pathophysiologie Beim Verbrennungsunfall erleidet der Pat. durch die Bestandteile des Rauchs bei der Rauchgasinhalation eine tox. Schädigung der Luftwege und der Alveolarmembran, die konsekutiv in kürzester Zeit zu einem perialveolären Ödem führt und als Inhalationstrauma (IHT) bezeichnet wird. Besondere Beachtung erfordern die Kohlenmonoxid- (CO) und die Zyanidvergiftung (HCN).

Kohlenmonoxidvergiftung (CO)

Klinik, Anamnese (▶ Tab. 19.3)
- Brand in geschlossenen Räumen, Exposition von Rauch oder giftigen Gasen
- Gesichtsverbrennungen, Nasenhaare versengt
- Sputum mit Rußpartikeln, Husten, Heiserkeit (Kehlkopfödem), Dyspnoe
- Bewusstlosigkeit

Tab. 19.3 Klinik der CO-Vergiftung	
10–30 % CO-Hb	Schwindel, Kopfschmerz
30–40 % CO-Hb	Erbrechen, Sehstörungen, Adynamie
40–50 % CO-Hb	Kreislaufstörungen, Bewusstlosigkeit
50–60 % CO-Hb	Krämpfe
> 60 % CO-Hb	Tod

CO führt über mangelnde O_2-Sättigung des Hb und über fehlende O_2-Abgabe an das Gewebe in Anwesenheit von CO-Hb zu Hypoxie und Gewebsazidose.

> ! Durch die Bildung von CO-Hb keine Zyanose, sondern übernormal rote Haut/Schleimhaut!

Diagnostik
- Auskultation: Rasselgeräusche, Giemen und Pfeifen.
- Rö-Thorax, BGA (kann initial normal sein), CO-Hb-Bestimmung.
- **Bronchoskopie** (beweisend): Ind. großzügig stellen, gezielte Entfernung von Sekreten, neben Rußpartikeln, Ödem und Rötung der Schleimhaut sowie partielle Nekrotisierungen möglich.

Therapie (▶ Tab. 19.4)
- Volumenbedarf kann in der Initialphase um 50 % erhöht sein. **Cave:** Flüssigkeitsrestriktion erhöht den intrapulmonalen Shunt.
- Jeder V. a. ein IHT muss intensivmedizinisch überwacht werden.
- Bei Anzeichen für die Ausbildung des Vollbilds sind die sofortige Intubation und Beatmung angezeigt.
- Ggf. 12-stündige Wechsellagerung (Bauch/Rücken) zur Beseitigung von Atelektasen abhängiger Lungenpartien.

Zyanidvergiftung (HCN)
- Reine O_2-Beatmung, Hydroxycobalamin (5 g) als Chelatbildner
- In Extremfällen bei ARDS extrakorporale Membranoxygenierung

Tab. 19.4 Ther. der CO-Vergiftung (HWZ von CO-Hb in Abhängigkeit vom FiO_2)

Beatmung	$T_{½}$ CO-Hb
FiO_2 0,21	250 min
FiO_2 1,0	40–60 min
3 atm + FiO_2 1,0	30 min

19.1.6 Nachbehandlung, Rehabilitation, Rekonstruktion

Transplantatpflege
- Intraop. Abdecken der Spalthauttransplantate mit Fettgaze (z. B. Jelonet®) und anschließend mit Octenisept®-getränkten Kompressen oder Schaumstoff. Regime je nach Zentrum sehr unterschiedlich, z. T. auch offene Behandlung indiziert.
- Verbände 3 d belassen, sofern keine Infektionszeichen auftreten.
- Anschließend weiter offene Behandlung und tägliche Transplantatpflege (Abtupfen mit desinfizierenden Substanzen, z. B. Octenisept®, Lavasept®).
- Klammern am 3. d ex.
- Ab dem 7. d Transplantatpflege mit Fettcremes (z. B. Bepanthen®-Salbe, Linola®-Fettsalbe) möglich.

Rehabilitation

- Beginnt bereits auf der Intensiveinheit.
- Lagerungstherapie zur Vermeidung von Gelenkkontrakturen und Lagerungsschäden.
- Intensive krankengymnastische und ergotherapeutische Übungsbehandlungen.
- Kompressionsbehandlung zur Vermeidung hypertropher Narben mit geeigneten Bandagen/Anzügen (z. B. Jobst®-Bandagen) und zusätzlich Silikonauflagen für mind. 1 J. nach stationärer Entlassung.
- Spezielle Schienenversorgung, insbes. sternomentaler Übergang und Übergänge von Gelenken (Finger, Hand, Ellenbogen).
- Psychologische Betreuung des Verletzten und des familiären Umfelds. Kontakt zu Selbsthilfegruppen anbieten und unterstützen.
- Anschlussheilbehandlung bei Schwerbrandverletzten zur Verbesserung der beruflichen und familiären Re-Integration indiziert.

Rekonstruktion

- Funktionell oder kosmetisch beeinträchtigende hypertrophe Narbenzüge werden i. d. R. mittels Vollhauttransplantaten oder Z-Plastiken korrigiert. Weiterhin finden Gewebeexpander Einsatz, die v. a. zur Korrektur der narbenbedingten Alopezie dienen (auch in der Rekonstruktion Einsatz von innovativen dermalen Ersatzstoffen). Ansonsten Einsatz des gesamten plastisch-chirurgischen Spektrums inkl. freier Lappenplastiken, die in seltenen Fällen auch in der Initialphase indiziert sind (bei Kindern, Starkstromverletzungen).
- Im Gesicht führen sie zum Mikrostoma des Munds und zu einem Ektropium der Augenlider. Hier wird Haut im Bereich der retroaurikulären Region entnommen.
- Eine besondere Beeinträchtigung entsteht durch die sternomentale Kontraktur, die groteske Ausmaße annehmen kann. Daher müssen Verbrennungen der Halsregion immer langfristig mit Halslagerungsschienen behandelt werden.
- In Axilla- und Ellenbogenregion entstehen Adduktions- bzw. Flexionskontrakturen. Besondere Quengelschienen können ihr Ausmaß beeinflussen und beugen einer erneuten Kontrakturbildung nach Korrektur vor.
- Bei Kindern stellen darüber hinaus Kontrakturen Wachstumsbehinderungen, v. a. an den Extremitäten und der weiblichen Brust, dar.
- Heterotope Ossifikationen lassen sich nur sehr schlecht ther. beeinflussen.
- In Narben, die zu rezid. Aufbrüchen neigen, kann sich mit einer Latenz von 10–15 J. ein Plattenepithel-Ca entwickeln. Daher sollten instabile Narbenareale möglichst frühzeitig unter Einsatz aller plastisch-chirurgischen Maßnahmen korrigiert werden.

19.2 Elektroverbrennungen

Epidemiologie Elektroverbrennungen (▶ Tab. 19.5) sind in industriell entwickelten Ländern rel. häufig. Unfälle mit Schwachstrom machen 80 %, mit Starkstrom 20 % der Fälle aus. 10 % der Elektroverbrennungen verlaufen tödlich. Der Anteil von Stromverbrennungen an allen in deutschen Verbrennungszentren behandelten Pat. liegt bei ca. 6 %. Bei Hochvoltverletzungen wird die Amputationsrate der Extremitäten mit bis zu 40 % angegeben.

Tab. 19.5 Spannungsquellen

Steckdose	220 V
E-Herd (Drehstrom)	380 V
Eisenbahnhochleitung	15.000 V
Hochspannungsleitung	30.000–60.000 V
Blitz	> 1 Million V

Pathophysiologie

- Fließt Strom gegen einen Widerstand, entsteht Hitze. Das Gewebe wird geschädigt.
- Der Stromfluss folgt dem jeweiligen Widerstand. Dieser ist im menschlichen Körper im Bereich von Nerven, Gefäßen und Muskulatur am geringsten. Daher sind in der Tiefe neben den Hautverbrennungen die größten Schäden zu erwarten.

Klinik

- Bei Haushaltsspannungen entstehen nur kleinere Strommarken, meist an den opponierenden Fingern.
- Bei größeren Spannungen finden sich Stromeintritts- und -austrittsmarken, die auch weit auseinanderliegen können. Ein zusätzlich entstehender Lichtbogen führt an der Haut i. d. R. zu ausgedehnten tiefdermalen Verbrennungen.
- Bei sehr hohen Spannungen finden sich ebenfalls Strommarken im Bereich des Haut-zu-Haut Kontakts (z. B. Axilla und Ellenbeuge), bei denen der Strom auch über die Haut läuft. Es tritt eine max. Beugekontraktur der betroffenen Extremität ein. Konsekutiv liegt fast immer ein Kompartment-Sy. vor.
- Als Folge der allgemeinen Depolarisation kann es zur Bewusstlosigkeit des Pat. kommen.
- Der elektrische Katarakt tritt erst nach Mon. auf, trotzdem initial Augenkonsil einholen (Korneaschäden).
- Begleitverletzungen: Frakturen, Schädel-Hirn- und Wirbelsäulenverletzungen.
- Herzrhythmusstörungen (HRST), Myokardnekrosen.
- Direkte Nervenschädigung mit Paresen, auch Querschnittssymptomatik (z. T. reversibel).
- Myoglobulinurie und metabolische Entgleisung durch Freisetzung von Hb und Myoglobin aus den Muskelnekrosen. **Cave:** Nierenversagen!

Therapie

Sofortmaßnahmen am Unfallort

- Stromkreis unterbrechen, Eigensicherung beachten
- Verletzten von der Stromquelle lösen
- EKG ableiten, Herzrhythmusstörungen und Asystolie behandeln (▶ Kap. 4.1)
- Venöse Zugänge außerhalb des Stromwegs
- Adäquate Volumensubstitution gemäß des vorliegenden Befunds
- Behandlung der äußeren Verbrennung wie oben beschrieben

In der Klinik
- Kardiale Überwachung aller Stromverletzter für 24–48 h empfohlen.
- Urinausscheidung > 2 ml/kg KG/h halten.
- Ggf. Diuretikagabe (z. B. Mannitol).
- Systemische Pufferung mit Natriumbikarbonat nach BGA-Werten zur Alkalisierung des Harns nur selektiv einsetzen. Besser frühzeitige Hämofiltration.

Operative Therapie
- Kleinere Strommarken nach Unfällen mit Haushaltsspannungen müssen zweizeitig versorgt werden. Nach der primären Exzision erfolgt mind. ein erneutes Débridement, bevor die eigentliche Deckung durchgeführt werden kann.
- Bei Starkstromunfällen droht immer ein Kompartment-Sy., daher ist mind. die unverzügliche Fasziotomie (Notfalleingriff) angezeigt, in deren Rahmen die erste Nekrektomie allen abgestorbenen Gewebes erfolgt.
- Aufgrund der tiefen Muskelnekrotisierung schließen sich mehrfache ausgedehnte Débridements in 1- bis 2-tägigen Abständen an.
- Es entstehen häufig massive Funktions- und Weichgewebsverluste der betroffenen Extremität, die das gesamte Spektrum der plastisch-rekonstruktiven Chirurgie erfordern, um eine Amputation zu vermeiden, die sich aber nicht immer verhindern lässt.

19.3 Verätzungen

Definition Lokale Schädigung des Gewebes durch Einwirkung von Säuren und Laugen. Außerdem können systemische Vergiftungssymptome durch Resorption auftreten.

Klinik
- **Allgemeinsymptomatik:** Hypovolämie mit Blutdruckabfall, Nierenschädigung, Störung des Elektrolyt- und Säure-Basen-Haushalts.
- **Lokalsymptomatik:** Verätzungen mit Säuren führen zu Koagulationsnekrosen, Laugen zu Kolliquationsnekrosen (reichen tiefer ins Gewebe): grauweiß bis schwarz verfärbte Hautareale.

Sofortbehandlung
- **Cave:** Selbstschutz (Handschuhe, Schürze, Schutzbrille!).
- Entfernung der chemischen Substanz durch ausgiebige Spülung mit Wasser. Getränkte Kleidung abnehmen.
- Verursachendes Agens identifizieren.
- Kontaktaufnahme zur jeweiligen Giftzentrale.
- Bei **Ingestion** ▶ Kap. 9.8.1.

! Unbedingt stationäre Behandlung, bei peroralen Laugen- oder Säureverletzungen hohe Letalität! Bei ausgedehnter Verätzung können Störungen des Kreislaufs und Nierenschädigungen auftreten. Immer Säure-Basen-Haushalt und E'lyte kontrollieren! Behandlung in Brandverletztenzentren.

19.4 Unterkühlung und Erfrierungen

19.4.1 Erfrierung

Definition Lokale Gewebeschädigung durch Kälte (▶ Tab. 19.6).

Therapie
- Lokale Wärmeapplikation (37 °C warmes Wasser) unter Analgesie bis zu 1 h.
- Keine mechanische Irritation (Massage, Abreibung) der erfrorenen Bereiche.
- Tetanusprophylaxe.
- NSAR indiziert.
- Nach Demarkation Nekrosenabtragung und ggf. Defektdeckung.
- Im Gegensatz zu Verbrennungen ist hier ein längeres Abwarten gerechtfertigt.

Komplikationen Thrombose, Crush-Niere.

Tab. 19.6 Stadien der Erfrierung

Stadium	Symptome
1. Grad	Gefäßkrampf, Haut bläulich weiß marmoriert, gefühllos, völlige Ausheilung möglich
2. Grad	Erhöhte Gefäßpermeabilität, Blasenbildung, Rötung, Schwellung, Schmerz, Haut ist tiefrot, violett u. kalt
3. Grad	Kältebedingte Gangrän, Hautblutung, die in bläulich schwarze Nekrose übergeht
4. Grad	Totalvereisung; häufig betroffen: Zehen, Finger, Ohren

19.4.2 Unterkühlung

Definition Abfall der Körperkerntemperatur < 35 °C (▶ Tab. 19.7).

Diagnostik
- Messung der Rektaltemperatur
- EKG (z. B. Herzkammerflimmern, QRS verbreitet, ST-Hebung, Bradykardie)
- Atmungsfrequenz und -tiefe vermindert

Therapie
- Entfernung feuchter Kleidungsstücke. Isolations- oder Wolldecke.
- Ab Grad 2 Intensivpflicht, Monitorkontrolle.
- Bei Grad 1 heiße, gezuckerte Getränke und Wärmedecke.

Tab. 19.7 Stadien der Unterkühlung

Stadium	Körpertemp.	Symptome
1. Grad	37–34 °C	Muskelzittern, Schmerzen! RR ↑, bewusstseinsklarer Pat., Tachykardie, Haut blass u. kalt
2. Grad	34–27 °C	Kein Muskelzittern, Somnolenz, ggf. Koma, keine Schmerzen, Bradykardie, Arrhythmie, RR normal oder ↓, BZ ↓, Reflexe abgeschwächt
3. Grad	< 27 °C	Koma (Scheintod): Puls nicht tastbar, minimale Atmung, keine Reflexe, extreme Bradykardie

- Langsame Erwärmung (1 °C/h) durch warme Infusionen (40 °C) z. B. Ringer-Laktat.
- Azidosekorrektur nach BGA.
- Bewegungen des Verletzten kühlen durch Volumeneinstrom aus der Peripherie in den Körperkern weiter aus (Bergungstod).

Komplikationen Herzrhythmusstörungen, Azidose, Elektrolytverschiebung, Schock.

> **!** **Cave**
> Weite lichtstarre Pupillen sind **kein** sicherer Hinweis auf irreversible Hirnschädigung!
> Reanimationsmaßnahmen grundsätzlich länger als üblich durchführen.

20 Kinderchirurgie

Naim Farhat

20.1 Allgemeine Vorbereitung auf eine OP

20.1.1 Formalitäten

- **Operateur** untersucht das OP-Gebiet, stellt OP-Ind. und klärt Angehörige und abhängig vom Alter auch das Kind auf. Einwilligung möglichst beider Erziehungsberechtigter schriftlich festhalten, insbes. bei geplanten größeren Eingriffen. Bei Notfall-OP genügt ein Elternteil.
- **Anästhesist** beurteilt die Narkosefähigkeit und klärt Angehörige auf. Aufklärung und Einwilligung mind. eines, besser beider Erziehungsberechtigten schriftlich festhalten.
- **Bei größeren Eingriffen:** Intensivstation möglichst am Tag vor der geplanten OP informieren und Nachbeatmungsplatz reservieren.

20.1.2 Vorbereitung des Patienten

Überblick über das präop. Vorgehen ▶ Tab. 20.1.

Besonderheiten der Untersuchung (Allgemeines s. ▶ Kap. 1.2.2)
- **Besonders wichtig:** Infektionen der oberen Luftwege ausschließen!
- **Bei eingetrübten Pat. zusätzlich:** neurologische Untersuchung (Glasgow Coma Scale). Auf Prellmarken (können auf zusätzliche innere Verletzungen hinweisen) und auf Hydratation achten (kardiodepressive, blutdrucksenkende Wirkung der Anästhetika kann vorbestehende Hypovolämie verstärken).

Diagnostik Nicht erforderlich bei Routineeingriff.
- **Rö Thorax** a. p. (Strenge Ind.; **cave:** Strahlenbelastung).
- **EKG** und Echokardiografie (Ind.: path. Auskultationsbefund, vorbestehende Herzerkr.).

Tab. 20.1 Präop. Vorgehen bei Kindern

Anamnese	Labor
Besonders wichtige Fragen: • Frühgeburtlichkeit? • Fehlbildungen? • Vor- o. Begleiterkr. (Allergien, Arzneimittelunverträglichkeiten, Blutungsneigung, Pseudokrupp o. Asthma bronchiale, Epilepsien, Stoffwechselerkr., Herzfehler)? • Derzeitige Medikation (selten vorhanden)? • Vorausgegangene OP, Bluttransfusionen, Narkosezwischenfälle, auch bei Angehörigen? • Vollständiger Impfschutz (z. B. Tetanus)? • Letzte Impfung (OP-Abstand bei Totimpfstoff mind. 3 d, Lebendimpfstoff 2 Wo.)? • Letzter Kontakt mit Infizierten (z. B. Varizellenerkrankte)? • Bei Notfall-OP: Zeitpunkt der letzten Nahrungsaufnahme?	In den meisten Fällen Labor nicht notwendig. Im Zweifel Rücksprache mit dem Anästhesisten. • Gerinnung (nur bei V. a. Gerinnungsstörung. **Cave:** Routinelabor nicht ausreichend) • Kleines BB (s. ▶ Kap. 2.1), CRP oder BSG bei V. a. Infekt, Elektrolyte (bei Dehydratation, Nierenerkr., präop. erhöhte Kaliumwerte können durch Succinylcholingabe zum hyperkaliämischen Herztod führen) • BZ, Krea, Abstriche, Urinstatus **Eventuell zusätzliche Laborwerte:** Transaminasen, CK (erhöhte Werte können auf familiäre Neigung zur malignen Hyperthermie hinweisen, keine sichere Methode); Cholinesterase, Blutgruppe, Kreuzblut (EK bereitstellen lassen, notwendig bei größeren, insbes. kardiochirurgischen Eingriffen); evtl. Heterozygotentest für Sichelzellanämie

- Weiteres abhängig von OP (z. B. Sono).
- **Bei Notfallpatienten:**
  - CCT (Hirnblutung?).
  - Abdomen: Sono (Freie Flüssigkeit? Milzruptur? Leberruptur?), Rö (Freie Luft?).

Nahrungskarenz

- Sgl.: 4 h vor Narkosebeginn MM oder Flaschenmilch.
- Sgl.: 1 h vor Narkosebeginn klare Flüssigkeit (Wasser, Tee).
- Klein- und Schulkinder: letzte Mahlzeit 6 h, klare Flüssigkeit 1 h vor OP.
- Verunfallte Kinder (z. B. mit Fraktur) werden auch nach 6 h nicht nüchtern!
- Wenn Transport zum OP länger dauert, insbes. bei Sgl. und größeren Kindern in schlechtem klin. Zustand i. v. Infusion Glukose 5–10 % mit Elektrolytzusatz auf Erhaltungsdosis bereits auf Station geben!

Darmentleerung Wichtig bei intra- und retroperitonealen und bei laparoskopischen Eingriffen. Durchführung mit Klysma (YAL Rektallösung® bei Sgl. [5–10 ml/kg KG] bzw. Practoclyst® bei älteren Kindern) am Abend vor dem Eingriff. Vor Dickdarm-OP wiederholte Einläufe durchführen, um Darm möglichst vollständig zu entleeren.

Prämedikation
Wird vom Anästhesisten festgelegt. Wichtigstes Ziel ist ein gut sediertes Kind, bei dem die Narkose ohne Schreien und ohne heftigen Widerstand eingeleitet werden kann. Hilfreich ist das Beisein der Eltern bei der Einleitung. Prämedikationsschema je nach Klinik bzw. Narkose verschieden.

- Kinder < 6 Mon. erhalten i. d. R. keine Prämedikation.
- Substanzen rechtzeitig verabreichen, damit Kind schläfrig in Einleitungsraum kommt.
- Möglichst schmerzlose Prämedikation wählen, i. m. oder i. v. Spritzen vermeiden.

Beispiele:

- **Benzodiazepine:** Midazolam (Dormicum®) 0,2 mg/kg KG rektal 15 min vor OP oder Flunitrazepam (Rohypnol®) 0,1–0,2 mg/kg KG p. o. **Cave:** Starke Bronchialverschleimung!
- **Neuroleptika** (häufig kombiniert mit Opioiden) z. B. Promethazin (Atosil®) 0,5 mg/kg KG p. o. oder Chlorprothixen (Truxal®) 2 mg/kg KG p. o. 2 h vor Eingriff.
- **Anticholinergika** (Scopolamin, Atropin) zur Sekretionshemmung und Vermeidung von Bradykardien beim Intubieren erst während oder kurz nach der Narkoseeinleitung i. v. zuführen. Nicht in allen Kliniken üblich.

20.2 Leitsymptome und Differenzialdiagnose

20.2.1 Erbrechen und Hämatemesis

Erbrechen Die Begriffe Erbrechen, Spucken und Regurgitation werden sehr unterschiedlich verwendet. Daher ist eine genaue Anamnese mit präzisen Mengen-, Frequenz- und Farbangaben erforderlich (▶ Tab. 20.2).

20

Tab. 20.2 DD Erbrechen und Begleitsymptome bei Kindern

Symptom	DD
Neugeborene (≤ 4 Wo.)	
Schlaffes Erbrechen	Gastroösophagealer Reflux, physiol. Kardiainsuff.
Rezid. Erbrechen **Gallig: chirurgischer Notfall bis zum Beweis des Gegenteils!**	Angeborene GI-Obstruktionen (Atresie, Volvulus), Hirndruck, -ödem (Enzephalitis), Hydrozephalus
Sgl. (1–12 Mon.)	
Schwallartiges Erbrechen, Anämie, Gewichtsverlust	Hypertrophe Pylorusstenose (2.–8. Lebenswo.)
Schmerzhafte Schwellung, akutes Abdomen	Inkarzerierte Leistenhernie
Jedes Alter	
Erbrechen, akutes Abdomen; evtl. Fieber	Appendizitis
Unstillbares Erbrechen	Gastroenteritis, Diab. mell.
Bewusstseinsstörung bis Koma	Intox. (z. B. Medikamente)
Blässe, Schock, Bewusstlosigkeit	Sepsis, Meningitis, Hirndruck
Rezid. Koliken, Blut rektal	Invagination, Meckel-Divertikel
Akutes Abdomen, Erbrechen, Durchfall, Exsikkose	Akute Gastroenteritis
Dysurie, Fieber, Flankenschmerz	Harnwegsinfekt, akuter Harnverhalt

Hämatemesis

- Selten: Erbrechen von hellrotem Blut oder Hämatin („Kaffeesatz“)
- **DD:** Im Kindesalter bes. denken an
  - Vit.-K-Mangel des NG
  - Kongenitales blutendes Hämagiom. Dieulafoy-Ulkus (Angiodysplasie)
  - Fremdkörper, Verätzung beim Sgl. bzw. Kleinkind

20.2.2 Teerstuhl und Blutstuhl

Blutabgänge im Stuhl in unterschiedlicher Farbe, Intensität und Menge mit/ohne Schmerzen (▶ Tab. 20.3).

Vorgehen und Diagnostik

- Invasive Diagn. beginnt erst bei wiederholten Blutabgängen und nach Ausschluss sichtbarer bzw. tastbarer anorektaler Ursachen.
- Diagn.-Reihenfolge: Sono, Rektoskopie, Koloskopie.
- Therapiebedürftige Hämorrhoiden im Kindesalter extrem selten!

Tab. 20.3 Ursachen rektaler Blutabgänge im Kindesalter

Erkrankung	Alter	Klinik
Blutung aus Meckel-Divertikel	Sgl.. und jedes Alter	Viel rotes Blut, Schock, Anämie, kaum Schmerzen

Tab. 20.3 Ursachen rektaler Blutabgänge im Kindesalter *(Forts.)*

Erkrankung	Alter	Klinik
Invagination	• 60 % der betroffenen Kinder < 1 J. • 80–90 % < 2 J. • Bei Veranlagung auch bei älteren Kindern	Plötzlicher Beginn, Erbrechen, starke Koliken mit symptomfreien Intervallen. Blutige Stühle sind Spätsymptome!
Rektum-Kolon-Polypen	Jedes Alter	Selten, kaum Klinik, gelegentlich spontan Blut
Analfissur, chron. Obstipation	Sgl.. u. jedes Alter	Häufig, Stuhlauflagerung von wenig hellrotem Blut, Schmerzen bei Defäkation
Morbus Crohn, Colitis ulcerosa	Meist > 10 J., aber auch jünger	Tenesmen, Diarrhö, Schmerzen, Anorexie
Unspezifische Enteritis, Kolitis	Jedes Alter	Diarrhö, Blutfäden bei sehr häufigen Entleerungen
Hämangiome, Lymphome, Teleangiektasien	Jedes Alter, selten!	Kaum Klinik, Blutmengen variabel

20.2.3 Bewusstlosigkeit

Diagnostik

- Bei Sgl. Schädelsono, ansonsten Schädel-MRT.
- CT bei Pat mit Liquor-Shunt.
- Überprüfung Pupillenreaktion, Augenfundus: Stauungspapille?
- **Cave:** Lumbalpunktion erst nach Ausschluss Hirndruck (Gefahr der Einklemmung!).

Differenzialdiagnosen

- Schädel-Hirn-Trauma (SHT)
- Meningitis bzw. Enzephalitis
- Intox.
- Hirntumor
- Hirndruck bei Fehlfunktion des Shunts bei Hydrozephalus
- Intrakranielle Blutung bei NG und Sgl.
- Stoffwechselstörung/Exsikkose
- Bronchopulmonale Störung

Notfalltherapie bei Bewusstlosigkeit

Hochlagerung Oberkörper 30° in Mittellage.

- Sichern von Kreislauf und Atmung (Infusion zunächst knapp: Hirnödem?).
- Notfall-Schädel-CT (MRT).
- Nach Ausschluss Hirndruck: Liquorpunktion.
- Labor: BB, BZ, E'lyte, BGA, CRP, Blutkultur.
- Blasenkatheter zur Bilanzierung.
- Blut und Urin für toxikologisches Screening.
- Bakt. Meningitis: antibiotische Therapie.
- Stationäre Behandlung auf Intensivstation!
- Augenärztliches Konsil: Stauungspapille?

20.2.4 Harnverhalt/Hämaturie

Harnverhalt

Akuter Harnverhalt im Kindesalter geht i. d. R. mit Bauchschmerzen und Blasenhochstand einher.

Ätiologie Von der akuten Balanitis und akuten Obstipation abgesehen, praktisch immer kinderchirurgische/urologische Abklärung erforderlich (▶ Tab. 20.4)!

Therapie Je nach Ursache, ggf. Blasenkatheter nach Sono.

Hämaturie

Definition

- Mikrohämaturie: > 5 Erys/mm³ frischer Mittelstrahlurin/K-Urin
- Makrohämaturie: sichtbar blutiger Urin; ab > 1 ml Blut/1 l Urin.

Ätiologie

- **Renal:** GN, nephrotisches Sy., Nephropathie bei Purpura Schoenlein-Henoch, hämolytisch-urämisches Sy. (Anämie, Thrombopenie, Makrohämaturie), Nephrolithiasis (Diagn.: Sono, MRT), Wilms-TU (häufig erstes Symptom!), Pyelonephritis, idiopatisch (passager).
- **Nicht renal:** Nierentrauma im Rahmen eines stumpfen Bauchtraumas (▶ Kap. 20.3.2), Gerinnungsstörungen, Thrombopathien, Blasentumor/Zystitis, starke körperl. Belastung; Blasen- und Harnröhrentrauma bei Beckenfraktur (**Cave:** via falsa bei Kathetereinlage).

Diagnostik

- Mittelstrahl-, Katheter- bzw. Punktionsurin auf Erys und Erythrozytenzylinder, Proteinurie
- E'lyte, Harnstoff, Krea i. S., Gerinnungsstatus, Tumormarker
- Sono Nieren/Blase; MRT bei Tumornachweis im Sono

Tab. 20.4 Ursachen für akuten Harnverhalt

Alter	Ursache
NG-Alter	Urethralklappe (nur Jungen!)
Sgl. und Kleinkinder	Urethral-, Blasenpolypen; Ureterozelen; akute Balanitis/ Balanoposthitis
Vorschul- und Schulkinder	TU/Rhabdomyosarkom der Blase/Prostata; akute, extreme Obstipation; neurogene Blase (Spina bifida, Querschnitt)

20.3 Notfälle und ihre Differenzialdiagnose

20.3.1 Akutes Abdomen und Bauchschmerzen

Spezielle Anamnese ▶ Tab. 20.5.

- Beginn und Charakter der Bauchschmerzen (Dauerschmerz? Kolik?).
- Nahrungsaufnahme (Appetit? Letzte Mahlzeit?).

Tab. 20.5 DD akutes Abdomen nach Lebensalter

	Sgl. und Kleinkinder (< 2 J.)	Vorschulalter (2–5 J.)	Schulkinder (6–14 J.)	Jugendliche (> 14 J.)
Häufig	Dreimonatskoliken; akute Gastroenteritis; viraler Infekt; Obstipation	Akute Gastroenteritis; HWI; viraler Infekt; Obstipation; Pneumonie; Appendizitis	Akute Gastroenteritis; Obstipation; Trauma; Appendizitis; HWI; funktionelle Störung	Akute Gastroenteritis; Trauma; Obstipation; Mittelschmerz (Menarche); Appendizitis; funktionelle Störung; Intox. (Alkohol)
Relativ selten	Intestinale Anomalien; Invagination; inkarzerierte Leistenhernie	Meckel-Divertikel; Schoenlein-Henoch; Invagination	Pneumonie; Diab. mell.; Gallen-, Nierensteine	Ulcus ventriculi/duodeni; Hodentorsion; Ovarialzyste
Sehr selten	Appendizitis; Malabsorption	TU; Hepatitis; Gallen-, Nierensteine	Invagination; Morbus Crohn/Kolitis	TU; Morbus Crohn/Kolitis

- Erbrechen (Galle? Nahrungsreste? Stuhl?).
- Sitz und Veränderung des Spontanschmerzes.
- Stuhlgang (Durchfall? Blut? Schleim? Kein Stuhl?).
- Krankheitsentwicklung während des letzten Tags/der letzten Nacht (Schlaf unruhig?).
- Fieber? Fieberverlauf?
- Vor-OP (Bridenileus?).
- Miktion, Urinstatus.
- Regelblutung bei Mädchen nach Menarche? Ausbleiben der Menarche?
- Haltung des Kinds im Bett? Gangbild? Hopsen und Springen?
- Erkr. von Geschwistern, im Kindergarten (z. B. Masern, Scharlach)?
- Labor: BB, BZ, CRP, BSG, E'lyte, Laktat, Harnstoff, Krea, Lipase, Amylase, Bili, Leberwerte, Quick, PTT, Blutgruppe, Kreuzblut.

! Kinder geben auch bei extraabdominalen Erkr. (z. B. Pneumonie, Otitis media, Meningitis, Hodentorsion, Diabetes-Erstmanifestation) häufig Bauchschmerzen an. Immer gesamten Körperstatus erheben!

20.3.2 Stumpfes Bauchtrauma

Letalität 1–20 %, bei Verletzung größerer Gefäße bis 50 %. Häufigkeitsgipfel mit Eintritt ins Schulalter (Verkehrsunfälle). Stürze auch häufig. Jungen : Mädchen = 3 : 1. Beteiligte Organe (in absteigender Häufigkeit): Milz, Niere, Leber, Pankreas, Mesenterium und Darm, Zwerchfell.

Besonderheiten im Kindesalter Große blut- und wasserreiche, parenchymatöse Organe, relativ lockere Verankerung, geringer Schutz durch nicht sehr muskelstarke Bauchdecken. Auch bei geringer Bauchwandprellung kann bereits das Bild eines akuten Abdomens entstehen und eine Magen-Darm-Atonie eintreten.

! Bei unklaren Angaben immer an Kindesmisshandlung denken (▶ Kap. 20.3.4)!

Symptomatik

- Bei massiver Blutung Schock.
- Bei langsamer Blutung Peritonismus, Atonie des Magen-Darm-Trakts.
- Lokale oder organferne Schmerzangaben (z. B. Schulterschmerz li) bei Milzruptur!
- Schnelle Beeinträchtigung der Atmung (Kind = Bauchatmer)!

Vorgehen

- Zügige Beurteilung des Schweregrads der Verletzung (s. ▶ Kap. 5.5.1)
- Stabilisierung der Kreislaufverhältnisse, i. v. Zugang.
- Blutgruppe, Kreuzblut, BB, Hkt., Hb, BGA (Astrup).
- Klin. Untersuchung; stationäre Überwachung.
- Sono Abdomen: Suche nach freier Flüssigkeit bzw. Organrupturen. Bei neg. Befund Wdh. nach 6 h.
- Bei Versagen der stabilisierenden Maßnahmen (0–12 h): Laparotomie.
- Bei stabilen Kreislaufverhältnissen: kons. Vorgehen, auch bei hochgradiger Organruptur (Milz, Leber, Niere).
- **Rö:** Abdomen im Stehen oder Linksseitenlage bei V. a. Perforation im Intestinum.
- Bei Makrohämaturie Kontrastmittel-CT: wenn keine Ausscheidung oder Ureterabriss → Nierenfreilegung.
- Organrupturen werden bei Laparotomie wie in der Allgemeinchirurgie versorgt (▶ Kap. 17.2.3, ▶ Kap. 17.2.5). Milz möglichst unter allen Umständen erhalten (ggf. auch Teilerhaltung des oberen oder unteren Milzpols) wegen der Gefahr des OPSI-Sy. nach Splenektomie (▶ Kap. 17.2.4).
- Falls Milzentfernung nicht zu vermeiden, Penicillin-Ther. 3 × 100.000 IE und Pneumovax®-Impfung!
- Pankreasverletzungen können relativ blande verlaufen und noch nach mehreren Wo./Mon. zur Ausbildung von Pseudozysten führen (50 % Watch and Wait). Große Pseudozysten können z. B. endoskopisch in den Magen drainiert werden. Ggf. op. Pseudozystojejunostomie.

20.3.3 Aspiration/Ingestion von Fremdkörpern

Häufige Ereignisse v. a. im Kleinkindesalter (1.–2. Lj.), oft verursacht durch Hinfallen des Kinds mit dem Fremdkörper bzw. der Nahrung im Mund (z. B. Nussschokolade). Bei Aspirationen stehen hierzulande Erdnüsse an erster Stelle (35–55 %), bei Ingestionen Münzen und Spielzeugteile. Häufigste Lokalisationen: re Hauptbronchus (> 50 %), aufgrund des steileren Abgangs, li Hauptbronchus (20 %), Trachea (13 %).

Symptomatik

- Asymmetrisches Auskultationsgeräusch, lokalisierter Stridor bzw. Giemen; asymmetrischer Perkussionsbefund. In der Anamnese Fieber und Husten nach Nahrungsaufnahme.
- Speichelfluss, Schluckbeschwerden, Globusgefühl.

- Bei Kindern mit einer medizinischen Anamnese (Z. n. Ösophagusatresie, Ösophagusstenose, Hiatushernie) können auch Wurst-, Fleisch- und Gemüsebestandteile als Fremdkörper (Bolus) im Ösophagus hängen bleiben.
- „Chron. Bronchitis oder rezid. Pneumonie“ ohne vorliegenden Rö Thorax ist verdächtig auf einen alten, aspirierten Fremdkörper.

Diagnostik

- **Anamnese:**

! „Normaler“ Rö Thorax schließt Fremdkörperaspiration/Ingestion nicht aus!
  - Bei diagn. Schwierigkeiten helfen von den Eltern mitzubringende, gleich aussehende Spielzeugteile.
  - Bis zur Diagnose keine orale Nahrungszufuhr!
- **Vorgehen bei V. a. Fremdkörperaspiration:**
  - Rö Thorax a. p. (nach Möglichkeit in In- und Exspiration).
  - Verdächtig: überblähter Lungenlappen oder Atelektase → Entfernung mittels starrer Bronchoskopie in Narkose.
  - Bei mehrfragmentierten Fremdkörpern: nach Entfernung aller Fragmente mittels starrer Bronchoskopie ggf. Inspektion mittels flexibler Bronchoskopie zur Bestätigung der vollständigen Entfernung.
  - Normalbefund: Überwachung ambulant, Wiedervorstellung, wenn Bronchitis, Fieber und/oder Hustenattacken → Bronchoskopie evtl. nach Tagen/Wo.
  - Bronchoskopie: erfolgreich bei > 95 % der Fälle, Komplikationsrate < 1 %.
- **Vorgehen bei V. a. Ingestion von Fremdkörpern:**
  - Rö Oropharynx, Hals, Thorax, Abdomen (Plastik-/Glasfremdkörper nicht sichtbar!).
  - Fremdkörper im Ösophagus sichtbar → starre Ösophagoskopie in Narkose.
  - Fremdkörper im Magen oder Dünndarm: abwarten, gehen oft spontan ab. Problematisch können großkalibrige kugelige Fremdkörper (Ileus an der Bauhin-Klappe) oder sehr lange Fremdkörper (z. B. Kugelschreibermine) sein. Rö-Kontrolle nicht vor 14 d. Stuhl sieben, Spontanabgang von den Eltern berichten lassen!
  - Kann ein Fremdkörper aus dem Ösophagus nicht nach oral entfernt werden, wird er in den Magen vorgeschoben, umgedreht und entfernt oder der Spontanabgang abgewartet.
  - Bei modernen Knopfbatterien keine Entfernung mehr erforderlich.

! Bei länger bestehenden Fremdkörpern im Ösophagus: Extraktion nicht ohne Gefährdung (Perforation!) möglich, deshalb Thorakotomie-Bereitschaft!

20.3.4 Battered-Child-Syndrom

Körperliche Misshandlung und sexueller Missbrauch. Unklare oder fehlende Unfallschilderungen durch Eltern oder Begleitpersonen, wechselnde anamnestische Angaben, unterschiedlich alte Hämatome oder Frakturen können auf Misshandlungsvorgänge hindeuten. Verhaltensauffälligkeiten und unklare vaginale oder anale Verletzungen deuten auf einen möglichen sexuellen Missbrauch hin. Kinder werden häufig bei wechselnden Kinderärzten und Kliniken und zu untypischen Zeiten vorgestellt.

Tab. 20.6 Schätzung des Alters von Hämatomen und Frakturen

Hämatome		Frakturen	
Farbe	**Alter**	**Befunde**	**Alter**
Rot, rötlich blau	≤ 24 h	Weichteilödeme, Gelenkergüsse, sichtbar frische Frakturen	0–10 d
Purpur, dunkel, dunkelblau	1–4 d		
Grünlich, gelbgrünlich	5–7 d	Kallus unterschiedlichen Alters u. Lokalisation; Resorptionszone (Frakturspalt sichtbar)	10 d bis mehrere Wo.
Gelblich, bräunlich	7–10 d	Reifer Kallus, Frakturlinie nicht mehr sichtbar, verbliebene Fehlstellungen, noch nicht resorbierte Fragmente	6 Wo. und älter
Verschwinden der Verfärbung	1–3 Wo.		

Tab. 20.7 Spezifität radiologischer Skelettbefunde beim Battered-Child-Syndrom

Hohe Spezifität (starker Verdacht!)	Mittlere Spezifität (Verdacht!)	Niedrige Spezifität (häufig vorkommend!)
Metaphysäre Kantenausrisse (Korbhenkel), dorsale Rippenfrakturen, Frakturen Sternum, Skapula u. Processus spinosi, Torsions- oder Biegungsbrüche langer Röhrenknochen bei Sgl.	Mehrere Frakturen, beidseitig, Frakturen unterschiedlichen Alters, Epiphysenlösungen, Fingerfrakturen, Ulnaschaft isoliert (Parrier Fraktur) Wirbelsäulen- u. Schädelfrakturen	Klavikulafrakturen, metaphysäre Wulstfrakturen, Frakturen langer Röhrenknochen, lineare Schädelfrakturen bei älteren Kindern

Vorgehen bei Verdacht ▶ Tab. 20.6.

- Gründliche Anamnese bei Kind und Eltern bzw. Begleitpersonen.
- Komplette körperl. Untersuchung **(cave: Primär keine invasiven Untersuchungen!).**
- Fotodokumentation, Rö-Aufnahmen bei V. a. Skeletttraumata, bei V. a. Schütteltrauma Sono und ggf. Schädel-MRT, Knochenszinti (▶ Tab. 20.7).
- In jedem Fall stationäre Aufnahme, um das Kind zu schützen! Medizinische Diagnose muss als Begründung ausreichen!
- Konsultation von Spezialeinrichtungen (lokale interdisziplinäre Kinderschutzgruppe, Familienberatungsstelle, Jugendamt).

! Keine Schuldzuweisungen! Keine persönliche Bewertung! Keine Polizei!

! In der akuten Aufnahmesituation nicht auf Diskussionen/Spekulationen über mögliche Misshandlungen einlassen.

Hinweise in Anamnese und Untersuchungsbefund auf Misshandlung/Missbrauch

- Fehlende oder augenscheinlich unwahrscheinliche Angaben?
- Nichtübereinstimmung von Anamnese und körperl. Verletzungen.
- Pathognomonische Verletzungen (Brandmarken, unterschiedlich alte Hämatome, Prellungen, Frakturen, altersuntypische. Frakturen, vaginale/anale Blutungen u. Hämatome).
- Auffälliges Verhalten des Kinds und der Begleitperson.
- Unterschiedliche Formen von Verletzungen (Verbrennungen, Prellungen, Würgemale, Frakturen, ungepflegte Hautverhältnisse).

- Eindeutige Zeichen von Unterentwicklung, Retardierung, Unterernährung, Gedeihstörung ohne eindeutige Erklärung.
- Verzögerungen, wiederholte Vorstellung zu untypischen Zeiten (Beispiel: Verletzung angeblich 12 Uhr des Vortags – Vorstellung erfolgt 1:30 Uhr nachts, weil angeblich jetzt erst bemerkt!).
- Angaben der Kinder in hohem Maße ernst nehmen. Deshalb Befragung während des stationären Aufenthalts altersentsprechend im Gespräch durch geeignete Kontaktpersonen (Schwestern, Kinderpsychologen, Kindergärtnerinnen oder Verwandte/Eltern) wiederholen bzw. vertiefen.

20.3.5 Hodentorsion

Verdrehung des Hodens um seine Längsachse mit Strangulation der Samenstranggefäße und nachfolgendem Hodeninfarkt.

Ätiologie Ungenügende Fixation des Hodens, sodass der Kremasterzug ein Drehmoment bewirkt. Meist vor dem 20. Lj., dabei gehäuft im 1. Lj. und in der Pubertät.

Klinik

- Plötzlicher, heftigster, ziehender Schmerz im Hoden, strahlt in die Leiste aus.
- Übelkeit, Erbrechen aufgrund der peritonealen Reizungen (Bei Bauchschmerzen Hoden untersuchen!).
- Skrotalinhalt ödematös geschwollen, druckdolent, höher stehend.
- Hoden und Nebenhoden können nicht mehr voneinander abgegrenzt werden.
- Skrotalhaut gerötet, verliert ihre Fältelung.

Diagnostik

- Anamnese und Klinik richtungweisend, keine Zeit mit unnötiger Diagn. verlieren.
- Ggf. Laborwerte inkl. Urinstatus.
- Ggf. Sono (Abdomen, Hoden, Leistenregion).
- Ggf. Doppler-Sono. Ideal: Duplexsono, Farbcodierung.

Differenzialdiagnose Klin. Abgrenzung mitunter sehr schwer: Epididymitis, Orchitis (z. B. nach Mumps), Hydatidentorsion (häufig), Hodenschwellung nach Trauma, inkarzerierte Leistenhernie (▶ Kap. 20.4.1), akute Hydrozele (▶ Kap. 20.4.1), Hodentumoren, Varikozele, alle weiteren Formen des akuten Abdomens (▶ Kap. 20.3.1), idiopathisches Skrotalhautödem.

Therapie Absoluter Notfall! Bei pos. Anamnese und körperl. Untersuchung ist eine Hodenexploration indiziert (30–60 min)!

! Jede unklare Schwellung des Skrotalinhalts im Kindesalter ist bis zum Beweis des Gegenteils als Torsion aufzufassen!

OP-Technik

- Skrotale Exploration.
- Bei infarziertem Hoden und keiner erkennbaren Torsion inguinale Exploration erforderlich.

- Bei Torsion Rückdrehung des Hodens (von innen nach außen).
- Erholung des infarzierten Gewebes abwarten (warme feuchte Umschläge 20–30 min).
- Bei ischämischer Nekrose Semikastration.
- Bei hämorrhagischer Nekrose Versuch, den Hoden vorläufig zu belassen. Meist jedoch nach einigen Wo. Atrophie (selten: Abszess in der Frühphase!).
- Bei Hodenerhalt Orchidopexie der Tunica albuginea an der Tunica dartos.
- Prophylaktische Pexie der Gegenseite, ggf. später.
- Eventuell Hodenbiopsie (selten indiziert).
- Später Hodenprothese bei Semikastration nach Pat.-Wunsch.

Prognose Die Ischämietoleranzzeit beträgt bei Hodentorsion für die Samenkanälchen 6 h, für die Leydig-Zwischenzellen 12 h. Die Zeiten hängen allerdings auch wesentlich von der Vollständigkeit der Torsion ab.

20.4 Kinderchirurgische Erkrankungen

Die folgende Übersicht versteht sich als orientierende Information für in Weiterbildung befindliche Ärztinnen und Ärzte.
Die Versorgung der aufgeführten Krankheitsbilder (▶ Tab. 20.8) findet heute – insbes. nach Änderung der Weiterbildungsordnung mit Einführung der Gebietsbezeichnung „Kinderchirurgie" – in den kinderchirurgischen Kliniken statt. Fachliche Überschneidungen sind unvermeidlich. Letzten Endes werden sich häufig vorkommende Erkr. und Verletzungen wie Appendizitis oder Frakturen in der Versorgung nach den örtlichen bzw. regionalen Gegebenheiten richten.

Tab. 20.8 Indikationen und OP-Termine in der Kinderchirurgie

Erkrankung	OP im Alter von	Diagnostik	Therapie (OP)
Kopf, Hals und Wirbelsäule			
Hydrozephalus	**Sofort bei Hirndruck,** sonst nach Diagn.	Sono, MRT, Kopfumfangskurve	Shunt (ventrikuloperitoneal [VP])
Enzephalozele	**Nicht überhäutet: sofort.** Überhäutet: 3–4 Wo.	Sono/CT/MRT	Verschluss, evtl. bei Hydrozephalus vorher Shunt
Myelo-Meningozele	**Sofort**	Sono, (WS, Schädel)	Rekonstruktion u. Verschluss
Steißbeinteratom	**Nach Diagnosestellung** (pränatal bekannt?)	Sono, MRT, AFP i. S., β-HCG	Resektion mit Steißbeinspitze
Kraniostenose	Bis zu 6 Mon.	Fotodigitaler Schädel-Scan, ggf. CT, Sono, EEG, Augenkonsil	Kraniektomie
Sinus pilonidalis	6 Mon.	Klinik	Ovaläre Exzision bis auf das Steißbein
Neuroporus	6 Mon.	Sono, NMR, Klinik	Exzision, Laminektomie, Duraplastik

Tab. 20.8 Indikationen und OP-Termine in der Kinderchirurgie *(Forts.)*			
Erkrankung	**OP im Alter von**	**Diagnostik**	**Therapie (OP)**
Lippen-Kiefer-Gaumenspalte	Ab 3 Mon. (in schweren Fällen auch früher)	Klinik	Gaumenplatte; Gaumen-Kiefer-Plastik; Lippenverschluss
Ranula	Nach Diagnosestellung	Klinik	Exzision der Retentionszyste
Zungen-, Oberlippenbändchen	0–3 Mon.	Klinik	Durchtrennung, „Scherenschlag"
Ohranhängseö-/-fisteln	6–12 Mon.	Klinik	Exzision
Abstehende Ohren	Ab 5 J.	Klinik, Fotodokumentation	Nahttechniken nach Goldstein, Morestin, Lucett, Mustarde, Fritsch
Med. und lat. Halszyste	Nach Diagnosestellung	Klinik	Exstirpation
Lymphangioma (Hygroma) colli	1–6 Mon.	Klinik, MRT zum Ausschluss intrathorakaler Ausdehnung	Exstirpation, alternativ Instillation sklerosierender Substanzen (OK432 = Picibanil)
Thorax			
Lobäremphysem des NG	**Sofort bei schwerer Asphyxie (10–15 %), sonst elektiv**	Rö Thorax, intensiv, CT	Resektion des betroffenen Lappens
Zwerchfelldefekt (Enterothorax)	Nach Stabilisierung	Rö Thorax, intensiv	Laparotomie, Verschluss mit/ohne Patch
Ösophagusatresie • Typ III B Vogt • Typ II Vogt	**Innerhalb der ersten 24 h** Tracheoösophageale Fistel!	Rö Thorax mit KM-Darstellung, Bronchoskopie, Suche nach Begleitfehlbildungen VACTERL (vertebral, anal, kardial, tracheoösophageal, renal, limb)	Minimalinvasive Verfahren o. Thorakotomie, Anastomose Fistelverschluss; bei zu großer Distanz Gastrostomie und Bougierung o. Elongation
Trichterbrust	6–8/12–14 J., Spangen 3 J. nach OP entfernen	Rö/(CT) Thorax, MRT, EKG, Lungenfunktion	Thorakoskopisch assistierte OP nach Nuss
Mediastinal-TU	**Nach Diagnosestellung**	Rö Thorax, MRT, Ösophagus-Breischluck	Vorgehen nach Lokalisation
Lungenmetastasen	**OP, wenn Metastasen auf Lunge beschränkt sind und Gesamtprognose beeinflussen**	Rö Thorax, CT/NMR, Szinti	Atypische Keil- bzw. Segmentresektion

Tab. 20.8 Indikationen und OP-Termine in der Kinderchirurgie *(Forts.)*

Erkrankung	OP im Alter von	Diagnostik	Therapie (OP)
Bauchdecke			
Gastroschisis des NG	**Sofort**	Klinik	• Kind bis zu den Achseln in einen sterilen durchsichtigen Sack legen, Intensivstation • Primärer Bauchdeckenverschluss, evtl. mit Patch o. sekundär nach Anlegen eines Silobags
Omphalozele	**Sofort, falls rupturiert, sonst abhängig vom Befund**	Suche nach Begleitfehlbildungen(Herz)	Bauchdeckenverschluss (primär o. sekundär nach lokaler Ther. u. Epithelisierung)
Ductus omphaloentericus	**Nach Diagnosestellung**	Klinik: nässender stuhliger Nabel	Laparotomie, Resektion
Nabelbruch	Ab 3–4 J.	Klinik	Herniotomie
Leistenhernie Kommunizierende Hydrozele	Nach Diagnosestellung elektiv	Klinik	Herniotomie (laparoskopisch) Hydrozelen-(Teil-) Resektion
Urachuszyste/ -fistel	Nach Diagnosestellung	Klinik: nässender Nabel	Bauchwandrevision, Fistelresektion
Blasenekstrophie	Ein- bzw. mehrzeitige OP, ab 4–6 Wo.	Rö Thorax/-Abdomen, Sono Nieren	Verschluss der Blase mit/ohne Beckenosteotomie
Abdomen			
Morbus Hirschsprung	**Sofort** bei tox. Megacolon congenitum, sonst 3 Mon.	KKE, Rektum-PE (Enzymhistochemie und Nachweis fehlender Ganglienzellen, Nervenfaserhypertrophie)	Ggf. Ileostoma. Sphinktererhaltende Kolonresektion, z. B. minimalinvasive OP-Techniken nach Georgeson o. transanale endorektale Durchzugs-OP (De la Torre)
Analatresie • Mit/ohne Fistel • Perineale/vestibuläre Fistel • Kloake (weiblich) • Urethral-/ Blasenfistel (männlich)	**Anus praeter 20–24 h nach der Geburt, falls keine perineale/ vestibuläre Fistel vorliegt** **Bei perinealer/ vestibulärer Fistel Anorektoplastik ohne AP am 2. Lebenstag** **Bei bougierbarer Fistel OP in 3 Mon.**	Klinik, Sono, Rö Steißbein, Suche nach Fehlbildungen (VACTERL)	Abhängig von Form und Geschlecht Post. sagittale Anorektoplastik (PSARP), intraop. Neurotester
Analprolaps	4 J.	Grundleiden? (Dystrophie, CF)	Zurückhaltend Abdominale o. perineale Verfahren

Tab. 20.8 Indikationen und OP-Termine in der Kinderchirurgie *(Forts.)*

Erkrankung	OP im Alter von	Diagnostik	Therapie (OP)
Analfistel nach perianalem Abszess	**Sofort**	Klinik	Fistel-/Abszessspaltung
Gallengangatresie	Je früher, desto besser	Sono, Labor, hepatobiliäre Sequenzszinti, Leberbiopsie, ERCP	Hepatoportoenterostomie nach Kasai o. Ä., später evtl. Lebertransplantation
Gallensteine	Bei Nachweis u. Symptomen	Sono, Labor, ggf. Cholangio-MR, ERCP, Ursachensuche (Hämolyse, Malabsorption, metabolisch)	Laparoskopische Cholezystektomie
Pylorushypertrophie	**Nach Diagnosestellung**	Sono, BGA, E'lyte	Pyloromyotomie nach Weber-Ramstedt
Gastroösophagealer Reflux	Bei lang andauernder Ther.-Resistenz	Rö-MDP, Ösophagogastroskopie, 24-h-pH-Metrie vor und nach Omeprazol	Offen o. laparoskopisch, komplette (Nissen) o. partielle (Toupet, Thal) Fundoplicatio
Meckel-Divertikel-Komplikationen	**Sofort**	Klinik, Tc-Szinti	Meckel-Resektion
Pankreaspseudozyste (posttraumatisch)	Nach Klinik	Sono, CT	Endoskopische Drainage, Zystojejunostomie
Morbus Crohn	Intervall	MDP, Sono, Koloskopie	Resektion bei dekompensierten Stenosen!
Colitis ulcerosa/ Polyposis coli	Nach 10 J. Krankheitsverlauf	Wdh. Koloskopien	Totale Proktokolektomie
Dünndarmatresie/-obstruktion	**Sofort, nach Stabilisierung**	Rö Abdomen (nativ)	Laparotomie; Wiederherstellung der Darmkontinuität
Mekoniumileus (häufig Frühgeborenenalter)	**Sofort, nach Stabilisierung**	Fehlender Mekoniumabgang, Rö Abdomen, Mukoviszidose-Screening	Laparotomie, Ileostoma (komplizierter Mekoniumileus), bei unkomplizierter Form Rö.-KKE z. B. mit verdünntem Gastrografin (1 : 4)
Appendizitis • Akut; perforiert • Nach perityphlitischem Abszess	• **Sofort** • Ggf. 6 Mon. später	Klinik, Sono, Labor	Laparoskopische Appendektomie
Invagination	**Sofort**	Klinik, Sono	Hydrostatische Reposition; bei Nichtgelingen: OP

Tab. 20.8 Indikationen und OP-Termine in der Kinderchirurgie *(Forts.)*

Erkrankung	OP im Alter von	Diagnostik	Therapie (OP)
Stumpfes Bauchtrauma • Kreislauf stabil • Schock, Blutung	• Konservativ • Sofort	Klinik, Sono, Labor	• Konservativ • Laparotomie: Versorgung der Blutung
Nieren und ableitende Harnwege			
Multizystische Nierendysplasie	Abhängig von Klinik, OP indiziert bei lokaler Kompression o. Hypertonie	Sono, ING	Laparoskopische Nephrektomie
Zunehmende Hydronephrose des NG	**Sofort**	Sono, Tc-MAG3-Szinti	Perkutane Nierenbeckendrainage; Ureterokutaneostomie
Ureterabgangsstenose	Ab 3 Mon., bei Bedarf auch früher	Sono, ING	Laparoskopische Nierenbeckenplastik, Anderson-Hynes
Ureterostiumstenose mit/ohne Reflux	Maturation im 1 J. abwarten	Sono, MCU, ING	Neueinpflanzung Ureter z. B. nach Cohen
Vesikorenaler Reflux	1 J. (antibiotische Prophylaxe)	Sono, MCU, ING, Zystoskopie	Antirefluxplastik nach Cohen o. Lich-Gregoir, 1. Wahl: zystoskopische Unterspritzung
Urolithiasis	**Häufig kons.** Spontaner Abgang	Sono, CT	ESWL; Steinextraktion oder Nephrotomie
Genitale			
Hodenhochstand	Um den 12. Mon.	Klinik Nicht tastbarer Hoden bds.: Inhibin-B-Nachweis	Orchidolyse und Orchidopexie, Laparoskopie: Fowler-Stephens oder Traktion
Phimose	6–7 J., vor der OP Versuch einer topischen Behandlung mit einer 0,1 % Betamethasonsalbe	Klinik	Zirkumzision
Meatusstenose	**Sofort**	Klinik	Meatotomie + Urethralschienung
Hypospadie	1–1½ J. Ein- o. zweizeitig	Klinik	Plastische Korrektur (unterschiedliche Verfahren, z. B. Snodgrass)
Epispadie	4–5 J.	Klinik	Modifikationen der Ransley-Methode
Labiensynechie	**Bei Diagnose**	Klinik	6–8 Wo. Ovestinsalbe
Haut			
Hämangiome	Bei KO (Blutung, Infektion) **sofort**	Klinik, NMR	Laser; Exzision, Kryotherapie, 1. Wahl: Betablocker
Naevi (ausgedehnte; Tierfellnaevi)	Ab 6 Mon.	Klinik	Exzision, evtl. mit Hauttransplantation

Tab. 20.8 Indikationen und OP-Termine in der Kinderchirurgie *(Forts.)*			
Erkrankung	**OP im Alter von**	**Diagnostik**	**Therapie (OP)**
Dermoide, Fibrome	Ab 3 Mon.	Klinik	Exstirpation
Skelett und Weichteile			
Hexadaktylie	6 Mon.	Klinik, Rö	Abtragung VI. Finger
Pollux flexus (schnellender Daumen)	Ab 6 Mon.	Klinik	Ringbandspaltung A1
Syndaktylie	1–2 J.	Klinik, Rö	Syndaktylietrennung

20.4.1 Leistenhernie und Hydrozele

Im Kindesalter fast ausschließlich indirekte Leistenhernien durch ausbleibende Obliteration des Processus vaginalis peritonei (s. ▶ Kap. 21.2.1). 1–5 % aller Kinder, wesentlich häufiger bei Frühgeborenen (9–11 %, 30–40 % bei Geburtsgewicht 500–1000 g). M : F = 4 : 1. 60 % re, 25 % li, 10 % beidseits. Mögliche Inhalte des Bruchsacks: Netz-, Darmanteile, Peritonealflüssigkeit, Ovar, Hoden (= sog. intravaginaler Leistenhoden). Die kindl. Hydrozele ist meist eine mit Peritonealflüssigkeit gefüllte Leistenhernie und kommuniziert (nicht immer) mit der Bauchhöhle.

Klinik

- Durch Husten, Pressen, Schreien provozierbare Vorwölbung inguinal.
- **Inkarzeration:** Häufig werden Sgl. und Kleinkinder erst durch einen inkarzerierten Leistenbruch symptomatisch.
  - Schwellung vor dem äußeren Leistenring kann sich bis zum Skrotum bzw. bis zu den großen Labien ausdehnen.
  - Schmerzen und Schreien, Druckdolenz, Nahrungsverweigerung, Erbrechen, Ileussymptomatik.
  - Ther.: Analgosedierung des Kinds, bei Sgl. z. B. Rektiole Chloralhydrat® und Ibuprofen; nach 20–30 min Reposition des Leistenbruchs (s. ▶ Kap. 21.2.1). Nachfolgende OP nach 1–3 d.
- **Hydrozele funiculi/testis:** prallelastische, schmerzlose Leistenkanal-/Skrotalschwellung.

Diagnostik Anamnese/Klinik: Diaphanoskopie, Sono.

Therapie

- **OP:**
  - Elektiv bei Diagnose einer Leistenhernie und nach manuell reponiertem Bruch.
  - Bei Ovarvorfall ohne Inkarzeration (häufig) keine Repositionsversuche.
  - Bei Inkarzeration und Leistenhoden keine Repositionsversuche.
  - Absolut bei nicht reponibler Inkarzeration.
  - ! **Hydrozelen:** Etwa 30 % bilden sich bis zum 2. Lj. spontan zurück. OP nur bei kommunizierender Hydrozele (wechselnde Größe). **Kontraindiziert:** Bruchbänder, Bandagen, Hydrozelenpunktion.

- **OP-Technik:**
  - Bei kindl. Leistenhernie und Hydrozele identisch.
  - Chirurgischer Verschluss des offenen Processus vaginalis peritonei. **Keine** plastische Rekonstruktion einer zu schwachen Leistenkanalhinterwand wie bei der Erw.-OP notwendig (s. ▶ Kap. 21.1.6).
  - Laparoskopische Herniotomie; z. B. zirkuläre Umschneidung am inneren Leistenring (LR) und Naht. Oder Herniorrhaphie.

20.4.2 Maldescensus testis

Synonym: Kryptorchismus, Hodendystopie, Hodenhochstand, Retentio testis. Gestörte Wanderung des Hodens vom Retroperitonealraum in das Skrotum. 4 % der NG (Frühgeborene 21 %), 0,8 % am Ende des 1. Lj. (infolge nachträglichen Spontandeszensus). Meist re Seite (analog zum Leistenbruch).

Formen

- **Hodenektopie** (Fehlwanderung des Hodens nach Durchtritt durch den Leistenkanal). Der Hoden kann sich am Oberschenkel, Damm oder auch Penisschaft befinden.
- Retentio testis inguinalis **(Leistenhoden).**
- Retentio testis abdominalis **(Bauchhoden).**
- **Anorchie,** infolge primärer Hodenagenesie/Hypoplasie oder nach intrauteriner Torsion (= Vanishing Testis Syndrome). Es findet sich dann nur noch ein hypoplastisches narbiges Rudiment.
- **Gleithoden:** Hoden lässt sich kurzfristig ins Skrotum hinabziehen, gleitet aber sofort wieder elastisch zur Ursprungsposition zurück.
- **Pendelhoden:** Hoden pendelt zwischen Skrotum und Leistenring infolge Kremasterzug. Normvariante, kein echter Kryptorchismus. Jährliche Kontrolle indiziert.

Komplikationen
Infertilität, maligne Entartung (2,75- bis 8-fach höher als ohne Hodenhochstand, bleibt nach Ther. unverändert!), Hodentorsion, bei subkutaner Ektopie erhöhte Vulnerabilität.

Klinik

- Ein- oder beidseitig leere, evtl. hypoplastische Skrotalfächer.
- Um einen Pendelhoden auszuschließen, Zeit lassen, warme Umgebungstemperatur in entspannter Atmosphäre. Der Leistenkanal wird von laterokranial nach mediokaudal ausgestreift. Subkutane Hodenektopien können bei nicht zu fettreichen Leisten inguinal ertastet werden. Untersuchung im Stehen, Schneidersitz, in Hockstellung.
- Lage und Größe des Hodens dokumentieren (Orchidometer).

Diagnostik

- Anamnese, Untersuchung
- Bei besonderen Fragestellungen, z. B. nicht tastbarer Hoden einseitig/beidseitig:
  - Sono
  - Bds.: Hormonstatus i. S. (HCG-Stimulation), Messung des Inhibin B (Nachweis Hodengewebe)

- Chromosomenanalyse bei zusätzlicher genitaler Fehlbildung
- Laparoskopische Hodensuche

Hormontherapie

- Eine kons. Hormonbehandlung kann zwischen dem 6. und 8. Mon. beginnen. Ist der Deszensus bis zum 12. Mon. nicht erfolgt, muss operiert werden.
- **Ind.:** beide Varianten primär bei Leisten- und Gleithoden.
  - LH-RH = Gonadorelin (Kryptokur®) als Nasenspray. Dosierung: 3 × 1–2 Sprühstöße/d (je 0,2 mg) in jedes Nasenloch über Wo. → stimuliert Hodenreifung.
  - HCG (Humanes Choriongonadotropin, Choragon®/Predalon®). Dosierung: 1 ×/Wo. 500 E HCG i. m. über 3 Wo.
- **NW:** reversible Penisvergrößerung, Pubesbehaarung, Aggressivität. Benefits der Hormontherapie sind aktuell in der Diskussion.

Operative Therapie

- Ab dem 10–12 Mon.
- OP-Methode nach Shoemaker mit Modifikationen (z. B. Orchidopexie auch ohne zusätzlichen skrotalen Hilfsschnitt).

OP-Technik

Orchidolyse und Orchidopexie: inguinale Freilegung des Hodens (evtl. Versorgung eines offenen Processus varginalis), Durchtrennung der auf dem Samenstrang verlaufenden Kremaster-, Bindegewebsfasern. Retroperitoneale Mobilisierung von Ductus deferens und Gefäßen (evtl. Unterfahren der epigastrischen Gefäße). Bildung einer subdartalen Tasche über eine gesonderte quere Skrotalinzision, in die der Hoden verlagert wird, ggf. Einengung des Skrotaltascheneingangs (Pexierung nach Schoemaker).

Vorgehen bei ungenügender Verlagerbarkeit des abdominalen Hodens:

- 1. Schritt: laparoskopische hohe Durchtrennung der Aa. und Vv. testiculares (Fowler-Stephens-Procedure) oder Traktionsmethode nach Shehata (Mobilisation und Pexie an der Bauchdecke der Gegenseite)
- 2. Schritt (nach ½ J.): laparoskopisch assistierte Hodenverlagerung.

20.4.3 Phimose

Verengung der Vorhaut (Praeputium penis), sodass diese nicht vollständig über die Eichel (Glans penis) zurückgezogen werden kann. Bis zum 6. Lj. physiologisch!

Formen **Narbige Phimose:** erworben durch Einrisse mit nachfolgender Vernarbung oder rezid. Balanitiden, Lichen sclerosus et atrophicus.

Klinik Symptome entstehen meist erst bei **KO:**

- Dysurische Beschwerden (Ballonierung beim Wasserlassen, Nachtröpfeln, Deviation des Harnstrahls)
- Smegma-Retention (Smegmoliten)
- Balanitis, Balanoposthitis

Paraphimose: relative Vorhautverengung, Retraktion des Präputiums und Einklemmung hinter dem Sulcus der Eichel. Behinderung des lymphatischen Abstroms → ödematöse Schwellung der Eichel mit zunehmenden Schmerzen. **Ther.:** Lokalanästhetikum (als Spray oder Gel). Reposition durch stetige manuelle Kompression des Ödems und gleichzeitigen Druck auf die Glans. Bei Versagen: dorsale Inzision des Phimoserings in Allgemeinnarkose und gleichzeitiger Zirkumzision.

Operative Therapie

> ! Vorhautverklebung (korrekt: Vorhautverschmelzung) nicht durch brüske Repositionsmanöver oder übertriebene Genitalhygiene gewaltsam lösen, Narbenbildung! Spontane Lösung linear im Laufe des Wachstums bis zur Pubertät.

- **Ind.:** Phimose ohne KO ab dem 6.–7. Lj. Rituelle Zirkumzision sollte respektiert werden, insbes., um die Kinder vor unsachgemäßer Beschneidung ohne ausreichende Anästhesie, Sterilität und Blutstillung zu schützen.
- **Kons.:** Betamethason-Salbe (▶ Tab. 20.8)

Operative Techniken Anästhesie bei allen Formen: Allgemeinnarkose + Peniswurzelblock.

- **Partielle Zirkumzision:**
  - **Mit Plastibell:** Frenulotomie. Dorsalinzision des Präputiums. Zwischen Glans und Präputium eine Plastibell-Glocke schieben und dann das Präputium durch einen kräftigen Faden gegen die Glocke über eine Nut abbinden. Nach ca. 10–12 d fallen präputialer Überstand und Glocke ab, nachdem sich an der ligierten Basis eine narbige Anastomose gebildet hat. Vorwiegend bei kleineren Kindern < 6 J.
  - **Konventionell (klassisch n. Oberniedermeier):** ovaläre Inzision des äußeren Vorhautblatts knapp prox. der Stenose. Mobilisieren des äußeren Blatts bis prox. des Sulcus. Wichtig ist die Resektion des inneren Vorhautblatts bis auf einen 3 mm breiten Saum am Sulcus coronarius. Zirkuläre Adaptation der beiden Vorhautblätter. Durch Langlassen des äußeren Vorhautblatts kann ein Neopräputium entstehen. Vorwiegend bei älteren Kindern > 6 J. Voraussetzung lange Vorhaut.
- **Totale Zirkumzision:** Äußeres Blatt endet 3 mm vor dem Sulcus coronarius, entspricht i. d. R. dem rituellen Zirkumzisionswunsch.
- **KO:** Nachblutung; Abrutschen oder Einwachsen der Plastibell-Glocke; Rezidiv (bei partieller Zirkumzision und lang belassenem inneren Blatt); Verletzung von Glans oder Urethra.
- **Postop. Behandlung:**
  - Meist ambulante bzw. Tageschirurgie
  - Lokaltherapie mit Dexpanthenol (z. B. Bepanthen)
  - Häusliche Sitzbäder bei konventioneller Zirkumzision, nicht bei Plastibell-Zirkumzision (Bildung einer feuchten Kammer)

20.4.4 Hypertrophe Pylorusstenose

> Verengung des Magenausgangs durch Hypertrophie der Ringmuskulatur des Pylorus. Häufigkeit 2 : 1000 NG. M : F = 5 : 1, familiäre Häufung.

Klinik Zunehmend schwall- oder explosionsartiges Erbrechen ab der 2.–8. Lebenswo. bei gutem Appetit. Nie gallig. Pseudoobstipation, trockene Windel, Gedeihstörung. Durch Trinkversuch provozierbare peristaltische Welle und explosives Erbrechen. Im Spätstadium Exsikkose, Dystrophie, greisenhaftes Aussehen. Hypochlorämische Alkalose, Hypokaliämie.

Diagnostik
- Anamnese und klin. Befund
- Labor inkl. E'lyte, BGA
- Abdomensono: typische Pyloruskokarde mit Länge > 15 mm und Wandstärke > 5 mm (Richtwerte), überfüllter, dilatierter Magen, frustrane Peristaltik
- Nur in Ausnahmefällen bei unklarer Symptomatik oder Anatomie:
  - Rö Abdomenübersicht: große Magenluftblase, luftarmes übriges Abdomen
  - Eventuell Rö MDP: eingeengter, verlängerter Pyloruskanal, Kompressionseffekte an Magen und Duodenum, verzögerte Entleerung ins Duodenum

Differenzialdiagnose Sämtliche Erkr. mit Erbrechen, insbes. Kardiainsuff., gastroösophagealer Reflux (bei Komb. = Roviralta-Syndrom).

Therapie
- **Präoperativ:**
  - Oberkörperhochlagerung
  - Alkaloseausgleich, Rehydratation, Elektrolytsubstitution und ergänzende Alimentation per Infusion
  - Magensonde und Magenspülung (alte Nahrungsreste). Bei offener Sonde Trinken klarer Flüssigkeit erlaubt (Hunger!)
- **Operative Therapie:** extramuköse Pyloromyotomie nach Weber-Ramstedt.
  - Quere rechtsseitige Oberbauchlaparatomie, ggf. minimalinvasive Technik
  - Spreizung der Pylorusmuskulatur bis auf die Mukosa, ohne diese zu verletzen.

Postoperative Behandlung Postop. Flüssigkeits- und Nahrungsaufbau 2–4 h nach OP mit täglich zu steigernden Mengen Milchnahrung. Parallel hierzu allmähliche Rücknahme der Infusion. Voller Nahrungsaufbau ca. 3 d.

Prognose
- Evtl. gleichzeitig vorliegende Kardiainsuff. kann nun besser ausheilen (Nachreifen).
- Rezidive extrem selten, dann eher wegen unzureichender OP.

20.4.5 Invagination

Einstülpung eines Darmanteils in den vorausgehenden, meist ileokolisch mit Ileusfolge. Häufigkeit: 80 % im 1. Lebenshalbjahr, 20 % Kleinkinder. M : F = 3 : 2.

Klinik

- Anamnese: plötzliche heftigste, abdominale Symptomatik (Koliken, Erbrechen), Schreiattacken, zwischenzeitlich freie Intervalle, Anziehen der Beine.
- Weiches, eingesunkenes Abdomen. Evtl. Invaginatstumor meist im re Unterbauch.
- Grau-blasses, apathisches Aussehen, evtl. leichter Schock, Wimmern
- Rektaler Blutabgang (spät!).

Komplikationen Ileus, Perforation, Peritonitis.

Differenzialdiagnose ▶ Kap. 20.3.1.

Diagnostik

- Anamnese (häufig Gastroenteritis mit Lymphadenitis mesenterialis) und klin. Befund
- Sono Abdomen: typische Kokardenstruktur (Schießscheibe/Target/Pseudokidney), Pendelperistaltik
- Bei Unklarheit Rö Abdomenübersicht: Ileuszeichen, regionale Luftleere (bei Vorliegen eines akuten Abdomens)

Therapie

- **Konservative Therapie:**
  - **Ind.:** typische kurze Anamnese, keine Peritonitis, keine Perforationen. Erfolgsquote bei früher Reposition: 70–85 %.
  - Venöser Zugang und Flüssigkeitsausgleich.
  - Desinvagination (Reposition) unter Sono-Kontrolle: hydrostatisch (0,9 % NaCl). **Cave:** max. Druckspitzen 100 mmHg!
  - **Nachbehandlung:** stationäre Beobachtung: 2–3 d, da 10 % Rezidiv. Keine Nahrungskarenz nach Desinvagination. Desinvaginationskontrolle durch spontane Defäkation.
- **Operative Therapie:**
  - **Ind.:** misslungener kons. Repositionsversuch; Perforation; Peritonitis, Ileus.
  - **Präop. Vorbereitung:** vitale Stabilisierung (i. v. Zugang, Hydratation, Azidoseausgleich, Analgesie). Magensonde, Blasenkatheter.
  - **OP-Technik:** laparoskopisch assistiertes Vorgehen. Desinvagination durch manuelles Auswalken (nicht ziehen!). Falls dies nicht gelingt oder Darm nekrotisch ist: Darmresektion und End-zu-End-Anastomose. Immer Meckel-Divertikulotomie, evtl. Appendektomie; Ileozökopexie.

Postoperative Behandlung

- Postop. Nahrungskarenz ca. 1 d.
- Schrittweiser Kostaufbau (Tee, Semielementardiät, [teil-]adaptierte Milch, Brei etc.) bei gleichzeitiger Rücknahme der Infusion. Falls nötig, Abführmaßnahmen (Anspülen).

Prognose Rezidiv in 3–5 %. Aufklärung der Eltern!

20.4.6 Appendizitis

Häufigste entzündliche, chirurgische Erkrankung des Bauchraums im Kindesalter. Häufigkeitsgipfel im Schulalter. Perforationsrate im Alter von < 4 J. ca. 80 %.

! Das Zeitintervall zwischen Beginn der Symptomatik und Perforation ist umso kürzer, je jünger der Pat.

Ätiologie

- Verlegung des Appendixlumens durch Fäkolithen, Fremdkörper (z. B. Obstkerne), Parasiten (Oxyuren), Hyperplasie regionaler LK bei Allgemeininfekten
- Begleitappendizitis bei Schwächung der Immunitätslage (z. B. Masern)

Klinik

- **Akute Appendizitis:**
  - Reduzierter AZ, krankes Aussehen.
  - Inappetenz, Übelkeit, Erbrechen.
  - Beginnende Exsikkose (trockene, belegte Zunge).
  - Schmerzen im Mittel- oder re Unterbauch.
  - Kurze Anamnese (Stunden, allenfalls 2–3 d), Schmerzbeginn im Epigastrium. Stunden später Verlagerung des Schmerzes in den re Unterbauch. Keine Stuhlbesonderheiten.
- **Chron. Appendizitis:**
  - Wesentlich uncharakteristischere Symptomatik, meist Ausschlussdiagnose.
  - Rezid. Bauchschmerzen, stets im re Unterbauch.
  - Stuhlauffälligkeiten (Obstipation, gelegentlich rezid. Diarrhöen).
  - Lange Anamnese (Mon. bis J.).

Diagnostik bei akuter Appendizitis

- Palpation:
  - Druckschmerz im Unterbauch.
  - Peritonitische Zeichen (Schmerzen, die v. a. bei mentaler Ablenkung durch Erschütterung des Peritoneums ausgelöst werden können, z. B. Beklopfen, Loslassen nach Eindrücken, Hüpfen und Springen), je nach Krankheitsdauer lokalisiert im re Unterbauch (Druckschmerz bei McBurney, Lanz, „Quadrantenperitonitis") oder diffus im gesamten Abdomen.
- Rektale Untersuchung: Douglas-Druckschmerz.
- Labor: Diff.-BB (häufig, aber nicht obligat mäßiggradige Leukozytose von 15.000–25.000/µl), BSG ↑, CRP ↑, Astrup, Urinstatus, Stuhl auf Blut und pathogene Keime/Würmer. Bei perityphlitischem Abszess Leukozytose 20.000–40.000/µl und extreme BSG-Erhöhung.
- Sono Abdomen: Ausschluss anderer abdominaler Erkr. (z. B. Obstipation, Gastroenteritis, Hydronephrose, Urolithiasis, Cholelithiasis, Ovarialzyste, TU). Der direkte Nachweis einer akuten Appendizitis ist unsicher:
  - Freie Flüssigkeit intraabdominal.
  - Perityphlitisches Infiltrat.

  - Appendikolithen.
  - Aperistaltische, inkompressible Kokarde im re Unterbauch.
- Gynäkologische Konsiliaruntersuchung sinnvoll.

Differenzialdiagnose ▶ Kap. 20.3.1 + Schwangerschaft.

> ! Bei Kindern weniger nach Schmerzen fragen, sondern den Gesichtsausdruck beobachten, v. a. bei überraschenden Untersuchungsmanövern.

Konservative Therapie
- Bei zunächst unklaren Situationen kons. abwartende Ther.: Bettruhe, lokale Kühlung (Eisblase), Nahrungskarenz, immer Klysma (Obstipation sehr häufig).
- Viele appendizitisverdächtige Situationen bessern sich innerhalb von 24 h.
- In Einzelfällen ist eine kons. Ther. auch bei perityphlitischem Abszess möglich. Voraussetzung: Der Abszess bildet sich unter kons. Ther. zurück (sonografische Verlaufskontrollen), der klin. Befund bessert sich. Kein Ileus, keine Peritonitis. Dann ggf. Intervallappendektomie nach 4–6 Mon.

Operative Therapie Die Ind. zur Appendektomie wird heute eher restriktiv gestellt.
- Absolute (Notfall-)Ind.:
  - Bei klin. akuter bzw. perforierter Appendizitis.
  - Bei sich vergrößerndem perityphlitischem Abszess.
  - Bei akutem Abdomen, Zeichen eines Ileus oder diffuser Peritonitis.
- Elektive Ind. nach kons. Behandlung eines perityphlitischen Abszesses („Intervallappendektomie").
- Relative Ind. zur diagn. Laparoskopie und Appendektomie bei rezid. Bauchschmerzen (chron. Appendizitis) mit fortbestehenden Beschwerden nach Ausschlussdiagnostik.

OP-Technik wie bei der Erw.-Appendektomie (s. ▶ Kap. 15.8.1) laparoskopisch, selten offen chirurgisch.

20.4.7 Meckel-Divertikel

> Echtes Divertikel des präterminalen Ileums als Rudiment des embryonalen Ductus omphaloentericus. Häufigkeit: 2 %.

Klinik Symptome erst bei Auftreten möglicher KO (2–4 %).
- Meckel-Divertikulitis
- Blutungszeichen
  - Ulkusblutung (v. a. bei Kindern < 10 J.) durch ektope Magen-, Pankreas- oder Duodenumschleimhaut
  - Schmerzloser analer Blutabgang
  - Teerstuhl
- Perforation
- Ileus mit folgenden Mechanismen
  - Invagination
  - Strangulation oder Abknickung
  - Volvulus
  - Inkarzerierte Hernie (Littre-Hernie)
- Klin. Zeichen sonst wie bei der akuten Appendizitis (▶ Kap. 20.4.6)

Diagnostik

- Anamnese und klin. Befund, Labor inkl. Urinstatus, Stuhl auf okkultes Blut.
- Labor (Anämie?).
- Sono Abdomen (Ausschluss anderer abdominaler Erkr.).
- Rö Abdomenübersicht (Ileus? Perforation?).
- Tc-Szinti: Natrium-^{99m}Technetium-Pertechnetat ($Na^{99m}TcO4$) reichert sich in der Magenschleimhaut an. Beim Meckel-Divertikel lässt sich dadurch im re Mittelbauch ektope Magenschleimhaut darstellen.

Therapie

- **Ind.** zur Exzision: symptomatisches Meckel-Divertikel.
- **Operative Technik:**
  - Laparoskopisch assistiert.
  - Durch Erweiterung einer der Zugänge kann das Divertikel offen exzidiert werden.
  - Offene OP, falls eine KI gegen Laparoskopie besteht.
  - Wechsel- oder Pararektalschnitt im re Unterbauch bei V. a. Appendizitis.
  - Sonst gezielte mediane Unterbauchlaparotomie. Hervorluxieren des Divertikel tragenden Ileums. Ovaläre Längsexzision des Divertikels oder Keilexzision.
  - Selten erforderlich: Darmresektion mit End-zu-End-Anastomose.
  - Nachbehandlung: s. ▶ Kap. 15.6.1.

20.4.8 Nabelbruch

Prolaps von Anteilen des Dünndarms oder großen Netzes durch den mangelhaft verschlossenen Nabelring. In Embryonal- und Fetalzeit physiol., Rückbildung zum Zeitpunkt der Geburt bei jedem 5. NG noch nicht abgeschlossen, erfolgt meist innerhalb der ersten 4 Lj. spontan.

Klinik

- Überhäuteter, weicher, druckindolenter, zumindest temporär reponibler Nabeltumor bis zu Mandarinengröße.
- Diskrepanz zwischen Größe des Prolapses und der Nabellücke.
- Tastbare Bruchpforte (straffer Nabelring) bis zu mehreren Zentimetern Größe.
- Provokation des Befunds durch Bauchpresse (Husten, Anheben der Beine) bei größeren Kindern.
- Beschwerden und Einklemmung extrem selten. Umgekehrt kann bei Bauchschmerzen aber durch Schreien eine vorhandene Nabelhernie provoziert werden.

Diagnostik Klin. Befund richtungweisend.

Differenzialdiagnosen Para-/Supraumbilikalhernie; Omphalozele = Nabelschnurbruch, d. h. angeborene Bauchdeckenlücke im Nabelbereich, immer von Peritoneum und Amnion (= Wharton-Sulze) umhüllt.

Operative Therapie

- **Ind.:** nicht vor dem 6.–12. Lebensmonat. Sehr große Nabellücke > 2 cm, bei der ein Spontanverschluss nicht zu erwarten ist; persistierende Nabelhernie nach dem 4. Lj.
- **Operative Technik:**
  - Semizirkulärer Hautschnitt am Nabelunterrand
  - Darstellung und Unterfahren des gesamten Bruchsacks und der Bruchpforte
  - Bruchsack öffnen, Inhalt reponieren, Bruchsack abtragen
  - Querer oder Längsverschluss (wie Fasziendopplung nach Mayo, ▶ Kap. 21.2.3)
  - Fixation des Bauchnabels auf der Faszie

21 Gefäßchirurgie

Konstantinos Meletiadis

21.1 Angiologisch-gefäßchirurgische Diagnostik

21.1.1 Klinische Tests

Aufgrund zunehmend objektiver Untersuchungsmöglichkeiten mit standardisierten Abläufen treten klin. Tests vermehrt in den Hintergrund.

Arterien

Palpation Die Pulse werden an vorgegebenen Punkten immer im Seitenvergleich und mit Bezug zur Qualität getastet.

- Pulsabschwächung bei vorgeschalteter Stenose
- Pulsverlust bei vorgeschaltetem Verschluss
- Pulsverbreiterung bei Aneurysma
- Schwirren bei AV-Fistel

Auskultation **Strömungsgeräusche** können auf eine Stenose hinweisen. **Maschinengeräusch** bei AV-Fistel.

Gehtest Unter standardisierten Bedingungen (Laufband, 3 km/h und 12 % Steigung) werden die beschwerdefreie Gehstrecke, der Abbruch und die Schmerzlokalisation ermittelt. **Vor** dem Test muss dem Pat. Gelegenheit zur Erholung gegeben werden.

Allen-Test A. radialis und A. ulnaris werden handgelenksnah abgedrückt. Pat. öffnet und schließt mehrfach die Hand, bis die Handinnenfläche blass wird. Anschließend wird eine Arterie geöffnet. Die Handinnenfläche wird wieder rosig. Wiederholen zur Beurteilung der anderen Arterie. Erfolgt z. B. vor Punktion einer Arterie (RR-Messung) oder Transplantatentnahme.

- Wird die Handinnenfläche innerhalb weniger Sekunden rosig, ist der Test neg. und die Durchblutung intakt.
- Verzögerungen (meist > 7 sec) deuten auf eine Durchblutungsstörung hin → Test pos.

Venen

Im Alltag spielen klin. Tests (z. B. Trendelenburg-Test, Perthes-Test) eine untergeordnete Rolle.

Inspektion Sichtbare Varizen, Ödeme, Hyperpigmentierung, Ulzerationen.

Palpation Strangartige subkutane Verhärtungen (oberflächliche Venenthrombose).

21.1.2 Ultraschalldiagnostik

Doppler-Sonografie

Die Untersuchung mit Stiftsonden (direktionale Doppler-Sonografie) ist nur noch für die Verschlussdruckmessung üblich.

Verschlussdruckmessung (Ankle Brachial Index, ABI):

- RR-Messung an beiden Oberarmen. Der Arm mit dem höheren Wert ist maßgebend.

- Blutdruckmanschette knapp oberhalb der Knöchel anlegen. Ableiten des Strömungssignals über der A. tibialis post. (Innenknöchel) und A. dorsalis pedis (Fußrücken). Verwenden einer Doppler-Stiftsonde (8 MHz). Syst. Druckwert über der Fußarterie bestimmen. Quotient aus Knöcheldruck geteilt durch Oberarmdruck berechnen:
  - ABI > 0,9: Normalbefund.
  - ABI 0,9–0,75: leichte AVK.
  - ABI 0,75–0,5: mittelschwere AVK.
  - ABI < 0,5: schwere AVK.
  - ABI > 1,3: nicht komprimierbare Arterien bei Diabetes (Mönckeberg-Mediasklerose).

Duplexsonografie Komb. aus bildgebendem Ultraschall (B-Bild) und Doppler-Verfahren (PW-Doppler, Frequenzspektrum). Erfolgt eine zusätzliche Farbcodierung (farbcodierte Duplexsonografie, FKDS) spricht man von Triplexsonografie.
In der Praxis hat sich der Begriff Duplexsonografie durchgesetzt.
Die Darstellung im B-Bild (= 2-D-Sono) erlaubt eine morphologische Beurteilung (Plaquediagnostik: echoarm, echoreich, glatt, homogen, ulzeriert).
Die Messung der **Flussrichtung** (rot = auf Sonde zu; blau = von Sonde weg), des **Flussprofils** (mono-, bi- oder triphasisch), der **Flussgeschwindigkeit** (cm/sec) und der **Flussmenge** (ml/min) erlauben eine hämodynamische Beurteilung.
Grundsätzlich werden Untersuchungen der Arterien und Venen der Hals- und Extremitätengefäße mit einem Linearschallkopf (5–10 MHz) durchgeführt.
Abdominalgefäße werden mittels eines Konvexschallkopfes (1–5 MHz) untersucht.

Sonografie der Arterien Beurteilung von Strömungsgeschwindigkeit und Spektralkurve.

- **Arteriosklerose:**
  - Verwenden eines Linearschallkopfs mit 5–10 MHz.
  - Gesunde periphere Arterien = triphasische Kurve (diastolic invers pulse, DIP).
  - Intrastenotisch = schnelle Strömung = hohe Peak Systolic Velocity (PSV). Erlaubt eine Stenosegraduierung entsprechend der PSV (PSV_{St}: $PSV_{Prä}$ > 4 → hochgradige Stenose).
  - Poststenotisch = langsamere Strömung mit flachem Flussspektrum (Pulsus parvus/tardus). Bei vorgeschaltetem Verschluss: oft nur noch monophasische Kurve, kein DIP mehr.
  - Die Messung der sog. Intima-Media-Dicke (IMD) an der A. carotis com. oder A. femoralis com. wird als Atherosklerosemarker gesehen (generalisierte Arteriosklerose, KHK). IMD ≤ 1 mm = normal.
- **Aneurysma:**
  - Bauchaortenaneurysma (Konvexschallkopf, 1–5 MHz).
  - Peripheres Arterienaneurysma (Linearschallkopf, 5–10 MHz).
  - Beurteilung von aktueller Größe (Querdurchmesser) und Größenzunahme (Verlaufskontrolle) und damit Interventionsindikation.
- **Verlaufskontrolle (Surveillance):** Eine biphasische oder triphasische Strömungskurve gilt als sicherer Nachweis der Bypass-Durchgängigkeit.

Sonografie der Venen Die Kompressionssonografie ist das primäre Verfahren zur Diagn. von Bein- und Armvenenthrombosen (B-Bild, Linearschallkopf 5–10 MHz). Die vollständige Kompression der Vene durch den aufgelegten Sondenkopf schließt

eine Thrombose der Vene aus. In der Duplexsonografie werden Atemmodulation, Fluss-Stopp sowie Inhomogenität beurteilt.
Das Thrombenalter kann aufgrund der Echogenität beurteilt werden (zur Abwägung des Thombensalters und der Ind. zur invasiven Ther.):
- Frischer Thrombus: homogenes, echoarmes Echobild
- Älterer Thrombus: inhomogenes, echoreiches (höhere Dichte) Echobild

Die Untersuchung der Beinvenen erfolgt im Liegen und Sitzen.

21.1.3 Radiologische Diagnostik

Basisdiagnostik in der Gefäßchirurgie ist der Ultraschall. Daneben werden für spezielle Fragestellungen invasive und nichtinvasive radiologische Untersuchungen der Arterien und Venen unterschieden.

Computertomografie

CT-Angiografie, CT-Phlebografie.
- Unter Einsatz von Rö-Strahlen erfolgt die schichtweise Untersuchung der Körperregion (Schichtdicke in mm-Angabe).
- Zur Beurteilung der Arterien und Venen kommt jodhaltiges KM zum Einsatz.
- Standardverfahren zur Beurteilung von Aneurysmen.
- Darstellung thrombosierter Gefäßanteile und Plaquemorphologien (z. B. „Kalklast").
- Häufig Anwendung zur Darstellung venös-thrombotischer Prozesse intraabdominal und ggf. TU-Suche als Ursache der Venenthrombose.

> **Cave**
> Niereninsuff. und Hyperthyreose bei KM-Gabe beachten.

Magnetresonanztomografie

MR-Angiografie, MR-Phlebografie.
- Keine ionisierende Strahlung (Magnetfelder).
- Gadoliniumbasiertes KM.
- TOF-MRT (time of flight): Darstellung von Gefäßen ohne KM.
- Stenosen können übertrieben zur Darstellung kommen.
- KI bei einigen Implantaten (z. B. Herzschrittmacher).
- Auch bei eingeschränkter Nierenfunktion einsetzbar.

Angiografie

- Invasives Verfahren zur Darstellung von Arterien
- Rö-Strahlung
- Aufgrund der nichtinvasiven Darstellungsmöglichkeiten (CT, MRT) zunehmend als direkt ther. Verfahren im Einsatz
- Jodhaltiges KM, alternativ CO_2-Angiografie bei Niereninsuff. (CO_2 wird über die Lunge ausgeatmet, vor erneuter Gabe ausreichend Zeit zum Abatmen des CO_2 einhalten, nicht kranial von BWK 8 anwenden; **cave:** COPD)
- Intervention in gleicher Sitzung möglich:
  - Ballonaufdehnung (Angioplastie)
  - Stent-Implantation (gecovert, ballon-/selbstexpandierbar)

  - Atherektomie („Gefäßfräse“)
  - Verschluss von Arterien (Coils, Vascular Plug, Flüssigkeit; z. B. bei Blutung, Aneurysma, TU)
- Risiken: Aneurysma spurium, Verletzung von Gefäßstrukturen, Nephropathie

Phlebografie

KM-gestützte Darstellung des Venensystems (z. B. Punktion einer Vene am Fußrücken und abschnittsweise Rö-Darstellung). Sehr große Aussagekraft bei der Beurteilung des Venensystems. Durch den Einsatz der Kompressions- und Duplexsonografie kommt die Phlebografie meist nur bei speziellen Fragestellungen zum Einsatz (z. B. Rezidiveingriffe am Venensystem).

21.2 Arterienverletzungen

Definition
- Direkte Verletzung durch scharfe oder stumpfe Gewalteinwirkung
- Indirekte Verletzung:
  - Überdehnungsriss (Gelenkluxationen, dislozierte Fraktur)
  - Dezelerationstrauma (thorakale Aorta)
  - Arteriospasmus (Gefäßkrampf durch Trauma)

Klinik
- Pulsierende Blutung
- Hämatom
- Periphere Ischämie
- Hypovolämischer Schock

Diagnose
- **Inspektion:** Körperoberfläche (stumpfe Gewalteinwirkung), Wunde, periphere Ischämie
- **Untersuchung:** pulsierender TU (perfundiertes Hämatom), fehlender oder abgeschwächter Puls (Seitenvergleich)
- **Duplexsonografie:** Gefäßverschluss, Anschlagspuls (Doppler), extravasaler Blutstrom
- **Sono:** freie Flüssigkeit, Hämatom
- **CT:** CT Thorax/Abdomen, Traumaspirale, CT-Angiografie

> **! Cave**
> Wiederherstellung der Durchblutung vor weiteren op. Maßnahmen wie z. B. Osteosynthesen! Max. tolerierbare Ischämiedauer an den Extremitäten: 6 h.

Therapie Erstversorgung mit manueller Kompression der Wunde oder Druckverband, ggf. Kompression zuführender Arterien.
Cave: Abbindung (Tourniquet) nur im äußersten Notfall!
- Ggf. Schocktherapie (▶ Kap. 4.2)
- Bei vitaler Gefährdung schnellstmögliche OP-Vorbereitung zur Primärversorgung

OP-Technik

- Gefäßligatur nur bei kleinkalibrigen Gefäßen und ausreichender Kollateralisierung.
- Glatte Stich- oder Schnittverletzungen großer Gefäße werden mit direkter Naht versorgt.
- Bei Substanzdefekten spannungsfreie End-zu-End-Anastomose oder Veneninterponat.
- Kunststoffprothesen schnell verfügbar, aber bei offener bzw. infizierter Wunde Gefahr eines späteren Protheseninfekts mit Revision und evtl. Prothesenausbau.
- Bei Entwicklung eines Kompartment-Sy. (▶ Kap. 18.1.6) im Anschluss an die Revaskularisation Fasziotomie.
- Interventionelle Ther.:
  - Stentgraft (primäre Wahl bei Verletzung der Aorta thoracica, auch andere Arterien, „innere Abdichtung").
  - Interventioneller Gefäßverschluss (Coil, Plug). Retrograden arteriellen Blutstrom beachten!
  - Blutungsblockade durch Ballonkatheter.
  - Stent (Wiederherstellung der art. Perfusion durch Anlegen von Dissektionsmembranen).

Postoperative Behandlung

- Entsprechend der Gefäßrekonstruktion Thrombozytenaggregationshemmung oder effektive Antikoagulation. **Cave:** Gerinnungsstörung bei Polytrauma.
- Antibiose.
- Überwachung (Kompartment-Sy., Ischämie, Infekt).

21.3 Arteriovenöse Fisteln

Definition Eine abnormale Verbindung zwischen einer Arterie und einer Vene (Kurzschluss).

Ätiologie

- Meist traumatisch (iatrogen nach Punktion, Stich- oder Schussverletzungen)
- Selten nichttraumatisch erworben (TU)
- Angeboren (z. B. beim Klippel-Trenaunay-Sy.)
- Operativ angelegt (Dialyseshunt ▶ Kap. 21.10, nach venöser Thrombektomie ▶ Kap. 21.9.2)

Diagnose

- Palpation: Schwirren
- Auskultation: pulssynchrones Maschinengeräusch
- Duplexsonografie, ggf. CT-/MR-Angiografie, DSA

Therapie

- **Angeborene AV-Fisteln:** selektive interventionelle Embolisation (Partikel, Coils, Klebstoff). Arterienligatur selten. Insgesamt hohes Rezidivrisiko.
- **Erworbene AV-Fisteln:**
  - **Beteiligung größerer Gefäße:** Fisteldurchtrennung mit Direktnaht/Interponat/Patch der Arterie und Direktnaht der Vene.
  - In ausgewählten Fällen Stentgraft zur intraluminalen Abdichtung der Arterie.

21.4 Akuter Arterienverschluss (akute Ischämie)

Die akute Ischämie wird am häufigsten embolisch, am zweithäufigsten lokal thrombotisch verursacht. Weitere Ursachen: Trauma, Dissektionen, Gefäßspastik (neurogen oder medikamentös ausgelöst).
Bei kompletter Ischämie der Extremitäten treten nach Ablauf von 6 h irreversible Schäden auf.
Für alle Formen des akuten art. Verschlusses gilt der **Merksatz: 6 × P!**

6 × P bei akutem arteriellem Verschluss
Pain (Schmerz), **P**araesthesia (Missempfindung), **P**aleness (Blässe), **P**aralysis (Lähmung), **P**ulselessness (Pulslosigkeit), **P**rostration (Schock).

21.4.1 Periphere arterielle Embolie

Ätiologie Hauptursache der akuten Extremitätenischämie. Meistens kardiale Genese (Vorhofflimmern), auch art. Aneurysmen können als mögliche Emboliequelle auftreten. Selten paradoxe Embolie aus venöser Strombahn (Voraussetzung: Vorhofseptumdefekt). Als Traumafolge Luft- oder Fettembolie möglich.

Klinik **6 × P bei akutem art. Verschluss!** Plötzlich einsetzender Schmerz in der betroffenen Extremität ohne vorhergehende Claudicatio intermittens. Zeitpunkt der Erstmanifestation kann oftmals genau angegeben werden. **KO:** Schock, Kreislaufversagen, Gangrän (Spätfolge).

Diagnose
- Typische Anamnese (Herzrhythmusstörungen, plötzliches Auftreten)
- Klin. Untersuchung: Pulslosigkeit, Hauttemperaturdifferenz, Blässe, evtl. neurol. Ausfälle, Parästhesie
- Inkomplette Ischämie durch das Fehlen neurol. Ausfallserscheinungen (Missempfindung, Lähmung) gekennzeichnet
- Zusätzliche Untersuchungen **(OP-Beginn durch Diagn. nicht verzögern!):** Duplexsonografie, CT-/MR-Angiografie

Sofortmaßnahmen bei akutem arteriellem Gefäßverschluss
- 5000 IE Heparin i. v.
- Schmerzbekämpfung.
- Sofortige Klinikeinweisung.
- **Cave:** Keine i. m. oder i. a. Injektionen (relative KI für Lyse)! Keine Vasodilatatoren (Steal-Effekt)!

Interventionelle Therapie
- **Aspirationsembolektomie:** perkutaner Zugang, meist femoral. Aspiration des Embolus. Darstellung der Arterien. Ggf. Lysetherapie.
- **Lyse:** perkutanes Platzieren eines Lysekatheters in den Verschluss. Bolusgabe sowie kontinuierliche Gabe des Lysemedikaments (z. B. rtPA: Actilyse). Bei langstreckigem Verschluss aufgrund der langen Lysedauer (mehrere Stunden)

nur bei inkompletter Ischämie möglich. Zusätzlich kontinuierliche Heparin-Gabe.

OP

- **Prinzip:** Darstellen der betroffenen Arterien. Querarteriotomie vor Gefäßaufzweigung, selektives Fogarty-Manöver aller Arterien (▶ Abb. 21.1). Instillation von Heparin-NaCl-Lsg., ggf. Angiografie. Verschluss Arteriotomie mit Einzelknopfnähten oder fortlaufender Naht.
- **Arm:** Inzision kubital meist in Lokalanästhesie. Darstellung der A. brachialis mit der Aufteilung in A. radialis und A. ulnaris.
- **Bein:** Zugang entsprechend der Verschlusslokalisation (inguinal oder infragenual):
  - Inguinal: Längsinzision der Haut lat. der Arterie, Medialisierung des LK-Pakets, Fasziotomie, Darstellung der Femoralisgabel.
  - Infragenualer/poplitealer Zugang bei peripheren Embolien: Längsinzision, Schonung der V. saphena magna, Fasziotomie, Darstellen der A. poplitea im P3-Segment sowie der Unterschenkelarterien.
- Bei zusätzlicher Arteriosklerose TEA (▶ Kap. 21.5.1).
- Eventuell intraop. Lyse zur Beseitigung von Restthromben in der Peripherie.

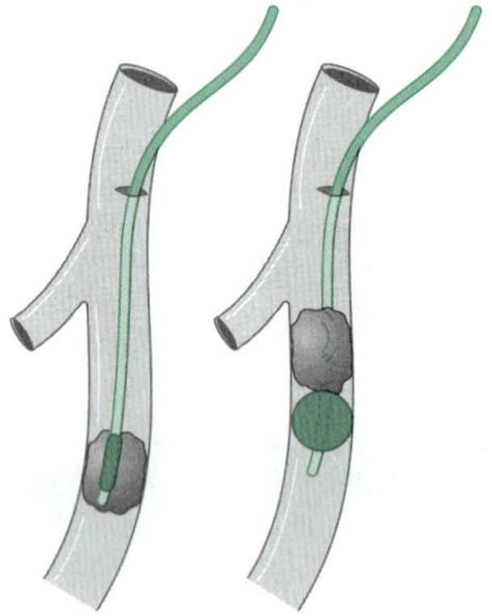

Abb. 21.1 Embolektomie mit Fogarty-Katheter [L106]

Postoperative Behandlung

- Vollheparinisierung bis zur Abklärung der Emboliequelle, ggf. dauerhafte orale Antikoagulation z. B. bei Herzrhythmusstörungen.
- Ermittlung der Emboliequelle: EKG, Echokardiografie, Duplexsonografie, CT-/MR-Angiografie und Behandlung des Grundleidens.
- **Cave:** Entwicklung eines Kompartment-Sy. (▶ Kap. 18.1.6) möglich.

21.4.2 Periphere arterielle Thrombose

Ätiologie Erhöhtes Risiko eines thrombotischen Verschlusses in arteriosklerotisch, aneurysmatisch und traumatisch veränderten Gefäßen. Bei eingetretener akuter Ischämie sind die Behandlungsergebnisse mit Amputationsraten bis zu 40 % schlechter als bei der art. Embolie (ca. 5 %).

Klinik 6 × P (▶ Kap. 21.4)! Akut einsetzender Schmerz nach vorhergehender Claudicatio intermittens. Bei thrombosierten art. Aneurysmen kann Claudicatio fehlen.

Diagnose Klin. Untersuchungsbefund ▶ Kap. 21.4.1. Duplexsonografie und CT-/MR-Angiografie.

Interventionelle Therapie Bei inkompletter Ischämie (= keine neurol. Defizite): Aspirationsthrombektomie und Lyse (▶ Kap. 21.4.1) mit anschließender interventioneller Revaskularisation (z. B. Angioplastie/Stent).

Operative Therapie

- Vaskuläre Rekonstruktion mit lokaler Sanierung des thrombotischen Verschlusses
  - Fogarty-Manöver
  - TEA und Patchplastik
  - Bypass/Interponat
  - Intraop. Lyse bei peripherer Embolisation/Thrombose
- Thrombosiertes Aneurysma: Resektion und Interponat

Kompartment-Syndrom
Im Rahmen der art. Re-Perfusion kann es zu einem Druckanstieg in Kompartimenten (Faszienlogen) kommen. Zumeist sind die Kompartimente am Unterschenkel betroffen. Eine regelmäßige Kontrolle des Lokalbefunds und der Neurologie ist erforderlich. Ther.: notfallmäßige Fasziotomie (Spalten der Faszien, die die Kompartimente umgeben). Hierdurch können sich die Strukturen (Muskulatur) ausdehnen.

Postoperative Behandlung Wie art. Embolie (▶ Kap. 21.4.1), Thrombozytenaggregationshemmer.

21.4.3 Viszeralarterienverschlüsse

Ätiologie Entweder akut nach art. Embolie oder als Folge einer Thrombose (▶ Kap. 21.4.1, ▶ Kap. 21.4.2). Chron. Verlaufsformen mit typischer **Angina abdominalis** treten bei arteriosklerotischen Verschlussprozessen auf.

Klinik

- **Akuter Verschluss der A. mesenterica sup.** (Mesenterialinfarkt): diffuser Abdominalschmerz, Meteorismus, Erbrechen, Meläna, blutiger Stuhl, Ileus, evtl. Schock, „fauler Frieden“ (symptomfreies Intervall).
- **Chron. Verschluss** (selten klin. relevant, da gute Kollateralzirkulation): Angina abdominalis mit 15–30 min postprandial auftretenden Bauchschmerzen. Diese können mehrere Stunden andauern. Gewichtsverlust, Inappetenz infolge der reproduzierbaren Schmerzsymptomatik

Diagnose

- Anamnese (Rhythmusstörungen? Mitralvitium?)
- Auskultation (fehlende Peristaltik bei Darmischämie).
- Duplexsonografie (▶ Kap. 21.1.2, Darstellung A. mesenterica sup. häufig durch Luftüberlagerung schwierig)
- Rö-Abdomenübersicht (freie intraperitoneale Luft → Darmperforation)
- Labor (Laktatazidose, Leukozytose)
- **CT-Angiografie/Abdomen** (bildgebendes Verfahren der Wahl: Beurteilung Durchblutung und Organe möglich, Prognose, Planung op. Ther.)

Vorgehen bei akutem Verschluss der A. mesenterica superior

- **Vitaler Notfall!**
- Ind. zur Laparoskopie/Laparotomie abklären (Darminspektion, ggf. -resektion! Intraop. ICG-Fluoreszenz [Indocyaningrün] zur Darstellung der Gewebeperfusion und -vitalität).
- Gefäßverschluss ohne Ind. zur Laparotomie: perkutane Intervention mit Aspirationsthrombektomie, Ballondilatation und/oder Stent. Evtl. Laparotomie im Verlauf entsprechend Klinik.
  - Laparotomie bei akutem Abdomen mit Inspektion des Dünndarms und Revaskularisationsmöglichkeit.
  - Revaskularisation vor Darmresektion!
  - Hohe Letalität von 70 %
- **OP-Verfahren:**
  - Darstellen der A. mesenterica sup.: Verlagerung des Dünndarmkonvoluts nach re, Eröffnen des Retroperitoneums und aortennahes Freilegen der A. mesenterica superior. Diese entspringt streng ventral aus der Aorta.
  - Querarteriotomie und Embolektomie (Fogarty-Manöver).
  - Aorto-Mesenterica-Bypass mit autologer V. saphena magna oder PTFE. Retroperitonealer Verlauf bei Bypass von der Beckenarterie kommend (iliako-mesenterialer Bypass).
  - Absetzen und Re-Implantation in die abdominale Aorta (bei abgangsnahem Verschluss ohne lokale Rekonstruktionsmöglichkeit).
  - TEA und Patchplastik.

Therapie bei chron. Verschluss Ind. nur bei symptomatischen Verschlüssen oder relevanten Stenosen (Angina abdominalis). Gute Kollateralzirkulation zwischen A. mesenterica sup. und Truncus coeliacus. Deswegen ist eine isolierte Stenose/ein isolierter Verschluss einer Arterie meist nicht behandlungsbedürftig. Verschluss der A. mesenterica inf. kann unbehandelt belassen werden.

OP-Technik Vorgehen wie bei akutem Verschluss.

Postoperative Behandlung

- **Chron. Verschluss:** entsprechend der arteriosklerotischen Ursache Thrombozytenaggregationshemmung
- **Akuter Verschluss:** bei Embolie effektive Antikoagulation, Ursachenbehandlung.

21.5 Arterielle Verschlusskrankheit (AVK)

Angina abdominalis ▶ Kap. 21.4.3.

21.5.1 AVK der unteren Extremitäten

Zunehmende Stenosierung bis hin zum Verschluss der die Extremität versorgenden Arterien durch Arteriosklerose. Beine > Arme. Chron. und progrediente Krankheit ohne Heilung; es erfolgt lediglich eine Behandlung der Beschwerden bzw. KO der Arteriosklerose bzw. Progressverlangsamung.

Epidemiologie Erkr. der westlichen Welt. Männer deutlich häufiger betroffen, mit dem Alter zunehmend (> 70-Jährige 15–20 % betroffen). Die Arteriosklerose kann alle Gefäße betreffen (Apoplex, Myokardinfarkt, etc.).

Risikofaktoren Nikotinabusus, Hypertonie, Hypercholesterinämie, Diab. mell., Adipositas, Alter, männliches Geschlecht.

Klinik ▶ Tab. 21.1, ▶ Tab. 21.2.
Begleiterkr. können das klin. Bild beeinflussen (z. B. bei Herzinsuff., Zunahme der Ischämie, bei diab. Neuropathie fehlen evtl. Schmerzen).
Belastungsabhängige Schmerzsymptomatik i. d. R. eine Etage tiefer als der Verschlussprozess selbst.

Diagnostik

- Anamnese (Risikofaktoren, Beschwerdeart/-beginn)
- Inspektion (trophische Störungen der Haut: Ulkus, Nekrosen, Gangrän, Infektion)
- Klin. Untersuchung (Temperatur, Hautkolorit, Rekapillarisierung, Sensibilität, Motorik)
- Pulsstatus (im Seitenvergleich beurteilen)
- Doppler-Verschlussdruckmessung der A. dorsalis pedis und A. tibialis post. (▶ Kap. 21.1.2)
- Duplexsonografie mit Beurteilung der Flusskurve (▶ Kap. 21.1.2)
- Laufbandtest (Laufband mit 3 km/h, 12 % Steigung)
- CT-/MR-Angiografie, invasive Alternative i. a. DSA, ggf. mit CO_2
- **Rö:** Ausschluss einer Osteomyelitis im Stadium IV
- Abstrich bei Wunden

Tab. 21.1 Pulsdiagnosen und Schmerzlokalisation bei PAVK

Verschlusslokalisation	Pulse			Schmerzlokalisation
	A. femoralis	A. poplitea	Fuß	
Beckentyp	–	–	–	Gluteal (Verschluss A. iliaca com. o. int.), Oberschenkel, Waden
Oberschenkeltyp	+	–	–	Waden
Unterschenkeltyp	+	+	–	Fuß

Tab. 21.2 Stadienabhängige Therapie der PAVK

Stadium nach Fontaine	Klinik	Therapie
I	Asymptomatisch	Keine Ther.
IIA	Claudicatio intermittens, beschwerdefreie Gehstrecke > 200 m	Konservative Ther., Gehtraining
IIB	Claudicatio intermittens, beschwerdefreie Gehstrecke < 200 m	Konservative Ther., wenn erfolglos = Revaskularisation
III	Ruheschmerz	Revaskularisation
IV	Ulkus, Gangrän	Revaskularisation, Nekrosektomie, ggf. Amputation

Stadienabhängige Therapie der peripheren AVK

- Stadieneinteilung nach Fontaine (▶ Tab. 21.2) oder nach Rutherford.
- Grundsätzlich ist eine AVK kons., interventionell oder chirurgisch-invasiv therapierbar (▶ Tab. 21.2). Langzeitergebnisse sind bei der OP besser, die Invasivität bei der Intervention geringer.
- Infragenuale Ther. (op. oder interventionell) prinzipiell nur bei Stadium III oder IV.
- Die Sekundärprävention erfolgt bei allen Stadien der AVK mit einem Thrombozytenaggregationshemmer (z. B. ASS 100 mg/d p. o.) und einem Statin. Ggf. zusätzliche Gabe von niedrig dosiertem Rivaroxaban (2 × 2,5 mg, COMPASS).

Konservative Therapie Grundsätzlich Beseitigung der Risikofaktoren anstreben.

- **Gehtraining:** zur Förderung der Kollateralisation. Mehrmals tägl. definierte Gehstrecke bei konstantem Tempo (evtl. Gefäßsportgruppe) bis zum Einsetzen der Claudicatio-Schmerzen zurücklegen. Nach Erholungspause Wdh. der Übung. Erfolg der Behandlung oft erst nach mehreren Monaten zu bewerten. **KI:** Stadien III–IV.
- **Rheologische Behandlung:** in Stadien III und IV Prostaglandine, z. B. Prostaglandin E_1. Dosis: 2 × 40 µg/d über jeweils 4–6 h i. v. über ZVK für 14–21 d. **Cave:** Bei Herzinsuff. Lungenödem möglich! I. a. Gabe möglich (geringere Dosis und zielgerichtete Anwendung).
  CT-gesteuerte lumbale Sympathikolyse (LSL): Ind.: adjuvant zu rekonstruktiven Maßnahmen oder im Stadium III oder IV bei inoperablen Pat. Unter CT-Kontrolle werden die Ganglien zwischen LWK 2 und 4 durch Alkoholinjektion verödet (entspricht einer lumbalen Sympathektomie).
- Infektionsbekämpfung im Stadium IV durch Antibiotika entsprechend Antibiogramm.

Interventionelle Therapie

- **Perkutane transluminale Angioplastie (PTA):** Stenoseaufweitung durch Ballonkatheter unter Bildwandlerkontrolle.
- **Stentgestützte Angioplastie:** Stenoseaufweitung durch Ballonkatheter mit Stent-Implantation intraluminal.
  - **Selbstexpandierbarer Stent:** Nitinol (Formgedächtnis). Stent entfaltet sich selbstständig durch Zurückziehen einer Hülse. Flexibel mit geringer Frakturrate, ausreichende Radialkraft. Direkt nach Implantation meist Modellierung mit Ballonkatheter erforderlich. Sonderform mit bes. hoher Radialkraft: Supera (Abbott, selbstexpandierbarer geflochtener Stent).
  - **Ballonexpandierbarer Stent:** auf einem Ballonkatheter montiert. Durch Ausdehnen des Ballonkatheters wird der Stent in die Gefäßwand gedrückt. Sehr hohe Radialkraft. Stents können durch größere Ballonkatheter „überdehnt" werden. Nicht sehr flexibel, deswegen für unbewegliche Gefäßregionen.
  - **Stentgraft (gecoverter Stent):** mit einer Kunststoffmembran (z. B. PTFE) umhüllter Metall-Stent, sowohl als selbst- als auch ballonexpandierbare Stentgrafts vorhanden. Verhinderung Proliferation der Gefäßwand zwischen den Maschen. Wird auch zur Abdichtung von Gefäßverletzungen genutzt.
  - **Kissing-/Parallel-Stent:** Stenoseaufweitung durch Ballonkatheter und ggf. Stent-Implantation bei bifurkationsnahen Stenosen.

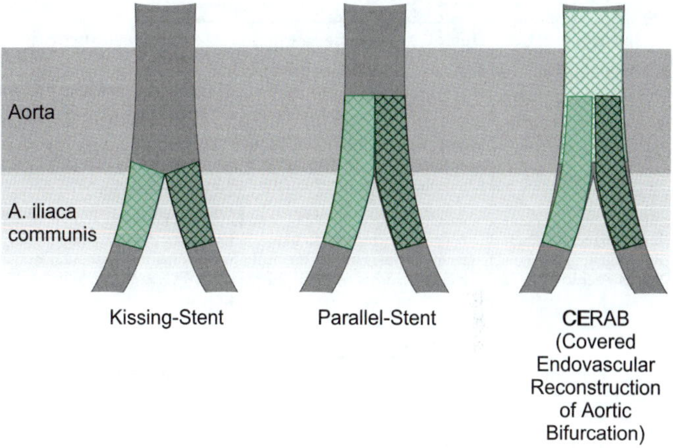

Abb. 21.2 Endovaskuläre Sanierung bifurkationsnaher Stenosen/Verschlüsse [L141]

  - **Covered Endovascular Reconstruction of the Aortic Bifurcation (CERAB):** Stenoseaufweitung durch Ballonkatheter und Implantation von Stentgrafts zur Schaffung einer Neo-Aortenbifurkation (▶ Abb. 21.2).
- **Medikamentenbeschichtete Ballonangioplastie (DEB):** Paclitaxel- oder Sirolimus beschichtet, auch als medikamentenbeschichteter Stent vorhanden. Paclitaxel stört die Zellteilung, Sirolimus hat eine lokal antiproliferative und antiinflammatorische Wirkung. Anschließend ist eine duale Thrombozytenaggregationshemmung (ASS 100 mg und Clopidogrel 75 mg) für 4–6 Wo. erforderlich.
- **Cutting-/Scoring Ballonangioplastie:** Durch kleine Messerklingen oder Drähte werden Längsschnitte in die Intima gesetzt.
- **Rotationsthrombektomie:** z. B. Rotarex (BD). Katheter, der mit 40.000–60.000 U/min einerseits den Thrombus fragmentiert und durch das Prinzip der archimedischen Schraube aus dem Körper heraustransportiert. Für frische bis wenige Wo. alte Thromben.
- **Rotationsatherektomie:**
  - Direktionale Atherektomie (z. B. SilverHawk, Medtronic): Schneidesystem mit Auffangbehälter. Behandlung kalzifizierender Läsionen. Anwendung Filtersystem zur Vermeidung peripherer Embolisation.
  - Rotierend-aspirierende Atherektomie (z. B. JetStream, BostonScientific): An der Katheterspitze findet sich ein rotierender Bohrkopf mit unmittelbar dahinterliegender Öffnung zum Abtransport des atherektomierten Materials.

Operative Therapie ▶ Tab. 21.3.

- **Thrombendarterektomie** (TEA, Desobliteration, Ausschälplastik): Heparingabe (5000 IE. i. v.) und Ausklemmen. Längsarteriotomie bis in einen gesunden Abschnitt. Lokales Ausschälen (offenes Verfahren) der aufgelagerten Plaque. Beim halb offenen Verfahren wird mittels Ringstripper die

Tab. 21.3 Operative Therapie bei PAVK in Abhängigkeit von der Lokalisation

Verschlusslokalisation	Operative Therapie	Interventionelle Therapie
Infrarenale Aorta	TEA, aortobiiliakaler Bypass	Stentgestützte PTA, Stentgraft-Prothese (Parallel-Stent/ Kissing-Stent, CERAB)
Aortoiliakal	TEA o. Bypass aortoiliakal, aortobiiliakal, aortobifemoral, axillo-bifemoral	Stentgestützte PTA, Stentgraft-Prothese (Parallel-Stent, Kissing-Stent, CERAB)
A. iliaca • Einseitig • Beidseitig • Kurzstreckig	• Aortofemoral, iliako-/ femorofemoraler Cross-over-Bypass, axillofemoral • Aortobifemoral, axillobifemoral • TEA (retroperitonealer Zugang)	Stentgestützte PTA, Stentgraft-Prothese Aortennaher Prozess (Parallel-Stent, Kissing-Stent, CERAB)
A. femoralis com. mit Profunda-Abgangsstenose	TEA (Profundaplastik)	PTA in Ausnahmesituation möglich
A. femoralis superficialis, langstreckig	Femoropoplitealer Bypass	• PTA, ggf. stentgestützt • Rekanalisierende Verfahren (Rotationsatherektomie) • Lyse
A. poplitea	Femorokruraler Bypass	• PTA • Rekanalisierende Verfahren (Rotationsatherektomie) • Lyse
A. tibialis ant./post. u. A. fibularis	Femorokruraler Bypass, femoropedaler Bypass	• PTA • Rekanalisierende Verfahren (Rotationsatherektomie) • Lyse

Plaque nicht nur im eröffneten Gefäß, sondern darüber hinaus in retrograder Richtung (nach prox.) entfernt (z. B. iliakofemorale AVK). In Stromrichtung (nach distal) muss ein Aufstellen der TEA-Stufe verhindert werden (evtl. Stufen- bzw. Fixationsnaht). Gefäßverschluss mittels Erweiterungspatch (Fremdmaterial: häufig Kunststoff oder Rinderperikard). Aufgrund der entstehenden aneurysmatischen Erweiterung wird ein Venenpatch zumeist nur bei infiziertem Areal verwendet.
Beispiele: Karotisstenose, Femoralarterien.

- **Interponat:** Zwischenschalten eines Venen-Bypasses oder einer Kunststoffprothese mit prox. und distal End-zu-End-Anastomose bei aufgebrauchtem Gefäß. Eine Resektion der veränderten Gefäßstrecke ist nicht zwingend erforderlich.
  Beispiele: Aorten-, Iliakal-, Femoral-, Poplitealaneurysma.
- **Bypass** (▶ Tab. 21.3, ▶ Tab. 21.4, ▶ Abb. 21.3, ▶ Abb. 21.4): Umgehung der Stenose oder des Verschlusses durch Kunststoff- oder Venenbypass. Neben autologer V. saphena bieten sich als 2. Wahl Kunststoffmaterialen an (großkalibriger Ersatz). Die Offenheitsraten sind mit Venenbypass (femoropopliteal, femorokrural) besser.
- **KO:** Nachblutung, Verschluss, Infektion, Impotenz (aortoiliakale Bypasschirurgie).

Tab. 21.4 Offenheitsrate 5 J. nach arterieller Bypassoperation		
Bypass-Etage	**Autologe V. saphena [%]**	**Kunststoff [%]**
Becken	–	80–90
Oberschenkel	60–75	40–60
Unterschenkel	50–70	10–35

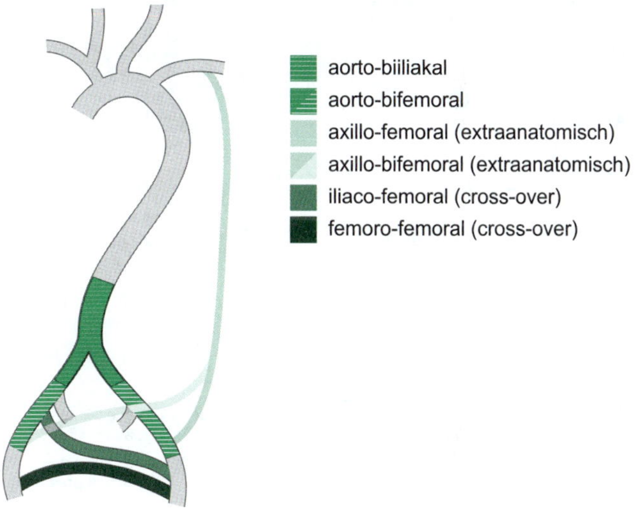

Abb. 21.3 Bypässe bei aortoiliakalen Pathologien [L141]

Postoperative/-interventionelle Behandlung

- ASS 100 mg/d p. o. und Reduktion atherogener Risiken.
- Entscheidung Thrombozytenaggregationshemmung oder effektive Antikoagulation abhängig von Bypass-Material, -Länge und Gefäßausstrom distal des Bypasses.
- Duale Thrombozytenaggregationshemmung bei bestimmten Interventionen (z. B. Carotis-Stent, Atherektomie).

Amputation

Indikationen Fehlen gefäßchirurgischer Rekonstruktionsmöglichkeiten, ausgedehnte Nekrose, kons. nicht beherrschbare Infektion, lebensbedrohliche Infektkonstellation („Life before limb").

- Amputationshöhe sollte möglichst weit peripher gewählt werden (Wund- und Durchblutungssituation, Defektdeckung, Kontrakturen und vorhandene Gelenkprothesen/Osteosynthesematerial beachten).
- Abklärung der Durchblutungssituation (Klinik, Duplexsonografie, ggf. CT-/MR-Angiografie).

- **Zehen- und Zehenstrahlamputation** (ca. 50 % aller Amputationen).
- **Oberschenkelamputation (ca. 20 %):** 30 % der Pat. anschließend bettlägerig.
- **Unterschenkelamputation (ca. 12 %):** 70 % der Pat. sind durch Kniegelenkserhalt und Prothesenversorgung mobil.
- Eher selten **Kniegelenkexartikulation,** noch seltener **Hüftgelenkexartikulation.**

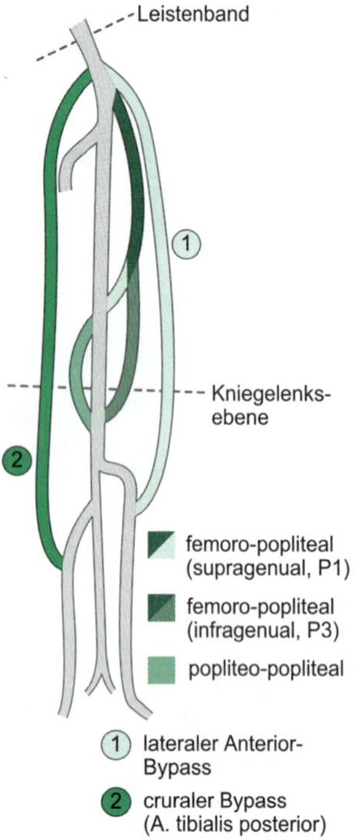

Abb. 21.4 Periphere Bypässe [L141]

Postoperative Behandlung

- **Analgesie**
- **Phantomschmerzen (50–85 % der Pat.)**
  - Pregabalin, Gabapentin
  - Spiegeltherapie
- **Amputationsstumpf formen (Kompressionsstrumpf, Liner, Wickelverband)**
- **Schmerzkatheter (peri-/intraop.)**

21.5.2 Nierenarterienstenose

Ätiologie Arteriosklerose, fibromuskuläre Dysplasie.

Risikofaktoren > 55 J., Hypertonie, Diab. mell., Niereninsuff., Nikotin.

Klinik Schwer einstellbare Hypertonie, chron. Niereninsuff.
Definition einer schwer einstellbaren Hypertonie: mind. 3 Medikamente unter Einschluss eines Diuretikums in suffizienter Dosierung.

Diagnostik

- **Farbcodierte Duplexsonografie:** primäre Bildgebung
- **CT-Angiografie:** Alternative, GFR > 60 ml/min
- **MR-Angiografie:** GFR < 30 ml/min (zyklische Gadoliniumpräparate), Überschätzung des Stenosegrads.

Indikation Die Ind. zur invasiven Ther. wird sehr zurückhaltend gestellt. Sie kann gestellt werden:

- Bei resistenter Hypertonie (s. Definition oben) und Blutdruck Stadium II (> 160 mmHg syst. oder > 100 mmHg diast.)
- Bei Vorliegen einer Nierenarterienstenose und Unverträglichkeit der medikamentösen Ther. mit RAS-Hemmern
- Bei therapierefraktärer Hypertonie und schneller Verschlechterung der Nierenfunktion
- Zum Organerhalt bei bilateralen hochgradigen Stenosen oder Einzelniere

> **Cave**
> Bei asymptomatischer Stenose und stabiler Nierenfunktion sollte keine invasive Behandlung erfolgen!

Therapie

- Als Ther. der Wahl wird die interventionelle Ther. (PTA, ggf. Stent-Implantation) durchgeführt.
- Offene Revaskularisation nur als Simultaneingriff bei Aorteneingriff oder fehlgeschlagener interventioneller Ther. (Bypass, Thrombendarteriektomie, Nierenarterien-Re-Insertion).
- Stenosen aufgrund einer fibromuskulären Dysplasie liegen distal und sollten nie mit einem Stent versorgt werden.

21.5.3 Vertebrobasiläre Insuffizienz (VBI)

Ätiologie Arteriosklerose (häufigste Ursache; Lokalisation: ca. ⅔ extrakraniell, ca. ⅓ intrakraniell), fibromuskuläre Dysplasie, Kompression, Trauma. Anlagebedingte Hypo-/Aplasie der A. vertebralis.

Klinik Hohe Kompensationsmöglichkeit bei einseitiger Veränderung. Häufigstes Symptom: Schwindel, außerdem Gangunsicherheit, Innenohr-, Seh-, Sprachstörungen, Drop-Attack.

Diagnostik

- Ausschlussdiagnose! Beteiligung HNO, Kardiologie, Neurologie.
- Anamnese.
- Duplexsonografie (▶ Kap. 21.1.2), transkranieller Doppler.
- CT- oder MR-Angiografie, ggf. in Funktionsstellung.
- CCT, CMRT.

Therapie

- Ind. zur invasiven Ther.:
  - Schwierig/sehr strenge Ind.-Stellung! Eindeutiges Beschwerdebild, gesicherte (beidseitige) Minderperfusion, erheblicher Leidensdruck, neg. Ausschluss-Diagn.
  - Bei supraaortaler Mehrgefäß-Erkr. vorranging Karotisstrombahn revaskularisieren.
- Offen op.: Transposition (Vertebralis-Carotis-communis-Transposition als Standardverfahren bei prox. Läsionen), lokale TEA mit Patchplastik, Bypass.
- Endovaskulär: Stent-Implantation (Protektionssystem) bei prox. arteriosklerotischen Läsionen.
- Sekundärprophylaxe medikamentös (▶ Kap. 21.5.1).

21.5.4 Karotisstenose

Klinik Es wird zwischen asymptomatischer und symptomatischer Stenose unterschieden. Eine symptomatische Stenose besteht, wenn innerhalb der letzten 6 Mon. aufgrund eines Hirninfarkts oder einer TIA eine Hemiparese, Aphasie oder retinale Ischämie (Amaurosis fugax) als typische Symptome aufgetreten sind oder im MRT/CCT der Nachweis eines frischen Infarkts besteht.

Epidemiologie Prävalenz einer ≥ 50-prozentigen Karotisstenose (nach NASCET, ▶ Tab. 21.5) ca. 4,2 %. In Deutschland werden ca. 15 % aller zerebralen Ischämien durch ≥ 50 prozentige Stenosen oder Verschlüsse der extrakraniellen A. carotis verursacht. Häufig assoziiert mit aktivem Nikotinkonsum, Lebensalter, männlichem Geschlecht und einer weiteren Gefäßerkrankung (z. B. pAVK). Durch die optimierte kons. Ther. sinkt das Risiko eines ipsilateralen Hirninfarkts bei asymptomatischer ≥ 50 prozentiger Karotisstenose (ca. 1 %/J.). Dadurch und durch die Inzidenz eines

Tab. 21.5 NASCET-Tabelle

Stenosegrad (NASCET-Definition) [%]		≤ 10	20–40	50	60	70	80	90	Verschluss
Stenosegrad alt (ECST-Definition) [%, Durchmesser]		**≤ 45**	**50–60**	**70**	**75**	**80**	**90**	**95**	**Verschluss**
Hauptkriterien	1. B-Bild	+++	+						
	2. Farb-Doppler-Bild	+	+++	+	+	+	+	+	+++
	3. Syst. Spitzengeschwindigkeit im Stenosemaximum [V_{sys}, cm/sec], ca.			200	250	300	350–400	100–500	
	4. Syst. Spitzengeschwindigkeit poststenotisch [V_{sys}, cm/sec]					> 50	> 50	> 50	
	5. Kollateralen u. Vorstufen (A. supratrochlearis/ACA)					(+)	++	+++	+++
Zusatzkriterien	6. Diast. Strömungsverlangsamung prästenotisch (ACC)					(+)	++	+++	+++
	7. Strömungsstörungen poststenotisch			+	+	++	+++	(+)	
	8. Enddiast. Strömungsgeschwindigkeit im Stenosemaximum [cm/sec], ca.			≤ 100	≤ 100	> 100	> 100		
	9. Konfetti-Zeichen				(+)	++	++		
	10. Stenoseindex ACI/ACC			≥ 2	≥ 2	≥ 4	≥ 4		

Mit (+), über + und ++ bis +++ wird die diagnostische Sicherheit des einzelnen Befunds aufsteigend bewertet

Hirninfarkts beim offenen oder interventionellen Vorgehen wird die Ind. zur invasiven Ther. immer strikter gestellt.

Diagnostik Die erste Untersuchung sollte immer durch eine **farbcodierte Duplexsonografie** erfolgen. Bei relevanter Stenose und vor invasiver Ther. sollte zusätzlich eine **MR- oder CT-Angiografie** der extra- und intrakraniellen Arterien erfolgen. Eine **Angiografie (DSA)** erfolgt zur direkten Intervention. Das **Schädel-CT (CCT) oder -MRT** wird zur Abgrenzung zwischen ischämischem und hämorrhagischem Infarkt, emboligenen Infarktmustern und Bestimmung des Infarktalters genutzt. Fachneurologische Vorstellung.

Therapie

- **Medikamentös:** Thrombozytenaggregationshemmer (ASS 100 mg/d oder Clopidogrel 75 mg/d) und ein Statin.
- **Kons.:** bei Stenose < 70 % ohne Progredienz.
- **Invasiv:**
  - **Asymptomatische Stenose:** > 60 % Stenose invasives Vorgehen möglich, primär offen operativ. Die periprozedurale Schlaganfallrate bzw. Letalität sollte < 2 % betragen.
  - **Symptomatische Stenose:** Eine 50- bis 69-prozentige Stenose sollte bei normalem OP-Risiko saniert werden (offen op. > Stent-Implantation). Eine > 70-prozentige Stenose sollte einer offenen Sanierung zugeführt werden. Die periprozedurale Schlaganfallrate bzw. Letalität sollte < 4 % betragen und die Therapie innerhalb von 3–14 d nach dem Eintreten der Symptome erfolgen.
  - Bei Vorliegen einer extra- und intrakraniellen Durchblutungsstörung (Tandemstenose, Stenose/Verschluss) ist ein endovaskuläres Vorgehen durchzuführen.

Invasive Verfahren

- **Offene Sanierung (CEA)** (▶ Abb. 21.5):
  - Erfolgt unter laufender Thrombozytenaggregationshemmung.
  - Intraop. **Neuromonitoring:** sensorisch-evozierte Potenziale (SEP) oder Nahinfrarotspektroskopie (NIRS) bei Vollnarkose oder Wachmonitoring bei Lokal-/Regionalanästhesie (Pat. ansprechbar).
  - **Shunt**-Einlage bei schlechter Kollateraldurchblutung oder V. a. Ischämie durch Ausklemmen (Neuromonitoring).
  - Abschlusskontrolle durch Duplexsonografie oder Angiografie.
  - **KO:** intraop. Apoplex, Verletzung N. hypoglossus (Abweichen der Zunge zur operierten Seite), N. vagus (Heiserkeit, Schluckstörung), Ramus marginalis mandibulae des N. facialis (Herabhängen ipsilateraler Mundwinkel).
  - Kein eindeutiger Vorteil bzgl. Re-Stenoserate oder neurologischem Defizit zwischen TEA und EEA. Wahl der OP-Technik abhängig von der Erfahrung des Operateurs.
- **Karotisendarterektomie TEA:** Inzision am Vorderrand des M. sternocleidomastoideus, Darstellen der Karotisgabelung. Heparingabe (5000 IE i. v.). Ggf. Shunt-Einlage. Thrombendarteriektomie immer mit Patchplastik.
- **Eversionsendarterektomie (EEA):** Im Gegensatz zur TEA wird die A. carotis int. am Abgang abgetrennt und mittels Eversionstechnik („Umkrempeln") desobliteriert und re-anastomosiert. Vorteil: kein Patch/Fremdmaterial erforderlich.

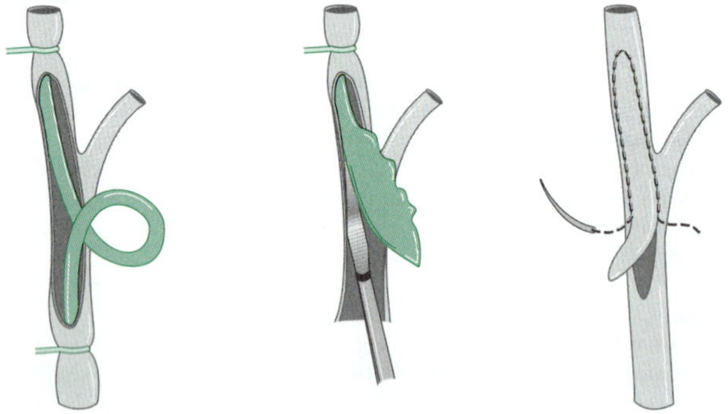

Abb. 21.5 Ausschälplastik [L106, L141]

- **Endovaskuläre Therapie** (carotid **a**ngioplasty and **s**tenting, CAS):
  - Angioplastie mit primärer Implantation eines selbstexpandierenden Stents.
  - Protektionssysteme (Filter, Ballonokklusion mit Flussstillstand/-umkehr) können das Risiko einer periprozeduralen KO mindern.
  - Suffiziente doppelte Thrombozytenaggregationshemmung (z. B. ASS 100 mg + Clopidogrel 75 mg, mind. 3 d vor und 1 Mon. nach Intervention) erforderlich.
  - **Cave:** Bradykardie-Prophylaxe mit Atropin-Gaben vor der Freisetzung und Nachdilatation des Stents (Kompression Glomus caroticum).
  - **Ind.:** Tandemläsionen (extra- und intrakranielle Stenosen und/oder Verschlüsse), Rezidivstenosen, Stenosen nach Bestrahlungen.

Hyperperfusionssyndrom (HPS)

- Zur Vermeidung eines frühpostoperativen HPS und/oder einer intrakraniellen Blutung ist die engmaschige Überwachung des Blutdrucks wichtig (Intensivstation/ICS, mind. 24 h Normotonie).
- Bei V. a. Vorliegen eines HPS und/oder einer intrakraniellen Blutung soll umgehend eine neurol. Untersuchung, eine CCT oder alternativ ein MRT des Gehirns erfolgen.
- Bei Nachweis eines HPS und/oder einer intrakraniellen Blutung soll der syst. RR-Wert 140 mmHg nicht übersteigen und eine Stroke-Unit-Ther. erfolgen. Bei Raumforderung ist ggf. eine op. Entlastung erforderlich.
- Blutdruckeinstellung:
  - Clonidin oder Urapidil.
  - Vermeiden: Nifedipin oder Glyceroltrinitrat → **cave:** Hirnödem.

Nachsorge

Duplexsonografie vor Entlassung, nach 6 Mon., anschließend jährlich.

21.6 Aortenaneurysma

Definition Erweiterung des Querdurchmessers der Aorta, zumeist anhand des anteroposterioren oder transversalen Durchmesser > 30 mm definiert oder Erweiterung auf den 1,5-fachen Durchmesser eines gesunden Abschnitts.
Meistens sind alle Wandschichten betroffen (Aneurysma verum), seltener Aneurysma dissecans als Folge einer Dissektion (▶ Kap. 21.7), äußerst selten Aneurysma spurium.
Lokalisation: kann alle Abschnitte der Aorta betreffen, Aorta thoracalis und abdominalis; lokal begrenzt, aber auch kombiniert über mehrere Segmente.

Ätiologie Arteriosklerotisch, infektiös, Bindegewebsschwäche (Marfan-, Ehlers-Danlos-Sy.).

21.6.1 Thorakales und thorakoabdominales Aortenaneurysma

Ätiologie Häufigste Ursache: degenerativ bedingt. Außerdem auf dem Boden einer chron. Typ-B-Dissektion. Die Inzidenz eines Aneurysmas nach Aortendissektion liegt bei > 80 %. Sonderform PAU (penetrierendes Aortenulkus).

Klinik Zumeist asymptomatisch, Zufallsbefund. Beschwerden/Schmerzen erst bei Aneurysmawachstum.

Einteilung Anatomie: Aorta ascendens, Aortenbogen, Aorta thoracalis descendens, thorakoabdominale Aorta.
Aufgrund der Lokalisation wird das Verfahren zur Sanierung gewählt. Die Sanierung im Bereich der Aorta ascendens und des Aortenbogens erfolgte bisher aufgrund der Notwendigkeit einer Herz-Lungen-Maschine (HLM) durch den Kardiochirurgen. Aktuell kommt es zu einer zunehmenden endovaskulären Sanierung durch spezielle Stentgrafts bzw. Komb. von offenen und endovaskulären Verfahren. Durch Debranching der supraaortalen Arterien (Bypässe zwischen den Arterien) wird eine Landungszone geschaffen und das herznahe Platzieren mit Verlegung der originären Arterienabgänge möglich. Auch sind mittlerweile Stentgrafts mit Fenstern oder Seitenarmen für die supraaortalen Arterien verfügbar (▶ Abb. 21.6). Diese können patientenindividuell angefertigt werden oder sind „off-the-shelf" verfügbar.

OP-Indikation
- **Asymptomatisch** und Durchmesser > **60 mm** kann eine Sanierung erwogen werden.
- **Versorgung bei kleinerem Durchmesser:**
  - Asymptomatisch und schnelles Wachstum.
  - Symptomatisch: Schmerzen (Ausschluss anderer Schmerzgenese).
  - Asymmetrische Form, PAU (penetrierendes Aortenulkus).

Diagnostik CT-Angiografie, Echokardiografie.

Therapie
- **Offene Sanierung:**
  - **Thorakaler Aortenersatz:** großes Trauma. Seltener Eingriff aufgrund TEVAR. Ind. bei infizierter Aorta, ösophagoaortaler Fistel, Stentgraft-KO (z. B. Infekt).

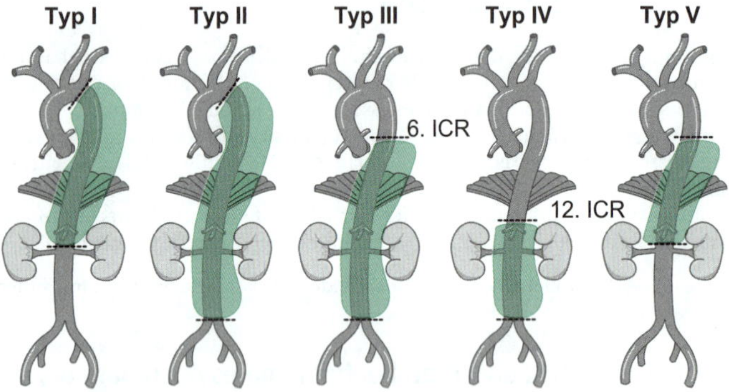

Abb. 21.6 Klassifikation der thorakoabdominalen Aortenaneurysmen nach Crawford und Safi [G1031, L141]

- **Thorakoabdominaler Aortenersatz:** schräge Rechtsseitenlagerung (Crawford-Lagerung, Schraubenlagerung mit Rotation zwischen Thorax und Abdomen). **Cave:** Ischämiezeit der Viszeralorgane: 45–60 min, HLM (isolierte Organarterienperfusion). Erhalt der Rückenmarkperfusion, Re-Insertion der Viszeralarterien möglich.

- **Hybrideingriffe:**
  - **Frozen-Elephant-Trunk:** Aortenbogenersatz durch offene Prothesenimplantation mit Schaffung einer Landungszone für eine Stentgraft-Implantation für die deszendierende Aorta. Kürzere OP-Zeit, geringeres Trauma.
  - **Viszeraler Hybrideingriff/Oktopus:** zunächst Versorgung der viszeralen Arterien durch Bypass-Anlage von einem gesunden Gefäßabschnitt ausgehend (Aorta oder Beckenarterie). Anschließend Stentgraft-Implantation mit Versorgung der erkrankten Aorta.
- **KO:** selten Anastomosenaneurysma, Aneurysma nicht operierter Aortenanteile, Querschnittslähmung, Endoleak (▶ Abb. 21.9).
- **Endovaskuläre Sanierung** zur Ther. des lokalen Deszendensaneurysmas, des intramuralen Hämatoms und zum Verschluss des Entrys bei Typ-B-Dissektion möglich (▶ Abb. 21.7).
  - **TEVAR (thorakale EVAR):** geringes OP-Trauma. Transfemoral eingeführt und in Höhe der Aortenläsion platziert und entfaltet. Versorgung isolierter Aneurysmen der deszendierenden Aorta thoracalis.
  - b-TEVAR/f-TEVAR (komplexe Anatomien).

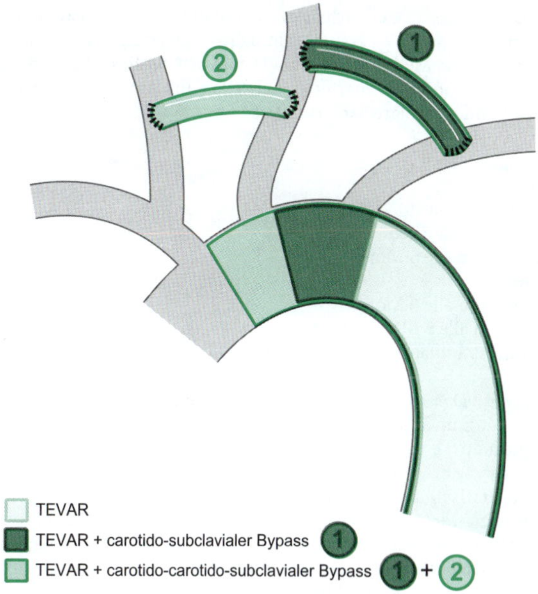

Abb. 21.7 Endovaskuläre Sanierung aortenbogennaher oder Aortenbogenpathologien [L141]

21.6.2 Abdominales Aortenaneurysma (AAA), Bauchaortenaneurysma (BAA)

Definition Erweiterung des Querdurchmessers der abdominalen Aorta > 30 mm oder auf den 1,5-fachen Durchmesser eines gesunden Abschnitts. In Bezug zu den Nierenarterien wird zwischen infra-, juxta- und suprarenalen Aneurysmata differenziert. Die Prävalenz beträgt < 2 %. Wesentliche Risikofaktoren sind Alter, Rauchen und männliches Geschlecht.

Klinik

- Meist asymptomatisch, oft Zufallsbefund
- **Rückenschmerzen, Flankenschmerzen,** selten diffuse Bauchschmerzen
- Pulsierender Tumor durch die Bauchdecke tastbar
- Selten Blut im Stuhl oder Urin als Zeichen einer aortalen Fistel

Rupturrisiko:

- Erhöht bei weiblichem Geschlecht, aktueller Nikotinkonsum.
- Alter ist kein Faktor für ein erhöhtes Rupturrisiko, jedoch für eine erhöhte Sterblichkeit bei Ruptur!
- Jährliches Rupturrisiko bei Durchmesser:
  - < 50 mm: < 1 %
  - > 60 mm: > 10 %
  - > 80 mm: 25 %

Diagnostik

- **Sono:** Durchmesser, Mitbeurteilung Beckenarterien, Lage. Screnning ab dem 65. Lj. empfohlen (GKV-Leistung: einmaliges Screening bei Männern > 65 Lj.).
- **CT-Angiografie:** Methode der Wahl (1 mm Schichtdicke, bei Erstdiagnostik gesamte Aorta und Beckenarterien darstellen, inklusive Femoralarterien: Zugangsweg endovaskuläre Sanierung).

Überwachungsintervall

- **Männer:**
  - 30–39 mm alle 2 J.
  - 40–49 mm jährlich
  - 50–54 mm alle 6 Mon.
- **Frauen:**
  - 40–45 mm alle 6 Mon.
  - > 45 mm alle 3 Mon.

  Bei Befundstabilität längere Intervalle

OP-Indikation Das periprozedurale Sterblichkeitsrisiko sollte geringer als die Sterblichkeit aufgrund einer Ruptur sein.

- **Asymptomatisch** und Durchmesser bei **Männern > 55 mm.** > 50 mm kann eine Sanierung erwogen werden.
- **Asymptomatisch** und Durchmesser bei **Frauen > 50 mm.**
- Bei **komplizierten Aneurysmen** (z. B. suprarenal/thorakoabdominal und Komorbiditäten) **ggf. weiteres Zuwarten** (aufgrund höherem prozeduralem Risiko).
- **Versorgung bei kleinerem Durchmesser:**
  - Asymptomatisch und schnelles Wachstum > 10 mm/J.
  - Symptomatisch: Schmerzen (Ausschluss anderer Schmerzgenese).
  - Asymmetrische Form, PAU (penetrierendes Aortenulkus).
- Komorbiditäten beachten! U. a. Nutzen einer elektiven Versorgung bei Dialysepflicht und O_2-pflichtiger COPD nicht gesichert.

Ruptur

- Notfall, der sofort invasiv behandelt werden sollte!
- Plötzlich einsetzende starke Rücken- oder Flanken-/Bauchschmerzen.
- Schocksymptomatik.
- Gedeckte Ruptur (Tamponade im Retroperitonealraum) vs. freie Ruptur in die Bauchhöhle (rasches Verbluten).
- Anamnese und Klinik entscheiden weiteres Vorgehen:
  - Aortenaneurysma bekannt.
  - Kreislaufsituation stabil.
  - Sono (Fast-track).
- Kreislaufstabilität (RR syst. > 80 mmHg, Pat. ansprechbar): Notfall-CT-Angiografie (endovaskuläre Sanierung möglich?).
- Kreislaufinstabilität: sofortige offene Sanierung, ggf. Blockieren der Aorta mit Ballonkatheter (Resuscitative Endovascular Balloon Occlusion of the Aorta, REBOA). Dann auch endovaskuläre Sanierung möglich.
- Blutdruckspitzen vermeiden, ggf. permissive Hypotonie.
- Narkoseeinleitung (relaxierende Medikamente): erst nach Abwaschen und Abdecken des OP-Gebiets → Ruptur. Lokalanästhesie bei endovaskulärer Sanierung möglich.
- Blutkonserven kreuzen, Notfallkonserven (0 neg.) bereitstellen, Cellsaver nutzen.
- Substitution von Gerinnungsfaktoren (DIC).

Präoperative Vorbereitung

- Kardiopulmonale Risikoevaluation (z. B. TEE, LuFu)
- Labor, insbes. Nierenfunktion bei endovaskulärer Sanierung
- Duplexsonografie supraaortaler Arterien (z. B. relevante Stenose der A. carotis int.)
- Umfelddiagnostik (weitere Aneurysmen, z. B. popliteal)

Auswahl Behandlungsverfahren

- Grundsätzlich sind bei den meisten Pat. ein offener Aortenersatz und eine endovaskuläre Sanierung möglich. Individuelle Entscheidung.
- Offene Sanierung vs. EVAR:
  - Ähnliche Raten am Gesamtüberleben und in der aneurysmabezogenen Morbidität und Letalität.
  - EVAR mit niedrigerer prozeduraler Letalität. Im Verlauf gleichen sich die Werte jedoch an.
  - Höhere Rate an aneurysmabezogenen Re-Interventionen bei EVAR.
  - Anatomische Voraussetzungen für Standard-EVAR beachten.

Offen operativ (OR = open repair)

- **Implantation einer Dacron-Prothese** (Rohrprothese oder Y-Prothese aortobiiliakal oder aortobifemoral):
  - Mediane Laparotomie, Eröffnen des Retroperitoneums. Darstellen der infrarenalen Aorta und eines klemmfähigen normalweiten Abschnitts prox. und distal. Bei iliakalem Anschluss Darstellen eines anschlussfähigen Abschnitts.
  - Heparin-Gabe und Unterbrechen des Blutstroms durch Klemmen. Bei suprarenalem Ausklemmen Ischämiezeit der Nieren beachten.
  - Längseröffnung des Aneurysmas, buchförmiges Einschneiden infrarenal, Einnaht eines Dacron-Interponats mittels fortlaufender Naht als End-zu-End-Anastomose in Inlay-Technik.
  - Schrittweises Freigeben des Blutstroms bei Kreislaufstabilität.
  - Ggf. Re-Implantation der A. mesenterica inf. (Beurteilung Darmperfusion/-ischämie).
  - Verschluss des Aneurysmasacks über der Prothese und Retroperitonealnaht zum Schutz vor einer prothetoenteralen Fistel.
  - Inspektion und Bauchdeckenverschluss.
- **KO:** Darmischämie, Potenz-/Ejakulationsstörungen, Querschnittsymptomatik, Platzbauch, Narbenhernie, Fistel, Infekt.
- **Versorgung komplexer Anatomien:**
  - Aortale Anastomose suprarenal, Re-Insertion der Nierenarterien.
  - Iliakale Anastomose distal, Anschluss A. iliaca int. mit Re-Insertion der A. iliaca ext.

Endovaskuläre Technik (EVAR = Endovascular Aneurysm Repair) ▶ Abb. 21.8.

- **CT-Untersuchung zur Beurteilung der anatomischen Voraussetzungen (herstellerabhängig):**
  - Gesunde, gleichmäßige infrarenale Aorta (prox. Landungszone) mit einer Länge von 10–15 mm.
  - Distale Landungszonen iliakal und Längen bestimmen.
  - Beurteilung Elongationen/Winkel der Aorta oder Beckengefäße.
  - Iliakale Zugangswege.
  - Ermittlung Querdurchmesser zur Auswahl der Stentgraft-Durchmesser (Oversizing).
- **Transfemorale Implantation eines Stentgrafts (gecoverter Stent):**
  - Prinzipiell in Lokalanästhesie möglich.

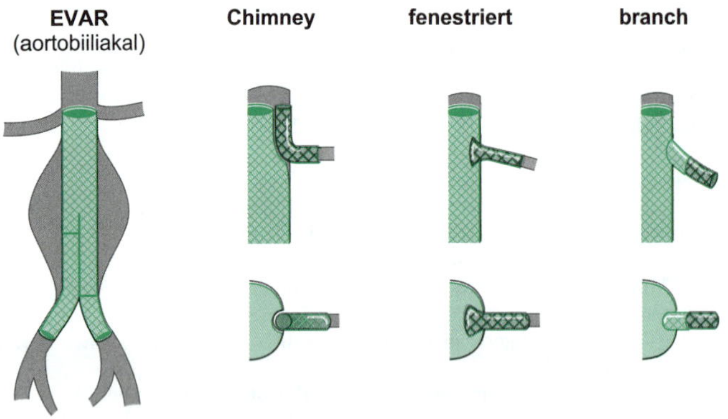

Abb. 21.8 Endovaskuläre Sanierung von Aortenaneurysmen [L141]

- Bei Niereninsuff. in CO_2-Technik möglich.
- Die Implantation erfolgt über einen transfemoralen Zugang, entweder durch op. Freilegung der A. femoralis com. oder perkutane Punktion (Verschlusssysteme erforderlich, z. B. Perclose ProStyle, Abbott)
- Nach Platzieren von Führungsdrähten Einbringen und Entfalten des Stentgrafts unter Rö-Kontrolle unterhalb der Nierenarterien (Darstellung durch Angiografie)
- Die Fixierung erfolgt durch Oversizing (Radialkraft) und Haken, ggf. Bare-Stents.
- Verlängerung in beide Ilikalarterien (2- oder 3-teiliges System), zumeist prox. der A. iliaca int.
- Abschluss-Angiografie.

• **KO:** Endoleak mit Aneurysmawachstum, Stent-Dislokation, Stent-Verschluss, Infekt.
Endoleak (▶ Abb. 21.9):
  - Typ I: Leckage an den Landungszonen prox. und distal.
  - Typ II: retrograder Fluss aus den Viszeral-, Nieren-, Lumbalarterien (oft Lumbalarterien oder A. mesenterica inf.).
  - Typ III: Leckage an den Konnektionsstellen.
  - Typ IV: poröses Gewebe.
  - Typ V: Endotension, Aneurysmawachstum ohne nachweisbaren Blutfluss.

• **Versorgung komplexer Anatomien:**
  - EndoAnchor: Verschraubung zwischen Stentgraft und Aortenwand. Hierdurch Verkürzung der Landungszone (4–10 mm) möglich (Medtronic Heli-FX EndoAnchor®).
  - f-EVAR (fenestrierter Stentgraft): Verwendung bei kurzer Landungszone bzw. Einbeziehung der Viszeralarterien in das Aneurysma. **Fenster** zur Versorgung einer oder mehrerer Viszeralarterien.
  - b-EVAR (gebranchter Stentgraft): Verwendung bei thorakoabdominalen Aneurysmen ohne Wandkontakt der Prothese auf Höhe der Viszeralarterien. Kurze **Seitenarme** am Stentgraft können durch zusätzliche Stentgrafts in die Viszeralarterien verlängert werden.
  - IliacSideBranch: Verwendung bei Iliakalaneurysmen zum Erhalt der A. iliaca int. durch einen Seitenarm (ähnlich b-EVAR).

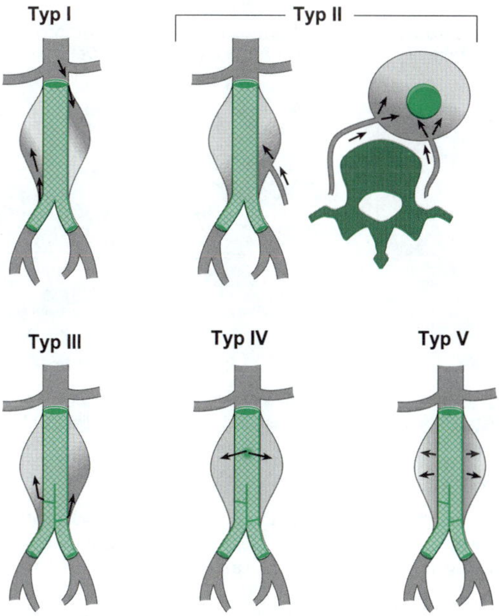

Abb. 21.9 Klassifikation der Endoleaks nach EVAR [L141]

- Chimney: paralleles Implantieren mehrerer Stentgrafts zur Versorgung von Gefäßabgängen.
- Sandwich-, Periskop-Technik, kombinierte f-/b-EVAR.

Nachkontrollen

- **Offen op.:** deutlich weniger regelmäßige Kontrollen im Vergleich zur endovaskulären Sanierung empfohlen. Regelmäßige Duplexsonografie ausreichend, CT-Angiografie alle 5 J. möglich.
- **Endovaskuläre Sanierung:** regelmäßige Kontrollen empfohlen, da bei vorhandenem Aneurysmasack weiterhin ein geringes Rupturrisiko besteht. Bei unauffälligem Befund:
  - Erste CT-Kontrolle innerhalb von 30 d postop.
  - CT-Kontrolle nach 12 Mon. und in regelmäßiger Folge.
  - Alternativ Duplexsonografie und/oder KM-Sono (CEUS).
  - Bei Auffälligkeiten (Aneurysmazunahme, Endoleak) CT-Aortografie.

21.7 Aortendissektion

Definition Einblutung in die mediale Schicht der Aorta mit Bildung eines echten und eines falschen Lumens.

Inzidenz Typ-A-Dissektion häufiger als Typ-B-Dissektionen.

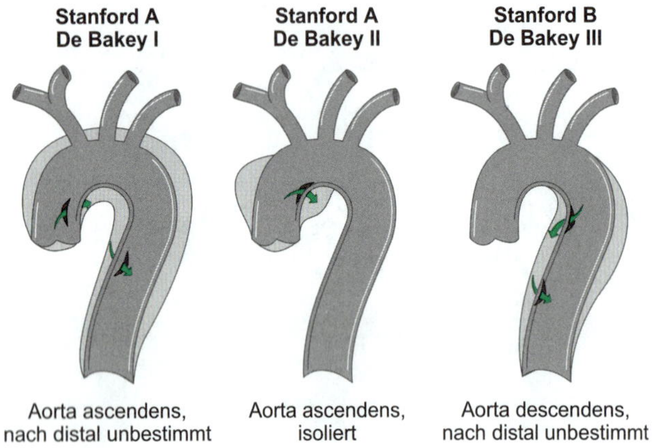

Abb. 21.10 Einteilung der Aortendissektion [L106]

Risikofaktoren Art. Hypertonie, Rauchen, männliches Geschlecht, Alter, genetische Prädisposition (z. B. Marfan-Sy.). Bei jungen Pat. kann als Ursache auch ein Substanzabusus vorliegen (z. B. Kokain, Amphetamine).

Einteilung Anatomische Klassifikation nach DeBakey oder Stanford (▶ Abb. 21.10). Zeitliche Klassifikation anhand des Abstands zum Symptombeginn (meist thorakale Schmerzen):
- **Akut:** innerhalb der ersten 14 d
- **Subakut:** 15.–90. d
- **Chronisch:** ab dem 90. d

Klinik Symptome und diagn. Befunde:
- Schwerer oder stärkster jemals erlebter Schmerz in 94 % (Brust, Rücken)
- Bluthochdruck in 66 %
- Pulsdefizit in 19 %
- Erweitertes Mediastinum in 39–56 % (Rö Thorax)

Beschwerden können dem häufigeren Koronarsyndrom ähneln!

KO Aortenruptur, Organ- und Extremitätenminderperfusion, retrograde Typ-A-Dissektion, nicht einstellbare Hypertonie, Vergrößerung des Aortendurchmessers, nicht beherrschbarer Schmerz, Querschnittlähmung.
Minderperfusion von Organen durch Verlegung des wahren Lumens und somit der Abgänge der versorgenden Seitenästen:
- Akutes Nierenversagen
- Extremitätenischämie
- Mesenteriale Ischämie
- Zerebrale und spinale Ischämie

Diagnostik CT-Angiografie der gesamten Aorta und ihrer Seitenäste sowie der Iliakalarterien, Echokardiografie.

Therapie

- **Typ-A-Dissektion:** lebensbedrohlich, sofortige Vorstellung **Kardiochirurgie.**
- **Typ-B-Dissektion: akut unkompliziert:** primär kons., ggf. frühzeitige Stent-graft-Implantation (TEVAR).
  - Konservativ:
    - Schmerztherapie.
    - Senkung des syst. Blutdrucks auf < 120 mmHg.
    - 30-Tage-Letalität 2,4 %, neurol. KO 2 %.
  - Frühzeitige TEVAR. Ind.:
    - Aortendurchmesser > 40 mm bei der 1. bildgebenden Untersuchung.
    - Falsches Lumen in der prox. Aorta desc. > 22 mm bei initialer Bildgebung.
    - Progress des partiell thrombosierten falschen Lumens.

  Akut kompliziert:
  - Nicht beherrschbare Schmerzen oder Hypertonie, Dissektions-KO (s. o.).
  - Medikamentöse **und** invasive Ther., primär endovaskulär (TEVAR).

  Subakut: Bei Risiko für aortale KO und geeigneter Anatomie sollte die endovaskuläre Versorgung in Betracht gezogen werden.

  Chronisch:
  - Ind. zur invasiven Behandlung bei Vorhandensein eines max. thorakalen Aortendurchmesser > 55 mm oder Zunahme des Aortendurchmessers > 10 mm/J.
  - Die Behandlungsmethode (endovaskulär oder offen) soll anhand von Risikofaktoren und anatomischen Gegebenheiten gewählt werden.

21.8 Aortenisthmusstenose

Definition Einengung der Aorta am Übergang des distalen Aortenbogens in die Aorta descendens. 3–5 % aller angeborenen Herzfehler, Jungen sind doppelt so häufig betroffen.

Klinik Auskultation eines Strömungsgeräuschs durch Kollateralbildung, Pulsdifferenz zwischen oberer und unterer Extremität, art. Hypertonie der oberen Körperhälfte. Dadurch Nasenbluten/Kopfschmerzen/Wadenclaudicatio! Selten zerebraler Insult als erstes Symptom.

Untersuchung Blutdruckmessung aller 4 Extremitäten, Pulsoxymetrie (zwischen re Arm und einer unteren Extremität relevanter Unterschied), Echokardiografie, ggf. MRT zur Darstellung der Stenose.

Prognose Erhöhtes Risiko für Aortenaneurysma, -ruptur oder -dissektion, KHK, Netzhautschäden, Schlaganfälle.

Therapie

- **Indikationen:**
  - **Kritische Aortenisthmusstenose:** li-ventrikuläre Dekompensation, sekundäres Organversagen.
  - **Syst. Blutdruckgradient ≥ 20 mmHg.**
  - **Syst. Blutdruckgradient < 20 mmHg** mit gleichzeitigem Vorliegen einer art. Hypertonie und einer morphologisch bedeutsamen Stenose.

- **Op. Ther.:** Kurzstreckige Stenosen werden durch Resektion und End-zu-End-Anastomose behandelt, langstreckige Stenose durch Patchplastik, bei Aortenbogenhypoplasie ggf. Interponat oder Bypass.
- **KO:** Nervenläsionen, Chylothorax, sehr selten Paraplegie. Letalität je nach Eingriffskomplexität 2–10 %.
- **Interventionelle Ther.:** meist Kinder und Jugendliche. Alternative Ther. mit Ballonangioplastie, ggf. nachdilatierbarer Stent bzw. Stentgraft, zur Ther. postop. Re-Stenosen.
- **KO:** Gefäßverschluss, Blutung, Ruptur, Aneurysmabildung, Dissektion, Stent-Dislokation, Stenose durch Neointima. Letalität bei älteren Kindern 0–1 %.

21.9 Venenerkrankungen

Ulcus cruris venosum ▶ Kap. 6.3.5.

21.9.1 Phlebothrombose

- Der klin. V. a. auf eine Phlebothrombose soll umgehend abgeklärt werden.
- Zu Beginn sollte eine Einschätzung der klin. Wahrscheinlichkeit erfolgen. Dies kann z. B. über den Wells-Score (▶ Tab. 21.6) erfolgen. Bei hoher Wahrscheinlichkeit Gabe von NMH bis zur definitiven Abklärung.
- Anschließend kann ein D-Dimer-Test erfolgen:
  - Bei nicht hoher klin. Wahrscheinlichkeit und normalen D-Dimeren ist keine weitere Thrombose-Diagn. erforderlich.
  - Bei hoher klin. Wahrscheinlichkeit ist ein D-Dimer-Test nicht zwingend erforderlich, da die weitere Diagn. z. B. mit Duplexsonografie erfolgen sollte.
  - Der D-Dimer-Test kann auch als Reaktion auf eine Entzündung, ein Trauma, eine OP, Schwangerschaft, aktive TU-Erkr. oder Blutung/Hämatombildung erhöht sein. Erhöhte D-Dimer-Werte bedeuten keinen Nachweis einer Thrombose!
- Primäre Bildgebung: Kompressions- und Duplexsonografie.

Tab. 21.6 Wells-Score

Klinische Charakteristik	Score
Aktive Tumorerkrankung	1
Lähmung oder kürzliche Immobilisation der Beine	1
Bettruhe (> 3 d); große Chirurgie (< 12 Wo.)	1
Schmerz/Verhärtung entlang der tiefen Venen	1
Schwellung ganzes Bein	1
Unterschenkelschwellung > 3 cm gegenüber Gegenseite	1
Eindrückbares Ödem am symptomatischen Bein	1
Kollateralvenen	1
Frühere, dokumentierte TVT	1
Alternative Diagnose mind. ebenso wahrscheinlich wie Venenthrombose	–2
Wahrscheinlichkeit für TVT hoch	**≥ 2**
Wahrscheinlichkeit für TVT nicht hoch	**< 2**

21.9.2 Phlebothrombose der unteren Extremität

Ätiologie Idiopathisch, Immobilisation, Kompression, Hyperkoagulabilität (paraneoplastisch, Ovulationshemmer und Nikotin), genetische Faktoren.

Klinik Schmerzhafte Schwellung (Spannungsschmerz, Umfangsdifferenz), Glanzhaut, Schmerzen in Wade und Fuß beim Auftreten. Auf Zeichen einer Lungenembolie (Dyspnoe, Zyanose, thorakaler Schmerz) achten.

Diagnose ▶ Abb. 21.11

- Klin. Zeichen (z. B. Pratt-, Homans-Zeichen) spielen im klin. Alltag keine Rolle.
- Klin. Wahrscheinlichkeit (Wells-Score ▶ Tab. 21.6).
- D-Dimere (▶ Kap. 21.9.1).

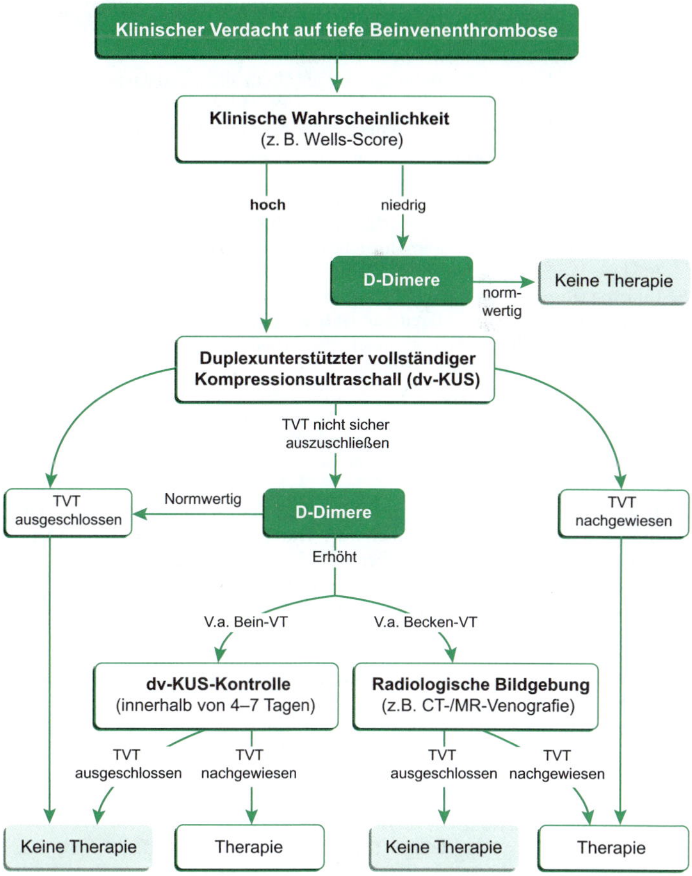

Abb. 21.11 Diagnosealgorithmus bei Verdacht auf Beinvenenthrombose [???]

- Kompressions- und Duplexsonografie.
- Bei Beteiligung der Beckenvenen CT-Phlebografie zur Beurteilung von Beckenvenen und V. cava inf. sowie zum Ausschluss komprimierender Prozesse oder Malignome.
- Sollte der V. a. eine Thrombophilie (z. B. unprovozierte Phlebothrombose, Alter < 50 J.) bestehen, erfolgt vor der Antikoagulation eine Blutentnahme zum Ausschluss eines AT-III-, Protein-C- oder Protein-S-Mangels oder einer APC-Resistenz.

Kompressions- und Duplexsonografie

- Die Untersuchung erfolgt zunächst im Liegen, ab V. poplitea im Sitzen.
- Alle Venen werden mit und ohne Kompression im B-Bild beurteilt.
  - B-Bild-Sono beginnend an der V. femoralis com.
  - Unter intermittierender Kompression (z. B. alle 2 cm) wird die einsehbare V. femoralis com./superficialis bis zum distalen Oberschenkel vollständig untersucht. Zusätzlich Beurteilung der V. saphena magna am Oberschenkel.
  - Darstellung des modulierten Flussprofils in der Leiste (V. femoralis com., indirekte Beurteilung der Beckenvenen).
  - Untersuchung der V. poplitea im Liegen (Bein leicht beugen lassen) und Sitzen.
  - Untersuchung der Unterschenkelvenen im Sitzen (tiefe Venengruppen, V. saphena magna/parva und Muskelvenen).

Konservative Therapie

- **Ind.:** Verschlussalter > 7 d, Unterschenkelvenenthrombose, allgemeine KI zur OP. Der Großteil der venösen Thrombosen wird kons. behandelt.
- Effektive Antikoagulation für 3–6 Mon., anschließend Entscheidung der Fortführung (Rezidivprophylaxe, Blutungsrisiko).
- Medikamente: Heparin, Marcumar, DOAK (z. B. Rivaroxaban, Apixaban).
- Kompressions-Ther. (z. B. Kompressionsstrumpf der Klasse II) entsprechend Schwellneigung zur Verhinderung eines PTS (mind. 3–6 Mon.). Vorheriger Ausschluss einer relevanten AVK (▶ Kap. 21.5).
- Regelmäßige Befundkontrolle. Ambulante Behandlung möglich.
- Keine Immobilisation (nur zur Schmerzlinderung).

Rekanalisierende Therapie

- **Ind.:** frische Thrombose, Phlegmasia coerulea dolens (durch Blutrückstau bis in das art. Gefäßsystem entsteht eine art. Durchblutungsstörung mit akuter Ischämie der Extremität), aszendierende V.-saphena-magna-Thrombose.
- **KI:** ältere, organisierte Thromben (Thrombusalter > 7 d).
- **Offene Thrombektomie (Operation):**
  - Meistens Thrombektomie iliofemoraler Thrombosen (Thrombusalter < 7 d, Anamnese und Duplexbefund).
  - Anlage einer AV-Fistel im Leistenniveau (op. Aufhebung der AV-Fistel im Verlauf erforderlich).
  - **Beckenetage:** Anti-Trendelenburg-Lagerung (30° Oberkörper hoch). Quereröffnung der V. femoralis com. nach systemischer Gabe von Heparin (z. B. 5000 IE i. v.). PEEP-Beatmung (künstliche Überdruckbehandlung) während des Thrombektomiemanövers mit einem Fogarty-Katheter (▶ Abb. 21.1). Kontrolle meist phlebografisch.
  - **Ober-/Unterschenkeletage:** Thrombektomie mittels Wadenkompression und Auswickeln der Extremität mit einer Esmarch-Binde von distal nach prox.

- **Interventionelle kathetergestützte Thrombektomie:**
  - Perkutane Katheterthrombektomie (z. B. Aspirex®, AngioJet®): Hierbei wird der Thrombus fragmentiert und über den Katheter entfernt.
  - Ultraschallgestützte Thrombolyse (z. B. EKOS®): Ein Katheter wird in den Thrombus platziert, durch Ultraschall wird der Thrombus aufgelockert und durch die gleichzeitige Applikation eines Lysemedikaments aufgelöst.
  - Implantation spezieller venöser Stents nach erfolgreicher Rekanalisation zur Behebung von Stenosen (z. B. May-Thurner-Sy.: Kompression der V. iliaca com. durch die A. iliaca com.).

Komplikationen Lungenembolie, PTS.

Postoperative Behandlung Ähnlich der kons. Ther. mit effektiver Antikoagulation und Kompressionsbehandlung (Strumpf der Klasse II).

21.9.3 Seltenere Thromboselokalisationen

Thrombose der oberen Extremität/V. cava sup./V. jugularis int.

Ätiologie TU-Kompression, Malignom, Thoracic-Outlet-Sy., intravasale Katheter/Sonden (ZVK, Schrittmacher, Port, Demers-Katheter).

Klinik Armschwellung, Spannungsgefühl, obere Einflussstauung.

Diagnose Sonografie (▶ Kap. 21.1.2), ggf. Phlebografie (▶ Kap. 21.1.3) oder CT-/MR-Phlebografie.

Komplikationen Selten Ausbildung eines PTS.

Therapie

- **Kons. Behandlung:** effektive Antikoagulation für 3 Mon. (Heparin, Marcumar®, DOAK), ggf. Kompressionsbehandlung.
- **Op. Ther.:** erfolgt nur in Einzelfällen (▶ Kap. 21.9.1). Nach erfolgreicher Rekanalisation bei Thoracic-Outlet-Sy. zur Rezidivprophylaxe Dekompression der Vene erwägen (Resektion einer Halsrippe).
- Die Entfernung einliegender Schrittmacherelektroden oder funktionierender Kathetersysteme ist nicht erforderlich.
- Bei Beteiligung der V. cava sup. mit klin. relevanter Einflussstauung kann die Implantation eines Stents erwogen werden.

Thrombophlebitis

Ätiologie Idiopathisch, traumatisch, septisch, iatrogen (z. B. Venenverweilkanüle), paraneoplastisch oder im Rahmen einer Systemerkrankung, oberflächliche Venenthrombosen: **Thrombophlebitis** (gesunde Venen) **Varikophlebitis** (varikös veränderte Venen).

Diagnose

- Klinik: geröteter, schmerzhafter Strang, ggf. Schwellung
- Sono (▶ Kap. 21.1.2): Lokalisation, Abstand zur Einmündung in das tiefe Venensystem, Gesamtlänge Thrombus
- Ausschluss einer tiefen Beinvenenthrombose (▶ Kap. 21.9.1)

Therapie

- Oberflächliche Venenthrombose kleinkalibriger Seitenäste: Kühlung, Kompression, NSAR.
- Thrombose der Stammvene oder größerer Seitenäste mit einer Gesamtlänge > 5 cm: Antikoagulation für mind. 4 Wo. (Fondaparinux 2,5 mg/d).
- Thrombus < 3 cm entfernt von der Einmündung zum tiefen Venensystem oder mit Beteiligung des tiefen Venensystems: Antikoagulation wie Venenthrombose (▶ Kap. 21.9.1).
- Engmaschige Kontrollen zum Ausschluss eines Progresses in das tiefe Venensystem.

21.9.4 Varicosis

Ätiologie Multifaktoriell. Aufgrund der Entstehungsgenese wird zwischen primärer und sekundärer Varicosis unterschieden.

- **Primäre Varicosis:** 70 % mit familiärer Belastung. Schwäche der Venenwand (idiopathisch, mechanisch), Alter, weibliches Geschlecht, Schwangerschaften und stehende Tätigkeit als wesentliche Risikofaktoren.
- **Sekundäre Varicosis:** meist postthrombotisch durch direkte Venenwandschädigung oder hämodynamische Faktoren (Abflussstörungen).

Varicosis-Formen

- **Stammvaricosis:** Klappen-Insuff. von V. saphena magna und parva
- **Perforansvaricosis:** Klappen-Insuff. der Perforansvenen, Seitenastvarizen
- **Retikuläre und Besenreiservaricosis:** Hämodynamisch unbedeutend, im Hautniveau

Einteilung der Stammvaricosis nach Hach

- **Stadium I:** Mündungsklappeninsuffizienz
- **Stadium II:** Insuff. der V. saphena magna bis zum Kniegelenk
- **Stadium III:** Insuff. bis unterhalb des Kniegelenks
- **Stadium IV:** Insuff. bis zum oberen Sprunggelenk

CEAP-Klassifikation

- **C:** klinische Zeichen (keine sichtbaren Zeichen bis florides Ulkus).
- **E:** ätiologische Klassifikation (kongenital, primär, sekundär).
- **A:** anatomische Verteilung (z. B. oberflächlich, Perforansvene, tiefe Venen).
- **P:** pathophysiologische Bedingungen (Reflux, Obstruktion).

Klinik Das Beschwerdebild ist vielschichtig und nicht abhängig vom Ausmaß der sichtbaren Varicosis. Symptome können lokale Schmerzen, ödembedingte Beschwerden (z. B. Schweregefühl), Spannungsschmerzen, Dysästhesien und nächtliche Wadenschmerzen sein. Häufig wird die Varicosis als kosmetisch störend empfunden. Die Veränderungen aufgrund der Varicosis können zur Ausbildung einer Stauungsdermatitis, Varikophlebitis, Varizenblutung und letztendlich zum Ulcus cruris venosum führen.

Diagnose

- Klin. Untersuchung mit Inspektion und Palpation am stehenden Pat.
- Hämodynamische Diagn.: anstelle der Funktionstests Anwendung von objektiven Untersuchungsmethoden, z. B. venöse Fotoplethysmografie (PPG,

Beurteilung der Muskelpumpenwirksamkeit), Venenverschlussplethysmografie (VVP, Provokationstest zur Volumenmessung).
- Duplexsonografie, B-Bild-Sono (Ind./OP-Planung): Ausschluss/Darstellung einer Thrombose oder eines Refluxes der Stammvenen, Darstellung der insuffizienten Perforansvenen, Venenmapping.
- Phlebografie, CT-/MR-Phlebografie: bei spezieller Fragestellung (z. B. PTS, Rezidiv mit unklaren Vor-OP).

Konservative Therapie Externe Kompression durch Verbände, Strümpfe oder apparativ (intermittierende pneumatische Kompression). Meist werden der Kompressionsverband in der Akutsituation zur Entstauung und die Kompressionsstrümpfe in der Dauertherapie angewandt. Die Verwendung von Kompressionsstrümpfen vereinfacht die regelmäßige Kompressionstherapie. Vorher Ausschluss einer relevanten pAVK (Verschlechterung der arteriellen Perfusion durch zusätzliche externe Kompression! ABI-Messung ▶ Kap. 21.1.2).
Die Kompressionsstrümpfe werden aufgrund des ausgeübten Drucks klassifiziert (▶ Tab. 21.7).

Invasive Therapie
- **Ind.:** klin. Beschwerden, Varizenblutung (Primärbehandlung mit Kompression), Varikophlebitis (nach dem Abklingen), Stauungsdermatitis, Ulcus cruris venosum (möglichst nach Verschluss), aus kosmetischen Gründen.
- **Präop. Markierung:** Anzeichnen der insuffizienten Venen im Stehen (Markierungen sollten nach der Desinfektion weiterhin sichtbar sein, z. B. Edding®-Stift), teilweise mithilfe einer Sono (Perforansvenen [▶ Abb. 21.12], Crosse).
- **KI:** pAVK, PTS, Dermatosen.
- **Verödung/Sklerosierung:** horizontal gelagerte Extremität. Injektion des Sklerosierungsmittel (Polidocanol 0,25–3 %, Maximaldosis 2 mg/kg KG) durch direkte Punktion der Vene und sofortige Kompression der Einstichstelle. Alternativ zur Flüssigsklerosierung Schaumsklerosierung durch Mischung von Polidocanol und Luft im Verhältnis 1 + 4 (1 Teil Polidocanol und 4 Teile Raumluft), anschließend Kompressionstherapie (einige Tage/Wochen, individuell nach Befund).
- **Op. Sanierung:**
  - Crossektomie: schräg verlaufender Hautschnitt in einer Hautfalte (kosmetische Gründe). Darstellen der Crosse mit Ligatur aller Venenäste und doppelter Ligatur/Durchstichligatur der V. saphena magna an der Einmündungsstelle in die V. femoralis communis. Äquivalent V. saphena parva (Kniekehle, Bauchlage).
  - Stripping der Stammvene (V. saphena magna/parva): Einführen einer Sonde vom prox. bis zum distalen Insuffizienzpunkt der Vene. Über die Sonde wird die insuffiziente Vene entfernt („gestrippt“).

Tab. 21.7 Klassifikation Kompressionsstrümpfe

Kompressionsklasse	Druck [mmHg]
1	18–21
2	23–32
3	34–46
4	> 49

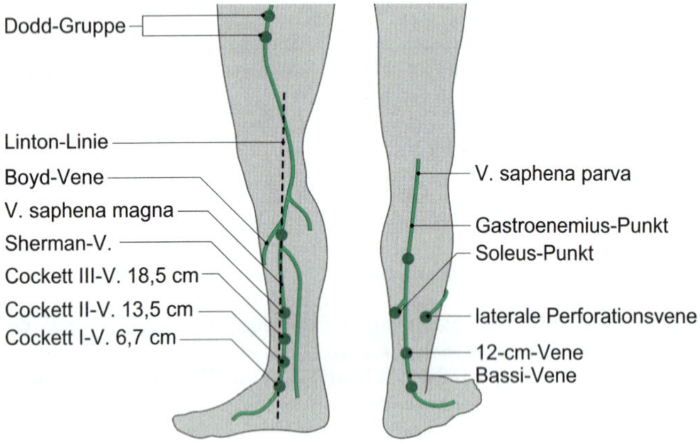

Abb. 21.12 Vv. perforantes [L106, L141]

- Seitenastexhairese/Miniphlebektomie: Über gesonderte Hautinzisionen werden insuffiziente Seitenäste mit Hakeninstrumenten (z. B. Varady-Haken) entfernt.
- Perforansvene: Verbindung vom epifaszialen in das tiefe Venensystem, palpabel (Blow-out-Phänomen) oder Ultraschallmarkierung präoperativ. Gezielte Ligatur oder Dissektion durch Miniphlebektomie, endoskopische Perforansdissektion z. B. bei Ulcus cruris venosum (wundferner Hautzugang).

- **Endoluminale Sanierung:** minimalinvasives thermisches Verfahren zur Verödung variköser Venen. Perkutaner Zugang durch Punktion der Vene am distalen Insuffizienzpunkt, Vorschieben der Sonde bis wenige Zentimeter vor dem Übergang zum tiefen Venensystem, Kompression der varikösen Vene und Schutz des umliegenden Gewebes vor Hitzeeinwirkung durch Tumeszensanästhesie (ultraschallkontrollierte Applikation von Flüssigkeit und Anästhetikum in die Faszienloge der Vene). Beim Zurückziehen der Sonde wird durch Hitze die Vene verödet, meistens wird keine Crossektomie durchgeführt.
  - Radiofrequenzablation: thermische Applikation in 7-cm-Schritten (Länge der Sonde). Abschnittsweises Zurückziehen der Sonde.
  - Laserablation: Wellenlänge 810–1940 nm. Kontinuierliches Zurückziehen der Sonde (akustische Rückmeldung bzgl. der Geschwindigkeit). Zusätzlich sichtbares Licht am Sondenende zur Orientierung der Lage.
  - Risiken: Hautveränderungen (zu geringe Applikation von Tumeszensflüssigkeit führt zu erhöhter Hitzeeinwirkung im umliegenden Gewebe), Rekanalisation der Vene (durch unzureichende thermische Applikation).

Postoperative Behandlung Konsequentes Wickeln mit elastischen Kurzzugbinden bzw. Kompressionsstrumpf (Kompressionsklasse II) für einige Wo. entsprechend Befund. Sekundärprophylaxe.

21.10 AV-Shunt zur Hämodialyse

Definition Eine dauerhafte Verbindung zwischen art. und venösem Gefäßsystem mit einem großen Flussvolumen. Wird benötigt zur Durchführung einer Hämodialyse und sollte bei voller Ausbildung Flusswerte > 500 ml/min aufweisen. Da ein Shunt ca. 4–6 Wo. bis zur vollständigen Funktionsfähigkeit benötigt, sollte in Kooperation mit dem behandelnden Nephrologen der optimale Zeitpunkt für die Anlage gewählt werden. Ist eine Hämodialyse bereits erforderlich und der Shunt nicht ausgebildet, kann die Hämodialyse über einen Demers-Katheter erfolgen. Die Implantation erfolgt über die Punktion der V. jugularis int. oder V. subclavia. Der Katheter wird anschließend subkutan zur Brustwand getunnelt und dort durch die Haut ausgeleitet.

Vorbereitung Arm
- Beurteilung der Venen, Tourniquet und Palpation der Vene wie bei der Blutabnahme.
- Pulsstatus A. radialis und A. ulnaris.
- Allen-Test bei tastbarer A. radialis ausreichend.
- Duplexsonografie zur Ermittlung der Eignung der Gefäße (Arterie > 1,6 mm, Vene > 2 mm Unterarm, > 3 mm Oberarm, > 4 mm für Anschluss einer Prothese).
- Phlebografie/CT-Phlebografie bei Revision oder unsicherem Ultraschallbefund.
- Auswahl der Lokalisation: Händigkeit des Pat. Beachten. Soweit distal wie möglich.
- Abflussbehinderung (z. B. einliegendes Port-System, Herzschrittmacher, Demers-Katheter) beachten.
- Vene gegenüber Prothese bevorzugen.

Häufige Lokalisation ▶ Abb. 21.13.
- Brescia-Cimino-Shunt (A. radialis–V. cephalica antebrachii).
- Brachialis-/Ellenbeugen-Shunt (A. brachialis–V. cephalica).
- Basilica Shunt (A. brachialis–V. basilica), V. basilica aufgrund der Lage nicht gut punktierbar, Vorverlagerung der Vene erforderlich, ggf. zweizeitiges Vorgehen.

Alternativen
- Bei Fehlen einer geeigneten Vene Verwenden einer punktierbaren Kunststoffprothese (z. B. Propaten® Gore).
- „Direkt" punktierbare Prothesen (z. B. Rapidax® Vascutek nach 24 h punktionsfähig).
- In seltenen Fällen ist ein Ausweichen auf andere Körperregionen erforderlich (z. B. Collier- oder Loop-Shunt zwischen A. und V. axillaris, Oberschenkel-Loop).
- Zentralvenöser Demers-Katheter (Mono- oder Duo-Lumen-Katheter).
- Komb. aus ePTFE Prothese und zentralvenösem Silikon-Nitinol-Katheter (HeRO Graft® CryoLife).
- Perkutan interventionelle Herstellung einer AV-Fistel (z. B. WavelinQ®, BD).

Operationsverfahren
- Zumeist in Lokal- oder Regionalanästhesie möglich.
- Hautschnitt nicht im Verlauf der Vene setzen (zukünftige Punktionsstelle).

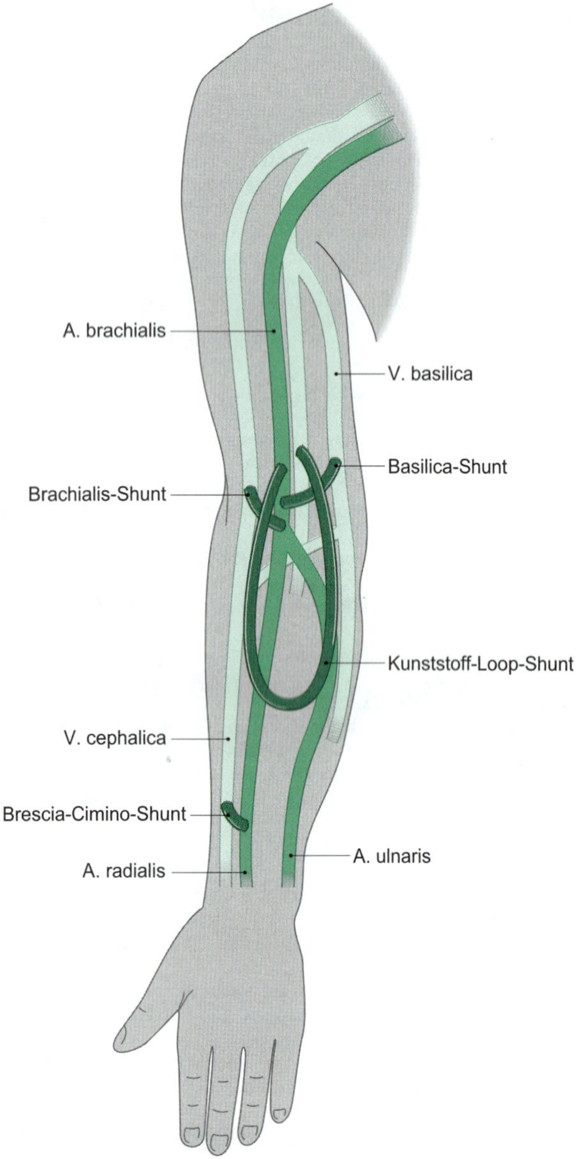

Abb. 21.13 Dialyseshunts [L141]

- Freilegen von Vene (längerstreckig) und Arterie (kurzstreckig).
- Distales Absetzen der Vene.
- Ggf. Dehnen der spastischen Vene durch Injektion von NaCl-Lsg. unter stufenweiser manueller Kompression der Vene von distal nach zentral.
- Herstellen einer End-zu-Seit-Anastomose durch Anschluss der Vene an die Arterie in einem Winkel > 45°.
- Bei Prothesen-Shunt können art. und venöse Anastomosen auch unterschiedliche Lokalisationen aufweisen. Hier ist dann eine subkutane Tunnelierung der Prothese erforderlich (Loop- oder Straight-Shunt).

Postoperative Behandlung

- Shunt-Durchgängigkeit mehrmals tägl. prüfen (Schwirren, Auskultation), Pat. zur Shunt-Kontrolle anleiten, frühzeitige Feststellung von Veränderungen.
- Shunt-Training.
- Erste Shunt-Punktion:
  - Venen-Shunt: abhängig von der Shunt-Entwicklung; etwa 4 Wo. nach OP.
  - Prothesen-Shunt: nach 14 d (Einheilung in das Gewebe), einige Prothesen bereits nach 24 h.
  - Strickleiterpunktion, gleichmäßige Verteilung über die gesamte Shunt-Länge.
  - Überprüfung der Shunt-Funktion mittels Duplexsonografie. Hier können auch Flussvolumina nichtinvasiv bestimmt werden.
  - Als kritisch niedrig gelten:
    - < 300 ml/min für Venen-Shunts.
    - < 600 ml/min für Prothesen-Shunts.

Komplikationen

- **Anastomosenstenose:** häufige KO. Behandlung durch Proximalisierung (Neuanlage) der AV-Anastomose oder interventionelle Angioplastie.
- **Stenose im zu- oder abführenden Schenkel:** primär interventionelle Ther. mit Angioplastie und ggf. Stent oder Stentgraft-Implantation im venösen Anteil. Auch schwer zugängliche Regionen einfach erreichbar. Alternativ offene Patchplastik.
- **Thrombose:** offene Thrombektomie, interventionelle Thrombektomie, Lyse.
- **Infektion:**
  - Bei Venen-Shunt kann unter engmaschiger Kontrolle eine kons. Ther. erfolgen (**cave:** Arrosionsblutung). Ggf. op. Sanierung.
  - Bei Kunststoffprothese Explantation erforderlich.
- **Aneurysma:** Gefäßwandschädigung durch häufige Punktionen (Arealpunktionen) oder Stenosen. Einfache Punktion aufgrund der erweiterten Shunt-Vene, deswegen erst späte Vorstellung zur Korrektur. Dann bereits Ruptur/Thrombose oder Hautläsionen vorhanden.
  - Resektion des Aneurysmas mit Rekonstruktion (z. B. Direktnaht, Patchplastik, Interponat, End-zu-End-Anastomose).
  - Die Direktnaht und auch die Patchplastik haben die höchste Rezidivrate.
- **Steal-Phänomen:** Beschwerden durch Minderdurchblutung der Extremität distal der AV-Anastomose.
  - Stadieneinteilung nach Tordoir I–IV (z. B. kühle, blasse Hand, Schmerzen bei Belastung/Hämodialyse, Ruheschmerzen, Nekrosen).
  - Drosselung des Shunt-Durchflusses z. B. durch Banding (Manschettenanlage um Shunt-Vene) oder op. Korrektur der peripheren Durchblutung.

21.11 Port-Katheter

Definition Großlumiger zentralvenöser Venenkatheter mit subkutanem Punktionsreservoir.

OP-Aufklärung Katheterdislokation, -thrombose, Infektion ggf. mit Sepsis (Notwendigkeit der Explantation), Gefäßverletzung, Pneu bei Venenpunktion, Venenthrombose.

Indikation
- CTx
- Parenterale Ernährung, z. B. bei Kurzdarm-Sy.
- Sicherer Gefäßzugang

21

Vorbereitung Duplexsonografie der Zugangsvenen (V. cephalica, V. subclavia, V. jugularis int., V. jugularis ext.), ggf. in Kopftieflage. Phlebografie/CT-Phlebografie bei spezieller Fragestellung. Inspektion der Körperoberfläche (Hinweise auf venöse Thrombosen/sichtbare Kollateralvenenbildung). Auswahl der Seite entsprechend der anatomischen Voraussetzungen (z. B. TU-Lokalisation, Bestrahlungsfeld) und Händigkeit des Pat.

Operative Implantation ▸ Abb. 21.14.
V. cephalica:
- Lokalanästhesie und Hautschnitt über dem Sulcus deltoideopectoralis (M. pectoralis und M. deltoideus).
- Darstellen der V. cephalica.
- Einführen des Katheters und Bildwandlerkontrolle (4. ICR).
- Fixieren der Port-Kammer auf der Pectoralis-Faszie und schichtweiser Wundverschluss.

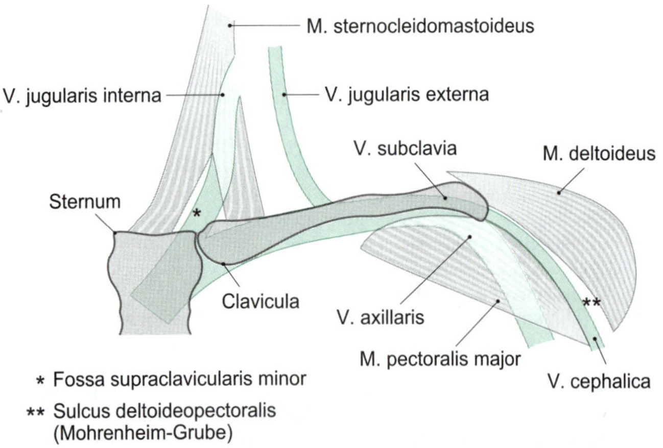

Abb. 21.14 Anatomie Port-Implantation [L141]

- Alternativ Punktion der V. subclavia oder V. jugularis int. (postop. Rö Thorax zum Ausschluss eines Pneus) oder Freilegen der V. jugularis int. in der Fossa supraclavicularis minor. Katheter muss anschließend subkutan zum Punktionsreservoir getunnelt werden.

Verwendung:

- Ausgiebige Spülung des Port-Systems vor und nach einer Nutzung
- Punktion ausschließlich mit speziellen Port-Nadeln (nicht stanzende Nadel, Huber-Schliff)

22 Thoraxchirurgie

Servet Bölükbas, Natalie Baldes, Axel Pommer

22.1 Checkliste Anatomie

Servet Bölükbas, Natalie Baldes, Axel Pommer

- **Trachea, Lunge:**
  - Trachea: 10–13 cm lang, Bifurkation in Höhe BWK 4.
  - Li Hauptbronchus zweigt in einem stärkeren Winkel ab als der re. → **Cave:** Fremdkörperaspiration meist im re Hauptbronchus.
  - Re Lunge: 3 Lappen, 10 Segmente; li Lunge: 2 Lappen, 9 Segmente (▶ Abb. 22.1).
- **Lymphknotenstationen:**
  - 1: obere mediastinale LK.
  - 2: obere paratracheale LK.
  - 3: prävaskuläre und retrotracheale LK.
  - 4: untere paratracheale LK.
  - 5: subaortale LK (aortopulmonales Fenster).
  - 6: paraaortale LK (Aorta ascendens und paraphrenisch).
  - 7: subkarinale LK.
  - 8: paraösophageale LK (unterhalb der Carina).
  - 9: LK im Lig. pulmonale.
  - 10: hiläre LK.

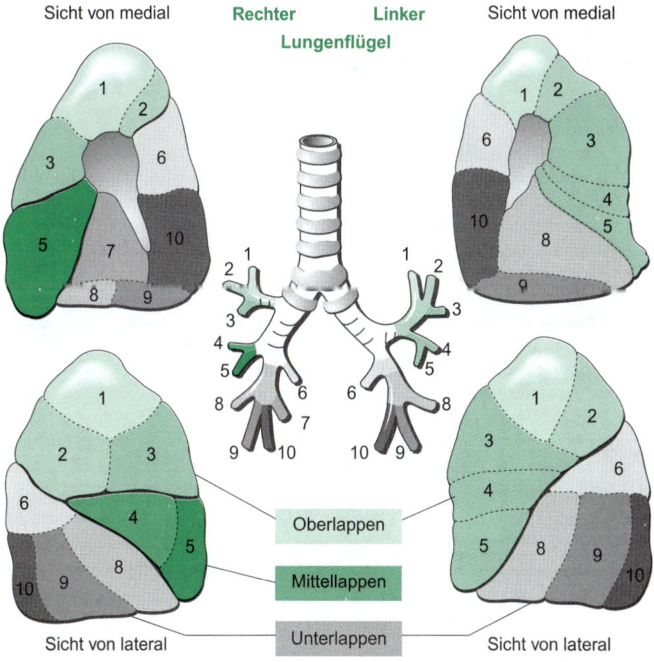

Abb. 22.1 Lungensegmente [L106]

- 11: interlobare LK.
- 12: lobäre LK.
- 13: segmentale LK.
- 14: subsegmentale LK.

- **Mediastinum** (▶ Abb. 22.4)**: Cave:** Fortleitung von entzündlichen Halsprozessen möglich!
  - **Superiores Mediastinum:** Aortenbogen und supraaortale Äste, Trachea, oberes Drittel des Ösophagus, oberer Anteil des Thymus, Struma thoracica.
  - **Ant. Mediastinum:** Thymus, mediastinales Fett.
  - **Mittleres Mediastinum:** Perikard, Herz, Truncus pulmonalis, distale Trachea, prox. Anteil des re und li Hauptbronchus, LK.
  - **Post. Mediastinum:** Ösophagus, Aorta descendens, prox. Anteil der Interkostalgefäße und -nerven, V. azygos, Ductus thoracicus.
- **Pleura:** vizerales und parietales Blatt, Umschlagfalte am Lungenhilus und am Ligamentum pulmonale.

22.2 Leitsymptome und Differenzialdiagnosen

Servet Bölükbas, Natalie Baldes, Axel Pommer

22.2.1 Atemnot (Dyspnoe)

Definition Subjektive Empfindung von qualitativ unterschiedlichen Atembeschwerden wechselnder Intensität. (▶ Tab. 22.1).

Ursachen

- **Intrathorakal:**
  - **Herz:** Herzinsuffizienz, Herzinfarkt, Angina pectoris.
  - **Bronchien:** Asthma bronchiale, chron.-obstruktive Bronchitis, Fremdkörperaspiration.
  - **Lungenparenchym:** Lungenemphysem, Atelektase, Lungen-Ca, Pneumothorax, Lungenteilresektion, Pneumonie, Lungenfibrose, Lungenödem.
  - **Pleura:** Pleuraerguss, Pleura-TU.
  - **Lungengefäße:** Lungenembolie, Lungeninfarkt.
  - **Thorax:** Adipositas, Kyphoskoliose, Trauma.
- **Extrathorakal:**
  - **Störung des O_2-Transports,** z. B. Anämie, Vergiftung (CO, HCN), führt zu zentraler Hypoxie und damit zu Atemnot.

Tab. 22.1 Schweregrade der Dyspnoe

Nach WHO sind durch die Anamnese vier Schweregrade zu unterscheiden:	
Grad 1	Haben Sie Atemnot bei schnellem Gehen in der Ebene, Bergaufgehen oder beim Treppensteigen?
Grad 2	Haben Sie Atemnot beim normalen Gehen in der Ebene mit Altersgenossen?
Grad 3	Müssen Sie anhalten, um Luft zu holen, wenn Sie in der Ebene Ihr eigenes Tempo gehen?
Grad 4	Haben Sie Atemnot in Ruhe?
Zur **DD** sind zusätzlich zu erfragen: Atemnot anfallsweise? Nachts/tagsüber? Saisonal unterschiedlich ausgeprägt?	

- **Metabolische Azidose:** kompensatorische Hyperventilation, z. B. bei Coma diabeticum, Urämie, Schock.
- **ZNS:** Enzephalitis, Hirn-TU, ischämischer Insult.
- **Neuromuskulär:** Myasthenia gravis, Guillain-Barré-Syndrom, Poliomyelitis, amyotrophe Lateralsklerose, Phrenikusparese.
- **Hyperventilationssyndrom:** Psychogenes Überatmen führt zu respir. Alkalose und Tetanie. **Ther.:** Beutelrückatmung oder Giebelrohr.

Diagnostik Fieber? BB (Leukozytose? Anämie? Reaktive Polyglobulie bei chron. Hypoxie?), BGA zur Objektivierung einer Hypoxämie (pO_2 ↓) bzw. Hyperventilation (pCO_2 ↓, pO_2 ↑) bzw. Nachweis einer Azidose. EKG; Rö Thorax in 2 Ebenen (Lungenemphysem, -fibrose; Pneumothorax, Herzvergrößerung, vitiumtypische Herzkonfiguration, Zeichen der Druckerhöhung im kleinen Kreislauf, interstitielles/alveoläres Lungenödem, Pleuraerguss; Infiltrat). Weitere Diagn. nach Verdacht: Lufu (zum Nachweis einer Obstruktion/Restriktion), Diffusionskapazität (DL_{CO}), Echo, Bronchoskopie, CT Thorax.

22.2.2 Stridor

- **Inspiratorischer Stridor** vorwiegend bei extrathorakaler Stenose: Struma mit Tracheomalazie (Säbelscheidentrachea), Stimmbandlähmung, andere Erkr. von Kehlkopf und Trachea. Häufig auch bei Linksherzinsuff.
- **Gemischt in- und exspiratorischer Stridor:** Trachealobstruktion z. B. durch Fremdkörper; schwere Atemwegsobstruktion, TU.
- **Exspiratorischer Stridor** durch bronchiale Obstruktion: bei Asthma bronchiale, fortgeschrittenem Lungenemphysem, Bronchiolitis (v. a. Kinder < 2 J.).

Diagnostik Lufu (▶ Kap. 22.3.1), inspiratorische (FIV_1) < exspiratorische Sekundenkapazität (FEV_1), normal umgekehrt. Rö Thorax, CT Hals und Thorax, ggf. MRT, Bronchoskopie.

22.2.3 Husten

Kann Atemnot (z. B. bei hyperreagiblem Bronchialsystem), Schlafstörungen, Herzrhythmusstörungen (durch Druckerhöhung im kleinen Kreislauf), Kopfschmerzen, Synkopen (durch transiente Hypoxämie) und Rippenbrüche verursachen.

- **DD des akuten Hustens:** akute Bronchitis, Pneumonie (Fieber), Pneumothorax (Atemnot, pleuritischer Schmerz), Fremdkörperaspiration (Anamnese, Rö-Bild), Lungenembolie.
- **DD des chron. Hustens:** chron. Bronchitis (Raucher, Auswurf, Obstruktion), Lungen-Ca (Raucher, Gewichtsverlust, Reizhusten), Tbc (Gewichtsverlust, Nachtschweiß), Asthma, Sarkoidose. Trockener Husten häufige **NW** von ACE-Hemmern (ca. 10 %)!
- **DD des anfallsweise auftretenden Hustens:** Asthma bronchiale, chron. Bronchitis, exogen-allergische Alveolitis.

22.2.4 Auswurf (Sputum)

Diagnostik Mikrobiologische Sputumdiagnostik (▶ Kap. 2.2.2).

- **DD des purulenten, gelbgrünen Sputums:** Infektexazerbation einer chron. Bronchitis, Bronchiektasen, Lungenabszess, Lungenkavernen

- **Schaumig-rötliches Sputum:** akutes Lungenödem meist bei dekompensierter Linksherzinsuffizienz, aber auch tox. oder durch Überwässerung bei Niereninsuff.

22.2.5 Hämoptyse

Definition Aushusten von hellrotem, schaumigem Blut aus Rachen, Tracheobronchialbaum oder Alveolarraum. Hämoptoe: massive Hämoptyse. Abzugrenzen von Hämatemesis (Erbrechen von dunkelrotem, klumpigem Blut) aus dem Verdauungstrakt durch Ausschluss einer Blutungsquelle in Magen und Ösophagus mittels Gastroskopie.

Ursachen

- TU: meist Lungen-Ca, Karzinoid, Schleimhautmetaplasie.
- Tbc, Bronchitis, Pneumonie, Bronchiektasen, Lungenabszess.
- Lungeninfarkt, Lungenembolie, Stauungslunge, Mitralstenose.
- Hämorrhagische Diathese.
- Iatrogen: Antikoagulanzien, Lyse-Ther., Punktion, Biopsie.
- Gefäßerkrankungen: arteriovenöse Fistel, Morbus Osler (hereditäre, hämorrhagische Teleangiektasien), thorakales Aortenaneurysma (mit Penetration ins Bronchialsystem).
- Systemerkrankungen: **Goodpasture-Sy.** (akutes pulmorenales Syndrom, in 80 % der Fälle Männer < 30. Lj., mit GN), Panarteriitis nodosa (Männer mit peripheren Gefäßverschlüssen und Eosinophilie), Granulomatose mit Polyangiitis (früher Wegener-Granulomatose), idiopathische Lungenhämosiderose, SLE.
- Ösophagobronchiale Fistel, Fremdkörperaspiration, zystische Fibrose, Aspergillom, Lungenamyloidose, -endometriose, -sequester.
- Blutungen im HNO-Bereich (z. B. Pharynx-/Hypopharynx-Ca).

22.2.6 Horner-Syndrom

Klinik Enophthalmus, Ptosis, Miosis durch Lähmung (Irritation) des Halssympathikus.

Differenzialdiagnose

- Lungen-Ca des Oberlappens mit Infiltration des Grenzstrangs (Ganglion stellatum)
- Maligne Struma (▶ Kap. 7.1.9)
- Mediastinalprozesse (▶ Kap. 22.7)
- Halsrippe
- Syringomyelie

22.2.7 Thoraxschmerz

- Akute Dissektion der Aorta ascendens: brennende Schmerzen retrosternal und in den Halsweichteilen
- Akute Dissektion der thorakalen Aorta descendens: stechende Schmerzen zwischen den Schulterblättern, zur LWS absteigend
- Refluxösophagitis (▶ Kap. 9.6.2)
- Angina pectoris, Myokardinfarkt
- Spontanpneumothorax (▶ Kap. 22.6.2)

- Lungen-Ca mit Infiltration der Brustwand
- Tietze-Syndrom
- Post-Thorakotomie-Syndrom

22.3 Kardiopulmonale Diagnostik

Servet Bölükbas, Natalie Baldes, Axel Pommer

22.3.1 Funktionelle Diagnostik

Lungenfunktionsdiagnostik (Lufu)

Die Lungenvolumina hängen von Lebensalter, Größe, Körpergewicht und Geschlecht ab. Gebräuchlich sind die Normwerte der American Thoracic Society (ATS ▶ Tab. 22.2).

Tab. 22.2 Blutgasanalyse bei respiratorischer Insuffizienz

BGA	pO_2 (95 ± 5 mmHg)	pCO_2 (40 ± 2 mmHg)	O_2-Sättigung (97 ± 2 %)
Respir. Partialinsuffizienz	↓	↓/n	↓
Respir. Globalinsuffizienz	↓	↑	↓

Indikation Funktionelle und ätiologische DD von Lungen- und Atemwegserkr., Allergiediagn. (Expositions-, Provokationstests), präop. Beurteilung, Therapiekontrolle, Begutachtung. **KI:** akut entzündliche Lungenerkr.
Vor thoraxchirurgischen Resektionen bei einem Lungen-Ca sind die Bestimmung von FEV_1 und DLCO zwingend erforderlich (▶ Abb. 22.2).

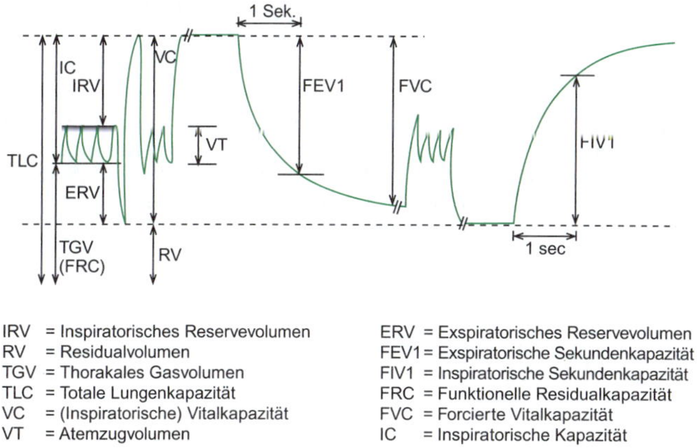

Abb. 22.2 Lungenfunktion: Spirometrie [A300]

Statische Volumina

- **Vitalkapazität** (VC): max. ventilierbares Lungenvolumen
- **Residualvolumen** (RV): nicht ventilierbares Volumen, das nach max. Exspiration in der Lunge verbleibt
- **Totalkapazität** (TC): Summe aus VC + RV

Dynamische Volumina

- **Forciertes exspiratorisches bzw. inspiratorisches Volumen** in 1 sec (FEV_1/FIV_1).
- **Tiffeneau-Wert:** $FEV_1/VC \times 100$; normal ~ 70 %. FEV_1, FIV_1 und Tiffeneau-Wert sind Obstruktionsparameter bei **forcierter Atmung.** Bronchospasmolysetest: Ist der erhöhte Atemwegswiderstand durch Gabe eines Betamimetikums (z. B. 2 Hub Berotec®) reversibel?
- **Resistance** (Raw): körperplethysmografisch bestimmter Atemwegswiderstand; Obstruktionsparameter bei **Ruheatmung,** spezifischer als FEV_1 und Tiffeneau-Wert. Normalwert < 2,5 cm H_2O/l/sec.
- **Diffusionskapazität** (DLCO): empfindlichster Parameter für verlängerte Diffusionsstrecke, z. B. bei interstitiellen Lungenerkrankungen. Normal 100 %.

22

Blutgasanalyse (BGA)

Bestimmung von Sauerstoffpartialdruck (pO_2), Kohlendioxidpartialdruck (pCO_2) und der Pufferkapazität im art. bzw. arterialisiert-kapillären Blut. Die Referenzwerte für pO_2 sind vom Lebensalter und dem Broca-Index (Körpergröße – 100) abhängig (20. Lj. > 85 mmHg, 70. Lj. > 70 mmHg).

- Erkr. des Lungenparenchyms: respir. Gasaustausch beeinträchtigt: art. Hypoxämie ohne Hyperkapnie (respir. **Partialinsuffizienz,** ▶ Tab. 22.2).
- Störung von Atemantrieb oder Atemmechanik: aufgrund alveolärer Hypoventilation zusätzlich Hyperkapnie (respir. **Globalinsuffizienz**). Kommt es durch O_2-Gabe zu einer adäquaten Erhöhung des pO_2, liegt am ehesten eine Diffusionsstörung, andernfalls ein pulmonaler Shunt vor.

Belastungs-EKG (Ergometrie)

Indikationen Beurteilung des Ausmaßes bei V. a. oder gesicherter KHK (EKG-Kriterien und Klinik). Beurteilung der Belastbarkeit, z. B. nach Herzinfarkt, Herz-OP; Herzrhythmusstörungen (z. B. belastungsabhängige Extrasystolen, vagotone Sinusbradykardie). Kontrolle der Wirksamkeit, z. B. von antihypertensiven, antianginösen Medikamenten unter Belastung.

Kontraindikationen Myo-, Endo-, Perikarditis; V. a. akuten Herzinfarkt, manifeste Herzinsuff.; instabile Angina pectoris, V. a. Hauptstammstenose, dekompensierte Hypertonie; Lungenembolie, Cor pulmonale, floride pulmonale Erkr.; Aortenstenose (Druckgradient an Klappe > 50 mmHg), Aortenaneurysma; komplexe brady- oder tachykarde Rhythmusstörungen; hochgradige Anämie, Fieber und alle Erkr. im floriden, nicht kompensierten Stadium.

22.3.2 Bildgebende Verfahren

- **Rö Thorax** (▶ Kap. 3.1.13).
- **Durchleuchtung:** Beurteilung der Zwerchfellbeweglichkeit. **Cave:** hohe Strahlenbelastung. Strenge Ind.-Stellung; alternativ Sono-Kontrolle der Zwerchfellbeweglichkeit.

- **CT:** gute Beurteilung von Mediastinum, Herz, Lunge und Thoraxwand (überlagerungsfreie Darstellung aller Organe, gute TU-Darstellung). Staging beim Lungen-Ca. Mit KM: Unterscheidung zwischen zentralen Gefäßen und LK.
- **FDG-PET:** Nachweis einer erhöhten Aufnahme und Metabolisierung von Glukose durch Tumorzellen im Vergleich zu gesunden Zellen. **Cave:** falsch pos. Werte bei entzündlichen Prozessen oder granulomatösen Erkrankungen. **Ind.:** Staging beim Lungen-Ca.
- **MRT:** sehr gut geeignet zur Beurteilung von Gefäßprozessen (Aneurysma!), Infiltration von Mediastinum, Gefäßen, Brustwand und kardialer Strukturen.
- **Sono:** Diagnose und gezielte Punktion von Ergüssen (Ergussnachweis 30 ml) und thoraxwandnahen Prozessen (Notfalldiagnose, Perikarderguss mit Ultraschallpunktion).
- **Echokardiografie:**
  - Eindimensionale Echokardiografie, M-Mode (Time Motion): Struktur und Bewegung der Herzklappen, Perikarderguss, Diameter der Herzhöhlen und des Myokards.
  - Zweidimensionale Echokardiografie, 2-D (Cross-sectional Echocardiography) ermöglicht die Darstellung des Herzquerschnitts. Bessere Beurteilung von Thromben, Vitien und Klappenersatz als in M-Mode.
  - Doppler-Echokardiografie in gepulstem (pw-) oder Continuous-Wave-(CW-)Verfahren: bessere Beurteilung und Darstellung des Blutflusses bei Klappenvitien, nach Klappenersatz, bei intrakardialen Shunts (z. B. ASD).
- **Transösophageale Echokardiografie (TEE):** Schallkopf befindet sich dorsal des li Vorhofs im Ösophagus. **Ind.:** Endokarditis (Mitral- und Aortenklappe), Beurteilung der thorakalen Aorta (Aneurysma!), Vorhofthromben.
- **Angiografie:**
  - **Pulmonalisangiografie:** Nachweis von Lungenembolien, Lungensequestern und unklaren Blutungsquellen (Hämoptoe!) und deren Ther. durch Katheterembolisation möglich.
  - **Koronarangiografie:** selektive Rö-KM der Koronararterien mittels spezieller Angiografiekatheter zur Darstellung morphologischer Veränderungen bei KHK.
- **Szintigrafie:**
  - **Lungenszinti:** Nachweis einer Lungenembolie, vor Pneumonektomie zur Berechnung der postop. Lungenfunktion bei grenzwertigem FEV_1, Nachweis von Mismatch-Arealen.
  - **Myokardszinti** (SPECT, Thallium-201)**:** Darstellung minderversorgter Myokardareale in Ruhe und unter Belastung. **Ind.:** V. a. KHK: nicht verwertbares Belastungs-EKG (Schenkelblock, WPW-Sy., Schrittmacher-EKG, Medikamenteneinnahme Digitalis/Betablocker) zum Nachweis einer reversiblen (Koronarinsuff.) oder irreversiblen (Narbe) Ischämie. Herzfehler: Bestimmung intrakardialer Shuntgrößen sowie Bestimmung der Regurgitationsvolumina unter Ruhe und Belastung.
- **Kardio-MRT:** Darstellung sämtlicher Herzstrukturen und Funktionsdiagn. möglich (z. B. Koronararterien, Vorhof-TU). Quantifizierung von Klappenfehlern.

22.3.3 Endoskopische und operative Diagnostik

Bronchoalveoläre Lavage (BAL) ▶ Kap. 2.2.2.

Transthorakale Feinnadelbiopsie

Unter CT- oder Sono-Kontrolle. Dient der Gewebegewinnung, wird aber von den meisten Thoraxchirurgen bei funktionell und onkologisch operablen Pat. mit peripherem TU nicht empfohlen. Bei pos. Befund → OP; bei neg. Befund → i. d. R. auch OP. Die Punktion ist nur bei einem Nachweis einer Malignität beweisend, kein Ausschlussverfahren!

Indikation Verdächtige Herde, die bronchoskopisch nicht erreichbar sind; bei inoperablen Pat. (Histologie zur Ther.-Planung).

EBUS/TBNA

Endobronchiale Ultraschalluntersuchung mit transbronchialer Nadelaspiration von Lymphknotengewebe..

Indikation Zur Diagnosesicherung und zum Staging mediastinaler und hilärer LK beim Lungen-Ca.

Mediastinoskopie

Indikationen

- LK-Vergrößerungen im mediastinoskopisch einsehbaren Bereich bei unklarer mediastinaler Erkr. (V. a. Morbus Boeck, Morbus Hodgkin, Non-Hodgkin-Lymphom, LK-Tbc, LK-Metastasen, malignes Thymom).
- Staging bei Lungen-Ca (▶ Kap. 22.5.4), falls EBUS nicht aussagekräftig ist oder Zweifel an der Diagnose bestehen.

Thorakoskopie

Mithilfe der Videotechnik sowohl diagn. als auch ther. einsetzbar.

22.4 Perioperatives Management in der Thoraxchirurgie

Servet Bölükbas, Natalie Baldes, Axel Pommer

22.4.1 Präoperative Vorbereitung

OP-Indikation in Abhängigkeit vom prädiktiven postop. Wert von FEV_1 und DLCO: Berechnung der prädiktiven postop. Werte (ppo-Werte) für FEV_1 und DLCO:

- Präop. Wert/T × R
  - Präop. Wert (FEV_1 %pred, DLCO)
  - T = 19 – Anzahl der obstruierten Segmente (erhoben anhand von Bildgebung und Bronchoskopie)
  - R = T – Anzahl der mitresezierten funktionsfähigen Segmente
- Präop. Wert × (1 – a ÷ b)
  - Präop. Wert (FEV_1 %pred, DLCO)
  - a = Anzahl der nichtobstruierten mitresezierten Segmente
  - b = Anzahl aller nichtobstruierten Segmente

Ein ppo-DLCO- oder ppo-FEV_1-Wert < 30 % ist mit einem erhöhten postop. Morbiditäts- und Mortalitätsrisiko verbunden.

Resektion ohne weitere Untersuchungen möglich, wenn präop. FEV_1 und DLCO > 80 %.

22.4.2 Operationstechniken

Videoassistierte Thorakoskopie (VATS)

VATS (uni-/multiportal): in Seitenlage eine oder mehrere Inzisionen zur Verwendung der Kamera sowie thorakoskopischer Instrumente ohne Einsatz eines Rippensperrers.

Roboterassistierte Thorakoskopie

RATS: minimalinvasive OP-Methode unter Zuhilfenahme eines Robotersystems.

Thorakotomie

- **Mediane Sternotomie:** Längseröffnen des Sternums mittels Stichsäge (selten oszillierender Säge, Lebsche Meißel). Eröffnung des Thorax insbes. bei Herz-OP, aber auch bei Mediastinal-TU, bipulmonalen Prozessen und für die Resektion der mittleren Trachea. Auch als partielle Sternotomie durchführbar.
- **Antero-/posterolaterale Thorakotomie:** in Seitenlage des Pat., Interkostalinzision. Meist fortlaufender Verschluss (mehrschichtig). Einbringen einer Bülau-Drainage (▶ Kap. 22.8.12) vor Thoraxwandverschluss.
- **Clamshell:** in Rückenlage bilaterale Thorakosternotomie mit Durchtrennung des Sternums quer mit Verlängerung zu einer bilateralen anterolateralen Thorakotomie in Notfallsituationen mit Verletzung beider Thoraxhöhlen oder bei der Transplantation.
- **Hemiclamshell:** in Rückenlage anterolaterale Thorakotomie kombiniert mit einer partiellen medianen Sternotomie.

Lungenparenchymresektion

▶ Abb. 22.3.

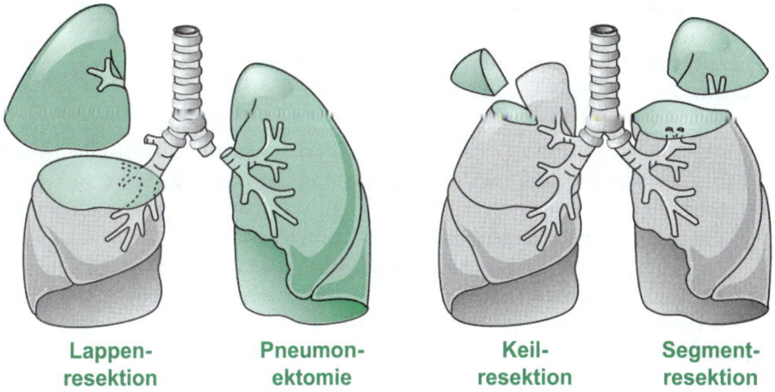

Abb. 22.3 Lungenparenchymresektion [L106]

Doppellumen-Tubus Einseitige Beatmungsmöglichkeit bei resezierenden Verfahren obligat. Bei Ca ist die Ausdehnung der Resektion abhängig von Tumorgröße, -lokalisation und LK-Befall.

- Atypische Keilresektion, orientiert sich nicht an Segmentgrenzen, i. d. R. bei diagn. Resektion und Metastasenresektion.
- Segmentresektion erfolgt entlang der anatomischen Segmentgrenzen.
- Lappenresektion (Lobektomie): Goldstandard bei Lungen-Ca > 2 cm Durchmesser ohne LK- oder Fernmetastasen.
- Bilobektomie: Entfernung von 2 Lungenlappen.
- Pneumonektomie: komplette Entfernung einer Lunge.
- Manschettenresektion: parenchymschonendes Operieren bei zentralen TU, Resektion von Trachea-/Bronchusabschnitten bzw. Anteil der Pulmonalarterie und Anastomosierung.
- Laserresektion: parenchymsparende Resektion von Rundherden und Metastasen mittels Neodym-YAG-Laser.

Dekortikation

Indikation Beseitigung eines Pleuraempyems im Stadium II–III, TU-Dekortikation beim Pleuramesotheliom.

OP-Technik Thorakotomie/VATS, viszerale und parietale Pleurektomie.

Thorakoplastik

Plastik zur Beseitigung von Resthöhlen, wenn Dekortikation nicht möglich oder unzureichend ist. Entstabilisierung der Thoraxwand durch komplette Rippenresektion (1–10) oder partielle Thorakoplastik (wenige Rippen). Meist in Komb. mit Muskellappenplastik. Durch das Einfallen der Weichteile in die Resthöhle wird eine Desobliteration erreicht.

Nachteil Thoraxwanddeformierung, Mediastinalverschiebung.

22.4.3 Postoperative Versorgung

- **Monitoring:** kontinuierliche Messung von EKG, RR, ggf. BGA.
- Rö Thorax postop., anschließend Vorgehen nach Klinik im Aufwachraum. Die meisten Pat. können auf Normalstation verlegt werden.
- **Thorax-Drainage:**
  - Auf einen Sog von -8 bis -20 cmH_2O stellen. Vorzugsweise Anschluss an digitale Saugpumpe. Bei Sistieren der Parenchymfistelung und geringer Ergussmenge (≤ 250 ml/24 h) Entfernung der Drainage ohne Abklemmen, Abklemmversuch bei besonderen Ind. (Gefahr eines Spannungspneumothorax!). Anschließend Rö-Kontrolle.
  - Nach Pneumonektomie: Seropneumothorax erwünscht (später Fibrothorax als Füllung der Thoraxhöhle). Postop. Drainage als Blutungsmonitor **ohne** Sog! Gefahr eines Mediastinal-Shifts!
- Thromboseprophylaxe.
- **Postop. Atemtherapie:** vorübergehende Zufuhr von O_2, Atemübungen, Mobilisation.
- Schmerzprophylaxe und -therapie (▶ Kap. 24).

Nach thoraxchirurgischer OP kann es zur Änderung von pulmonalem Gasaustausch, Atemmechanik und Ventilation kommen (Abnahme der totalen Lungenkapazität, FRC, Abnahme der Compliance mit Zunahme der Atemarbeit, Sekretretention) → Hypoxämie, respir. und metabolische Azidose.

Postoperative Komplikationen

Pneumo-/Hämatothorax ▶ Kap. 22.8.11.

Blutung

- **Akute Blutung:** notfallmäßige Revision zur Blutstillung.
- **Chylothorax** (▶ Kap. 22.8.6): Klinik: Pleuraerguss milchig, leicht geliert. **Cave:** Lymphflüssigkeitsverlust von bis zu 2,5 l/d (Eiweiß-, Fett-, Elektrolytverlust!). **Ther.:** Thoraxdrainage; parenterale fettfreie Ernährung oder MCT-Kost. Bei anhaltender Sekretion Lymphangiografie oder op. Unterbindung des Ductus thoracicus.

Klinik der Bronchusstumpfinsuffizienz

- **Frühinsuffizienz (< 7 d):** meist technischer op. Fehler ursächlich. Kontinuierliches Absaugen von Luft über die Thoraxdrainage. **Cave:** Mediastinitis.
- **Spätinsuffizienz (≥ 7 d):** Husten, akute bzw. chron. Infektzeichen sowie Absinken der Flüssigkeitsspiegel im Rö Thorax mit multiplen Spiegelbildungen mit Lufteinschlüssen (▶ Kap. 22.8.11), insbes. nach einer Pneumonektomie.
- **Ther.:** sofortige Drainageneinlage, da Gefahr eines lebensbedrohlichen Spannungspneumothorax und Aspirationsgefahr. Notfallbronchoskopie zum Beweis bzw. Ausschluss einer Bronchusstumpfinsuffizienz. Kons. Ther. oder Revisions-OP je nach bronchoskopischem Befund und Zeitpunkt der Insuff.

22.5 Lungenerkrankungen

Servet Bölükbas, Natalie Baldes, Axel Pommer

22.5.1 Bakterielle und parasitäre Lungenerkrankungen

Lungenechinokokkose

Klinik Reizhusten, Hämoptysen. Bei Ruptur Thoraxschmerz. Anaphylaxie möglich.

Diagnostik Labor (Eosinophilie, ELISA-Test), Rö Thorax (homogener Rundschatten, Kalkschalen), CT (Zyste, Verkalkungen).

Therapie Komplette Zystenresektion und Verschluss der perizystischen Höhle in Capitonnage-Technik ggf. mit periop. medikamentöser Ther. (analog der Leberechinokokkose ▶ Kap. 15.5.2).

Lungenabszess

Ätiologie

- **Direkt:** primäre Pneumonie, bei Lungengangrän (Infarkt oder Trauma), bei vorbestehenden Erkr. (Zysten, Tbc-Herden), purulente Aspiration aus Nebenhöhlen und Tonsillen. Kryptokokkose, Aspergillose.

22

- **Indirekt:**
  - Hämatogen (z. B. Osteomyelitis, Gelenkentzündung, Prostatitis, Zahnabszess). **Erreger:** Staphylokokken, Pneumokokken, putride Bakterien, Amöben (Auslandsreise in der Anamnese!).
  - Lymphogen (Oberlippenfurunkel, Mundbodenphlegmone).

Klinik
- Zu Beginn Bild der akuten bakt. Pneumonie (Fieber, Husten, Auswurf, AZ ↓, Dyspnoe, Schüttelfrost, Thoraxschmerzen).
- Entweder freies Intervall oder sofortige Änderung des Auswurfs bei Einbruch des Abszesses ins Bronchialsystem, Brechreiz, Blutung, fötider Atem.

> Übelriechender Auswurf ist beim Lungenabszess häufig, bei der Tbc fehlt er! Temperaturerhöhung und reduzierter AZ → Zeichen für Sekretverhalt oder Perforation in die Pleurahöhle.

Diagnostik
- Rezid. Hustenanfälle bei Lagewechsel, nach Abhusten stundenlange Ruhepausen. Pneumonien, Lungeninfarkt, Aspiration. Perkussion bzw. Auskultation abhängig von Inhalt und Lage des Abszesses.
- Rö Thorax/CT Thorax: unscharfer Verdichtungsherd, nach Entleerung Spiegelbildung. Bronchoskopie (Lokalisation, gezielte Sekretprobe, endobronchialer TU).
- Labor: Anämie, Leukozytose ↑↑, BSG ↑↑, Eiweißmangel.

Differenzialdiagnose Höhlenbildende Lungenerkr. (Bronchiektasen, Lungenzysten, tuberkulöse Kavernen, zentral nekrotisierendes Lungen-Ca).

Therapie Ausschluss einer Tbc. Hoch dosierte gezielte Antibiose. Eine externe Drainage der Abszesshöhle birgt die Gefahr einer sekundären Empyementwicklung. Falls antibiotische Ther. keine Restitutio erreicht, Ind. zur op. Sanierung.

Komplikationen V. a. Staphylokokkenabszesse bei Ausbildung großer Pneumozelen (Mediastinalkompression beim Kind). Einbruch in Pleurahöhle (Pyopneumothorax, Empyem ▶ Kap. 22.6.3). Großzügige OP-Ind. bei Pat. mit Immunsuppression (z. B. laufende CTx).

Lungentuberkulose

Bei allen Lungensymptomen muss die Tbc differenzialdiagnostisch erwogen werden. **Erkrankung und Tod sind meldepflichtig. Weltweit sterben jährlich etwa 3 Mio. Menschen an Lungentuberkulose.**

Klinik Meist asymptomatisch, evtl. grippale Symptome, Fieber, Nachtschweiß, Husten, Auswurf, Pleuraerguss.

Diagnostik
- **Rö:** Thorax in 2 Ebenen, CT (zeigt Hilus- und retroklavikuläre LK, Infiltrate), Befund sehr variabel, z. B. Verschattung, Verkalkung, Tuberkulom, Kaverne, Pleuraerguss, evtl. Fibrosierung mit Verziehung von Trachea und Mediastinum. Herde bevorzugt in den kranialen Anteilen der Lungenlappen. **Cave:** Etwa 65 % aller Rundherde sind periphere Ca und keine Tbc!

- **Quantiferontest.**
- **Keimnachweis** im Magennüchternsekret oder Bronchoskopie mit Sekretgewinnung. Anreicherung, Kultur und Sensibilitätsbestimmung. Evtl. BAL (▶ Kap. 2.2.2). PCR-Test.

Komplikationen Pleuritis, Pleuraempyem, sekundäre Bronchiektasenbildung, generalisierte Streuung = Miliartuberkulose, destroyed lung.

Differenzialdiagnose Lungen-Ca, Pneumonie (z. B. Klebsiellen, Staphylokokken), Lungeninfarkt (selten im Oberlappen), chron. Bronchitis.

Konservative Therapie Compliance des Pat. ausschlaggebend für Erfolg. Darum immer wieder auf regelmäßige Medikamenteneinnahme wirken!
Medikamentöse Ther. i. d. R. mit Isoniazid (INH), Rifampicin (RMP), Pyrazinamid (PZA), Ethambutol (EMP), Streptomycin (SM).

Operative Therapie
- **Ind.:** selten, bei Komplikationen
- **OP-Technik:** Empyemektomie, Dekortikation, ggf. Thorakoplastik
- **Postoperative KO:** Bronchusstumpfinsuffizienz (Bronchusstumpfdeckung bei Primär-OP)

22.5.2 Bronchiektasen

Definition Erweiterungen von Segment- oder Subsegmentbronchien → Blindsackbildung, periphere kleinere Bronchien verkleben.

Ätiologie Angeboren, z. B. zystische Fibrose, und sekundär erworben, z. B. Asthma, chron. obstruktive Bronchitis oder postinfektiös (Pneumonie, Tbc). Hauptsächliche Lokalisation: Unterlappen.

Klinik Husten, „maulvolles Sputum“. Selten Trommelschlegelfinger, Zyanose, chron. Bronchitis (**KO:** Pneumonie, Abszess).

Diagnostik
- Anamnese (chron.-rezid. Bronchopneumonien), mittel- bis grobblasige RG.
- CT Thorax: streifige Unterlappenverschattung, sackförmige oder zylindrische Erweiterung. Bronchoskopie (Stenosen, Erweiterungen, Sekretlokalisation).

Therapie
- Kons. und als OP-Vorbereitung: Inhalation und Mukolytika. Gezielte Antibiose bei eitrigem Auswurf nach Antibiogramm, Ausklopfen.
- **OP:** Lappen- oder Segmentresektion (postop. Rezidiv in der Restlunge möglich).

22.5.3 Benigne Lungentumoren

- **Hamartom:**
  - Erkrankungsgipfel 4.–5. Ljz.
  - **Diagnostik:** Rö Thorax: scharf begrenzte, dichte, meist kleine Rundherde von bleibender Größe.
  - **Therapie:** atypische Keilresektion (v. a. zum Ausschluss eines Lungen-Ca).

- **Adenom:**
  - Jugendliches Alter.
  - **Diagnostik:** Rö Thorax: Rundherd, bei Bronchusverschluss: Atelektase. **Bronchoskopie:** endobronchialer TU, himbeerartig, rosarot. **Cave:** Gefahr der Blutung bei Biopsie!
  - **Therapie:** Manschettenresektion erwägen, ansonsten atypische Keilresektion oder Segmentresektion.

22.5.4 Lungenkarzinom

Häufigster maligner TU des Mannes (Erkrankungsgipfel 6. und 7. Ljz.). Histologie entscheidend für Therapie. **Risikofaktoren:** Rauchen (Private Pollution; 20 × höheres Risiko), Umweltfaktoren (Common Pollution), Asbestexposition.

! WHO-Klassifikation der Histologie des Lungen-Ca (▶ Tab. 22.3, ▶ Tab. 22.4).

Klinik Es gibt kein Frühsymptom! Das Lungen-Ca ist i. d. R. klin. stumm.

- **Erste Symptome** sind Husten, Auswurf, rezid. pulmonale Infekte, Dyspnoe, Nachtschweiß, Fieber, Gewichtsverlust, Hämoptysen.
- **Paraneoplastische Sy.:** Hyperglykämie (Glukagon), Hyperpigmentierung (MSH), Pseudokarzinoid-Sy. (Serotonin), Hyperthyreose (TSH), Trommelschlägelfinger, Pierre-Marie-Bamberger-Sy.
- **Späte Symptome** (häufig bereits Inoperabilität) sind Gewichtsverlust, Nervenlähmung (Heiserkeit: N. recurrens; Zwerchfelllähmung: N. phrenicus; Schulterschmerz: Plexus brachialis v. a. bei Pancoast-TU; Horner-Sy.; Abflussbehinderung einer der oberen Extremitäten [= Verschluss der V. subclavia]), obere Einflussstauung.

Diagnostik

- **CT mit KM:** Rundherd oder Raumforderung.
- **Bronchoskopie:** Biopsie, ggf. transbronchiale Biopsie, EBUS. **Cave:** Gefahr der Blutung bei Biopsie von Karzinoiden!
- **Tumormarker:** NSE ↑ beim kleinzelligen Ca; SCC ↑ beim Plattenepithel-Ca; TPA und CEA sensitiv, aber wenig spezifisch (Einsatz zur Verlaufskontrolle).
- **Lufu:** Operabilität (▶ Kap. 22.3.1).
- **Staging:** Schädel-MRT, Skelettszinti, Sono Abdomen (Leber, Nebennieren), PET-CT.

Therapie Stadienabhängig.

Tab. 22.3 WHO-Klassifikation der Histologie des Lungenkarzinoms

Art des Tumors	Häufigkeit [%]
Plattenepithel-Ca	25–30
Kleinzelliges Ca	15–20
Adeno-Ca	30–40
Großzelliges Ca	10–15
Adenosquamöses Ca	2–4
Sarkomatoides Ca	0,5
Karzinoide	2–5
Bronchialdrüsen-Ca	1

Tab. 22.4 Lungenkarzinom: Kurzfassung der TNM-Klassifikation der UICC 9. Auflage

T0	Kein Primärtumor
Tis	Carcinoma in situ
T1a	TU < 1 cm
T1b	TU > 1, < 2 cm
T1c	TU > 2, ≤ 3 cm
T2	Infiltration viszerale Pleura oder Hauptbronchus; Atelektase
T2a	TU > 3, ≤ 4 cm
T2b	TU > 4, ≤ 5 cm
T3	TU > 5, ≤ 7 cm Infiltration Thoraxwand, Perikard, N. phrenicus; separater TU-Knoten im selben Lappen
T4	Tumor >°7 cm Infiltration von Mediastinum, Zwerchfell, Herz, großen Gefäßen, N. laryngeus recurrens, Trachea, Ösophagus, Wirbelsäule, Karina; separater TU-Knoten in einem anderen ipsilateralen Lappen
N0	Keine regionären LK-Metastasen
N1	Metastasen in der ipsilateralem Hilusregion oder den intrapulmonalen LK
N2a	Metastasen in ipsilateralen mediastinalen und/oder subkarinalen LK in einer Position
N2b	Metastasen in ipsilateralen mediastinalen und/oder subkarinalen LK in mehreren Positionen
N3	Metastasen in kontralateralen mediastinalen, kontralateralen Hilus-LK, ipsi- oder kontralateralen supraklavikulären LK
M0	Keine Fernmetastasen
M1a	Maligner Pleura-/Perikarderguss, pleurale TU-Knoten; separate(r) TU-Knoten im kontralateralen Lappen
M1b	Singuläre extrathorakale Metastase
M1c1	Multiple extrathorakale Metastasen in 1 Organ
M1c2	Multiple extrathorakale Metastasen in mehreren Organen
Grading	
G1	Hoher Differenzierungsgrad
G2	Mittlerer Differenzierungsgrad
G3	Geringer Differenzierungsgrad
Stadieneinteilung	
Stadium IA1	T1a, N0, M0
Stadium IA2	T1b, N0, M0
Stadium IA3	T1c, N0, M0
Stadium IB	T2a, N0, M0
Stadium IIA	T2b, N0, M0; T1, N1, M0
Stadium IIB	T2, N1, M0; T3, N0, M0; T1, N2a, M0
Stadium IIIA	T1, N2b, M0; T2/T3, N2a, M0; T3/T4, N1, M0; T4, N0, M0; T4, N1, M0
Stadium IIIB	T1/T2, N3, M0; T2/T3/T4, N2b, M0; T4, N2a, M0
Stadium IIIC	T3, N3, M0; T4, N3, M0
Stadium IVA	Jedes T, jedes N, M1a; jedes T, jedes N, M1b
Stadium IVB	Jedes T, jedes N, M1c1/M1c2

Therapieprinzipien Ther. nach S3-Leitlinie der Deutschen Krebsgesellschaft und interdisziplinärem Tumorboardbeschluss.

> **!** Op. Ther. des kleinzelligen Lungen-Ca meist als Zufallsbefund im Rahmen einer Rundherdabklärung.

- **Kurative Ther.**
  - Standardtherapie: Lobektomie mit radikaler LAD (mind. 3 verschiedene mediastinale LK-Stationen!)
  - Anatomische Segmentresektion mit radikaler LAD (bei sehr kleinem TU oder eingeschränkten Funktionsparametern)
  - Pneumonektomie, falls Manschettenresektion nicht möglich
- **Op. Palliativtherapie:** bei KO (Blutung, poststenotische Pneumonie, Schmerzen) palliative Resektion
- **Kons. Palliativtherapie**
  - Radiatio
  - Chemotherapie
  - Laserkoagulation/Tumorabtragung endobronchial
  - Stent

Prognose 5-JÜR abhängig vom path. Stadium (Stadium I: 68–92 %, Stadium II: 53–60 %, Stadium III: 26–36 %, Stadium IV: 0–10 %). Postop. Mortalität bei Lobektomie 3 %, bei Pneumonektomie bis zu 10 %!

22.5.5 Sonstige maligne Lungentumoren

- **Karzinoid:** neuroendokriner TU unterteilt in typisches und atypisches Karzinoid.
  - Lokal maligne wachsend, Metastasierungstendenz unwahrscheinlich.
  - Atypische Karzinoide v. a. mit lymphogener Metastasierung. Bevorzugung zentraler Bronchusabschnitte.
  - **Klinik und Diagn.:** wie bei Lungen-Ca. Begleitsymptom: Hämoptysen, Retentionspneumonie, Flush-Symptomatik, Diarrhöen, Schweißausbruch, Tachykardien (Serotonin).
  - **Ther.:** OP: bei peripheren TU Lobektomie, bei zentralen TU Lobektomie, ggf. Manschettenresektion. Immer mit radikaler LAD!
- **Sarkome:** 0,01–0,4 % aller malignen Lungentumoren. Entstehen aus mesenchymalen Zellen des Bindegewebes der Lunge.
  - **Klinik:** uncharakteristisch, wie beim Lungen-Ca. Husten, Dyspnoe, Hämoptysen.
  - **Diagn.:** CT, Histologie durch transthorakale bzw. transbronchiale Feinnadelbiopsie.
  - **Ther.:** kurative Resektion (op. Ther. wie beim Lungen-Ca).

22.5.6 Lungenmetastasen

OP-Indikation

- **Potenziell kurativ:** Grundvoraussetzung:
  - Primär-TU ist beherrscht oder kurativ behandelbar.
  - Bildmorphologisch alle Metastasen resektabel.
  - Ausreichende funktionelle Reserven.

- **Diagn.:** Gewebegewinnung bei unbekanntem Primär-TU.
- **Palliativ:** Schmerzen, Tumorzerfall, Exulzeration, Blutung.

OP-Technik Zugang: je nach Lokalisation und Anzahl der Metastasen; parenchymsparende Lungenresektion (z. B. mit Einsatz des Lasers).

22.6 Pleuraerkrankungen

Servet Bölükbas, Natalie Baldes, Axel Pommer

22.6.1 Pleuratumoren

Malignes Pleuramesotheliom

Tritt i. d. R. 20–50 J. nach Asbestexposition auf. Wächst knötchenförmig, kleinhöckerig oder bindegewebig wie ein Weichteilsarkom, bevorzugt in kaudalen Pleuraabschnitten. Ausgangspunkt: Pleura parietalis.

Klinik Dyspnoe (▶ Kap. 22.2.1), Thoraxschmerzen (hartnäckig; geht den übrigen Beschwerden 2–3 Mon. voraus), einseitiger (!) chron.-rezid. hämorrhagischer Pleuraerguss, Husten, Gewichtsabnahme.

Diagnostik

- Klinik, Anamnese: Asbestexposition (nach 20–50 J. nicht unbedingt erinnerlich), Druckgefühl (= hochgradige Exsudation).
- Befund: Dämpfung bei der Perkussion (Ergussbefund).
- Rö Thorax: (knotige) Verdickung der Pleura (Arkadenphänomen), meist einseitiger Pleuraerguss. **Cave:** Nach dessen vollständiger Punktion ist weiterhin eine Verschattung zu erkennen und perkutorisch weiterhin Dämpfung!
- CT Thorax, ggf. MRT zur Beurteilung einer möglichen Infiltration von Brustwand und zentraler Gefäße/des Herzens.
- Pleuraergusspunktion (Pleurapunktat sanguolent, häufig neg. Zytologie trotz Malignität!), diagn. Thorakoskopie in Single-Port-Technik zur Probenentnahme. **Cave:** Impfmetastasen.

Therapie

- **Kurativ intendiert** (nur selten möglich): multimodale Ther. mit TU-Debulking (komplette Resektion der viszeralen und parietalen Pleura, ggf. mit Perikard- und Zwerchfellresektion und -rekonstruktionen). Ziel des Eingriffs: makroskopisch komplette Resektion. Systemische Ther. in Form von Polychemo- und/oder Immuntherapie.
- **Palliativ:** Talkumpleurodese, PleurX-Drainage.

Prognose Medianes Überleben ca. 30 Mon. nach multimodaler Ther. mit Debulking-OP an spezialisierten Zentren.

Sekundäre Pleuratumoren

Definition Metastasen eines nicht in der Pleura lokalisierten Primärtumors. Ausbreitungsweg: per continuitatem (z. B. beim Lungen- und Mamma-Ca), hämatogen, lymphogen.

22

Erscheinungsformen: Pleuritis carcinomatosa mit Pleuraerguss; klein- oder grobknotige multiple Pleuratumoren.

Diagnostik Entspricht dem des malignen Mesothelioms.

Therapie Abhängig von der Grunderkrankung, ggf. Ergussdrainage, Pleurodese, ggf. PleurX-Drainage.

22.6.2 Pneumothorax

Spannungspneumothorax und Hämatopneumothorax ▶ Kap. 22.8.11.

Spontanpneumothorax

Ätiologie Junge Pat. → Ruptur subpleuraler angeborener Bullae. Ältere Pat. → Ruptur von Emphysemblasen.

Klinik Heftige, plötzlich einsetzende Thoraxschmerzen und Atemnot, i. d. R. asthenische junge Männer zwischen dem 20. und 30. Lj.

Diagnostik Rö Thorax (in Exspiration!), ggf. CT.

Therapie **Notfalltherapie:** unverzüglich Thoraxdrainage (▶ Kap. 22.8.12).

OP-Indikationen

- Persistierender Pneumothorax nach regelrechter Drainagebehandlung
- Persistierende Fistel
- Bei älteren Pat. mit großbullösem Emphysem OP-Ind. unter Berücksichtigung aller präop. erhobenen Funktionsparameter zurückhaltend zu stellen
- Rezidivpneumothorax

OP-Technik Richtet sich nach dem intraop. Befund. VATS mit sparsamer atypischer Keilresektion (▶ Kap. 22.4.2), apikale Pleurektomie partiell. Pleurodese bei sekundärem Spontanpneumothorax.

22.6.3 Pleuraerguss, Pleuraempyem

Chylothorax ▶ Kap. 22.8.6.

Pleuraerguss

Ätiologie

- **Traumatisch:** Serothorax, Hämatothorax, Chylothorax, Ösophagusperforation
- **Immunologisch:** rheumatoide Arthritis, Lupus erythematodes, Granulomatose mit Polyangiitis
- **Kardiovaskulär:** Herzinsuff., Perikarditis, Dissektion der Aorta descendens
- **Pulmonal-vaskulär:** Lungenembolie, Lungeninfarkt
- **Hypalbuminämie:** nephrotisches Sy., Malabsorption, Leberzirrhose mit Aszites
- **Infektiös:** Tbc, parapneumonisch (Virus-, Mykoplasmenpneumonie), Pleuraempyem, Pankreatitis, subphrenischer Abszess, Peritonitis, Cholezystis
- **Neoplastisch:** Pleuritis carcinomatosa, Pleuramesotheliom, Lymphom
- **Sonstige:** Myxödem, Niereninsuff., familiäres Mittelmeerfieber, Meigs-Sy.

Klinik Dyspnoe, Thoraxschmerz.

Diagnostik Pleurapunktion (Zytologie, Bakteriologie, Immunologie), Thorakoskopie mit gezielter Pleurabiopsie.

Therapie Abhängig von Grundkrankheit. Ther. des malignen Pleuraergusses:
- Systemische CTx (z. B. Mammakarzinom, malignes Lymphom).
- PleurX-Drainagenanlage.
- Lokale Instillation pleurodesefördernder Substanzen (Zytostatika, Tetrazykline, Talkum, Fibrinkleber).
- In seltenen Fällen chirurgische Pleurektomie bzw. Pleuradekortikation (▶ Kap. 22.4.2).

Pleuraempyem („eitrige Rippenfellentzündung")

Ätiologie
- Perforation, Penetration (Pneumonie, Tbc, Abszess), Spondylodiszitis
- Transpleurale Verletzung (Trauma, Punktion!)
- Postop. (Lungen-OP, Ösophagus-OP, Thoraxdrainagen)
- Indirekt von abdominal (Pankreatitis, subhepatischer Abszess, Peritonitis)

Klinik Dyspnoe, Thoraxschmerz, hohes Fieber. **Cave:** kurzfristiges symptomarmes Intervall, dann Rückfall mit Temperaturerhöhung und erheblichem Krankheitsgefühl!

Diagnostik Atemgeräusche aufgehoben, thorakale Schalldämpfung, Leukozyten ↑ ↑, BSG ↑ ↑. CT.

Komplikationen
- **Akut:** bronchopulmonale Fistel, Sepsis.
- **Langfristig:** Ausbildung von Pleuraschwarten („Lungenfesselung" = narbige Fixierung und Kompression der Lunge). Thoraxseitenschrumpfung, Skoliose.

Therapie
- Stadium I (seropurulente Phase): Thoraxdrainage (▶ Kap. 22.8.12)
- Stadium II (fibropurulente Phase): videothorakoskopische Empyemdestruktion
- Stadium III (Organisation, Schwartenbildung): Dekortikation der Lunge und Pleurektomie

22.7 Mediastinalerkrankungen

Servet Bölükbas, Natalie Baldes, Axel Pommer

22.7.1 Mediastinaltumoren

▶ Abb. 22.4.
- Etwa 40 % Zysten
- Neurogene TU ca. 15–25 %
- Thymus-TU, Struma, Nebenschilddrüsen-Adenom ca. 15 %
- TU des Binde- und Stützgewebes ca. 8 %
- Lymphome, Keimzell-TU

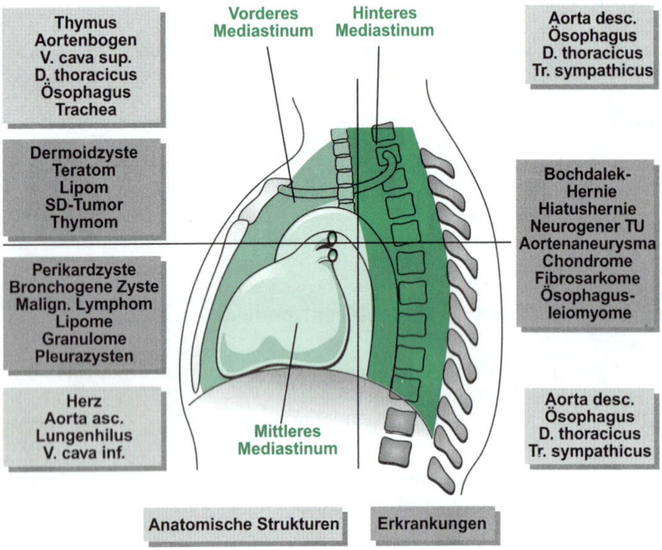

Abb. 22.4 Mediastinaltumoren und Anatomie Mediastinum [L106]

Retrosternale Struma

▶ Kap. 7.1.5.
Häufigster Befund im oberen Mediastinum. Häufig Ausläufer der Halsstruma (Struma endothoracica falsa), selten dystope Schilddrüse (Struma endothoracica vera).

Klinik Meist unauffällig, häufig Zufallsbefund. Atem-, Schluck-, Kreislaufstörung durch Kompression von Trachea, Speiseröhre, Gefäßen.

Diagnostik Rö Thorax (▶ Kap. 3.1.13), Szinti (Struma endothoracica vera speichert nicht immer Jod!), Laryngoskopie (Stimmbandfunktion!).

Therapie ▶ Kap. 7.1.5. Resektion mittels Kocher-Kragenschnitt in den meisten Fällen ausreichend. Wenn nicht, Schnittverlängerung im Sinne einer medianen Sternotomie unter Freilegung des Mediastinums.

Extragonodale Keimzelltumoren

Entstehung und Lokalisation Entstehung durch irrtümliches Wandern von embryonalen Stammzellen. 10–15 % aller TU des vorderen Mediastinums.

Einteilung
- Teratome (klinisch gutartiger Verlauf)
- Maligne Teratome
- Seminome
- Nichtseminomatöse Keimzelltumoren des Mediastinums

Diagnostik Rö Thorax, CT, α-Fetoprotein, HCG, LDH. Bei malignen Formen komplettes Staging auf Fernmetastasierung.

Therapie Bei Teratomen Resektion, bei malignen Teratomen ggf. mit adjuvanter CTx bei unreifen Anteilen. Bei Seminomen alleinige CTx. Bei nichtseminomatösen Keimzelltumoren CTx gefolgt von Residualtumorresektion.

Thymome

Definition Aus lymphozytären und epithelialen Zellen zusammengesetzte Geschwulst. Altersgipfel: 4. Ljz.

Klinik Symptomlos. Symptome erst bei Größenzunahme: Schmerzen, Dyspnoe, Verdrängungserscheinungen. Evtl. Myasthenie.

Diagnostik Rö Thorax, CT, MRT. Beim Thymus-Ca paraneoplastische Sy.: ACTH ↑↑, ADH ↑↑.

Therapie Op. Entfernung. Je nach WHO- und Masaoka-Koga-Klassifikation multimodale Ther. inklusive Radiatio/CTx.

22

Myasthenia gravis und Thymome

Definition Myasthenia gravis: abnorme Ermüdbarkeit und Schwäche der Skelettmuskulatur; Autoimmunerkrankung gegen Acetylcholinrezeptor der motorischen Endplatte. Bedeutung des Thymus bei Myasthenie noch unklar, gehäuft Hyperplasie oder Thymom.

Therapie
- **Kons.:** Cholinesterasehemmer, Kortikosteroide, Immunsuppressiva, Plasmapherese bei myasthenischer Krise.
- Absolute **OP-Ind.** beim Thymom und bei Thymusvergrößerung (Dignität?). Remission der Myasthenia gravis nach Thymektomie bis 50 %, bes. bei Pat. < 40 J. OP immer erwägen und mit Neurologen abklären!

Mesenchymale Tumoren

Selten! Lymphangiome, Hämangiome, Leiomyome, Lipome (Entartung zu Liposarkomen).

Therapie Op. Entfernung.

Bronchogene Zysten

Definition Mit Flimmerepithel ausgekleidete Zyste im Mediastinum.

Klinik Verdrängungserscheinung bei Größenzunahme, Infektion, Empyem.

Diagnostik Rö Thorax, Bronchoskopie, CT. Besonderheit: Zyste mit Bronchusanschluss zeigt Spiegelbildung.

Therapie Op. Entfernung (vorzugsweise via VATS).

Perikardzysten, Pleurazysten

Definition Klare Flüssigkeit enthaltende, embryogenetisch entstandene Hohlräume.

Klinik Klin. stumm, Zufallsbefund.

Diagnostik Rö Thorax: runde, homogene, scharf begrenzte Schatten. Perikardzysten re und li epidiaphragmal im Herz-Zwerchfell-Winkel, Pleurazysten epidiaphragmal.

Therapie Op. Entfernung (Diagnosestellung! **DD:** Echinokokkus, Teratom).

Neurogene Tumoren

Lokalisation Ausgangspunkt sind Interkostalnerven und der Grenzstrang (hinteres Mediastinum).

- **Spinalnerv:** Neurinom, Schwannom (gutartig). Bei Wachstum durch das Foramen intervertebrale „Sanduhrgeschwulst".
- **Neurofibrom:** bei Neurofibromatose (Entartung zum Neurofibrosarkom möglich).
- **Grenzstrang:** gut- und bösartige TU (Sympathikoblastom).

Klinik Meist stumm, außer „Sanduhrgeschwulst" (Gefahr des Querschnitts!). Bei Malignomen: Verdrängungs- und Infiltrationsschmerz (Hals, Thorax, Arme). Selten paraneoplastisches Sy.

Diagnostik Rö Thorax (paravertebrale Lage), kostale Druckusuren. CT, MRT.

Therapie Op. Exstirpation (vorzugsweise via VATS). Bei Sanduhrtumoren primär dorsale Laminektomie durch Neurochirurgen, dann Thorakoskopie/Thorakotomie und Tumorexstirpation durch Thoraxchirurgen.

22.7.2 Mediastinitis

Akute Mediastinitis

> Hochdramatisches Krankheitsbild. Notfall!

Ätiologie Fortgeleitet, z. B. bei abszedierenden Prozessen im Halsbereich, bei Pleuraempyem, Lungenabszessen, Ösophagusperforation oder nach Eröffnung des Tracheobronchialsystems (▶ Kap. 22.8.8).

Klinik Retrosternale Schmerzen, septische Temperaturen, Schüttelfrost, Tachykardie, Einflussstauung.

Diagnostik Rö Thorax (Mediastinalverbreiterung „Schornsteinphänomen", Mediastinalemphysem), CT Thorax (abszedierende Mediastinitis), ggf. ÖGD/Bronchoskopie.

Therapie Hoch dosierte **Breitbandantibiose.** Op. großzügige Freilegung des Entzündungsherds und vollständige Eröffnung des Mediastinums, Zieldrainagen, ggf. mit Spülung. Frische Verletzungen des Ösophagus sowie Verletzungen des Tracheobronchialbaums übernähen, ggf. Deckung mit Muskellappenplastik. Letalität bis zu 50 %.

Chronische Mediastinitis

Ätiologie Kann Folge einer akuten Mediastinitis sein, aber auch auf dem Boden von granulomatösen Erkr., Tbc, Lues, Aktinomykose entstehen.

Klinik Retrosternale Schmerzen, Kompressions-Sy. von Ösophagus, Trachea oder V. cava sup.

Diagnostik Rö Thorax, CT Thorax, LK-Biopsie.

Therapie Op. Ther.; Antibiose nach Antibiogramm.

22.7.3 Mediastinalemphysem

Ätiologie Tritt nach Perforationen intrathorakaler Hohlorgane auf, gelegentlich auch nach akuter intrathorakaler Druckerhöhung, z. B. stumpfes Thoraxtrauma.

Diagnose Rö Thorax mit Luftansammlung im Mediastinum, ggf. mit begleitendem Hautemphysem. Bronchoskopie, ÖGD.

Therapie Je nach Grundursache kons. (stumpfes Thoraxtrauma) oder op (wie bei Mediastinitis).

22.8 Thoraxverletzungen

Axel Pommer, Servet Bölükbas

22.8.1 Allgemeines

Die absolute Häufigkeit der Thoraxtraumata beträgt ca. 20 % bei isolierten Verletzungen und 50–60 % bei polytraumatisierten Pat. Sie führen zu Verletzungen der knöchernen Brustwand und in 40 % der Fälle zu Organverletzungen des Brustkorbs oder zu Organkomplikationen.

Traumata des Rumpfs

- Verletzungen der Wirbelsäule
- Querschnittslähmung
- Thoraxverletzungen
- Abdominalverletzungen (▶ Kap. 4.5)
- Urogenitale Verletzungen

Die Versorgung thorakoabdominaler Verletzungen erfolgt nach dem Konzept **Torsotrauma** mit typisch interdisziplinärer Versorgung Schwerverletzter im Schockraum. Notwendig sind klare Prioritäten und eine genaue Kompetenzzuweisung, um lebensbedrohliche Verletzungen erfolgreich behandeln zu können. Vitale Gefahren beider Körperhöhlen müssen erkannt und ggf. therapiert werden. Fehlbeurteilungen einer Abdominalverletzung machen ca. 30 % der Behandlungsfehler bei mehrfach verletzten Pat. mit einer Letalität von bis zu 50 % aus! Die Stellung des Zwerchfells zum Zeitpunkt des Unfalls beeinflusst wesentlich das Verletzungsmuster (▶ Abb. 22.5). Abhängig von der Lage des Zwerchfells zum Zeitpunkt der Verletzung können thorakale oder abdominale Organe betroffen sein. Bei Verletzungen unterhalb der Mamillen können thorakale, diaphragmale und abdominale KO vorliegen und dürfen nicht übersehen werden. Stich- und Schussverletzungen → nicht abschätzbarer Verletzungsmechanismus → sorgfältige Exploration.

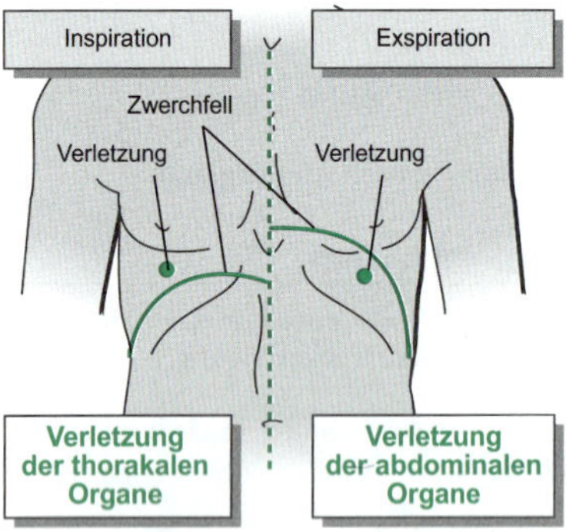

Abb. 22.5 Rumpftrauma: Abhängig von der Lage des Zwerchfells zum Zeitpunkt der Verletzung können thorakale oder abdominale Organe betroffen sein [L106]

22.8.2 Rippenfrakturen

▶ Tab. 22.5.

> !
> - **Solitärfraktur:** Keine Tape-Verbände oder elastische Rippengürtel wegen Verstärkung der schmerzbedingten Hypoventilation.
> - **Serienfraktur/instabiler Thorax:** Bei Respiratorbeatmung Gefahr eines akuten Spannungspneumothorax.

22.8.3 Sternumfraktur

Ätiologie Direkte Quetschung, z. B. durch Sicherheitsgurte oder Aufpralltraumata mit hoher Geschwindigkeit. Gelegentlich solitär, meist aber assoziiert mit Rippenfrakturen und anderen Läsionen.

Klinik Lokaler Druckschmerz, tastbare Stufe, selten Krepitation, retrosternales Druckgefühl, atmungsabhängige Schmerzen, gelegentlich Gurtmarken.

Diagnostik Rö Sternum im seitl. Strahlengang, Thorax in 2 Ebenen, EKG, Transaminasen, CK-MB, CK, Troponin, Echokardiografie. Kardiologisches Konsil bei V. a. Contusio cordis.

Therapie Stationäre Überwachung, Kontrolluntersuchungen (EKG, CK-MB, CK, Troponin, Echokardiografie) im Intervall, Analgetika, Atemtherapie, selten OP bei schwerer Dislokation oder Instabilität.

Komplikationen Contusio cordis, Atelektasen, Mediastinalhämatome.

OP-Prinzip Schnittführung vertikal, Reposition, Fixierung mit KD, Drahtcerclage, Klammern oder Platten. **KO der op. Ther.:** Ausriss, Bruch oder Wanderung des Osteosynthesematerials.

Tab. 22.5 Rippenfrakturen

	Solitärfraktur	Serienfraktur	Instabiler Thorax
Definition	1–2 Rippen frakturiert, meist keine Begleitverletzungen, Rippenstückbrüche ausgeschlossen	≥ 3 Rippen frakturiert	Mobile Serienfrakturen (vordere ⅔) kaudal der 4. Rippe. Bei gleichzeitiger Zerreißung des Interkostalraums oder Ablösung vom Sternum Instabilität. Paravertebrale Rippenbrüche stabil (Rückenmuskulatur). Schulterhohe Frakturen i. d. R. stabil (Schultergürtelmuskulatur)
Ätiologie	Durch zirkumskripten Stoß oder Schlag, path. Frakturen durch Osteoporose, Metastase, Knochen-TU	• Durch Kompression des gesamten Thorax als Berstung nach außen • Durch direkte Gewalt mit Fraktur an der Stelle der Gewalteinwirkung, evtl. mit Verletzung von Pleura und Lunge	Schwere Thoraxverletzung nach Sturz aus großer Höhe, nach direkter Zerquetschung durch Aufprall mit hoher Geschwindigkeit
Klinik	Unfallanamnese, lokaler DS, selten Krepitation, Prellmarken, Hämatome der Brustwand, atemsynchroner Thoraxschmerz, Begleitverletzungen	**Schock?** Kompressionsschmerz des Thorax, Krepitationen, äußere Verletzungen, Atemexkursion nachhinkend, einseitig paradoxe Atmung. Je ventraler die Frakturen, desto schwerer die Atmungsbeeinträchtigung	**Schock?** Ateminsuff. bis zur Anoxie, paradoxe Atmung. Krepitation, z. T. mit erheblicher Verwerfung der Fragmente
Diagnose	• Palpation, Auskultation • Rö Thorax in 2 Ebenen, knöcherner Hemithorax, ggf. Schrägaufnahmen, ggf. CT • Abdomensono bei Frakturen der kaudalen Rippen		
	Nicht dislozierte und solitäre Rippenfrakturen, radiologisch nur sehr schwer darzustellen	EKG, Transaminasen, BGA, BB, Gerinnung	
Therapie	Symptomatisch mit Analgetika, Atemgymnastik (**cave:** präexistente Lungenerkr.) Rö-Kontrolle nach 4°d bis 1°Wo.; meist ambulante Behandlung	• Immer stationär. Schocktherapie (▶ Kap. 4.2); Pleurasaugdrainage bei Hämato-/Pneumothorax (▶ Kap. 22.8.11) • Intubation u. Beatmung bei respir. Insuff. • **Kons.:** mit Atemtherapie, Analgetika, ggf. über Pleurakatheter, thorakale Epiduralanästhesie, Inhalations-Ther., Sekretolytika • **OP:** nur bei instabilem Thorax oder bei Massivblutung durch Verletzung einer oder mehrerer Interkostalarterien. **Prinzip:** lokale Thorakotomie, Blutstillung, Plattenosteosynthese	
KO	Abklärung von Begleitverletzungen; Pneumo-, Hämatothorax, Erguss	Lungen- u. Herzmuskelläsionen, Bronchus-, Aortenruptur; Pneumo-, Hämatothorax, Lungenkontusion, Mediastinalemphysem	In vielen Fällen schwere Begleitverletzungen der intrathorakalen Organe; evtl. intraabdominale Begleitverletzungen

22.8.4 Stumpfe Herzverletzungen

Ätiologie In 10 % der gedeckten Thoraxtraumata klin. relevante Mitbeteiligung des Herzens. Bes. gefährlich bei Sternumfraktur.

Klinik Dyspnoe; retrosternaler, infarktähnlicher Schmerz, Herzrhythmusstörungen, Einflussstörung, kardiogener Schock. In leichteren Fällen vieldeutige präkardiale Schmerzen.

Diagnostik
- EKG, Rö Thorax in 2 Ebenen, Sternum seitl.
- Herzenzyme (Wdh. nach 8 und 24 h), ggf. Pulmonaliskatheter, Perikardpunktion, Echokardiografie.

Therapie
- Intensivüberwachung, ggf. Intubation und Beatmung.
- Ggf. Ther. von VES, Bradykardie oder Schenkelblock (kardiologisches Konsil).
- Bei Herzbeuteltamponade: Perikardpunktion (▶ Kap. 22.8.13), ggf. Perikarderöffnung via subxiphoidalem offen chirurgischem Zugang oder Notthorakotomie.

Komplikationen Perikardtamponade, Herzwand-, Septumruptur, Klappeneinrisse, Papillarmuskeleinrisse, Koronargefäßverletzungen, Perikardeinrisse, Herzluxationen.

22.8.5 Penetrierende Herzverletzungen

Ätiologie Stich-, Schuss- bzw. Pfählungsverletzungen im Herzbereich.

Klinik Sichtbare Verletzung li thorakal, Schocksymptomatik, Halsvenenstauung, Herzrhythmusstörungen.

Diagnostik Rö Thorax, EKG-Monitoring.

Therapie penetrierender Herzverletzungen
- **Sofortmaßnahme am Unfallort:** Volumenersatz, Intubation und Beatmung.
- **Corpus alienum bei penetrierenden Herzverletzungen präklinisch nicht entfernen (Gefahr der Exsanguation).**
- Evtl. Thoraxdrainagen, Perikardpunktion (▶ Kap. 22.8.13), offen chirurgische, subxiphoidale Perikarderöffnung
- Schneller Transport in eine Klinik mit Herzchirurgie.
- **In der Klinik:** Sofortige Thorako- bzw. Sternotomie und Defektversorgung.

Komplikationen Perikardtamponade, Hämatothorax, Herz-Kreislauf-Stillstand.

Prognose Sind keine wichtigen Regionen des Koronarsystems mitverletzt, kann bei den meisten Stichverletzungen mit einer günstigen Operabilität gerechnet werden.

22.8.6 Mediastinale Gefäßverletzungen

Aortenruptur

Abdominale Aortenverletzung s. ▶ Kap. 21.7.

Ätiologie Z. n. Hochdruckkrise, direkte Perforation, Dezelerationstrauma, z. B. Aufprall mit dem Pkw oder Sturz aus großer Höhe. Aorta reißt an anatomischen Schwachpunkten (Übergang vom Arcus- in den Deszendens-Bereich in Höhe des Lig. Botalli). 70 % der Pat. mit Aortenruptur überleben ihren Unfall nicht, noch an der Unfallstelle Verblutungstod.

Klinik Rücken-Schulter-Schmerz, Schock. Blutdruckdifferenz zwischen oberer und unterer Extremität, Hämatothorax.

Diagnostik
- **Rö Thorax a. p.:** Verbreiterung des Mediastinums > 8 cm, Verformung des Aortenwegs (Kinking, Left-Apical-Cap-Zeichen).
- **Angiografie** (▶ Kap. 3.8.4).

Sofortmaßnahmen am Unfallort
- Volumenersatz
- Intubation und Beatmung
- Ggf. Thoraxdrainage

Bereits bei Verdacht direkt Transport in Kardiochirurgie!

- Bei DSA und CT kommen Intimaverletzungen der thorakalen Aorta nicht mit Sicherheit zur Darstellung.
- Durch die Thoraxdrainage kann die Selbsttamponade gelöst werden und der Pat. in den akuten Blutungsschock geraten.

Vena-cava-Ruptur

Abdominale Vena cava Verletzung ▶ Kap. 4.5.15.

Klinik Akuter Blutungsschock, Einflussstauung nur bei intraperikardialer Venenverletzung.

Diagnostik Rö Thorax a. p.: Mediastinalverbreiterung. DSA, CT.

Therapie Cava-Freilegung und direkte Naht, ggf. Patch-Plastik.

Traumatischer Chylothorax

Ätiologie Bei Einreißen des D. thoracicus bildet sich zunächst ein mediastinales Chylom aus. Erst durch Einreißen der Pleura parietalis kommt es zum Einströmen von Chylus in die Pleurahöhle.

Therapie Primär immer kons.: Entlasten des Chylothorax; bilanzierte Infusionstherapie entsprechend Flüssigkeitsverlust; Ausgleich von Hypokalzämie, Hypoproteinämie; Hypalbuminämie.

- **OP-Ind.:** tägl. Chylusmenge > 1500 ml beim Erw., > 100 ml beim Kind.
- **OP-Prinzip:** direkte Naht bzw. Clipping des D. thoracicus via Thorakoskopie oder Thorakotomie (je nach Verletzungsmuster).

22.8.7 Zwerchfellruptur

Ätiologie Erhebliche Druckerhöhung im Abdomen durch Kompression von außen (z. B. abdominales oder thorakoabdominales Überrolltrauma).

Immer Begleitverletzungen (intraabdominale Organverletzungen, Extremitätenverletzungen, SHT, Beckenfrakturen). In 90 % li Seite betroffen; re Seite durch die Leber geschützt. Magen, Milz, Kolon bzw. Leber können durch Zwerchfelllücken in den Thorax steigen. Dort Inkarzerationen der verlagerten Abdominalorgane mit der Folge hämodynamischer Störungen im Pfortaderkreislauf möglich.

Klinik Diagnose der Verletzung an der Unfallstelle kaum möglich. Nur in den seltensten Fällen lässt sich Darmperistaltik über dem Thorax auskultieren. Abgeschwächtes Atemgeräusch, Atemnot, Schulterschmerz, pektanginöse Beschwerden. Gastrointestinale Symptome: Brechreiz, Aufstoßen, gelegentlich Blähungen, oftmals zeitlich versetzt abdominale Abwehrspannung, gelegentlich traumatische Asphyxie.

Sofortmaßnahmen am Unfallort
- Lagerung (Oberkörper erhöht, möglichst auf verletzte Seite, **bei Beatmung: Rückenlage**).
- Analgetika (▶ Kap. 24).
- O_2-Insufflation. **Frühzeitige Ind. zur Beatmung.**
- Volumenersatz.

Diagnostik
- **Sono:** Milz- und Herzverlagerungen
- **Rö**
  - CT-Traumaspirale: Nachweis von Darm oder Magenblase im Thorax, Mediastinalverlagerung, Verschattungen re/li basal
  - Beckenübersicht

Therapie Bei V. a. Organverlagerungen bzw. Inkarzeration notfallmäßige OP. Über abdominalen Zugang Verschluss der Bruchpforte und Revision des Abdomens. **Cave:** ältere Zwerchfellrupturen besser durch einen transthorakalen Zugang operieren, da so Verwachsungen im Pleuraraum besser zu lösen sind.

Komplikationen Lungenkompression; Inkarzeration der verlagerten Abdominalorgane, Strangulation, selten Prolaps in das Perikard. Die Eventration von Abdominalorganen kann mit einer Latenz von Stunden und Tagen auftreten. Erste Rö-Bilder zeigen manchmal nur eine nicht näher interpretierbare Verschattung basal. Später verlagern sich die Organe aufgrund des intrathorakalen Sogs oder durch ihre Eigenperistaltik.

> **!** Bei Verkennung der Zwerchfellruptur droht beim Legen einer Thoraxdrainage die versehentliche Verletzung des Intestinaltrakts bzw. der verlagerten Organe. In der Primärdiagnostik wird die traumatische Zwerchfellruptur i. d. R. nicht detektiert. Eine erneute Diagn. im Intervall als Second-Look-Untersuchung ist empfehlenswert.

Differenzialdiagnose Pneumothorax, Lungenverletzungen, basale Atelektasen, Milzruptur.

22.8.8 Bronchus-/Tracheobronchialruptur

Ätiologie Stumpfes Thoraxtrauma bei gleichzeitigem intraluminalem Überdruck (Glottis geschlossen), bei penetrierenden Thoraxverletzungen. **Besonderheit:** Auch schwere Zerreißungen der Lunge führen selten zu Bronchusrupturen, denn sie verhindern, dass überhaupt ein intraluminaler Überdruck entsteht. Spektrum von spontan ausheilenden Schleimhautverletzungen bis zu lebensbedrohlichen Abrissen.

Klinik Dyspnoe, selten Hämoptysen. Kollares oder thorakales Hautemphysem, Ausbreitung auf Schultern, Gesicht, Bauchdecken und Skrotum möglich.

Diagnostik

- Palpation (Gewebeemphysem)
- Rö Thorax: Hämatopneumothorax, Pneumomediastinum (Mediastinalemphysem), Spannungspneumothorax, Spannungsmediastinum
- CT-Traumaspirale: Verletzung des Tracheobronchialbaums, ggf. mit Dislokalisation
- Bronchoskopie: Lokalisation der Verletzung
- Ggf. Bronchografie (in sehr seltenen Fällen)

Therapie Als Sofortmaßnahme bei Hämato- und/oder Pneumothorax Thoraxdrainage (▶ Kap. 22.8.12). Bei komprimierendem Mediastinalemphysem: kollare Mediastinotomie.

Konservativ

- Bei kleineren Tracheobronchialverletzungen abwartend verfahren, wenn darunter Emphysem und Pneumothorax rückläufig.
- Respirator-Ther. möglichst vermeiden (verstärkt den Luftaustritt durch inspiratorischen Überdruck).
- Antibiotikum (z. B. Tazobac®, 3 × 4,5 g/d i. v. für 5–8 d).

Operativ

- **Ind.:** bei Abrissen oder ausgedehnten Perforationen im Bereich der Hauptbronchien und der Trachea, bei Mediastinitis.
- **Prinzipien:**
  - Intrathorakale Tracheaverletzung: hohe rechtsseitige Thorakotomie, ggf. zervikothorakaler Zugang.
  - Hauptbronchienruptur: posterolaterale Thorakotomie re (für beide Hauptbronchien der richtige Zugang!). Rekonstruktion und Deckung mit gut vaskularisierter Muskellappenplastik.
  - Segmentbronchienruptur: Rekonstruktion, sehr selten Segmentresektion bzw. Lobektomie.

- Mediastinitis: op. Eröffnung aller Mediastinalfächer (von beiden Seiten!), Einlage von Thoraxdrainagen, ggf. mit Spülungen.

Komplikationen Mediastinitis; kompressives Mediastinalemphysem; akute respir. Insuff. bei Pneumo-/Spannungspneumothorax; Pleuraempyem.

22.8.9 Lungenkontusion

Definition Anatomische und funktionelle Schädigung des Lungenparenchyms durch nicht penetrierendes Kompressions-/Dekompressionstrauma. Parenchymverletzung mit Zerreißung der viszeralen Pleura = Lungenlazeration.

Ätiologie Meist horizontales Dezelerationstrauma mit Thoraxkompression. Etwa 60 % aller polytraumatisierten Pat. weisen eine primäre Lungenkontusion auf.

Klinik I. d. R. durch Begleitverletzungen geprägt. Kompressionsschmerz, Dyspnoe.

Diagnostik

- Klin. Untersuchung, Auskultation.
- BGA.
- Rö Thorax: lokalisierte Parenchymverschattung im Bereich der Thoraxwandverletzung bzw. Hämatothorax. Pneumothorax bei Verletzung der viszeralen Pleura.
- CT-Traumaspirale: meist bipulmonale infiltrative Veränderungen.

Komplikationen Begleitverletzungen (Rippenserienfrakturen, Contusio cordis, Aortenruptur).

Therapie

- **I. d. R. kons.:**
  - Bei Hämatopneumothorax: Bülau-Drainage (▶ Kap. 22.8.12). Atemtherapie. Analgetika ohne atemdepressive Wirkung. Antibiotische Abschirmung (z. B. Tazobac®, 3 × 4,5 g/d i. v. für 5–10 d). Tägl. Rö Thorax. BGA-Monitoring.
  - Spontanatmung nur akzeptabel bei erhaltenem Bewusstsein, Thoraxwandstabilität, Fehlen schwerer extrathorakaler Verletzungen, vollständig entfalteter Lunge, umschriebenem Kontusionsherd der Lunge, normaler BGA.
  - Respiratortherapie mit Intubation bei initial path. BGA, bei Lungenverletzung mit Thoraxwandinstabilität, bei Bewusstseinsverlust oder klin. Verschlechterung der respir. Suffizienz.
- **Op. Ther.:** nur bei persistierender massiver Blutung, bei anhaltendem Luftverlust, bei nicht entleerbarem Hämatothorax.

Prognose Die Lungenkontusion ohne respir. Insuff. führt zu einer Restitutio ad integrum. Bei Kontusion mit respir. Störung treten dagegen rasch eine Hypoxämie und ein Lungenorganversagen infolge Freisetzung tox. Mediatoren mit sekundären Gewebsschäden auf. Letalität bei respir. Störung ca. 25 %.

22.8.10 Penetrierende Lungenverletzungen

Ätiologie Durch Schuss, Stich oder Pfählung.

> **!** Auf keinen Fall dürfen in den Thorax eingedrungene Fremdkörper (z. B. Messer, Pfahl) entfernt werden, da hierdurch eine Selbsttamponade gelöst und weiterer Schaden verursacht werden kann.

Klinik Sichtbare, oftmals nur kleine äußere Verletzungszeichen. Einschüsse, Einstiche, Schock, Dyspnoe, Hautemphysem, Halsvenenstauung.

Diagnostik
- Klin. Untersuchung, Auskultation.
- Rö Thorax: lokalisierte Parenchymverschattungen, Fremdkörper, Hämatopneumothorax mit Kollaps der Lunge. Begleitverletzungen intrathorakal (penetrierende Herzverletzung, WS-Verletzungen, Verletzungen der großen Blutgefäße).

Therapie
- Behandlung der Atem- und Kreislaufstörungen
- I. d. R. op. Revision: Übernähungen, Segmentresektionen, Lobektomie

22.8.11 Hämato-, Pneumothorax

Ätiologie
- Stumpfes Thoraxtrauma mit Lazeration der viszeralen Pleura, Anspießung durch Rippenfragmente, Tracheobronchialverletzungen
- Bei penetrierenden Verletzungen der Thoraxwand (Stich, Schuss): offener Hämatopneumothorax

Formen ▶ Abb. 22.6.
- Hämatothorax ohne Pneu entsteht bei alleiniger Verletzung der parietalen Pleura.
- Total-Pneu nur bei Fehlen pleuraler Adhäsionen.
- Teil-Pneu (Mantel-, Spitzen-Pneu), bes. bei älteren Menschen, wenn pleuropulmonale Verklebungen die völlige Retraktion des Lungenparenchyms verhindern.
- Spannungs-Pneu: Aus perforiertem Lungenparenchym oder Bronchus entweichende Luft kann nicht abziehen → Verlagerung des Mediastinums und Kompression der intrathorakalen Venen (Einflussstauung).

Klinik Gestörte Atemmechanik (Nachhinken einer Thoraxhälfte, paradoxe Atmung, Dys-, Tachypnoe). Tachykardie, Einflussstauung, Zyanose. Petechiale Blutung, bes. in den Konjunktiven.

Diagnostik
- Rö Thorax: Ausmaß der Hämatopneumothorax-Verlagerung des Mediastinums
- EKG, BGA
- Abklärung der primären und der Begleitverletzungen

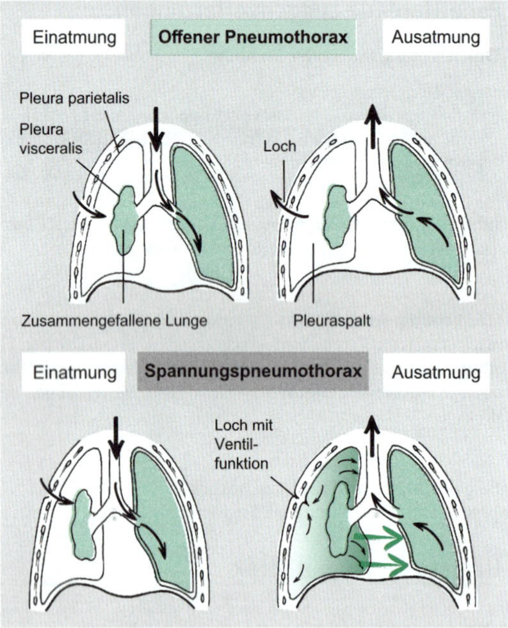

Abb. 22.6 Offener Pneumothorax und Spannungspneumothorax [L106]

Erstmaßnahmen

- **Spannungspneumothorax:** Sofortige Punktion des Pleuraraums (▶ Kap. 2.11.5), Ablassen des Überdrucks, dann Einlage einer Thoraxdrainage.
- **Offener Pneu:** Abkleben mit sterilem Verbandmaterial. **Cave:** Umwandlung in Spannungs-Pneu! Einlage einer Thoraxdrainage.

Therapie

- **Pneumothorax:** Bülau-Drainage (18 Ch., ▶ Kap. 22.8.12) für 3–5 d, dann für 12 h abklemmen und Rö Thorax. Wenn o. B., Drainage ziehen, sonst weiter Sog. Wenn sich das Leck nach 5 d nicht geschlossen hat → OP (Thorakoskopie mit Revision des Hemithorax und Parenchymrekonstruktion).
- **Hämatothorax:** Bülau-Drainage (28 Ch., ▶ Kap. 22.8.12) für 3–5 d. Wenn Fördermenge > 500 ml in der 1. h und dann nicht mehr rückläufig oder 1200 ml/d → op. Versorgung der Blutungsquelle (thorakoskopisch, Thorakotomie bei ausgedehnten intrathorakalen Verletzungen oder multiplen Blutungen).

22.8.12 Pleurasaugdrainagen

Monaldi-Zugang

Hautinzision parallel der Rippe im 2. ICR, 2½ QF neben dem Sternalrand (▶ Abb. 22.7). Bilden eines kleinen subkutanen Hauttunnels, stumpfe Präparation bis auf die Pleura. Eingehen mit Drain in den Pleuraspalt oberhalb der 3. oder 4. Rippe. Fixierung des Katheters, Legen einer Tabaksbeutelnaht. Anschluss der Saugung (–20 mmHg) über Wasserschloss (z. B. Pleurevac®).

Bülau-Drainage-Zugang

Hautinzision im Bereich des sog. Safety-Triangle (ventrale anatomische Grenze: lat. Begrenzung M. pectoralis major; dorsal: ventrale Begrenzung M. latissimus-dorsi; kaudal: gedachte horizontale Linie vom Processus xiphoideus nach lat.). Stumpfe Präparation eines Hauttunnels s. c. bis zur Pleura. Die Pleura wird stumpf mit dem Finger perforiert. Digitale Kontrolle, dass nicht die Bauchhöhle eröffnet wurde (bei Zwerchfellruptur oder -hochstand auch im Safety-Triangle möglich!). Unter digitaler Führung wird die Thoraxdrainage (ohne Trokar!) nach intrathorakal vorgeschoben. Die Thoraxdrainage sollte dorsal der Innenseite der Thoraxwand aufliegen und bis

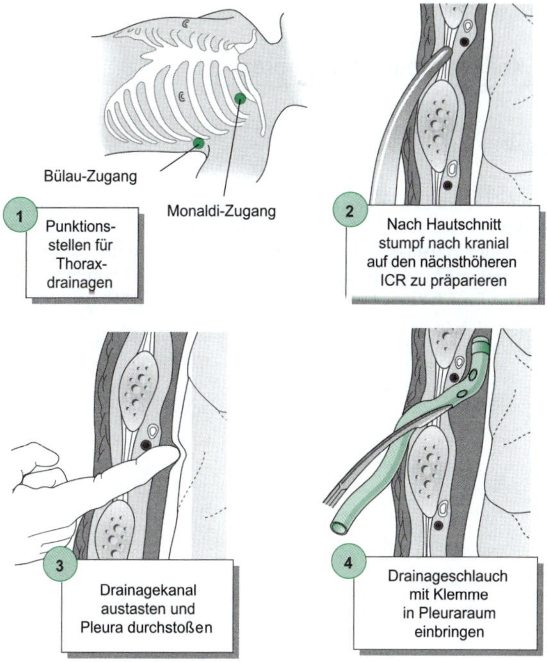

Abb. 22.7 Thoraxdrainage [L106]

fast in die Lungenspitze reichen. Fixierung des Drains. Anschluss an die Saugung (–20 mmHg).
Cave: Der großlumige Katheter sollte nicht unterhalb der 8. Rippe eingelegt werden, da sonst die Verletzung von Oberbauchorganen droht.

! Nach Einlage einer Pleuradrainage immer Rö Thorax-Lagekontrolle. **KO:** subkutane Lage des Katheters.

22.8.13 Perikardpunktion

Die Echokardiografie gehört zur Diagnosesicherung, Durchführung während der Punktion und als Ther.-Kontrolle unerlässlich. Eingehen mit einer dicklumigen Kanüle unter dem Rippenbogen li neben dem Xiphoid in Richtung der li Klavikulamitte, Neigungswinkel 30° zur Frontalebene. Die Gefahr einer versehentlichen Punktion des Herzens kann durch den Anschluss eines EKG-Monitors an die Punktionskanüle, die bei Berührung des Myokards Verletzungspotenziale ableitet, verringert werden.

Komplikationen Perikardtamponade durch Sickerblutung in den Herzbeutel, intraperikardiale Kompression der oberen Hohlvene und des re Vorhofs. Selten: Herzwandruptur; Papillarmuskel-, Perikardeinrisse; Koronarienverletzung.

22.8.14 Kollare Mediastinotomie

Mediastinale Emphyseme durch Eröffnung der tiefen Halsfaszie entlasten.

Durchführung 4 cm langer Kocher-Kragenschnitt 1 cm oberhalb des Jugulums. Durchtrennung von Haut, Subkutis und Platysma. Stumpfes Spreizen von Muskulatur und tiefer Halsfaszie oberhalb des Retrosternalraums. Die korrekte Präparation der tiefen Faszienräume wird durch den Austritt von blutigem Schaum nachgewiesen. Einlage einer Drainage, Verband.

Komplikationen Verletzung der V. anonyma.

23 Begutachtung

Karsten Philipp

23.1 Grundlagen der Begutachtung

Gutachten werden meist im Rahmen der in der Bundesrepublik vorhandenen oder möglichen sozialen Absicherung erstellt (▶ Tab. 23.1).

Der Arzt macht dem Versicherungsträger oder dem Sozialgericht sachverständige Beurteilungsvorschläge entsprechend der **Versorgungsmedizin-Verordnung des Bundesministeriums für Arbeit und Soziales (VersMedV).** Arbeitsunfälle werden nach den **Grundlagen der Begutachtung von Arbeitsunfällen der Deutschen Gesetzlichen Unfallversicherung** erstellt. Er entscheidet in seinem Gutachten nicht über die Feststellung einer Behinderung, über die Anerkennung des **Grads der Schädigungsfolgen (GdS)** oder die **Minderung der Erwerbsfähigkeit (MdE).**

- **Gutachtenanforderung** i. A. von einer der folgenden Institutionen: Versicherungsträger, Versorgungsamt, Arbeitsamt, Sozialgericht, Amts-, Land- und Oberlandesgericht.
- **Streitigkeiten** in den Sozialversicherungszweigen, im sozialen Entschädigungsrecht und im Rahmen des Schwerbehindertengesetzes: Entscheid durch die Sozialgerichte bzw. deren höhere Instanzen. Streitigkeiten im Bereich der Privatversicherung: durch Klageverfahren bei den Amts-, Land- und Oberlandesgerichten.
- Ein von einem Gericht bestellter **Sachverständiger** ist gesetzlich verpflichtet, sein Urteil in Form eines Gutachtens zu erstatten. Eine Entbindung ist nur bei Befangenheit, verwandtschaftlichen Beziehungen oder zeitlicher Überlastung möglich.
- **Entscheidung** obliegt den Versicherungsträgern und den Gerichten. Gutachten sind deshalb in einer dem medizinischen Laien verständlichen Sprache zu formulieren. Die gestellten Fragen sollen in klarer und eindeutiger Weise beantwortet werden. Fragen des Untersuchten, wie sich das Untersuchungsergebnis auswirken wird, kann der Gutachter nur mit dem Hinweis beantworten, das ärztliche Gutachten sei für den Versicherungsträger nicht zwingend, sondern ein Vorschlag für seine Entscheidung.
- **Gutachtenerstellung** erfolgt i. d. R. aufgrund klin. Untersuchungen. Gutachtenerstellung nach Aktenlage kann ausreichend sein, falls der Sachverhalt aufgrund vorhandener Unterlagen klar beurteilbar ist oder wenn aufgrund spezieller Fragestellung oder Situation des Einzelfalls eine weitere Untersuchung keine neuen Gesichtspunkte bringen kann.

23

Tab. 23.1 Soziale Absicherung

Sozialversicherung	Privatversicherung	Soziales Entschädigungsrecht
• Gesetzliche Krankenversicherung • Gesetzliche Unfallversicherung • Arbeitslosenversicherung • Deutsche Rentenversicherung • Pflegeversicherung	• Krankenversicherung • Unfallversicherung • Lebensversicherung • Private Rentenversicherung • Haftpflichtversicherung	Gesetz zur Regelung des Sozialen Entschädigungsrechts zum 01.01.2024

- **Ärztliche Schweigepflicht:**
  - In Sozialversicherung und Sozialgerichtsbarkeit durch gesetzliche Regelungen geklärt. Angeschriebener Arzt ist verpflichtet, Auskunft zu erteilen.
  - Privatversicherung: Entbindung von der Schweigepflicht muss **für jeden Einzelfall** schriftlich vorliegen.
- Bei Hinweis auf Betrugsversuche hat der Gutachter lediglich die Aufgabe, entsprechende Verdachtsmomente mitzuteilen:
  - Verdacht auf Simulation oder Übertreibung kann vom Gutachter geäußert werden.
  - Verdacht durch Tatsachen begründen, z. B. stark differente Bewegungsausmaße in anatomisch identischen Untersuchungssituationen.
  - Ablenkungsmanöver sind ebenso statthaft wie die Beschreibung vermeintlich unbeobachteten Verhaltens, z. B. beim Verlassen der Klinik.
- Nur in Ausnahmefällen sollte der behandelnde Arzt auf Wunsch oder im Auftrag seines Pat. oder dessen Rechtsanwalt eine gutachterliche Äußerung abgeben (Verdacht der Befangenheit). Vielmehr sollte der behandelnde Arzt seinem Pat. klarmachen, dass er i. d. R. von Amts wegen oder vom Gericht ohnehin zu einer sachverständigen Zeugenaussage aufgefordert werden wird. Der Pat. kann die entsprechende Behörde auffordern, eine solche Auskunft des behandelnden Arztes einzuholen.
- Im Fall einer Begutachtung für eine Privatperson in einem Streitverfahren ist die **vollständige Akteneinsicht** unumgänglich. Ansonsten ist das Gutachten möglicherweise auf falschen Voraussetzungen aufgebaut und damit wertlos. Grundsätzlich kann man seinen Pat. darauf hinweisen, dass in einem Klageverfahren prinzipiell die Möglichkeit besteht, ein „Gegengutachten“ durch einen Arzt der eigenen Wahl erstellen zu lassen.

23

> **!** Entbindung von der ärztlichen Schweigepflicht im Zweifelsfall vor der gutachterlichen Untersuchung nochmals schriftlich bestätigen lassen.

23.2 Arten von Gutachten

Ärztliches Attest

- Bescheinigung über einen Tatbestand oder Gesundheitszustand. Wird i. d. R. durch den behandelnden Arzt ausgestellt. Beispiele:
  - Arbeitsunfähigkeitsbescheinigung (AU).
  - Attest zur Vorlage beim Versorgungsamt.
  - Attest zur Erlangung von Krankentagegeld.
- Nur objektiv korrekte und sachlich begründete Aussagen. Keine den Wünschen des Pat. entgegenkommende, sachlich aber nicht begründete Bescheinigung abgeben.

Formulargutachten

- **Regelfall in der gesetzlichen Unfallversicherung.**
- Häufig in privater Unfallversicherung.
- Wird meist durch die behandelnden Ärzte erstellt.
- Aussagefähigkeit solcher Formblätter begrenzt. Sie eignen sich für ärztliche Berichte unkomplizierter Fälle bzw. Fragestellungen.

Freie Gutachten

- **Zusammenhangsgutachten.** Hauptfrage: Ursächlichkeit einer Gesundheitsstörung in dem Unfallereignis und dessen Folgen.
- Gutachtenform der Wahl bei: abschließenden **Begutachtungen zur Festlegung des Dauerschadens,** wissenschaftlich begründete Gutachten und Gerichtsgutachten.

Zusatzgutachten anderer Fachgebiete

- Kann einerseits vom Auftraggeber vorgeschlagen und genehmigt sein. Andererseits kann aufgrund der Aktenlage dem beauftragten Gutachter ein solches Zusatzgutachten notwendig erscheinen, und er muss es vor oder im Ergebnis seiner chirurgischen Untersuchung vom Auftraggeber genehmigen lassen.
- Die zusammenfassende Würdigung erfolgt nach Eingang der Zusatzgutachten durch den Hauptgutachter.

Apparative Zusatzuntersuchungen

- Umfang und Notwendigkeit apparativer Zusatzuntersuchungen (Labor, Rö) entsprechend der Fragestellung und dem klin. Untersuchungsbefund. Bei isolierten Verletzungsfolgen, z. B. im Bereich der unteren Extremitäten, ist es u. U. gerechtfertigt, nur diese sehr detailliert zu untersuchen und sich zum Rumpf bzw. zur oberen Extremität nur kursorisch zu äußern.
- Sofern eine fachgerechte Beurteilung möglich ist, sollten die in den letzten 6–12 Mon. angefertigten Rö-Bilder herangezogen werden, um zusätzliche Strahlenbelastungen zu vermeiden und Kosten einzusparen. Unfallbilder bzw. eine Verlaufsserie sind bei bestimmten Fragestellungen obligat, z. B. bei der Frage einer fortschreitenden sekundären Arthrose.
- Bei sog. Ganzkörperschmerzsyndromen ist es nicht erforderlich, „den ganzen Menschen“ zu röntgen. Hier ist es z. B. möglich, bei beiderseitigen Schulterbeschwerden nur die schmerzhaftere Schulter zu röntgen.
- Ind. zur Vergleichsaufnahme der unverletzten Gegenseite eng und kritisch stellen.
- Angeforderte Fremdröntgenbilder bei den Rö-Befunden auflisten. Einzelbefundung ist ggf. nicht erforderlich, es kann kursorisch auf die evtl. Fremdröntgenserien eingegangen werden. Bei speziellen Fragestellungen ist Einzelbefundung, z. B. der Unfallbilder, gerechtfertigt.

23.3 Besonderheiten einzelner Rechtsgebiete

Im vorliegenden Rahmen können nur jeweils einige Gesichtspunkte einzelner Rechtsgebiete angerissen werden. Eine Vertiefung ist durch das Studium der Spezialliteratur unbedingt erforderlich (Thomann, Schröter, Grosser 2019; Ludolph 2024; Schiltenwolf, Hollo, Gaidzik 2020).

23.3.1 Gesetzliche Unfallversicherung (GUV)

Die gesetzliche Unfallversicherung (GUV) schützt die Versicherten und evtl. deren Hinterbliebene vor Folgen von Arbeitsunfällen, Berufskrankheiten und arbeitsbedingten Gesundheitsgefahren. Die Leistungen werden unabhängig davon erbracht, wer an einem Arbeitsunfall schuld ist.

Träger der gesetzlichen Unfallversicherung

Träger der GUV sind gewerbliche Berufsgenossenschaften, landwirtschaftliche Berufsgenossenschaften sowie die Versicherungsträger der öffentlichen Hand (z. B. Unfallkassen, Landesunfallkassen, Gemeindeunfallversicherungsverbände).

Versicherter Personenkreis

Zu den **Versicherten** der GUV gehören nachstehende Personen: Beschäftigte, Auszubildende, Fort- und Weiterbildende aufgrund eines Arbeits-, Dienst- und Lehrverhältnisses, Selbstständige und ihre mitarbeitenden Ehegatten auf Antrag, Personen mit Minijobs, Hilfeleistende bei Unfällen und Straftaten, Personen bei ehrenamtlichen Tätigkeiten, Zeugen bei Gerichtsterminen, Entwicklungshelfer, Blutspender und Spender körpereigener Gewebe, Kindergarten- oder von einer Tagesmutter betreute Kinder, Schüler, Studenten, Personen, die aufgrund von Arbeitsschutzvorschriften ärztlich untersucht werden, Landwirte, ihr Ehegatte, mitarbeitende Familienangehörige und ehrenamtlich in der Landwirtschaft tätige Personen, Hausgewerbetreibende und Zwischenmeister sowie jeweils ihr Ehegatte, Arbeitslose und Sozialhilfeempfänger, wenn sie zur Erfüllung ihrer Meldepflicht die hierfür bestimmte Stelle aufsuchen, sowie bei Maßnahmen zur Aktivierung und beruflichen Eingliederung, Personen, die bei der Schaffung öffentlichen Wohnraums im Rahmen der Selbsthilfe tätig sind, Personen, die auf Kosten einer Krankenkasse oder eines Rentenversicherungsträgers eine stationäre/teilstationäre Behandlung oder eine medizinische Rehabilitation erhalten, nicht gewerbsmäßig tätige häusliche Pflegepersonen.

Versicherte Risiken

- **Arbeitsunfall:** Unfall, den ein Versicherter bei einer versicherten Tätigkeit erleidet. Ein Unfall ist ein von außen einwirkendes, zeitlich begrenztes, unfreiwilliges Ereignis, das einen Gesundheitsschaden bewirkt. **Der Wegeunfall gilt als Arbeitsunfall.** Der Kausalzusammenhang zwischen der versicherten Tätigkeit und dem Unfall sowie zwischen dem Unfall und einem eingetretenen Gesundheitsschaden muss zumindest mit Wahrscheinlichkeit vorliegen.
- **Berufskrankheit:** Erkr., die in der **Berufskrankheiten-Verordnung** aufgeführt sind.

Grad der Schädigungsfolgen (GdS)/Grad der Behinderung (GdB)/Minderung der Erwerbsfähigkeit (MdE)

Im sozialen Entschädigungsrecht wurde der frühere Begriff der **Minderung der Erwerbsfähigkeit (MdE)** durch den Rechtsbegriff **Grad der Schädigungsfolgen (GdS)** ersetzt. Damit soll deutlich gemacht werden, dass sich die Bewertung der gesundheitlichen Schädigung nicht nur nach den Auswirkungen auf die Arbeitsfähigkeit oder die Erwerbsausrichtung des Beschäftigten bezieht. Die Begutachtung richtet sich nach den Versorgungsmedizinischen Grundsätzen in der Anlage der VersMedV 2024 (www.bmas.de). Die Änderung wurde zunächst nur im Bundesversorgungsgesetz vorgenommen und nicht im Bereich der GUV übernommen. Hier wird weiterhin von Minderung der Erwebsfähigkeit (MdE) gesprochen.
GdS und GdB werden nach gleichen Grundsätzen bemessen. Beide Begriffe unterscheiden sich dadurch, dass die GdS kausal nur auf die Schädigungsfolgen und der GdB auf alle Gesundheitsstörungen unabhängig der Ursache bezogen sind. GdS und GdB sind ein Maß für die körperliche, geistige, seelische und soziale Auswirkung von Funktionsbeeinträchtigungen aufgrund eines Gesundheitsschadens. Physiol. Veränderungen im Alter sind in der GdS-/GdB-Beurteilung nicht zu berücksichtigen.

GdS und GdB sind in Zehnergraden von Hundertsätzen anzugeben.
Liegen mehrere Funktionsbeeinträchtigungen vor, sind Einzel-GdS/Einzel-GdB anzugeben. Bei der Ermittlung der Gesamt-GdS/-GdB durch alle Funktionsbeeinträchtigungen dürfen die einzelnen Werte nicht addiert werden. Bei der Beurteilung des Gesamt-GdS-/-GdB-Grads ist von der Funktionsbeeinträchtigung auszugehen, die den höchsten Einzel-GdS-/-GdB-Grad bedingt. Im Hinblick auf weitere Funktionsbeeinträchtigungen ist zu prüfen, ob und inwieweit hierdurch das Ausmaß der Behinderung größer wird und sich dadurch eine weitere Erhöhung des GdS-/GdB-Grads ergibt.
Die in den GdS-/GdB-/MdE-Tabellen aufgeführten Werte sind den Mindestvomhundertsätzen angepasst (▶ Tab. 23.2). Sie sind aus langen Erfahrungen gewonnen und stellen Mittelwerte dar.
Eine vollständige Beurteilung findet sich in der **Versorgungsmedizin-Verordnung, Versorgungsmedizinische Grundsätze des Bundesministeriums für Arbeit und Soziales 2024** (www.bmas.de). Die vollständige Beurteilung von Arbeitsunfällen findet sich in der **Begutachtung von Arbeitsunfällen der Deutschen Gesetzlichen Unfallversicherung 2021** (www.dguv.de)

Tab. 23.2 GdS/MdE der Gliedmaßenschäden je nach Verletzung/Behinderung

Schädigung	GdS-/MdE-Grad
Schädigung obere Gliedmaßen	
Verlust beider Arme/Hände	100
Verlust eines Arms und Beins	100
Verlust eines Arms im Schultergelenk oder mit kurzem Oberarmstumpf	80
Verlust eines Arms im Oberarm oder Ellenbogen	70
Verlust eines Arms im Unterarm	50
Verlust der ganzen Hand	50
Schulterversteifung	30–50
Bewegungseinschränkung Schulter	10–20
Instabilität Schulter	10–40
Schlüsselbeinpseudarthrose	0–20
Oberarmpseudarthrose	20–40
Riss lange Bizepssehne	0–10
Versteifung Ellenbogengelenk	30–50
Bewegungseinschränkung Ellenbogen	0–30
Aufhebung Unterarmdrehbewegung	10–30
Ellenbogenschlottergelenk	40
Unterarmpseudarthrose	20–40
Pseudarthrose Elle oder Speiche	10–20
Versteifung Handgelenk	20–30
Bewegungseinschränkung Handgelenk	0–30
Frakturen/Luxationen Handwurzel- oder Mittelhandknochen mit sekundärer Funktionsbeeinträchtigung	10–30

Tab. 23.2 GdS/MdE der Gliedmaßenschäden je nach Verletzung/Behinderung *(Forts.)*

Schädigung	GdS-/MdE-Grad
Versteifung Daumen günstige Stellung	0–10
Versteifung Finger günstige Stellung	0–10
Verlust Daumenendglied	0
Verlust Daumenendglied und halbes Grundglied	10
Verlust eines Daumens/beider Daumen	25/40
Verlust eines Fingers	10
Verlust von 2 Fingern mit Daumen	30
Verlust II./III. oder II./IV. Finger	30
Verlust von 3 Fingern mit Daumen	40
Verlust II./III./IV. Finger	40
Verlust von 4 Fingern mit Daumen	50
Verlust II.–V. Finger an beiden Händen	80
Verlust aller 5 Finger einer Hand	50
Verlust aller 10 Finger	100
Schädigung untere Gliedmaßen	
Verlust beider Beine im Oberschenkel	100
Verlust eines Beins im Oberschenkel und eines im Unterschenkel	100
Verlust eines Beins und Arms	100
Verlust eines Beins im Oberschenkel	70–80
Verlust eines Beins im Unterschenkel	50–60
Verlust beider Beine im Unterschenkel	80–100
Teilverlust eines Fußes einseitig	30–40
Teilverlust beider Füße	50–70
Verlust einer Zehe	0
Verlust einer Großzehe	10
Verlust Großzehe und Köpfchen 1. MFK	20
Verlust II.–IV. oder I.–III. Zehe	10
Verlust aller Zehen eines Fußes	20
Verlust aller Zehen beider Füße	30
Versteifung beider Hüftgelenke	80–100
Versteifung eines Hüftgelenks	40–60
Bewegungseinschränkung Hüftgelenk einseitig	10–40
Bewegungseinschränkung Hüftgelenk beidseitig	20–100
Hüftgelenkresektion	50–80
Beinverkürzung bis 2,5 cm	0
Beinverkürzung 2,5–4 cm	10

Tab. 23.2 GdS/MdE der Gliedmaßenschäden je nach Verletzung/Behinderung *(Forts.)*

Schädigung	GdS-/MdE-Grad
Beinverkürzung 4–6 cm	20
Beinverkürzung über 6 cm	wenigstens 30
Oberschenkelpseudarthrose	50–70
Versteifung beider Kniegelenke	80
Versteifung eines Kniegelenks	30–60
Lockerung Kniebandapparat	10–20
Lockerung Kniebandapparat, Versorgung mit Stützapparat	30–50
Kniescheibenbruch Pseudarthrose	10–40
Habituelle Kniescheibenverrenkung	0–20
Bewegungseinschränkung Kniegelenk einseitig	0–30
Bewegungseinschränkung Kniegelenk beidseitig	10–40
Knorpelschaden Kniegelenk mit anhaltenden Reizerscheinungen	10–40
Schienbeinpseudarthrose	20–50
Teilverlust/Pseudarthrose Wadenbein	0–10
Versteifung oberes Sprunggelenk	20
Versteifung unteres Sprunggelenk	10
Versteifung oberes und unteres Sprunggelenk	30–40
Bewegungseinschränkung oberes Sprunggelenk	0–20
Bewegungseinschränkung unteres Sprunggelenk	0–10
Klumpfuß einseitig	20–40
Klumpfuß beidseitig	30–60
Fußdeformitäten mit statischer Wirkung	10–20
Versteifung aller Zehen	10–20
Versteifung der Großzehe	0–20
Narben nach Substanzverlust an Ferse, Fußsohle mit Funktionsstörung	10–30
Beckenschäden nach Schweregrad	10–40
Schädigung der Wirbelsäule (WS)	
WS-Schäden mit geringer Bewegungseinschränkung	0–10
WS-Schäden mit rezid. und anhaltender Bewegungseinschränkung	20–30
WS-Schäden mit schwerer funktioneller Auswirkung, Versteifungen	30–70
Belastungsinsuffizienz der WS	80–100

Leistungen der gesetzlichen Unfallversicherung

- **Prävention** von Arbeitsunfällen und Berufskrankheiten.
- **Heilbehandlung.**
- **Pflege, Pflegegeld.**
- **Berufshilfe,** d. h. Maßnahmen zur Erhaltung bzw. Umgestaltung des Arbeitsplatzes, Berufsfindung, Umschulung, Fortbildung.
- **Leistungen zur sozialen Rehabilitation:** Kraftfahrzeug-, Wohnungs-, Haushaltshilfen, psychosoziale Betreuung, Reha-Sport.
- **Hinterbliebenenversorgung,** z. B. Witwen- oder Waisenrente.
- **Verletztengeld** wird gezahlt, solange der Versicherte infolge eines Arbeitsunfalls arbeitsunfähig ist und keine Entgeltfortzahlung erhält oder wegen einer Maßnahme der Heilbehandlung eine ganztägige Erwerbstätigkeit nicht ausüben kann. Es endet mit Zahlungsbeginn einer Verletztenrente, dem letzten Tag der Arbeitsunfähigkeit oder dem Anspruch auf Übergangsgeld während einer Maßnahme zur Teilhabe am Arbeitsleben.
- **Verletztenrente** wird bezahlt, beim Fortfall des Anspruchs auf Verletztengeld und bei einer MdE über die 26. Wo. nach dem Unfall.
- **Die MdE muss wenigstens 20 % durch die Folgen eines Arbeitsunfalls allein oder durch mehrere Arbeitsunfälle/Berufskrankheiten von jeweils 10 % MdE betragen, damit eine Verletztenrente zur Auszahlung kommt.** Eine Ausnahme gilt bei Versicherungsfällen bei landwirtschaftlichen Unternehmern, deren Ehegatten und Familienangehörigen. Hier ist eine MdE von wenigstens 30 % Voraussetzung für einen Rentenanspruch.
- Nach Abschluss der Behandlungen innerhalb der ersten 3 J. nach dem Unfall wird bei Vorliegen einer MdE von mind. 20 % eine vorläufige Rente gewährt. Die Vorläufigkeit besagt, dass diese Rente jederzeit bei wesentlichen Änderungen im Zustand der Unfallfolgen (regelhaft mind. 10 %) geändert werden kann.
- Spätestens 3 J. nach dem Unfall muss die Dauerrente festgelegt werden. Bei der Festsetzung der ersten Dauerrente handelt es sich um eine Neueinschätzung, ohne Rücksicht auf den Vorbefund. Der Nachweis einer Änderung zu den Vorbefunden ist damit auch, wenn von der bisherigen Einschätzung abgewichen wird, nicht notwendig. Eine Dauerrente kann nur in Zeitabständen von mind. 1 J. geändert werden.

23

23.3.2 Private Unfallversicherung (PUV)

- Die Versicherung der Risikofälle des tägl. Lebens wie Unfall, Krankheit, Alter und Tod sind durch private Versicherungsverträge möglich.
- Gutachten im Rahmen der PUV unterscheiden sich im Hinblick auf Form und Inhalt nicht wesentlich von denen der GUV.
- Träger der PUV sind privatrechtlich organisierte Versicherungsgesellschaften.
- Die PUV soll den Verlust oder die Minderung der Arbeitskraft in finanzieller Form ausgleichen. Die Höhe der Ersatzleistung hängt vom Grad der dauernden Beeinträchtigung der körperl. und geistigen Leistungsfähigkeit, der Höhe der frei vereinbarten Versicherungssumme sowie den vereinbarten Leistungen im Versicherungsvertrag ab.
- **Leistungen je nach Versicherungsvertrag:**
  - **Invaliditätsleistung:** Führt der Unfall zu einer dauernden Beeinträchtigung der körperl. und geistigen Leistungsfähigkeit des Versicherten, besteht Anspruch auf Kapitalleistung aus der für den Invaliditätsfall ver-

sicherten Summe. Die Höhe der Leistung richtet sich nach dem Grad der Invalidität unter Berücksichtigung der Gliedertaxe.
  - **Unfallrente:** Statt der Zahlung einer Invaliditätsleistung kann im Versicherungsfall auch die Zahlung einer Unfallrente oder einer Kombination aus Invaliditätsleistung und Unfallrente vereinbart werden. Führt der Unfall zu einer dauerhaften Beeinträchtigung der Leistungsfähigkeit von mind. 50 %, wird die festgelegte Unfallrente lebenslang gezahlt.
  - **Tagegeld:** Führt der Unfall zu einer Beeinträchtigung der Arbeitsfähigkeit, wird für die Dauer der ärztlichen Behandlung Tagegeld gezahlt. Das Tagegeld wird nach dem Grad der Beeinträchtigung abgestuft und max. 1 J. gezahlt. Die Bemessung richtet sich nach dem Grad der gesundheitlichen Beeinträchtigung.
  - **Krankenhaustagegeld:** Wird für jeden Kalendertag, längstens 2 J., gezahlt, an dem sich der Versicherte wegen des Unfalls in vollstationärer Heilbehandlung befindet.
  - **Genesungsgeld:** kann zusätzlich in den Versicherungsschutz einbezogen werden. Höhe und Dauer entsprechen dabei (noch einmal) der Dauer des vollstationären Aufenthalts. Häufig wird die Zahlung auf 100 d begrenzt.
  - **Todesfallleistung:** Führt der Unfall innerhalb 1 J. zum Tod, besteht Anspruch auf Leistungen nach der für den Todesfall vereinbarten Summe.
  - **Übergangsleistung:** Soll der versicherten Person bei einem schweren Unfall in den ersten Monaten eine finanzielle Unterstützung für erste Folgekosten bieten.
- PUV bieten darüber hinaus besondere Leistungen und Leistungsbemessungen an (z. B. verbesserte Gliedertaxe, kosmetische OP).
- Bei Verlust oder Funktionsunfähigkeit von mehreren Körperteilen werden die Prozentsätze addiert. Ergibt die Addition mehr als 100 %, wird wie bei einer Vollinvalidität abgefunden.

23

Der Wert der Gliedertaxe (▶ Tab. 23.3) bezieht sich auf die verletzte Gliedmaße. Die MdE der GUV drückt dagegen einen prozentualen Schädigungsgrad bezogen auf die gesamte Person aus. Die Minderung der Funktionsbeeinträchtigung einer Gliedmaße wird nicht in Prozentsätzen, sondern in Bruchteilen angegeben. In der Praxis hat sich die Angabe in Zehntel bewährt, gebräuchlich sind aber auch z. B. ½ Beinwert, 1/10 Armwert, 1/20 Fußwert. Bewerten und abgefunden wird der eingetretene Dauerschaden. Er umfasst den eingetretenen Schaden spätestens 3 J. nach dem Unfall. Spätere Verbesserungen oder Verschlechterungen finden im Gegensatz zur GUV keine Berücksichtigung.

> Bei der Mitwirkung von unfallunabhängigen Krankheiten oder Gebrechen wird die Leistung gekürzt, wenn der Mitwirkungsanteil dieser Krankheiten, der sog. Vorschaden, mind. 25 % beträgt.

Ein evtl. Vorschaden ist prozentual zu berücksichtigen. Üblich sind u. a. Mitwirkungsanteile von 25, 50 und 75 % (kleiner, mittlerer, großer Mitwirkungsfaktor).

23.3.3 Gesetzliche Rentenversicherung (GRV)

> In Deutschland wird die **Erwerbsminderungsrente** aus der gesetzlichen Rentenversicherung gezahlt. Diese umfasst die beiden Rentenarten **Rente wegen teilweiser Erwerbsminderung** und **Rente wegen voller Erwerbsminderung.**

Tab. 23.3 Gliedertaxe

Verlust oder vollständige Funktionsfähigkeit[1]	Invaliditätsgrad
Eines Arms im Schultergelenk	70 %
Eines Arms bis oberhalb des Ellenbogengelenks	65 %
Eines Arms bis unterhalb des Ellenbogengelenks	60 %
Einer Hand im Handgelenk	55 %
Eines Daumens	20 %
Eines Zeigefingers	10 %
Eines anderen Fingers	5 %
Eines Beins über der Mitte des Oberschenkels	70 %
Eines Beins bis zur Mitte des Oberschenkels	60 %
Eines Beins bis unterhalb des Knies	50 %
Eines Beins bis zur Mitte des Unterschenkels	45 %
Eines Fußes im Fußgelenk	40 %
Einer Großzehe	5 %
Einer anderen Zehe	2 %
Eines Auges	50 %
Des Gehörs auf einem Ohr	30 %
Des Geruchs	10 %
Des Geschmacks	5 %

[1] Wird die Funktionsfähigkeit nur teilweise eingeschränkt, wird der entsprechende Teil des Prozentsatzes der Gliedertaxe angenommen.

- Sichert den Lebensunterhalt des Versicherten im Alter, bei vorzeitiger Berufs- oder Erwerbsunfähigkeit und seiner Hinterbliebenen im Todesfall. Ferner gewährt sie medizinische und berufliche Reha-Maßnahmen.
- **Träger** der gesetzlichen Rentenversicherung ist die Deutsche Rentenversicherung. Die zuständigen Leistungsträger sind die Deutsche Rentenversicherung der Regionalträger, die Deutsche Rentenversicherung Bund und die deutsche Rentenversicherung Knappschaft-Bahn-See. Die landwirtschaftliche Alterskasse ist Träger der Alterssicherung in Landwirtschaft, Forsten und Gartenbau.
- **Leistungen:** Reha-Maßnahmen, Erwerbsminderungs-, Alters-, Hinterbliebenenrente, Zuschüsse zu Aufwendungen für Krankenversicherung, Grundsicherung.
- **Rente wegen teilweiser Erwerbsminderung:** Ein Versicherter, der unter den üblichen Bedingungen auf dem allgemeinen Arbeitsmarkt nur noch zwischen 3 und unter 6 h tägl. erwerbstätig sein kann, erhält eine Rente wegen teilweiser Erwerbsminderung. Die Höhe dieser Rente beträgt die Hälfte der Rente wegen voller Erwerbsminderung.
- **Rente wegen voller Erwerbsminderung:** Ein Versicherter, der unter den üblichen Bedingungen auf dem allgemeinen Arbeitsmarkt nur noch < 3 h erwerbstätig sein kann, erhält eine Rente wegen voller Erwerbsminderung.

Seit 1.1.2001 ist die frühere Berufsunfähigkeits- und Erwerbsunfähigkeitsrente aus der gesetzlichen Rentenversicherung durch die **Erwerbsminderungsrente** ersetzt. Diese umfasst die beiden Rentenarten **Rente wegen teilweiser Erwerbsminderung** und **Rente wegen voller Erwerbsminderung.** Die Neuregelung betrifft alle Versicherten, deren Frührente nach dem 31.12.2000 beginnt.

In Gutachten bei Rentenstreitsachen ist keine Aussage zu machen über das Vorliegen von Berufs- oder Erwerbsunfähigkeit. Das Leistungsvermögen ist festzustellen bzw. bestimmte Tätigkeitsmerkmale sind auszuschließen. Die Beweisfragen im **Sozialgerichtsverfahren** wegen Rentenstreitigkeiten sind weitgehend standardisiert:

Beweisfragen im Sozialgerichtsverfahren

- Welche Krankheiten oder andere Gebrechen oder Schwächen der körperl. und geistigen Kräfte liegen vor?
- Welche körperl. und geistigen Funktionen werden dadurch beeinträchtigt?
- Welchen Einfluss auf die Leistungsfähigkeit haben diese Gesundheitsstörungen?
- Welche Tätigkeiten sind ohne unmittelbare Gefährdung der Gesundheit – sei es auch nur mit Einschränkungen – noch möglich und welche sind zu vermeiden? **Beispiele:** Schwere – mittelschwere – leichte körperl. Arbeit mit Heben und Tragen von Lasten bis zu wie viel kg, dauerndes/überwiegendes Stehen – Gehen – Sitzen – gleichförmige Körperhaltung (welche) – häufiges Bücken – Treppensteigen – Arbeiten auf Leitern und Gerüsten; Akkord-, Fließband-, Schicht-, Nachtarbeit; Arbeiten in Kälte – unter Wärmeeinfluss – unter Einwirkung von Staub, Gasen und Dämpfen, Nässe – Arbeiten im Freien; besondere Beanspruchung des Gehörs oder des Sehvermögens – Publikumsverkehr – Arbeiten an Schreibmaschine; besondere geistige Beanspruchung (welcher Art?) – erhöhte bzw. hohe Verantwortung.
- Bis zu welcher Höchstdauer je Arbeitstag können die noch möglichen Tätigkeiten ohne unmittelbare Gefährdung der Gesundheit ausgeführt werden? Unter 3 h, 3–6 h, > 6 h?

! **Bitte die einzelnen Tätigkeiten getrennt beurteilen!**

- Sind besondere Arbeitsbedingungen unerlässlich (z. B. betriebsunübliche Pausen, ggf. in welchen Abständen und wie lange; bes. gestaltetes Arbeitsgerät)? Bedingen die Gesundheitsstörungen Beschränkungen des Arbeitswegs (z. B. hinsichtlich Zeitdauer, Art des Verkehrsmittels)?

23.3.4 Schwerbehindertenrecht

- **Schwerbehinderte Menschen** stehen unter einem besonderen rechtlichen Schutz. Rechte und Förderung sind durch das Schwerbehindertenrecht geregelt. Dies betrifft v. a. die Beschäftigungspflicht für Arbeitgeber, die Zahlung und Verwendung der Ausgleichsabgabe, begleitende Hilfen im Arbeitsleben, die Schwerbehindertenvertretung in den Betrieben, den Kündigungsschutz, Zusatzurlaub, die unentgeltliche Beförderung durch öffentliche Verkehrsmittel und Möglichkeiten der finanziellen Förderung, Diskriminierungsverbot.
- **Behinderung** im Sinne des **Schwerbehindertengesetzes (SchwbG):** Menschen gelten als behindert, wenn ihre körperl. Funktion, geistige Fähigkeit

oder seelische Gesundheit mit hoher Wahrscheinlichkeit länger als 6 Mon. von dem für das Lebensalter typischen Zustand abweicht und daher ihre Teilhabe am Leben der Gesellschaft beeinträchtigt ist.

- Die Auswirkung wird als **Grad der Behinderung (GdB)** nach Zehnergraden von 20 bis 100 abgestuft:
  - Eine **Behinderung** liegt vor bei einem GdB von mindestens 20.
  - Eine **Schwerbehinderung** ab einem GdB von 50.
  - Eine **Gleichstellung** ist möglich ab einem GdB von 30.
- Die **Feststellung** der Schwerbehinderteneigenschaft und des **Grads der Behinderung (GdB)** wird von den nach Landesrecht zuständigen Behörden, meist Versorgungsämtern, vorgenommen. Eine Gleichstellung erfolgt durch die Agentur für Arbeit.
- **Der Grad der Behinderung ist prinzipiell unabhängig vom ausgeübten Beruf. Bei der Ermittlung des Gesamt-GdB ist eine rechnerische Ermittlung nicht zulässig.** Maßgebend sind die Auswirkungen der einzelnen Behinderungen in ihrer Gesamtheit unter Berücksichtigung ihrer gegenseitigen Beeinflussung und Beziehung (▶ Kap. 23.3.1).

23.3.5 Pflegeversicherung

- Die Pflegeversicherung sichert das finanzielle Risiko der Pflegebedürftigkeit ab. Die Pflegeversicherung erbringt Leistungen als Geld- oder Sachleistungen bis zu einer finanziellen Höchstgrenze.
- **Pflegebedürftigkeit** bezeichnet einen Zustand, in dem eine Person mit Krankheit oder Behinderung ihren Alltag dauerhaft nicht selbstständig bewältigen kann und deshalb auf Pflege oder Hilfe angewiesen ist.
- Die Pflegeversicherung ist keine Vollversicherung. Sie stellt eine soziale Grundsicherung in Form von unterstützenden Hilfeleistungen dar, die die Eigenleistungen der Versicherten und anderer Träger nicht entbehrlich machen.
- Der **Medizinische Dienst der Krankenversicherungen** prüft, welche Leistungen zur medizinischen Reha für die Versicherten in Betracht kommen, um eine Pflegebedürftigkeit zu überwinden, zu mindern oder ihre Verschlimmerung zu verhüten.
- Die Beurteilung der Pflegebedürftigkeit erfolgt in 5 Pflegegraden. Die Einstufung richtet sich nach dem Zeitaufwand für Pflegebedürftige und berücksichtigt Bedürfnisse von Demenzkranken stärker.
- Mit dem Pflegebedürftigkeitsbegriff wird der Grad der Selbstständigkeit der Pflegebedürftigen in 6 Bereichen eingeschätzt; Mobilität, kognitive und kommunikative Fähigkeiten, Verhaltensweisen und psychische Problemlagen, Selbstversorgung, Bewältigung von und mit krankheitsbedingten Anforderungen und Belastungen, Gestaltung des Alltagslebens und soziale Kontakte.

23.4 Hinweise für den ärztlichen Gutachter

Vorbereitende Begutachtungsarbeiten

Prüfung des Gutachtenauftrags: Begutachtungsfragen verständlich und präzise, vollständig und geeignet? Notwendige Spezialuntersuchungen? Zusatzgutachten?

23

Allgemeine Regeln

- **Neutralität des Gutachters:** Wahren der Interessen der Beteiligten. Gegenüber der Untersuchungsperson neutral verhalten. Äußerungen dürfen nicht Anlass zur Besorgnis einer Voreingenommenheit geben.
- **Aufklärung und Beratung von Untersuchungseingriffen:** Allgemein erforderliche Selbstbestimmungs- und Risikoaufklärung vor körperl Untersuchungen vornehmen.
- **Schweigepflicht des Gutachters:** Spezielle Ergebnisse des Gutachtens dürfen nicht schon bei der Untersuchung bekannt gegeben werden.

Aufbau eines Gutachtens

- **Auftraggeber,** Datum des Gutachtenauftrags, Aktenzeichen.
- **Name des Begutachteten,** Geburtsdatum, Anschrift, ggf. Identifikation z. B. durch Personalausweis.
- **Ort, Zeitpunkt und Dauer** der Gutachtenuntersuchung und Gutachtenerstattung.
- Auflistung der **Aktenunterlagen** und Fremdröntgenbilder, die zur Begutachtung vorlagen.
- **Vorgeschichte nach Aktenlage.** Nur auf den für die Beurteilung relevanten Akteninhalt in knapper, präziser Form eingehen. Benennung der entsprechenden Seiten und Akten in Klammern, um ein rasches Auffinden zu ermöglichen.
- **Allg. weitere Anamnesen,** soziale Anamnese, berufliche Tätigkeit und ggf. Ausbildung des Begutachteten.
- **Klagen und Beschwerden,** Wiedergabe in wörtlicher Rede nach Angabe des Untersuchten.
- **Untersuchungsbefunde:**
  - Körperl., klin. Untersuchung.
  - Die klin., chirurgische Untersuchung ist nach anerkannten Untersuchungsmethoden, z. B. Neutral-Null-Methode, durchzuführen und detailliert festzuhalten. Bei Extremitäten immer Gegenseite zum Vergleich anführen.
  - Technische Zusatzuntersuchungen (Rö, CT, MRT): Befundung, der neu angefertigten oder angeforderten Rö-Bilder, knappe interpretierende Beurteilung.
  - Laborchemische Untersuchungen: aktuelle Werte den Normwerten gegenüberstellen.
- **Zusammenfassung und Beurteilung:** Wichtigster Teil des Gutachtens. Soll in sich schlüssig sein. Relevante Daten aus der Vorgeschichte sowie relevante Untersuchungsbefunde sollen hier kurz wiederholt und zu der gutachterlichen Fragestellung in Bezug gesetzt werden. Normalerweise wörtliche Wiederholung der Fragestellungen des Gutachtens und direkt anschließende knappe, präzise und allg. verständliche Beantwortung. Grundlage der gutachterlichen Einschätzung des GdS/MdE sind allein die erhobenen, nachvollziehbaren und vergleichbaren Befunde. Damit können anlässlich einer späteren gutachterlichen Nacherhebung zum Zweck eines Besserungs- oder Verschlimmerungsnachweises eine festgestellte Befunddifferenz und eine mögliche Abweichung begründet werden.

Inhaltliche Anforderungen und gutachterliche Darstellung

- Äußerungen des Begutachteten klar von objektiven Untersuchungsergebnissen unterscheiden.
- Reine Verdachtsdiagnosen dürfen nicht als sichere Befunde missverständlich sein.

- Gutachterliche Aussagen objektiv, sachlich und in distanzierter Form.
- Vermeiden subjektiv gefärbter oder mit Tendenz versehener Formulierungen. Erschöpfende Antwort auf Gutachtenfragen erteilen. Einzelne Begutachtungsschritte müssen methodisch nachvollziehbar und in ihrer Schlüssigkeit kritisch bewertbar sein. Feststellungen und Beurteilungen deshalb vollständig und lückenlos wiedergeben.

23.5 Hinweise zum Untersuchungsgang

Allgemeine Vorbereitungen

Die Kooperation bei der Untersuchung gestaltet sich regelrecht oder der/die Untersuchte ist teilweise nicht/wenig kooperativ.

Allgemeine klinische Untersuchung

- **Entkleiden:** selbstständig, zügig, unter symmetrischer, seitengleicher Benutzung der Arme, sitzend, stehend, in wechselnden Einbeinstand, langsam und mit Mühe, nur mit fremder Hilfe.
- **AZ:** gut, mäßig verbraucht, reduziert, gebrechlich. Körpergröße, -gewicht.
- **EZ:** schlecht, reduziert, normalgewichtig, adipös.
- **Alterseindruck:** altersgemäß, vorgealtert.
- **Körperform:** schlank, pyknisch, athletisch.
- **Muskulatur:** normal, kräftig, schwach.
- **Haltung:** aufrecht, steif, gebeugt, schlaff.
- **Bewegungen:** unauffällig, steif, zügig, verlangsamt, kraftlos.
- **Puls, Blutdruck:** Frequenz, Rhythmus.
- **Haut, sichtbare Schleimhäute:** regelrecht durchblutet, Farbe, Veränderungen.
- **Lippen:** o. B., zyanotisch, blass.
- **Gesichtsfarbe:** blass, gebräunt, rosig, ikterisch.

Spezielle Untersuchungsbefunde

Hals-/Rumpfwirbelsäule

- **Inspektion:** Schulter-, Beckenstand, Taillendreiecke, inspektorisches Seitprofil (normal, hohlrund, rund, flach), Rückenprofil mit Dornfortsatzlinie bei vollem Fersenstand bds. ohne Beinlängendifferenz, Lot, Haltung (muskelkräftig, aufrecht, muskelschwach, verfallen, Zwangshaltung).
- **Hals:** normale Form und Haltung/Zwangshaltung. Klopf-, Druck-, Distraktions-, Stauchschmerz, Muskelhartspann.
- **Brustkorb:** normal, hager, fassförmig, Atembreite über den Mamillen in cm.
- **Abdomen:** normal, adipös, vorgewölbt, Hernien, Rektusdiastase, Narben, Bauchumfang in Nabelhöhe.
- **Funktionsprüfung HWS:** Vorneigen/Rückneigen (45°/0°/45°), Seitneigen (45°/0°/45°), Drehen (80°/0°/80°), Kinnspitzen-Brustbein-Abstand.
- **Funktionsprüfung Rumpfwirbelsäule:** Finger-Boden-Abstand, Messstrecke Ott, Messstrecke Schober, Seit-, Rückneigung, Rotation, Abstand Fingerspitzen-Großzehen im Langsitz.
- **Deformitäten:** Skoliose, Kyphose, Gibbus, Rippenbuckel, Lendenwulst, Klopf-, Druck-, Stauchungs-, Fersenfall., Beckenkompressions-, Thoraxkompressionsschmerz.

- **Muskulatur:** Tonus palpatorisch, Druckschmerz, Myogelosen.
- **Neurologische Untersuchung:** radikuläre Schmerzsymptomatik, radikuläre Ausfallserscheinungen, Lasègue, Bragard.

Obere Extremität

- **Schultergürtel:** Schultergeradstand. Schulterkulisse: Konturen, Symmetrie, Muskelverspannung. Schultergelenkbeweglichkeit nach der Neutral-Null-Methode, Nacken-, Schürzenbundgriff, Schulterblattstand. Druckpunkte, Stabilitätstest, Funktionstest Rotatorenmanschette, Rechts-/Linkshänder, Umfänge inspektorisch.
- **Muskel- bzw. Umfangsdifferenz:** inspektorisch, Atrophie.
- **Umfangsmaße:** messtechnisch nach Messblatt für obere Gliedmaßen.
- **Armlänge:** messtechnisch.
- **Ellenbogengelenke:** Kontur, Beweglichkeit nach der Neutral-Null-Methode, Gelenkachse, Bandführung Unterarmdrehung nach der Neutral-Null-Methode.
- **Handgelenke:** Kontur, Beweglichkeit messtechnisch.
- **Hand:** Bewegungsprüfung Finger nach der Neutral-Null-Methode, Hohlhandbeschwielung, Griffvarianten (Faustschluss, Spitz-, Schlüsselgriff), Daumen (Zirkumduktion-Opposition), Handbinnenmuskulatur, Atrophie, Deformität, Amputation.
- **Durchblutung:** arterielle Pulse, klin. Anhaltspunkte für Blutrückflussstörungen.
- **Neurologische Untersuchung, orientierend:** Motorik, Paresen, Sensibilität, Reflexe, grobe Kraft.

Untere Extremität

- **Orthopädische Hilfsmittel:** Einlagen, Bandagen, Orthesen, Prothesen.
- **Beinachsen:** inspektorisch, messtechnisch: Varus, gerade, Valgus, Seitendifferenz.
- **Muskel- bzw. Umfangsdifferenz:** inspektorisch.
- **Umfangsmaße:** messtechnisch nach Messblatt für untere Gliedmaßen.
- **Beinlänge:** messtechnisch.
- **Becken:** Beckengeradstand, Beckenschiefstand (li/re, cm), Beckenkippung.
- **Haut:** Hautfarbe, Hauttemperatur, Narben.
- **Durchblutung:** arterielle Pulse, Stammvarikosis, Besenreiservarikosis.
- **Gangbild:** unauffällig, Verkürzungs-, Schonhinken, Schrittlänge verkürzt, Fußabrollung, Trendelenburg, Duchenne, in Konfektionsschuhen zu ebener Erde flott und sicher, Gehhilfen, Abrieb der Schuhe, Änderung des Gangbilds, wenn sich der Pat. unbeobachtet fühlt.
- **Standvarianten:** Einbein-, Fersen-, Zehenstand, tiefe Hocke.
- **Hüftgelenke:** Kontur, Beweglichkeit nach Neutral-Null-Methode, Funktionsschmerz, ventraler Kapseldruckschmerz, Trochanterdruckschmerz.
- **Kniegelenke:** Kniegelenkkontur, synoviale Schwellung, Ergussbildung, Quadrizepsatrophie, Bewegungsreiben, Beweglichkeit nach der Neutral-Null-Methode, Zohlen-Zeichen, Q-Winkel, Patella alta, Hypermobilität der Patella, Prüfung und Dokumentation der Bandführung des Kniegelenks (lat. und mediale Aufklappbarkeit in Streckstellung und 30°-Beugung, gerade vordere Schublade, Lachmann, Pivot shift, hintere Schublade, Rotationsinstabilität), Meniskuszeichen (Druckschmerz, Gelenkspalt, Steinmann I und II, Payr, Apley-Grinding, Hyperextensions-, Hyperflexionsschmerz).
- **Unterschenkel:** Drehfehler, Deformität, Ödeme, Ulkus.

- **Sprunggelenk und Fuß:** Sprunggelenkbeweglichkeit nach der Neutral-Null-Methode, Zehengelenkbeweglichkeit. Stabilität OSG, Fußform, Deformität (z. B. Hallux valgus, Hammer-, Krallenzehen), Fußsohlenbeschwielung, Fußpulse.
- **Neurologischer Status, orientierend:** Muskeleigenreflexe, Sensibilität, Motorik (Paresen), Lasègue (re/li, gekreuzt, umgekehrt), Bragard, Valleix-Druckpunkte.

23.6 Gelenkmessungen nach der Neutral-Null-Methode

Alle Umfangs- und Gelenkwinkelmessungen sollten im Rahmen der Begutachtung mit Bandmaß und Winkelmesser durchgeführt werden. Die Normalstellung zeigt alle Gelenke in der 0°-Stellung. Normalstellung wird im Stand eingenommen mit hängenden Armen und gestreckten Fingern. Dabei zeigt der Daumen nach vorn, die Füße stehen parallel (▶ Abb. 23.1, ▶ Abb. 23.2).

Wirbelsäule

Halswirbelsäule

Zusätzlich können noch der Abstand der Kinnspitze zum Jugulum sowie der Abstand der Kinnspitze zu den Schultern gemessen werden. Ferner Messung des Abstands der Kinnspitze zur Unterlage in Bauchlage.

Brust- und Lendenwirbelsäule

Gemessen wird der Winkel zwischen C7–S1 und der Senkrechten.

Zusätzliche Messmethoden an der Wirbelsäule

- **Ott-Zeichen:** Im Stehen Markierung des Dornfortsatzes C7 und Anzeichnen einer weiteren Marke 30 cm kaudal. Bei freier Beweglichkeit verlängert sich diese Strecke bei der Rumpfvorwärtsbeuge um bis zu 8 cm. Aufschreibung: Ott Brustwirbelsäule 30/38 cm.
- **Schober-Zeichen:** Im Stehen Markierung des Dornfortsatzes S1 und Anzeichnen einer weiteren Marke 10 cm oberhalb. Bei freier Beweglichkeit der LWS verlängert sich diese Strecke bei der Rumpfvorwärtsbeuge um bis zu 10–15 cm. Aufschreibung: Schober Lendenwirbelsäule 10/20 cm.
- **Russe** et al. (1982) messen im Stehen die Strecke zwischen C7 und S1 und finden bei stärkster Beugung der WS beim gesunden Erw. eine Verlängerung um ungefähr 10 cm.
- Ferner Messung des **Fingerspitzen-Boden-Abstands** (FBA) im Stehen mit gestreckten Knien. Dabei handelt es sich um eine Kombinationsbewegung, an der neben der WS auch die Hüftgelenke bes. beteiligt sind. Gut bewegliche Hüften können dabei Versteifungen der WS z. T. kompensieren.
- Ferner sind bei der WS-Untersuchung seitl. Verbiegungen anzugeben und ihre Lage sowie das besondere Hervortreten von Dornfortsätzen zu beschreiben. Beim Beckenschiefstand ist festzustellen, ob durch Unterlegen von Brettchen unter die Fußsohlen derselbe ausgeglichen werden kann, wobei auch auf die Beinlängenunterschiede zu achten ist. Muskelverspannungen sowie Klopf- und Stauchungsschmerzen sind zu beschreiben.

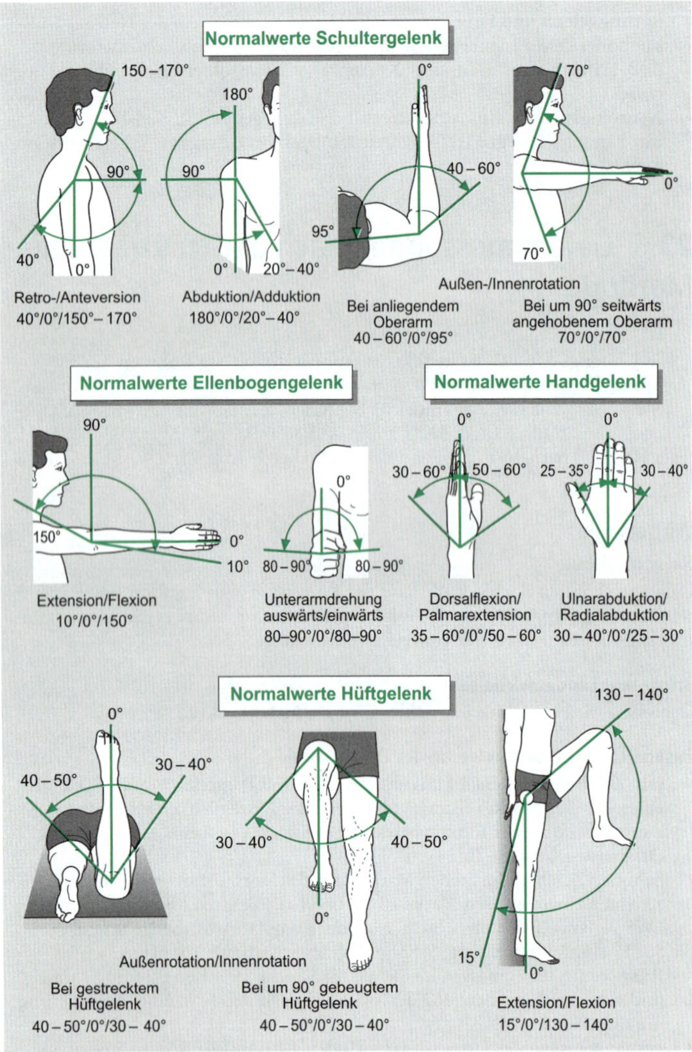

Abb. 23.1 Gelenkmessungen nach der Neutral-Null-Methode: Kann ein Gelenk die 0°-Stellung nicht erreichen, wird die 0 vorangestellt und dann der Bewegungsausschlag in Form von 2 Zahlen angegeben. Beispiel: Knie 0–20–100; d. h., dieses Knie kann nicht vollständig gestreckt, aber von 20° Beugung bis 100° Beugung bewegt werden. [L106]

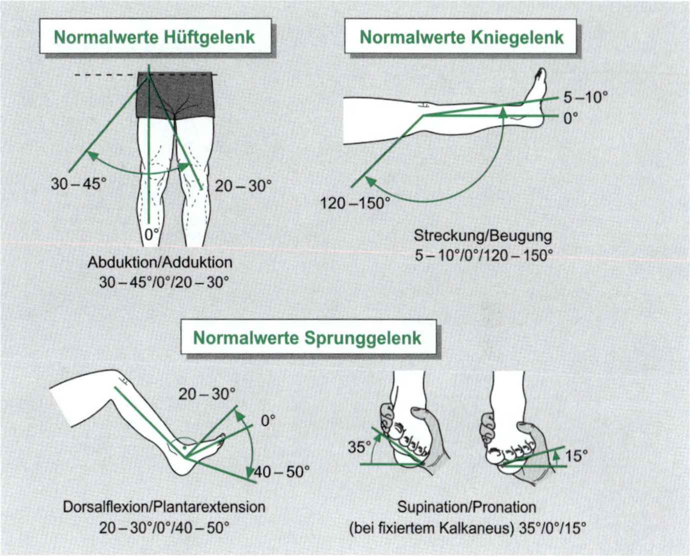

Abb. 23.2 Gelenkmessungen nach der Neutral-Null-Methode [L106]

24 Schmerztherapie

Susanne Stehr-Zirngibl

Unterschieden werden muss zwischen der Behandlung akuter und chronischer Schmerzen.

- **Akutschmerz** tritt in unmittelbarem Zusammenhang mit einem Gewebetrauma (postop., posttraumatisch) auf. Seine Behandlung gehört in das Grundrepertoire jedes Chirurgen, da es den Großteil der periop. Schmerzbelastung betrifft.
- Als **chronisch** bezeichnet man über 3–6 Mon. bestehende Schmerzen, die in die Planung der periop. Schmerztherapie mit einbezogen werden müssen, jedoch i. d. R. ein multidimensionales Assessment und Management erfordern.

24.1 Grundlagen

24.1.1 Schmerzanamnese und Schmerzmessung

- Präop. Schmerzanamnese bei jedem Pat.; bei pos. Anamnese Intensität, Lokalisation, Charakter, Frequenz und Dauer sowie auslösende und verstärkende Faktoren des Schmerzes erfragen, da diese sowohl die postop. Schmerzintensität als auch die Gefahr der Schmerzchronifizierung beeinflussen können.
- Präop. Aufklärung der Pat. über Methoden und Medikamente der für sie geeigneten Schmerztherapie und Festlegung des geplanten Vorgehens (Angstvermeidung).
- Schmerzempfinden kann interindividuell bei vergleichbarem operativem Trauma sehr variabel sein.
- Zur Durchführung einer suffizienten Schmerztherapie regelmäßige Messung der aktuellen Schmerzintensität aus Sicht des Patienten. Hierzu stehen numerische (bevorzugt verwendet), verbale (eher geeignet für ältere Pat.) und visuelle Ratingskalen zur Verfügung (▶ Abb. 24.1, ▶ Abb. 24.2, ▶ Abb. 24.3).
- Zusätzliche Erfassung von
  - Akzeptanz/Toleranz der aktuellen Schmerzen
  - Ausmaß schmerzassoziierter Funktionseinschränkungen (Mobilisation, Abhusten, Schlafen, Essen, Trinken)
  - Nebenwirkungen (Übelkeit, Erbrechen, Sedierung, Delir, Obstipation).

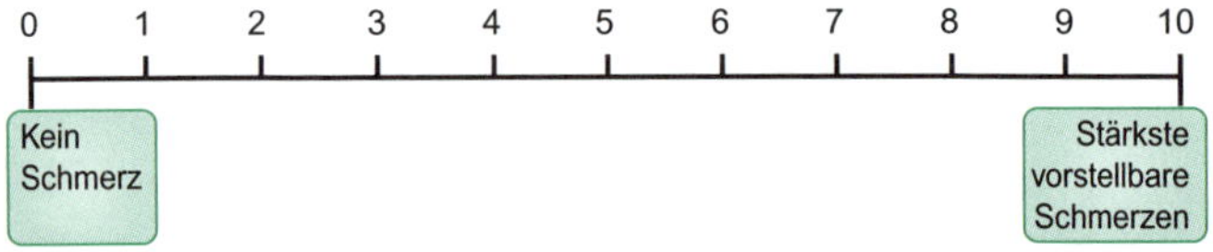

Abb. 24.1 Numerische Ratingskala (NRS) [L157]

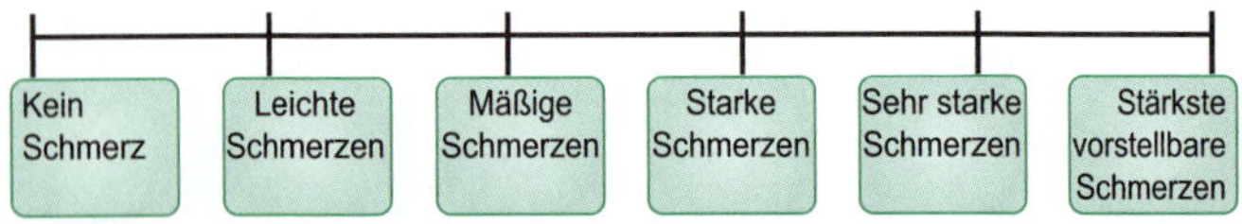

Abb. 24.2 Verbale Ratingskala (VRS) [L157]

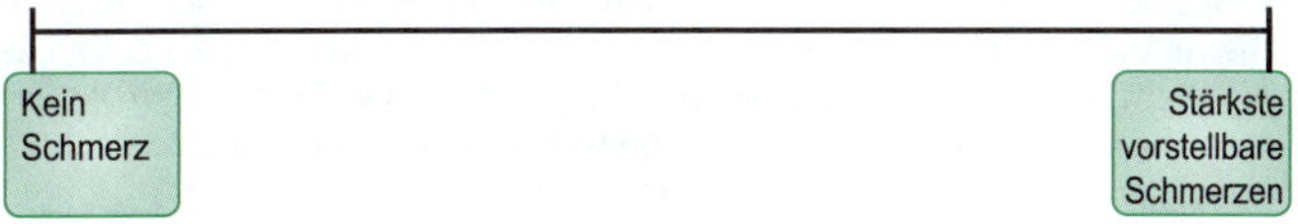

Abb. 24.3 Visuelle Analogskala (VAS) [L157]

- Durchführung von Schmerzmessungen:
  - ≤ 24 h nach größeren Eingriffen: alle 2 h.
  - Bei neuen oder stärker werdenden Schmerzen: bei Bedarf, vor und nach jeder Schmerzmittelgabe, i. d. R. 30 min nach i. v. Gabe und ca. 60 min nach p. o. Gabe; mind. alle 8 h (1 ×/Schicht).
- Die Schmerzerhebung erfolgt getrennt für Ruhe- und Belastungsschmerz.
  - Kognitiv u./o. kommunikativ eingeschränkte Pat. (Anhaltspunkte örtliche/zeitliche Orientierung, Uhrentest, Dem Tect-Test): Grundsätzlich hat auch bei Pat. mit Demenz die Selbstauskunft einen hohen Stellenwert. Nur in Fällen, in denen eine sinnvolle Selbstauskunft nicht mehr möglich ist, sollte auf Fremdbeobachtungsinstrumente zurückgegriffen werden, z. B. BESD (Beurteilung von Schmerzen bei Demenz).
  - Kinder bis ca. 4. Lj.: KUSS (Kindliche Unbehagens- und Schmerz-Skala), so früh wie möglich Gesichterskalen (z. B. Smiley-Skala).
  - Als Interventionsschwelle gilt derzeit eine Schmerzintensität NRS > 3 für Ruheschmerz und NRS > 5 für Belastungsschmerz

24.1.2 Applikationswege der Schmerzmedikation

Lokoregional

- **Peridural:** effektivste Analgesie, i. d. R. ein Teil des periop. Schmerzkonzepts bei Eingriffen mit zu erwartender mittelstarker/starker Schmerzintensität. Auf diesem Weg können nur dafür zugelassene Opioide, Lokalanästhetika und deren Komb. injiziert werden. Die Verabreichung kann entweder kontinuierlich, in Einzelgaben oder als patientenkontrollierte Analgesie (PCA) erfolgen.
- **Perineural:** einmalige oder kontinuierliche Injektion der Lokalanästhetika zur Blockade peripherer Nerven. Kann ebenfalls ein führender Bestandteil eines periop. Schmerzkonzepts, insbes. bei schmerzhaften Extremitäteneingriffen, sein.
- **Lokal:** einmalige oder kontinuierliche Injektion des Lokalanästhetikums im Bereich der OP-Wunde (intra-, subkutan oder subfaszial); wird häufig durch den Operateur durchgeführt.

Systemisch

- **Oral: Weg der Wahl** in der systemischen Schmerztherapie. Ausnahmen: starke Schmerzen, die einer sofortigen Intervention bedürfen, sowie Situationen, in denen die orale Einnahme oder enterale Resorption des Medikaments beeinträchtigt ist (z. B. frühe postop. Phase, Ileus, einliegende Magensonde etc.).
- **Intravenös:** schnellster Wirkungseintritt und Wirkabfall. **Weg der Wahl bei starken Schmerzen,** u. a. auch in der frühen postop. Phase. Bei mittelstarken und starken postop. Schmerzen insbes. als PCA effektiv.

- **Subkutan:** mögliche Alternative bei schlechten Venenverhältnissen. Setzt aber intakte periphere Durchblutung voraus (KI: Hypothermie, Schock). Gegenüber i. v. Applikation verzögerter Wirkeintritt und verlängerte Wirkdauer; s. c. Infusionstherapie auch als PCA möglich, postop. der i. v. Gabe jedoch unterlegen.
- **Transdermal:** mittels Opioidpflaster, die je nach Wirkstoff kontinuierlich 3–7 d wirksam sind. Es sind träge Systeme, die erst nach 12–24 h ihre volle Wirkung entfalten. Deshalb sind transdermale Pflaster zur Ther. akuter und posttraumatischer Schmerzen eher ungeeignet. Sie kommen überwiegend in der chron. Schmerztherapie zur Anwendung.
- **Intramuskulär:** gilt heute als obsolet, da schmerzhaft, komplikationsträchtig (Hämatome, Abszesse, Nerv- und Gefäßverletzungen) und weil genügend alternative Applikationswege zu Verfügung stehen. Kann notfalls in besonderen Situationen eine Option darstellen.
- Seltene Applikationswege (sublingual, rektal, transnasal) können bei speziellen Indikationen erwogen werden.

24.2 Allgemeine Prinzipien der perioperativen Akutschmerztherapie

Die praktische Durchführung der periop. Schmerztherapie schließt eine Reihe nichtmedikamentöser und medikamentöser Verfahren in der prä-, intra- und postop. Phase ein. Das periop. Schmerzkonzept soll präop. geplant und mit dem Pat. nach detaillierter Aufklärung abgestimmt werden.

24.2.1 Präoperative Maßnahmen zur Schmerzreduktion

24

Entscheidend ist eine gut abgestimmte präop. Planung der Schmerztherapie basierend auf der Schmerzanamnese im interdisziplinären Kontext der zu erwartenden Schmerzen in Abhängigkeit von Lokalisation und Ausmaß des operativen Traumas. In diesem Zusammenhang wird über die Art der systemischen Analgesie u./o. dem Einsatz der Peridural- bzw. Regionalanästhesie entschieden.

- Bei Eingriffen mit hoher oder mittlerer Schmerzintensität:
  - Regionalanästhesie (rückenmarknahe Verfahren, periphere Nervenblockaden, lokale Infiltration erwägen [▶ Kap. 2.3]).
  - Als Alternative i. v. PCA mit Opioiden anstreben.
- Bei Eingriffen mit niedriger Schmerzintensität: I. d. R. ist eine postop. Schmerztherapie mit Nichtopioiden, ggf. in Komb. mit niedrigpotenten Opioiden ausreichend.
- Bei präop. bestehenden akuten Schmerzen: frühzeitig adäquate Analgesie. Das früher gültige Dogma, dass Schmerzmittelgabe zur Verschleierung der Diagnose führt, gilt heute in der Form nicht mehr.

24.2.2 Intraoperative Maßnahmen zur Schmerzreduktion

- Korrekte Lagerung des Pat. auf dem OP-Tisch
- Reduktion des Zugangstraumas durch Nutzung minimalinvasiver Techniken
- Vermeidung gewebetraumatisierender Halte- und Zugmanöver
- Sorgfältige Blutstillung und gewebeschonende OP-Technik
- Verzicht auf das Einlegen von Drainagen, falls möglich

- Regionale Nervenblockaden im OP-Bereich oder Infiltrationsanästhesie der OP-Wunde

24.2.3 Postoperative Maßnahmen zur Schmerzreduktion

Fortführung der Regionalanästhesie (peridural, peripher) bzw. i. v. PCA, je nach präop. festgelegtem Konzept.

- Adiuvante Schmerztherapie: Physiotherapie entscheidend: schnelle Mobilisation, Atemtraining, schmerzarme Bewegungsmuster, etc.
- Spannungsfreie Verbandanlage, Vermeidung haftender Verbände, potenziell schmerzhafte Verbandswechsel stets unter suffizienter Analgesie (rechtzeitige Gabe, HWZ beachten!)
- Sonstige zusätzliche Maßnahmen zur Schmerzreduktion (Kühlung der Wunde, TENS, Akupunktur etc.)

24.3 Spezielle Verfahren der Akutschmerztherapie

24.3.1 Regionalanästhesie

Unter Regionalanalgesie werden Verfahren zur lokalen Schmerzblockade bestimmter Körperregionen oder Extremitäten subsummiert. Sie kommt als Ersatz oder in Komb. mit der systemischen Analgesie zur Anwendung. Neben der lokalen Betäubung von OP-Wunden (Infiltration mit Lokalanästhetika) gehören **rückenmarksnahe** (Spinal- und Periduralanalgesie) und **periphere Nervenblockaden** zum Verfahrensspektrum. Die weitere postop. Ther. erfolgt nach Anlage eines Katheters in Einzeldosen, kontinuierlich über Perfusor oder patientenkontrolliert (PCA; ▶ Kap. 24.3.2)

Periduralanalgesie (PDA)

Die PDA durch Medikamentengabe über Periduralkatheter (PDK) ist die **wirkungsvollste und effektivste Form** der periop. Schmerztherapie.
Hierbei können Opioide, Lokalanästhetika oder Komb. in den epiduralen Raum appliziert werden. Dabei ist eine Komb. aus Opioid und Lokalanästhetikum effektiver als die Verabreichung einzelner Substanzen. In Deutschland sind Opioide wie Morphin und Sufentanyl für peridurale Applikation zugelassen. Von den Lokalanästhetika kommen Bupivacain und Ropivacain bevorzugt zum Einsatz.
Neben der ausgezeichneten Analgesie weist der thorakale PDA pos. Auswirkungen auf kardiale (Myokardinfarktrate ↓), pulmonale (Pneumonierate ↓, schnelleres Weaning) und gastrointestinale Funktionen (Darmatonie nach abdominalen OP ↓) auf.

Anlage Bei PDK-Anlage und -Entfernung müssen vorgeschriebene Zeitintervalle zur Gabe gerinnungshemmender Medikamente eingehalten werden.

> Die Anlage eines Periduralkatheters (PDK) bleibt nicht zuletzt aufgrund der möglichen Kontraindikation Pat. mit mittelgroßer/großer OP und zu erwartenden mittelstarken bis starken Schmerzen vorbehalten.

Risiken Zu den Risiken des Verfahrens zählen Kathetermigration, epidurale Hämatome und Abszesse, Miktions- und Defäkationsstörungen, hämodynamische Deregulation durch Hypovolämie sowie Übelkeit und Atemdepression.

Kontraindikation Gerinnungsstörungen, Infektion im Punktionsbereich, Blutungen und Infektion des ZNS, erhöhter Hirndruck, einige neurol. Erkr., Sepsis, Schock, hochgradige Aorten- oder Mitralklappenstenose sowie Allergien gegen Lokalanästhetika.

> Postop. sollte der PDK möglichst nicht länger als 4–6 d belassen werden. Die Einstichstelle muss täglich kontrolliert werden. Analoge Kriterien gelten auch für Katheter bei peripheren Nervenblockaden.

Periphere Nervenblockaden

Die peripheren Nervenblockaden (periphere Nervengeflechte oder Einzelnerven) sind eine Methode zur regionalen Ausschaltung neuronaler Strukturen. Sie bieten bei Eingriffen an Extremitäten (z. B. Plexusanalgesie an Schulter und Arm oder Blockade einzelner Nerven an Knie, Unterschenkel, Fuß, Hand) und im postop. Verlauf signifikante Vorteile, insbes. wenn schmerzhafte Mobilisierungen, z. B. nach einer Knie TEP, erforderlich sind.
Moderne Bildgebung mit (mobilen) Ultraschallgeräten ermöglicht eine präzise Lokalisierung der Nerven zur Anlage eines Katheters, der wie der PDK täglich auf Entzündungszeichen an der Einstichstelle überwacht werden muss.
Verschiedene Lokalanästhetika, etwa Lidocain, Bupivacain und Ropivacain, kommen dabei zum Einsatz.
Eine schichtweise Wundinfiltration kann durch den Chirurgen unmittelbar vor OP-Beginn **(präemptive Analgesie)** mit einem lang wirksamen Lokalanästhetikum durchgeführt und vor dem Wundverschluss wiederholt werden. In ähnlicher Weise kann eine gezielte einmalige Lokalanästhesie neuronaler Strukturen durch den Operateur unter Sicht erfolgen. Dies wird am häufigsten als Lokalanästhesie von Interkostalnerven bei einer Thorakotomie angewandt und sorgt für eine sehr gute, jedoch zeitlich begrenzte Analgesie während der frühen postop. Phase.

24.3.2 Patientenkontrollierte Anästhesie (PCA)

Im Unterschied zum ärztlich verordneten fixen Schema von Analgetika ermöglichen PCA-Systeme dem Pat., sich analgetische Substanzen in einem vorher festgelegten Rahmen (Einzeldosis, Zeitintervall) selbst und nach eigenem Bedarf zu verabreichen.

- Vorteile von PCA-Systemen: bessere, individuell angepasste Analgesie im Vergleich zu starren Schemata.
- Gabe: Die Schmerzmedikamente können dabei i. v., s. c., peridural, perineural oder sublingual verabreicht werden.
- Bei i. v. PCA werden Opioide verabreicht, i. d. R. Piritramid oder Morphin.
- Bewährt hat sich bei Eingriffen mit zu erwartenden mittelstarken oder starken Schmerzen in der postop. Frühphase eine i. v. PCA-Analgesie mit einem Opioid (in Deutschland am häufigsten: Piritramid) als Alternative in den Fällen, in denen PDA oder periphere Blockaden nicht infrage kommen.
- Vorteile bzgl. NW: Vermeidung einer kontinuierlichen Opioidinfusion auf Normalstation, da unter Opioiden höheres Risiko für Übelkeit, Erbrechen, Atemdepression.

24.4 Systemische perioperative Schmerztherapie

Zum suffizienten periop. Schmerzmanagement ist eine systemische Pharmakotherapie bei den allermeisten chirurgischen Operationen notwendig, entweder primär oder nach Beendigung der Regionalverfahren. Auswahl und Dosierung der Schmerzmedikamente richten sich immer nach Eingriffsart, Vorhandensein anderer schmerztherapeutischer Verfahren im periop. Konzept, Schmerzart und -intensität sowie Pat.-Besonderheiten.

- Bei Eingriffen mit starker und mittelstarker Schmerzintensität: Rückenmarknahe oder lokoregionäre Schmerztherapieverfahren sind die Methoden der Wahl, aber nicht immer anwendbar.
- Alternativ: i. v. PCA. Zusätzlich wird i. d. R. ein Nichtopioid verabreicht.
- Gleichzeitige Opioidverabreichung über mehrere Wege (z. B. i. v. und epidural) soll wegen Unberechenbarkeit der NW – wenn möglich – vermieden werden.

Prinzipien der systemischen Schmerztherapie

Falls weder regionale Schmerztherapieverfahren noch i. v. PCA im Einsatz sind, wird nach WHO-Stufenschema (▶ Tab. 24.1) abhängig von der Schmerzintensität therapiert.

- Bei Eingriffen mit niedriger Schmerzintensität ist die Verwendung eines Nichtopiods (▶ Tab. 24.2, ▶ Tab. 24.4) i. d. R. ausreichend.
- NSAR, COX-2 Hemmer und Metamizol haben eine ähnliche Analgesiequalität und sollen dem schwächer wirksamen Paracetamol vorgezogen werden.
- Die Komb. von **sauren** und **nichtsauren Nichtopioidanalgetika** kann zur Steigerung der analgetischen Wirkung führen und ggf. auch eine Einsparung von Opioiden ermöglichen.

Tab. 24.1 WHO-Stufen-Schema zur Schmerztherapie

Stufe I Mäßige Schmerzen	Stufe II Starke Schmerzen	Stufe III Stärkste Schmerzen
Nichtopioidanalgetikum ± Co-Analgetikum	Niederpotentes Opioidanalgetikum ± Nichtopioidanalgetikum ± Co-Analgetikum	Hochpotentes Opioidanalgetikum ± Nichtopioidanalgetikum ± Co-Analgetikum

- Bei Eingriffen mit mittelstarken/starken Schmerzen wird entsprechend der Schmerzintensität ein **schwaches** (▶ Tab. 24.5) oder **starkes Opioid** (▶ Tab. 24.6) in Komb. mit einem Nichtopioid als Basistherapie angesetzt und zusätzlich eine Bedarfsmedikation mit einem schnell wirksamen Opioid angeordnet.
- Die Überschreitung der Maximaldosis der Nichtopioidanalgetika und der schwachen Opioide führt zur Steigerung der NW, jedoch nicht des analgetischen Effekts.
- Bei Reduktion der Schmerzmedikation (bei nachlassenden Schmerzen) wird zuerst das Opioid und erst dann das Nichtopioid ausgeschlichen.
- Bei systemischer Opioidgabe in der postop. Phase soll ein adäquates Monitoring gewährleistet sein. **Cave:** Pat. mit Schlafapnoe oder Pat. unter anderer ZNS hemmender Medikation haben höchstes Risiko für Atemdepression. Ggf. zusätzliche Medikation zur Linderung der Opioid-NW soll mitberücksichtigt werden (Antiemetika, Laxanzien etc.).

- Der Umstieg auf einen oralen Schmerzmittelapplikationsweg ist möglichst schnell anzustreben. **Sondersituationen:** Zustände mit beeinträchtigter oraler/enteraler Schmerzmittelaufnahme (z. B. Darmparalyse nach Abdominaleingriffen, insbes. bei noch einliegender Magensonde, Kurzdarm-Sy., Ileostoma, etc.). Hier soll die parenterale Analgetikaverabreichung für die Zeit der o. g. Beeinträchtigung bevorzugt werden.
- Eine Lidocain-Infusion kann zur Behandlung postop. Schmerzen bei schwer einstellbaren chron. Schmerzpatienten erwogen werden, wenn eine PDA oder ein peripherer Nervenkatheter kontraindiziert ist oder trotz Empfehlung abgelehnt wird.
- Bei mittleren bis größeren Eingriffen und hohem Risiko für starke oder anhaltende postop. Schmerzen kann im Rahmen einer multimodalen/balancierten Analgesie periop. Ketamin in Absprache mit der präop. Planung verabreicht werden.
- Bei allen substanzbedingten Suchtabhängigkeiten gilt zunächst als Priorität die Aufrechterhaltung der Vitalparameter. Ggf. muss ein multimodales Assessment zur Planung der periop. Schmerztherapie einbezogen werden. Wichtig ist, diese Pat. präop. zu erkennen und entsprechend zu führen.

Im Rahmen der klinikinternen Standardisierung der periop. Schmerztherapie enthalten die verfügbaren Algorithmen i. d. R. eine Auswahl aus 2–3 Nichtopioiden und 1–2 Opioiden. Die häufigsten Analgetika zur periop. Schmerztherapie sind Metamizol und Paracetamol (nichtsaure, nichtsteroidale Analgetika, ▶ Tab. 24.4), Ibuprofen und Diclofenac (saure nichtsteroidale Antiphlogistika, ▶ Tab. 24.2), Dipidolor und Hydromorphon (Opioide, ▶ Tab. 24.5, ▶ Tab. 24.6).

24.5 Therapie chronischer Schmerzen

24.5.1 Prinzipien der Therapie chronischer Schmerzen

24

Die Behandlung chron. Schmerzen erfordert interprofessionelles Assessment und multimodales ther. Vorgehen. Je nach Schmerzart und -lokalisation werden in die Ther. chron. Schmerzen verschiedene Fachdisziplinen einbezogen.

Zur Festlegung des ther. Konzepts werden eine ausführliche Schmerzanalyse und eine Schmerzmessung durchgeführt. Sinnvoll ist dabei, sowohl organische als auch nicht organische Schmerzursachen zu analysieren und Schmerzen multidimensional zu verstehen. Grundsätzlich ist dabei auch die Fragestellung, ob die aktuelle Schmerzeinstellung stabil oder instabil ist.

Folgende Kategorien chron. Schmerzen werden unterschieden:

- Schmerz als Leitsymptom einer Organ-Erkr. (nozizeptiv, neuropathisch)
- Schmerz bei Organ-Erkr. mit psychischer Komorbidität
- Schmerz als Leitsymptom einer psychischen Erkr.

Je nach Kategorie erfolgt eine differenzierte Schmerztherapie, die häufig ein interdisziplinäres Management erfordert. Hier kommen außer einer adäquaten medikamentösen Schmerztherapie nichtmedikamentöse Maßnahmen zum Einsatz (z. B. Akupunktur, physikalische, Physio-, Psychotherapie etc.). Die Durchführung der Schmerztherapie gehört in die Hände der jeweiligen Fachdisziplin oder des Schmerztherapeuten.

Die Grundlagen der strukturierten systemischen Schmerztherapie sind im WHO-Stufenschema von 1986 festgelegt (▶ Tab. 24.1).

- Bei nozizeptiven Schmerzen kommt nach wie vor das WHO-Stufenschema zum Einsatz.
- Vor dem Einsatz von Opioiden der Stufe III wird meistens eine Dosistitration mit kurz wirksamen Opioiden durchgeführt und dann auf ein retardiertes Präparat zur Basistherapie umgestiegen. Bei Durchbruchschmerzen werden schnell und kurz wirkende Opioide verabreicht.
- Falls eine Bedarfsmedikation zu häufig notwendig wird, muss die Basismedikation angepasst werden.
- Bei neuropathischen Schmerzen sind Antidepressiva und Antikonvulsiva Mittel der 1. Wahl. Diese können ggf. mit Opioiden der Stufen II und III kombiniert werden. Nichtopioidanalgetika sind bei neuropathischen Schmerzen i. d. R. nicht indiziert.

Die 5 Regeln der Analgetikaverabreichung

1. „By mouth“: Bevorzugung des oralen Applikationswegs, um die Unabhängigkeit des Pat. zu gewährleisten.
2. „By the clock“: Analgetikagabe möglichst zu festgelegten Zeiten. Dabei soll die nächste Einnahme vor Wirkungsende der vorherigen Dosis stattfinden, um der Schmerzrückkehr vorzubeugen (sog. Basismedikation). Bei Durchbruchschmerzen schnell wirkende Bedarfsmedikation geben (etwa ⅙ der Tagesdosis).
3. „By the ladder“: Verordnung der Analgetika nach WHO-Stufenschema (▶ Tab. 24.1).
   - Zuerst wird ein Nichtopioid angesetzt.
   - Bei nicht ausreichender Wirkung und Erreichen der Höchstdosis wird ein niederpotentes Opioidanalgetikum gegeben.
   - Falls keine ausreichende Wirkung, Umstellung auf ein hochpotentes Opioidanalgetikum.
   - Gleichzeitig nur ein Opioid aus einer Wirkgruppe geben.
   - Beibehaltung der Nichtopioide kann abhängig von Schmerzgenese und NW-Profil erwogen werden.
   - Bei speziellen Ind. können in jeder Stufe Co-Analgetika verabreicht werden.
4. „For the individual“: Wahl und Dosierung der Opioide individuell anpassen. Standarddosierungen nur bei Nichtopioidanalgetika und schwachen Opioiden berücksichtigen.
5. „Attention to detail“: Bei Verschreibung der Schmerzmedikation Tagesrhythmus sowie alters- und krankheitsbedingte Einschränkungen des Pat. in Betracht ziehen. Außerdem: Pat. muss ausführlich über Effekte und NW der Medikamente aufgeklärt werden.

24.5.2 Substanzen

Saure Nichtopioidanalgetika (nichtsteroidale Antiphlogistika)

Saure Nichtopioidanalgetika weisen analgetische, antipyretische und antiphlogistische Effekte auf. Synonym: Nichtsteroidale Antiphlogistika (▶ Tab. 24.2).

Tab. 24.2 Saure Nichtopioidanalgetika (nichtsteroidale Antiphlogistika)

	Wirksubstanz	Dosierung (mg)	Max. Tagesdosis (mg)
Nichtselektive COX-Hemmer	Acetylsalicylsäure	500–1000	3 000
	Ibuprofen	400–800	2 400
	Indometacin	25–50	150
	Aceclofenac	100	200
	Diclofenac	50–75	150
	Naproxen	250–750	1 250
Selektive COX-2-Hemmer	Celecoxib	100–200	400
	Etoricoxib	30–60	90–120 bei spezieller Ind.
	Parecoxib	40	80

Wirkmechanismus Die Wirkung wird durch die Hemmung des Enzyms Zyklooxygenase (COX) vermittelt. Das Enzym existiert in 2 Isoformen: COX-1 und COX-2 mit unterschiedlicher Lokalisation, was die Unterschiede im NW-Profil erklärt.

Nebenwirkungen/Einschränkungen

- Besondere Vorsicht beim bzw. Verzicht des Einsatzes von COX-Inhibitoren ist bei folgenden Risikofaktoren geboten:
  - Leberzirrhose mit Aszites.
  - Nephrotisches Sy.
  - Hochgradige Proteinurie.
  - Reduzierte Nierenfunktion.
  - Hochgradige Herzinsuffizienz.
  - Hypovolämie/Hyponatriämie.

  Die Toxizität von COX-Inhibitoren wird in Komb. mit ACE-Hemmern + Diuretika erhöht.
- Bei Pat. mit **kardiovaskulären Risikofaktoren** (art. Hypertonie, Diab. mell., Hyperlipidämie, Rauchen) soll der Einsatz von NSAR und Coxiben sehr restriktiv in niedrigster Dosierung und so kurz wie möglich erfolgen.
- **Kontraindikationen** im Einzelfall unter anderem bei schwerer Herzinsuffizienz NYHA III–IV, KHK, pAVK, zerebrovaskuläre Erkr., bekannte Reaktionen auf NSAR (z. B. Bronchospasmus, Asthma, sonstige allergische Erkr.), Schwangerschaft und Stillzeit.
- **Parecoxib** ist kontraindiziert zur Behandlung postop. Schmerzen nach einer koronaren Bypass OP.
- **Pat. mit CED:** möglichst Verzicht auf NSAR wegen Risiko, einen akuten Erkrankungsschub oder extraintestinale Manifestation zu provozieren (einige NSAR sind grundsätzlich bei CED kontraindiziert, auf besser verträgliche Alternativen wie Paracetamol oder Metamizol ausweichen).

> Die selektiven COX-2-Hemmer sind entgegen der in sie gesetzten Erwartungen einer selektiven Schmerzhemmung nicht nebenwirkungsärmer.

- I. d. R. ist zumindest bei längerer Einnahme eines NSAR und höherem Risikoprofil eine Gastroprotektion mit einem Protonenpumpenhemmer (PPI) indiziert.
- Einschätzung des **gastrointestinalen Risikos** unter NSAR ▶ Tab. 24.3.

Tab. 24.3 Einschätzung des gastrointestinalen Risikos bei NSAR-Therapie (mod. n. Ianza et al. 2009 und Erckenbrecht 2015)	
Risiko	**Risikofaktoren**
Niedriges Risiko	• Keine Risikofaktoren
Moderates Risiko	• Alter > 65 J. • Hochdosierte NSAR-Ther. • Unkompliziertes Ulkus in der Anamnese • Begleitende Medikation: Antiaggreganzien, Antikoagulanzien, Kortikoide
Hohes Risiko	• Anamnestisch kompliziertes Ulkus, insbes. kurz zurückliegend • > 2 der o. g. Risikofaktoren

- ASS ist zur Durchführung der Schmerztherapie wenig geeignet.
- Zwischen der Gabe von ASS 100 und NSAR/Coxiben muss ein Mindestabstand von 2 h eingehalten werden.

Cave
Bei der Wahl des Analgetikums das führende **Risikoprofil des Pat.** berücksichtigen.

Nichtsaure Nichtopioidanalgetika

Nichtsaure Nichtopioidanalgetika haben eine deutlich stärkere analgetische und antipyretische Wirkung als antiphlogistische und schließen Metamizol und Paracetamol ein (▶ Tab. 24.4). Die beiden Medikamente können mit NSAR kombiniert werden.

Tab. 24.4 Nicht saure Nichtopioidanalgetika		
Wirksubstanz	**Dosierung (mg)**	**Max. Tagesdosis (mg)**
Paracetamol	500–1000	4000
Metamizol	500–1000	4000

Wirkmechansimus und Nebenwirkungen Vorwiegend zentrale Wirkung, geringe periphere Hemmung der Prostaglandinsynthese. Wirkmechanismus nicht eindeutig geklärt.

- **Metamizol:** gute analgetische, antipyretische, spasmolytische und leichte antiphlogistische Wirkung, fast keine gastrointestinalen **Nebenwirkungen,** keine Hepato- und Nephrotoxizität. Zugelassen als Erstlinienbehandlung für akute starke Schmerzen nach Verletzungen oder OP sowie für Kolik- und TU-Schmerzen. Bei anderen starken Schmerzen oder auch hohem Fieber ist es nur zugelassen, wenn ther. Maßnahmen 1. Wahl nicht indiziert sind bzw. nicht angesprochen haben. Eine **Agranulozytose** ist eine sehr seltene, jedoch potenziell tödliche NW von Metamizol. Bei längerfristiger Behandlung mit Metamizol soll regelmäßig das Diff-BB kontrolliert werden. Bei Auftreten von Fieber, Halsschmerzen und entzündlichen Schleimhautveränderungen unter Behandlung mit Metamizol müssen eine Agranulozytose in Betracht gezogen, umgehend das Diff-BB kontrolliert und Metamizol pausiert werden.
  Bei i. v. Anwendung kann eine zu schnelle Infusion zum starken Blutdruckabfall und sogar Schock führen.

Kontraindikationen: Überempfindlichkeit gegenüber Pyrazolonen, gestörte Knochenmarkfunktion, hepatische Porphyrie, Glucose-6-Phosphat Dehydrogenase-Mangel, Säuglinge < 3 Mon./5 kg.

- **Paracetamol:** analgetische und antipyretische Wirkung. Bei leichten bis mäßigen akuten und chron. Schmerzen und zur Fiebersenkung einsetzen. Wichtige **Nebenwirkung:** Hepatotoxizität bis zur Leberzellnekrose bei Überschreitung der Tagesdosis. Die Hepatotoxizität erhöht sich bei Exsikkose, Kachexie und Leberfunktionsschäden.

Opioide

Bei nicht ausreichender analgetischer Wirkung der Nichtopioide werden Opioide eingesetzt.

- **Schwache Opioide** der WHO-Stufe II werden bis zur empfohlenen Höchstdosis verabreicht, da darüber hinaus kein weiterer Wirkungszuwachs zu erzielen ist (Ceiling-Effekt; ▶ Tab. 24.5). Wenn diese Dosis erreicht ist und die analgetische Wirkung nicht ausreicht, wird auf die Opioide der Stufe III umgestiegen (▶ Tab. 24.6). Im Gegensatz zu Tramadol unterliegt Tilidin in Tropfenform seit Januar 2013 der BtM-Rezeptpflicht.
- **Starke Opioide** der WHO-Stufe III haben keine Standard- oder Höchstdosis und sind BtM-rezeptpflichtig. Die Wahl der Dosis richtet sich nach Ind., ausgewähltem Opioid und Applikationsweg.

Tab. 24.5 Niederpotente Opioidanalgetika (WHO-Stufe II)

Wirksubstanz	Äquivalenzdosis zu Morphin	Anwendungsweg	Einzeldosis (mg)	Max. Tagesdosis (mg)	Besonderheiten
Tramadol	0,2	p. o., i. v., s. c.	50–100 (p. o.)	600	Häufig Übelkeit, selten Obstipation
Tilidin/ Naloxin	0,2	p. o.	50–100 (p. o.)	400–600	NW selten, sehr gute Verträglichkeit
Pethidin	0,1–0,2	i. v., s. c.	25–50	500	Übelkeit, Erbrechen
Tapentadol	0,3–0,5	p. o.	50–100	500	Weniger opiattypische NW

Tab. 24.6 Hochpotente Opioidanalgetika (WHO-Stufe III) in Anlehnung an S3 Leitlinie 2022

Wirksubstanz (nur auf BtM-Rezept)	Analgetische Potenz zu oralem Morphin	Anwendungswege	Einzeldosis	Wirkdauer (h)
Morphin	1	p. o., i. v., s. c., rektal, epidural, i. t.	p. o., rektal 10–60 mg s. c. 5–30 mg i. v. 2,5–10 mg epidural 0,1–1 mg	2–4
Oxycodon	1,5–2	p. o., i. v., s. c.	i. v. 1–10 mg	4–6
Piritramid	0,75	i. v., s. c.	s. c. 15–30 mg i. v. 7,5–15 mg	6–8
Hydromorphon[1]	5–7,5 oral : parenteral = 1 : 2	p. o., i. v., s. c.	p. o. 4–8 mg i. v. 2–4 mg	6–8

Tab. 24.6 Hochpotente Opioidanalgetika (WHO-Stufe III) in Anlehnung an S3 Leitlinie 2022 *(Forts.)*

Wirksubstanz (nur auf BtM-Rezept)	Analgetische Potenz zu oralem Morphin	Anwendungswege	Einzeldosis	Wirkdauer (h)
Buprenorphin	75	sublingual, i. v., s. c., transdermal	sublingual 0,2–0,4 mg	6–8
Fentanyl	100	epidural[2] transdermal	2–5 μg/ml	1–2
Sufentanyl	1000	epidural	0,75–1 μg/ml	0,5–1

[1] Geringe Plasmaeiweißbindung, wenig Interaktion mit anderen Medikamenten, speziell für ältere Pat. geeignet
[2] In Deutschland nicht zugelassen

Wirkmechanismus und Nebenwirkungen

- Wirkung über μ-, κ- und δ-Opioidrezeptoren zentral und peripher.
- Atemdepression, Übelkeit, Erbrechen, Obstipation (prophylaktisch Laxanzien z. B. Movicol), Sedierung, Dysphorie, Euphorie, Miosis.
- Toleranz- und Abhängigkeitsentwicklung finden v. a. bei kurz wirksamen und parenteral applizierten Opioiden statt. Bei regelmäßig eingenommenen Retardpräparaten selten.
- **Entzugssymptome:** Bei abruptem Absetzen dauerhaft eingenommener Opioide können – z. T. lebensbedrohliche – Entzugssymptome auftreten (z. B. Angst, Unruhe, Schlaflosigkeit, Blutdruckanstieg, Tremor, Krämpfe) → **Opioide langsam und schrittweise ausschleichen.**
- **Tapentadol:** seit 2010 auf dem deutschen Markt zugelassenes Opioid, das als μ-Rezeptor-Agonist und Noradrenalin-Wiederaufnahmehemmer wirkt. Trotz der Ähnlichkeit zu Tramadol BtM-pflichtig. Opiattypisches NW-Profil weniger ausgeprägt als bei herkömmlichen Opioiden. Seit 2013 auch bei tumorbedingten Schmerzen zugelassen.
- **Kombinationspräparate mit Naloxon:** Für Tilidin, Oxycodon und Buprenorphin stehen auch Komb. mit Naloxon zur Verfügung:
  - Valoron® (Tilidin/Naloxon)
  - Targin® (Oxycodon/Naloxon)
  - Suboxone® (Buprenophin/Naloxon): Substitutionspräparat bei Drogenabhängigkeit, für Akutschmerz-Ther. nicht geeignet.
- **Serotonin-Sy.:** lebensgefährliche, potenziell lebensbedrohliche Arzneimittel-NW durch Überdosis des Neurotransmitters Serotonin an den Synapsen des zentralen und peripheren Nervensystems.
  Auslösende Medikamente (Auswahl): Antidepressiva (MAO-Hemmer, SSRI, NSRI wie Duloxetin, Clomipramin), Opioide (speziell Tramadol und Fentanyl), Antibiotika (Isoniazide, Linezolid), pflanzliche Präparate (z. B. Johanniskraut). Komb. dieser Medikamente sollten vermieden werden bzw. nur in niedriger Dosierung!
  Symptome: vegetativ (Schweißausbrüche, Tachykardie, Blutdruckschwankungen, Hyperthermie), psychisch (Nervosität, Agitation, Delir, Koma), neuromuskulär (Myoklonien, Krämpfe, Hyperreflexie bervorzugt untere Extremitäten), gastrointestinal (Übelkeit, Erbrechen, Diarrhö).
  Ther.: frühzeitiges Erkennen, Absetzen der auslösenden Medikamente, symptomatisch.

24

Co-Analgetika und adjuvante Substanzen

Sowohl Co-Analgetika als auch Adjuvanzien können in jeder Stufe des WHO-Stufenschemas zusätzlich zum Hauptanalgetikum verabreicht werden.
Die Co-Analgetika schließen Antidepressiva, Antikonvulsiva, Bisphosphonate und Kortikosteroide ein.
Antiemetika (z. B. Metoclopramid, Haloperidol, Ondansetron) und Laxanzien (z. B. Macrogol, Bisacodyl, Lactulose) werden zur Prophylaxe und Ther. von opioidinduzierter Übelkeit, Erbrechen und Obstipation verabreicht. Gegen Übelkeit und Erbrechen entwickelt sich i. d. R. innerhalb von einigen Tagen eine Toleranz, sodass eine antiemetische Ther. meistens nur in der Anfangsphase notwendig ist. Die obstipierende Wirkung zeigt keine Besserung durch Gewöhnung, daher Prophylaxe mit Laxanzien essenziell.

Antidepressiva

Antidepressiva werden sowohl als Co-Analgetika bei nozizeptiven Schmerzen als auch als Mittel der 1. Wahl bei neuropathischen Dauerschmerzen eingesetzt.
Trizyklika sind Antidepressiva der 1. Wahl (Amitriptylin, Doxepin, Imipramin, Clomipramin). Studien der letzten Jahre zeigen ebenfalls gute Ergebnisse für einige selektive Serotonin/Noradrenalin Wiederaufnahme Hemmer (SSNRI), z. B. Duloxetin (▶ Tab. 24.7).

Wirkmechanismen Aktivierung des zentralen Schmerzhemmsystems durch Wiederaufnahmehemmung von Serotonin und Noradrenalin, Erhöhung der Schmerzdistanzierung, Membranstabilisierung.

Indikationen Mittel der 1. Wahl bei neuropathischen und psychogenen Schmerzen. Als Co-Analgetika bei nozizeptiven Schmerzen mit neuropathischer Komponente oder mit vorliegenden depressiven Angst- oder Schlafstörungen.

Kontraindikationen

- Amitriptylin, Clomipramin: Engwinkelglaukom, Prostatahyperplasie mit Restharnbildung, klin. relevante Störungen der kardialen Erregungsleitung
- Duloxetin: gleichzeitige Einnahme von MAO-Hemmern, Ciprofloxacin, Enoxacin (**Cave:** Serotonin-Sy.)

Nebenwirkungen Mundtrockenheit, Tagesmüdigkeit, Gewichtszunahme, Obstipation, Schwindel, Tremor, Miktions- und Potenzstörungen, Akkommodationsstörungen etc.

Dosierung Analgesie tritt vor antidepressiver Wirkung ein. Um NW zu vermeiden, einschleichend mit niedriger Dosis beginnen. Sedierende Antidepressiva werden zur Nacht, antriebssteigernde morgens oder tagsüber verabreicht.

Tab. 24.7 Co-Analgetika – Antidepressiva

Wirksubstanz	Wirksame Dosis (mg)	Maximaldosis (mg)
Amitriptylin	50–75	150
Clomipramin	50–75	150
Duloxetin	60	120

Tab. 24.8 Co-Analgetika – Antikonvulsiva

Wirksubstanz	Tagesdosis (mg)	Maximaldosis (mg)	Wirkmechanismus	Nebenwirkungen
Carbamazepin	600–1200 (einschleichend dosieren)	1600	Na^{+}-Kanal-Blockade	Müdigkeit, Hautausschlag, Hyponatriämie, Schwindel, Übelkeit, Kopfschmerzen, BB-Veränderungen, Leberenzymerhöhung
Gabapentin	1200–2400 (einschleichend dosieren)	3600	Ca^{2+}-Kanal-Blockade	Müdigkeit, Schwindel, Ödeme, gute Verträglichkeit
Pregabalin	150–250 (einschleichend dosieren)	600	Ca^{2+}-Kanal-Blockade	Weniger NW als bei Gabapentin

Antikonvulsiva

Indikationen Mittel der Wahl bei **neuropathischen Schmerzen,** v. a. mit einschießenden Qualitäten. Zur Behandlung neuropathischer Schmerzen sind Carbamazepin, Gabapentin und Pregabalin effektiv (▶ Tab. 24.8). Vorteile von Gabapentin und Pregabalin im Rahmen des multimodalen periop. Schmerztherapiekonzepts bei größeren Eingriffen konnten nicht bestätigt werden.

> Antidepressiva und Antikonvulsiva können zu einer Wirkverstärkung z. B. bei gleichzeitig vorliegenden attackenförmigen Schmerzen und Dauerschmerzen kombiniert werden. **Cave:** höhere NW-Rate.

Bisphosphonate

Bisphosphonate hemmen die osteoklastische Knochenresorption.
Ind.: Zur Reduktion skelettbezogener Schmerzen und KO bei TU und Osteoporose (▶ Tab. 24.9).

> **Cave**
> Gefahr der Kieferknochennekrose. Vorher Zahnsanierung.

Kortikoide

Kortikoide sind **nicht direkt analgetisch** wirksam, sondern wirken entzündungshemmend und abschwellend und dadurch schmerzlindernd.

- Bei TU-Schmerzen sind außerdem appetit- und stimmungssteigernde Wirkungen von Kortikoiden von Vorteil.
- Bei benignen Schmerzen unbedingt Nutzen-Risiko-Abwägung.
- **Ind.:** hoher intrakranialer Druck, Nerven- oder Rückenmarkkompression, Nerveninfiltration, starke Lymphödeme und Leberkapselschmerz.
- Mittel der Wahl: Dexamethason als zeitlich begrenzte Intervalltherapie.

24

Tab. 24.9 Bisphosphonate	
Wirksubstanz	**Dosierung**
Alendronat	70 mg/Wo. p. o.
Etidronat	400 mg/d p. o. für 14 d Behandlungszyklus + 500 mg Kalzium für 76 d
Ibandronat	150 mg/Mon. p. o. oder 3 mg alle 3 Mon. i. v.
Risedronat	35 mg/Wo. p. o.
Zoledronat	4 mg i. v. alle 3–4 Wo.

Zusätzliche Literatur

S3-Leitlinie Behandlung akuter perioperativer und posttraumatischer Schmerzen AWMF-Register 001/025 Version: 4.1 2021 – aktualisierte Version der Langfassung 29.11.2022.

Deutschen Netzwerk für Qualitätsentwicklung in der Pflege (DNQP). Expertenstandard Schmerzmanagement in der Pflege. Aktualisierung 2020.

25 Antithrombotische Therapie

Christoph Sucker, Robert Pfitzmann

25.1 Antithrombotika

Zu unterscheiden sind **Antikoagulanzien,** die die Fibrinbildung hemmen, und **Plättchenfunktionshemmer.**

25.1.1 Orale Antikoagulanzien

Orale Antikoagulanzien sind die Vit.-K-Antagonisten (Phenprocoumon, Warfarin) und die Nicht-Vitamin-K-abhängigen (NOAK) oder direkten oralen Antikoagulanzien (DOAK), derzeit der direkte orale Thrombininhibitor (DTI) Dabigatran-Etexilat und die oralen Faktor Xa-Inhibitoren Rivaroxaban, Apixaban und Edoxaban.

Vitamin-K-Antagonisten (VKA)

Wirkungsmechanismus VKA hemmen die Bildung Vit.-K-abhängig gebildeter Gerinnungsfaktoren (II, VII, IX und X) und Gerinnungsinhibitoren (Protein C, Protein S) durch Hemmung der Vitamin-K-Epoxidreduktase (VKORC).

Indikationen VKA besitzen eine breite Zulassung zur Prophylaxe und Ther. thrombotischer Ereignisse. Die wichtigsten Ind. sind die Langzeitantikoagulation bei venösen thrombotischen Ereignissen, valvulärem (im Rahmen einer Mitralstenose), nichtvalvulärem Vorhofflimmern und mechanischem Herzklappenersatz. Hierbei sind die VKA alternativlos, da alle NOAK bei mechanischem Klappenersatz kontraindiziert sind. VKA haben keinen Stellenwert für die periop. Thromboseprophylaxe.

Kontraindikationen Hämorrhagische Diathese, manifeste Blutung, hohes Blutungsrisiko (z. B. floride Magen-Darm-Ulzera, Bronchiektasen, etc.), Hirnverletzungen, ZNS-OP innerhalb des letzten 10 d, frisches SHT. Sehr strenge Ind.-Stellung in der Schwangerschaft, da teratogen (ggf. bei Hochrisiko-Patientinnen mit mechanischem Herzklappenersatz nach 1. Trimenon der Schwangerschaft erwägen). In der Stillzeit ggf. Warfarin, das im Gegensatz zu Phenprocoumon nicht in die Muttermilch übergeht.

25

Durchführung der Therapie Die Einleitung der Ther. erfolgt über Verabreichung einer Aufsättigungsdosis (z. B. Phenprocoumon 9 mg [≙ 3 Tbl. à 3 mg]) an d 1 und 6 mg (≙ 2 Tbl. à 3 mg) an d 2–3. Hohe Aufsättigungsdosen sollten aufgrund der Gefahr einer „Kumarinnekrose“ vermieden werden. Bei der „Kumarinnekrose“ handelt es sich um eine sehr seltene Hautnekrose infolge Infarzierung durch hyaline Thromben infolge initialer Hyperkoagulabilität, meist am 3.–5. d der Behandlung mit VKA. Gefährdet sind v. a. Pat. mit Protein C- oder Protein-S-Mangel. Diese KO tritt bei vorsichtiger Einleitung bzw. langsamer Aufsättigung der VKA-Medikation kaum auf. Ggf. überlappende Einleitung der Antikoagulation durch gleichzeitige Verabreichung eines parenteralen Antikoagulans bis zum Erreichen des INR-Zielbereichs.

Nach Aufsättigung Verabreichung einer individuellen Erhaltungsdosis, um eine adäquate Gerinnungshemmung zu erreichen. Erfassung des antikoagulatorischen Effekts über die INR (International Normalized Ratio). INR-Zielbereich bei Vorhofflimmern, venösen Ereignissen und mechanischen Herzklappen in Aortenposition 2,0–3,0, bei mechanischen Herzklappen in Mitralklappenposition 2,5–3,5, bei älteren Herzklappen ggf. höherer individueller INR-Zielbereich. Ggf. engmaschigere INR-Kontrollen bei Faktoren, die den Effekt verstärken oder abschwächen können (z. B. bei Infektionen, gleichzeitiger Einnahme interferierender Pharmaka). Ausstellung eines Antikoagulanzien-Ausweises für Patienten. Bei langfristig erforderlicher

Tab. 25.1 Vorgehen bei INR-Entgleisung unter oraler Antikoagulation mit VKA und/oder dringlich erforderlichen Eingriffen

<table>
<tr><th rowspan="2">INR-Wert</th><th colspan="2">Blutung</th></tr>
<tr><th>Keine/leicht</th><th>Schwer/dringlicher Eingriff erforderlich</th></tr>
<tr><td>2–3</td><td>–</td><td rowspan="4">Gabe von PPSB (z. B. 20–40 IE/kg KG) in Komb. mit Vit. K_1 (z. B. 10 mg, p. o. o. i. v. als Kurzinfusion). Zeitnahe INR-Kontrolle. Ggf. erneute Applikation</td></tr>
<tr><td>3–5</td><td>Ggf. Dosisreduktion o. Pausieren der Antikoagulation. Zeitnahe INR-Kontrolle</td></tr>
<tr><td>5–9</td><td>Pausieren der Antikoagulation, Applikation von Vit. K_1 erwägen. Zeitnahe INR-Kontrolle</td></tr>
<tr><td>> 9</td><td>Pausieren der Antikoagulation, Applikation von Vit. K_1 (z. B. initial 5 mg). Zeitnahe INR-Kontrolle</td></tr>
</table>

Antikoagulation mit VKA ggf. INR-Selbstmanagement (Patient Self-Management, PSM) erwägen.

> Eine Kontrolle des antikoagulatorischen Effekts sollte aufgrund der Standardisierung nur über den INR-Wert, nicht über den Quickwert erfolgen!

Antagonisierung/Antidot Grundsätzlich kann der Effekt von VKA durch die orale oder parenterale Gabe von Vit. K oder PPSB, die die unter VKA nicht adäquat gebildeten Gerinnungsfaktoren (II, VII, IX, X) enthalten, abgeschwächt oder aufgehoben werden.
Nachfolgend wird eine Empfehlung zum Vorgehen bei INR-Entgleisungen und/oder Blutungsmanifestationen gegeben (▶ Tab. 25.1).

> ! Bei relevanter Überdosierung ist eine engmaschige Kontrolle der INR-Werte erforderlich!

25.1.2 Nicht Vitamin-K-abhängige orale Antikoagulanzien (NOAK)

Zu unterscheiden sind der direkte orale Thrombininhibitor (DTI) Dabigatran-Etexilat und die oralen Faktor-X-Inhibitoren Rivaroxaban, Apixaban und Edoxaban. Schmale Zulassung für Dabigatran-Etexilat, Rivaroxaban und Apixaban für die medikamentöse Thromboseprophylaxe ausschließlich im Rahmen einer Hüft- und Knie-TEP-Implantation. Zulassung aller o. g. NOAK zur Antikoagulation bei tiefer Venenthrombose und Lungenembolie sowie bei nichtvalvulärem Vorhofflimmern. KI für alle NOAK bei mechanischem Herzklappenersatz.

Dabigatran-Etexilat

Wirkungsmechanismus Direkter oraler Thrombininhibitor (DTI).

Indikationen Zulassung für die medikamentöse Thromboseprophylaxe im Rahmen einer Hüft- und Knie-TEP-Implantation, für die Antikoagulation bei nichtvalvulärem Vorhofflimmern sowie zur Ther. der tiefen Venenthrombose und der Lungenembolie. Keine Zulassung für die sonstige Thromboseprophylaxe.

Kontraindikationen Nieren-Insuff. mit einer Krea-Clearance (GFR) < 30 ml/min. Kein Einsatz in Schwangerschaft und Stillzeit. Anwendung bei Transaminasenerhöhung über das Zweifache der oberen Normgrenze vermeiden.

Anwendung/Dosierung

- **Zur Thromboseprophylaxe im Rahmen einer Hüft- und Knie-TEP-Implantation:** 110 mg p. o. 1–4 h postop. (bei eingeschränkter Nierenfunktion mit GFR von 30–59 ml/min und Alter > 75 J. Dosisreduktion auf 75 mg). Danach 220 mg/d p. o. (bei GFR 30–59 ml/min und Alter > 75 J.: 150 mg/d) für 10 d nach Knie-TEP- bzw. 28–35 d nach Hüft-TEP-Implantation. Beginn postop. erst bei gesicherter Hämostase und ggf. 2 h nach Entfernung eines Epiduralkatheters. Ansonsten Aufschiebung der Behandlung und Beginn mit 220 mg bzw. 150 mg. **Cave:** Dosisreduktion auf 150 mg/d bei gleichzeitiger Gabe von Amiodaron.
- **Zur Antikoagulation bei tiefer Venenthrombose/Lungenembolie:** parenterale Antikoagulation mit NMH/Fondaparinux in ther. Dosierung über mind. 5 d, dann Dabigatran-Etexilat 2× 150 mg/d (bei Lebensalter > 80 J. u./o. gleichzeitiger Medikation mit Verapamil: 2 × 110 mg/d. Ferner Dosisreduktion erwägen bei Alter 75–80 J., erhöhtem Blutungsrisiko, eingeschränkter Nierenfunktion [GFR 30–50 ml/min]).
- **Zur Antikoagulation bei nichtvalvulärem Vorhofflimmern:** 2 × 150 mg/d. Kriterien zur Dosisreduktion s. o.

Wechselwirkungen Wirkungsverstärkung durch Inhibitoren von p-Glykoprotein (z. B. Verapamil, Clarithromycin), Abschwächung der Wirkung durch Induktoren von P-Glykoprotein (z. B. Rifampicin, Johanniskraut).

Antagonisierung/Antidot Idarucizumab (Praxbind®) in einer Dosierung von 5 g (2 × aufeinanderfolgend 2,5 g als venöse Injektion/Infusion), ggf. im Verlauf 2. Gabe möglich. Alternativ Gabe von PPSB 20–40(–50) IE/kg KG als Bolus oder aktivierter rFVIIa 90–120 µg/kg KG (**Cave:** Gabe von PPSB oder rFVIIa Expertenempfehlung, keine arzneimittelrechtliche Zulassung). Dabigatran-Etexilat ist dialysierbar.

25

Rivaroxaban

Wirkungsmechanismus Oraler Faktor Xa-Inhibitor.

Indikationen Zulassung für die medikamentöse Thromboseprophylaxe im Rahmen einer Hüft- und Knie-TEP-Implantation, für die Antikoagulation bei nichtvalvulärem Vorhofflimmern sowie zur Ther. der tiefen Venenthrombose und der Lungenembolie. Kontraindiziert bei mechanischem Herzklappenersatz.

Kontraindikationen Schwere Leber- oder Nieren-Insuff. (GFR < 15 ml/min), Schwangerschaft und Stillzeit.

Anwendung/Dosierung

- **Zur Thromboseprophylaxe bei Implantation einer Hüft- oder Knie-TEP:** 10 mg/d p. o., Beginn 6–10 h postop., für 2 Wo. nach Knie-TEP- bzw. 5 Wo. nach Hüft-TEP-Implantation. Beginn erst bei gesicherter Hämostase und ggf. 6 h nach Entfernung eines Epiduralkatheters.

- **Zur Antikoagulation bei nichtvalvulärem Vorhofflimmern:** 1 × 20 mg/d (reduzierte Dosierung von 1 × 15 mg/d bei GFR 15–49 ml/min).
- **Zur Antikoagulation bei tiefer Venenthrombose/Lungenembolie:** 2 × 15 mg/d für 3 Wo., dann 1 × 20 mg/d. Nach 6 Mon. ggf. weitere Dosisreduktion auf 1 × 10 mg/d zur Langzeitprophylaxe möglich.

Wechselwirkungen Verstärkung der Wirkung durch CYP3A4- und p-Glykoprotein-Inhibitoren (z. B. Ketoconazol, Itraconazol, Ritonavir etc.), Abschwächung der Wirkung durch CYP3A4- und p-Glykoprotein-Induktoren (z. B. Rifampicin, Phenytoin, Carbamazepin, Phenobarbital, Johanniskraut).

Antagonisierung/Antidot Als Antidot ist Andexanet alfa (Ondexxya®) verfügbar. Zwei mögliche Dosierungen:
- Niedrige Dosis mit i. v. Bolus von 400 mg über 15 min mit anschließender Infusion von 480 mg über 2 h, wenn letzte Einnahme > 8 h zurückliegt oder Rivaroxaban in einer Dosis ≤ 10 mg eingenommen wird
- Hohe Dosis mit i. v. Bolus von 800 mg über 15 min, gefolgt von Infusion von 960 mg über 2 h, wenn Rivaroxaban in einer Dosis > 10 mg eingenommen wurde und die letzte Einnahme < 8 h zurückliegt oder die Dosierung nicht bekannt ist.

Bei schweren Blutungen ferner Gabe von PPSB 20–40(–50) IE/kg KG als Bolus oder rFVIIa 90–120 µg/kg KG möglich (**Cave:** Gabe von PPSB oder rFVIIa Expertenempfehlung, keine arzneimittelrechtliche Zulassung). Ggf. Gabe von Aktivkohle. Rivaroxaban ist nicht dialysierbar.

Apixaban

Wirkungsmechanismus Oraler Faktor-Xa-Inhibitor. Zulassung für die medikamentöse Thromboseprophylaxe im Rahmen einer Hüft- und Knie-TEP-Implantation, für die Antikoagulation bei nichtvalvulärem Vorhofflimmern sowie zur Ther. der tiefen Venenthrombose und der Lungenembolie. Kontraindiziert bei mechanischem Herzklappenersatz.

Kontraindikationen Ähnlich wie Rivaroxaban.

Anwendung/Dosierung
- **Zur Thromboseprophylaxe bei Implantation einer Hüft- oder Knie-TEP:** 2,5 mg/d p. o., Beginn 6–10 h postop., für 2 Wo. nach Knie-TEP- bzw. 5 Wo. nach Hüft-TEP-Implantation; Beginn erst nach gesicherter Hämostase und ggf. 6 h nach Entfernung eines Epiduralkatheters.
- **Zur Antikoagulation bei nichtvalvulärem Vorhofflimmern:** 2 × 5 mg/d (reduzierte Dosis von 2 × 2,5 mg/d bei mind. 2 der folgenden Kriterien: Alter > 80 J., Krea > 1,5 mg/dl, KG < 60 kg).
- **Zur Antikoagulation bei tiefer Venenthrombose/Lungenembolie:** 2 × 10 mg/d für 7 d, dann 2 × 5 mg/d. Nach 6 Mon. Dosisreduktion auf 2 × 2,5 mg/d.

Wechselwirkungen Ähnlich Rivaroxaban.

Antagonisierung Als Antidot ist Andexanet alfa (Ondexxya®) verfügbar. Zwei mögliche Dosierungen:
- Niedrige Dosis mit i. v. Bolus von 400 mg über 15 min mit anschließender Infusion von 480 mg über 2 h, wenn letzte Einnahme > 8 h zurückliegt oder Apixaban in einer Dosis von ≤ 2 × 5 mg/d eingenommen wird.

- Hohe Dosis mit i. v. Bolus von 800 mg über 15 min, gefolgt von Infusion von 960 mg über 2 h, wenn Apixaban in einer Dosierung von > 5 mg innerhalb der letzten 8 h eingenommen wurde oder die Dosierung nicht bekannt ist.

Sonstige Empfehlungen: ▶ Kap. 25.1.2, „Rivaroxaban“.

Edoxaban

Wirkungsmechanismus Oraler Faktor-Xa-Inhibitor.

Indikationen Zulassung für die Antikoagulation bei nichtvalvulärem Vorhofflimmern sowie zur Ther. der tiefen Venenthrombose und der Lungenembolie. Kontraindikation bei mechanischem Herzklappenersatz.

Kontraindikationen Ähnlich Rivaroxaban.

Anwendung/Dosierung
- **Zur Antikoagulation bei nichtvalvulärem Vorhofflimmern:** 1 × 60 mg/d (reduzierte Dosis von 1 × 30 mg/d bei GFR 15–49 ml/min, KG < 60 kg, Komb. mit Dronedaron, Ciclosporin, Erythromycin oder Ketoconazol). Postop. Beginn erst nach gesicherter Hämostase und ggf. 6 h nach Entfernung eines Epiduralkatheters.
- **Zur Antikoagulation bei tiefer Venenthrombose/Lungenembolie:** parenterale Antikoagulation mit NMH/Fondaparinux in ther. Dosierung über mind. 5 d, dann 1 × 60 mg/d (reduzierte Dosis: 1 × 30 mg/d).

Wechselwirkungen Ähnlich Rivaroxaban.

Antagonisierung Aktuell kein spezifisches Antidot verfügbar. Für Andexanet alfa liegen Daten zur Wirksamkeit vor, es besteht aber keine Zulassung. Bei schweren Blutungen ggf. Gabe von PPSB 20–40(–50) IE/kg KG als Bolus oder rFVIIa 90–120 µg/kg KG (**Cave:** Gabe von PPSB oder rFVIIa Expertenempfehlung, keine arzneimittelrechtliche Zulassung). Ggf. Gabe von Aktivkohle. Edoxaban ist nicht dialysierbar.

25.1.3 Parenterale Antikoagulanzien

Heparine

Wirkungsmechanismus Durch Bindung von Heparin an Antithrombin kommt es zu einer massiven Verstärkung der Antithrombinwirkung und konsekutiv zu einer gesteigerten antithrombinvermittelten Inaktivierung aktivierter Gerinnungsfaktoren, insbes. der Faktoren IIa (Thrombin) und Xa. Hierdurch Hemmung der Gerinnselbildung. Zu unterscheiden sind unfraktionierte (UFH) und niedermolekulare Heparine (NMH), die im Gegensatz zu UFH eine überwiegende Anti-Xa-Aktivität bei geringerer Anti-IIa-Aktivität aufweisen.

Indikationen UFH werden nur noch in Einzelfällen zur Ther und Prophylaxe thrombotischer Ereignisse eingesetzt. NMH stellen aufgrund des günstigeren NW-Profils und der guten Wirksamkeit den Standard für die periop. medikamentöse Thromboseprophylaxe dar, können auch zur ther. Antikoagulation und zum periop. Bridging einer oralen Antikoagulation eingesetzt werden. Zu den prophylaktischen und ther. Dosierungen der NMH ▶ Tab. 25.2.

Tab. 25.2 Prophylaktische und therapeutische Dosierungen von NMH

Wirkstoff	Prophylaktische Dosierung[1]		Ther. Dosierung[1]
	Standard	Hohes Risiko	
Certoparin	1 × 3000 IE/d s.c.	1 × 3000 IE/d s.c. (ggf. Beginn 12 h vor dem Eingriff)	2 × 8000 IE/d s.c. (fixe Dosierung)
Dalteparin	1 × 2500 IE/d s.c.	1 × 5000 IE/d s.c. (ggf. Beginn 12 h vor dem Eingriff)	2 × 100 IE/kg KG/d s.c. (max. 2 × 10.000 IE/d s.c.)
Enoxaparin	1 × 20 mg/d s.c.	1 × 40 mg/d s.c. (ggf. Beginn 12 h vor dem Eingriff)	2 × 1 mg/kg KG/d s.c.
Nadroparin	1 × 2850 IE/d s.c.	12 h vor u. 12 h nach OP 0,2 ml (< 50 kg), 0,3 ml (50–69 kg) bzw. 0,4 ml (≥ 70 kg) s.c., dann 1 ×/d, ab 4. d 0,3 ml (< 50 kg), 0,4 ml (50–69 kg), 0,6 ml (≥ 70 kg) 1 ×/d s.c.	2 × 85 IE/kg KG/d s.c.
Tinzaparin	1 × 3500 IE/d s.c.	1 × 4500 IE/d s.c.	1 × 175 IE/kg KG/d s.c.

[1] Standarddosierungen

Nebenwirkungen **Heparin-assoziierte Thrombozytopenie (HAT):** Bei etwa 1–5 % der mit Heparinen behandelten Pat. kommt es zu einer **Heparin-assoziierten Thrombozytopenie** (früher: Heparin-induzierte Thrombozytopenie [HIT] Typ 1) mit leichtem Abfall der Plättchenzahlen an d 2–4 der Behandlung. Die Thrombos fallen nicht < 100.000/µl ab, der Verlauf ist komplikationslos. Selbstlimitierender Verlauf, keine Ther., keine Unterbrechung der Heparinisierung erforderlich.

Heparin-induzierte Thrombozytopenie (HIT): Bei 0.1–1 % der mit UFH behandelten Pat. kommt es zu einer Heparin-induzierten Thrombozytopenie (HIT), früher als HIT Typ 2 bezeichnet. Seltenes Auftreten unter NMH. Höheres Risiko bei großen op. Eingriffen (Gefäßchirurgie, Traumatologie, große orthopädische Eingriffe), selten in der konservativen Medizin. Es handelt sich um eine immunologische Reaktion, bei der häufig gegen den Heparin-Plättchenfaktor4-(PF4-)Komplex gerichtete AK nachweisbar sind. Durch Aktivierung des thrombozytären Fcγ-IIA-Rezeptors kommt es zu Plättchen- und Endothelaktivierung. Durch die Aktivierung der Gerinnung kommt es bei manifester HIT zu einem schwerwiegenden thrombotischen Krankheitsbild mit venösen sowie art. Gefäßverschlüssen, Blutungen sind untypisch. Letalität trotz Ther. ca. 10–20 %. Klin. kommt es 4–14 d nach Heparin-Exposition zu einem Abfall der Thrombo auf > 50 % des Ausgangswerts bzw. einem Abfall der Thrombos auf 100.000/µl. Bei der HIT handelt es sich zunächst um eine klin. Verdachtsdiagnose. Vor Veranlassung einer weiterführenden Laboranalytik ist zunächst die Wahrscheinlichkeit für eine HIT abzuschätzen, hierfür hat sich der **4T**-Score bewährt (▶ Tab. 25.3).

Bei einem niedrigen HIT-Risiko ergeben sich keine Konsequenzen. Bei einem intermediärem bis hohem HIT-Risiko sind die sofortige Unterbrechung der Antikoagulation und die Einleitung einer alternativen Antikoagulation (s. u.) erforderlich. In diesen Fällen wird dann auch eine weiterführende Laboranalytik veranlasst. Keinesfalls darf jedoch bei klin. Verdacht vor Einleitung ther. Maßnahmen auf den Eingang der Laborbefunde gewartet werden.

Tab. 25.3 4T-Score. Der Gesamtpunktwert ergibt sich durch Summation der Einzelpunktwerte.

Kriterium	0 Punkte	1 Punkt	2 Punkte
Ausprägung der Thrombozytopenie („Thrombocytopenia")	< 30 % Abfall o. Nadir < 10.000/µl	30–50 % Abfall, Nadir 10.000–19.000/µl	> 50 % Abfall, Nadir 20.000–100.000/µl
Zeitliches Auftreten der Thrombozytopenie („Timing")	< 4 d nach Heparin-Exposition (vorher kein Heparin)	> 10 d o. < 1 d bei erneuter Exposition nach 31–100 d (Early Onset)	5–10 d nach Heparingabe, bei Exposition vor < 30 d an d 1
Auftreten thrombotischer Ereignisse („Thrombosis")	Keine	V. a. Thrombose, Hautrötungen	Nachgewiesene Thrombose o. Hautnekrosen
Andere Ursachen für Thrombozytopenie („oTher")	Gesichert	Möglich	Keine

Beurteilung der Wahrscheinlichkeit einer HIT: 0–3 Punkte: niedrig (< 1 %); 4–5 Punkte: intermediär (ca. 11 %); 6–8 Punkte: hoch (ca. 34 %).

Cave
Das Absetzen der Heparinisierung bei V. a. HIT ohne gleichzeitige Einleitung einer alternativen Antikoagulation ist obsolet.

Labordiagnostik: Screening durch Nachweis von AK gegen Heparin-PF4-Komplex. Bei pos. Befund Bestätigung, i. d. R. durch Testung der Heparin-induzierten Plättchenaktivierung (HIPA). Darüber hinaus Sono z. A thrombotischer Ereignisse.

Cave
Ein pos. Test auf AK gegen Heparin-PF4-Komplex ist nicht beweisend für das Vorliegen einer HIT, insbes. führt die fehlende Berücksichtigung der HIT-Wahrscheinlichkeit (4T-Score) häufig zu falsch pos Befunden.

Therapie: sofortiges Absetzen von Heparin, Entfernung Heparin-beschichteter Katheter, keine Gabe sonstiger Heparin-haltiger Medikamente (auch Gerinnungsfaktorenkonzentrate und Externa können Heparin enthalten). Sofortige Einleitung einer alternativen Antikoagulation, präferenziell mit Argatroban oder Danaparoid-Natrium, insofern keine Kreuzreaktion mit Heparin gesteht. Bei thromboembolischen KO im Verlauf überlappende Umstellung auf orale Antikoagulanzien vom Kumarin-Typ zur Sekundärprophylaxe. Beginn mit der Erhaltungsdosis erst nach ≥ 2 d konstanter, möglichst normalisierter Thrombo-Zahl (ansonsten Auftreten von Kumarinnekrosen möglich). Absetzen der parenteralen Antikoagulation erst, wenn der INR-Wert im Zielbereich (i. d. R. 2,0–3,0) liegt. Dauer individuell.
Bei Pat. mit abgelaufener HIT dürfen künftige keine Heparine (UFH und NMH) mehr eingesetzt werden. Thromboseprophylaxe dann ggf. zukünftig mit Fondaparinux oder Danaparoid-Natrium. Bei erforderlichem Eingriff an HLM nach abgelaufener HIT nach Möglichkeit Aufschieben des Eingriffs, bis keine HIT-Antikörper mehr nachweisbar sind. Unter HLM ggf. kurzzeitige Re-Exposition mit Heparin möglich, prä- und postop. Antikoagulation jedoch ohne Heparin!

> Nach abgelaufener HIT ist ein Notfallausweis auszustellen.

Sonstige Nebenwirkungen Blutungsneigung, allergische (kutane) Reaktionen, Anstieg der Leberwerte/Transaminasen, Haarausfall.

Antagonisierung/Antidot Antidot von Heparinen ist Protaminsulfat. Hiermit können UFH und partiell auch NMH durch Komplexbildung inaktiviert werden. Langsame i. v. Applikation (Injektion, Infusion), max. 5000 IE in 10 min. Bei bekannter Menge von UFH zunächst 50 % der zuletzt verabreichten Heparin-Dosis. Bei Heparin-Gabe vor ≥ 8 h Dosisreduktion. Bei unbekannter verabreichter Dosis von UFH initial 1000 IE Protamin. Zur Antagonisierung von NMH 1 mg Protamin je 100 Anti-Xa-Einheiten, die in den letzten 8 h verabreicht wurden. **Nebenwirkungen:** anaphylaktoide Reaktionen, RR-Abfall, pulmonale Hypertension, Bronchokonstriktion.

> **Cave**
> Eine Überdosierung von Protamin kann paradoxerweise zu einer Blutungsneigung führen.

Pentasaccharide/Fondaparinux

Wirkungsmechanismus Pentasaccharide inhibieren selektiv und antithrombinabhängig aktivierten Faktor X (Xa). Einziger Vertreter ist Fondaparinux.

Indikationen Zur Prophylaxe und Ther. tiefer Venenthrombosen und von Lungenembolien. Behandlung von instabiler Angina pectoris oder NSTEMI ohne invasiven Eingriff (PCI) < 2 h oder STEMI mit Thrombolytika oder initial keiner anderen Re-Perfusionsbehandlung.

Kontraindikationen Schwere Nieren-Insuff. (Krea-Clearance < 20 ml/min, bei einer Krea-Clearance < 50 ml/min Dosisreduktion). Vorsichtiger Einsatz in Schwangerschaft (Plazentagängigkeit) und Stillzeit. Nicht zur Ther. der HIT, aber nach anamnestisch abgelaufener HIT zur Thromboseprophylaxe einsetzbar.
Zu den Dosierungen ▶ Tab. 25.4.

Monitoring Ein routinemäßiges Labormonitoring ist nicht erforderlich. Der antikoagulatorische Effekt kann ggf. durch Bestimmung einer (kalibrierten) Anti-Xa-Aktivität erfasst werden.

Tab. 25.4 Dosierung von Fondaparinux

Indikation	Dosierung	
	Standarddosis	Reduzierte Dosis
Thromboseprophylaxe	1 × 2,5 mg/d, Beginn 6–8 h postop., nicht bei einem KG < 50 kg	Bei einer Krea-Clearance von 20–49 ml/min: 1 × 1,5 mg/d
Ther. der tiefen Venenthrombose/Lungenembolie	KG < 50 kg: 1 × 5 mg/d KG 50–100 kg: 1 × 7,5 mg/d KG > 100 kg: 1 × 10 mg/d	

Antagonisierung/Antidot Kein spezifisches Antidot verfügbar, Protamin ist unwirksam. Ggf. polypragmatisches Vorgehen bei Blutungen, Gabe von FFP, ggf. Gabe von rFVIIa bei schweren Blutungen erwägen (90 µg/kg KG, Off-Lable-Use).

Heparinoide

Wirkungsmechanismus Einziger Vertreter Danaparoid-Natrium. Wirkung durch antithrombinabhängige Inhibition von Faktor Xa, in geringerem Maße auch von anderen aktivierten Gerinnungsfaktoren.

Indikationen Prophylaxe und Ther. thrombotischer Ereignisse bei Pat. mit manifester oder anamnestisch bekannter HIT. Danaparoid selbst löst keine HIT aus; aufgrund von Kreuzreaktionen mit HIT-Antikörpern bei ca. 10 % der Fälle wird jedoch ggf. eine vorherige Austestung empfohlen.

Kontraindikationen Ähnlich Heparin, aber bei HIT einsetzbar. In Schwangerschaft und Stillzeit bei gegebener Ind. einsetzbar.

> **Cave**
> Bei Nieren-Insuff. starke Zunahme der HWZ auf mehrere Tage möglich, bei Adipositas oder geringem Körpergewicht ggf. Steuerung der Antikoagulation durch Bestimmung einer kalibrierten Anti-Xa-Aktivität möglich.

Zur Dosierung von Danaparoid ▶ Tab. 25.5.

Antagonisierung/Antidot Kein spezifisches Antidot verfügbar. Protamin ist unwirksam. Ggf. Gabe von Frischplasmen (FFP), bei Ther.-Refraktärität Plasmapherese erwägen.

Tab. 25.5 Dosierung von Danaparoid

Indikation	Dosierung
Manifeste HIT mit thrombotischem Ereignis	Initial: als Bolus i. v.: • < 55 kg: 1250 IE • 55–90 kg: 2500 IE • > 90 kg: 3750 IE Anschließend 400 IE/h für 4 h, dann 300 IE/h für weitere 4 h Danach Erhaltungsdosis: 150–200 IE/h für insgesamt 5–7 d Ziel-Anti-Xa-Spiegel: 0,5–0,7IE/ml 5–10 min nach Bolus, danach 0,5–0,8 IE/ml (nicht > 1 IE/ml) Umstellung auf s. c Gabe nach 5–7 d: 2–3 × 1250 IE/d s. c.
Manifeste HIT ohne thrombotisches Ereignis	Initial: 1250 IE als Bolus i. v. Fortsetzung: 2–3 × 1250 IE/d s. c. Ziel-Anti-Xa-Spiegel: 0,5–0,7IE/ml 5–10 min nach Bolus, danach 0,3–0,5 IE/ml; Messung 6 h nach s. c. Gabe
Keine manifeste HIT – nur prophylaktische Gabe (z. B. präop. bei anamnestischer HIT)	Dosierung 2–3 × 1250 IE/d s. c. Beginn: 2 h vor geplanter OP Ziel-Anti-Xa-Spiegel: 0,2–0,4 IE/ml; Messung 6 h nach s. c. Gabe
Anamnestisch abgelaufene HIT, aktuell keine Thrombopenie oder Thrombose	Aktuell keine Therapie erforderlich. Bei anstehendem Eingriff: siehe „Keine manifeste HIT – nur prophylaktische Gabe

Argatroban

Wirkungsmechanismus Direkter oraler Thrombininhibitor (DTI).

Indikation Gerinnungshemmung bei Erw. mit HIT.

Kontraindikationen Schwere Leberfunktionsstörung, Schwangerschaft, Stillzeit (Ausnahme: bei HIT und Kreuzallergie gegen Danaparoid). Arzneimittel hat hohen Ethanol-Anteil (50 Vol.-%; Pat. mit 70 kg KG erhält bis zu 4 g Ethanol/d).

Anwendung/Dosierung Absetzen anderer parenteraler Antikoagulanzien und Abwarten des Abklingens der Wirkung. Initial Dauerinfusion von 2 µg/kg KG/min (auch bei älteren Menschen und Nieren-Insuff., max. 10 µg/kg KG/min). Danach Steuerung nach aPTT (1. Kontrolle sowie bei jeder Änderung der Infusionsrate nach 2 h danach mind. 1 ×/d). Ziel: Verlängerung der aPTT auf das 1,5- bis 3-Fache der Norm. Bei aPTT > 100 sec. Unterbrechung der Infusion bis zum Erreichen des gewünschten aPTT-Zielbereichs. Danach Wiederaufnahme mit der Hälfte der vorherigen Dosierung. Empfohlene Behandlungsdauer max. 14 d.

> **!** **Cave**
> Geringe ther. Breite. Deutlich erhöhtes Blutungsrisiko ab aPTT ≥ 2,5-fach (d. h. ca. 70 sec), erhebliche Wirkungsverlängerung bei Leber-Insuff., bei mäßiger Leber-Insuff. Reduktion der initialen Dosierung auf 0,5 µg/kg KG/min. Bei Umstellung auf Kumarinderivate Effekt von Argatroban auf den INR-Wert beachten.

Nebenwirkungen Blutung. Kein spezifisches Antidot, ggf. Filtration mittels High-Flux-Filter (> 30 ml/kg KG/h), ggf. Versuch mit Desmopressin (DDVAP), Gabe von FFP, ggf. rFVIIa (90 µg/kg KG NovoSeven®) oder FEIBA® [**cave:** bei Antagonisierung evtl. schwere Thromboembolien]). Normalisierung der Gerinnungsparameter innerhalb von 4 h (bei Leber-Insuff. verzögert).

25.1.4 Orale Plättchenfunktionshemmer (PFH)

PFH werden einzeln oder in Komb. (duale Plättchenfunktionshemmung, DAPT) zur (Sekundär-)Prophylaxe art.-thrombotischer Ereignisse eingesetzt. Bzgl. einer Übersicht über die verfügbaren Präparate ▸ Tab. 25.6.

Tab. 25.6 Übersicht über orale Plättchenfunktionshemmer

Substanz	Wirkungsmechanismus	Standarddosierung	Bemerkung
Acetylsalicylsäure (ASS)	Hemmung der Thromboxan-Synthese	1 × 100 mg/d	Einzeln o. in Komb. mit anderen PFH
Clopidogrel	Blockade des thrombozytären ADP-Rezeptors	Ggf. Loading Dose 300 mg, dann 1 × 75 mg/d	Einzeln o. in Komb. mit ASS (DAPT)
Prasugrel		Loading Dose (d 1) 60 mg, dann 1 × 10 mg/d	Stets in Kombination mit ASS (DAPT)
Ticagrelor		Loading Dose 180 mg, dann 2 × 90 mg/d	

Acetylsalicylsäure (ASS)

Wirkungsmechanismus Hemmung der Thromboxan-Synthese durch irreversible Hemmung der Cyclooxygenase, hierdurch Hemmung der Plättchenfunktion.

Indikationen Einsatz zur (Sekundär-)Prophylaxe art.-thrombotischer Ereignisse bei KHK, koronarer Bypass-OP und Angioplastie, PAVK, zerebraler Ischämie (Schlaganfall, TIA). In Komb. mit einem ADP-Rezeptorantagonist (Clopidogrel, Prasugrel, Ticagrelor) zur DAPT.

Anwendung/Dosierung Standarddosierung: 100 mg/d. Variables Ansprechen, Resistenz bzw. abgeschwächte Wirkung in ca. 20–30 % der Fälle, dann ggf. höhere individuelle Dosierung erforderlich.

Kontraindikationen ASS-Intoleranz. Vorsicht bei Asthma („ASS-Asthma" mit Exazerbation bei ca. 5 % der Asthmatiker). Hämorrhagische Diathese, Magen-Darm-Ulzera, schwere Leberfunktionsstörung, 3. Trimenon der Schwangerschaft (wegen Wehenhemmung und ggf. vorzeitigem Verschluss des Ductus arteriosus Botalli).

Thienopyridine

Wirkungsmechanismus Irreversible Hemmung der Plättchenaktivierung durch Blockade des thrombozytären ADP-Rezeptors P2Y12. Aktuell verfügbar sind Clopidogrel und Prasugrel.

Clopidogrel

Indikationen Einsatz zur (Sekundär-)Prophylaxe art.-thrombotischer Ereignisse bei KHK, koronarer Bypass-OP und Angioplastie, PAVK, zerebraler Ischämie (Schlaganfall, TIA) als Monoprophylaxe, etwa bei ASS-Unverträglichkeit. Einsatz zur DAPT in Komb. mit ASS, nach Stent-Implantation je nach Art des Stents für 4 Wo. (bei Bare-Metal Stent, BMS), bis zu 1 J. (bei Drug-Eluting Stent, DES) zur Prävention von Stent-Verschlüssen.

Dosierung Aufsättigungsdosis von 300–600 mg einmalig, dann 75 mg/d.

Prasugrel

25

Indikationen Einsatz zur DAPT in Komb. mit ASS, nach Stent-Implantation je nach Art des Stents für 4 Wo. (bei BMS), bis zu 1 J. (bei DES) zur Prävention von Stent-Verschlüssen.

Dosierung Einmalig 60 mg/d, dann 10 mg/d. Bei Gewicht < 60 kg u./o. Alter > 75 J. 5 mg/d. Komb. mit ASS, i. d. R. 100 mg/d (75–325 mg/d).

Ticagrelor

Indikationen Ebenfalls Einsatz zur DAP in Komb. mit ASS, nach stattgehabtem Myokardinfakt (MI), akutem Koronarsyndrom (ACS) und nach Stent-Implantation je nach Art des Stents für 4 Wo. bis zu 1. J. (bei DES) zur Prävention von Stent-Verschlüssen.

Dosierung Einmalig 180 mg/d, dann 2 × 90 mg/d. Bei Pat. mit einem mind. 1 J. zurückliegenden MI in der Vorgeschichte 2 × 60 mg/d bzw. 1 × 90 mg/d. **Cave:** Dosisreduktion bei Leberfunktionseinschränkung, aber nicht bei Nierenfunktionseinschränkung erforderlich.

25.2 Perioperative Thromboseprophylaxe

Die periop. Thromboseprophylaxe ist integraler Bestandteil des periop. Managements. Grundsätzlich werden Basismaßnahmen, die bei jedem Eingriff durchgeführt werden sollten, und medikamentöse Thromboseprophylaxe unterschieden.

Risikostratifikation: Grundlage einer adäquaten Thromboseprophylaxe ist das geschätzte periop. Thromboserisiko des Pat., das sich durch expositionelle (von außen einwirkende) und dispositionelle Risikofaktoren (Veranlagung des Pat. für thrombotische Ereignisse) ergibt (▶ Tab. 25.7).

In Abhängigkeit von den vorliegenden Risikofaktoren wird eine Risikostratifikation vorgenommen und der Pat. einer Risikogruppe zugeordnet (▶ Tab. 25.8).

Tab. 25.7 Dispositionelle und expositionelle Risikofaktoren für periop. thrombotische Ereignisse

Expositionelle Risikofaktoren („Trigger")	Dispositionelle Risikofaktoren (Veranlagung)
• Art, Größe u. Dauer des op. Eingriffs • Periop. Immobilität • Periop. KO (Infektionen, hoher Blutverlust)	• Anamnestisch aufgetretene thrombotische Ereignisse (tiefe Venenthrombose, Lungenembolie u. a.) • Familiäre Belastung bzgl. thrombotischer Ereignisse • Adipositas • Thrombophilie • Hormonelle Einflüsse (Schwangerschaft, hormonelle Kontrazeption, Hormon[ersatz]-Ther. [HRT]) • Prädisponierende Begleit-Erkr. (insbes. TU-Erkr., auch CED, u. a.)

Tab. 25.8 Perioperative Risikostratifikation nach Häufigkeit distaler und proximaler thrombotischer Ereignisse und Auftreten einer Lungenembolie

	Niedrigrisikogruppe	Intermediäre Risikogruppe	Hochrisikogruppe
Risiken			
Distale Venenthrombose	< 10 %	10–40 %	40–80 %
Prox. Venenthrombose	< 1 %	1–10 %	10–30 %
Lungenembolie	< 0,1 %	0,1–1 %	> 1 %
Eingriffe			
	• Kleine op. Eingriffe • Verletzungen ohne o. mit nur geringem Weichteilschaden	• Länger dauernde OP • Gelenkübergreifende Immobilisation o. arthroskopisch assistierte Gelenkchirurgie der unteren Extremität	• Größere Eingriffe im Bauch-, Becken- o. Thoraxbereich, insbes. bei malignen TU u. entzündlichen Prozessen • Polytrauma sowie Verletzungen von WS, Becken u./o. unteren Extremitäten • Größere orthopädische Eingriffe (Becken, untere Extremitäten, WS)

Für Pat. mit niedrigem angenommenem periop. Thromboserisiko sind Basismaßnahmen zur Thromboseprophylaxe i. d. R. ausreichend. Beim Vorliegen zusätzlicher dispositioneller Risikofaktoren für thrombotische Ereignisse sollte eine medikamentöse Thromboseprophylaxe erwogen werden. Bei Pat. mit mittlerem bis hohem periop. Thromboserisiko wird eine medikamentöse Thromboseprophylaxe durchgeführt, Basismaßnahmen sind hier nicht ausreichend zur Thromboseprophylaxe.
Basismaßnahmen: Basismaßnahmen zur Thromboseprophylaxe sollten bei jedem op. Eingriff periop. durchgeführt werden. Entscheidende Maßnahmen sind Frühmobilisation und Krankengymnastik.
Medikamentöse Thromboseprophylaxe: Bei mittlerem bis hohem periop. Thromboserisiko ist zusätzlich zu Basismaßnahmen eine medikamentöse Thromboseprophylaxe indiziert. Diese erfolgt i. d. R. mit NMH, ggf. in manchen Fällen alternativ mit Fondaparinux. Aufgrund des ungünstigeren NW-Profils werden UFH nur noch in begründeten Einzelfällen zur medikamentösen Thromboseprophylaxe eingesetzt. Bei Pat. mit anamnestisch aufgetretener HIT sind NMH und UFH kontraindiziert, eine medikamentöse Thromboseprophylaxe kann dann bevorzugt mit Fondaparinux oder Danaparoid-Natrium durchgeführt werden. Plättchenfunktionshemmer haben keinen Stellenwert zur medikamentösen Thromboseprophylaxe.
Dauer der medikamentösen Thromboseprophylaxe: Die Dauer der periop. Antikoagulation richtet sich nach dem jeweiligen op. Eingriff, der Art und Dauer der periop. Immobilisation sowie eventuell vorliegenden dispositionellen Risikofaktoren des Patienten. Ggf. muss eine stationär begonnene medikamentöse Thromboseprophylaxe nach Entlassung des Pat. ambulant weiter fortgeführt werden, insofern ein erhöhtes Thromboserisiko persistiert.
Für ausgewählte Eingriffe ergeben sich folgende Empfehlungen:
Eingriffe im Kopf- und Halsbereich: Auf eine medikamentöse Thromboseprophylaxe kann i. d. R. verzichtet werden. Medikamentöse Thromboseprophylaxe aber ggf. bei ausgedehnten Eingriffen, TU-Chirurgie und zusätzlichen Risikofaktoren.
Neurochirurgische Eingriffe: Bei neurochirurgischen Eingriffen am ZNS sollten physikalische Maßnahmen zur Thromboseprophylaxe durchgeführt werden. Das Blutungsrisiko ist in besonderer Weise zu berücksichtigen, insofern eine medikamentöse Thromboseprophylaxe durchgeführt wird. Ggf. sollte eine medikamentöse Thromboseprophylaxe erst postop. begonnen werden.
Herz-, Thorax- und Gefäßchirurgie: Bei mittleren und großen herz- und thoraxchirurgischen Eingriffen wird i. d. R. eine medikamentöse Thromboseprophylaxe durchgeführt. Bei hohem Blutungsrisiko u./o. Verwendung der HLM kann ggf. UFH gegenüber NMH periop. bevorzugt werden. Bei herzchirurgischen Pat., die UFH erhalten, soll 2–3 ×/Wo. eine BB-Kontrolle erfolgen, um ggf. eine HIT zu erkennen. Bei gefäßchirurgischen Eingriffen sollen auf jeden Fall Basismaßnahmen zur Thromboseprophylaxe durchgeführt werden. Für Gefäßeingriffe im Abdomen gelten dieselben Empfehlungen wie für sonstige abdominalchirurgische Eingriffe. Pat. mit Eingriffen an peripheren Arterien sollen eine medikamentöse Thromboseprophylaxe erhalten, insofern keine ther. Antikoagulation durchgeführt wird. Bei Fehlen sonstiger dispositioneller Risikofaktoren für thrombotische Ereignisse kann bei Varizen-OP an den Extremitäten auf eine medikamentöse Thromboseprophylaxe ggf. verzichtet werden.
Eingriffe im Bauch- und Beckenbereich: Die Empfehlungen sind unabhängig von der Fachdisziplin, die den Eingriff durchführt. Bei niedrigem eingriffsbedingtem Thromboserisiko sind ggf. Basismaßnahmen zur Prophylaxe ausreichend. Pat. mit niedrigem eingriffsbedingtem Thromboserisiko, aber zusätzlichen dispositionellen Risikofaktoren für thrombotische Ereignisse, sowie Pat. mit mittlerem oder hohem eingriffsbedingtem Thromboserisiko sollen eine medikamentöse Thromboprophy-

laxe erhalten. Medikamente der 1. Wahl sind NMH, alternativ kann Fondaparinux eingesetzt werden. Für laparoskopische Eingriffe gelten identische Empfehlungen wie für „offene" chirurgische Eingriffe. Die Thromboseprophylaxe sollte über mind. 7 d, ggf. auch ambulant, durchgeführt werden. Bei persistierend erhöhtem Thromboserisiko ist die Dauer der medikamentösen Prophylaxe ggf. zu verlängern. Bei Pat. mit onkologischen Eingriffen soll die postop. medikamentöse Thromboseprophylaxe über mind. 4 Wo. durchgeführt werden.
OP und Verletzungen der oberen Extremitäten: Nach OP der oberen Extremitäten ist i. d. R. keine medikamentöse Thromboseprophylaxe erforderlich. Bei Vorliegen dispositioneller Risikofaktoren für thrombotische Ereignisse, nach Implantation einer Schulterprothese (nach Trauma), bei TU-Pat. und bei älteren Pat. ist eine medikamentöse Thromboseprophylaxe zu erwägen.
OP und Verletzungen der unteren Extremitäten: Pat. mit großen orthopädischen/unfallchirurgischen Eingriffen von Hüfte und Kniegelenk sollen neben Basismaßnahmen eine medikamentöse Thromboseprophylaxe erhalten. NOAK sind ausschließlich im Rahmen einer Hüft- oder Knie-TEP-Implantation zur Thromboseprophylaxe zugelassen; Standard zur Thromboseprophylaxe bei sonstigen Eingriffen sind NMH, alternativ Fondaparinux. Bei Hüftendoprothetik soll die medikamentöse Thromboseprophylaxe über 28–35 d durchgeführt werden, bei Kniegelenksendoprothetik über 11–14 d. Die Prophylaxe mit NMH kann am Vorabend der OP begonnen werden. Die Prophylaxe mit Fondaparinux (6 h postop.), Dabigatran-Etexilat (1–4 h postop., initial Gabe der halben Tagesdosis), Rivaroxaban (6–10 h postop.) und Apixaban (12–24 h postop.) wird erst nach dem Eingriff begonnen.
Immobilisation der unteren Extremitäten: Pat. mit op. versorgten Frakturen u./o. immobilisierenden Verbänden sollen neben Basismaßnahmen eine medikamentöse Thromboseprophylaxe mit NMH enthalten. Die Prophylaxe soll bis zum Entfernen des fixierenden Verbands bzw. bis zu einer Teilbelastung von 20 kg und einer Beweglichkeit von 20° im oberen Sprunggelenk durchgeführt werden.
Arthroskopische Eingriffe: Nach rein diagn. Arthroskopie sollen Basismaßnahmen zur Thromboseprophylaxe erfolgen, beim Hinzukommen zusätzlicher dispositioneller Risikofaktoren für thrombotische Ereignisse ist eine passagere medikamentöse Prophylaxe zu erwägen. Bei längerdauernder arthroskopisch assistierter Gelenkchirurgie am Hüft-, Knie- oder Sprunggelenk sollte eine medikamentöse Thromboseprophylaxe postop. über mind. 7 d oder darüber hinaus bis zur normalen Beweglichkeit und einer Teilbelastung von mind. 20 kg durchgeführt werden. Zur Thromboseprophylaxe sind NMH oder Fondaparinux einzusetzen.
Eingriffe und Verletzungen an der Wirbelsäule: Bei Eingriffen an der WS ist über eine medikamentöse Thromboseprophylaxe im Einzelfall unter Berücksichtigung dispositioneller und expositioneller Risikofaktoren zu entscheiden. Bei Verletzungen der WS soll eine medikamentöse Thromboseprophylaxe erfolgen, das Blutungsrisiko ist (z. B. bei intraspinalem Hämatom) zu berücksichtigen.
Polytrauma und Verbrennungen: Bei Pat. mit Polytrauma soll eine medikamentöse Thromboseprophylaxe durchgeführt werden. Diese erfolgt i. d. R. mit NMH, bei Blutungsneigung, Nieren-Insuff. oder unsicherer Resorption kann ggf. auch i. v. UFH eingesetzt werden.
Bei Verbrennungen soll eine medikamentöse Thromboseprophylaxe durchgeführt werden, wenn die Verbrennungen zur Immobilität führen oder zusätzliche Risikofaktoren vorliegen. Bei großer verbrannter Oberfläche, Blutungsneigung, Nieren-Insuff. oder unsicherer Resorption kann ggf. auch i. v. UFH zur Thromboseprophylaxe eingesetzt werden.
Sonstige Maßnahmen zur periop. Thromboseprophylaxe: Bei Pat. mit hohem thromboembolischem Risiko und KI gegen eine medikamentöse Thrombose-

prophylaxe ist eine intermittierende pneumatische Kompressionstherapie (mind. 6 h Anwendung/d) und/oder die Anwendung sorgfältig angepasster medizinischer Kompressionsstrümpfe (Andruck am distalen Unterschenkel 15–30 mmHg) zu erwägen. **Cave:** Hautläsionen an ischämischen und/oder paretischen Beinen. KI: PAVK, höhergradige Rechtsherz-Insuff.

25.3 Antikoagulation bei venösen thrombotischen Ereignissen

Thrombotische Ereignisse sind eine relevante KO op. Eingriffe. In erster Linie ist hier die tiefe Beinvenenthrombose zu nennen, ggf. kompliziert durch eine Lungenarterienembolie. Zusätzlich können auch oberflächliche Venenthrombosen (Thrombophlebitiden) und Muskelvenenthrombosen auftreten.

25.3.1 Antikoagulation bei tiefer Venenthrombose und Lungenembolie

Zur Antikoagulation bei oberflächlicher („Thrombophlebitis") und tiefer Venenthrombose sowie bei Lungenembolie stehen verschiedene parenterale (Heparine, Fondaparinux) und orale Antikoagulanzien (VKA, NOAK) zur Verfügung.
Zu den verschieden Ther.-Optionen ▶ Tab. 25.9.

Dauer der Antikoagulation Die Dauer der Antikoagulation bei tiefer Venenthrombose ist von zahlreichen Faktoren abhängig. Grundsätzlich ist eine Antikoagulation über mind. 3 Mon. durchzuführen, nach 3–6 Mon. soll über eine verlängerte Antikoagulation entschieden werden. Zu einer Zusammenfassung einzelner Empfehlungen ▶ Tab. 25.10.
Komplexe Pat. sollten zur Bewertung und ggf. weiteren Behandlung an einen Gerinnungsspezialisten (Hämostaseologen) überwiesen werden. Hierbei handelt es sich insbes. um Pat. mit einer Einstufung für ein „mittleres" bis „hohes" Rezidivereignisrisiko.

25.3.2 Antikoagulation bei oberflächlicher Venenthrombose (Thrombophlebitis)

Bei einer Thrombophlebitis der unteren Extremitäten besteht das Risiko für eine gleichzeitige tiefe Venenthrombose, die sich bei etwa 30 % der Betroffenen nachweisen lässt. Als KO kann eine Lungenarterienembolie auftreten. Es ist daher die Ind. für eine Antikoagulation bei Thrombophlebitis zu prüfen. Bei transfaszialer Thrombusausbreitung ist wie bei einer tiefen Venenthrombose vorzugehen (▶ Kap. 25.3.1). Die Art der Antikoagulation ist bislang nicht exakt definiert. Fondaparinux hat in einer Dosierung von 1 × 2,5 mg/d s. c. als einziges Medikament eine Zulassung, die Antikoagulationsdauer beträgt mind. 4 Wo. Alternativ werden auch NMH eingesetzt. NOAK haben hier keine Zulassung.

Tab. 25.9 Antikoagulation bei venösen thrombotischen Ereignissen der Extremitäten

Indikation	Standardtherapie(n)	Vorgehen/Kommentar
Tiefe Venenthrombose/ Lungenembolie	VKA, z. B. Phenprocoumon	Parenterale ther. Antikoagulation (i. d. R. NMH), parallel Einleitung der oralen Antikoagulation mit VKA (s. o.), Absetzen von NMH bei Erreichen des INR-Werts im Zielbereich (i. d. R. 2,0–3,0)
	Rivaroxaban	Unmittelbar Einleitung der oralen Antikoagulation
	Apixaban	
	Edoxaban	Initiale parenterale ther. Antikoagulation, i. d. R. mit NMH, über 7–10 d, dann Einleitung der oralen Antikoagulation
	Dabigatran-Etexilat	
	NMH/Fondaparinux	Parenterale/ther. Antikoagulation, i. d. R. mit NMH, bei TU-assoziierten thrombotischen Ereignissen und thrombotischen Ereignissen in der Schwangerschaft
Thrombophlebitis	Fondaparinux 1 × 2,5 mg/d	Derzeit nur Fondaparinux für diese Ind. zugelassen
Muskelvenenthrombose	Ther. nicht standardisiert	Ggf. kurzzeitige (parenterale o. orale) Antikoagulation

Tab. 25.10 Verschiedene Szenarien und Dauer der Antikoagulation

Rezidivrisiko	Kriterien (Beispiele)	Antikoagulation
Niedrig	• Thrombotisches Ereignis in klar definierter Risikosituation (z. B. OP, Trauma, Immobilität) • Thrombotisches Ereignis mit hormonellem Auslöser (hormonelle Kontrazeption, Hormon[ersatz]-Therapie [HRT], Schwangerschaft); insofern keine entsprechende Exposition mehr vorliegt • Unterschenkelthrombose, ggf. auch rezid.	Antikoagulation nach 3–6 Mon. beenden
Mittel	• Thrombotisches Ereignis mit „unsicherem" transienten Risikofaktor • Spontane/unprovozierte thrombotische Ereignisse • Rezidivthrombosen	Beibehaltung der Antikoagulation erwägen, hämostaseologische Konsultation erwägen
Hoch	• Schwere Thrombophilie • Aktive/progrediente TU-Erkr. • Persistierende Risikofaktoren für thrombotische Ereignisse • Chron.-thromboembolische pulmonalarterielle Hypertonie (CTEPH)	Beibehaltung der Antikoagulation

25.3.3 Antikoagulation bei Muskelvenenthrombosen

Prognostisch sind Muskelvenenthrombosen wohl vergleichbar mit tiefen Unterschenkelvenenthrombosen, abgesehen davon, dass kein postthrombotisches Sy. (PTS) auftreten sollte. Eine passagere Antikoagulation bei Muskelvenenthrombose analog zur distalen Unterschenkelvenenthrombose ist somit zu erwägen. Das Vorgehen ist nicht einheitlich und wird kontrovers diskutiert.

25.4 Lysetherapie

Die Lysetherapie bzw. Thrombolyse kann zur Auflösung von Blutgerinnseln eingesetzt werden. Mögliche Ind. sind schwerwiegende thrombotische Ereignisse, insbes. Myokardinfarkt, Schlaganfall und schwere Lungenembolien. Die eingesetzten Thrombolytika führen zur Bildung von Plasmin und konsekutiv zu einer Aktivierung der endogenen Fibrinolyse. Die Ind. zur Lyse-Ther. ist unter strenger Nutzen-Risiko-Abwägung zu stellen, da es zu schwersten NW, insbes. auch tödlich verlaufenden Hirnblutungen, kommen kann. Hierbei sind stets alternative interventionelle und op. Verfahren zu berücksichtigen. Akute Blutungen sowie Gerinnungsstörungen und Thrombozytopenie stellen KI für die Lyse-Ther. dar, ebenso relevante Verletzungen, op. Eingriffe in den letzten 3 Mon. sowie Erkr. mit erhöhtem Blutungsrisiko (z. B. TU, Aortenaneurysmen, -dissektion, akute Perikarditis), abgelaufene Hirnblutungen und Schlaganfälle sowie bereits erfolgte Punktion größerer art. Gefäße oder Lumbalpunktion. Eingesetzt werden die älteren Enzyme Streptokinase oder Urokinase sowie die gentechnisch hergestellten Thrombolytika wie Alteplase (rt-PA), Reteplase (r-PA) oder Tenecteplase (TNK-t-PA).

Indikationen Myokardinfarkt, insofern eine interventionelle Ther./OP nicht zeitnah zur Verfügung steht oder nicht möglich ist. Lungenembolie mit hämodynamischer Instabilität (Schweregrad III–IV nach Grosser). Tiefe Venenthrombosen stellen hingegen i. d. R. keine Ind. für eine Lysetherapie dar (**Cave:** Blutungsrisiko). Akuter art. Verschluss der Extremitäten, heute zumeist lokale Katheterlyse. Ischämischer Hirninfarkt (Zeitfenster 3 h) mit deutlichem neurol. Defizit (**Cave:** Ausschluss einer Blutung/eines größeren Defekts mittels CT erforderlich).

Durchführung Da es sich um eine intensivmedizinische Maßnahme handelt, wird die Lyse-Ther. hier nicht weiter ausgeführt. Es wird auf entsprechende Literatur für Intensivmedizin verwiesen.

25.5 Perioperatives Management der antithrombotischen Medikation

25

Pat. unter antithrombotischer Medikation weisen ein erhöhtes Blutungsrisiko auf. Bei op. Eingriffen muss entschieden werden, ob diese unter fortlaufender antithrombotischer Medikation durchgeführt werden können oder ob die antithrombotische Medikation für den Eingriff unterbrochen werden muss. Hierbei sind periop. Blutungsrisiko unter antithrombotischer Medikation sowie thrombotisches bzw. thromboembolisches Risiko des Pat. bei Fortführung der antithrombotischen Medikation zu berücksichtigen und gegeneinander abzuwägen.

25.5.1 Perioperatives Management oraler Antikoagulanzien

Vorhofflimmern, venöse thrombotische und thromboembolische Ereignisse sowie mechanischer Herzklappenersatz stellen die wichtigsten Ind. für eine orale Antikoagulation dar. Hierfür stehen prinzipiell VKA und NOAK zur Verfügung.

Vitamin-K-Antagonisten (VKA)

Grundlage für das periop. Management der VKA ist eine Abschätzung des periop. Blutungs- und des thrombotischen bzw. thromboembolischen Risikos.
Es können Eingriffe mit minimalem und geringem Risiko und Eingriffe mit hohem Blutungsrisiko unterschieden werden (▶ Tab. 25.11).

Tab. 25.11 Blutungsrisiko bei operativen Eingriffen und Interventionen.

Niedriges Blutungsrisiko	Hohes Blutungsrisiko
• Zahnextraktionen • Viele dermatologische Eingriffe • Katarakt-OP • Schrittmacherimplantationen • Endoskopien (diagn.)	• (große) Bauch- u. Thoraxchirurgie • Vaskuläre u. kardiale Eingriffe • Urologische Chirurgie (Prostata, Blase) • Punktion nicht komprimierbarer Gefäße • Endoskopien (ther.): erhöhtes Blutungsrisiko bei (großen) Polypektomien u. endoskopischen Interventionen wie ERCP mit Papillotomie, Stent-Implantation, PEG-Anlage, Varizensklerosierung u. Bougierung

Die Pat. können ferner hinsichtlich des jährlichen thrombotischen bzw. thromboembolischen Risikos in eine Niedrigrisikogruppe (Risiko < 5 % ohne Antikoagulation), intermediäre Risikogruppe (Risiko 5–10 % ohne Antikoagulation) und Hochrisikogruppe (Risiko > 10 % ohne Antikoagulation) eingeteilt werden. Zu einer entsprechenden Einteilung für Pat. mit Vorhofflimmern, venösen thrombotischen Ereignissen und mechanischem Herzklappenersatz ▶ Tab. 25.12.
Geringes periop. Blutungsrisiko: Aussetzen der Antikoagulation mit VKA für den Eingriff nicht erforderlich. Der INR-Wert sollte zum Zeitpunkt des Eingriffs nach Möglichkeit im unteren Zielbereich liegen.
Hohes periop. Blutungsrisiko: Die orale Antikoagulation mit VKA ist etwa 7–10 d vor dem Eingriff auszusetzen. Der Eingriff kann bei einem INR-Wert ≤ 1,4 durchgeführt werden. Zu prüfen ist, ob bei Pausierung des VKA eine parenterale

Tab. 25.12 Abschätzung des thrombotischen bzw. thromboembolischen Risikos bei Patienten mit tiefer Venenthrombose/Lungenembolie, Vorhofflimmern und mechanischem Herzklappenersatz

Indikation zur Antikoagulation	Niedrigrisiko	Intermediäres Risiko	Hochrisiko
Venenthrombose/ Lungenembolie	> 12 Mon. zurückliegend, keine sonstigen Risikofaktoren	3–12 Mon. zurückliegend o. wiederholte Ereignisse o. aktive TU-Erkr.	0–3 Mon. zurückliegend o. erhebliche Thrombophilie
Vorhofflimmern	$CHADS_2$-Score 0–2 Punkte, kein Schlaganfall	$CHADS_2$-Score 3–4 Punkte	$CHADS_2$-Score 5–6 Punkte
Mechanischer Herzklappenersatz	Doppelflügelige Aortenklappenprothese (> 3 Mon.), keine sonstigen Risikofaktoren	Doppelflügelige Aortenklappenprothese, zusätzliche Risikofaktoren (Vorhofflimmern, Diab. mell., Alter > 75 J. etc.)	Mitralklappenersatz, Doppelklappenersatz, „alte" mechanische Herzklappen

Thromboseprophylaxe/Antikoagulation erforderlich ist. Dies ist abhängig vom geschätzten thrombotischen/thromboembolischen Risiko des Pat. (▶ Tab. 25.12): Bei **niedrigem** Risiko wird ggf. nur eine medikamentöse Thromboseprophylaxe durchgeführt, insofern diese für den entsprechenden Eingriff indiziert ist. Bei **intermediärem** Risiko wird ein Bridging, i. d. R. mit NMH, durchgeführt, wobei eine halbtherapeutische Dosierung gewählt wird. Bei **hohem** Risiko erfolgt ein Bridging mit NMH in ther. Dosierung. Alternativ zu NMH kann bei Unverträglichkeit Fondaparinux eingesetzt werden.

Durchführung des Bridgings: Aussetzen der oralen Antikoagulation mit VKA ca. 7–10 d vor dem Eingriff, Beginn mit NMH in halbtherapeutischer (intermediäres Risiko) oder ther. Dosierung, sobald der individuelle INR-Zielbereich nach Aussetzen des VKA unterschritten wird. Aussetzen der Heparinisierung 24 h vor dem Eingriff bei Verabreichung einer (halb)ther. Heparin-Dosis. Postop. Wiederaufnahme der oralen Antikoagulanzien bei bestehender Ind. in Abhängigkeit von Blutungsneigung/Blutungsrisiko parallel zur weiteren Heparinisierung. Absetzen des NMH, wenn der INR-Wert wieder im individuellen Zielbereich liegt.

Nicht Vitamin-K-abhängige orale Antikoagulanzien (NOAK)

Anders als bei VKA werden NOAK für einen op. Eingriff üblicherweise präop. ausgesetzt und die Antikoagulation postop. bei adäquater Hämostase wieder begonnen. Das periop. Management von NOAK, insbes. der Zeitabstand zwischen letzter präop. Einnahme der Medikation und Durchführung des Eingriffs, ist abhängig von Art und Dosierung des NOAK, von der Nierenfunktion und vom periop. Blutungsrisiko (▶ Tab. 25.13).

Ein Bridging mit parenteralem Antikoagulans bei Aussetzen der Antikoagulation mit NOAK ist nicht vorgesehen. Postop. wird die Antikoagulation mit dem NOAK in Abhängigkeit von der Hämostase wieder begonnen. Sollte sich der postop. Wiederbeginn der oralen Antikoagulation verzögern, muss ggf. eine für den Eingriff übliche medikamentöse Thromboseprophylaxe oder auch eine parenterale

Tab. 25.13 Perioperatives Management NOAK: Abstände zwischen letztmaliger Einnahme und Durchführung des Eingriffs in Abhängigkeit von Nierenfunktion und periop. Blutungsrisiko

Nierenfunktion (Krea-Clearance)	Perioperatives Blutungsrisiko		
	Minimal	Niedrig	Hoch
Dabigatran-Etexilat			
> 80 ml/min	Durchführung des Eingriffs 12 h nach letzter Einnahme („Talspiegel")	≥ 24 h	≥ 48 h
50–80 ml/min		≥ 36 h	≥ 72 h
30–50 ml/min		≥ 48 h	≥ 96 h
< 30 ml/min	KI für Dabigatran-Etexilat		
Rivaroxaban, Apixaban und Edoxaban			
> 80 ml/min	Durchführung des Eingriffs 12 h nach letzter Einnahme („Talspiegel")	≥ 24 h	≥ 48 h
50–80 ml/min		≥ 24 h	≥ 48 h
30–50 ml/min		≥ 24 h	≥ 48 h
15–30 ml/min		≥ 36 h	≥ 48 h
< 15 ml/min	KI für Rivaroxaban, Apixaban und Edoxaban		

Antikoagulation bei hohem thrombotischem oder thromboembolischem Risiko durchgeführt werden.

25.5.2 Perioperatives Management von Plättchenfunktionshemmern

Das periop. Management bei Einnahme von Plättchenfunktionshemmer ist nicht einheitlich, sondern abhängig von der Ind. und der Art der Plättchenfunktionshemmung sowie dem angenommenen Blutungsrisiko im Rahmen des op. Eingriffs. Besonders problematisch ist das Vorgehen bei Pat. mit DAPT nach erfolgter Koronarintervention/Stent-Implantation, da bei diesen beim Aussetzen der DAPT, insbes. innerhalb eines Zeitraums von 3 Mon. nach der Intervention, ein hohes Risiko für kardiovaskuläre Ereignisse und Stent-Thrombosen besteht, sodass das Aussetzen der DAPT im kritischen Zeitraum mit einer erhöhten kardialen Mortalität assoziiert ist. Als Grundlage zur Festlegung des Vorgehens kann wiederum das periop. Blutungsrisiko herangezogen werden (▶ Tab. 25.14).
Das Vorgehen hinsichtlich einer Monoprophylaxe mit ASS oder einer DAPT kann wie folgt (▶ Tab. 25.15) dargestellt festgelegt werden.
Aufgrund des hohen thrombotischen Risikos von Pat. unter DAPT nach Stent-Implantation bedarf das periop. Management der DAPT stets einer interdisziplinären Konsultation. Hier sollte auf jeden Fall ein Kardiologe, ggf. auch ein Hämostaseologe in die Planung des periop. Managements mit einbezogen werden.

Tab. 25.14 Abschätzung des Blutungsrisikos bei operativen Eingriffen zur Festlegung des Vorgehens bei Plättchenfunktionshemmung

	Minimal	Niedrig	Hoch
Definition	Kein relevantes Blutungsrisiko	Blutungen < 2 %/48 h	Blutungen > 2 %/48 h
Beispiele	• Katarakt-OP • Diagn. Endoskopien • Kleine dermatologische Eingriffe	• Cholezystektomie • Herniotomie • Hysterektomie • SM-Implantation • Karpaltunnel-OP • Hautbiopsien • Einfache Zahnextraktionen	• Herzchirurgie • Gefäßchirurgie • Neurochirurgie • Kopf-Hals-Chirurgie • TUR der Prostata • PEG-Implantation • Multiple Zahnextraktionen

Tab. 25.15 Vorgehen bei Monoprophylaxe mit ASS und DAPT im Rahmen operativer Eingriffe

Medikation	Indikation	Art des Eingriffs	Empfehlung
ASS	Primärprophylaxe	Jeder Eingriff	Periop. Pausierung von ASS
	Sekundärprophylaxe	Eingriffe mit geringem Blutungsrisiko	Periop. Fortführung von ASS
		Hochrisikoeingriffe (z. B. neurochirurgische Eingriffe, Körperhöhleneingriffe)	Aussetzen von ASS 7–10 d vor dem Eingriff, Wiederbeginn in einem Zeitraum ≤ 24 h nach dem Eingriff
DAPT (ASS u. ADP-Rezeptorantagonist)	Hohes kardiovaskuläres Risiko, z. B. DES-Implantation ≤ 12 Mon.	Elektiver Eingriff	Verschieben des Eingriffs, bis keine DAPT mehr nötig
		Semielektiver Eingriff	Einzelfallentscheidung
		Notfalleingriff	Periop. Fortführung der DAPT, Bereitschaft zur Intervention bei Blutungen (Antifibrinolytika, Desmopressin), TK
		Hochrisikoeingriff (z. B. neurochirurgische Eingriffe, Körperhöhleneingriffe)	Periop. Fortführung von ASS, Aussetzen des ADP-Rezeptoragonisten (5–)7 d vor dem Eingriff

26 Praktische Onkologie und Hämatologie

Oliver Schmalz

26.1 Blutbild (BB)

Erythrozyten (rote Blutzellen) sind die häufigsten Zellen im Blut. Zu ihren wichtigsten Aufgaben gehören der Atemgastransport von O_2 und CO_2. Sie haben im Rahmen ihrer Reifung alle Zellorganellen verloren und bestehen zu einem großen Teil aus dem Protein Hämoglobin.

26.1.1 Anämien

Verminderung der Hb-Konzentration bzw. des Hkt. und/oder der Ery-Zahl unterhalb des Normbereichs (▶ Tab. 26.1).

Allgemeine Anämiesymptome: Blässe von Haut- und Schleimhäuten, Schwäche, Müdigkeit, Leistungsminderung, Konzentrationsstörungen, Kopfschmerzen, Schwindel, Dyspnoe, Tachypnoe, Palpitationen, funktionelles Herzgeräusch, Verwirrtheit und Depression (insbes. bei älteren Pat.).

Labor: Wichtigste Parameter der Erythrozytenbildung sind die Retikulozyten und hieraus ermittelt der Retikulozytenindex (RI) und der Retikulozytenproduktionsindex (RPI). Diese zeigen an, ob eine adäquate Erythropoese vorliegt.

$$RI = \text{Retikulozytenzahl}\,(\%) \times \text{gemessener Hkt./erwarteter Hkt.}\,(= 45\,\%)$$

$$RPI = RI\,(\%) \times 1/\text{Retukulozytenmaturationszeit (vom Hkt. abhängig)}$$

RPI > 1: adäquate Erythropoese, RPI < 1: inadäquate Erythropoese.

Beschleunigter/gesteigerter Umsatz: Retikulozyten adäquat ↑, Hb-Umsatzparameter ↑ (indirektes Bili, LDH ↑, Haptoglobin ↓).

Regenerationsphase nach Hypoplasie: Retikulozyten relativ erhöht, Hb Umsatzparameter nicht erhöht.

Ineffektive Erythopoese: Retikulozyten nicht oder inadäquat erhöht, Hb Umsatzparameter erhöht.

Differenzialdiagnosen aufgrund der Messung von MCV und MCH ▶ Tab. 26.2.

Tab. 26.1 Normalwerte des „Roten Blutbilds"

Parameter	Abkürzung	Normalwert
Hämoglobin	Hb	M 14–18; F 12–16 [g/dl]
Hämatokrit	Hkt.	M 40–52; F 37–48 [%]
Erythrozytenzahl	Ery	M 4,3–5,7 × 10^6; F 3,9–5,3 × 10^6 [/μl]
Mittleres Ery-Volumen	MCV	85–98 [fl]
Mittleres Ery-Hb	MCH	28–34 [pg]
Mittlere Hb-Konzentration	MCHC	32–37 [g/dl]
Ery-Durchmesser		6,8–7,3 [μm]
Retikulozytenzahl	Reti	0,3–1,5 [%]

Tab. 26.2 Differenzialdiagnose nach Ery-Morphologie

Hypochrome Anämie i.d.R. mikrozytär MCH↓, MCV ↓	Normochrome Anämie i.d.R. normozytär MCH und MCV normal	Hyperchrome Anämie i.d.R. makrozytär MCH ↑, MCV ↑
Eisenmangel	Hämolyse	Mangel an Vit. B_{12} und/ oder Folsäure
Tumor	Akute Blutverluste	Medikamente
Entzündung, Infekt, Thalasämie	Aplastische Anämie	Alkoholabusus
Sideroachrestische Anämie	Entzündung, Infekt	Myelodysplatisches Sy.
	Renale Anämie	Lebererkrankungen

26.1.2 Weiße Blutzellen (Leukozyten)

Leukos sind Blutzellen, die in mehrere Subpopulationen unterteilt sind, die von unterschiedlichen Vorläuferzellen abstammen.
Die Normalwerte liegen bei Männern und Frauen bei 4.000–10.000/µl.
Obgleich die spezifische Funktion der verschiedenen Leuko-Subtypen stark variiert, sind alle Leukos grundsätzlich für die Abwehr von Krankheitserregern und körperfremden Strukturen im weitesten Sinne verantwortlich (▶ Tab. 26.3).

Tab. 26.3 Diff-BB (Leukozytenwerte)

Zellart	Anteil an Gesamt-Leukozytenzahl	Anzahl pro µl Blut
Neutrophile Granulozyten		
• Stabkernige	3–5 %	150–400
• Segmentkernige	54–62 %	3000–5800
Eosinophile Granulozyten	1–3 %	50–250
Basophile Granulozyten	0–1 %	15–50
Lymphozyten	25–33 %	1500–3000
Monozyten	3–7 %	280–500

Lymphozyten

Lymphozyten sind eine Untergruppe der Leukos. Ihre Hauptaufgabe besteht in der gezielten Abwehr von Fremdstoffen, insbes. von Infektionserregern. Ihre Aktivität richtet sich aber auch gegen veränderte körpereigene Zellen z. B. TU-Zellen. Nach ihrer Funktion unterscheidet man B-Lymphozyten, T-Lymphozyten und NK-Zellen.

Monozyten

Wenn Monozyten das periphere Blut verlassen, entwickeln sich gewebstypische Makrophagen.

Granulozyten

Nach ihrer mikroskopischen Morphologie und dem Färbeverhalten kann man verschiedene Formen von Granulozyten unterscheiden:

- Neutrophile Granulozyten
  - Jugendliche (neutrophile) Granulozyten
  - Stabkernige (neutrophile) Granulozyten
  - Segmentkernige (neutrophile) Granulozyten

Tab. 26.4 Klassifikation der Neutropenie	
Klassikation	**Granulozytenwerte im Blut**
Mild	1,0–1,5 x 10^9/l
Moderat	0,5–1,0 x 10^9/l
Schwer	0,1–0,5 x 10^9/l

- Eosinophile Granulozyten
- Basophile Granulozyten

Granulozyten sind zur aktiven Migration fähig und greifen Krankheitserreger an, um sie unschädlich zu machen. Infektionen, Vergiftungen und Allergien bewirken daher einen Anstieg der Granulozytenwerte.

Eine Verminderung der Granulozyten wird als Neutropenie bezeichnet. Pathogenetisch kommen eine verminderte Produktion von Neutrophilen im KM, eine Umverteilung aus dem zirkulierenden Pool in marginale Areale oder eine periphere Destruktion in Betracht. Zur Klassifikation der Neutropenie ▶ Tab. 26.4.

26.1.3 Blutplättchen (Thrombozyten)

Thrombos spielen eine wichtige physiol. Rolle in der Blutgerinnung. Vor allem in den Arterien mit ihrer starken Strömung sind die Blutplättchen die primären Faktoren für die Blutgerinnung, indem sie sich an freiliegende Kollagenfasern verletzter Blutgefäße in der ersten noch reversiblen Phase der Thrombozytenadhäsion zunächst anlagern und zusammenballen.

Der Normalbereich liegt bei 150.000–400.000/μl. Die Thrombo-Zahl ist individuell unterschiedlich, d. h. ein Pat. kann üblicherweise 180.000, ein anderer 350.000 Thrombos/μl haben.

Pseudothrombopenie: Vor einer weitergehenden Abklärung sollte zunächst eine Pseudothrombopenie ausgeschlossen werden. Hierbei handelt es sich lediglich um einen Laborbefund mit vermeintlicher Thrombopenie. Dieser kommt durch eine Verklumpung der Thrombos im Hämatologie-Probenröhrchen (EDTA-Blut) zustande. Da automatische Zellzählgeräte (Hämatologie-Geräte) die Partikel nach Größe sortieren, werden die Thrombos nicht korrekt erfasst. Eine Verifikation kann durch Antikoagulation und Stabilisatoren herbeigeführt werden, die nicht zu einer Verklumpung der Thrombos führen, hilfsweise im Citratblut oder im mikroskopischen Blutausstich.

26.2 TNM-System

26

Tumorklassifikationen erlauben die Einteilung von Malignomen nach diagn. Befunden in Erkr.-Stadien. Ziel ist die Bildung von definiteren Gruppen mit diagn., ther. und prognostischer Relevanz. Die Histologie maligner Erkr. wird regelmäßig neu definiert und federführend durch die WHO herausgegeben (WHO Blue Books).

International ist für solide TU der TNM-Schlüssel (▶ Tab. 26.5) als path. Klassifikation etabliert. Das TNM-System basiert auf der graduierten Wiedergabe von TU-Größe (T), LK-Befall (N) und Fernmetastasierung (M). Für hämatologische Neoplasien gelten andere Einteilungen.

Die klin. Klassifikation (AJCC/UICC) entsprechend den Stadien 0, I, II, III, IV dient der weiteren Vereinfachung und fasst ther. und prognostisch ähnliche

TNM-Stadien zusammen. Je nach Erkr.-Entität folgt die klin. Stadieneinteilung Vorschlägen der UICC (Union International Contre le Cancer), der AJCC (American Joint Commitee on Cancer) oder nationalen Organisationen.

Tab. 26.5 Grundlagen der TNM-Klassifikation

Parameter	Einteilung	Allgemeine Definition
TU-Größe	TX	Primärtumor nicht beurteilbar
	T0	Kein Anhalt für Primärtumor
	Tis	In-situ-Ca (mikroskopischer Nachweis)
	T1–4	Zunehmende Größe/lokale Ausbreitung des Primärtumors
LK-Befall	NX	Regionale LK nicht beurteilbar
	N0	Kein Anhalt für regionalen LK-Befall
	N1–3	Zunehmender Befall regionaler LK
Nachweis	s	Sentinel-LK
	i	Isolierte-TU-Zellen
	mol	Molekulargenetische Untersuchung
Fernmetastasierung	M0	Kein Anhalt für Fernmetastasierung
	M1	Nachgewiesene Fernmetastasierung
Organbefall	ADR	Nebennieren
	BRA	Gehirn
	HEP	Leber
	LYM	Lymphknoten
	MAR	Knochenmark
	OSS	Skelettsystem
	PER	Peritoneum
	PLE	Pleura
	PUL	Lunge
	SKI	Haut
	OTH	Andere Organe
Differenzierungsgrad	GX	Differenzierungsgrad nicht beurteilbar
	G1	Gut differenziert
	G2	Mäßig differenziert
	G3	Gering differenziert
	G4	Undifferenziert/anaplastisch
Präfixe/ Suffixe	aTNM	Autoptisch gesicherte Stadieneinteilung
	cTNM	Klin. gesicherte Stadieneinteilung
	pTNM	Path. gesicherte Stadieneinteilung
	rTNM	Rezidiv-TU
	yTNM	Klassifikation während/nach initialer Ther.
	T(m)NM	Multiple Primärtumoren

Tab. 26.5 Grundlagen der TNM-Klassifikation *(Forts.)*

Parameter	Einteilung	Allgemeine Definition
Resektions-stadium	RX	Residualtumor nicht beurteilbar
	R0	Kein Residualtumor nachweisbar
	R1	Mikroskopisch nachweisbarer Residualtumor
	R2	Makroskopisch nachweisbarer Residualtumor
Venöse Invasion	VX	Venöse Invasion nicht beurteilbar
	V0	Keine venöse Invasion
	V1	Mikroskopisch nachweisbare venöse Invasion
	V2	Makroskopisch nachweisbare venöse Invasion
Lymphgefäßinvasion	LX	Lymphgefäßinvasion nicht beurteilbar
	L0	Keine lymphatische Invasion
	L1	Mikroskopisch nachweisbare lymphatische Invasion
	L2	Makroskopisch nachweisbare lymphatische Invasion
Perineurale Invasion	PnX	Perineurale Invasion nicht beurteilbar
	Pn0	Keine perineurale Invasion
	Pn1	Mikroskopisch nachweisbare perineurale Invasion
	Pn2	Makroskopisch nachweisbare perineurale Invasion
Diagnosesicherheit	C1	Rein klin. Untersuchung
	C2	Spezielle apparative Untersuchung
	C3	Chirurgische Exploration
	C4	Vollständige path. Aufarbeitung
	C5	Autopsie

26.3 Indikationen zur Tumortherapie

Die Ind. zur Tumortherapie wird maßgeblich bestimmt von
- TU-Diagnose,
- TU-Stadium (▶ Kap. 26.2),
- AZ des Pat. (▶ Kap. 26.3.1),
- Ther.-Zielen (▶ Kap. 26.3.2),
- verfügbaren Behandlungsmethoden (▶ Kap. 26.4),
- Behandlungswunsch des Pat.

26.3.1 Allgemeinzustand von Tumorpatienten (Performance Status Scales)

Orientierende Beschreibung der allg. körperl. und geistigen Verfassung eines Pat., insbes. mit dem Ziel, die Ther.-Fähigkeit zu beurteilen. Im klin. Umfeld werden Skalen nach Karnofsky und ECOG (Eastern Cooperative Oncology Group) verwendet (▶ Tab. 26.6). Ergänzend kommen bei älteren Pat. zunehmend Komorbidi-

Tab. 26.6 Performance Status Scales			
ECOG	**Grad**	**Karnofsky Score**	**Index**
Asymptomatisch, keinerlei Einschränkung der normalen Aktivitäten	0		100 %
Symptomatisch, mäßig eingeschränkte körperl. Aktivität und Arbeitsfähigkeit, keine Bettlägerigkeit	1	Geringfügig verminderte Aktivität und Belastbarkeit, geringe Krankheitssymptome	90 %
		Normale Aktivität nur mit Anstrengung, einige Krankheitssymptome	80 %
Arbeitsunfähigkeit, selbstständige Lebensführung möglich, zunehmende Pflegebedürftigkeit, Bettlägerigkeit < 50 % des Tages	2	Selbstständige Versorgung, normale Aktivität und Arbeit nicht möglich	70 %
		Gelegentliche Unterstützung nötig, Versorgung weitestgehend selbstständig	60 %
Selbstständige Versorgung nicht möglich, kontinuierliche Pflege oder Krankenhauspflege nötig, Bettlägerigkeit > 50 % des Tages	3	Erhebliche Unterstützung und Pflege, ärztliche Hilfe erforderlich	50 %
		Überwiegende Bettlägerigkeit, besondere Hilfe und Unterstützung notwendig	40 %
Rasche Progredienz des Krankheitsverlaufs, Bettlägerigkeit 100 %	4	Schwerbehinderung, geschulte Pflegekraft notwendig, Pat. nicht moribund	30 %
		Schwerstkranker Pat., Hospitalisierung notwendig, aktive supportive Ther. erforderlich	20 %
		Moribunder Pat., rasche Erkr.-Progredienz	10 %
Tod	5	Tod	0 %

tätsskalen zum Einsatz, die Störungen verschiedener Organsysteme besser erfassen und prognostischen Wert für die Mortalität besitzen.

26.3.2 Therapieziele

Zu den Zielen der onkologischen Ther. ▶ Tab. 26.7.

Tab. 26.7 Therapieziele	
Kurativ	Heilung wird angestrebt
Adjuvant	Unterstützende Chemo-/Immun-/Strahlen-Ther. in Ergänzung einer **vorangegangenen** potenziell kurativen OP
Neoadjuvant	Chemo-/Immun-/Strahlen-Ther. **vor** potenziell kurativem Eingriff zur Verhinderung einer Metastasierung (z. B. wenn außer Primärtumor keine weiteren TU-Manifestationen nachweisbar sind); auch zur TU-Reduktion vor OP mit kurativem Ziel oder zur Erreichung der Operabilität (Downstaging)
Palliativ	Milderung von Krankheitssymptomen (ohne Aussicht auf Heilung); Verbesserung der Lebensqualität, evtl. auch Lebenserwartung
Supportiv	Unterstützende Ther., z. B. bei Nebenwirkungen, Infektionen

26.4 Tumortherapie – Behandlungsmethoden

Interdisziplinäre TU-Ther. integriert eine multimodale, antineoplastische Ther. unter Berücksichtigung von chirurgischen, medikamentösen und radiologischen Behandlungsverfahren.
Tumorboards sind die Grundlage interdisziplinärer TU-Therapie. Unter Beteiligung unterschiedlicher Fachgruppen (Chirurgie, Strahlentherapie, Onkologie, Radiologie, Pathologie etc.) wird nach Diagnose und Staging, das krankheitsentitätsbezogen vorgegeben wird, die optimale Behandlungsstrategie sowohl krankheitsspezifisch als auch individuell festgelegt. Tumorboards werden sowohl im „Nationalen Krebsplan der Bundesregierung" als auch in den spezifischen Leitlinien der Fachgesellschaften als Standard der 0nkologischen Versorgung gefordert.

26.4.1 Chirurgische Therapie

Insbes. das lokalisierte und lokoregionäre Ca sowie mono- und oligotope Fernmetastasen sind die Domäne der chirurgischen Onkologie.

Verfahrensregeln in der Tumorchirurgie

OP-Planung

- **Präop. Staging** (Rö, Sono, CT, MRT, PET), histologisches Typing und Grading durch Biopsie.
- **Intraop. Staging**
  - Makroskopische Abklärung von Fernmetastasen, Infiltration von Nachbarorganen, Ausdehnung im Ursprungsorgan.
  - Histologische Diagn. mittels Schnellschnittuntersuchung. **Cave:** höhere Fehlerquote bei Schnellschnittuntersuchungen als bei Paraffinschnittverfahren.
- **Verhinderung der TU-Zelldissemination** (No-Touch-Technik)
  - Frühzeitige, möglichst zentrale Ligatur von Arterien und Venen.
  - Adäquate Sicherheitsabstände.
  - TU-Resektion und LK-Dissektion en bloc. **Cave:** TU-Einriss, Schnitt durch TU.

Kurative chirurgische Therapie

Vollständige TU-Entfernung (Primär-TU, Fernmetastasen) ohne mikro- und makroskopischen Hinweis für lokal verbliebenes TU-Gewebe (R0-Resektion).

Klassische Radikaloperation

- **Entfernung des Primär-TU** mit genügendem Sicherheitsabstand und LK-Dissektion (En-bloc-Resektion).
- **Elektive LK-Dissektion:** LK-Entfernung ohne klin. Hinweise auf das Vorliegen von LK-Metastasen.
  - Vorteil: Entfernung klin. okkulter LK-Metastasen, exakteres Staging, frühzeitiger und gezielter Einsatz adjuvanter Behandlungsverfahren.
  - Nachteil: erhöhte Morbidität/Letalität (erweiterter Eingriff, Lymphödem).
- **Ther. LK-Dissektion:** LK-Entfernung bei Verdacht oder klin. Nachweis regionaler LK-Metastasen.
  - Absolute **kurative Radikal-OP:** Primär-TU in toto entfernt. TU-Freiheit in den vom Primär-TU am weitesten entfernt liegenden LK (Grenz-LK).

  - Relative kurative Radikal-OP: Primär-TU in toto entfernt. TU-Befall in den vom Primär-TU am weitesten entfernt liegenden LK.
  - Voraussetzung für die Zuverlässigkeit der Unterscheidung zwischen absolut und relativ kurativ ist die Annahme einer kontinuierlichen lymphogenen Metastasierung.
- **Lokale Exzision** mit beschränktem Sicherheitsabstand bzw. resektionssparendem chirurgischem Ther.-Verfahren (z. B. bei Basaliom).
- **Organbegrenzte Resektionsverfahren** (z. B. Nephrektomie).
- **Erweiterte Resektionsverfahren** (bei Infiltration angrenzenden Gewebes).
- **Prophylaktische Chirurgie:** Mit wachsendem Verständnis um die Bedeutung genetischer Defekte beim TU-Wachstum werden prophylaktische TU-OP bei phänotyisch gesunden Genträgern durchgeführt. Folgende prophylaktische Resektionen können indiziert sein:
  - Bilaterale Mastektomie (BPM) bei BRCA1-Mutationsträgerinnen.
  - Gastrektomie bei Mutationsträgern des E-Cadherin-Gens CD_H1.
  - Thyreoidektomie bei Pat. mit MEN 2.
  - Proktokolektomie bei FAP.

Palliative (nicht kurative) chirurgische Therapie

Indikationen Besserung von TU-Symptomen bei inoperabler Situation, bes. bei zunehmender Beeinträchtigung der Vitalfunktionen (Besserung der Lebensqualität, Verlängerung der Überlebenszeit, Schmerzlinderung, KO-Prophylaxe).

- **Resezierende Verfahren:** TU-Resektion mit verbleibendem TU-Gewebe oder Metastasen
- **Nicht resezierende Verfahren:** symptomatische Ther., z. B. Anus praeter, biliodigestive Anastomose, Ösophagus-Stent, Osteosynthese bei path. Frakturen

Metastasenchirurgie

Bei multipler Metastasierung meist nicht indiziert, bei solitären Lungen- und Leberfiliae oder mehrfachem Befall einer Organhälfte teilweise kurative Resektion möglich.
Ziel muss die Heilung oder die Verbesserung der Lebensqualität sein. Folgende Überlegungen sind präop. abzuwägen:

- Alter, AZ, Dauer der TU-Erkr.
- Umfang der OP
- Wachstumsverhalten des TU
- Voraussichtliche Überlebenszeit (mit und ohne den op. Eingriff)
- Soziale Verhältnisse (z. B. eigenständige Versorgung, familiäre Strukturen).

26.4.2 Medikamentöse Therapien

Systemische/medikamentöse TU-Ther. behandelt TU-Zellen im ganzen Körper. Ziel ist eine weitgehende Minimierung oder komplette Eradikation der TU-Zellen bei größtmöglicher Schonung der gesunden Zellen. Die medikamentöse TU-Ther. unterliegt seit einigen Jahren einem fundamentalen Wandel von empirischen zu personalisierten und molekular gezielten, sog. Target-orientierten Strategien. Grundlagen sind die Entdeckung TU-assoziierter bzw. -spezifischer molekularer Zielstrukturen und die Entwicklung antitumoraler Wirkstoffe.

Zytostatika Der Angriffspunkt der Zytostatika ist die Zellteilung, wobei die Hemmung der Zellteilung weitgehend unspezifisch erfolgt. Bei max. tolerabler

Dosierung entfalten sie meist max. TU-Wirkung. Risiken und limitierende Faktoren der Zytostatika-Ther. sind:

- Geringe ther. Breite
- Akute- und Langzeit-NW
- Primäre und sekundäre Resistenzen
- Schlechte Beeinflussbarkeit von TU-Zellen

Verabreichung Zytostatika werden per os, i. v., i. m., s. c., i.th., i. p. oder intrakavitär appliziert. Nach Zirkulation und Metabolisierung erfolgt die Wirkung im intrazellulären, extravasalen und intravasalen Kompartiment. Die Elimination erfolgt biliär oder renal.

- I. a. Injektion unbedingt vermeiden (→ Gefahr der Nekrose).
- Gute Durchgängigkeit und sichere intravasale Lage des Zugangs (zentral, peripher) prüfen. Venenverweilkanülen gut fixieren.
- Vor Verabreichung stets Gegenkontrolle (Stimmt Medikament? Stimmt Konz.?) durch den verantwortlichen Arzt.

Vorgehen bei Paravasaten **Häufigkeit 0,1–5 %.** Risikofaktoren: ungeeigneter Punktionsort (Vene von Handrücken oder Ellenbeugen), mangelhafte Punktionstechnik, ungenügende Kooperation des Patienten. Vermeidung durch Verwendung von venösen Portkathetersystemen, PICC- oder Midline-Katheter. **Cave:** Auch hier kann eine unüberwachte Langzeitgabe von lokaltoxischen Substanzen zu schwerwiegenden KO führen. Portnadeln können dislozieren.

> **!** **Paravasate**
> Paravasate werden in drei Schädigungsgruppen eingeteilt:
> - Nekrotisierend (vesicans), z. B. Doxorubicin, Paclitaxel, Oxaliplatin, Vincristin
> - Gewebereizend (irritans), z. B. Cisplatin, Etoposid, Gemcitabine, Irinotecan
> - Nicht gewebeschädigend (non vesicans), z. B. Bleomycin, Cetuximab, Bevacizumab

Therapie Bei jeder Gabe von Zytostatika sollte ein Paravasat-Notfallset verfügbar sein. Bei paravasaler Applikation oder V. a. Paravasat Puls, Lokalbefund und Vitalzeichen alle 30 min kontrollieren. Sofortige Einleitung einer Ther. – auch bei Fehlen von Symptomen.

- **Basismaßnahmen:**
  - Infusion sofort stoppen, i. v.-Zugang belassen, System erneuern.
  - 5-ml-Spritze auf den i. v.-Zugang aufsetzen und Paravasat nach Möglichkeit aspirieren. Danach Zugang entfernen.
  - Bei Blasen oder großem Paravasat: transkutan mit Spritze absaugen.
  - Ruhigstellen der Extremität.

  Regelmäßige Kontrollen, Nachsorge.
- **Substanzspezifische Maßnahmen:**
  - Bei nicht-liposomalen Anthrazyklinen (Doxorubicin, Daunorubicin, Epirubicin, Idarubicin): Dexrazoxan, 3 i. v. Gaben an anderer (nicht vom Paravasat betroffener) Extremität über 1–2 h. 1. Infusion (1000 mg/m^2) innerhalb von 6 h nach Paravasat, 2. Infusion (1000 mg/m^2) am Folgetag, 3. Infusion (500 mg/m^2) am Tag darauf.

- Kühlung mind. 15 min vor Dexrazoxan-Gabe beenden. Bei Platinverbindungen (Cisplatin, Carboplatin), Dactinomycin, Mitomycin C und Anthrazyklinen, bei denen kein Dexrazoxan appliziert wurde: DMSO 99 % alle 8 h für mind. 7 d (bis zu 14 d) auf gesamtes Paravasatgebiet auftragen und trocknen lassen.
- Bei Vinca-Alkaloiden (Vinblastin, Vincristin, Vindesin, Vinflunin, Vinorelbin) das Paravasatgebiet mit bis zu 1500 IE Hyaluronidase periläsional umspritzen; kann auch bei Paclitaxel erwogen werden
- Gemäß aktueller Leitlinie kein Einsatz von Natriumthiosulfat oder Steroiden empfohlen.

- **Zusätzliche Maßnahmen:**
  - Extremität in den ersten 24–48 h hochlagern.
  - Lokale Kühlung bei Bedarf (schmerzlindernd).
  - Ausnahme: bei Etoposid, Vinca-Alkaloiden milde trockene Wärme (Paravasatstelle mit Decke warmhalten).

  Cave: bei Oxaliplatin keine Kälteanwendung, keine Spülung mit NaCl.
  - Vermeidung Lichtexposition (insbes. bei Dacarbazin).
- **Chirurgische Maßnahmen:** bei jeder Applikation mit einem Vesicans chirurgische Mitbeurteilung. Ggf. Debridement/Nekrosenentfernung/plastische Deckung.
- **Dokumentation:**
  - Paravasate, Vorgehensweisen und Maßnahmen genau dokumentieren.
  - Nekrotisierende Veränderungen treten z. T. erst nach Wo. oder Mon. auf.

Molekulare Therapien: „Targeted Therapies“ Diese Substanzgruppen haben eine spezifische Wirkung auf tumorbiologisch relevante Zielstrukturen. Sie hemmen die Signalkaskaden wichtiger Stoffwechselwege in aberranten Zellen an einer oder mehreren Stellen extra oder intrazellulär (▶ Tab. 26.8).

Immuntherapien Unter dem Begriff Immuntherapien werden sehr unterschiedliche Ther.-Verfahren subsummiert. Während Stammzelltherapien und monoklonale AK schon länger eingesetzt werden, ist die Möglichkeit, das patienteneigene Immunsystem zur Tumorbekämpfung einzusetzen, ein neuer Therapieansatz. Hierbei kommen aktive, passive und adoptive Immuntherapien zum Einsatz.

- **Antikörper/BiTEs:**
  - Markieren Zellen zur Zerstörung durchs Immunsystem.
  - Spezifische Epitope müssen vorhanden sein. Ansonsten wird gesundes Gewebe mitangegriffen.

Tab. 26.8 Targeted Therapie – Angriffspunkte und Zielstrukturen

Angriffspunkte	Zielstruktur
Angiogeneseregulation	VEGF, Angiopoietine (Ang1–4), Angiopoietin-Rezeptoren (Tie1–2), HIF
Apoptoseregulation	TRAIL-R1, bcl-2, p53, NFκB, Ubiquitin, Proteasom
Proliferationsregulation	Wachstumsfaktoren (z. B. EGF, IGF), Rezeptor-Tyrosinkinasen (ALK, BTK, EGFR, VEGFR, PDGFR, HER2, HER3, JAK1/2)
Signaltransduktion	Tyrosinkinasen, Onkogenprodukte, Serin-Threoninkinasen (RAS, BRAF, MEK, PI3 K, ERK, mTOR, BCRABL, ROS, NTRK und andere)
Zellzyklusregulation	Cycline, cyclinabhängige Kinasen (CDK), mitotische Kinasen (PLK1, Aurora), Ubiquitin, Proteasom

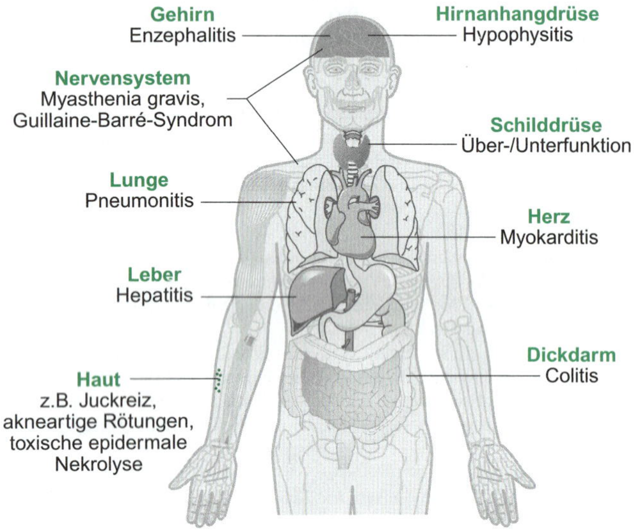

Abb. 26.1 Nebenwirkungen von Immuntherapien [G1492]

- **Checkpoint-Inhibitoren:** Modifizieren die immunologische Eigentoleranz und werden zur medikamentösen immunologischen Ther. eingesetzt.
- **CAR-T:** gentechnisch veränderte T Zellen mit antigenspezifischen Rezeptoren.
- **Allogene Stammzelltransplantation:** Übertragung von Blutstammzellen von Spender auf Empfänger autolog (ein und dieselbe Person), allogen (Pat. von gesundem Spender).

Zu möglichen NW von Immuntherapien ▶ Abb. 26.1.

26.4.3 Beurteilung des Therapieerfolgs

In die klin. Bewertung des Ther.-Erfolgs gehen sowohl **objektive** als auch **subjektive** Parameter ein.

- Tumorregression im Vergleich zur Ausgangsgröße
- Remissionsdauer: progressions-/rezidivfreies Intervall
- Überlebenszeit: tumorfreies und Gesamtüberleben
- Toxizität
- Symptomkontrolle
- Lebensqualität

Bewertung des Ther.-Erfolgs bei soliden TU: Für die **objektive** Beurteilung sind die Verlaufskontrolle der TU-Ausdehnung und der Vergleich zur Initialen TU-Größe erforderlich (▶ Tab. 26.9).

Tab. 26.9 Remissionsdefinition bei soliden Tumoren

Remissionsstatus	Messbarer TU (WHO-Kriterien)	Messbarer TU (RECIST 1.1)	Nicht messbarer TU oder Skelettmetastasen
Komplette Remission (CR)	Vollständige Rückbildung aller messbaren TU-Parameter für > 4 Wo.	Vollständige Rückbildung aller Ziel-TU. Verkleinerung path. LK auf < 10 mm	Vollständige Rückbildung aller TU-Symptome/-Parameter bzw. radiologisch gesicherter Läsionen für > 4 Wo.
Partielle Remission (PR)	Größe aller messbaren TU im Vergleich zur Ausgangsgröße < 50 % für > 4 Wo., kein Auftreten neuer Metastasen	Größe (Längsdurchmesser) aller Ziel-TU („Target-Läsionen") im Vergleich zur Ausgangsgröße < 70 %, kein Auftreten neuer Läsionen	TU-Symptome/-Parameter bzw. radiologisch gesicherte Läsionen im Vergleich zum Ausgangsbefund < 50–70 % für > 4 Wo., kein Auftreten neuer Metastasen
Tumorstillstand = No Change (NC) = Stable Disease (SD)	Größe aller messbaren TU-Parameter im Vergleich zur Ausgangsgröße 50–125 % für > 4 Wo.	Größe (Längsdurchmesser) aller Ziel-TU („Target-Läsionen") im Vergleich zur Ausgangsgröße 70–120 %, kein Auftreten neuer Läsionen,	TU-Symptome/-Parameter bzw. radiologisch gesicherte Läsionen im Vergleich zum Ausgangsbefund unverändert für > 4 Wo., kein Auftreten neuer Metastasen
Progression = Progressive Disease (PD)	Größe aller messbaren TU-Parameter im Vergleich zur Ausgangsgröße > 125 % und/oder Auftreten neuer Metastasen	Größe aller Ziel-TU („Target-Läsionen") im Vergleich zur Ausgangsgröße > 120 % und/oder Auftreten neuer Läsionen	TU-Symptome/-Parameter bzw. radiologisch gesicherte Läsionen im Vergleich zum Ausgangsbefund > 120–125 % und/oder Auftreten neuer Metastasen

26.4.4 Therapietoxizität

Beurteilung der Therapietoxizität:

Unerwünschtes Ereignis („adverse event")
Jede ungünstige oder unbeabsichtigte Veränderung des Gesundheitszustands im Zusammenhang mit einem diagn. oder ther. Vorgehen. Zwischen der Behandlungsmaßnahme und dem unerwünschten Ereignis muss kein kausaler Zusammenhang bestehen.

Nebenwirkung („related adverse event")
Unerwünschtes Ereignis, das durch eine Behandlungsmaßnahme oder ein diagn. Verfahren ausgelöst wird.

Unerwünschte Ereignisse in der Onkologie werden nach den „Common Terminology Criteria for Adverse Events (CTCAE)" klassifiziert. Immunvermittelte NW („immune-related adverse events irAE") werden ebenso nach anhand CTCAE klassifiziert und behandelt.

- **Grad 0:** kein unerwünschtes Ereignis.
- **Grad 1:** milde asymptomatische Veränderungen oder milde Symptomatik. I.d.R. lediglich klin. oder diagn. Beobachtung. Keine Intervention notwendig.
- **Grad 2:** mittelgradige Veränderungen bzw. mäßige Symptome. Lokale oder nicht-invasive Intervention indiziert. Einschränkung der altersentsprechenden Aktivitäten des tägl. Lebens.
- **Grad 3:** schwere oder medizinisch signifikante Veränderungen bzw. Symptome. Intervention, stationäre Behandlung erforderlich. Behinderung möglich. Deutliche Einschränkung der Selbstversorgung.
- **Grad 4:** lebensbedrohliche Veränderungen bzw. Symptome. Akute Intervention notwendig.
- **Grad 5:** Störungen mit Todesfolge.

Nach Zeitverlauf und Dauer unterscheidet man **Akuttoxizität** (Auftreten in direktem zeitlichem Zusammenhang) von **chron. Toxizität** (lang anhaltende Toxizität) und **Spättoxizität** (Auftreten bis zu Jahren nach den auslösenden Maßnahmen).

26.4.5 Myelonsuppression

Eine **Myelonsuppression** ist die Beeinträchtigung der KM-Funktion durch antineoplastische Substanzen. Sie tritt bei 80 % aller Pat. nach klassischer CTx auf und ist die häufigste NW zytostatischer Behandlung. Ausmaß (Schwergrad und Dauer) ist abhängig von angewandten Medikamenten und zusätzlichen Risikofaktoren:

- Präexistente hämatologische Erkr.
- Alter
- Ernährungsstatus
- Vorhergehende CTx oder Bestrahlung – kumulative Dosen
- Art und Dosis der CTx
- Gleichzeitige oder vorherige Gabe myelotoxischer Medikamente

Granulozyten (und Thrombos) erreichen ihre Tiefstwerte („Nadir") meist 7–14 d nach Beginn der zytostatischen Ther. (▶ Tab. 26.10).

Risikostratifizierung

- Neutrophile 500–1000/µl über 2–7 d: niedriges Risiko. Mortalität bei Sepsis: ca. 15 %.
- Neutrophile < 1000/µl über > 7–10 d: Hochrisiko. Mortalität bei Sepsis: ca. 50 %.

Vorgehen:

- Bei soliden TU und palliativem Ther.-Ziel Dosisreduktion des nächsten Behandlungszyklus, evtl. Ther.-Intervall verlängern. Nach febriler Neutropenie und Notwendigkeit, die volle Dosis zu applizieren, G-CSF-Gabe (→ Leuko-Stimulation) erwägen.
- Bei Thrombos < 10.000/µl Gabe von TK, bei Sepsis oder hämorrhagischer Diathese früher.

Tab. 26.10 CTCAE Leukopenie

Kriterium	Grad 1	Grad 2	Grad 3	Grad 4
Neutrophile	1500/µl – normal	1000–1500/µl	500–1000/µl	< 500/µl

Fieber > 38,5 °C bei Agranulozytose ist ein Notfall, der eine sofortige Ther. erfordert!

26.4.6 Fieber in Neutropenie – antibiotische Therapie

Neutropenie: Leukozyten < 1 x 10^9/l oder Granulozyten < 0,5 x 10^9/l.
Fieber: Temperatur > 38,5°C oral oder axillär gemessen.

Cave
Bei Fieber in der Neutropenie verbietet sich die rektale Temperaturmessung.

Zu Diagn. und Ther. bei Hochrisiko-Pat. mit febriler Neutropenie ▶ Abb. 26.2.

- **Allgemeine Maßnahmen: Expositionsprophylaxe** (v. a. bei protrahierter Agranulozytose).
  - Konsequentes Händewaschen und Händedesinfektion.
  - Keimarme Räume: keine Topf- und Schnittblumen, keine Raumbefeuchter, keine Kaltvernebler, Schutz vor Baustaub (Aspergillus).
  - Sterile Durchführung invasiver Maßnahmen.
  - Hygiene des Pat., insbes. Haut- und Zahnpflege, Mukosititsprophylaxe, Meidung keimbelasteter Lebensmittel, Haushalthygiene.
  - Bei Neutropeniedauer > 7 d sind regelmäßige Überwachungsmaßnahmen auch bei fieberfreien Pat. sinnvoll.
- **Medikamentöse Infektionsprophylaxe** bei zu erwartender Agranulozytose > 7 d.
  - Mund: Stomatitisprophylaxe bzw. -Ther. durch Mundspülung 4 ×/d nach den Mahlzeiten.
  - Nase: antibakterielle Nasensalbe (insbes. gegen Staphylokokken), z. B. Mupirocin-Calcium (Turixin®).
  - Darm: Selektive Darmdekontamination sollte nicht mehr durchgeführt werden.
  - Hautfalten (Axilla, Anal- und Genitalregion) z. B. mit Polyvidon-Jod farblos.
  - Immunglobuline: nur bei Pat. mit nachgewiesenem Mangel.
- **Pilzprophylaxe gesichert bei:**
  - Allogener Transplantation: Fluconazol 2 × 200 mg/d p. o.
  - Induktionstherapie AML/MDS: Posaconazol 300 mg/d p. o.
  - Bei Pat. mit Z. n. Tbc-Infektion: Isoniazid 300 mg/d, ggf. zusätzlich Rifampicin 600 mg/d p. o.
  - Ampho-Moronal® ovula und Betaisodona® ovula in Rektum und Vagina z. B. 1 ×/d.
- **Pneumocystis-carinii-Prophylaxe** bei CD4-Lymphopenie < 200 µl mit Cotrimoxazol 2 × 960 mg p. o. an 2 d/Wo.
- Ggf. **Leukozytenstimulation** (s. u.) zur Verkürzung der zytostaseinduzierten Leukopenie z. B. mit G-CSF.

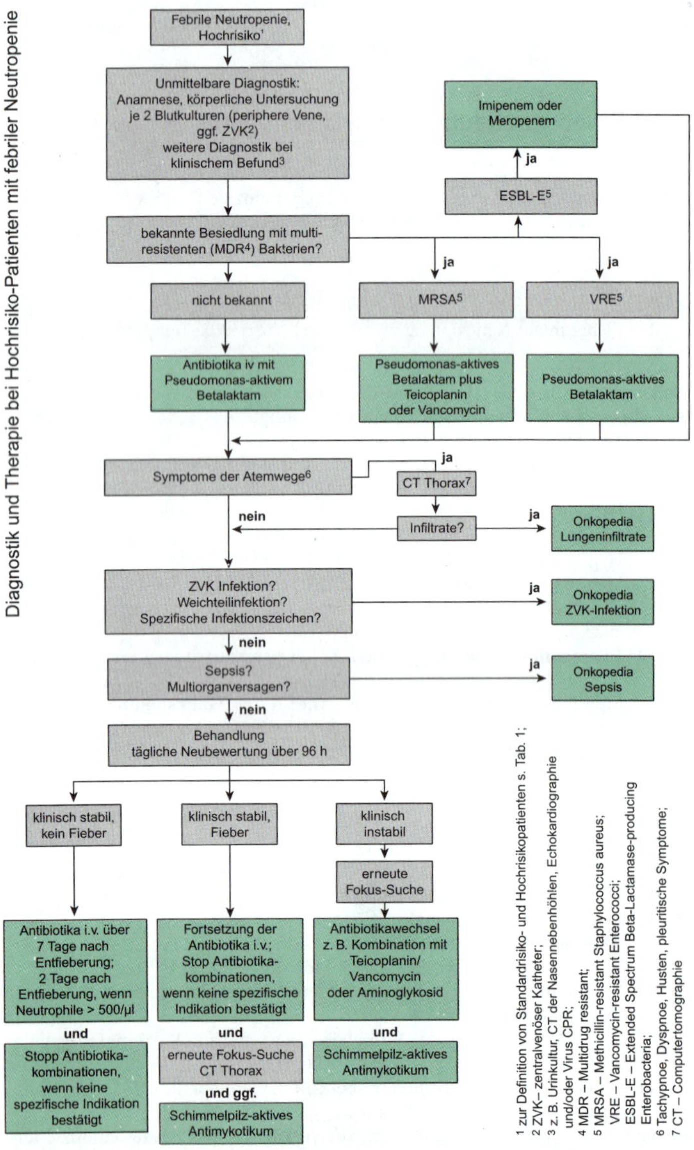

Abb. 26.2 Diagnostik und Therapie bei Hochrisikopatienten mit febriler Neutropenie [W318-038]

Antibiose

! Die rasche Ther.-Einleitung ist bei Fieber in Neutropenie entscheidend. Sofortige Einleitung einer empirischen Antibiotika-Ther. bei Auftreten von Fieber oder bei klin. fassbaren Infektionszeichen auch ohne Fieber (▶ Tab. 26.11, ▶ Tab. 26.12, ▶ Abb. 26.2; Onkopedia Leitlinie Fieber unbekannter Genese [FUO] bei neutropenischen Patienten).
DD-Überlegungen sind nachrangig. Blutkulturen und evtl. Abstriche unmittelbar vor der Antibiotikagabe durchführen, weitere Diagn. (Bildgebung, BAL, Abszesspunktion etc.) danach!

Suche nach Infektionsherden und Eintrittspforten: Anamnese und körperl. Untersuchung (Einstichstellen, Haut und Schleimhäute, Perianalregion, pulmonale Auskultation und Perkussion, abdomineller Druckschmerz, Klopf- und Durchschmerz der NNH, Lymphadenopathie, RR- und Pulskontrolle, Meningismus). **Wichtig:** Je 2 Blutkulturen peripher und aus jedem Schenkel eines zentralvenösen Zugangs. Bei klin. V. a. lokalen Infekt Urinkultur, Abstriche. Bei Diarrhö Stuhlkulturen und Nachweis des Enterotoxins von Clostridium difficile.

Frühzeitig: „high resulution" CT der Lunge bei Infektzeichen der Atemwege. Invasive Diagn. beinhaltet immer die Gefahr einer (neuen) Infektion – sterile Entnahmetechnik, sorgfältige Desinfektion von Händen und Einstichstellen. Bei allen invasiven Verfahren Thrombozytopenie berücksichtigen.

Tab. 26.11 Empirische antibiotische Therapie bei Fieber in Neutropenie – Pat. ohne Nieren-Insuff.

Antibiotikum	Dosierung
Cefepim	3 × 2 g/d i. v.
Ceftazidim	3 × 2 g/d i. v.
Piperacillin + Tazobactam	3 × 4,5 g/d i. v.
Imipenem (+ Cilastin)	3 × 1 g oder 4 × 500 mg/d i. v.
Meropenem	3 × 1 g
Vancomycin	2 × 1 g/d i. v. oder 20–30 mg/kg KG/d

Tab. 26.12 Schimmelaktive Antimykotika

Antimykotikum	Dosierung
Amphotericin B liposomal	3 mg/kg KG/d i. v.
Voriconazol	2 × 6 mg/kg KG/d i. v. d 1, dann 2 × 4 mg/kg KG/d i. v./p. o.
Caspofungin	70 mg/d i. v. d 1, dann 50 mg/d i. v.
Posaconazol	300 mg/d p. o./i. v.

Leukozytenstimulation

Indikationen Hochdosisprotokolle mit hoher Wahrscheinlichkeit für lang dauernde Neutropenie, z. B. bei Ther. von Morbus Hodgkin oder hochmalignen NHL.

G-CSF: Verkürzung der zytostaseinduzierten Leukopenie (Präparat: z. B. Pegfilgrastim). Thrombopenie kann verstärkt werden!
- **Applikationszeitpunkt:** mind. 24 h nach CTx
- **Übliche Dosis:** Fertigspritze 6 mg
- **KI:** Leukos > 40.000/µl
- **NW:** Muskel- und Knochenschmerzen (v. a. Sternum, Rippen, Kreuz- und Darmbein), RR-Abfall

26.4.7 Antiemetische Therapie und Prophylaxe

Übelkeit und Erbrechen sind die häufigste NW nach klassischer zytostatischer Ther. (▶ Tab. 26.13). Als Synonym wir der Begriff (CINV) – „chemotherapy-induced nausea and vomiting" verwendet.
- Akut tox.: während der CTx und akut danach
- Verzögert: später als 24 h nach der CTx bis zu 5 d
- Antizipatorisch: Folge einer klassischen Konditionierung nach vorausgegangener CTx mit Übelkeit und Erbrechen

Ab CTCAE Grad 3 ist eine stationäre Behandlung erforderlich.

Risikofaktoren Neben Alter < 35 J., weiblichem Geschlecht, bekannter Reisekrankheit und ängstlicher Primärpersönlichkeit haben Zytostatika ein unterschiedliches emetogenes Potenzial (MASCC/ESMO 2016, NCCN 2022):
- **Hochrisiko > 90 %:** z. B. Carboplatin, Cyclophosphamid, Doxorubicin
- **Moderates Risiko 30–90 %:** z. B. Bendamustin, Idarubicin, Trebectidin, Temozolamid
- **Geringes Risiko < 30 %:** Gemcitabine, nab-Paclitaxel, Topotecan

Eine antiemetische Prophylaxe ist effizienter als eine Ther., weswegen eine Behandlung entsprechend dem Emeserisiko erfolgen sollte.

Stufenplan
- **Optimale onkologische Pflege mit initialem und täglichem Assessment:**
  - **Hohes Risiko:**
    - $5HT_3$-Antagonist (Odansetron – 8–16 mg i. v. oder 0,15 mg/kg KG oder 16–24 mg p. o., Granisetron 1 mg i. v. oder 0,01 mg/kg KG oder 1–2 mg p. o.)
    - + NK1R-Antagonist (Aprepitant – 125 mg/d an d 1, 80 mg/d an d 2+3 p. o.)
    - + Dexamethason 12 mg/d i. v.

Tab. 26.13 CTCAE: Übelkeit und Erbrechen

Kriterium	Grad 1	Grad 2	Grad 3	Grad 4
Übelkeit	Etwas. Nahrungsaufnahme normal	Mäßig. Nahrungsaufnahme eingeschränkt	Stark. Keine Nahrungsaufnahme	–
Erbrechen	1–2 ×/d	3–5 ×/d	> 6 ×/d	Lebensbedrohlich

- +/- Olanzapin 5–10 mg/d p. o.
- +/- Anxiolytikum (Lorazepam 0,5–2 mg p. o.)
- +/- ggf. H_2-Blocker oder PPI
– **Moderates Risiko:** 5-HT_3-Antagonist + Dexamethason 8 m/d
– **Niedrigrisiko:** Dexamethason 4–8 mg/d oder 5-HT_3-Antagonist

- **Salvage Ther. bei bestehender akuter Emesis**
  – Auswahl des Antemetikums ätiologiebasiert (Auswahl)
  – Kortikosteroide (Dexamethason 12 mg/d i. v.), Neuroleptika (Haloperidol 1–3 mg p. o., i. v.), Dopaminrezeptorantagonisten (Olanzapin 5–10 mg, Metoclopramid max. 30 mg/d bzw. 0,5 mg/kg KG), Benzodiazepine (Lorazepam 0,5–1 mg p. o.),
  – H_1-Blocker (Dimenhydrinat 50–100 mg alle 6–8 h)

26.4.8 Strahlentherapie

Die Strahlen-Ther. nutzt ionisierende Strahlen zur Behandlung maligner Erkrankungen. Durch Veränderung der zellulären Funktion kommt es zum Zelltod in einem zuvor genau festgelegteb anatomischeb Volumen

Formen

- **Perkutane Ther.:** Strahlenquelle außerhalb des Körpers, meist Bestrahlung in Mehrfeldertechnik. Strahlen summieren sich im Herd mit verbesserter Hautschonung.
  – Die **intensitätsmodulierte Stahlentherapie (IMRT)** ist eine Weiterentwicklung der 3D-konformalen Bestrahlung. Bei ihr werden neben Einstrahlrichtung und Feldform die Fluenz der einzelnen Felder moduliert.
  – Die **stereotaktische Strahlen-Ther./Radiochirurgie** nutzt spezielle Koordinatensysteme zur Zielbestimmung. Es werden hohe Strahlendosen auf kleinstem Gebiet konzentriert.
  – Die **bildgeführte Strahlentherapie (IGRT)** trägt der Beweglichkeit des zu bestrahlenden Organs Rechnung.
  – Die **intraop. Bestrahlung (IORT)** wird während eines chirurgischen Eingriffs durchgeführt. Durch Verlagerung von Risikoorganen aus dem Strahlengang wird Normalgewebe geschont.
- **Brachytherapie:** Strahlenquelle im oder am TU lokalisiert. Die vom Gewebe absorbierte Dosis wird in Gray (Gy; 1 Gy = 100 rad, ältere Einheit) angegeben.
- **Intrakavitäre Ther. (sog. Afterloading):** Radionuklide werden über flexible Führungskanüle, die z. B. über ein Endoskop platziert werden können, an den TU herangefahren, einige Minuten belassen und dann in einen strahlensicheren Behälter zurückgezogen.

Indikationen

- **Kurativ:** maligne Lymphome (z. T. mit Zytostatika-Ther.), Kopf-Hals TU, Zervix-, Lungen-Ca. Kombiniert mit OP z. B. bei Mamma-, Blasen- oder Rektum-Ca.
- **Palliativ:** drohende path. Frakturen, Beeinträchtigung der Vitalfunktionen (z. B. Atelektasenbildung oder obere Einflussstauung bei Lungen-Ca), bei lokalisierten Schmerzzuständen.

Nebenwirkungen Abhängig von Gesamtdosis und Dosisverteilung:

- **„Strahlenkater“:** Stunden bis Tage nach Radiatio Anorexie, Müdigkeit, Erbrechen, Kopfschmerzen.

- **Strahlenreaktion:** bis 3 Mon. nach Ther. reversible Haut- und Schleimhautveränderungen, z. B. Rö-Erythem, Dermatitis, Mukositis. Langzeitschäden mit z. T. erheblicher Latenz, z. B. Strahlenulkus, -pneumonitis, -enteritis, -enzephalitis und -katarakt, sekundäre Neoplasien.

> **Cave**
> Mit Beginn der Strahlen-Ther. werden neu auftretende Symptome vom Pat. oft als Folge der Ther. gewertet, sind jedoch häufig Ausdruck der Grunderkrankung.

26.5 Paraneoplastische Syndrome

> TU-induzierte Funktionsstörungen, die sich tumorfern manifestieren. Meist hormonvermittelt. Häufigkeit < 5 % aller TU, bei einzelnen TU-Formen > 20 % (v. a. kleinzelliges Lungen-Ca, APUDome, z. B. Karzinoid, seltener GIT- und Genital-TU). Mögliche Faktoren sind die ektotope Produktion von Hormonen, die Bildung von hämatologischen Wachstumsfaktoren, Zytokinen oder Inhibitoren ebenso wie die Bildung von Autoantikörpern und die Inhibition der Hämostase.

- **Endokrine Dysfunktionen:** z. B. Cushing-Sy. bzw. Hyponatriämie bei kleinzelligem Lungen-Ca, Gynäkomastie bei Hoden-TU, Polyglobulie durch Erythropoetin bei Nieren-TU, Osteolysen z. B. durch PTH bei Mamma-Ca.
- **Hautveränderungen (selten):** bullöses Pemphigoid z. B. bei Nierenzell-Ca, Acanthosis nigricans z. B. bei kleinzelligem Lungen-Ca. Thrombophlebitis migrans/saltans: schubweise auftretende, schmerzhafte, strangförmige Thrombophlebitis wechselnder Lokalisation, z. B. bei Pankreas-Ca.
- **Immunologische Sy.:** z. B. Vaskulitis, Polyarthritis, Sjögren-Sy.
- **Hämatologische Veränderungen:** z. B. autoimmunhämolytische Anämie, Thrombozytosen, Mikroangiopathien, Polyglobulie, Thromboseneigung beim Pankreas-Ca.
- **Neuro- und Myopathien:** Polyneuropathien, Myasthenia gravis, Myelo- und Enzephalopathien.
  - Paraneoplastische Kleinhirndegeneration: akut bis subakut auftretende Stand- und Gangunsicherheit, Extremitätenataxie, Dysarthrie, Downbeat-Nystagmus. Bei Lymphom, Ca vpn Lunge, Brust, Ovarien und GIT.
  - Lambert-Eaton-Sy.: prox. Muskelschwäche, Ptose, Doppelbilder, Hypotonie, trockener Mund. Beim kleinzelligen Lungen-Ca.
  - Poly- und Dermatomyositis: prox. Muskelschwäche, Dysarthrie, Schluckstörungen, CK ↑, Hautveränderungen. Bei Ca von Lunge, Brust, Ovarien und GIT.

> Paraneoplastische Sy. können der Diagnose der malignen Krankheit um Mon. vorangehen → bei unklaren Endokrinopathien, Neuro- und Myopathien sowie Dermatosen immer an paraneoplastische Sy. denken.

26.6 Onkologische Notfälle

Akute bis lebensbedrohliche Ereignisse bei hämatologischen und onkologischen Erkr., die als Folge der malignen Erkr. oder deren Ther. auftreten können und umgehendes Handeln erfordern.

- **Tumorbedingt:**
  - Notfälle durch Neudiagnosen: Notfälle durch Raumforderungen, z. B. obere Einflussstauung/Vena-cava-sup.-Sy (▶ Kap. 26.6.1), Rückenmarkkompressions-Sy. (▶ Kap. 26.6.2)
  - Notfälle durch Paraneoplasien: metabolische Notfälle, z. B. Hyperkalzämie (▶ Kap. 26.6.3), paraneoplastische Hypoglykämie
  - Gerinnungs-/Blutungs-KO, z. B.: DIC, Blutung
  - Hämophagozytische Lymphhistiozytose (HLH)
- **Therapiebedingt**
  - KO durch konventionelle oder zielgerichtete Ther.
    - Zytopenie, Sepsis (▶ Kap. 26.4.5)
    - Zytostatikaparavasate (▶ Kap. 26.4.2)
    - Tumorlysesyndrom
  - Transfusionsreaktionen

26.6.1 Vena-cava-superior-Syndrom – Obere Einflussstauung

Obstruktion der V. cava sup. (V.-cava-sup.-Sy., VCC) durch TU-Kompression, TU-bedingte Thrombose oder andere Ursachen. Klin. Bild der oberen Einflussstauung.

Pathogenese Obstruktion und Kollaps der V. cava sup. durch Kompression:
- Sekundäre Thrombosierung durch venöse Stase
- Schwellung der distalen venösen Abflussgebiete
- Bei langsamer Entwicklung Kollateralenbildung möglich

Diagnose
- Venöse Stauung
- Dyspnoe, Tachypnoe
- Ggf. neurologische Störungen, Horner-Sy.
- CT Thorax mit KM, Duplexsonografie der Hals und Armgefäße

Therapie
- Bettruhe mit Oberkörperhochlagerung.
- O_2-Gabe über Nasensonde oder Maske, 2–6 l/min.
- Steroide z. B. Prednisolon 100 mg i. v.
- Antikoagulation.
- Histologische Sicherung.
- Endovaskulärer Stent.
- Radio-Ther.: Gesamtdosis 30–50 Gy. Ansprechen nach 3–7 d.
- Systemische Ther. (indiziert beim kleinzelligen Lungen-Ca).

26.6.2 Rückenmarkkompressionssyndrom

Rückenmarkkompression durch maligne Erkr. mit neurol. Ausfällen.

Pathogenese Auftreten bei unterschiedlichen soliden TU und hämatologischen Neoplasien. Meist extradurale Kompression von Rückenmark und Cauda equina.

- Infiltration des TU vom Wirbelkörper in den Epiduralraum mit spinaler Kompression
- Einwachsen des Malignoms durch Foramina intervertebralia mit spinaler Kompression oder Wurzelkompression
- Direkte Metastasierung eines TU in den Spinalkanal
- TU-bedingte vaskuläre Schädigung mit Minderperfusion und Rückmarkschädigung durch Infarzierung

Diagnose

- Neurol. Untersuchung, segmentale Höhenzuordnung von Schmerz und neurol. Defizit
- Frühzeitig MRT der Spinalachse, ergänzend Nativ-Rö
- Ggf. CT oder Skelettszintigrafie bei unklaren Befunden
- Histologie-Gewinnung

Therapie

- Steroide, z. B. Dexamethason 16 mg i. v. dann 4–8 mg alle 6 h.
- Umgehende neurochirurgische Interventionsmöglichkeiten abklären. OP innerhalb von 6 h anstreben. Bei über 24 h bestehender Symptomatik ist mit irreversiblen Schäden zu rechnen.
- Strahlen-Ther. in der Akutsituation bei Inoperabilität bzw. Ergänzung zur OP abklären.

26.6.3 Maligne Hyperkalzämie

TU-assoziierte Erhöhung des Kalziums i. S. > 2,6 mmol/l oder Erhöhung des ionisierten Kalziums > 1,3 mmol/l. Schwere Hyperkalzämie > 3,5 mmol/l. I. d. R. paraneoplastisch bedingt, mit Osteoklastenaktivierung. Man unterscheidet Hyperkalzämien ohne und mit Nachweis von Osteolysen.

Pathogenese Sekretion Osteoklasten aktivierender Faktoren durch maligne Zellen:

- Parathyroid hormon-related protein (PTH-RP)
- Expression von RANKL (Receptor Activator of NF-kappaB Ligand)
- Zytokinfreisetzung (Interleukin 1, Interleukin-6)
- Expression von TGFalpha (Transforming Groth FActor alpha)

Diagnose

- Polyurie, Polydipsie
- Übelkeit, Erbrechen, gastrointestinale Symptomatik mit Bauchschmerzen, Gewichtsabnahme, Anorexie, Obstipation bis zum Ileus
- Muskelschwäche
- Bradykardie, Vorhof- und Kammerarrhythmien
- Müdigkeit, Lethargie, Sehstörungen, Verwirrtheit, Psychose, Somnolenz

Therapie

- Hydratation, NaCl 0,9 %, mind. 2000–3000 ml/d, mit Monitoring von E'lyten, Retentionswerten und Diurese (Ziel 100–150 ml/h). Ggf. Substitution von K^+.
- Schleifendiuretikum (z. B. Furosemid) bei inadäquater Diurese.
- Bisphosphonate: z. B. Zoledronat oder Pamidronat i. v. (als Infusion). **Cave:** Dosisanpassung bei GFR < 60 ml/min.
- Kortikosteroide, z. B. Prednisolon 1 mg/kg KG i. v., i. d. R. 40–100 mg, v. a. bei hämatologischen Erkr. (Multiples Myelom).
- Dialyse bei ausgeprägter Nieren-Insuff.

Register

C

D

Q

R

Läsion/Eingriff		Ruhigstellung	Belastung nach	ME nach
Hand				
Nagelkranzfraktur		2 Wo.	2 Wo.	–
Endgliedfraktur	Kons. Op.	4 Wo. 3 Wo.	6 Wo. 6 Wo.	– 5 Wo.
Mittelgliedfraktur	Kons. Op.	3–4 Wo. 3 Wo.	6 Wo. 6 Wo.	– 5 Wo.
Grundgliedfraktur	Kons. Op.	3–4 Wo. 3 Wo.	6 Wo. 6 Wo.	– 5 Wo.
Fingergelenksarthrodese	Draht Schraube	4 Wo. 3 Wo.	6–8 Wo. 6 Wo.	6 Wo. Verbleibt
Fingergelenksluxation	Kons.	2–3 Wo.	4 Wo.	–
Fingerseitenband	Naht Plastik	3 Wo. 3 Wo.	6 Wo. 6 Wo.	4 Wo. 4 Wo.
Beugesehne	Naht u. kons. Nachbehandlung Naht u. Kleinert-Schiene Reinsertion Schwanenhalsdeformität Sehnentransplantation	3–4 Wo. 3–4 Wo. 3–4 Wo. 4 Wo. 3–4 Wo.	6–10 Wo. 6–10 Wo. 6–10 Wo. 8–10 Wo. 6–10 Wo.	– 5 Wo. 5 Wo. 6 Wo. –
Strecksehne	Endglied (Stack-Schiene) Mittelzügel Naht	5–6 Wo. 4–5 Wo. 4–5 Wo.	6–8 Wo. 10–12 Wo. 6 Wo.	– 6 Wo. –
Mittelhandfraktur 1. Strahl	Kons.	6 Wo.	6–8 Wo.	–
	Subkapital Kons. Basisnah Kons. Schaft Kons. Op.	3–4 Wo. 3–4 Wo. 4 Wo. 3–4 Wo.	6 Wo. 6 Wo. 6 Wo. 6 Wo.	– – – 5 Wo.
Rolandofraktur	Op.	3–4 Wo.	8–10 Wo.	6 Wo.
Bennettfraktur	Kons.	6 Wo.	8–10 Wo.	–
Rhizarthrose	Arthrodese Prothese	6 Wo. 3 Wo.	8–10 Wo. 6 Wo.	6 Wo. –
Navikularefraktur	Kons. Op.	8–16 Wo. 0–6 Wo.	16 Wo. 10 Wo.	–
Matti-Russe-Plastik		12 Wo.	16 Wo.	–
Triquetrumfraktur		6 Wo.	6 Wo.	–
Pisiformefraktur		3–4 Wo.	6 Wo.	–
Lunatumfraktur		6 Wo.	8–10 Wo.	6 Wo.
Lunatummalazie	Revaskularisierung Spongiosaplastik Prothese	6 Wo. 8 Wo. 6 Wo.	8–10 Wo. 12 Wo. 8–10 Wo.	6 Wo. – 3 Wo.
Kuboidfraktur		6 Wo.	8–10 Wo.	6 Wo.
Perilunäre Luxation		4–5 Wo.	8–10 Wo.	6 Wo.
De Quervainsche Luxationsfraktur		12 Wo.	16 Wo.	12 Wo.
Handgelenksluxation	Kons.	4 Wo.	6 Wo.	–
Handgelenksluxationsfraktur	Op.	8–10 Wo.	12 Wo.	6–9 Mon.
Handgelenksarthrodese		8 Wo.	10–12 Wo.	4–6 Mon.

Läsion/Eingriff		Ruhigstellung	Belastung nach	ME nach
Unterarm				
Distale Radiusfraktur	Kons. Op.	4–6 Wo. 1–4 d	6 Wo. 6 Wo.	– 3–6 Mon.
Unterarmfraktur	Op.	1–2 Wo.	4–6 Wo.	12–18 Mon.
Monteggia-Fraktur	Kons. Op.	6–8 Wo. 2–4 Wo.	10–12 Wo. 8–10 Wo.	– –
Galeazzi-Fraktur	Op.	3 Wo.	8–10 Wo.	12–18 Wo.
Radiusköpfchenfraktur	Kons. Op.	0–2 Wo. 0–2 Wo.	– –	– –
Radiusköpfchenluxation		4–5 Wo.	6–8 Wo.	–
Olekranonfraktur	Kons. Op.	4–6 Wo. 1–2 Wo.	8–10 Wo. 6–8 Wo.	– 4–6 Mon.
Ellenbogenluxation	Kons. Op.	2–3 Wo. 0–3 Wo.	– 10–12 Wo.	– –
Oberarm				
Distale Humerusfraktur	Kons. Op.	4–6 Wo. 0–2 Wo.	8–10 Wo. 8–10 Wo.	– 6–9 Wo.
Humerusschaftfraktur	Kons. Op.	4–6 Wo. 0–2 Wo.	8–10 Wo. 8–10 Wo.	– 12–18 Mon.
Prox. Humerusfraktur	Kons. Op.	1–3 Wo. 0–3 Wo.	6 Wo. 6 Wo.	– –
Humeruskopffraktur		4–6 d	6–8 Wo.	–
Schulterluxation	Kons. Op.	2–3 Wo. 2–3 Wo.	8–10 Wo. 8–10 Wo.	– 3 Mon.
Bizepssehnenruptur	Op.	4 Wo.	10–14 Wo.	–
Klavikulafraktur	Kons. Op.	2–3 Wo. 1 Wo.	4–5 Wo. 4–6 Wo.	– 6 Mon.
AC-Gelenksprengung	Kons. Op.	4–6 Wo. 10 d	8 Wo. 8 Wo.	– 7 Wo.
SC-Gelenksprengung		4–6 Wo.	8 Wo.	–
Skapulakorpusfraktur	Kons.	3–6 d	5–6 Wo.	–
Skapulahalsfraktur	Kons.	3–4 Wo.	6 Wo.	–
Skapulafraktur		3–6 d	6 Wo.	6 Mon.
Unterschenkel				
Großzehenfraktur		3–4 Wo.	5–6 Wo.	–
Sonstige Zehenfraktur		2–3 Wo.	4 Wo.	–
Mittelfußfraktur		4–6 Wo.	6–8 Wo.	–
Fußwurzelfraktur		6 Wo.	8–10 Wo.	–
Kalkaneusfraktur		1 Wo.	12–16 Wo.	–
Talusfraktur	Kons. Op.	4 Wo. 1–2 Wo.	12–16 Wo. 12–16 Wo.	– 6–12 Mon.
Achillessehnenruptur		6–8 Wo.	3 Mon.	–
Fibulotalare Bandruptur		6 Wo.	6–8 Wo.	–
Malleolarfraktur	Kons. Op.	6 Wo. 0–6 d	6–8 Wo. 6 Wo.	– 6–9 Mon.

Inhaltsverzeichnis